# 中国宫廷医学医籍精华

主审　陈可冀

主编　张京春

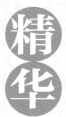

中国中医药出版社

·北京·

**图书在版编目（CIP）数据**

中国宫廷医学医籍精华 / 张京春主编 . —北京：
中国中医药出版社，2020.12
ISBN 978-7-5132-6473-0

Ⅰ . ①中…　Ⅱ . ①张…　Ⅲ . ①宫廷—中医典籍—汇编
—中国　Ⅳ . ① R2-5

中国版本图书馆 CIP 数据核字（2020）第 190670 号

---

**中国中医药出版社出版**

北京经济技术开发区科创十三街 31 号院二区 8 号楼
邮政编码　100176
传真　010-64405750
山东临沂新华印刷物流集团有限责任公司印刷
各地新华书店经销

开本 787×1092　1/16　印张 55.25　彩插 1　字数 1062 千字
2020 年 12 月第 1 版　2020 年 12 月第 1 次印刷
书号　ISBN 978-7-5132-6473-0

定价　338.00 元
网址　www.cptcm.com

**社 长 热 线　010-64405720**
**购 书 热 线　010-89535836**
**维 权 打 假　010-64405753**

**微信服务号　zgzyycbs**
**微商城网址　https://kdt.im/LIdUGr**
**官 方 微 博　http://e.weibo.com/cptcm**
**天猫旗舰店网址　https://zgzyycbs.tmall.com**

如有印装质量问题请与本社出版部联系（010-64405510）

# 《中国宫廷医学医籍精华》
# 编委会

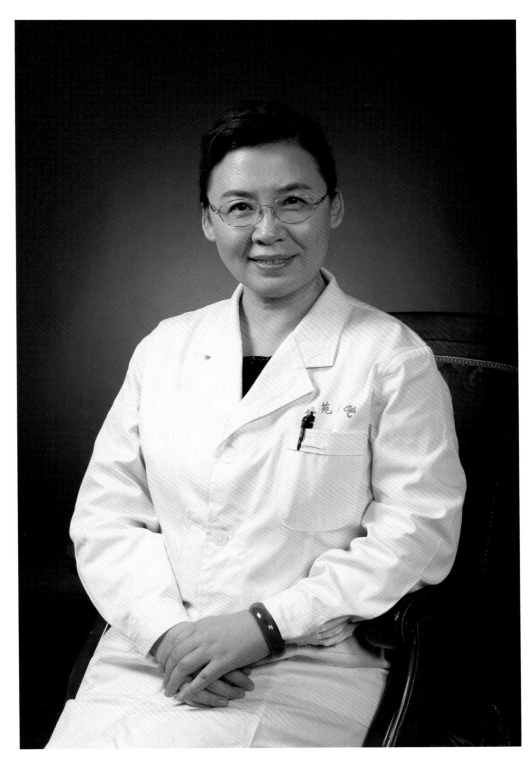

张京春教授

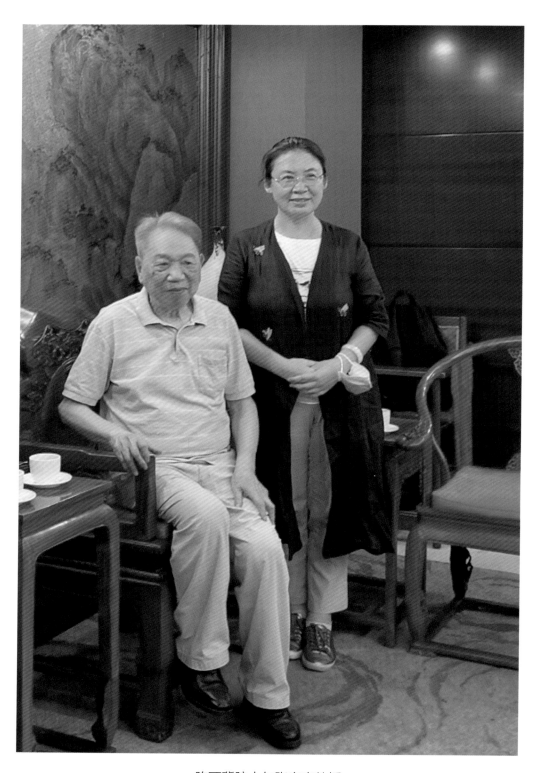

陈可冀院士与张京春教授

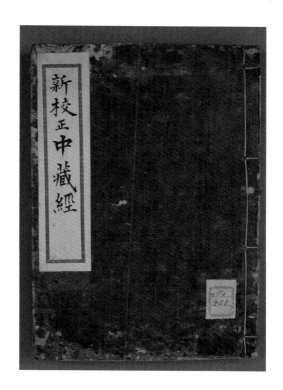

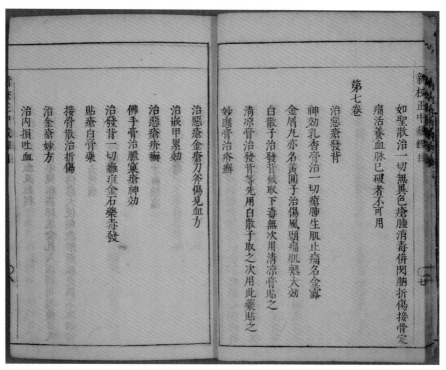

中藏经

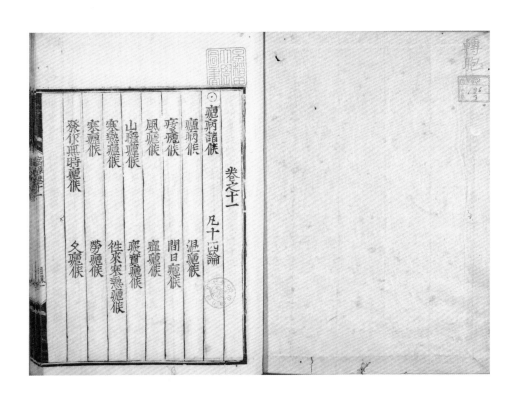

⊙瘧病諸候

卷之十一

凡十四論

物如沙石也

因其發此候黄病吐下之後胃氣虛羸小便赤黄其火宿病有寒飲故發也

黄疸候　黄疸之病此由酒食過度腑臟不和水穀相并積於脾胃復為風濕所搏熱氣鬱蒸……不散熱氣鬱蒸……如飢食……及爪甲小便盡黄而欲安臥身體面目多赤黑多青皆見者必寒熱身痛面色微黄甲上……黄疸也渴而……者其病難治發於陰部其人必嘔發於陽部其人振寒而微熱治之……

酒疸候　夫虛勞之人若飲酒……心中懊痛足脛滿小便黄因大醉當風入水即身目……面發赤斑若下之久久變為黑疸面目黑心中如噉蒜……

黑疸候　黑疸之狀苦小腹滿身盡黄額上反黑足下熱大便黑是其候也

女勞疸候　女勞疸之狀身目皆黄發熱惡寒小腹滿急小便難由大勞大熱而……交接竟入水所致也

九疸候　夫九疸者一曰胃疸二曰心疸三曰腎疸四日……

諸風
賊風第三

論首

桂枝酒　大定心湯
乾薑附子湯　芎藭湯
側子酒
荊瀝湯　白朮酒
半夏湯　當歸圓
八風防風湯　温中生薑湯
茵芋酒　乾地黃圓　依源麻黃續命湯
腎瀝湯
小嚴蜜湯　大嚴蜜湯
排風湯　烏頭湯

方又云善言天者質之人善言
人者本之天可謂通天人之故
而達存養之自者上古巫咸俞
跗輩扁諸人之精蘊在焉然上
者理于未然善有察其病否亦
存乎脉焉耳得其脉而方可用
不得其脉而方斯虛矣故周禮

一書治天下之良方也三代以来
不能行者豈非少關雎麟趾之
意而養病不相闘耶
侍御公有仁天下之心而政己以
達之節宣元氣調理血脉金沉
冥者往往有起色藥又廣方書
以活人真古大臣之用心與彼

諸風

餘方無名者散見本類

偏風第四　附偏退　腰脚痛　緩弱　攣急

防風湯　羌活湯
大棗湯　防己湯
犀角湯　防風湯
松節酒
松葉酒
石膏湯
灸法六

葛根湯
白歛薏苡湯
防風湯　麻子湯
三黃湯　獨活寄生湯

千金方

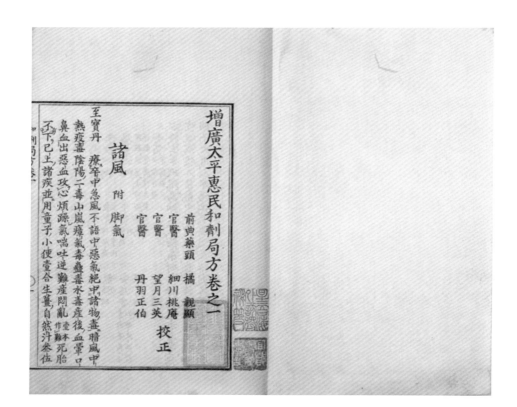

增廣太平惠民和劑局方卷之一

前典藥頭　攝　觀顯

官醫　　細川桃庵

官醫　　望月三英

官醫　　丹羽正伯　校正

諸風　附　脚氣

至寶丹　療卒中急風不語中惡氣絕忤諸物惡暗風甲
熱疫蠱陰陽一毒山嵐瘴氣蠱毒水毒産後血暈口
鼻血出惡血攻心煩躁氣喘吐逆難産悶亂憯本死胎
不下已上諸疾並用童子小便壹合生薑自然汁叄位

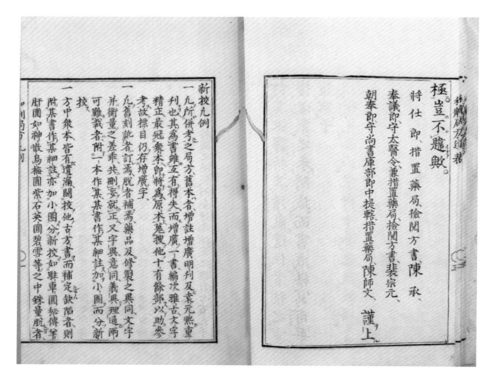

極豈不韙歟。

將仕郎　措置藥局　撿閱方書　陳承

奉議郎守太醫令兼措置藥局撿閱方書　裴宗元

朝奉郎守尚書庫部郎中提轄措置藥局　陳師文　謹上

新校九例

一九所併考之局方舊本省增廣明刊及喜元熙重
刊也其為書雖互有得失而增廣一書縮次雅古文字
精正最冠衆本卽將為原本蒐搜他十有餘部以助參
考故標目仍存增廣字

一凡舊刻說者訂焉脫者補焉及藥品及修製之異同文字
并衡量之差乖共刪妄就正又字其意同義異理通兩
可難載者附一本作某其書作某其書細註加小圈而分新
校

一方中衆本皆有遺漏闕救他古方書而補定欽僧者則
附其書作某細註亦加小圈分新校如駐車圓總傳等
肝圓如神散烏梅圓紫石英圓碧雲等之中鉄童脫者

和剂局方

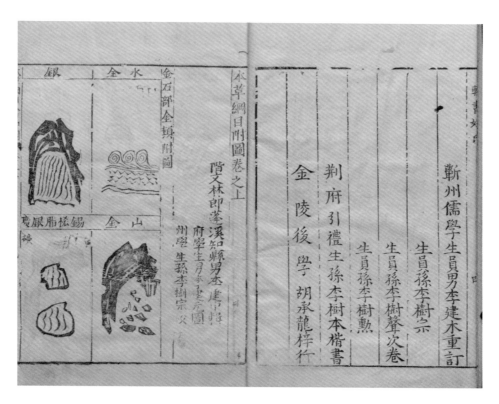

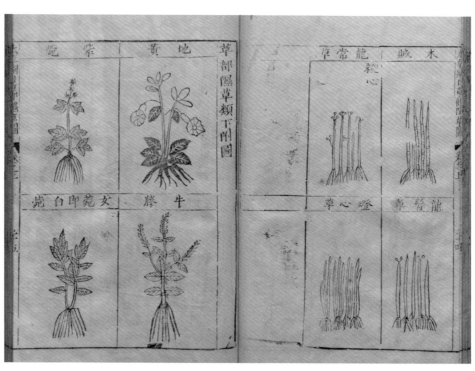

本草纲目

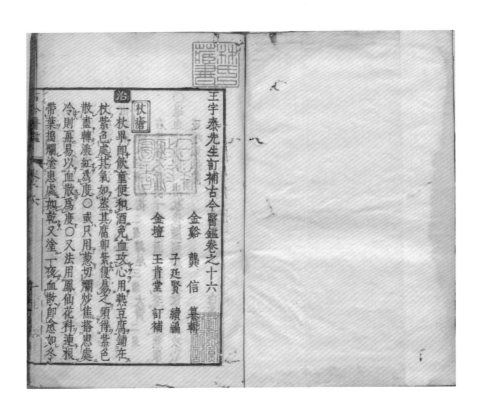

王宇泰先生訂補古今醫鑑卷之十六

　　金谿　龔信　集輯

　　　子　龔廷賢　續編

　　金壇　王肯堂　訂補

杖瘡

治

一杖畢，即飲童便和酒免血攻心，用熱豆腐鋪在杖紫色處，其氣如蒸，其腐卽紫，復易之，須得紫色散盡轉淡紅爲度○或只用葱切爛炒焦，搭患處，冷則再易，又法用鳳仙花科連根帶葉搗爛塗患處，如乾又塗，一夜血散，即愈如冬

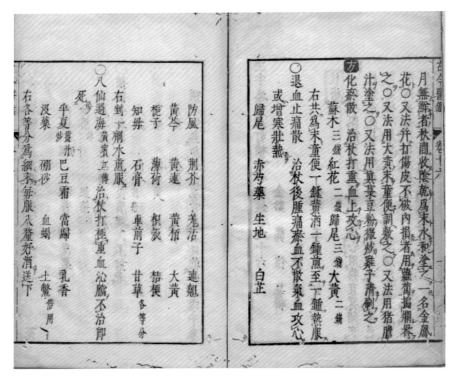

方

化瘀散　治杖打重，血上攻心

蘇木三錢　紅花二錢　歸尾三錢　大黃二錢

右共爲末，童便一鍾黃酒一鍾煎至一鍾熱服○又法先打傷皮不破內損者用韭菜搗爛將汁塗之○又法用大黃末童便調敷之○又法用猪膽汁塗之○又法用黃豆粉微炒雞子清調之

○退血止痛散　治杖後瘀痛瘀血不散氣血攻心或增寒壯熱

歸尾　赤芍藥　生地　白芷

防風　荊芥　羌活　連翹

黃芩　黃連　大黃

梔子　薄荷　枳殼

知母　石膏　車前子　甘草各等分

右剉一下剉水煎服

○八仙過海黃蜜江轉治杖打極重血沁臆不治即死

半夏薑汁巴豆霜　當歸　乳香

浸藥　硼砂　血竭　土鱉炒用

右各等分爲細末，每服八釐好酒送下

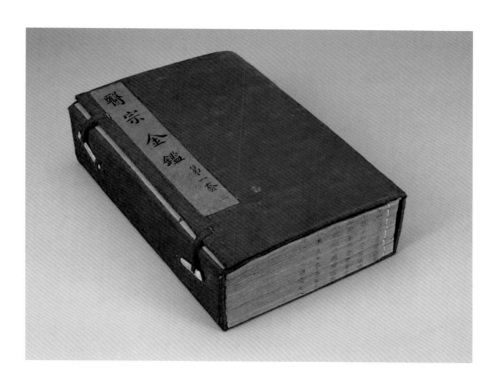

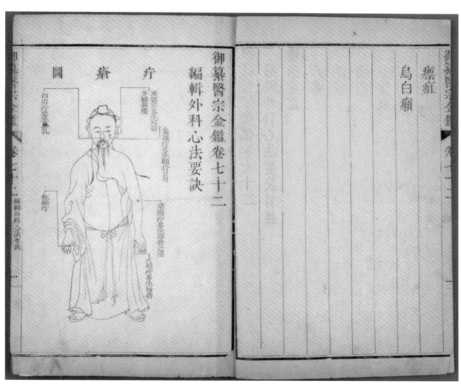

医宗金鉴

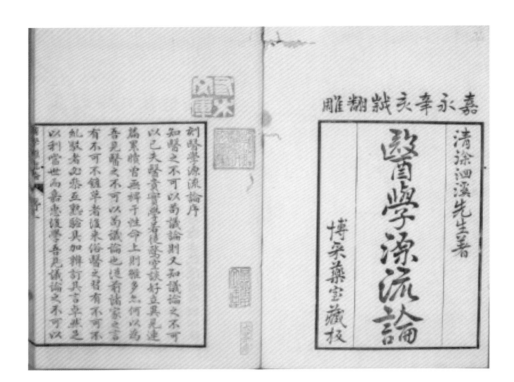

嘉永辛亥歳翻雕

清徐洄溪先生著

# 醫學源流論

博采藥室藏校

刻醫學源流論序

知醫之不可以為議論則又知議論之不可
以已夫醫貴實效業者德也其見之於
萬黑積冒無辨于性命上則雖多乎何以為
吾見醫之不可以為議論也進有議家之言
有不可不鍼砭者亦雜来俗醫之習有不可
紅狀者如泰互蟚驗其加辨訂其古卑狀之
以刺當世而嘉惡復學吾見議論之不可以

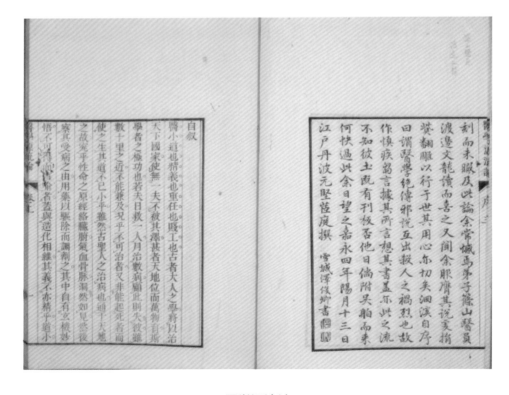

刻而来瞰及此論金常城馬弟予隈山醫員
渡邊文龍讀而嘉之又聞余眼瞚其說寔捐
賞翻雕以行于世其用心亦初美洄溪目序
日謂醫學絕傳邪說互出救人之禍烈地故
作慎疾芻言攘其所言蓋亦此之流
不知彼土既有刊校吾他日偶附吳船而来
何快遇此余日望之嘉永四年陽月十三日
江戶丹波元堅莖庭撰 官城澤俊卿書眉眉

自叙

醫小道迎迷精義也重任也賤工也古者大人之學將以治
天下國家使無一夫不被其澤甚者天地位而萬物育焉
學者之極功也若夫日救一人月治數病扁此則失致雖
數十里之近不能兼及兄乎不可治者又非能起死者扁
使之生其道不巳小乎難然古聖人之治病起于天地
之故宛乎性命之原經絡臟腑氣血骨脉洞然如見臟妙
察其受病之由用藥以驅除而調劑之其中自有玄横妙
悟不可測識哉醫者蓋與造化相維其義不亦精乎道小

# 张京春教授简介

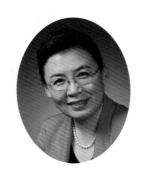

张京春，中国中医科学院西苑医院心血管病中心主任医师、教授、博士生导师、博士后合作导师，北京名中医，中国中医科学院中青年名中医。

首届北京中医药学会宫廷医学研究专业委员会主任委员，中华中医药学会慢病管理分会副主任委员，中国中西医结合学会常务理事、心血管病专委会常委，中国中药协会心血管药物研究专业委员会副主任委员，国家中医心血管病临床医学研究中心委员，中国抗衰老学会女性健康专业委员会常委，北京市中医管理局陈可冀名医工作站、岳美中名家研究室负责人。主编著作《清宫医案精选》《走进清宫学养生》《陈可冀学术思想及医案实录》等。主持基于"原始医药档案的清宫医派研究""清宫医案方药与病证的关联性研究""北京中医药文化资源之宫廷医学专题调查"及心血管病相关中西医结合研究等国家及省部级课题十余项，发表论文百余篇，作为第一负责人获中华中医药学会科技进步二等奖及主要负责人获国家及省部级奖四项。曾获北京市卫生系统先进工作者。受邀赴联合国日内瓦、美国旧金山、澳大利亚墨尔本及中国港澳台等国内外大学及医疗机构进行学术交流演讲。北京卫视"养生堂"、中央电视台"健康之路"及中国国际广播电台等权威媒体主讲嘉宾。中国科学院院士国医大师陈可冀教授全国学术传承人及首届中国中医科学院著名中医药专家学术经验传承博士后及全国优秀继承人。

# 序

    中国有悠久灿烂的文明历史，传统医疗技术成就辉煌。传世医术、文物及相关的医药学术著作耀眼夺目，为世界医药学术界所瞩目。

    中国在长达数千年的历史发展进程中，中医药学术的发明创造与技术进步备受国际医药学术界所关注还在于现存珍贵的中医药古籍多达一万余种，从业传统医疗技术防治疾病的医疗人员遍布世界五大洲，为全球人民服务，受到世界卫生组织及各国民众的欢迎与爱戴。

    在中国绵长的数千年历史与医疗实践进程中，宫廷医药学也有辉煌的成就。中医药学典籍及内廷医疗经验记载可窥见一斑。

    张京春教授是中国中医科学院西苑医院心血管内科主任医师，以医疗心血管疾病为专长。多年来对我国历史上的宫廷医药学文献及医疗经验情有独钟，在繁忙的心血管病临床研究工作之余，多年来潜心于研究历代宫廷医疗经验与著述，在北京市中医管理局领导支持下，组织成立北京中医药学会宫廷医学研究专业委员会并任主任委员，组织开展了一系列有关宫廷医疗经验及学术思想研讨会，推进了中医药学术理论与医疗经验的交流与进步。

    张京春教授近年又潜心组织团队对我国历史上关于宫廷医疗经验的相关典籍及文献著述进行整理研究，成《中国宫廷医学医籍精华》一书，书成后邀我作序。我认为此举对我国传统医学的"传承精华、守正创新"是一件大有益之举，故乐为之作序。

中国科学院院士、国医大师 陈可冀

2020 年立秋于北京世纪城

# 前　言

　　中医药学是数千年华夏文明的积累，凝聚着中华民族几千年与疾病斗争的临证经验和健康养生理念及深邃的哲学智慧，为中华民族的繁衍昌盛做出了重要的贡献。据史料考证，秦以前的医学主要是宫廷医学，普通百姓的医学发明也必须服务于统治者，才有可能被认可和保存下来。在皇权的统治下，宫廷一直占有着丰富的医疗资源，古代传统中医药的发展可以说是以宫廷医疗为核心。宫廷作为国家政权的中心，拥有庞大、森严、细致、系统的医疗制度，其中所蕴含的医疗技术、医药知识构成了一个单独的医药空间，形成了独具特色的宫廷医学。

　　宫廷医学的发展可以追溯到遥远的先秦时期，扁鹊诊齐桓侯，开"治未病"之先河。汉代神医华佗制"麻沸散"，创"五禽戏"，撰最早内科学专著《中藏经》。魏晋南北朝，太医令王叔和撰写第一部脉学专著《脉经》。隋唐时期，药王孙思邈曾受邀于隋唐两代帝王宫廷巡诊，所著《千金方》集唐以前医学之大成，其中开篇的《大医精诚》为阐述医德医风之典范。宋代，官修方书《太平圣惠方》《太平惠民和剂局方》《圣济总录》收载诸多名方名药，其中苏合香丸、安息香丸等集芳香温通之大成。辽金元时期，御医忽思慧著世界上最早的饮食卫生与营养学专著《饮膳正要》。明代，周定王朱橚主持汇编的《普济方》，是我国历代以来最大的一部方书；太医院判李时珍撰成享誉世界的博物学巨著《本草纲目》。清代，太医院右院判吴谦等奉乾隆皇帝之命主持编撰的《医宗金鉴》，是一部最完善又最简要的综合性医书。上述珍贵宫廷医学文献，一直被后世奉为经典。

　　宫廷医学作为研究宫廷内医事制度和医疗技术的医学，汇聚了历代众多中医药精英的集体智慧，始终代表着中国传统医学发展的方向和各朝代当时的最高医疗水平，蕴含着极大的研究价值。陈可冀院士作为研究宫廷医学的先行者，主编出版的《中国宫廷医学》总揽了两千多年的宫廷医学大要，但宫廷医学的传承挖掘探究之路仍任重道远。上述本属于宫廷医学的巨著不能广为人知，对于著名御医龚廷贤、戴思恭、盛寅、董宿、徐春甫、许国祯等的传记及论著也知之甚少，宫廷医学留给后世的诊疗经验、秘方秘药、养生方法等宝贵的医学遗产濒临失传。身居六朝古都所在地的北京市中医管理局及北京中医药学会肩负起振兴中国宫廷医学的重大历史使命，支持我们成立了首个宫廷医学研究领域的专业学术团体——北京中医药学会宫廷医学研究专业委员会。作为创会主任委员，我有责任承担起全面开展宫廷医学研究的责任。本书基于宫廷医学亟待研究的紧迫性，以宫廷医学现存文献作为切入点，旨在挖掘出更多、更好、更实用的宫廷医学瑰宝，为传承、发展、弘扬宫廷医学这一中医药宝藏之集大成者，做一些扎扎实实的工作。

本书以历史朝代为序，共梳理 76 部现存宫廷医籍，选取 40 余位宫廷御医，探本溯源，深度挖掘其"宫廷渊源""内容精要""临床运用""后世影响"等内容，整理汇编成医经类、诊法类、方书类、本草类、临证各科类、医案医论医话类、综合医书类、针灸推拿类、食疗养生类九大部分。采用现代文献研究方法，结合笔者多年临证经验，对临床常见疾病特别是心系病证进行深入探究，不仅融汇了古代宫廷医学学术思想，且吸纳了现代医学临床诊疗成果，同时附有较多美容、养生等秘方秘法。

本书力图较为全面地展示从汉代至明清各个朝代的宫廷医学文献，是一部特色鲜明、实用性较强的中医药著作，感谢编写团队雷舒雁、刘蓓、张珊、艾玉珍、邢雅璇、闫龙美、徐嘉唯、徐琪武等的积极努力，感谢北京市中医管理局给予的中医药文化资源之宫廷医学专题调查项目的大力支持，感谢中国中医药出版社给予的热情支持使之得以顺利出版，特别要深深地感谢恩师中国科学院院士、国医大师陈可冀教授带领我走进清代宫廷原始医药档案的研究领域。

宫廷医学文献之整理研究，延续数年，任务艰辛，庚子抗疫，完成此书。本书不厌求精，不足之处仍恐难避免，尚望海内外博雅之士不吝正之。但愿本书的出版能对宫廷医学有兴趣的各方人士有所裨益。

中国中医科学院西苑医院
北京中医药学会宫廷医学研究专业委员会  张京春

2020 年 5 月 19 日

# 凡 例

　　本书以宝贵的现存宫廷医籍为主体，为中国宫廷医学的研究提供较为全面、系统、深入的文献参考，供致力于宫廷医学研究的专业人士学习及非专业人士的兴趣阅读。

　　本书所辑文献按医经类、诊法类、方书类、本草类、临证各科类、医案医论医话类、综合医书类、针灸推拿类、食疗养生类分为九大类，阐述的内容包括宫廷渊源、内容精要、临床运用、后世影响，另附有现存主要版本、参考文献，共六个方面。

　　**宫廷渊源**：包括提要和著者传记两部分。提要介绍文献年代、卷数、体例、内容梗概及成就等；著者传记主要阐述为宫廷服务的医家（包括御医、侍医、被选入宫治病的医生）的简介及宫廷医疗活动。

　　**内容精要**：包括各卷概要、内容精选、传世名方。各卷概要介绍原始文献的梗概；内容精选则选录精粹原文，并用按语阐明原文基本涵义，指出其学术价值，对其中讹舛字适当加以校勘，疑难字、词加以注释，原文无标点或无标题，现有者均为编著者所加；传世名方，选择较为实用的经典宫廷医方，以供医务人员临床参考，部分医籍中不含完整方药则予以略去，为保存文献原貌，计量单位未予改动。由于古籍版本中有大小字之分，今将小字以括号形式标记，便于区分和阅读。

　　**临床运用**：为本书的重点之一，系将所辑文献中有关宫廷医学的诊疗疾病及养生保健内容归纳分析，提要钩玄，概括其学术特点和实用价值，并适当加以评述。

　　**后世影响**：从历史发展的角度说明原始文献对后世的作用、影响及意义。

　　本书的辑录本着实事求是的原则，对于六大方面写作框架中内容缺如的以省略处理。

# 目 录

# 第一章　医经类

# 《黄帝内经太素》（杨上善）

## 一、宫廷渊源

### 1. 提要

《黄帝内经太素》简称《太素》，约成书于 666 年，为隋唐时期杨上善所撰的一部关于《内经》的注解著作。杨氏精娴训诂，治学严谨，参阅各种《内经》古本后对原文进行勘定，保留《内经》原貌的同时又将其全部拆散，按其不同内容分作 19 大类，大类之下又分为若干小类，有纲有目，理论体系条理清晰，系统有序。杨氏通晓儒、释、道学说，并将这些观点引入其注释之中，注解缜密，释义贴切，持之有据，是学习、研究《内经》的一部重要著作。

### 2. 著者传记

杨上善（约 575—670 年），隋唐时代医学家。杨氏精于临床，在晚年曾先后担任过太子文学、太子洗马、右威卫长史等职务，在任太子文学期间，奉当朝皇帝敕令撰注《太素》及《明堂》。杨氏对于儒、释、道思想均有所涉猎，尤其精通黄老思想，在《太素》之中也有所体现，提出了"一分为二"的重要哲学观点，同时也曾对《老子》《庄子》等道家典籍进行注解，体现了高超的哲学素养。

## 二、内容精要

### 1. 各卷概要

《黄帝内经太素》原书共 30 卷，由于该书年代久远，在宋朝之后逐渐失传，直到清末民国初年才有学者从日本发现此书并陆续影印带回国，几经整理仍残缺 5 卷。现国内流行的是萧延平据杨惺吾在日本访学时影抄仁和寺卷子本共 25 卷。全书分为天、地、人三大部分，每部分中又分为天、地、人三小部分。

天部主要阐述了人体各种生理功能。

卷 1（佚）、卷 2 为天之天，主要论述天人相应理论。

卷 3、卷 4（佚）、卷 5 为天之地，阐述五行理论。

卷 6、卷 7（佚）为天之人，论述人与天地相合以及脏腑的生理特点。

地部主要阐述了人体的生理结构。

卷 8~10 为地之天，论述人体经脉理论。

卷 11 为地之地，论述腧穴理论及腧穴位置。

卷 12、13 为地之人，论述营卫之气在人体之中的运行方式。

人部主要阐述了人体正常活动受到干扰时出现的疾病症状及治疗方法。

卷 14～17、卷 18（佚）、卷 19、卷 20（佚）为人之天，论述疾病的诊法及各疾病相关的证候、处方。

第 21～24 卷为人之地，分别论述了各种治疗疾病的方法。

第 25～30 卷为人之人，具体论述了伤寒、寒热、中风等各种疾病。

**2. 内容精选**

注释脏与神的关系。

心坚则脏安守固。杨按：脏坚则神守亦坚固，故其心脏安不病，其神守坚固。

心脆则喜病消瘅热中。杨按：五脏柔脆，神亦柔脆，故脏柔脆人，血脉上行，转而为热消肌肤，故病消瘅热中也。瘅，音丹。热中，胃中热故也。平按："脆"原缺，谨据《灵枢》《甲乙》补。"热中"，"中"字原缺，旁有小注"中"字，据注"热中，胃中热也"，应作"热中"，《灵枢》《甲乙》同，袁刻作注，刻在"五脏柔脆"上，则混经于注矣。

心端正则和利难伤。杨按：五脏端正，神亦端正也。神端正，性亦和柔，故声色芳味之利难相伤也，斯乃贤人君子所以得心神也。（《黄帝内经太素·五脏命分》）

按：这部分内容是关于脏与神关系的阐述。脏与神互根互用，不可分割，脏坚则神守，脏脆则神病。因此，心之脏柔脆，神亦柔脆，则其运行血脉的功能失常，血液运行逆乱，转而为热，热则消肌肤，出现消瘅病证。若其脏坚固，神端正，则不为外邪所伤。

## 三、临床运用

**1. 质疑"心不受邪"论**

《灵枢·邪客》收于《太素》卷九《脉行同异》，《太素》云："黄帝曰：手少阴之脉独无输，何也？岐伯曰：少阴，心脉也。心者，五脏六腑之大主也，精神之舍也，其脏坚固，邪弗能客也，客之则心伤，心伤则神去，神去则死矣。故诸邪之在于心者，皆在于心之包络。包络者，心主之脉也，故独无输焉。黄帝曰：少阴独无输者，不病乎？岐伯曰：其外经病而脏不病。"

此段谓：心为五脏六腑之大主，不能受邪；心即使受邪，心脏本身亦不予承受，而由心包络受之；手少阴心经无输。这些观点亦见于《灵枢·经脉》《素问·灵兰秘典论》，对后世影响深远。

杨上善的注文则申述了"心亦受邪，是以心不受邪者，不可多受邪也"之观点。《太素·脉行同异》云："杨上善注云：心脆者，则善病消瘅，以不坚，故善病消瘅，即是受邪。故知不受邪者，不得多受外邪。至于饮食资心以致病者，不得无邪。所以少阴心之主所生病皆有疗也。又《明堂》手少阴亦有五输主病，不得无输，即其信也。兑骨之端，手少阴输也。"又如《太素·厥心痛》云："真心痛，手足清至节，心痛甚，旦发夕死，夕发旦死。杨上善注：心不受邪，受邪甚者，痛聚于心，气亦聚心，故手足冷，所以死速也。"

杨氏认为："好食好药资心，心即调适；若恶食恶药资心，心即为病。"《明堂流注》称心脏亦有输，与《邪客》称"手少阴之脉独无输"理论迥异，而《明堂流注》杨氏谓为"古之正经"，举此为证，亦颇有力。且手少阴心之主所生病，均有疗法，既有疗法，故心亦受邪。

**2. 分类治疗心痛**

正如《内经》中所谓"五脏六腑皆令人咳"，其五脏六腑也均可导致厥心痛。杨氏归纳总结了《内经》中关于心痛的条文，将厥心痛分为肾心痛、胃心痛、脾心痛、肝心痛以及肺心痛，并依据不同类型给出了不同的针刺方案。

关于肾心痛，《内经》认为："厥心痛，与背相控，如从后触其心，伛偻者，肾心痛也，先取京骨、昆仑，发针不已，取然谷。"当患者出现心痛掣背，背脊伛偻（弯曲），即为肾心痛，治疗应选取京骨、昆仑、然谷等穴位。关于肾心痛的发生机制，杨氏认为足少阴肾经循行过背，属肾络心，因此，肾经经气逆乱则出现心痛彻背等症状。故针刺治疗时，应以调整肾经经气运行为主，取足少阴肾与足太阳膀胱经的穴位治疗。同时，杨氏也注释了具体取穴部位："京骨，在足外侧大骨下赤白肉际，肾府足太阳脉所过；昆仑，在足外踝跟骨上，足太阳脉所行；然骨，在足内踝前起大骨下，足少阴脉所流，故肾心痛皆取之也。"

关于胃心痛，《内经》认为："厥心痛，腹胀胸满，心尤痛甚，胃心痛也，取之大都、大白。"当患者表现为胸腹胀满，心痛剧烈时，即为胃心痛，治疗应取大都、太白等穴。关于胃心痛的发生机制，杨氏认为，从经脉循行角度，足阳明胃经属胃络脾，其支者上膈入心，因此，胃经经气逆乱时可导致心痛，同时由于脾胃主水谷，水谷运化失职则出现胸腹胀满。由于脾胃相表里，故调摄胃经经气可取脾经输穴，即大都、太白。其具体定位，杨氏注："脾脉足太阴流于大都，在足大指本节后陷中，注于大白，在足内侧核骨下陷中。"

关于脾心痛，《内经》认为："厥心痛，痛如锥针刺其心，心痛甚者，脾心痛也，取之然谷、太溪。"当患者出现心痛剧烈，痛如针刺时，即为脾心痛。而脾心痛的治疗思路，杨氏认为，由于在五行中，脾属土，肾属水，土克水，水反乘脾，如今脾反乘心，导致心痛，因此治疗应调摄肾气，肾气充足反乘脾气，脾气受制则心痛缓解。故选用足少阴肾经的然谷、太溪等穴。其具体定位，杨氏注释："然谷，足少阴脉所流，在足内踝前起大骨下陷中；太溪，足少阴脉所注，在足外踝骨上动脉陷中，并是足少阴流注。"

关于肝心痛，《内经》认为："厥心痛，色仓仓如死状，终日不得太息，肝心痛也，取之行间、大冲。"（此处"大冲"即"太冲"）当患者出现面色青紫，晦暗无华，不能太息，即为肝心痛，治疗应取行间、太冲。杨氏认为，青色为肝之主色，故患者色青应为肝病。而肝主吸气，肝病则吸气即痛，不得太息。因此，治疗时可取行间、太冲等穴调摄肝气。其具体定位，杨氏注释："大冲，右足大指本节后二寸陷者，足厥阴脉所注。"

关于肺心痛，《内经》认为："厥心痛，卧若徙居，心痛间，动作痛益甚，色不变，肺心痛也，取之鱼际、大泉。"（"大泉"即"太渊"）当患者行动时心痛加重，皮色不变，即为肺心痛，应针刺鱼际、大泉治疗。关于肺心痛的发生机制，杨氏认为，肺主气，流动之气扰动心气，故出现心痛，行动时气流运动增多，因此行动可导致心痛加剧。治疗时，应以调肺气为主，取鱼际、太渊两穴。其具体定位，杨氏注释："鱼际，在大指本节后内侧散脉中，手太阴脉之所留。大泉，在手掌后陷者中，手太阴脉之所注也。"

### 三、后世影响

《黄帝内经太素》是最早类分注解《内经》的著作，《内经》中相对零散的内容经作者整理后趋于系统，为后世中医学理论体系和学术思想构建出了基本框架。其首创将《内经》全文拆散，重新归类编排进行注解的分类研究方法，对后世医家研究《内经》产生了巨大影响，后世张景岳、李中梓据此研究方法著《类经》《内经知要》等优秀著作，对中医理论体系的发展起到了推动作用，同时也为后世分专题研究《内经》提供了很大帮助。杨氏在整理过程中校勘了许多《内经》讹误脱衍之文，为后世医家正确理解《内经》内涵做出巨大贡献。《黄帝内经太素》作为现存最好的《内经》注本之一，其原文最接近《内经》原貌，对于《内经》研究的训诂、校勘、专题探讨等诸多方面意义非凡。

### 四、现存主要版本

日本天保五年奈须信息抄本；日本宝素堂近藤显抄本；清光绪二十三年通隐堂刻渐西村舍汇刊本；1924 年萧延平校兰陵堂刻本；1955 年人民卫生出版社影印本等。

◎ **参考文献**

[1] 杨上善. 黄帝内经太素 [M]. 中医古籍出版社，2016.

[2] 翟双庆. 内经选读 [M]. 北京：人民卫生出版社，2016.

[3] 程小亚. 杨上善医易思想研究 [D]. 北京中医药大学，2018.

[4] 钱泽南. 黄帝内经太素学术思想研究 [D]. 北京中医药大学，2014.

[5] 张固也，张世磊. 杨上善生平考据新证 [J]. 中医文献杂志，2008，26（5）：1-4.

[6] 钱超尘. 黄帝内经太素研究 [M]. 北京：人民卫生出版社，1997.

[7] 薛清录. 中国中医古籍总目 [M]. 上海：上海辞书出版社，2007.

# 《医经秘旨》(盛寅)

## 一、宫廷渊源

### 1. 提要

《医经秘旨》由明代医家盛寅所著,是盛氏临证心得杂记。全书分上下卷,凡二十二篇,为盛氏"将平日经验历试不爽者,阐明疑似之理,提纲挈领,本之经文,节其要旨,参以管窥所得,随笔记录"而成。其中援引《内经》《伤寒论》等经文及各家之言,先评述剖析之,再举例加以解释,内容通俗易懂,切合临床实用,给后世临床工作者以启发。

### 2. 著者传记

盛寅(1375—1441),字启东,江苏吴江人,为医家戴原礼再传弟子。其早年先习举子业,弗利,后弃儒攻医,除私淑原礼之学外,对《内经》《伤寒论》造诣颇深,著有《医经秘旨》《流光集》。他认为,医者常法易学,变法难通,应知晓治法之当然,更应懂得治法之所以然。

盛氏医术高超,受明成祖朱棣赏识,掌管太医院事,并为其治疗风湿病。曾为仁宗妃治疗血疾,据《明史》记载,仁宗(朱棣与徐皇后之长子)尚在东宫时,妃张氏经期不至者十月,众医诊以养血安胎法治疗,寅独断为蓄血腹胀,疏方桃核承气汤合抵当丸,东宫怒甚,将盛氏关押起来,仁宗妃疾益甚。命其从细复诊,脉仍如前,疏前方进。仁宗妃服药之后,下瘀块数斗,胀消腹平,大赏盛氏。众医安胎,而盛氏独主逐瘀攻下。非详审脉证不能确有把握,非胆量学识具著难能两疏峻剂,真不愧御医中一代之良工。

## 二、内容精要

### 1. 各卷概要

《医经秘旨》分上下两卷。

上卷主要论述治则,提出治病求本的临床思想;论述了阴阳、脏腑、气血学说。

下卷论述病因、病机、病证的辨治、临床验案及临证心得,援引经典及诸家之言,列举多种病证加以阐明。

**2. 内容精选**

**（1）绪原**

唯是以寒治寒，如"诸寒鼓栗，如丧神守，皆属于火"是也；以热治热，如"发表不远热"是也；以补治积，所谓养正积自除是也；以益气治满，所谓满用术甘是也；以下治利，所谓"通因通用"是也；以提气治闭，如小便不利用补中益气是也；以泄水治渴，如五苓散治消渴是也；以寒散表，如四时感冒，怫热自内而达于外，药用苦寒酸寒是也；以凉平理气，丹溪所谓"气有余便是火"是也……如此之类，苟条分缕析，何可殚述！虽在上智亦费。推求前哲，非不切切著明，奈后人动手便错者，良由但知治法之所当然，而不知治法之所以然也。不揣疏略，特将平日经验历试不爽者，阐明疑似之理，提纲挈领，本之经文，节其要旨，参以管窥所得，随笔记录，俾后进者，有所指归，触类旁通，所谓"比类""奇恒"，或在于斯。（《医经秘旨·序》）

按：本段见于《秘旨》开篇。盛氏认为，时医推求前哲，懂得诸病治则治法，如通因通用、以补治积、以下治利，却不揣摩为何要这样治，以致动手便错。故盛氏将平日临证经验心得结合经文要旨加以论述，以裨益后者。

**（2）治病必求其本**

脾喜燥，伤于寒湿则不能消磨水谷，宜术、附以温燥之；然脾阴不足而谷亦不化，又不可以温燥为治。有思虑伤脾，脾虚不能统血而失出者；有思虑伤脾，脾虚不能消谷而作泻者，此皆以固护中气为本，勿治其标。有肺虚不能卫血，血溢妄行，随气出于鼻为衄，如动气在右，汗之令衄是也。脾虚不能行津于三阴，胃虚不能行液于三阳，气日以衰，脉道不利，其血悉从中积此，而欲消其留瘀，当以参、芪监之。如胎已数月，忽动不止，有癥痼害者，当下其癥而胎自安，设不知此，谨知养血，是为癥瘕树帜，养痈为患乎。（《医经秘旨·上卷》）

按：本段论述诸病治疗大法——治病必求于本。脾土喜燥而恶湿，为湿气所伤则不能消磨水谷，故治疗以白术、附子之类温燥之。然而脾阴不足亦不能化水谷之精微，此时用药又不可过于温燥。过思伤脾，脾气虚弱而出血、泄泻者，应以固护中气为本，勿见血止血，仅治标也。若妊娠数月，胎儿忽动不止，为有癥瘕痼害，当随症治之，经云："有故无殒，亦无殒也"。余类疾病，皆仿此也。

**（3）有者求之，无者求之，盛者责之，虚者责之**

凡病烦躁而愈者，以邪气盛时正不能与之争，反相安于无事，及其正复而与邪争，故烦躁也。以此知瘫痪不遂之证，无痛痒者，反难瘳，以正为邪并而不能复耳。

病有在下者，其见证反在上，蓄血发狂是矣；在上者，其见证反在下，肺气壅大便频、肺气虚小便数是矣；在里者，其见证反在表，如热深厥亦深及面反戴阳是也。风温、温疟，得之冬中于风寒，遇温而发，其气自内达外，故多汗，不比风寒外束，闭其营卫，当须发汗解肌也，故以发汗为逆；然其邪自内出，若因汗而骤加敛表之药，邪不得越，为害匪轻，务必相其人之虚实，清解得宜。(《医经秘旨·上卷》)

按：疾病将愈时，若烦躁不安，为正气来复与邪气相争之候；而无有痛痒者，为正气不足，疾病难愈之兆。下焦蓄血者，其病根在下，症状却在上，表现为神昏发狂等。水湿泛溢而为病，症状多在下焦，如下肢水肿等。肺气壅滞则大便频数，肺气虚而失降则小便频数。病邪愈里，症状愈反映于表，如热邪深于里，患者四肢发冷，而面红如妆。风温、温疟为冬季感受寒邪，郁而不发，遇温而外发，其气外出故多汗，此非伤寒中风，不需发汗解表，亦不可敛汗，以碍邪气发越。应辨其虚实，以清解之法治之。

### (4) 适事为故

世间病之杀人者十三，而医药杀人者十七，皆由不知阴阳虚实之理也。如劳瘵未必遽死也，欲退其蒸，频用寒凉，则脾泄而不可救矣。噎膈未必遽死也，欲开其郁，频进香燥，则三阳结而津液竭矣。水肿未必遽死也，欲利其水，频用淡渗，则阴亡而成阳水矣。如此之类，未易枚举，操司命之权者，岂可不知中病即止之理？(《医经秘旨·下卷》)

按：当时医生不明阴阳虚实之理，误用方药，以致害人性命的情况并不少见。盛氏认为，医者用药事关性命，当知中病即止，适事为故。为退劳瘵者之骨蒸发热而频用寒凉，则会造成脾阳受伤、运化失调而泄泻；为开噎膈者之郁而频用香燥行气之药，则易引起三阳结而竭其津液；为利水肿病人之水而频用淡渗之品，则易使阴竭从而转化为阳水，加重病情。此皆不知适事而误治也。

### (5) 必伏其所主而先其所因

风伤卫，卫伤则不能固卫津液，固令自汗，此说深得用桂枝汤之旨。表实则里虚，此一语，人往往潦草看过，而不求其所以然。盖营卫受气于胸中，而脏腑亦受输于营卫。今营卫受邪而实，则失其转输之职而里为之虚，亦医道之浅而易忽者。按：营卫受邪而实，当言卫受邪而实，则营失其卫，而里为之虚。不然表实里虚一语，终欠明耳。(《医经秘旨·下卷》)

按：桂枝汤为风伤卫气，表虚不能固卫津液，故自汗出，然而众人往往忽略桂枝证之里虚证候。营卫之气受气于胸中大气，运行于全身脏腑，濡养全身。营卫之气受邪则运行障碍，全身脏腑失其转输则内虚。故桂枝汤生姜为解其表实，桂枝、芍药、大枣、甘草治疗为补其里虚也。

**（6）寒因热用热因寒用**

尝闻莳门仰同知璇性嗜方书，凡遇家人有病，辄自疗治。其姐六月间，劳倦中暑，自用六和汤、香薷饮之类，反加虚火上升，面赤身热。后邀刘宗序诊视，六脉疾数，三部豁大而无力。刘曰：此病先因中气不足，内伤瓜果生物，致内虚发热，非六和、香薷所能治疗。况夏月伏阴在内，重寒相合，此为阴盛隔阳之症。急用补中益气汤加附子三钱，煨干姜一钱，同煎，置冰中浸冷服之。其夜得热，寐至天明，微汗而愈。仰拜谢曰：伏阴之说已领教矣，但不解以药冰之何也？刘曰：此即《内经》热因寒用、寒因热用之意，何难之有。仰大叹服。按：此症知中气不足者，因诊六脉疾数，其要在三部豁大而无力，以获其受病之源，用补中益气汤加姜、附，健运中宫，使脾阳旺而宿滞自消。其用冰浸冷服，乃用经旨，亦巧思矣。（《医经秘旨·下卷》）

按：本段乃盛氏为解释《内经》之理所举验案。莳门仰同知璇嗜好方书，家人生病则亲自治疗，其姐六月中暑，以六和汤、香薷饮治疗之，反而面赤身热，延刘宗序治疗，诊其六脉疾数，三部脉豁大无力，宗序认为其为中气不足，内伤生冷，致内伤发热，夏季外热内寒，两寒相得，阴盛隔阳，应以补中益气汤合附子、干姜，宗《内经》"热因寒用，寒因热用"之理，冷服治之。其姐服药后痊愈。

**（7）初痢忌用涩剂**

张仲景法，痢可下者十法，可温者五法。谓之下者，通用承气汤加减；谓之温者，率用姜附汤，何尝以巴豆、粟壳之剂乎？俗医见自利而渴，烦躁不眠，手足微冷者，皆用苦剂攻之。殊不知阴盛发躁，欲坐井中，故前哲用吴茱萸汤，甚者用四逆汤，经曰阳虚阴乘之谓也。丹溪用吴茱萸汤，治霍乱吐泻转筋者，亦此意也。近世庸工，不审痢之赤白，症之虚实新久，概用罂粟壳、石榴皮之类为秘方，其功但施于久痢洞泄者则宜，若初起者，用之闭塞积滞，变生别证，以致经年累月，谓之休息痢者是也。世俗但知涩剂之能塞，不知通剂之能塞也。后之学者，贵在变通，不可执一而治。按：痢疾古谓滞下，以有积滞壅于肠胃，不能传达输泄，故腹痛后重。六腑以通为用，新旧之积阻滞营卫升降，治宜通因通用，久痢正虚始可补涩。二者尤如冰炭，岂可不细心分辨，以误人者哉！（《医经秘旨·下卷》）

按：仲景治疗痢疾泄泻多用下法、温法，下法以承气汤治之通用通用，温法则率用姜、附之类，未尝用巴豆、粟壳等收涩之药。平庸医者见到自利而渴、烦躁不眠、手足微冷者，皆以苦寒之类治之，却不知阴盛于内而热格于外，故前哲以吴茱萸治之，厥甚者运用四逆汤。滥用收涩之药，初起能止泻，经久则变生他症，甚至转化为休息痢。痢疾古时称为"滞下"，因有积滞壅于肠胃，不能传达转输而泄泻，故而腹痛、里急后重，治疗应通因通用，久痢而正气虚弱者方可用补涩之剂，临床不可不悉心分辨。

### 三、临床运用

盛氏深谙经旨，注重临床实践，将临床心得、医案记录于此书之中，本部分结合原文，试将其临床思想总结如下。

**1. 治病必求于本**

盛氏主张治病必求于本，须见病之标而推求其本。"治病当知标本矣，然犹不可不知标中之标，本中之本。如脾胃虚而生湿热，是虚为本，湿热为标也……推此而逆求之，则本中之本，亦可得矣。"然而惟中满与大小便不利，当治其标，以其症危急，不暇顾及于本也。何谓本也？盛氏云："本者，下为本，内为本，故上热下寒，但温其寒而热自降；表寒里热，但清其热而寒自已。然须加以反佐之药，以免格拒。至于先伤于风而后伤于寒，先伤于暑而后伤于湿之类，又当相其轻重缓急而施治。"临证治疗时，不应被表象所蒙蔽，当伏其所主而先其所因，推本求源。

**2. 知常达变**

盛氏认为，医者常法易学，变通则难，应知晓治法之当然，更应懂得治法之所以然。治痰只晓破气降火，却不知久病则虚，顽痰亦当清补。"痰之汹涌上焦，结聚胸中，皆由于气。治气又莫先于降火，破气清火则痰自消，此则言乎六淫七情，怫郁暴积之痰耳。若日积月累，老痰凝结，又当积渐以消释之，更当相其人之阳虚阴虚，助以调补。"

医者晓得当汗而汗，当下而下，不难，晓得出汗时而不能发汗，泄泻时而不可通下，此为难。仲景之可与不可，宜仔细推敲。富贵之人，恣情纵欲而致虚，求补于厚味，却不知肾阳虚则脾胃阳虚，水谷不能消磨，其厚味不生津液，而反为痰涎，气愈弱矣。是故应究其医理，详查病源，本于经而不泥古，灵活施治。

**3. 百病不离乎火**

盛氏为戴原礼之再传弟子，戴原礼曾随父亲跟随朱丹溪学习，深受其影响。因而盛氏亦提倡"气有余便是火""百病皆生于火"。他治疗的过程中注重养阴，认为："阴虚则阳无所附，气有升无降，法当以滋阴药为君，敛降之药为佐。苟徒降其气，则清未必升而浊且随干矣，此治阴阳偏虚不易之理。""气有余便是火。气焉能有余？惟是少一分之阴，便多一分之气，此一分之气无所归宿，而为火矣。"关于补阴，他还提出阴虚失收纳，相火上冲，游行于四肢百骸、五脏六腑之间，而为大患。此时不可用寒凉之品灭之，惟当以其人之阴虚、阳虚补养之。而体虚之人，易于受邪，或内外伤感，抑遏成火，则补虚之中，应加入泻实之药，宗六味地黄丸平补平泻之理。

**4. 推本阴阳**

盛氏早年习举子业，后弃儒从医。在对医理的探究方面，亦融入了儒家格致理学的知识。关于阴阳，他认为："阴阳本乎日月循环。以阳主动，阴主静，合五运之气化，包合五行之盛衰。生克制化，各呈其象，分布五脏，应乎世运。可以明虚实，辨表里，别营卫，以参周天之数，日月盈虚消长之理，旨在其中矣。""治病有失之渐者，见病治病是也；有失之深者，诛伐无过是也。推本阴阳，万举万当。"人之生理病理，疾之轻重缓急，皆可以阴阳而认识之，是谓穷阴阳之理而致无穷也。

## 四、后世影响

《医经秘旨》为盛寅医学思想之缩影、临床经验之精华。该书虽未论述过多治法方药，却结合经典及自身实践阐明了更为重要的临床思想及辨证思维，令读者明白治法之当然，更明其所以然，学会举一反三，知常达变，对现代中医教育及临床均有极大的借鉴意义。

## 五、现存主要版本

清抄本；三三医书等。

◎ **参考文献**

[1] 盛寅. 医经秘旨 [M]. 南京：江苏科学技术出版社，1984.

[2] 何成刚. 论《医经秘旨》的学术要旨 [J]. 四川中医，2004，(11)：7-8.

[3] 陆文彬. 盛寅《医经秘旨》学术经验撷菁 [J]. 辽宁中医杂志，1987，(1)：34-36.

[4] 李德成. 测古酌今探微阐幽——盛寅《医经秘旨》探析 [J]. 上海中医药杂志，1993，(5)：44.

[5] 吕金山，李哲. 盛寅的医学"教育观"和诊疗"思辨观"研究 [J]. 甘肃中医，2010，(2)：1-4.

# 《内经要旨》（徐春甫）

## 一、宫廷渊源

### 1. 提要

《内经要旨》为明代著名医家徐春甫所著，为其丛书《古今医统大全》首篇内容。徐氏感叹后世业医者枉顾《内经》之经典，"乐趋捷径，而寝失其大道"，"惟执方以待病，不诊候以裁方"，"寥寥数百载，卒莫有厘而正之者"，故决心以《内经》为宗旨，提注详明，辨释条达，僭名曰《内经要旨》。其以类编的方式将《内经》分为阴阳、摄生、病能、脉候、色诊、藏象、经度、运气等十二篇，精要地阐述了经旨，为《医统》后续的内容奠定了理论基础。

### 2. 著者传记

徐春甫（1520—1596），字汝元，号思鹤，又号东皋，明朝新安（今安徽祁门）人，是明代著名医学家，新安医学代表性医家。徐春甫幼时习儒，攻举子业，后因体弱多病而学医，师从汪宦。徐春甫博览群书，勤于实践，精通内、妇、儿诸科，医术精湛，曾任太医院医官。任职期间饱览皇家收藏的珍贵书籍，收集了大量医史、医方资料。徐氏有两大杰出医学贡献：一是编撰医学著作《古今医统大全》40帙100卷，该书被列为中国"十大医学全书（类书）"之首，是一部博古通今，博大精深的煌煌巨著；二是组织成立我国第一个医学民间组织"一体堂宅仁医会"，集海内名医高手46人，均系福建、四川、湖北、安徽等省名医，其中新安医家占12人。

## 二、内容精要

### 1. 各卷概要

全书共14卷。

第1卷为唐太仆令王冰序，记录王冰"受得先师张公秘本……恐散于末学，绝彼师资，因而撰注，用传不朽"，历时十二年之久，注成《素问》24卷，合81篇。

第2卷为校《内经素问》表。

第3卷论阴阳，述阴阳消长平衡、互根互用之规律。

第4卷论摄生，辑录上古真天论篇、四气调神大论篇等《内经》中关于摄生的内容，阐述其养生思想。

第 5 卷论病能，述风、痹、痿、厥、热病等病证之病机。

第 6 卷论述诸病治法，因时因地制宜。

第 7 卷论述脉候，包括平人气象、四时之脉等内容。

第 8 卷论色诊，论述面色之常与变及其所提示之疾病。

第 9 卷论藏象，阐述脏腑之生理。

第 10 卷论经度，述经脉之循行。

第 11 卷论运气，阐述五运六气之规律。

第 12 卷论标本，论述治病之标本先后。

第 13 卷论针刺，论述针刺之法及禁忌。

第 14 卷论骨空，述其位置及功能。

**2. 内容精选**

**（1）阴阳**

《生气通天论》曰：阳气者，则天与日，失其所，则折寿而不彰。故天运当以日光明。是故阳因而上，卫外者也。……故阳气者，一日而主外，平旦人气生，日中而阳气隆，日西而阳气已虚，气门乃闭。是故暮而收拒，无扰筋骨，无见雾露，反此三时，形乃困薄。

皆所以顺阳气也，阳出则出，阳藏则藏。暮阳气衰，内行阴分，故宜收敛，以拒虚邪。顺此三时，天真久远。（《内经要旨·阴阳篇第一》）

按：本段选取《生气通天论》中的内容，论述阳气之功能及一天之中阳气的变化。人体之阳气就如同阳光，为生命提供原动力，发挥其温煦、推动、卫外之功能。日出日落，人身之阳气亦随之改变。平旦阳气生，日中阳气旺盛，日西则阳气内收，行于阴分，是故日落之后当收敛阳气以闭拒外邪。《要旨》按："阳出则出，阳藏则藏。"以一日三时阳气的生、隆、息来调整起居动静，此为《内经》"无扰乎阳"的养生观念。

**（2）病能**

《逆调论》帝曰：人有逆气不得卧而息有音者，有不得卧而息无音者，有起居如故而息有音者，有得卧行而喘者，有不得卧不能行而喘者，有不得卧而喘者，皆何脏使然？

以上六问而下止三答，亦脱简也。

岐伯对曰：不得卧而息有音者，是阳明之逆也，足三阳者下行。今之逆而上行，故息有音也。阳明者胃脉也，胃者六腑之海，水谷海也。其气亦下行，阳明逆不得从其道，故不得卧也。《下经》（上古经也）曰：胃不和则卧不安，此之谓也。夫起居如故而息有音者，此肺之络脉逆也，络脉不得随经上下，故留经而不行，络脉之病人也微，故起居如故而息有音者也。夫不得卧，卧则喘者，是水气之客也。夫水者循津液而流也，肾者水藏，主津液，主卧与喘也。（《内经要旨·病能篇第三》）

按：本段为《要旨》摘录《素问》选段，论述不得卧与呼吸有声、喘、息并见时病机。不得平卧而呼吸有声者为阳明经经气上逆。阳明经胃脉也，足三阳经气血以降为顺，若气机上逆，不从其道，则不能平卧，并见呼吸有声，正如《内经》所谓："胃不和则卧不安。"若呼吸有声而起居如常者，为肺经络脉气机不降，气血留滞于络脉，不随正经运行，然而络脉病在细微末节，故症状并不严重，是故虽呼吸有声，但仍起居如常。若不得平卧伴随喘息者，为水气客病，肾为水脏，主管人体津液运行，若肾主水失司，水气上犯于肺，则出现喘息不得平卧。上文中所问有六，但所答仅有三，王冰、吴昆等认为原文有脱简。现代肺源性哮喘、心源性哮喘、失眠等疾病均可出现上述症状，治疗时可参考。

**（3）论治**

因其轻而扬之。因，从其所因也。因其邪气轻，浮于表，而用气轻薄之剂，而发扬之。如伤寒一二日，用葛根之类是也。

因其重而减之。重，则沉重而下坠者，如痢后重者，减去之，即泻其实也。

因其衰而彰之。彰，犹扬也。此指伤寒邪气已衰，欲作正汗者，因而扬于外也。朱肱氏云：伤寒七八日，忽然两手无脉或一手无脉，此是正汗来，用甘草、细辛之类助其汗，正谓此也。

其高者，因而越之。越，过也。如膈上痰壅盛者，用稀涎之类吐之，使上越也。

其下者，引而竭之。引，导引也。如湿气胜而为濡泻等证，用五苓散之类。又如积痢在下而为里急后重等证，用承气汤、牵牛散之类，引而竭之也。（《内经要旨·论治篇第四》）

按：本段选自《素问·阴阳应象大论》，后附徐氏按语论述诸病正治之法。"因其轻而扬之"，若邪气在表，较为轻浅，则用轻薄之剂发散之，如伤寒一两日在表，用葛根、麻黄等解表；"因其重而减之"，若邪气在里，里急后重，则用泻下之剂泻其实；"因其衰而彰之"，若邪气已衰，正气欲来，以甘草、细辛之品助正气外达，是为彰也；"其高者，因而越之"，若邪气在上，如膈上痰涎壅盛，以稀涎之药使其利于吐出；"其下者，引而竭之"，若邪气在下，如湿气胜而濡泻者，用五苓散之类利湿，又如积滞在下，里急后重者，用承气汤、牵牛散之类泻其实邪。良医治病如同治水，当顺势而为，鼓舞正气，助邪气排出。

**（4）脉候**

夫脉者，血之府也，长则气治（安也），短则气病，数则烦心，大则病进，上盛则气高，下盛则气胀（上盛，谓寸口；下盛，谓尺中），代则气衰，细则气少，涩则心痛，浑浑革至如涌泉，病进而色弊，绵绵其去如弦绝者，死。

浑浑，脉混乱也。革至，谓脉弦实。如涌泉，脉迫迫而出不反也。绵绵其去，脉来绵绵，相续不见其去，如弦之数绝，主病色而死矣。（《内经要旨·脉候篇第五》）

按：本段选自《素问·脉要精微论》，论述脉形、脉势及其相应病机，后附徐氏按语。脉为血府，脉形、脉势之不同能反映气血之强弱。脉长则气血充盛，故气治；脉短为气血不足，故气病；脉数为火热内乘，故烦心；脉大则邪气有余，故病进；上盛为寸口脉盛，主气上升，故气高；下盛为尺中脉盛，主气下逆，故气胀；脉代为动而中止，不能自还，为气衰；脉细萦萦如蛛丝，为阳气微弱之象；脉涩为血竭，心血不足，故心痛。"浑浑"，混乱貌。"革至"为脉弦实。"如涌泉"为脉迫迫而来，脉势来强于去。若脉象弦实，脉律混乱，脉势来急，则病情恶化。脉势微弱，脉来绵绵，脉去亦如此，如弦之数绝，为气血内败，将死之兆。

### 三、后世影响

《内经要旨》为《古今医统大全》之首篇，《医统》全书以《内经》理论为宗旨，誓在不走捷径，阐明医理。《要旨》位于篇首，起到了提纲挈领的作用，其类编《内经》的方法，给后世医家以启迪，如张介宾编著《类经》。书中辑录《内经》之精华，并分类归纳，加以注解，要在明其经旨，不失为学医者必读之佳作。

### 四、现存主要版本

明隆庆四年庚午（1570年）陈长卿刻本德聚堂藏板；明万历刻本；明刻本；日本明历三年丁酉（1657年）立野据金陵唐氏刻本重刻本；日本万治三年庚子（1660年）刻本；日本半半堂抄本（十八卷）；1996年中医古籍出版社据明嘉靖三十六年陈长卿刻本影印本等。

◎ **参考文献**

［1］徐春甫．古今医统大全［M］．北京：人民卫生出版社，2002.

［2］黄辉．新安医学家徐春甫（二）　［J］．中医药临床杂志，2011，（8）：722－733.

［3］汪珊．试述《古今医统大全》在中医学史上的学术地位［J］．实用中医药杂志，2002，（5）：52－53.

# 《黄帝内经灵枢注证发微》（马莳）

## 一、宫廷渊源

### 1. 提要

《黄帝内经灵枢注证发微》为《黄帝内经灵枢》之注本，由明代著名医家马莳所著。书名中，"注"是注解经义，"证"是对应经文，"发微"则其研究所得。马氏在古文的基础上有所发挥，更好地阐述了经文之意。《灵枢》宋元之前的注本多不可考，故马莳之作即为真正意义上的第一本注本，开创了注解《灵枢》之先河。

### 2. 著者传记

马莳，生卒年月不详，明代著名医家，字仲化，号玄台，清代为避康熙"玄烨"之讳，改为"元台"，浙江会稽县（今浙江绍兴）人。马莳年少习举子业，但是科场失利，又体弱多病，遂改随叔父学医，勤求博采，医术越发精进，名扬一时。《古今医史》记载："马莳，字仲化，号玄台子，会稽庠生，万历时为太医院正文，精达医理，灵素一书，文深理奥，仲化详究明备，为之注释，后学赖之，又有注释难经行世。"

马莳曾任太医院正文，在太医院任职期间，对《素问》和《灵枢》重新分卷并加以注释，著有《黄帝内经素问注证发微》《黄帝内经灵枢注证发微》二书。前书刊于神宗万历十四年（1586 年），收录《素问》81 篇，合为 9 卷。后者共 9 卷，补遗 1 卷。二者均逐篇逐段注解原文，阐发经义。清雍正《浙江通志》称之为"医学津梁"。

## 二、内容精要

### 1. 各卷概要

全书共 9 卷，注解时引《素问》中相关论述印证《灵枢》的内容，并在注释中匡正其他医籍中所出现的错误，提出自己之独到见解。

第 1 卷为九针十二原篇、本输篇、小针解篇等 9 篇。

第 2 卷为经脉篇、经水篇、经筋篇、经别篇、骨度篇等 9 篇。

第 3 卷为四时气篇、五邪篇、寒热病篇、癫狂篇等 9 篇。

第 4 卷为口问篇、师传篇、决气篇、肠胃篇等 9 篇。

第5卷为五阅五使篇、逆顺肥瘦篇、血络篇等9篇。

第6卷为五变篇、本脏篇、五色篇等9篇。

第7卷为逆顺篇、五味篇、水胀篇等9篇。

第8卷为五音五味篇、行针篇、寒热篇等9篇。

第9篇为官能篇、论疾诊尺篇、九针论篇等9篇。

**2. 内容精选**

**（1）论腧穴**

黄帝曰：愿闻五脏六腑所出之处。岐伯曰：五脏五腧，五五二十五腧；六腑六腧，六六三十六腧。经脉十二，络脉十五，凡二十七。气以上下，所出为井，所溜为荥，所注为输，所行为经，所入为合。二十七气所行，皆在五腧也。（溜，流同。《难经》以流代之。）

马莳注：此言脏腑有井、荥、输、原、经、合之穴，皆经络之脉所由行也。五脏者，心、肝、脾、肺、肾。每脏有井、荥、输、经、合之五腧，则五五二十五腧也。六腑者，胆、胃、大肠、小肠、三焦、膀胱也。每腑有井、荥、输、原、经、合之六腧，则六六三十六腧也。夫脏有五，腑有六，而又加心包络一经，则经脉计有十二；十二经有十二络穴，而又加以督之长强，任之尾翳，及脾又有大包，则络脉计有十五。此十五络穴，据本经《经脉》而言，《难经》不言长强、尾翳，而言阳蹻、阴蹻者，非经旨也。（《黄帝内经注证发微·卷一·九针十二原第一》）

按：本段论述脏腑井、荥、输、原、经、合之穴。各阴经有井、荥、输、经、合五个腧穴，阳经有井、荥、原、输、经、合六个腧穴。由于阴经有输穴而无原穴，阳经之原穴与输穴合并，故常以五腧穴概称而不言原穴。井者，如水之所出；荥者，《释文》"为小水也"，有注入之意；输者，输运也；经者，从此经过之；合者，水之所会也。十二经脉和十五络脉之经气，如河水流经河床，皆流行于此五腧穴。马氏还指出《难经》的错误，据《灵枢·经脉》，十五络脉为十二经之络脉，又加以督之长强，任之尾翳，脾之大包，并非如《难经》不言长强、尾翳，而言阳蹻脉、阴蹻脉。

**（2）肺经循行**

马莳注：此言肺经脉气之行，乃为第一经之经脉也。言肺者，即手太阴经之脉也。凡言手者，以其井、荥、输、经、合等穴，自手而始也；凡言足者，以其井、荥、输、经、合等穴，自足而始也（后凡各经分手足者以此）。起，发也。中焦者，中脘也（在脐上四寸）。胃口，胃之上脘（在脐上五寸）。络，犹兜也，如今人横线为络而兜物也。循，巡也。膈，隔也。凡人心下有膈膜，前齐鸠尾，后齐十一椎，周围着脊，所以遮隔浊气，不使上熏心肺也。肺系者，喉咙也。喉以候气，下接于肺。肩下胁上际曰腋。膊下对腋处为臑，肩肘之间也。臑尽处为肘，肘以下为臂。廉，隅也。手掌后高骨旁动脉为关，关前动脉为寸口。曰鱼、鱼际者，谓掌骨之前、大指本节之后，其肥肉隆起处，统谓之鱼；鱼际，则其间之穴名也。（《黄帝内经灵枢注证发微·卷二·经脉第十》）

　　按：本段注解肺经循行。先概括本段大意，即论述"肺经脉气之行"，后逐一解释重点词语。起，发也。中焦者，中脘也，在脐上四寸。胃口者，胃之上脘也，在脐上四寸。络，犹兜也，如同盛物的网兜。循，巡行也。膈为心下膈膜，前与鸠尾相平，后齐十一椎，防止中焦浊气熏蒸心肺。手臂内侧，肩肘之间为臑。臑尽处为肘，肘以下为臂。廉，隅也，即边缘。手掌后高骨旁动脉为关，关前动脉为寸口。掌骨之前、大指本节之后，其肥肉隆起处，统谓之鱼，鱼际为此处的穴位。肺经发于中焦，环循胃口，肺经与大肠经相表里，故下络大肠，上行穿过膈，属肺本脏。肺经系于喉咙，从腋下而出，循手臂内侧，行于少阴心经、厥阴心包经之前，下肘中，循下臂前缘，由寸口而出，循鱼际，出于大指之端。本段体现了马氏注解时体例，其语言通俗易懂，娓娓道来，加深了读者对原文的认识。

### （3）三焦

　　黄帝曰：善。余闻上焦如雾，中焦如沤，下焦如渎，此之谓也。

　　马莳注：此帝述素所闻者而证之也。宗气积于上焦，出喉咙以司呼吸，而行于十二经隧之中，弥沦布濩，如天之有雾也。营气并胃中，出上焦之下，泌别糟粕，蒸为精微之气，而心中之血赖之以生，凝聚浮沉，如水中之有沤也。胃纳水谷，脾实化之，糟粕入于大肠，水液渗入膀胱，故三焦为决渎之官，膀胱为州都之官，正以下焦如渎之畜泄乎水也。然下焦之阴中有阳者，从是升中、上二焦而卫气生矣。（《黄帝内经灵枢注证发微·卷二·营卫生会第十八》）

　　按：本段为三焦功能的精炼概述及马莳对此之注解。宗气积于上焦，"出喉咙以司呼吸，而行于十二经隧之中"，推动经气运行于周身，如雾露之溉，故谓"上焦如雾"。中焦出营气，泌别糟粕，化生水谷精微，注之于血脉之中，犹如沤物浸渍，故云"中焦如沤"。糟粕进入大肠，水液进入膀胱，下焦如同沟渠，排泄水液和糟粕，故曰"下焦如渎"。下焦之气上升至中、上二焦，化为卫气。

### （4）精、气、津、液、血、脉

　　马莳注：此详言曰气之义也。精、气、津、液、血、脉，分而言之则有六，总而言之则曰气，故此谓之曰一气，而下则曰六气。《易》曰：男女媾精，万物化生。盖当男女相媾之时，两神相合，而成所生男女之形。此精常先其身而生，有其精斯有其形，夫是之谓精也。宗气即大气，积于上焦，上焦开发于脏腑，而宣布五谷精微之气味，此气熏于皮肤，充其身形，泽其毫毛，诚若雾露之灌溉万物也（《营卫生会篇》云：上焦如雾），夫是之谓气也。津生于内，而腠理发泄于外，其汗出似溱溱然，夫是之谓津也。谷气入于胃，化为精微之气，充满淖泽，分注于骨，骨属屈伸，泄泽其骨，上通于脑，脑为髓海，从兹补益，外而皮肤，从此润泽，夫是之谓液也。《营卫生会篇》曰：中焦亦并胃中，出上焦之后，此所受气者，泌糟粕，蒸津液，化其精微，上注于肺脉，乃化而为血，以奉生身。故中焦受气取汁，变化而赤，夫是之谓血也。宗气行于经脉之中，其脉流布诸经，而营气从之以行，无所避匿，夫是之谓脉也。（《黄帝内经灵枢注证发微·卷四·决气第三十》）

按：本段为马莳对《灵枢·决气》的选注。"决"为区别之意，精、气、津、液、血、脉均为气也，以其各有特点，辨为六名。"两神相搏，合而成形，常先身生，是谓精。"马莳引《易经》"男女媾精，万物化生"解释之，先天之精成而后方有后天之形。宗气乃胸中大气，积于上焦，宣发五谷精微之气，如雾露之溉，"熏于皮肤，充其身形，泽其毫毛"。精微之气，润泽充渥，注骨生髓，外充皮肤，是为液。中焦水谷精微之气，上注肺脉，变化而赤，以奉生身，是为血。宗气行于经脉之中，推动血液运行，营气随之运行，是为脉也。

## 三、临床运用

《灵枢》内容侧重于经脉、针灸，马莳精通灸刺，擅于从实际临床阐发经义，联系实际，切合临床。

### 1. 针刺法治疗心痹

《灵枢·官针》提出以偶刺法治疗心痹。偶刺，《类经》注："偶，两也。前后各一，故曰偶刺。"马莳谓："偶刺者，以手直心若背，直痛所，一刺前，一刺后，以治心痹。刺此者，傍针之也。"即心痛发作时，一手对其前心，以一手对其后背，双手皆对其痛处。用一针以刺其胸前，用一针以刺其后背，以治其心痹。然而不可以直着扎入，须斜刺之，以免伤及心脏。

### 2. 针刺法治疗热病

《灵枢·热病》论述对热病的治疗："热病三日，而气口静，人迎躁者，取之诸阳五十九刺，以泻其热而出其汗，实其阴以补其不足者。"原文并未提及具体穴位，只言明其所在："两手外内侧各三，凡十二痏；五指间各一，凡八痏；足亦如是；头入发一寸旁三分各三，凡六痏；更入发三寸边五，凡十痏；耳前后、口下者各一，项中一，凡六痏；颠上一，囟会一，发际一，廉泉一，风池二，天柱二。"《素问·

水热论》也有相关记载，但有些许不同，马莳指出二者之不同，认为《素问》中五十九穴用以治疗水肿，而《灵枢》则治疗热病。并结合其经验，一一指出穴名及位置，使临证有穴可依。

**3. 针刺法治疗厥证**

《灵枢·杂病》论述治疗厥证之法："厥，夹脊而痛至顶，头沉沉然，目𥆧𥆧然，腰脊强，取足太阳腘中血络。厥，胸满面肿，唇漯漯然，暴言难，甚则不能言，取足阳明。厥，气走喉而不能言，手足清，大便不利，取足少阴。厥而腹向向然，多寒气，腹中毂毂，便溲难，取足太阴。"马莳注解，厥证之病机见《素问·厥论》，即"阳气衰于下，则为寒厥，阴气衰于下，则为热厥"。厥者，头目昏沉，腰脊强直不能屈伸者，为足太阳膀胱经有邪，治疗当取委中放血，以泻其邪。漯漯，汗出貌。厥者胸闷，面部浮肿，唇若有涎出唾下，猝然难言，甚至不能言者，为足阳明胃经有邪，应取胃经之穴。厥逆为病，气上走于喉而不能言，四逆皆冷，大便不利者，当取足少阴肾经之穴以刺之。向向，即"响响"，犹言"膨膨"，腹胀貌。厥逆为病，腹胀，而鼓鼓有声，大便困难，为太阴脾经有邪，当取足太阴脾经之穴以刺之。

## 四、后世影响

《黄帝内经灵枢注证发微》为全文注释《灵枢》第一家。注释体例上，马莳先解释篇名，然后分节，解词释字，引经据典，训诂经文，使经旨要义，一目了然，初学者读之大有裨益，可深入了解经文之意。其治学严谨，擅长针灸、经脉，对腧穴、经脉的注释备受后人推崇。汪昂评价该作："《灵枢》从前无注，其文字古奥，名数繁多，观者蹙额颦眉，医率废而不读。至明始有马玄台之注，其疏经络穴道，颇为详明，可谓有功于后学。"

该作也是训诂学上的一大成就，其首注《灵枢》，对《内经》的研究起到了承前启后的作用，影响了后世对《内经》的学习及理解；其注解内容和注解体例，多被后人沿用，成为研究《内经》、学习训诂学珍贵的资料。

## 五、现存主要版本

明万历十六年宝命堂刻本；清嘉庆十年古歙鲍氏慎余堂刻本；清光绪十四年扬州邱氏文富堂刻本；清宣统二年锦章书局石印本；广益书局石印本等。

### ◎ 参考文献

［1］马莳. 黄帝内经灵枢注证发微［M］. 北京：科学技术文献出版社，1998.

［2］郭静.马莳医籍训诂研究［D］.南京中医药大学，2016.

［3］郭静，王明强.马莳医籍训诂的成就与特色［J］.环球中医药，2015，（1）：1406 – 1407.

［4］曹健，许霞.明代医家马莳针灸学术思想浅析［J］.中医学报，2011，（10）：1279 – 1280.

［5］王静波.论马莳对《黄帝内经》热病针刺理论的贡献［J］.江西中医学院学报，2012，（6）：4 – 6.

# 《黄帝内经素问注证发微》（马莳）

## 一、宫廷渊源

### 1. 提要

《黄帝内经素问注证发微》为《素问》注解本，由明代著名医家马莳所著。马莳在该书自序中云："《内经》一书，自唐王冰注后，卒寥寥无闻，余尝渔猎方书，得《内经》读之，恨其无注，暨得冰所注读之，而复恨其注之未详，未尝不掩卷叹也。"遂起而作注。不同于王冰将《素问》分为 24 卷，马莳将其分为 9 卷，恢复其 9 卷 81 篇之原貌。在注解体例上，马莳首先注解篇名，重视阐述题旨，后分节一一注释，逐词逐句释意。其注解时治学严谨，注重思辨，见解独特，擅于以经解经，以《内经》前后篇之原文帮助读者更好地理解《素问》。是书与《黄帝内经灵枢注证发微》为马莳训诂学两大成就，体现了其《内经》学术思想，对后世具有极高的研究、借鉴价值。

### 2. 著者传记

见《黄帝内经灵枢注证发微》。

## 二、后世影响

马莳之注本，上承王冰，下启张志聪，其对《素问》之整理、注释，对研究《内经》起到了承前启后的作用，在训诂学发展上也是不容忽视的成就。《黄帝内经素问注证发微》之注解方法被后世多位医家沿用；其注解内容，不乏许多超越前人的见解，帮助读者更好地理解《内经》经旨。清代学者王修卓将马莳《黄帝内经灵枢注证发微》《黄帝内经素问注证发微》与张志聪《黄帝内经素问集注》《黄帝内经灵枢集注》合为《素问灵枢合注》，俗称"张马合注"，成为明末清初学医必读之书，对当时及后世对《内经》的学习和研究，均有深远影响。

## 三、现存主要版本

明万历年宝命堂刻本；清嘉庆十年古歙鲍氏慎余堂刻本；清光绪十四年扬州邱氏文富堂刻本；清宣统二年锦章书局石印本；广益书局石印本。

◎ **参考文献**

[1] 郭静. 马莳医籍训诂研究 [D]. 南京中医药大学, 2016.

[2] 郭静, 王明强. 马莳医籍训诂的成就与特色 [J]. 环球中医药, 2015, (11): 1406 - 1407.

[3] 李庆和, 李慧吉. 马莳《内经》学术思想初探 [J]. 天津中医学院学报, 2004, (3): 113 - 114.

[4] 朱世杰, 樊冰. 马莳对《素问》注释的贡献 [J]. 山东中医学院学报, 1994, (3): 195 - 197.

# 《难经经释》（徐大椿）

## 一、宫廷渊源

### 1. 提要

《难经经释》成书于 1727 年，是清代医家徐大椿为《难经》这一中医经典所做的注解。徐氏使用"以经释经"和"追本溯源"的注解方法，大量引用《内经》内容，与《难经》互相对照，从而对《难经》进行校勘和阐述。《难经经释》一书，实事求是，治学严谨，客观公允，是后世医家公认的注解《难经》的优秀版本。

### 2. 著者传记

徐大椿（1693—1771），字灵胎，曾名大业，晚号洄溪老人，江苏吴江人，清代著名医学家。徐氏自幼聪强，博学善思，而于医学尤所擅长。30 岁时，因兄弟、父亲接连病卒，为疗亲长之疾，拯骨肉之厄，立志学医，至晚年学验俱丰，卓有声誉，著述丰硕，主要有《神农本草经百种录》《医学源流论》《慎疾当言》《洄溪医案》等。

由于徐氏精熟于医，曾于清高宗乾隆间两次应诏入京。清乾隆二十五年，大学士蒋溥卧病，乾隆召徐灵胎入京诊视，面圣时"密奏过立夏七日当逝，至期果然"，乾隆帝嘉其"学问既优，人又朴诚"。清乾隆三十六年十月，圣旨再次召他入都，不幸病逝于京，享年 79 岁。

## 二、内容精要

### 1. 各卷概要

全书共分上下两卷，共注释《难经》81 难，使用了五节分类法，具体为：

上卷为前 29 难，主要"论脉法起止及诊候之要"。

第 1～22 难，论脉。第 23～29 难，论经络。

下卷为后 52 难。

第 30～47 难，论脏腑，即"论营卫脏腑形质体用之理"。

第 48～61 难，论病，即"论虚实、邪正、传变、生死之道"。

第 62～81 难，论穴道与针法，即"言脏腑、经穴及针刺治病之法"。

**2. 内容精选**

**（1）论脾胃病病因**

饮食劳倦则伤脾（脾为仓廪之官，主纳饮食，四肢皆属于脾，劳倦必由四肢，故过用则脾受伤也）。……脾主味，入肝为酸（肝受饮食劳倦之病也。《素·阴阳应象大论》：肝在味为酸），入心为苦（心受饮食劳倦之病也。《素》：心在味为苦），入肺为辛（肺受饮食劳倦之病也。《素》：肺在味为辛），入肾为咸（肾受饮食劳倦之病也。《素》：肾在味为咸），自入为甘（脾受饮食劳倦之病也。《素》：脾在味为甘）。故知脾邪入心，为喜味苦也。其病身热而体重，嗜卧，四肢不收（嗜卧，倦卧也。脾主肌肉及四肢故也），其脉浮大而缓（浮大，心之本脉。缓，脾之脉象也）。（《难经经释·四十九难》）

按：此部分徐氏推求脾胃病的病因，对《难经》中"饮食劳倦则伤脾"的观点进行阐释，同时联系脾主四肢肌肉的理论，认为脾胃病的原因之一是由于四肢过度使用。若过度劳累，就会产生脾胃方面的问题。同时提到脾病所导致的一个症状就是"四肢不收"，即脾胃功能的减弱也会影响人体正常的行为活动功能。

**（2）论小肠泄病机**

小肠泄者，溲而便脓血（每遇小便，则大便脓血亦随而下，盖其气不相摄而直达于下，故前后相连属，小便甚利而大便亦不禁也。又小肠属火，与心为表里，心主血，故血亦受病而为脓血也），少腹痛（小肠之气下达膀胱，膀胱近少腹，故少腹痛也）。大瘕泄者（大瘕，邪气结于下，成瘕而不散也），里急后重（肠气急迫，肛门重坠），数至圊而不能便（惟里急，故数至厕，惟后重，故不能便，皆瘕结不散之故也）。（《难经经释·五十七难》）

按：此部分徐氏对于小肠泄的病机进行阐释。小肠泄的临床表现为小便同时伴有脓血便，认为这是由于小便时气机下行，大便中的脓血也受到人体气机的影响下行，由于前后二阴互通气机，所以当排小便的时候，大便也会随之而行，故而会产生脓血便。同时小肠气机阻滞，所以在排便过程中会同时影响膀胱，造成少腹疼痛等症状。

**（3）论面色和脉象**

假令色青，其脉当弦而急；色赤，其脉浮大而散；色黄，其脉中缓而大；色白，其脉浮涩而短；色黑，其脉沉濡而滑。此所谓五色之与脉，当参相应也（《灵·五色》云：青为肝，赤为心，白为肺，黄为脾，黑为肾。弦急浮大五者，皆五脏之本脉也。《灵·邪气脏腑病形》云：色青者，其脉弦也；赤者，其脉钩也；黄者，其脉代也；白者，其脉毛；黑者，其脉石。与此可以参观）……（色青属肝，浮涩而短是肺脉，脉胜色也；大而缓为脾脉，色胜脉也，故曰相胜。浮大而散是心脉，色生脉也；小而滑为肾脉，脉生色也，故曰相生）（《难经经释·十三难》）

按：徐氏引用《内经》原文，对于面色和脉象的关系进行了论述。《难经》原文中仅仅提到了面色与脉象的对应状态。徐氏在按语之中引用《灵枢》原文，以脏腑理论统摄面色和脉象。五脏中肝、心、脾、肺、肾分别对应青、赤、黄、白、黑五色，同时五脏对应的脉象分别为"弦""钩""代""毛""石"五种。若病人面色青，脉象短涩，青属肝，短属肺，则病人为脉胜色，也就是脉色相克，病人预后往往不佳。

**（4）论心脉病证**

假令得心脉，其外证，面赤（《素》：心在色为赤），口干（心气通于舌，火上炎则干也），喜笑（《素》：心在声为笑），其内证，脐上有动气（脐上，心之位也），按之牢若痛，其病烦心，心痛（病在本脏也），掌中热而哕（《灵·经脉》：手少阴之脉入掌内。故掌中热。哕，干呕也。《素·至真要大论》：诸逆冲上，皆属于火）。有是者心也，无是者非也。（《难经经释·十六难》）

按：徐氏在此论述脉诊时出现"心脉"后人体可能出现的症状及其原因。心之一脏，五行属火，"在色为赤"，"在声为笑"，"开窍于舌"，所以当出现心之脉时病人会出现"面赤""口干""喜笑"的外在表现。同时，病人会出现"脐上有动气，按之牢若痛"，即心之所处部位的不适。"烦心，心痛"为病在本脏。由于手少阴心经"入掌内"，当脏腑出现异常时，沿其循行的经络也会表现出红肿热痛等异常，出现"掌中热"。而按照《内经》中"诸逆冲上，皆属于火"的理论，病人也会有"干呕"等热邪上冲的临床表现。

### 三、临床运用

**1. 真心痛与厥心痛的鉴别**

《难经·六十难》对真心痛与厥心痛的描述为："其五脏气相干，名厥心痛；其痛甚，但在心，手足青者，即名真心痛。其真心痛者，旦发夕死，夕发旦死。"厥心痛病情相对较轻，在现代医学中与冠心病、心绞痛等心脏疾病相关。《难经》之中对厥心痛的病机阐释为"五脏气相干"，徐氏对此加以扩展，认为"相干，谓脏有偏盛，邪盛于心也"，即厥心痛的病机为除心之外的另外四脏之气偏盛，邪气影响心脏，造成心痛。真心痛与现代医学中心肌梗死等疾病相关。徐氏认为真心痛的病因仅为心脏受邪，"无别脏相干也"。同时，徐氏对真心痛中"手足青者"的临床表现解释为"手足青，寒邪犯君火之位，血色变也"，认为手足青紫主要由于寒邪侵袭、手足血液色变引起。徐氏在此引用《内经》原文，其中描述心为"君主之官""五脏六腑之大主也，精神之所舍也"，一旦心脏被外邪侵袭，人体精神无所依附，会迅速导致死亡，体现了真心痛发病急剧、预后不良的疾病特征。

**2. 癫证与狂证的鉴别**

《难经·五十九难》云："狂癫之病，何以别之？然。狂疾之始发，少卧而不饥，自高贤也，自辨智也，自倨贵也，妄笑好歌乐，妄行不休是也。癫疾始发，意不乐，僵仆直视，其脉三部阴阳俱盛是也。"徐氏对于癫病和狂病进行了辨证分析和鉴别，在医理上对于癫、狂进行了解释。狂证发作时，徐氏将"少卧而不饥""自高贤也，自辨智也，自倨贵也，妄笑好歌乐，妄行不休"的临床表现解释为"阳气盛，不入于阴，故少卧，阳气并于上，故不饥"，"三者狂之态也，狂属阳，阳性动散而常有余，故其状如此"。徐氏认为由于狂证在阴阳辨证中属于阳证，所以会表现出阳证"动散而常有余"的特点，即临床表现以亢进、激动的症状为主。同时，徐氏对于《难经》描写癫证"意不乐，僵仆直视"的临床表现注解为"癫属阴，阴性静结而常不足，故其状如此"。认为癫证在阴阳辨证中属于阴证，病人由于"阴性静结而常不足"的特点，临床表现则往往相对呆滞和迟缓。

**3. 注解八会穴**

《难经·四十五难》提出了"八会穴"这一概念，指出："腑会太仓，脏会季胁，筋会阳陵泉，髓会绝骨，血会膈俞，骨会大杼，脉会太渊，气会三焦外，一筋直两乳内也。"但是《难经》原文中仅仅指出了八会穴的位置，并没有对此做出详细的说明。徐氏在《难经经释》中，不仅对于八会穴的位置进行了详细的介绍，同时对这些穴位之所以成为人体之气汇聚之处的原因进行阐释。

"腑会太仓"。太仓即中脘穴，由于"六腑取禀于胃"，所以中脘成为六腑汇聚之处。

"脏会季胁"。季胁即章门穴，由于章门穴是脾经的募穴，同时"五脏皆禀于脾"，所以五脏之气都汇聚在章门。

"筋会阳陵泉"，由于阳陵泉为足少阳胆经之筋所结之处，同时肝主筋，所以阳陵泉为筋之会。

"髓会绝骨"，绝骨穴即悬钟穴，由于《灵枢》中讲悬钟穴所属足少阳"是主骨"，同时"诸髓皆属于骨"，所以悬钟穴能够汇聚全身之髓。

"血会膈俞"，由于膈俞"在中焦之分，化精微而为血之地也"，所以能够成为血会之穴。

"骨会大杼"，徐氏引用《灵枢》原文，论述冲脉"其输在于大杼"，同时冲脉

"与肾之大络起于肾下"，而肾又主骨，所以大杼穴成为骨会之处。

"脉会太渊"，太渊穴是手太阴肺经的重要穴位，因为肺具有朝百脉的功能，所以太渊穴为脉会之处。

"气会三焦外，一筋直两乳内也"，即膻中穴，徐氏引用《海论》"膻中者，为气之海"的论述，说明膻中为气会之处。

## 四、后世影响

《难经经释》一书，对于当时注解经典"不讲久矣，惟知溯流以寻源，源不得则中道而止，未尝从源以及流也"的错误认识进行了纠正，体现了作者的学术思想，在《难经》注家中别具一格。日本的丹波元简赞曰："其以经释经一语，不袭旧注，参证互明，其词简而意邃，使深文奥义灿然于片言只名，而于彼此合否异同之际，掎摭得失，勾校铢锱，殆极其精微者，前无古人矣。"本书有着重要的临床和文献学价值，对于后人理解《内经》和《难经》都有很大帮助。

## 五、现存主要版本

清雍正五年丁未（1727）徐氏洄溪草堂刻本；清同治三年甲子（1964）刻本；清松风书屋刻本；民国合众图书馆抄本等。

### ◎ 参考文献

[1] 徐灵胎. 徐灵胎医学全书 [M]. 北京：中国中医药出版社，1999.

[2] 张蕾.《难经经释》的内容与学术成就 [J]. 国医论坛，2012，27（4）：44 – 45.

[3] 赵晶.《难经经释》的文献研究 [D]. 山东中医药大学，2008.

[4] 赵晶，刘姝. 从《难经经释》看徐大椿的治学特点 [J]. 江西中医药，2007，（11）：11 – 12.

[5] 刘洋，高传印. 浅论徐灵胎的医学成就 [J]. 中医杂志，1999，（11）：699 – 700.

[6] 郭桃美. 徐灵胎学术思想初探 [J]. 新中医，1990，（6）：42 – 43.

# 《华氏中藏经》（华佗）

## 一、宫廷渊源

### 1. 提要

《华氏中藏经》简称《中藏经》，成书于 234 年，由东汉末年名医华佗所作，是最早的内科学专著。全书内容翔实，医理简明，前半部属基础理论范畴，后半部为临床证治内容，以内科为主。《中藏经》秉承《内经》之思想，天人相应，以阴阳为总纲，发展阴阳学说，倡导重阳论，较早地将脏腑学说的理论系统化，完善八纲辨证。在治疗的过程中追求阴平阳秘，顺势而为，总结了各种疑难杂病论治大法，予后世中医以启迪。从理论到临床，形成了一套完整的体系，起到了执简驭繁的作用，在中医学史上，有着独特的理论价值和临床价值，值得后人反复学习研读。

### 2. 著者传记

华佗（？—208），名旉（fū），号元化。沛国谯县人，东汉末年著名的医学家，与董奉、张仲景并称为"建安三神医"。他医术全面，精通内、妇、儿、针灸各科，尤其擅长外科，精于手术，被称为"外科圣手""外科鼻祖"。后人多用"华佗再世""元化重生"称誉有医术高明的医师。华佗有两个不得不提的发明：一是"麻沸散"，采用酒服"麻沸散"施行腹部手术，开创了世界全身麻醉手术的先例。一是"五禽戏"，这是由华佗创编的一种锻炼方法，可强健身体，防治疾病，亦可用作"气功"，这也是最早的有关医疗体育的记载。

华佗幼年即广读医书，热爱钻研，他体恤底层人民的辛苦，不慕功名，不畏强权，曾三次拒绝在朝为官，甘愿在民间行医，周游各地，救治百姓。据《三国志》记载，当时魏国丞相曹操患有"头风眩"病，发作时剧烈头痛，华佗用针灸治疗，针到病除。曹操想把华佗留在身边当侍医，华佗心怀百姓，不愿只为他一人治病，便以"远游许久，思念故乡"为借口告假回家了。后来，曹操屡次派人请他回来，华佗借口"妻子有病"，拒绝归来，后因遭曹操怀疑，下狱被拷问至死。

## 二、内容精要

### 1. 各卷概要

《中藏经》全书共为 3 卷。

上卷和中卷共载医论49篇，以内科杂病为主，分论阴阳、寒热、虚实、脉法、脏腑病证、传尸等内容，阐述了疾病的病因、病理、诊断以及治疗法则。

医论第1~9篇论述了阴阳、寒热、虚实、上下之概念及生理、病理，在治病过程中重视阴阳调和。

医论第10~12篇论述了如何平脉辨色，以及不同色脉所对应的证候和疾病的预后。

医论第13篇论述了11种死症的内在原因及其不良预后，对后世临床有一定启发。

医论第14篇论述了由于主客运气不得时而出现的"应寒而反热""应汗而不汗"等反常症状，华佗称其为"灾怪"。

医论第15~16篇论述了水火正治法则，水法用以治疗阳证，火法则为阴证的治疗大法。

医论第17~20篇论述了风入五脏、癥瘕、劳伤、传尸等内科疾病的病理、症状和治法。

医论第21~32篇，分别详述五脏六腑虚实寒热辨证之法，为中医内科学勾勒了系统框架，奠定了基础。

医论第33~38篇详细地论述了痹证，包括气痹、血痹、骨痹、筋痹、肉痹。

医论第39~46论述了中风偏枯、疔疮痈疽、淋病、水肿、痞证等疾病的脉证、治法，对当时盛行的"服饵法"也有独到的见解和中肯的评价。

医论第47篇论述了汤剂、散剂、丸剂、针灸、按摩等治疗方法的适应证及禁忌证，启发后人运用适宜的疗法综合治疗疾病。

医论第48~49篇论述了不同脉、症在疾病中所提示的不良预后，值得后人借鉴。

下卷，载述了治疗诸病常用药方60首，其中外科方13首。

**2. 内容精选**

**（1）人法于天地论**

人者，上禀天，下委地，阳以辅之，阴以佐之。天地顺则人气泰，天地逆则人气否。是以天地有四时五行，寒暄动静。其变也，喜为雨，怒为风，结为霜，张为虹，此天地之常也。人有四肢五脏，呼吸寤寐。精气流散，行为荣，张为气，发为声，此人之常也。

阳施于形，阴慎于精，天地之同也。失其守，则蒸而热发，否而寒生，结作瘿瘤，陷作痈疽，盛而为喘，减而为枯，彰于面部，见于形体。天地通塞，一如此矣。……鉴者决之以药，济之以针，化之以道，佐之以事。故形体有可救之病，天地有可去之灾。（《中藏经·卷上·人法于天地论第一》）

按：该部分内容"人法于天地论"，冠全书之首，可谓开宗明义。自《内经》始，即有"人与天地相应"之思想，强调养生治病，均应顺应自然。首段提出人禀天、委地而有形神的基本认识，认为人上则禀受于天，下则连属于地，天地之气，辅助滋养人体，天地自然之气调顺，则人体气机安和，反之，则人体气机逆乱或闭塞。天地四时五行、寒冷动静的正常变化，为雨、为风、为霜、为虹。人体亦有四肢五脏、呼吸醒卧，精气正常流动散布，流行则面色荣润，开阖则呼吸有度，扬举则发出声音。

第二段采用类比的方法，论述了天地与人的异常变化。阳气施用在"形"，阴气成合在"精"，天地万物皆同此理，若有违背，则暑气上蒸而生热病，阴气闭塞而生寒病，气血郁结而成瘿瘤，热气入陷而成痈疽，肺气壅塞而成喘病，肌肉消减而成痿证。这些病变不仅显露于面部，更可见于形体。天地四时之气的通调与闭塞，亦同此理。若能明察天地、人体阴阳之气的变化，对病人施以药物，或针刺平调阴阳，掌握自然变化之规律，则形体的疾病可以拯救，天地的灾害可以消除。

**（2）阴阳否格论**

阳气上而不下曰否，阴气下而不上亦曰否。阳气下而不上曰格，阴气上而不下亦曰格。否格者，谓阴阳不相从也。

阳奔于上则燔脾肺，生其疸也，其色黄赤，皆起于阳极也。阴走于下则冰肾肝，生其厥也，其色青黑，皆发于阴极也。疸为黄疸也，厥为寒厥也，由阴阳否格不通而生焉。阳燔则治以水，阴厥则助以火，乃阴阳相济之道耳。（《中藏经·卷上·阴阳否格论第六》）

按：该部分内容为《中藏经》对阴阳否格的论述。首段论述了阴阳否格之基本概念，阳气升而不降或阴气降而不升曰"否"；阳气降而不升或阴气升而不降曰"格"。否格，是说阴气阳气不能相互顺从。

第二段则论述了阴阳否格不通所致的疾病及其治疗总则。阳气奔腾于上，燔灼脾肺而生黄疸，阳热极盛，则其色黄赤；阴气趋走于下，寒凝肝肾而生厥证，阴寒至极，则见肤色青黑，二者均由阴阳否格不通所致。阳燔者，以性寒凉、沉降的药物治之；阴厥者，以温热、升散的药物治之，这就是阴阳相济的道理。

**（3）脉要论**

脉者，乃气血之先也。气血盛则脉盛，气血衰则脉衰；气血热则脉数，气血寒则脉迟；气血微则脉弱，气血平则脉缓。又长人脉长，短人脉短；性急则脉急，性缓则脉缓。反此者逆，顺此者从也。

又诸数为热，诸迟为寒，诸紧为痛，诸浮为风，诸滑为虚，诸伏为聚，诸长为实，诸短为虚。又短、涩、沉、迟、伏皆属阴；数、滑、长、浮、紧皆属阳。阴得阴者从，阳得阳者顺，违之者逆。

阴阳消息，以经而处之。假令数在左手，得之浮者，热入小肠，得之沉者，热入于心。余皆仿此。（《中藏经·卷上·脉要论第十》）

按：该部分内容总论诊脉之大纲。首段以气血、身形、性情论脉之顺逆。正如原文所说，脉者，乃气血之先导，气血之盛衰，会如实表现在脉象上，热则脉数，寒则脉迟，微则脉弱，平则脉缓；形体长者，则脉体亦长，短者，脉体亦短；性情急躁者，脉急；性情和缓者，脉缓。若是违此规律，则是逆脉，顺应者，则是顺脉。

第二段论述了诸脉之因：数热，迟寒，紧痛，浮风，滑虚，伏聚，长实，短虚；脉象属阴属阳：短、涩、沉、迟、伏皆属阴，数、滑、长、浮、紧皆属阳；脉象之顺逆：阴类病证得阴类脉象是顺脉，阳类病证得阳类脉象是顺脉，违背这一规律的就是逆脉。

最后一段则论述诊脉之大要，通过脉象，判断所病之经。以数脉为例，若左手寸口见数脉，兼浮脉者，是热邪侵入小肠，兼见沉脉者，是热邪侵入心脏。其余各种脉象诊法皆可依此类推。

### （4）劳伤论

劳者，劳于神气也；伤者，伤于形容也。饥饱无度则伤脾，思虑过度则伤心，色欲过度则伤肾，起居过常则伤肝，喜怒悲愁过度则伤肺。又，风寒暑湿则伤于外，饥饱劳役则败于内。昼感之则病荣，夜感之则病卫。荣卫经行，内外交运，而各从其昼夜也。劳于一，一起为二，二传于三，三通于四，四干于五，五复犯一。一至于五，邪乃深藏，真气自失，使人肌肉消，神气弱，饮食减，行步艰难。及其如此，虽司命亦不能生也。（《中藏经·卷上·劳伤论第十九》）

按：该部分内容论述了劳伤之成因、脉候以及预防大法。劳，是指内在精神的疲劳；伤，指外在形体的损伤。饥饱、思虑、色欲、起居、喜怒悲愁过度或失常，可分别导致脾、心、肾、肝、肺脏的损伤；且风寒暑湿从外侵袭人体，饥饱劳逸则从内部损伤人体。营卫之行有其昼夜规律，白昼卫气行于阳，营气行于阴，夜晚卫气行于阴，营气行于阳，内外交相运行，因而白昼过劳，则损伤营血，夜晚受凉，则损伤卫气。劳伤一脏，不愈则传变他脏，"一起为二，二传于三，三通于四，四干于五，五复犯一"，邪气深入，耗伤真气，出现"肌肉消，神气弱，饮食减，行步艰难"的症状，及至如此境地，即是主管生命的神仙也无法救治。

### （5）论脾脏病候脉证

脾者土也，谏议之官，主意与智，消磨五谷，寄在其中，养于四旁，旺于四季，正旺长夏，与胃为表里，足太阴是其经也。

扁鹊曰：脾病则面色萎黄。实则舌强直，不嗜食，呕逆，四肢缓；虚则精不胜，元气乏，失溺不能自持。其脉来似水之流，曰太过，病在外；其脉来如鸟之距，曰不及，病在内。太过，则令人四肢沉重，语言謇涩；不及，令人中满不食，乏力，手足缓弱不遂，涎引口中，四肢肿胀，溏泄不时，梦中饮食。脾脉来而和柔，去似鸡距践地，曰平。脉来实而满，稍数，如鸡举足，曰病。又，如雀之啄，如鸟之距，如屋之漏，曰死。（《中藏经·卷上·论脾脏虚实寒热生死逆顺脉证之法第二十六》）

按：该部分内容为《中藏经》对脾脏病候脉证的论述。首段论述了脾之生理，脾是土脏，称为谏议之官，主宰意念与智慧，消化食物，依托在人体的中部，滋养心肝肺肾四脏及四肢百骸，脾脏之气旺盛在四季，又主要旺盛在农历六月，与胃是表里关系，足太阴经是它所属的经脉。

第二段阐述了脾脏病候脉证之大略。扁鹊说：脾病，则见面色萎黄。脾实，可见舌僵直，不欲饮食，呕逆，四肢缓弱；脾虚，可见精气不充，元气匮乏，遗尿不能自主。脾病脉来如水流奔腾，是脾气太过，主病在体表；脾病脉象来时似鸟爪般尖锐，是脾气不及，主病在体内。太过，可使人四肢沉重，语言蹇涩；不及可使人腹部胀满，不思进食，乏力，手足弛缓痿弱，不能运动，口中流涎，四肢肿胀，不时溏泄，每梦进用饮食。脾得平脉，则见脉来时轻柔和缓，去时像鸡爪着地那样轻缓从容。脾之病脉，脉来实而又满，稍数，如同斗鸡举足那样坚实地冲击。再有如雀啄般急促，如鸟爪般尖锐，如屋漏般久久一滴，均为主死的脉象。

### （6）论气痹

气痹者，愁忧思喜怒过多，则气结于上，久而不消则伤肺，肺伤则生气渐衰，则邪气愈胜。留于上，则胸腹痹而不能食；注于下，则腰脚重而不能行；攻于左，则左不遂；冲于右，则右不仁；贯于舌，则不能言；遗于肠中，则不能溺。壅而不散则痛，流而不聚则麻。真经既损，难以医治；邪气不胜，易为痊愈。其脉，右手寸口沉而迟涩者是也。宜节忧思以养气，慎喜怒以全真，此最为良法也。（《中藏经·卷中·论气痹第三十四》）

按：该部分内容为《中藏经》对气痹之病因病机与证候的论述。痹者，闭也；气痹者，气闭结为病也，是由愁、忧、思、喜、怒等情志太过所致。气机痹阻而为邪，结聚于人体上部，久而不消则伤肺，肺伤则正气渐衰，而邪气愈来愈盛。结聚之邪气，滞留人体上部，则见胸腹气机痹阻，不能进食；邪气下注腰膝，则腰脚沉重而不能行走；攻在左侧，可导致左侧肢体不遂；冲击到右侧，可导致右侧肢体麻木不仁；贯行到舌部，则不能言语；遗留到肠中，则小便不利。邪气壅塞而不消散，可致疼痛；流窜而不聚敛，可使肢体发麻。损伤真气、经脉，就难以医治；邪气结聚尚不强盛，就容易痊愈。气痹之脉象，右手寸口沉而迟涩。节忧思以调养正气，戒喜怒以保全真元，这便是防治气痹最为良好的方法了。

**（7）论五丁状候**

五丁者，皆由喜怒忧思、冲寒冒热、恣饮醇酒、多嗜甘肥毒鱼鲊酱、色欲过度之所为也。蓄其毒邪，浸渍脏腑，久不搋散，始变为丁。其名有五：一曰白丁；二曰赤丁；三曰黄丁；四曰黑丁；五曰青丁。

白丁者，起于右鼻下，初起如粟米，根赤头白，或顽麻，或痛痒，使人憎寒头重，状若伤寒，不欲食，胸膈满闷。喘促昏冒者死，未者可治。此疾不过五日，祸必至矣，宜急治之。赤丁在舌下，根头俱赤，发痛，舌本硬，不能言，多惊烦闷，恍惚多渴，引水不休，小便不通。发狂者死，未者可治。此疾不过七日，祸必至也，不可治矣，大人小儿皆能患也。

白丁者，其根在肺；赤丁者，其根在心；黄丁者，其根在脾；黑丁者，其根在肾；青丁者，其根在肝。五丁之候，最为巨疾，不可不察也。治疗之法，一一如下。（《中藏经·卷中·论五丁状候第四十》）

按：该部分内容论述了五疔病候，首段阐述了五疔之病因，并定义五疔之病名。《素问·生气通天论》曰："膏粱之变，足生大丁。"由是有丁之名矣。五疔者，皆由于喜怒忧思过度、触冒寒热太重、酒食不节、肥甘厚味、色欲过度等导致，体内毒邪蓄积，浸渍脏腑，日久不散，变生为疔。疔有五种，分别称为白疔、赤疔、黄疔、黑疔、青疔。

第二段论述了五疔之证候，该节选内容仅取白疔、红疔举例述。白疔，大多起于鼻翼的右侧，初起如粟米，根赤头白，感麻木或痛痒，使人恶寒、头痛，状如伤寒，不思食，胸膈胀闷。症见气息喘促，头目昏沉者，预后极差，若无此症，尚可救治。其病程一般不超过五日，祸厄必然降临，应当尽快治疗。赤疔，多生在舌下，根、头部皆赤，发时疼痛，舌根变硬，不能言语，惊悸烦闷，精神恍惚，异常口渴，连连饮水不止，小便不通。发狂的主死。其病程发作不超过七日，病情急重，不可救治。成人小儿都能患这种病。

末段论述五疔与五脏之关系，五疔与五脏，其病之根源呈一一对应关系，白疔对应肺，赤疔对应心，黄疔对应脾，黑疔对应肾，青疔对应肝。五疔的病候，为大凶之候，疔者，形小、根深、质硬，因其易致"疔毒走黄"，为历代医家所重视，临床必须准确辨识。

### （8）论水肿脉证

人中百病，难疗者莫过于水也。水者，肾之制也；肾者，人之本也。肾气壮则水还于海，肾气虚则水散于皮。又三焦壅塞，荣卫闭格，血气不从，虚实交变，水随气流，故为水病。有肿于头目者，有肿于腰脚者，有肿于四肢者，有肿于双目者。有因嗽而发者，有因劳而生者，有因凝滞而起者，有因虚乏而成者，有因五脏而出者，有因六腑而来者。类目多种，而状各不同。所以难治者，由此百状，人难晓达，纵晓其端，则又苦人以娇恣不循理法，触冒禁忌，弗能备矣。故人中水疾死者多矣。（《中藏经·卷中·论水肿脉证生死候第四十三》）

按：该部分内容论述了人中百病，难疗莫过于水的原因。人类疾病有千百种，以水邪所致的疾病，最为难疗。水由肾所制约，而肾又为人生命之本。肾气盛，则水液可正常代谢，归复血海，肾气虚衰，水液溢散到皮肤。同时，三焦之气壅塞，营卫不通，血气不相随行，虚与实交相更变，水液之流动，跟随气之运行，故发为水病。其发病部位，"有肿于头目者，有肿于腰脚者，有肿于四肢者，有肿于双目者"；其发病原因，"有因嗽而发者，有因劳而生者，有因凝滞而起者，有因虚乏而成者，有因五脏而出者，有因六腑而来者"。其种类多样，且症状各不相同。故言水病难治，人们很难通晓其理，纵然了解了其中的病因，却又苦于病家骄纵恣意，不遵循医疗的理论与方法，触犯治疗水邪疾病的禁忌，而不能防备。因此，人中水疾，死者多矣。

## 三、临床运用

### 1. 痹病

痹病之名，最早由《内经》提出，并专辟"痹论"篇，论述包括三因痹、脏腑痹、五体痹等，为后世认识痹病奠定了基础。仲景则在《伤寒论》《金匮要略》中分别对太阳风湿、湿痹、历节风进行了辨证论治。《中藏经》提出"痹者，闭也"，高度概括其闭塞不通之病机。是书卷中第33～38篇，分别论述了痹病、气痹、血痹、肉痹、筋痹、骨痹，并对痹之病因，有着独特的见解，认为暑邪、饮食、七情、房劳亦可致痹。

### （1）首提暑邪致痹

有关暑邪致痹，《中藏经》之前文献有所涉及。《素问·痹论》云："其热者，阳气多，阴气少，病气胜，阳遭阴，故为痹热。"蕴含有热痹雏形。及至《金匮要略》，其所载桂枝芍药知母汤、白虎加桂枝汤，均为治热痹名方，但并未明确温热之邪可致痹病。直至《中藏经·论痹》云："痹者，风寒暑湿之气中于人脏腑之为也。"首提暑邪致痹。

《中藏经·论痹》云："痹者，闭也。五脏六腑感于邪气，乱于真气，闭而不仁，故曰痹。"可知痹病的发生与外邪关系密切，暑邪亦是常见外感邪气之一。暑为阳邪，其性炎热，易与风合，又易夹湿为患，故暑邪阻滞于经络、关节，气血郁滞不通，导致痹病。其临床表现为风湿热痹，症见关节疼痛，局部灼热红肿，得冷稍舒，痛不可触，可病及一个或多个关节，多兼有发热、恶风、口渴、烦闷不安等，苔黄腻，脉滑数。

**（2）注重饮食致痹**

《中藏经·论肉痹》云："肉痹者，饮食不节，膏粱肥美之所为也。"《中藏经·论血痹》云："血痹者，饮酒过多，怀热太盛。"说明痹证发生与饮食关系密切。《素问·痹论》曰"饮食自倍，肠胃乃伤"，脾伤则运化无力，气血生化不足，筋骨血脉失于调养，发为痹病。暴饮暴食，过食肥甘，脾虚运化无权，湿浊内停，阻滞气血，久而留瘀，症见关节漫肿，顽麻顽痛，两侧瘀斑；或过食生冷，损伤阳气，寒湿内生，阻滞关节，症见关节疼痛较剧，不可屈伸，得寒更甚；饮酒过度，酿生湿热，流注肢体关节，则见关节热痛，肿胀拘急，得冷则舒。

可知，饮食不节为痹病发生的重要环节之一。且过食肥甘厚味，易致体脂蓄积，形成肥胖，关节负重太过，导致损伤；饮食五味偏嗜，脏腑功能偏盛或偏衰，久则损伤内脏，发生多种病变。嗜酒无度，内生湿热，亦会伤及肝、肾、心、脾等脏腑病变。长期酒食无度，易使血脂代谢异常，血脉凝塞，不通则痛，加重病情，痹阻脏腑气机。现代临床，如类风湿关节炎、痛风等发病，主要与过食海鲜、肉类、饮酒等有关。

**（3）推崇七情致痹**

《中藏经·论筋痹》云："筋痹者，由怒叫无时。"肝主筋，与肢体运动有关。若肝之气血充盛，筋得其所养，则筋力强健，运动灵活。而又肝为情志之本，主疏泄，太过或不及，均会导致肝之气血运行失和。若情志过极，怒叫无时，气逆太过，血随气升，导致肝之气血亏虚，筋失所养，则筋力不健，运动不利。情志抑郁，肝气不舒，气机不畅，则血行受阻发生瘀滞而闭阻脉络，表现在肢体上可出现关节、肌肉的疼痛、麻木、重着，屈伸不利，而形成痹证。《中藏经·论气痹》又载治痹之良法，"宜节忧思以养气，慎喜怒以全真"，可知调摄情志，对痹病之重要性。

**（4）强调房劳致痹**

《中藏经·论骨痹》云："骨痹者，乃嗜欲不节，伤于肾也。肾气内消，则不能关禁。……精气日衰，则邪气妄入。……下流腰膝，则为不遂。傍攻四肢，则为不仁。"其所谓骨痹主要是指由于嗜欲不节，耗伤肾气，致三焦之气不通而形成的以不语、腰膝不遂、四肢不仁为特征的病变。《素问·上古天真论》云，男子"五八肾气衰……七八肝气衰，筋不能动"，指出人至中年以后，肝肾逐渐亏虚，肝主筋，肾主骨，肝虚则无以养筋以束骨利机关，肾虚则主骨充髓，而腰为肾之府，故肾虚而腰痛。

又肾为寒水之经，处下焦阴位，而湿性黏滞流下，最易痹着腰部，腰部经脉痹阻，气血不畅，而致腰痛。如《杂病源流犀烛·腰痛病源流》指出："腰痛，精气虚而邪客病也。……肾虚其本也，风寒湿热痰饮气滞血瘀闪挫其标也。"说明肾虚为腰痛发病之根本，风寒湿热痹阻不行，常因肾虚而客。若肾中精气充足，腰府得养，骨髓得充，则虽感外邪，亦不至出现腰痛。若嗜欲不节，肝肾精亏，则会加重腰膝疼痛，以夜间为重，故节制房室，保养肾精，对防治痹病具有一定意义。

**2. 水肿病**

水肿，是因体内水液潴留，泛滥肌肤，以头面、眼睑、四肢、腹背甚至全身浮肿为临床特征的一类病证。本病在《内经》中称为"水"，《金匮要略》称其为"水气"，《中藏经》称其为"水肿"，并于书卷中专设"论水肿脉证生死候"篇论述水肿病，对水肿病之病因、病机、分类、治则等做出了较为详尽的阐释。

**（1）水肿之病因**

《中藏经·论水肿脉证生死候》云："有因嗽而发者，有因劳而生者，有因凝滞而起者，有因虚乏而成者，有因五脏而出者，有因六腑而来者。"明确指出水肿之病因。其谓"有因嗽而发"，实指因外感风寒湿邪，肺失宣降通调，发为水肿，其症伴见咳嗽。因"劳""凝滞""虚乏"而起病者，即指饮食劳倦、水湿郁阻、血脉瘀滞、久病体虚、精血亏乏等内因导致水肿。

《中藏经》云："又消渴之疾久不愈，令人患水气，其水临时发散，归于五脏六腑，则生为病也；消渴者，因冒风冲热，饥饱失节，饮酒过量，嗜欲伤频，或饵金石，久而积成，使之然也。"指出消渴日久不愈，使人患水肿。消渴病，因触冒风热邪气，酒食失节，嗜欲伤损肾气，或者服金石类药物，日久就积聚毒邪，耗损正气，疾病晚期，水不宣散，归聚到五脏六腑，而成水肿。虽《中藏经》对水肿病因论述尚不完全，但其所列确为目前临床常见的水肿病因。

**（2）水肿病机**

《中藏经》云："水者，肾之制也；肾者，人之本也。肾气壮则水归于海，肾气虚则水散于皮。"肾为主水之脏，若肾气壮，则血气运行有其常道，水归于血海。

若肾气虚衰，不能化气行水，遂使膀胱气化失常，开阖不利，导致水液潴留，泛滥肌肤，则成水肿。强调水肿的根本病机为肾虚。

《灵兰秘典论》曰："三焦者决渎之官，水道出焉。"《难经》言："三焦者，水谷之道路，气之所终始也。"高度概括了三焦行气通水的功用。《中藏经》又言："三焦壅塞，荣卫闭格，血气不从，虚实交变，水随气流，故为水病。"指明在肾虚或他脏虚衰的基础上，三焦气机不利，荣卫不通，气不化水，停而变生实邪，如血瘀、痰饮、水湿等，虚实夹杂为患，交互影响，可加重水肿。可知《中藏经》认为，不仅三焦自身病变可导致水肿，他脏机能障碍，必影响三焦气化，亦致水肿，故水肿之关键病机为三焦气化不利。

**（3）水肿分类**

《内经》《金匮要略》已对水肿做出部分分类，《中藏经》对水肿的论述分类则更为全面，列别阴阳，汇通脏腑，将水肿分为十水，"一曰青水，二曰赤水，三曰黄水，四曰白水，五曰黑水，六曰玄水，七曰风水，八曰石水，九曰里水，十曰气水"，以脏腑辨证为指导，分别对应肝、心、脾、肺、肾、胆、胃、膀胱、小肠、大肠，对水肿的认识具有独特的视角。

从其症状来看，《中藏经》所载水肿，起病部位有所差别。青水，"先从面肿而渐行一身也"；赤水，"先从胸肿起也"；黄水，"先从腹肿也"；白水，"先从脚肿而上气喘嗽也"；黑水，"先从足趺肿"；玄水，"先从头面起肿而至足"；风水，"先从四肢起，腹满大而通身肿也"；石水，"起脐下而腹独大"；里水，"先从小腹，胀而不肿，渐渐而肿也"；气水，"乍来乍去，乍盛乍衰"。临床中，亦可由病状分析，导出病因，归纳病变脏腑，从而指导疾病的诊断治疗。

**（4）水肿治则**

水肿的治疗，《素问·汤液醪醴论》曰："平治于权衡，去菀陈莝，微动四极，温衣，缪刺其处，以复其形。开鬼门，洁净府，精以时服。"指出"去菀陈莝""开鬼门""洁净府"三条治水基本原则，即发汗、利小便、祛除水液积聚。《金匮要略·水气病脉证并治》中提出："诸有水者，腰以下肿，当利小便；腰以上肿，当发汗乃愈。"辨证地运用了发汗、利小便的两大治法，对后世产生了深远的影响，一直沿用至今。

《中藏经》原文未提出水肿的具体治法，从其病机来看，不外虚实两端，可推测其治则为：虚则补益，实则祛邪，补诸脏之虚，使三焦行水有权，祛除外邪、痰饮、水湿、瘀血等实邪，使三焦水道通利。且万应丸条文载："水气通身肿黄者，茯苓汤下五丸，日二服，水消为度。"据其用药可知，治疗黄水，以茯苓、桑白皮导水从小便而出，甘遂、大戟、芫花攻逐水饮，其后论"水消为度"，指出利水不可过度，否则损伤正气，伤及阴液，导致疾病加重，符合《内经》衰其大半而止的观点。

**3. 养生思想**

华佗少时即钻研医术，而不求仕途，学识渊博，精通各科，不但擅长治病，也善于养生，据《三国志·方技传》记载，佗"游学徐土，兼通数经，晓养性之术，时人以为年且百岁而貌有壮容"，其弟子吴普、樊阿遵其养生之道，都活到近百岁。在《中藏经》诸多篇章中华佗对其养生思想都有所论及，大致可从顺应四时、调摄情志、饮食起居、运动养生四个方面分述。

**（1）顺应四时阴阳**

《中藏经·人法于天地论》开篇即云："人者，上禀天，下委地，阳以辅之，阴以佐之。天地顺则人气泰，天地逆则人气否。"继承《内经》"天人合一"之思想，天地自然之变化，影响人的生老病死，泰则安，否则病。该篇又云："人有百病，病有百候，皆天地阴阳逆从而生。苟能穷乎此，如其神耳。"指出人们的各种疾病，皆与天地阴阳的顺与逆有关。因此人应当顺天、顺时、顺境地生活。

《中藏经·阴阳大要调神论》言："阳者生之本，阴者死之基。天地之间，阴阳辅佐者人也，得其阳者生，得其阴者死。"阐明"贵阳贱阴"的观点，可知《内经》与《中藏经》对阴阳的重视程度有别。其又言："阴阳盛衰，各在其时，《金匮》曰：秋首养阳，春首养阴，阳勿外闭，阴勿外侵。"认为秋季开始时调养阳气，春季开始时调养阴气，勿使阳气郁表，阴气内侵。

**（2）调摄情志**

《中藏经·劳伤论》曰："思虑过度则伤心……喜怒悲忧过度则伤肺。"表明情志过度导致人体损伤，古人认为"心之官则思"，故需"调神气"，"省思虑"，要求人们调摄情志，减少不良情绪，避免思虑过度，此乃养生的正确方法。

《中藏经·论气痹》云："气痹者，愁忧思喜怒过多，则气结于上，久而不消则伤肺，肺伤则生气渐衰，则邪气愈胜。"表明情志过多，会导致病情加重或恶化，同时指出"宜节忧思以养气，慎喜怒以全真，此最为良法也"，要求人们保持心情舒畅，精神愉悦，方可使人体气机调畅，气血平和，保养真气。华佗亦用他自身的实践，拒绝当时沛相陈珪举荐他做"孝廉"、朝廷的大官太尉黄琬劝他做"侍医"的机会，提出了"好学、立志、求德"的精神养生法则，认为淡泊名利有利健康。

**（3）饮食居处**

人的生活方式不当，将会引起相关疾病，《中藏经·劳伤论》云："饥饱无度则伤脾……色欲过度则伤肾，起居过常则伤肝。"因此，过食肥甘，饮食积滞，或者节食过度，气血生化乏源，均易损伤脾胃；房室过度，则损伤肾气；起居失常，日常生活作息不规律，影响食物消化吸收，使肝脏无法储藏营养，故曰起居无常则伤肝。该篇亦强调："调神气，慎酒色，节起居，省思虑，薄滋味者，长生之大端也。"这些养生保健的论述，至今看来仍然是非常正确的。

人的起居作息应当根据阴阳变化的特点来安排，《中藏经·阴阳大要调神论》指出："阳始于子前，末于午后；阴始于午后，末于子前。阴阳盛衰，各在其时，更始更末，无有休息，人能从之亦智也。"指出阴阳盛衰，各有其变化规律，人体上午阳气旺盛，精力充沛，凡艰巨复杂的事，最适宜于安排在上午办理；下午阳气渐衰，阴气渐盛，人的体力和精力相对较差，比较简单易办的事则适宜于安排在下午办理。这样做才是明智之举，办事效率就会高得多。

**（4）运动养生**

《三国志·华佗传》记载，华佗曾对其弟子吴普曰："人体欲得劳动，但不当使极尔。动摇则谷气得消，血脉流通，病不得生，譬如户枢不朽是也。"认为运动有强健脾胃的功能，可促进饮食的消化输布，气血生化之源充足，气血流通，使身体健康而长寿，正所谓"流水不腐，户枢不蠹"。华佗在 60 多岁时仍身心健康，如壮年般，常常外出治病和采药，要爬山越岭走很多路，他并没有当成是负担，反而看作是锻炼身体的好机会。

《后汉书·方术传》记载，华佗云："吾有一术，名曰五禽之戏。一曰虎，二曰鹿，三曰熊，四曰猿，五曰鸟，亦以除疾，并利蹄足，以当导引。"华佗之五禽戏，模仿熊扑、虎跃、鸟翔、鹿奔、猿攀的动作和神态，从而实现虎戏壮骨、鹿戏强筋、熊戏养脾胃、猿戏宁心、鸟戏生皮毛的功效，最终达到气贯周身、舒筋活络、调和气血、强身健体的目的，其弟子吴普、樊阿施行此法，皆得近百岁高寿。后人根据五禽戏的各种动作，不断演变和调整，形成了太极拳、八卦掌等多种健身术，对民众的健康起了重要的作用。

**4. 脉诊**

脉诊，为传统医学重要组成部分，在中医诊断学上占有重要地位，是辨证论治不可缺少的客观依据之一。切脉之法，首见于《内经》，《难经》时有所发挥，提出"独取寸口"，仲景时则总结出 104 种脉象，并确立中医学辨证施治的原则。《中藏经》脉诊内容主要体现于是书前两卷中，占有较大篇幅，对脉象之生理变化、脏腑辨证、疾病预后、疾病生死均有论述，并独具特色。

**（1）判断生理功能**

《中藏经》在四诊中最重脉诊，通过脉诊判断脏腑生理功能，并推断脏腑的虚实寒热。如《中藏经·脉要论》云："脉者，乃气血之先也。气血盛则脉盛，气血衰则脉衰。气血热则脉数，气血寒则脉迟，气血微则脉弱，气血平则脉缓。"对脉象的基本生理功能进行了论述，认为脉象乃人体气血盛衰的准确反映，气血的热、寒、微、平，在脉象则分别表现为数、迟、弱、缓。又云"长人脉长，短人脉短。性急则脉急，性缓则脉缓。反此者逆，顺此者从也"，因其个体差异，脉象有所差别，亦视为正常脉象。

《素问·脉要精微论》曰："四变之动，脉与之上下，以春应中规，夏应中矩，秋应中衡，冬应中权。"《难经·十五难》曰："经言春脉弦，夏脉钩，秋脉毛，冬脉石。"均说明脉象随季节更替，亦会出现相应的生理性变化。《中藏经》亦尊崇此理，如"论肝脏虚实寒热生死逆顺脉证之法"篇载："肝者，与胆为表里，足厥阴少阳是其经也。王于春，春乃万物之始生。其气嫩而软、虚而宽，故其脉弦。软不可发汗，弱则不可下。弦长曰平，反此曰病。"认为脏腑与节气相应，如春季肝气当令，其气升发舒展，弦而长者为平脉，反之则为病脉。

**（2）辅助脏腑辨证**

《中藏经》在四诊中最重切诊之脉诊，在脉诊中注意既明其"常"，又知其"变"，为辨证提供依据。如"论胃虚实寒热生死逆顺脉证之法"篇载："胃脉搏坚而长……其脉软而散者，病食痹。左关上脉浮而大者，虚也；浮而短涩者，实也。"首先言明胃之正常脉象，坚实且长；脉来软且散的，患食痹病；右关前脉，浮而大者，胃气虚；浮而短涩者，胃气实。又如"论心脏虚实寒热生死逆顺脉证之法"篇云："心病，狂言汗出如珠，身厥冷，其脉当浮而大，反沉濡而滑甚。色当赤，今反黑者，水克火，十死不治。"指出脉象浮而大当为此病之常脉，若脉沉濡而滑甚，则为其变脉，必死无治。

《中藏经》言："诊其脉，举指而活，按之而微，看在何部，以断其脏。"通过寸口部位寸关尺脉象的分析，可断其病位，辨其病机。如"论五痹"篇云："气痹者……肺伤……其脉右手寸口沉而迟涩者是也"，"血痹者……其脉左手寸口脉结而不流利，或如断绝者是也"。此外，还通过对相同脉象的层次分级，进一步协助临床辨证，如"论肝脏虚实寒热生死逆顺脉证之法"篇中有"其脉急甚，恶言；微急，气在胸胁下；缓甚，呕逆；微缓，水痹；大急，内痈吐血；微大，筋痹；小甚，多饮；微大，消瘅；滑甚，癫疝；微滑，遗溺；涩甚，流饮；微涩，疭挛"。

**（3）判断疾病顺逆预后**

《中藏经》重视以脉辨证，首次以脉症来判断具体病证的生死逆顺，由此预见疾病的可治和不可治。如"论肺脏虚实寒热生死逆顺脉证之法"篇云："肺病喘咳，身但寒无热，脉迟微者，可治。""秋王于肺，其脉当浮涩而短，曰平，而反洪大而长，是火刑金，亦不可治。又得软而滑者，肾来乘肺，不治自愈。反浮大而缓者，是脾来生肺，不治而瘥。反弦而长者，是肺被肝从，为微邪，虽病不妨。"基于五行生克制化之规律，五脏气血之盛衰形于外在脉象，通过脉象之变化，可判断疾病之进退，极具有临床实用价值。

《中藏经》通篇以病证的生死逆顺立论，对急危重症的鉴别诊断、判断预后均有非常重要的临床意义。《中藏经·脉病外内证决论》云："病肠澼者，下脓血，病人脉急，皮热，食不入，腹胀目瞪者死；或一身厥冷，脉沉细而不生者亦死；食如故，脉沉浮有力而不绝者生。病热人，四肢厥，脉弱，不欲见人，食不入，利下不止者死；食入，四肢温，脉大，语狂，无睡者生。"以脉症为鉴别诊断依据，揭示生之理，死之机。食不入，乃胃气竭，气血阴阳欲绝欲脱，故病情急危重，难治易死。食如故、食入，其脉尚有力，是胃气尚存之表现，尚有救治希望，正如中医认为"存得一分胃气，便留一分生机"。

**（4）决断患者生死**

《中藏经》在很多篇章中涉及到"生""死"，并举出一些死脉，如屋漏、雀啄、转索、弹石等脉。如"论脾脏虚实寒热生死逆顺脉证之法"篇载：脾脉"又如乌（雀）之啄，如鸟之距，如屋之漏，曰死"。此言雀啄脉，连连急数，三五不调，止而复作，如雀啄食之状。屋漏脉，脉搏慢而无力，间歇不匀，如屋漏残水，良久一滴。此二者皆为脾之死脉，主脾胃之气绝。"论肾脏虚实寒热生死逆顺脉证之法"篇载："肾脉来，喘喘累累如钩，按之而坚，曰平。……来如转索，辟辟如弹石，曰死。"此言弹石脉，辟辟凑指，脉来急促，脉体坚硬，为肾经之真脏脉，主肺肾之气绝，病邪深重，皆死不治。

《中藏经》还专门列有"必死候"和"决死法"，多以脉诊和望诊为依据而判断生死，认为"五脏六腑之气消耗，则脉无所依，色无所泽，如是者百无一生"。"论诊杂病必死候"篇言"死"者，多以脉象为依据，如"病四逆者，其脉浮大而知者死"，"肥人脉细欲绝者死，瘦人脉躁者死"。"察声色形证决死法"篇，则以望诊为主要依据而判断死候，如"黑色起于耳目鼻上，渐入于口者死。赤色见于耳目额者，五日死"，"唇反人中满者死；阴阳俱绝，目匡陷者死"。其所言"死"之含义，指"难治"或"不寿"，预后极差，并非全理解为"必死不治"。

## 四、后世影响

《华氏中藏经》对医学哲学基础、脏腑生理病理、脏腑寒热辨证、治病法则等内容进行了系统而精辟的论述，现代著名中医学家任应秋先生认为此书是最成体系的脏腑辨证理论发挥。日本学者三宅玄甫说：其"宜于《难经》并行也，实《内经》之羽翼，《本草》之舟楫也，司命之家，其可一日缺乎？"同样高度认可了《中藏经》的学术地位。

《中藏经》体现了崇尚自然、以人为本的思想，揭示了协调阴阳是治疗疾病的本质，治病追求顺势而为，体现了辨证论治的思想。

《中藏经》中介绍了不同药物剂型及服法、不同治疗方法如针灸、按摩、导引等的适应证和禁忌证，提出可以运用综合疗法治愈疾病。现代中医治疗疾病时，服药的同时也积极运用拔罐、艾灸、按摩等方法，取得了良好的临床疗效。

从理论到临床，《中藏经》形成了完整的体系，开创了系统脏腑辨证的先河，总结了多种疑难疾病的治疗法则，有重要的学术价值和临床价值，堪称书林瑰宝。

## 五、现存主要版本

明万历二十九年吴氏校刻《古今医统正脉全书》本；日本宽保二年刻本；清嘉庆五年扫叶山房刻本；清光绪六年江左书林刻本；民国年间上海鸿章书局据清光绪六年刻本石印本；1978年人民卫生出版社铅印本。

## ◎ 参考文献

[1] 华佗著，吴昌国校注. 中藏经［M］. 南京：江苏科技出版社，1985.

[2] 林先刚，张佳乐，张雷. 从《中藏经》探讨华佗医学思想的文化内涵［J］. 锦州医科大学学报（社会科学版），2017，(1)：52-54，62.

[3] 张跃双. 浅析《中藏经》治疗学思想［J］. 中国中医药现代远程教育，2011，(24)：86-88.

[4] 杨建宇，李彦知，韩世辉，等. 华佗《中藏经》精读（一）［J］. 中国中医药现代远程教育，2012，(2)：1-5.

[5] 李彦知，杨建宇，韩世辉，等. 华佗《中藏经》精读（二）［J］. 中国中医药现代远程教育，2012，(3)：1-2.

[6] 李杨，杨建宇，韩世辉，等. 华佗《中藏经》精读（四）［J］. 中国中医药现代远程教育，2012，(5)：1-3.

[7] 杨建宇，李彦知，韩世辉，等. 华佗《中藏经》精读（六）［J］. 中国中医药现代远程教育，2012，(7)：6-8.

[8] 李彦知，韩世辉，杨建宇，等. 华佗《中藏经》精读（九）［J］. 中国中

医药现代远程教育，2012，（10）：1-3.

[9] 杨建宇，李彦知，韩世辉，等．华佗《中藏经》精读（十三）[J] 中国中医药现代远程教育，2012，（14）：5-7.

[10] 杨建宇，李彦知，韩世辉，等．华佗《中藏经》精读（十四）[J]．中国中医药现代远程教育，2012，（15）：4-6.

[11] 李彦知，韩世辉，杨建宇，等．华佗《中藏经》精读（十五）[J]．中国中医药现代远程教育，2012，（16）：4-6.

[12] 刘健，万磊．华佗《中藏经》痹证理论的临床与实验依据 [J]．风湿病与关节炎，2012，（5）：36-41.

[13] 谢林，施杞．《中藏经》骨痹辨析 [J]．中国中医骨伤科，1999，（3）：54.

[14] 姜玉宝．《黄帝内经》痹病理论源流与应用研究 [D]．辽宁中医药大学，2009.

[15] 张义龙．浅析《中藏经》水肿病脉证治 [J]．中国中医药现代远程教育，2011，（24）：4-5.

[16] 曹柏龙，杨建宇．《中藏经》对水肿病的认识初探 [J]．中国中医药现代远程教育，2013，（11）：7-8.

[17] 李大林．水肿病从三焦论治探讨 [J]．内蒙古中医药，2013，32（24）：138-139.

[18] 刘应科，曹柏龙，严文劼，等．《中藏经》养生学术思想刍议 [J]．中国中医药现代远程教育，2012，（2）：9-10.

[19] 沈尔安．华佗的养生大智慧 [J]．长寿，2017，（5）：48-49.

[20] 孙炜．神医华佗的养生之道 [J]．健康博览，2018，（3）：54-56.

[21] 周亚东，赵倩文．华佗五禽戏动静养生思想 [J]．安徽中医药大学学报，2017，（3）：1-2.

[22] 杨秀英．脉诊源流浅谈 [J]．中国农村医学，1994，（8）：60-62.

[23] 朱庆文，杨建宇，孙光荣．《中藏经》脉学理论探析 [J]．中国中医药现代远程教育，2012，（1）：18-19.

[24] 许国振．《中藏经》急危重病证脉象研究 [J]．湖南中医杂志，2015，（12）：137-138.

# 《褚氏遗书》（褚澄）

## 一、宫廷渊源

### 1. 提要

《褚氏遗书》为南朝（479—502）褚澄所著，具体成书年代不详，是一部继《内经》《伤寒杂病论》之后，影响较大的中医基础理论性著作。是书只二千二百余字，却包含了褚澄对于生命形成、生育观、气血运行、男女脉象、精血津液的作用的认识以及辨病治病的法度等，是褚氏医学思想之精华所在，内容短小精悍，文辞简洁精练，便于临床学习品读。

### 2. 著者传记

褚澄，字彦道，生年不详，卒于483年，阳翟（今河南省禹州市）人，是著名政治家、医学家。褚澄出生南齐皇族，官拜附马都尉，死后追赠金紫光禄大夫，因其精通医术，名噪于时。《南齐书》为南齐正史，其书在褚澄传中曰："官居清廉，善医术。建元中，为吴郡太守。豫章王感疾，太祖召澄而医治，立愈。"由此可见，褚澄治病神效，著有《褚氏遗书》一卷流传于世，另有《杂药方七录》二十卷已佚。

## 二、内容精要

### 1. 各卷概要

全书1卷，共包含医论10篇。

《受形》篇主要讨论了胎儿的形成与生长发育；《本气》篇叙述了人体与阴阳二气的关系；《平脉》篇介绍了两手寸、关、尺三部诊脉的方法；《津润》篇阐述了津液对维护人体健康的重要作用；《分体》篇着重讲了五官与四肢的保养；《精血》篇讨论了男女两性各自的生理特点；《除疾》篇叙述了用药治病的方法，并有"用药如用兵"的论述；《辨书》篇强调医生既要认真读书，又要勇于实践，进而指出："博涉知病，多诊识脉，屡用达药"；《审微》篇说明如何区别互相疑似的病证；《问子》篇着重指出早婚多欲不利于子嗣，因而主张晚婚节欲。

### 2. 内容精选

#### （1）男女胚胎形成

男女之合，二情交畅，阴血先至，阳精后冲，血开裹精，精入为骨，而男形成矣，阳精先入，阴血后参，精开裹血，血入居本，而女形成矣。阳气聚面，故男子面重，溺死者必伏；阴气聚背，故女子背重，溺死者必仰。走兽溺死者，伏仰皆然。阴阳均至，非男非女之身，精血散分，骈胎、品胎之兆。父少母老，产女必羸；母壮父衰，生男必弱。古之良工，首察乎此，补羸女先养血壮脾，补弱男则壮脾节色。羸女宜及时而嫁，弱男宜待壮而婚。此疾外所务之本，不可不察也。（《褚氏遗书·受形》）

按：本篇是褚氏对人类生命形成过程的思考，以及男女性别区分原因的论述。褚澄认为，人生为男，是因为男女交合之时，阴血先至，阳精后至，精气入骨，则生而为男；如果阳精先至，阴血后至，阴血为本，则生而为女。由于男女之本不同，著者认为假若溺亡，男女朝向也有所不同，男性溺亡当面部朝下，女性溺亡当面部向上。若女阴血与男阳精平均驳杂，形成不男不女之形体，两精分散，则形成双胎、三胎。生育时父母由于年纪不同，精气充盈程度不同，对于生男生女的影响也有所不同，当父少母老时，由于父亲阳精旺盛，母亲阴血不足，因此，生女则先天不足，生男则不然，故在治疗时也应区分男女。补女子之不足时，应注重补阴血；补男子不足时，应注重补阳精。此外，褚氏还提出羸女宜早嫁、弱男宜晚婚的适龄婚育观。

**（2）论津血**

天地定位，而水位乎中，天地通气，而水气蒸达，土润膏滋，云兴雨降，而百物生化。人肖天地，亦有水焉，在上为痰，伏皮为血，在下为精，从毛窍出为汗，从腹肠出为泻，从疮口出为水。痰尽死，精竭死，汗枯死，泻极死，水从疮口出不止，干即死。至于血充目则视明，充耳则听聪，充四肢则举动强，充肌肤则身色白，溃则黑，去则黄，外热则赤，内热则上蒸喉，或下蒸大肠，为小窍。喉有窍则咳血，杀人；肠有窍则便血，杀人。便血犹可止，咳血不易医。喉不停物，毫发必咳，血渗入喉，愈渗愈咳，愈咳愈渗。饮溲溺则百不一死，服寒凉则百不一生。血虽阴类，运之者，其和阳乎。（《褚氏遗书·津润》）

按：本段论述了津与血对于人体的重要性。人体和天地万物一样，都是有水气的。如果水气停留在上焦（肺心），正气虚弱，或者外感六淫之邪，则会蒸津为痰；浸渍于皮肉深部，走行于脉中则会变成血；在人体的下焦（肾膀胱），则会幻化为精气；在卫气的调护下，汗液从毛孔排出；如果五脏不能正常协作蒸腾水液精气，导致水走肠间，则会引起水泻不止；疮疡脓水不止的同时必然也会耗伤津液，若脓水突然干，发生走黄内陷的话，还会危及生命。血液充盈于眼则目明，充盈于耳则耳聪，充盈于四肢则身强，充盈于皮肤则色白。血液淤积则色黑，血液不足则色黄。外界炎热则色赤，内热蒸腾则出血，即血液从人体窍道而出。关于便血与咳血，褚氏认为，咳血较便血重，因为血液淤于喉咙，刺激咽喉加重咳嗽，咳嗽加重又会诱发出血。关于咳血的治疗，褚澄认为，要禁用寒凉药物，因为血液虽然属阴，然而血液的运行主要依靠阳气的推动，故治疗时禁用寒凉损伤阳气，防止血液运行失常，血不循经，出血加重。

**（3）问子**

建平王妃姬等，皆丽而无子，择良家未笄女入御，又无子。问曰："求男有道乎？"澄对之曰："合男女必当其年，男虽十六而精通，必三十而娶，女虽十四而天癸至，必二十而嫁，皆欲阴阳气完实而后交合，则交而孕，孕而育，育而为子，坚壮强寿。今未笄之女，天癸始至，已近男色，阴气早泄，未完而伤，未实而动，是以交而不孕，孕而不育，育而子脆不寿。此王之所以无子也。然妇人有所产皆女者，有所产皆男者，大王诚能访求多男妇人谋置宫府，有男之道也。"王曰："善。"未再期生六男。夫老阳遇少阴，老阴遇少阳，亦有子之道也。（《褚氏遗书·问子》）

按：本篇借宫廷王妃的案例论述了男女结婚的合适年龄和生育问题，并指出了早婚多欲不利于生育，而晚婚节欲有利于生育。文中提出"合男女必当其年，男虽十六而精通，必三十而娶，女虽十四而天癸至，必二十而嫁"的主张，建平王刘景素听了褚澄的劝告，改娶健康的成年女子为妾，并且降低了房事的频率，果然比较顺利地解决了子嗣问题。文中所讲的"求子之道"，虽有一定的历史局限性，但与现代遗传学的认识是一致的。

**（4）详审病证细微之别**

疾有误凉而得冷，证有似是而实非，差之毫厘，损其寿命。《浮栗经·二气》曰："诸泻皆为热，诸冷皆为节，热则先凉脏，冷则先温血。"《腹疾》曰："干痛有时当为虫，产余刺痛皆变肿。"《伤寒》曰："伤风，时疫，湿暑，宿痰，作疟，作疹，俱类伤寒。时人多疟，宜防为疟。时人多疹，宜防作疹。春瘟、夏疫，内证先出。中湿、中暑，试以苓术，投之发散剂，吐汗下俱至。此证号宿痰，失导必肢废。嗟乎！病有微而杀人，势有重而易治精微，区别天下之良工哉。（《褚氏遗书·审微》）

按：医者在诊治疾病时应注意细节，症状细微的差距就有可能会导致治法千差万别。褚澄引用经典，认为泄泻均应从热论，肢节疼痛应从寒论，仅有干痛可考虑虫疾，产后出现刺痛均会导致身肿。关于传染病方面，著者提出伤风时疫症状类似伤寒，若当时病人多为疹病，防治时也应多从疹病考虑，当时病人多为疟病则防治也应多从疟病考虑。同时指出，春瘟夏疫属伏邪温病，一旦发生则表现出里热证候。治疗中湿、中暑采用表里双解法，用茯苓、白术一类药物加入发散表邪清暑的方剂中。通观此篇，不难认识到，轻微的疾病，若因失治或误治，也能致人于死地，即使严重的疾病，只要治疗得法，也很容易治愈。

## 三、临床应用

### 1. 诊男子脉脏腑定位

《褚氏遗书·平脉》云："脉分两手，手分三部，隔寸尺者，命之曰关，去肘度尺曰尺，关前一寸为寸，左手之寸极上，右手之尺极下，男子阳顺，自下生上，故极下之地，右手之尺为受命之根本。如天地未分，元气浑沌也。既受命矣，万物从土而出，惟脾为先，故尺上之关为脾，脾土生金，故关上之寸为肺，肺金生水，故自右手之寸，越左手之尺为肾，肾水生木，故左手尺上之关为肝，肝木生火，故关上之寸为心。"

在寸口脉上匹配脏腑脉位最早见于《素问·脉要精微论》，即左寸候膻中、心，右寸候胸中、肺；左关候膈、肝，右关候脾、胃；左右尺均为候腹中、肾。之后《难经》《脉经》等基本上都是沿用这种脉位匹配方法。虽然当时对于脉诊已经有了非常全面的论述，但两手寸关尺的脏腑定位，以五行生克为顺序，乃《褚氏遗书》所首倡。

开篇中首先提出寸、关、尺的定位方法，即先定尺，再定关，后定寸。接着提出了男子右尺为极下，女子左寸为极上，然后根据太极、阴阳、五行相生的关系推导男女不同的脏腑脉位。男子脉脏腑定位具体为：男子属阳，脉顺生，从下而上脉随五行相生，因此，右手的尺脉是最下部的脉，是诊候命门的部位，就像天地没有形成之前大气是一派模糊的景象一样。生命形成以后，各种物质从土中生出，脾属土，生发在前，因此，尺部上面的关脉应脾。脾土生金，因此，关上的寸脉应肺。肺金生水，因此，右手的寸脉和左手的尺脉相联系，左手的尺脉应肾。肾水生木，因此，左手尺上的关脉应肝。肝木生火，因此，关上的寸脉应心。其所推导出的结果是男子寸口脉上脏腑脉位和《内经》《难经》《脉经》等一致，即左寸、关、尺候心、肝、肾，右寸、关、尺候肺、脾、肾（命门）。

### 2. 诊女子脉脏腑定位

《褚氏遗书·平脉》云："女子阴逆，自上生下，故极上之地，左手之寸为受命之根本。既受命矣，万物从土而出，惟脾为先，故左手寸下之关为脾。脾土生金，故关下之尺为肺。肺金生水，故左手之尺越右手之寸为肾。肾水生木，故右手寸下之关为肝。肝木生火，故关下之尺为心。男子右手尺脉常弱，初生微眇之气也；女子尺脉常强，心大之位也。非男非女之身，感以妇人，则男脉应胗，动以男子，则女脉顺指，不察乎此，难与言医。"

女子由于精气运行与男子相反，女子属阴，故脉逆生，从上而下脉随五行相生。因此，左手的寸脉是最上方的部位，是诊候命门的部位。生命形成以后，各种物质从土中生出。脾属土，生发在前，因此，左手寸下的关脉应脾。脾土生金，因此，关下的尺脉应肺。肺金生水，因此，左手的尺脉和右手的寸脉相联系，右手的寸脉应肾。肾水生木，因此，右手寸下的关脉应肝。由此可见，女子寸口脉上的脏腑脉位是男子的"倒装"，即左寸、关、尺、候肾（命门）、脾、肺，右寸、关、尺、候肾、肝、心。这一观点同时也一定程度上可以解释《难经》中"是以男子尺脉恒弱，女子尺脉恒盛，是其常也"。

## 四、后世影响

《褚氏遗书》出版刊印后受到历代医家的重视，褚澄的精血理论、血证治疗理论、脉学理论以及生命形成、生育观等认识，均对后世临床工作者产生了深远的影响。《四库全书》评价曰："发挥人体气血阴阳之奥，李时珍、王肯堂俱采用之，对《灵枢》《素问》之理颇有发明。"褚澄学术思想不仅影响古代医家，而且影响现代医家，如周贻谋指出："《褚氏遗书》是一本医学全书，此书内容涵盖甚广，不但涉及人体的病理生理、天地自然、五行、阴阳，而且提出很多中医学上比较有建树的论点，尤其是在性保养一部分有其独到之处，是一本值得研究的丛书。"赵国华指出："精读《褚氏遗书》，就可以发现褚澄在易学、历法、生物、心理等方面也有着深入研究，不仅仅只是在中医学领域涉及。"

## 五、现存主要版本

明万历刻本；清顺治三年丙戌（1646 年）李氏宛委山堂刻本；日本延宝元年癸丑（1786 年）京都吉田四郎右卫门刻本；清乾隆五十一年丙午（1786 年）刻本（与《十药神书》合订）；清嘉庆二年丁巳（1797 年）汀州张氏励志斋校刻本；清光绪十一年乙酉（1885 年）邛上石林书屋刻本；清修敬堂刻本（附《元和纪用经》）；1914 年新昌胡恩敬活字本；日本抄本；见《说郛》（一百二十卷本）；见《说郛》（一百卷本）；见《居家必备》；见《四库全书》；见《六醴斋医书》；见《程刻秘传医书》四种；见《五朝小说大观》等。

### ◎ 参考文献

[1] 褚澄著，许敬生，马鸿祥校注. 《褚氏遗书》校注 [M]. 郑州：河南科学

技术出版社，2014.

［2］庆慧，张登峰，岳哲．褚澄与《褚氏遗书》［J］．中华医史杂志，1998，（3）：55－57.

［3］许学风．试论《褚氏遗书》对妇科学的贡献［J］．中医药学报，2002，（4）：63.

［4］王淑玲．《褚氏遗书》源流及对后世医家影响的研究［D］．长春中医药大学，2017.

［5］孙中堂．《褚氏遗书》试探［J］．天津中医学院学报，1988，（1）：39－41.

［6］张宇静，崔云．《褚氏遗书》男子求嗣养生观浅识［J］．浙江中医杂志，2014，（11）：841－842.

［7］梁天坚．《褚氏遗书》平脉学说浅识［J］．中医文献杂志，2012，30（1）：26－28.

［8］周贻谋．一本唐宋时出土的南齐医书［J］．南京中医药大学学报（社会科学版），2000，（3）：130－131.

# 《诸病源候论》（巢元方）

## 一、宫廷渊源

### 1. 提要

《诸病源候论》又名《巢氏病源》，简称《病源》，成书于610年。全书专论病源、证候，不列方药，是我国第一部论述疾病病因、证候学的专著。其系统总结魏晋以来的医学经验，以病为纲，内容涵盖内科、五官科、外科、伤科、妇产科及小儿科，分别论述每类疾病下的病证及其病因、病机、证候，亦有部分疾病讨论了诊断、预后以及一些导引按摩、外科手术的治疗方法。此书宗《内经》《难经》之理，对病源的认识，除以传统医学理论释之外，还结合自身临床经验，探索新的理论，突破了前人较为笼统的"三因"分类法，将病因学提高了一个新的水平，极大地影响着后世医学的发展，直至现在，仍为中医的经典名著之一。

### 2. 著者传记

巢元方，隋代著名医学家，籍贯、生卒年均不详，一说为西华人。隋大业年间（605—617），曾任太医博士，后升为太医令，具有丰富的实践经验及高深的医学理论造诣。隋朝建立了史上最早的医学教育机构"太医署"，大业六年（610年），巢元方奉皇帝命令主持编撰了《病源》，该书亦成为行医者案头常备之教材。虽然巢元方生平事迹，湮没于历史长河之中，但以其对于中医病源理论的伟大贡献，中医病因学巨著——《诸病源候论》，而永垂史册。

据《开河记》记载，609年，在主持开凿运河工程期间，开河都护麻叔谋患风逆病，全身关节疼痛，起坐即头晕作呕，诸医诊治无效。隋炀帝命令巢氏前往诊治，其诊后认为是风入腠理，病在胸臆，须用肥嫩的羊，蒸熟掺药食下，就可治愈。麻叔谋依方配药，蒸而食之，药未尽病已愈。巢氏又叮嘱他用杏酪五味并佐以羊肉，一天吃几枚，可使疾病不复发。可见巢氏医术之精湛，医学造诣之高。

## 二、内容精要

### 1. 各卷概要

《诸病源候论》全书共50卷，分67个门类。

第1~27卷列风病、虚劳病、腰背痛、消渴病、解散病、疟病、黄病、冷热病、气病、脚气病、咳嗽病、淋病、大小便病、脏腑病、心病等 39 种类病证，专门论述内科诸病，以病为纲，再分别论述其病因、症状、证候，内容丰富，条理清楚。

第 28～30 卷列毛发病、面体病、目病、鼻病、耳病、牙齿病、唇口病、喉心胸病、四肢病等 9 类病证，介绍了五官科疾病。对五官科疾病病因、症状作出了详尽说明，有重要的临床价值。

第 31～36 卷列瘿瘤病、丹毒病、肿病、疔疮病、痈疽病、痔漏病、疮病、伤疮病、兽毒病、蛇虫毒病、杂毒病、金疮病、腕伤病等 13 类病证，介绍了伤科和外科疾病，反映了我国一千四百多年前的外科医学水平。

第 37～44 卷为妇产科诸病，列妇人杂病、妊娠病、将产病、难产病、产后病等 5 类病证。巢元方首次提出人工流产术的适应证，认为孕妇体弱无法濡养胞胎，甚至影响身体健康时，可选择终止妊娠，积极地保护妇女的身体健康。

第 45～50 卷为小儿科诸病，列小儿杂病，详尽地论述了儿科疾病的病因、病机。

**2. 内容精选**

**（1）论血脉与情志**

风惊者，由体虚，心气不足，为风邪所乘也。心藏神而主血脉，心气不足则虚，虚则血乱，血乱则气并于血，气血相并，又被风邪所乘，故惊不安定，名为风惊。诊其脉至如数，使人暴惊，三四日自已。（《诸病源候论·卷之一·风病诸候》）

凡荣卫大虚，腑脏伤损，血脉空竭，因而恚怒失节，惊忿过度，暴气逆溢，致令腠理开张，血脉流散也，故九窍出血。喘咳而上气逆，其脉数有热，不得卧者死。（《诸病源候论·卷二十七·血病诸候》）

按：这两部分所论均涉及血脉与情志之间的关系。《病源》中血脉多属脏腑理论范畴。心主脉，心与脉在结构上直接相连，息息相通，脉为血液运行的通道，可约束和促进血液沿着一定的通道和方向循行。脉为血之府，血液通过脉能将营养物质输送到全身各个部分。所以，脉间接地起着将水谷精微输送到全身的作用。

若心气不足则见虚象，生血乏源，行血无力，统血失权，终致血脉不和，行失常道，气亦乱也，复受外风乘虚而侵，则见惊乱不安。由此可知，血脉不和可致情志惊慌。其又言，若病家正虚血弱，营卫脏腑虚损，脉道不充，因而"恚怒失节，惊忿过度"，"暴气逆溢"，气血逆乱，血脉失约而出血。此论表明情志失节亦可引起血脉流溢。可见，心与脉的生理、病理联系密切，因而所载病候中有血脉病变与情志失常互为因果的现象。

**（2）论睡眠疾病**

大病之后，脏腑尚虚，荣卫未和，故生于冷热。阴气虚，卫气独行于阳，不入

于阴，故不得眠。若心烦不得眠者，心热也；若但虚烦而不得眠者，胆冷也。（《诸病源候论·卷三·虚劳病诸候上》）

鼾眠者，眠里喉咽间有声也。人喉咙，气上下也，气血若调，虽寤寐不妨宣畅；气有不和，则冲击喉咽而作声也。其有肥人眠作声者，但肥人气血沉厚，迫隘喉间，涩而不利，亦作声。（《诸病源候论·卷三十一·瘿瘤等病诸候》）

按：该部分内容论述了大病后不得眠和鼾眠两种睡眠疾病。《内经》云："夫卫气者，昼日行于阳，夜行于阴，故阳气尽则卧，阴气尽则寤。"可知，营卫运行正常，是保证良好睡眠的必要条件。而人体大病之后，脏腑仍较虚弱，营卫失和，营阴亏虚，卫气独行于阳，至夜不入于阴，故不得眠。而此失眠病机，又可分为两种：心烦不得眠者，乃心热扰神所致；虚烦不得眠者，乃胆气虚，复受风冷之邪所致。因胆为中正之官，主决断，胆冷则见心神不宁。虚损性疾病在治疗的恢复期也常出现失眠症状。

关于鼾眠，《伤寒论》云："风温为病，脉阴阳俱浮，自汗出，身重，多眠睡，鼻息必鼾，语言难出。"后世未有医籍再论鼾眠，《病源》则详细论述了鼾眠的症状——"眠里喉咽间有声"，病机——"气有不和，则冲击喉咽而作声"，特点——"其有肥人眠作声者"，"其气血沉厚，迫隘喉间，涩而不利"。现代研究认为，鼾眠好发于肥胖患者，乃脾虚生痰，痰阻喉间，气息出入受阻所致，类似于睡眠呼吸暂停综合征。而禀赋异常如鼻中隔偏曲、小颌畸形、巨舌等局部异常，导致通气不畅，也是鼾眠的原因。

### （3）论瘿病

瘿者，由忧恚气结所生。亦曰饮沙水，沙随气入于脉，搏颈下而成之。初作与瘿核相似，而当颈下也，皮宽不急，垂捶捶然是也。恚气结成瘿者，但垂核捶捶，无脉也；饮沙水成瘿者，有核瘰瘰无根，浮动在皮中。

又云有三种瘿：有血瘿，可破之；有瘜肉瘿，可割之；有气瘿，可具针之。《养生方》云：诸山水黑土中出泉流者，不可久居，常食令人作瘿病，动气增患。（《诸病源候论·卷之三十一·瘿瘤等病诸候》）

按：该部分内容为有关瘿病的论述。瘿病，以颈前喉结两旁结块肿大为基本临床特征。《病源》认为其发病与"忧恚气结""饮沙水"有关，"诸山水黑土中出泉流者，不可久居，常食令人作瘿病，动气增患"，指出瘿病的病因主要是情志内伤及水土因素。瘿病初作，可如樱桃或指头大小，大者可如囊如袋，病程日久则质地较硬或可扪及结节。

《病源》根据病理证候又分为血瘿、肉瘿及气瘿。血瘿，症见颈部肿块逐渐增大，皮色呈紫红，可见显露之赤脉红丝，相当于现今之颈部血管瘤；肉瘿，症见颈前结喉正中附近出现半球形柔软肿块，能随吞咽而上下移动，相当于现今之甲状腺良性肿瘤；气瘿，颈前轻度或中度肿大，肿块对称、光滑、柔软，可随喜怒而消长，多流行于缺碘的高原山区，相当于现今的单纯性甲状腺肿。中医治疗瘿病，其主要方法是理气化痰、消瘿散结、活血软坚、滋阴降火，针对不同证候选用适当方药。且注意情志及饮食调摄对预防本病有重要作用。

**（4）论腰痛候**

肾主腰脚。肾经虚损，风冷乘之，故腰痛也。又，邪客于足太阴之络，令人腰痛引少腹，不可以仰息。

凡腰痛有五：一曰少阴，少阴申也，七月万物阳气伤，是以腰痛。二曰风痹，风寒著腰，是以痛。三曰肾虚，役用伤肾，是以痛。四曰臀腰，坠堕伤腰，是以痛。五曰寝卧湿地，是以痛。其汤熨针石，别有正方，补养宣导，今附于后。

又云：互跪，长伸两手，拓席向前，待腰脊须转，遍身骨解气散，长引腰极势，然始却跪使急，如似脊内冷气出许，令臂膊痛，痛欲似闷痛，还坐，来去二七。去五脏不和、背痛闷。（《诸病源候论·卷五·腰背病诸候》）

按：该部分内容论述了腰背疼痛以及两种腰痛导引法。其首言腰痛之病机为风冷乘之，若风冷之邪客于足太阴脾经，则可见腰及少腹疼痛拘急，不可仰息。又指出腰痛可分为五种情况：其一也，少阴之气，旺于申月（七月），而万物阳气易伤于七月，故见腰痛；其二，为风痹，风寒痹阻腰部；其三，肾虚过用；其四，跌倒坠地伤及腰部；其五，久居湿地，湿气著伤腰部。其治疗可用汤药、针灸，或导引之法。

《病源》多于疾病后，附以导引之法，举腰痛导引法一则：双腿跪地，双臂伸直尽量前伸，两手按在席上。以腰为轴缓慢转动腰部，动作幅度由小到大。转动时，全身放松，待感到全身关节都松散时，停止转动。此时吸气，臀部后坐，双臂前伸，腰部放松，前后拉伸腰部至极致，略停片刻，呼气，恢复坐姿，如此反复十四次。引法能调和五脏之气，对腰背闷痛有很好的调理效果。

**（5）论急黄、黄汗与内黄**

脾胃有热，谷气郁蒸，因为热毒所加，故卒然发黄，心满气喘，命在顷刻，故云急黄也。有得病即身体面目发黄者，有初不知是黄，死后乃身面黄者。其候，得病但发热心战者，是急黄也。

黄汗之为病，身体洪肿，发热，汗出不渴，状如风水，汗染衣，色正黄如檗汁，其脉自沉。此由脾胃有热，汗出而入水中浴，若水入汗孔中，得成黄汗也。

热毒气在脾胃，与谷气相搏，热蒸在内，不得宣散，先心腹胀满气急，然后身面悉黄，名为内黄。（《诸病源候论·卷之十二·黄病诸候》）

按：该部分论述了黄病诸候中急黄、黄汗、内黄三种黄病。急黄，因脾胃有热，又谷气郁滞，热毒炽盛，熏蒸肝胆，胆液外泄，起病迅速，故曰急黄。症见周身肌肤发黄，胸腹满闷，腑气不通，内陷心营则神识昏糊。其为阳黄重症，当清解热毒，凉血滋阴，配合清心开窍，常用黄连解毒汤和五味消毒饮等。

黄汗，语出《金匮要略》，以汗出沾衣，色如黄柏汁，故名。症见身体浮肿，口渴发热，汗出色黄如柏汁，小便不利，脉沉迟等。其病机为脾胃湿热郁伏熏蒸肌肤，或汗出入水壅遏营卫而成。治宜实卫和营，行阳益阴，方用芪芍桂酒汤、桂枝加黄芪汤等。

内黄，为脾胃本有热毒，复与谷气相搏，热毒蒸于内，无以发越外解，熏蒸肝胆，胆汁外溢，首先出现心腹胀满气急，后见一身皆黄，病程较长，病势较急黄慢。治当清化湿热，用茵陈蒿汤或栀子柏皮汤。

**（6）论痈疾**

痈者，由六腑不和所生也。六腑主表，气行经络而浮，若喜怒不测，饮食不节，阴阳不调，则六腑不和。荣卫虚者，腠理则开，寒客于经络之间，累络为寒所折，则荣卫矫留于脉。荣者，血也；卫者，气也。荣血得寒，则涩而不行，卫气从之，与寒相搏，亦壅遏不通。气者，阳孔，阳气蕴积，则生于热，寒热不散，故聚积成痈。腑气浮行，主表，故痈浮浅，皮薄以泽。久则热胜于寒，热气蕴积，伤肉而败肌，故血肉腐坏，化而为脓。其患在表浮浅，则骨髓不焦枯，腑脏不伤败，故可治而愈也。

又，少苦消渴，年四十已外，多发痈疽。所以然者，体虚热而荣卫痞涩故也。有膈痰而渴者，年盛必作黄疸，此由脾胃虚热故也。年衰亦发痈疽，腑脏虚热，血气痞涩故也。（《诸病源候论·卷之三十二·痈疽病诸候上》）

按：该部分内容论述了外痈以及消渴并发症痈的成因。首先言明痈乃六腑不和所生，而情志喜怒、饮食失节、阴阳不调，均可致六腑不和，而生痈病。卫气虚者，腠理不密，寒邪客伤络脉，寒则气凝，故荣血不行，而卫气为剽疾滑利之悍气，奋起抗邪，与寒相搏，壅遏阳孔，则生内热，营卫不和，气血凝滞，寒热不散，故成痈病。五脏主内，六腑主表，故痈发表浅，病程日久，热盛成毒，腐蚀肌肉，化而成脓，脓出即愈，因其发于表，未伤及内脏，故无伤津液，预后良好。

而消渴患者，因其本有阴虚燥热，荣卫痞涩，故易发痈疽，尤见于年四十以上者，因其病之本为消渴，病家体质虚热，难以根治，并发痈疽，疗之难瘥，预后不佳。须注意控制病本，防止外伤感染。

**（7）论风虚劳冷候**

风虚劳冷者，是人体虚劳，而受于冷也。夫人将摄顺理，则血气调和，风寒暑湿，不能为害。若劳伤血气，便致虚损，则风冷乘虚而干之，或客于经络，或入于腹内。其经络得风冷，则气血冷涩，不能自温于肌肤也。腹内得风冷，则脾胃弱，不消饮食也。随其所伤而变成病。若大肠虚者，则变下利；若风冷入于子脏，则令脏冷，致使无儿；若搏于血，则血涩壅，亦令经水不利，断绝不通。（《诸病源候论·卷三十七·妇人杂病诸候一》）

按：该部分内容论述了妇人杂病之风虚劳冷候。《内经》曰："风雨寒热不得虚，邪不能独伤人。……此必因虚邪之风，与其身形，两虚相得，乃客其形。"表明疾之所生，必因体虚受邪。故风虚劳冷者，即是由人体虚劳，复加风冷侵袭所致。若人能养慎，未病先防，调摄情志、饮食，顺应自然之道，血气调和，则风寒暑湿之邪，不能伤人。反之，若血气劳伤，身体虚损，风冷邪气乘机干忤经络，甚则入腹。风冷邪气，客于经络，气血凝涩，则肌肤不温；若腹内得风冷，则脾失温煦，水谷不消；若肠虚复受风冷，则变生泄泻；若风冷入于胞宫，易致脏寒无子，血行涩滞，亦可致月经不调，经水不通。该段以风冷邪气为例，意在强调体虚为疾病发生之本，若欲百疾不生，须知调和气血、保养生命，防患于未然。

**（8）论小儿变蒸候**

小儿变蒸者，以长血气也。变者上气，蒸者体热。变蒸有轻重。其轻者，体热而微惊，耳冷，髋亦冷，上唇头白泡起，如死鱼目珠子，微汗出，而近者五日而歇，远者八九日乃歇；其重者，体壮热而脉乱，或汗或不汗，不欲食，食辄吐呗，无所苦也。变蒸之时，目白睛微赤，黑睛微白，亦无所苦。蒸毕，自明了矣。

先变五日，后蒸五日，为十日之中热乃除。变蒸之时，不欲惊动，勿令旁边多人。变蒸或早或晚，依时如法者少也。

初变之时，或热甚者，违日数不歇，审计日数，必是为蒸，服黑散发汗；热不止者，服紫双丸，小瘥便止，勿复服之。其变蒸之时，遇寒加之，则寒热交争，腹痛夭矫，啼不止者，熨之则愈。

变蒸与温壮、伤寒相似。若非变蒸，身热，耳热，髋亦热，此乃为他病，可为余治；审是变蒸，不得为余治。（《诸病源候论·卷之四十五·小儿杂病诸候一》）

按：该部分内容论述了小儿变蒸学说。变蒸，俗称烧长或生长热，是中医气化规律在儿科的描述。变蒸之名，始见于晋代王叔和的《脉经》，《病源》对此论述颇多。小儿变蒸，古人用其来解释婴幼儿生长发育。变者，变其情志，主要指精神发育，蒸者，蒸其血脉，长其百骸，主要指形体发育。

小儿变蒸可出现发热上气的表现，有轻重之分。轻者可见"体热而微惊，耳冷，髋亦冷，上唇头白泡起，如死鱼目珠子，微汗出"；重者，"体壮热而脉乱，或汗或不汗，不欲食，食辄吐呗，无所苦也"。或早或晚，均可发生，为正常现象。只要不夹外感、食积等病，静卧即可，不需过度关注，"勿令旁边多人"。但若症状较重，亦需给予治疗。热甚者，服黑散发汗；热不止者，服紫双丸；遇寒加之，热熨其腹。且其记载了变蒸与温病、伤寒的鉴别，变蒸表现：体热，耳冷，髋亦冷；疾病表现：身热，耳热，髋亦热。

**（9）论养小儿**

小儿始生，肌肤未成，不可暖衣，暖衣则令筋骨缓弱。宜时见风日，若都不见风日，则令肌肤脆软，便易伤损。皆当以故絮著衣，莫用新绵也。天和暖无风之时，令母将抱日中嬉戏，数见风日，则血凝气刚，肌肉硬密，堪耐风寒，不致疾病。若常藏在帏帐之内，重衣温暖，譬如阴地之草木，不见风日，软脆不任风寒。又当薄衣，薄衣之法，当从秋习之，不可以春夏卒减其衣，则令中风寒。从秋习之，以渐稍寒，如此则必耐寒。冬月但当著两薄襦，一复裳耳，非不忍见其寒，适当佳耳。爱而暖之，适所以害之也。又当消息，无令汗出，汗出则致虚损，便受风寒。昼夜寤寐，皆当慎之。（《诸病源候论·卷之四十五·小儿杂病诸候一》）

按：该部分内容论述了小儿养护。小儿初生之时，肌肤娇嫩，衣着不可过暖，过暖则生内热，并使筋骨软弱。且小儿宜时见风日，"天和暖无风之时，令母抱日中嬉戏"，可使小儿血凝气刚，肌肉结实，增强对外界之认知，对变化事物的适应能力。且现代医学认为日晒可促进体内合成维生素D，预防佝偻病，促进骨骼生长。若常在帏帐之内，重衣温暖，不见风日，则令肌肤脆软，偶触微风，即成感冒之症。当然，新生儿与病弱儿，又当别论。

由于小儿脏腑柔弱，形气未充，对某些疾病的抵抗力较差，加上小儿对衣着寒暖不能自调，若护养者一味以重衣厚褥裹之，必致小儿腠理疏泄。相反，小儿衣着稍带几分寒，"从秋习之，以渐稍寒，如此则必耐寒"，即指小儿应在秋季适当薄衣，增强对冬寒的抵御能力，至冬季时，亦应着衣适度，勿令过暖汗出，徒增虚损。而春夏季则不可卒减其衣，否则易受风寒。小儿夜间睡眠的衣被，亦当慎重。

## 三、临床运用

### 1. 惊悸

《病源》一书尚无"心悸"之名，其沿用仲景"惊悸"之称，并定义为："悸者，动也，谓心下悸动也。"书中亦无专篇阐述心悸，但在"风病诸候""伤寒病诸候""脚气病诸候""五脏六腑诸候""妇人产后病诸候"等篇中均有散在论述，归纳其病因病机主要包括心虚风乘、劳伤血脉、水气乘心、胆气虚怯、脚气、金疮等方面，构建了心悸病证病因病机的学术思想框架。

**（1）心虚风乘**

《病源》阐述心悸，十分强调"心气虚""心气不足"的内因，以及风邪乘虚侵袭的外因，二者常常相兼为病。《病源·卷一·风病诸候上》论述风惊邪、风惊恐、风惊悸、风惊四候，皆以心气不足，风邪乘之为发病的共同病机。如原文载："风惊者，由体虚，心气不足，为风邪所乘也"；"风惊邪者，由体虚，风邪伤于心之经也"；"风惊恐者，由体虚受风，入乘脏腑"；"风惊悸者，由体虚，心气不足，心之腑为风邪所乘；或恐惧忧迫，令心气虚，亦受于风邪"。

上述四候虽病机有相同之处，然其证候表现有所差别。风惊邪候，乃风邪乘虚伤于心经，"其状，乍惊乍喜，恍惚失常"；风惊恐候，乃风邪入乘脏腑，涉及心、肝、胆，"心虚则惊，肝虚则恐"，胆弱则决断不能，善惊易恐，"其状，如人将捕之"；风惊悸候，则有恐惧忧迫之诱因，风邪与心相搏，则惊不自安，悸动不定，"其状，目精不转，而不能呼"；风惊候，"心主血脉而藏神"，心气虚则气血并乱，神无所藏，复受风邪，"故惊不安定"。因其证候表现上，似有轻重缓急之分，因其症常常发作突然，又迅速恢复，似风之善行数变，故巢氏将其纳入风病诸候。

**（2）劳伤血脉**

劳伤导致心悸，主要包括虚劳、房劳、产劳三种。人体虚损劳弱，脏腑亏虚，伤及血脉，然"心藏神而主血脉"，血脉既伤，则心神失养，神无所安，故见心悸。如《病源·卷二十·虚劳惊悸候》云："虚劳损伤血脉，致令心气不足，因为邪气所乘，则使惊而悸动不定。""虚损劳伤血脉"，此虚，显胜于心气本脏之虚；"因为邪气所乘"，此邪，亦不单指风邪为患。故因人体虚而成劳，诸脏皆虚，心气亦虚，诸邪乘之，"则使惊而悸动不定"，病情危重，预后不佳。

《病源·卷一·风惊候》篇引《养生方》云："精藏于玉房，交接太数，则失精。失精者，令人怅怅，心常惊悸。"言明房劳过度，肾精亏损，相火扰动精室，故见失精。心肾不交，心神被扰，则可导致心悸。又《病源·卷四十三·产后心虚候》云："肺主气，心主血脉，而血气通荣腑脏，遍循经络。产则血气伤损，脏腑不足。而心统领诸脏，其劳伤不足，则令惊悸恍惚，是心气虚也。"即指出妇人产后，劳伤血脉，脏腑失于荣养，而心为君主之官，统领诸脏，心之气血亏虚，则令惊悸恍惚。由上可知，《病源》已准确认识到体虚劳倦，脏腑不荣，耗损心血，为心悸的重要病因。

### （3）水气乘心

《病源》继承仲景之论，认为伤寒误治，水气上乘可致心悸，并对此做了较详细的阐释，完善了对心悸的认识。《病源·卷七·伤寒悸候》云："悸者……此由伤寒病发汗以后，因又下之，内有虚热则渴，渴则饮水，水气乘心，必振寒而心下悸也。太阳病，小便不利者，为多饮水，心下必悸。"因伤寒病发汗后，复用下法，津液耗伤，内生虚热而渴，若饮水过多，则"振寒而心下悸"。且巢氏指出，伤寒误下心悸候，里虚已成，不可再行汗法，应待其"表里实，津液自和，便自汗出愈也"。

《病源》认为，霍乱吐下，常伴心腹部著著悸动，亦为水气上乘于心所致，此为心悸的病因做了重要补充。《病源·卷二十二·霍乱心腹筑悸候》载："霍乱而心腹筑悸者，由吐下之后，三焦五脏不和，而水气上乘于心故也。肾主水，其气通于阴，吐下三焦五脏不和，故肾气亦虚，不能制水，水不下宣，与气俱上乘心。"巢氏认为，霍乱吐下之后，三焦五脏之气不能调和，肾气亦因此亏虚，而肾为主水之脏，虚则不能制约水液，水气不得宣通下行，随紊乱之气上乘于心，导致心悸。其症状起自脐下，向上经腹至心，气筑筑然而悸动不定。

### （4）胆气虚怯

《素问·灵兰秘典论》云："心者，君主之官也，神明出焉。……胆者，中正之官，决断出焉。"心藏神，主宰人之精神活动，胆主决断，某些精神活动又决于胆，胆气通于心，二者在神志方面，相辅相成，相互为用。临床上，如见胆病，胆气上扰心神可致心悸不宁，惊恐畏惧，嗜睡或不眠等症。且胆附于肝，且肝胆之气皆属于木，肝为体，胆为用，胆决才能肝谋。《病源》在针对情志失节导致心悸方面，沿袭《内经》之论，认为平素心虚胆怯，突遇惊恐，或悲哀过极，忧思不结等七情扰动，忤犯心神，可致心悸。

如《病源·卷十五·胆病候》云："胆气不足，其气上溢而口苦，善太息，呕宿汁，心下澹澹，如人将捕之，嗌中介介，数唾，是为胆气之虚也，则宜补之。"即指出胆气不足，其气上溢而口为之苦。少阳之气郁不得舒，致肝气不畅，而善太息。胆夹胃气上逆，则呕吐宿汁，咽喉不适，数唾涎沫。胆气内怯，心中惊恐害怕，悸动不宁，如人将捕之。另外，前文"风惊恐候"言："心肝虚而受风邪，胆气又弱，而为风所乘，恐如人捕之。"亦指出心悸病机，与肝胆之气虚怯，七情失节之惊恐、恼怒密切相关。

### （5）首提脚气、金疮心悸

除上述心悸的常见证候外，《病源》在继承前人思想的同时，对心悸因机加以补充，首次提出脚气夹风心悸和金疮失血心悸。如《病源·卷十三·脚气风经五脏惊悸候》云："夫温湿成脚气，而夹风毒，毒少风多，则风证偏见。风邪之来，初客肤腠，后经腑脏，脏虚，乘虚而入，经游五脏，与神气相搏，神气为邪所乘，则心惊悸也。"湿热兼夹风毒下注，而成脚气病。若毒少而风多，则偏见风病证候。风邪首客肤腠，后侵虚损之脏腑，游走于五脏之间，与神气相搏，心神被伤，而发心悸。

金疮失血心悸，如《病源·卷三十六·金疮惊悸候》云："金疮失血多者，必惊悸，以其损于心故也。心主血，血虚则心守不安，心守不安，则喜惊悸。"言明心主血，血虚则心神不安。古时战事频繁，易为刀枪创伤而失血，失血多者，血虚则伤损于心，心神失养，心守不安，故好发惊悸。巢氏金疮致悸的思想，为后世外伤失血导致心悸提供了重要依据。

**2. 胸痹心痛**

《病源》论述胸痹心痛病，主要见于是书卷十六《心痛病诸候》之心痛候、久心痛候、心悬急懊痛候、心痛多唾候和心痛不能饮食候，卷二十《疝病诸候》之寒疝心痛候、心疝候，卷三十《咽喉心胸病诸候》之心痹候、胸痹候，以及卷四十一之妊娠心痛候。所论述内容较丰富，对胸痹心痛病因病机、证候表现及证候分类等，进行了系统阐述，是巢氏继《内经》和《金匮要略》之后，对胸痹心痛的又一次全面总结。

**（1）病因病机**

1）外感寒邪：《病源》论述胸痹心痛因机，多以"寒气""风冷邪气"等词述之。如胸痹，乃"寒气客于五脏六腑，因虚而发，上冲胸间，则胸痹"；心痛，"是脏虚受风，风冷邪气乘于心也"。可见《病源》强调外感寒邪，为其发病之重要因素。而又久心痛者，"是心之支别络脉，为风邪冷热所乘痛也"，以风冷为主，夹热为患。

2）阳虚阴盛：《心痛候》云："若诸阳气虚，少阴之经气逆，谓之阳虚阴厥，亦令心痛，其痛引喉是也。"可知正气亏虚，诸阳气衰，少阴心经气逆乱，可致心痛。又《心疝候》云："由阴气积于内，寒气不散，上冲于心，故使心痛，谓之心疝也。"表明阴寒内盛，上冲于心，亦致心痛。

3）停饮乘心：《妊娠心痛候》云："夫心痛，多是风邪痰饮，乘心之经络，邪气搏于正气，交结而痛也。"《心痛多唾候》曰："心痛而多唾者，停饮乘心之络故也。"且其阐述心络停饮的成因，认为"若脏腑和平，则水液下流宣利"，若肾、膀胱、小肠三者功能正常，水气下行，则不会有"津液水饮停积，上迫于心"。

4）阳郁生热：《心悬急懊痛候》云："其痛悬急懊者，是邪迫于阳，气不得宣畅，壅瘀生热，故心如悬而急，烦懊痛也。"因"心与小肠，合为表里，俱象于火，而火为阳气也"，若心之别络为风所乘，久则邪气逼迫阳气，气不宣畅，郁而生热，乘心而发病。

5）思虑劳心：《心痹候》云："思虑烦多则操损心，心虚故邪乘之。邪积而不去，则时害饮食，心里愊愊如满，蕴蕴而痛，是谓之心痹。"即指出思虑过度，导致心脏受损，心气不足，外感之邪气乘虚而入，故发心痹。"诊其脉，沉而弦者，心痹之候也"，沉主心脏虚损，弦病情志不遂。

**（2）证候表现**

《咽喉心胸病诸候·胸痹候》篇胸痹证候，其临床表现多样。胸痹病之轻者，仅见"胸中愊愊如满，噎塞不利，习习如痒，喉里涩，唾燥"，即胸中满闷，伴咽喉痒涩、噎塞不利之症，极似于现今临床常见之冠心病伴咽喉不适的临床表现。胸痹病情甚者，"心里强痞急痛，肌肉苦痹，绞急如刺，不得俯仰，胸前皮皆痛，手不能犯，胸满短气，咳唾引痛"，即指胸部闷窒疼痛，心前区绞急刺痛，类似于冠心病心绞痛的急性发作。而胸痹病情更重者，症见"烦癖，白汗出，或彻背膂，其脉浮而微者是也"，则是真心痛之候。阴盛格阳，故脉浮而微，病情危重。

《疝病诸候·心疝候》篇论述心痛证候："其痛也，或如锥刀所刺，或阴阴而疼，或四肢逆冷，或唇口变青，皆其候也。"《病源》言其为心疝之候，多因心经为寒邪所袭而发，症见如锥刺痛，四肢逆冷，唇口青紫，与真心痛极为相似，除典型的心痛表现外，尚有气由少腹上冲于心的自觉症状。又《咽喉心胸病诸候·心痹候》云："邪积而不去，则时害饮食，心里愊愊如满，蕴蕴而痛，是谓之心痹。"《素问·五脏生成论》云："心痹，得之外疾，思虑而心虚，故邪从之。"指出心痹乃由外邪乘虚，积而不去，痹阻心脉，气血不通所致，其症以心中郁结满闷、隐隐作痛为主，而饮食常为其发病诱因。

**（3）证候鉴别**

1）真心痛与久心痛：《病源》据心痛发作时疼痛程度、病情轻重、病势缓急，将心痛分为真心痛与久心痛两种。《心痛病诸候·心痛候》云："心为诸脏主而藏神，其正经不可伤，伤之而痛，为真心痛，朝发夕死，夕发朝死。"指出真心痛，为心之正经被伤，其病势急而重，预后极差，"朝发夕死，夕发朝死"，死亡迅速。而《心痛诸病候·久心痛候》云："其久心痛者，是心之支别络脉，为风邪冷热所乘痛也，故成疹不死，发作有时，经久不瘥也。"即言久心痛，乃心之别络受伤，未及正经，其病势较真心痛为缓，程度亦较轻，"发作有时，经久不瘥"，成为久病，而不至死亡。

2）脾、胃、肾之心痛：脾、胃、肾之心痛，集中载于《心痛病诸候·心痛候》，其论述较为简洁。如脾心痛，"诸脏虚受病，气乘于心者，亦令心痛，则心下急痛，谓之脾心痛也"，认为诸脏虚寒之气逆上乘心，症见心下拘急而痛，虽病位不在心，然亦可影响到心，致令心痛。胃心痛，"足阳明为胃之经，气虚逆乘心而痛，其状腹胀，归于心而痛甚，谓之胃心痛也"，胃经虚寒之气上乘于心，亦致心痛，表现为腹部胀满，心痛剧烈。肾心痛，"肾之经，足少阴是也，与膀胱合，膀胱之经，足太阳是也，此二经俱虚而逆，逆气乘心而痛者，其状下重，不自收持，苦泄寒中，为肾心痛也"，肾与膀胱二经虚寒之气，逆乘于心，导致心痛，其症见下肢沉重，运动不能自如，腹痛泄泻。但《病源》一书，并未提及"肺心痛"和"肝心痛"，或因此二经引发心痛较少之故。

《病源》对胸痹心痛的认识，在《内经》与《金匮要略》的基础上进一步加深，在病因病机上尤其强调虚、寒、气逆的病理因素，证候表现以胸部满闷、疼痛为主。在病证鉴别上，可分为真心痛、久心痛；而据其虚寒经气来源，则可分为脾心痛、胃心痛、肾心痛，足见其论述之全面、详尽。《病源》作为一部因机、证候专著，后世多承其说，沿用至今。

**3. 眩晕**

眩晕是"晕"和"眩"的总称，继承《内经》《伤寒论》对"晕""眩"的认识，《病源》首次将此作为独立的证候展开专篇论述，主要包括"风头眩候""风眩候""目晕候""目眩候"四篇，于"头面风候""肝病候""虚劳骨蒸候""痰候""妊娠恶阻候"等篇中亦多有涉及，并补充了"拔齿损候""打头破脑出候"等，更加明确地对眩晕的发病机理做了较为系统的论述。归纳其病因病机主要包括血气虚风邪入脑、体虚外感风邪、肝气逆、湿热蕴蒸、痰饮内停、击打损伤等方面，逐步构建了眩晕病证病因病机的学术思想框架。

**（1）血气虚风邪入脑**

《病源》论述眩晕，主要在《病源·卷二·风病诸候下·风头眩候》《病源·卷三十七·妇人杂病诸候·风眩候》《病源·卷二十八·目病诸候·目晕（眩）候》中，其载："风头眩者，由血气虚，风邪入脑，而引目系故也。""风眩，是体虚受风，风入于脑也。"其"肝藏血，血气不足，则肝虚，致受风邪，风邪搏于精气，故精气聚生于白睛之上，绕于黑睛之际，精彩昏浊，黑白不明审，谓之止晕。""筋骨血气之精，与脉并为目系，系上属于脑，若腑脏虚，风邪乘虚随目系入于脑，则令脑转而目系急，则目眴而眩也。"

上述四篇虽病名不同，但病因病机基本一致，认为"精血不足""血气虚"为内因，风邪乘虚侵袭扰动为外因，尤其强调"上虚致眩"，以虚为本。《灵枢·口问》曰："上气不足，脑为之不满，耳为之苦鸣，头为之苦倾，目为之眩。"《病源》将肝、目、脑通过血脉有机地联系在一起，目系为宗脉之所聚，五脏六腑之精华，随血脉入脑，若气血亏虚，脏腑虚弱，加之风邪入脑，扰动清窍，则出现"风眩""风头眩"。同时目为肝之窍，二者相通，若肝血不足，则目睛失于濡养，血虚生风，肝风内扰，则视物昏浊甚则头晕不止。

### （2）肝气上逆

《素问·至真要大论》云："诸风掉眩，皆属于肝。"《病源》则在针对情志导致眩晕方面，沿袭《内经》之论，认为怒则肝气上逆，生风化阳，上冲脑窍，可致眩晕。如《病源·卷十五·五脏六腑病诸候·肝病候》云："肝气盛……善怒。气逆则头眩，耳聋不聪，颊肿，是肝气之实也，则宜泻之。"又载："《养生方·导引法》云：肝脏病者，愁忧不乐，悲思嗔怒，头旋眼痛，呵气出而愈。"

### （3）湿热蕴蒸

该书认为湿热之邪所致眩晕主要包括两个方面。首先湿随热蒸，困于脑窍，则发为眩晕，临床上多表现为头目眩晕而昏沉，头重如裹。《病源·卷四·虚劳病诸候下·虚劳骨蒸候》云："脑蒸，头眩闷热……多因热病患愈后，食牛羊肉及肥腻，或酒或房，触犯而成此疾。"提示热病后余热未清，如再吃牛羊肉及肥腻等助湿生热之品，势必会导致湿热内蒸，上熏头窍，眩晕发作。

其次，湿邪具有胶结、黏腻的特性，与热邪相合，更加难以祛除，且易阻滞中焦，以太阴、阳明为多，亦涉及少阳、厥阴，导致脾胃升降功能失常，浊气上犯，发为眩晕。如《病源·卷十二·黄病诸候·谷疸候》云："谷疸之状，寒热不食，食毕头眩，心忪怫郁不安而发黄，由失饥大食，胃气冲熏所致。阳明病，脉迟，食难用饱，饱则发烦头眩者，必小便难，此欲为谷疸。虽下之，其腹必满，其脉迟故也。"

### （4）痰饮内停

仲景之苓桂术甘汤、泽泻汤，皆以利水除饮为法，以治眩冒之症。巢氏遵仲景之理，提出痰饮致眩的病机。《病源·卷三十九·妇人杂病诸候·痰候》云："痰者，由水饮停积在胸膈所成。人皆有痰，少者不能为害，多则成患。但胸膈饮渍于五脏，则变令眼痛，亦令目眩头痛也。"后世医家朱丹溪提出："头眩，痰夹气虚并火，治痰为主，夹补气药及降火药。无痰不作眩，痰因火动，又有湿痰者，有火痰者。"总结其因机为痰饮停阻于中焦，致清阳不升，浊阴上冒，发为眩晕，或肝郁化火，痰随火升，扰动清窍。

**（5）击打损伤**

《病源》在总结前人经验的同时，首次提出拔齿损和被打头破脑出致眩晕，补充眩晕病机。《病源·卷二十九·牙齿病诸候·拔齿损候》云："手阳明、足阳明之脉，并入于齿。拔齿而损脉者，则经血不止，脏虚而眩闷。"其根本病机为血虚致眩，脑髓失充，相当于现代临床失血过多所致低血压而出现的眩晕，可见该书对病因病机的认识之全面。

《病源·卷三十六·腕伤病诸候·被打头破脑出候》云："夫被打，陷骨伤头，脑眩不举，戴眼直视，口不能语，咽中沸声如豚子喘，口急，手为妄取，即日不死，三日小愈。"此为头部遭受外力击打后，出现的短暂性脑损伤，现代研究认为这与外力击打瞬间产生的颅内压力变化、脑实质骤然移动及脑血管功能紊乱相关。

**4. 痰与饮**

痰饮，是指体内水液不得输化，停积或渗注于体内某些部位而导致的一类疾病。关于痰饮，《病源》卷二十设专门篇章"痰饮病诸候"论述，其他篇章如"目病诸候""妇人杂病诸候"及"小儿病诸候"等亦有散在论述。痰饮含义广泛，既可为病理产物，亦可为新的致病因素，故《病源》在论述其证时始终贯穿着"因病生痰，因痰致病"的病理观。本篇将从痰饮分论、痰饮因机、痰饮证候、痰生百病四个方面，分析整理《病源》所论之痰饮。

**（1）痰饮分论**

痰之与饮，虽同出一源，均为津液在体内停滞而成，但实有不同。《病源》首将"痰""饮"分类，《病源·卷三·虚劳痰饮候》云："痰者，水液结聚"，"饮者，水浆停积"。可知稠浊者为痰，清稀者为饮。又《病源·卷二十·痰饮候》云："脉偏弦为痰，浮而滑为饮。"痰性黏滞，易阻滞气机，脉气紧张，故其象偏弦；饮为实邪，壅盛于内，气实血涌，故脉偏滑。脉浮提示正气尚健，抗邪有力。《病源》一书最早将痰和饮，从病理、脉象上进行区分，为后世痰饮分治奠定了理论基础。而因许多情况下，二者不能截然分开，故在称谓上，仍常将痰饮并称。

**（2）痰饮因机**

《病源》专列"痰饮病诸候"篇，下设"痰饮候""热痰候""冷痰候"等16论，对痰饮病之因机作了详尽而精辟的论述。有关痰饮病之因机，不外乎虚实两端，大致可归为五个方面，即脾胃虚弱、饮水过多、触冒寒邪、气机阻滞、血脉瘀阻。

1）脾胃虚弱：《病源·卷七·虚劳痰饮候》云："劳伤之人，脾胃虚弱，不能克消水浆，故为痰饮也。"脾主运化，运化水液。若脾失健运，则水湿内停，聚而生痰。后世《医宗金鉴》亦云："脾为生痰之源，治痰不理脾胃，非其治也。"

2）饮水过多：《病源·卷二十·诸饮候》曰："诸饮者，皆由荣卫气痞涩，三焦不调，而因饮水多，停积而成痰饮。"且流饮、留饮、支饮、溢饮、悬饮等，其病因均与饮水多，或饮酒后饮水多关系密切，酒、水本可经脾胃运化，而化生气血，然过多则运化不及，停留成饮。

3）触冒寒邪：《病源·卷二十·癖饮候》云："此由饮水多，水气停聚两胁之间，遇寒气相搏，则结聚而成块，谓之癖饮。"水饮摄入过多，又外受寒邪，寒热相搏，沉滞而成痰也，留日久又转化为痰浊，甚至变生痰癖之患。

4）气机阻滞：《病源·卷二十·痰饮候》又载："痰饮者，由气脉闭塞，津液不通，水饮气停在胸腑，结而成痰。"指明气机阻滞，津液不输，水气停留可凝聚成痰。

5）血脉壅塞：《病源·卷二十·诸痰候》曰："诸痰者，此由血脉壅塞，饮水积聚而不消散，故成痰也。"指出血脉壅塞，则水湿痰饮凝聚而不布运，故生痰饮。《金匮要略》云"血不利则为水"，水聚则成痰饮。

**（3）痰饮证候**

《病源·卷三十九·痰候》云："人皆有痰，少者不能为害，多则成患。"指出人皆有痰，逐步蓄积，渐进发病，周期漫长。《病源》卷二十之"痰饮病诸候篇"，即载述了诸痰证候，如热痰、冷痰、痰结实、膈痰风厥头痛，诸饮证候，如痰饮、流饮、留饮、癖饮、支饮、溢饮、悬饮等。可见痰饮病证之广泛，病变多样。

《病源·卷二十·诸痰候》云："或冷，或热，或结实，或食不消，或胸腹痞满，或短气好眠，诸候非一，故云诸痰。"指明痰积体内，可致多种病理变化，"其性非一"。如热痰候，"令身体虚热，逆害饮食，头面噏噏而热"，为"上焦生热，热气与痰水相搏"所致；冷痰候，"吞酸气逆，四肢变青，不能食饮"，乃"胃气虚弱，不能宣行水谷"；痰结实候，症见"心腹痞满，气息不安，头眩目暗，常欲呕逆"，乃由"痰水积聚，在于胸腑，遇冷热之气相搏，结实不消"所成；膈痰风厥头痛候，其症"头痛"，"数岁不已，久连脑痛"，甚则"手足寒冷至节"，由"痰水在于胸膈之上，又犯大寒，使阳气不行，令痰水结聚不散，而阴气逆上，上与风痰相结，上冲于头"所致。《病源》首以"诸痰候"总云痰病，继以寒热虚实为辨证原则分述之，提纲挈领，规范证型。

《病源·卷二十·诸饮候》云："其为病也，或两胁胀满，或心胸烦闷，或眼暗口干，或呕逆短气，诸候非一，故云诸饮。"水饮为患，其病位变动不居，常因其所停聚部位不同，而见不同证候。如痰饮，水停胃肠，症见腹部"辘辘有声"，"胸胁胀满，水谷不消"；悬饮，饮停胁下，"胁间悬痛，咳唾引胁痛"；溢饮，饮溢皮肤，"身体疼重而多汗"；支饮，饮停胸膈之间，支乘于心，"咳逆喘息，身体如肿之状"；流饮，停聚膀胱，"令人短气"，"将息遇冷，亦能虚胀"；留饮，饮停胸膈之间，"令人胁下痛，短气而渴"；癖饮，水停两胁之间，遇寒气相搏，结聚成块，"在胁下，弦亘起，按之则作水声"。《病源》论述饮病，承仲景之特点，以病位划分，且在其基础上有所发挥，对饮病兼证如痰饮食不消候、留饮宿食候、流饮宿食候亦有详尽论述，揭示饮病之多样性、复杂性。

**（4）痰生诸病**

痰流于体内，随气之升降，无处不到，内而五脏六腑，外窜经络、肌骨，致生诸病。正如《杂病源流犀烛·痰饮源流》云："其为物则流动不测，故其为害，上至颠顶，下至涌泉，随气升降，周身内外皆到，五脏六腑俱有。"故其临床病证繁多，后世有"百病多由痰作祟""怪病多痰"之说，由此亦可知，痰作为致病因素，可酿生诸多疾患，非限于有形之痰，尚含一些无形之痰，变幻多端。

痰停胸膈者，常与气相搏，上逆于咽喉之间，变生他证。如《病源·卷三十九·咽中如炙肉脔候》云："咽中如炙肉脔者，此是胸膈痰结，与气相搏，逆上咽喉之间，结聚，状如炙肉之脔也。"又如《病源·卷十四·呷嗽候》云："呷嗽者，犹是咳嗽也。其胸膈痰饮多者，嗽则气动于痰，上搏喉咽之间，痰气相击，随嗽动息，呼呷有声，谓之呷嗽。"二者皆有痰气相搏，前者痰气搏结，凝于咽喉，俗称梅核气，症见咽中异物感状，如炙肉之脔；后者痰气相击，随嗽动息，症见咳嗽上气，胸膈烦满，呀呷有声。

痰冲经络者，因脏腑之气郁，首冲于肝之经络，而目为脏腑之精华，肝之外候，故常肝经受郁，变生目疾。如《病源·卷四十八·眼障翳候》云："小儿腑脏痰热，熏渍于肝，冲发于眼，初只热痛，热气蕴积，发生障翳。"又如《病源·卷二十八·目珠管候》云："若风热痰饮渍于脏腑，使肝脏血气蕴积，冲发于眼，津液变生结聚，状如珠管。"前者痰热熏肝冲眼，致热气蕴集于目，故见"白翳结聚，小者如黍粟，大者如麻豆"，"轻者止生一翳，重者乃至两三翳也"；后者血气蕴集于肝，津液结聚于目，目生珠管状物。

此外，小儿、妇人证候，也常常由痰发展而成。如妊娠恶阻候，"妇人本有虚羸……心下有痰水"，症见心烦愦闷、四肢沉重、呕吐、目眩；又如妊娠心痛候，"风邪痰饮，乘心之经络，邪气搏于正气，交结而痛也"；又如妊娠子烦候，"脏虚而热气乘于心，则令心烦；停痰积饮，在于心胸，其冲于心者，亦令烦也"。小儿寒热往来候，"风邪外客于皮肤，内而痰饮渍于腑脏，致令血气不和……阴阳交争，时发时止，则寒热往来也"。其他如小儿腹痛、厌食、多食消瘦、五脏烦满、吐涎沫、寒热、惊痫、目赤痛、眼翳障以及婴儿乳哺不进等，都与痰邪相关，因此需注意痰浊的影响。

《病源》所论之痰饮病，侧重病因病机、证候及治疗方面，下、吐、消法散在论述，导引法两则，未涉及具体方药。是书首将痰、饮分述，且重视痰饮的致病因素，痰可生百疾，如瘰疬、痰核等，后世藉此论发之。治法上，又因"怪病多痰"，治疑难杂病，辨属痰证，试以治痰之法，常能取效。是书痰饮之论，广博而精，为痰饮病之发展，起到了承上启下的重要作用。

**5. 外科**

《病源》卷31～36为外科专篇，主要根据外科病证类型进行分类，涉及瘿瘤、丹毒、肿病、疔疮、杂毒病、金疮病、腕伤共13类，其余篇章亦有散在论述，对外科疾病的病因病机论述，较隋以前之著作，如东晋时的急救方书《肘后救卒方》和南齐时的外科专著《刘涓子鬼遗方》，有了很大的突破。今就外科之皮肤病、破伤风、骨折筋伤、内脏损伤探讨《病源》的外科学认识。

**（1）皮肤病**

《病源》对皮肤病病因的认识，继承了前人学术思想，以六淫为致病基础，尤以风邪为主。如《病源·卷三十一·白癜候》云："白癜者，面用颈项、身体皮肉色变白，与肉色不同，亦不痒痛，谓之白癜。亦是风邪搏于皮肤，血气不和所生也。"又如疥候，"此悉由皮肤受风邪热气所致也"；癣候，"此由风湿邪气，客于腠理，复值寒湿，与血气相搏，则血气痞涩，发此疾"；疽疮候，"皆是风邪客于皮肤，血气之所变生"。可知，《病源》认为皮肤病成因以风为主。风为六淫之首，百病之长，人体腠理不密，卫外失司，风邪乘虚侵袭，郁于皮肤之间，内不得疏，外不得散，使营卫不和，肌肤失养而致病。且风善行而数变，风性主动，故风邪所致皮肤病常发无定处，时发时瘥，瘙痒无度。

除六淫致因素外，《病源》突出地认识到"虫"这一致病因素的作用，指出"疥""癣""疽疮"等皮肤病，均为"虫"感所致。如《病源·卷三十五·疥候》云："疥者，有数种，有大疥，有马疥，有水疥，有干疥，有湿疥。……并皆有虫，人往往以针头挑得，状如水内病虫。"又如《病源·卷三十五·癣候》云："癣病之状，皮肉隐胗如钱文，渐渐增长，或圆或斜，痒痛，有匡郭，里生虫，搔之有汁。"《病源·卷三十五·疽疮候》云："此疽疮，是病之类也，非痈疽之疽。……多发于指节脚胫间，相对生，币币作细孔，如针头，其里有虫，痒痛，搔之黄汁出，随瘥随发。"这些论述明确提出虫毒为患的新观点，其所指的虫，部分与现代医学所指的真菌、疥虫类似，突破了单纯以六淫致病的学说。

## （2）破伤风

破伤风之病名，首见于宋代《太平圣惠方》，对其证候表现，《五十二病方》《肘后备急方》等早有记载，如"身信（伸）而不能汕（屈）"，"觉颐项强屯身中急束"。而至《病源》始论及破伤风之因机，《金疮中风痉候》云："夫金疮痉者，此由血脉虚竭，饮食未复，未满月日，荣卫伤穿，风气得入，五脏受寒，则痉。"指出其潜伏期"未满日月"，与现代认为的 7～8 日，已有很大程度的接近。并指出人体先有破伤，"风气"由创口侵入而致痉病，此处所指"风气"，当指破伤风杆菌，当时巢氏已对病源微生物有所认识，此病中虽未明确提出，或因拘于当时客观条件。

对金疮痉病之临床表现，《病源》云："其状，口急背直，摇头马鸣，腰为反折，须臾十发，气息如绝，汗出如雨。不及时救者，皆死。"表明其症病情急重，极易导致死亡。其重点在于早期诊断，因此凡有外伤史，不论伤口大小、深浅，若伤后出现腰背紧张、呼吸困难、颈部发硬、大汗淋漓等，均应考虑此病可能性。后世在此基础上，提出防重于治的原则，现代医学常在正确处理伤口同时，注射破伤风疫苗或抗毒素，来预防此病。

## （3）骨折筋伤

筋包括肌腱、肌肉、血管、韧带、骨膜等，是一切软组织的统称，具有连接关节、支配肢体活动的功能，其与骨的关系为"筋束骨，骨张筋"。筋骨并重理论早在《病源》中得到体现，《金疮伤筋断骨候》云："夫金疮始伤之时，半伤其筋，荣卫不通，其疮虽愈合，后仍令痹不仁也。"指出筋虽半伤不断，营卫不通，筋骨肌肉失养，即使表面创口愈合，肢体仍会出现麻痹不仁的症状。因此，治疗骨折不仅要恢复其正常解剖关系，且需重视周围软组织的修复。

《箭镞金刃入肉及骨不出候》云："箭镞、金刃中骨，骨破碎者，须令箭镞出，仍应除碎骨尽，乃敷药。不尔，疮永不合。纵合，常疼痛。"即言明金疮骨碎者，必须首先剔除碎骨，再行敷药，否则创伤难愈。《金疮久不瘥候》云："夫金疮有久不瘥，脓汁不绝，肌肉不生者，其疮内有破骨、断筋、伏血、腐肉、缺刃、竹刺，久而不出，令疮不愈，喜出青汁。当破出之，疮则愈。"可见巢氏认为清创不彻底，残留碎骨、断筋、瘀血等坏死组织或竹刺、箭矢等异物，是导致感染的重要原因，必须重新清创，乃可愈合。表明《病源》已认识到彻底清创的重要性，缝合、敷药前必须仔细探查创口，避免残留，徒增损伤。

## （4）内脏损伤

《病源》对开放性损伤合并内脏损伤，记载较为具体。主要有肠管断裂、肝脾脏器损伤以及膀胱破裂等。如《病源·卷三十六·金疮肠断候》云："夫金疮肠断者，视病深浅，各有死生。肠一头见者，不可连也。……肠两头见者，可速续之。"指出金疮所致肠断疾病，其预后，有生有死。若仅见一头断端，则不能接续，若见两头断端，缝合及时，尚可救治。其手术方法，"先以针缕如法，连续断肠，便取鸡血涂其际，勿令气泄，即推内之。"可见巢氏对手术的严格要求，"连续断肠""勿令气泄"。肠吻合术后，应注意饮食护理，初则"当作研米粥饮之。二十余日，稍作强糜食之，百日后乃可进饭耳"，如其不然，"饱食者，令人肠痛决漏。"

而《金疮内漏候》云："凡金疮通内，血多内漏，若腹胀满，两胁胀，不能食者死。"可知锐器损伤内脏，而致内出血的情况，较外在创口更加危险，然易被误诊漏诊。巢氏论述其症状"腹胀满，两胁胀"，颇似现代医学肝脾破裂临床表现，具有现实指导意义。又《金疮初伤候》云："尿从疮出，气如贲豚……诸疮如是者，多凶少愈。"阐述了膀胱破裂者，症见"尿从疮出"，其预后"多凶少愈。"限于古时医疗技术缺乏、救治不及时，许多金疮所致腑脏损伤，预后极差。巢氏对此已有了初步认识，这在当时已是极大的进步，为后世外伤学术的发展奠定了基础。

**6. 带下病**

《病源》卷 37～44，主要论述妇科诸疾，"妇人杂病诸候"四卷、"妇人妊娠病诸候"两卷、"妇人将产病诸候"一卷、"妇人难产病诸候"一卷，以及"妇人产后病诸候"两卷，凡 283 论，内容涉及月水失调、带下病、崩漏、妊娠病、无子、难产及产后病等候，所论各候病源病理大都与临床实际相符，一直为后世医家所重视。今就《病源》之带下病，述其因机、分类、兼证及鉴别诊断，探析本书对妇科病的诊疗思想。

**（1）带下病因**

"带下"之名，首见于《内经》，《素问·骨空论》曰："任脉为病，男子内结七疝，女子带下瘕聚。"而"带下病"之名，首见于《病源》，是指妇人带下的量、色、质、气味发生异常，或伴全身、局部症状者。

《病源·卷三十七·带下候》云："带下者，由劳伤过度，损动经血，致令体虚受风冷，风冷入于胞络，搏其血之所成也。冲脉、任脉为经络之海。任之为病，女子则带下。"指出带下之病机，内有劳伤过度，损伤冲任，致令体虚，外则风冷之邪侵入胞络，与血相搏，而成带下之病。其又补充道："冲任之脉既起于胞内，阴阳过度，则伤胞络，故风邪乘虚而入于胞，损冲、任之经，伤太阳、少阴之血，致令胞络之间，秽液与血相兼，连带而下。冷则多白，热则多赤，故名带下。"可知带下病主要责之于冲任，其次与手少阴心经、手太阳小肠经密切相关，"此二经之血，在于妇人，上为乳汁，下为月水，冲任之所统也"。

**（2）带下分类**

除"冷则多白，热则多赤"的简单分类外，《病源》继承《内经》《脉经》以五色匹五脏的推演模式，论述了带下五色。《病源·卷三十七·带五色俱下候》云："经血之行，内荣五脏，五脏之色，随脏不同。伤损经血，或冷或热，而五脏俱虚损者，故其色随秽液而下，为带五色俱下。""五脏皆禀血气，其色则随脏而不同。"肝色主青，心色主赤，脾色主黄，肺色主白，肾色主黑，其中某一脏虚损，而成带下病，分别为带下青、带下赤、带下黄、带下白、带下黑。不仅言明带下病之病机，同时也指出其病位，虽对指导辨治带下病仍有局限，但较之前代已有所进步。

《病源》对带下五色之具体证候并未明确阐述，然其相较于《脉经》"五崩"之说，更为具体，后世在其基础上有了进一步发展，如《傅青主女科》云述五色带：青带，"带下而色青者，甚则绿于绿豆汁，稠黏不断，其气腥臭"；赤带，"带下而色红者，似血非血，淋漓不断"；黄带，"带下而色黄者，宛如黄茶浓汁，其气腥秽"；白带，"终年累月下流白，如涕如唾，不能禁止，甚则臭秽者"；黑带，"带下而色黑者，甚则如黑豆汁，其气亦腥"。对带下病的因机、治法、方药加以发挥并论述，完善《病源》之不足，对后世医家诊疗此类疾病起到了极其重要的指导作用。

**（3）带下病兼症**

《病源》对带下病的兼症亦多有论述，如带下月水不利候、带下月水不通候、带下无子候、产后带下候等，将带下病与妇科其他疾病联系起来，有助于从整体上认识妇科疾病。如《病源·卷三十七·带下月水不利候》云："带下输泻则脏虚，而重被风冷乘之，入伤手太阳、少阴之经，则使月水不利。……血性得寒则涩，既为风冷所乘，故带下而血涩，所以月水不利也。"可知带下月水不利，乃因风冷乘于胞宫，血得寒则涩，行血不利，故见月水不利。寒甚者，"冷气沉积，故血结壅"，"变成血瘕"，阻滞胞宫，故见月水不通。

《病源》专设"无子候"篇，其言"夫病妇疹，皆使无子"，指出男女有疾，皆致无子。"然妇人挟疾无子，皆由劳伤血气，冷热不调，而受风寒，客于子宫，致使胞内生病，或月经涩闭，或崩血带下，致阴阳之气不和，经血之行乖候，故无子也。"指出寒客胞宫，或因经、带、崩、漏诸疾，致胞中阴阳气血不和，导致无子。其中妇人带下疾患，为无子病因之一。如《病源·卷三十九·带下无子候》云："带下无子者，由劳伤于经血，经血受风邪则成带下。……病在子脏，胞内受邪，故令无子也。"妇人劳伤气血，复为风寒湿邪所中，寒湿下注，客于胞宫，胞脉受阻，故见带下而不孕。

此外，尚有产后带下病，如《病源·卷四十四·产后带下候》曰："产后血气劳损未平复，为风冷所乘，伤于任脉，冷热相交，冷多则白多，热多则赤多也，相兼为带下也。"指出产血气劳损，复受风冷伤于任脉，故见产后病气血亏虚与带下病相兼为患。

**（4）带、崩、漏之鉴别**

《病源》谓带、崩、漏之发病，都源于冲任之脉的虚损，因其作用机制不同，而见不同证候。带下病由内外合邪，伤及经血，秽浊之液与血相杂而下。而崩中与漏下，《病源·卷三十八·漏下候》云："若劳伤者，以冲任之气虚损，不能制其经脉，故血非时而下，淋沥不断，谓之漏下也。"同卷"崩中候"则载："若劳动过度，致腑脏俱伤，而冲任之气虚，不能约制其经血，故忽然暴下，谓之崩中。"可知崩中、漏下，皆因劳伤冲任，冲任之气受损，不能制约经血，漏下症状稍轻，症见经血非时而下，淋沥不断，崩中症状则较重，经血忽然暴下，病情凶险。若崩中、漏下合病，则见崩中漏下候，症见"崩而内有瘀血，故时崩时止，淋沥不断"。

《病源》除论述带下五色候外，亦有崩中五色候、漏下五色候，均以五色匹五脏立论。如"漏下青候"篇载："五脏皆禀血气，肝脏之色青，漏下青者，是肝脏之虚损，故漏下而夹青色也。"余四脏皆可以此推论。而"崩中五色俱下候"篇载："伤损之人，五脏皆虚者，故五色随崩俱下。其状，白崩形如涕，赤崩形如红汁，黄崩形如烂瓜汁，青崩形如蓝色，黑崩形如干血色。"崩中漏下不止者，亦可相杂而下。

**7. 导引法**

导引术是通过肢体运动，调节呼吸，自我按摩，以达调和气血、修养身心、防治疾病、延年益寿的传统养生术和体疗方法。《内经》时代，治疗手段主要有毒药、砭石、九针、灸焫、导引按跷五种，且非常重视导引在养生保健和防治疾病方面的作用。《病源》继承这一思想，凡导引法前，均可见"其汤熨针石，别有正方，补养宣导，今附于后"之论述，疾病之治疗方法多样，然《病源》独重补养宣导之法，并对其治疗作用，进行了系统阐述，对导引法之发展起到承上启下之作用。

**（1）基本姿势**

《病源》中记载动作的姿势多种多样，虽以单个动作为主，但也有其相应的基本姿势，起势、主要动作和收势等几个部分组成，同时要在呼吸、意念等方面进行配合。书中明确提到的基本姿势偃、仰、卧、坐、蹲、踞、跪等，重点在坐、立、卧三类。

1）坐式：坐式需保持上身正直，常用的有正坐、端坐、蹲踞、踞坐。正坐，其步骤繁多，要求并拢膝头两足，初坐时先两足趾相对，坐足跟上，待身体平稳后换两足跟向内相对，坐于足跟上，锻炼时以自身舒适感为度。端坐即平坐，较正坐随意，强调端坐时要伸直腰部，全程以舒适放松为宜。蹲坐两膝如坐，但臀不着地。踞坐，屈两膝并上耸，臀着地而坐。

2）立式：主要分两脚并拢站立和平肩站立。并拢站立时两脚并拢，两脚平行，两膝微屈，松静站立。头正顶悬，竖脊正身，两臂自然垂于身体两侧。唇齿合拢，舌尖放平，轻贴上腭，两眼平视正前方，自然呼吸，全身放松。平肩站立时，左脚向左侧打开，两脚之间距离与肩同宽，其余要求相同。始终体会"在伸展中放松"的意境，全身的重量通过膝关节传至两足及大地，有利全身气血运行。

3）卧式：主要分为仰卧、侧卧和俯卧三种。仰卧，即指面朝上平躺，两腿伸直，两臂自然置于身体两侧。俯卧，是身体前面着席，面向下或向两侧。侧卧，可以左侧卧也可以右侧卧，根据需要两腿可以自然弯曲，在下的手臂肘关节弯曲，左右均可互换练习。

**（2）具体应用**

《病源》中记载了丰富的导引法，这些导引法产生于隋唐之前，乃经古人反复验证的养生保健方法，每条导引法的治疗作用亦相对明确，载于某证候之下。《病源》一书所载之导引法，简便易行，除去相似条目，尚有一百七十余条，不可尽述，以下将仅取数条举证，欲窥全貌，敬阅原书。

1）《病源·卷一·风身体手足不随候》云虾蟆式导引法，治疗手足不遂、痹症、痿证，"极力左右振两臀者，更互蹴踏，犹言厥，九通中间，偃伏皆为之，名虾蟆行气"，其主要动作为仰卧或伏卧位，单腿屈膝屈髋内收，脚尖回钩，脚跟用力向同侧斜上方蹬出，振动臀部，收回放平。左右腿交换，重复以上动作。该导引法模仿青蛙跳跃之特点，通行下肢气血，功能祛风止痛，治疗臀痛。

2）《病源·卷三·虚劳里急候》云摩腹的导引方法，治疗虚劳之人，因饮食导致的腹痛、干呕之症，"正偃卧，以口徐徐纳气，以鼻出之。除里急、饱食。后小咽气数十，令温中……两手相摩，令极热，以摩腹，令气下"。其主要动作包括：仰卧位，口吸鼻呼，呼吸调匀；用力振动腹部；两手掌互相搓热，按摩腹部。此法通过按摩腹部，促进肠胃蠕动，调整中、下焦气机。且手之热力，可通过腹部穴位内传，温运中阳。

3）《病源·卷十三·上气候》云拓腰振臂导引法，可去除心肺上焦壅闷之气。"两手向后，合手拓腰向上，急势，振摇臂肘，来去七。始得手不移，直向上向下，尽势，来去二七"。其主要动作为站立位，两手于身后交叉相握，手背贴在腰部，上提至背，两肘关节前后振摇七次，后手不动，头部下弯，带动腰部俯身、后仰，如此十四次。其作用为理气降逆、宽胸舒心。

4）《病源·卷二十八·目暗不明候》云熨目的导引法，治疗目暗不明之症。"鸡鸣以两手相摩令热，以熨目，三行，以指抑目，左右有神光。"其主要动作为坐位，两手搓热，以掌心对准眼睛，体会热量传至眼内，重复三次。再以手指轻按眼球，感觉似有光照耀。中医理论认为五脏六腑之气上注于眼，故尤其重视眼部保养，此熨目法可明目止痛，为后世眼保健操提供了借鉴。

**（3）学术特色**

1）动静结合：导引之术，不仅在于动，更注重动静结合，强调"时动时静，以静辅动"。《病源》导引法，主要可分为三大类，即动式、静式、动式结合式。单纯的动作训练，体现"动式"，外练筋骨，以内养精神。呼吸吐纳，吸入清气后，屏气不息，多体现动静结合。存想法，似为静态，然其存想行气，思体内正气循经而行，祛除病患，或想象邪气，排除体外，实则为动静结合。临床上常用不息之静，协调肢体之动，体现动静结合之法。

2）调息行气：调息，是指对呼吸的训练，调整呼吸，与运动配合；行气，古称吐纳、炼气、调气、食气等，是指吐故纳新，引纳清气，吐出浊气，使真气运行，而正气存于内，邪不可干也。二者不可割裂，相辅相成。气息与身形、心神三者协调是中医导引术的精髓。如《病源》卷十五"脏腑病候"的吹、呼、嘻、呵、嘘、呬"六字诀"，是一种针对脏腑病机，配合发声的呼吸吐纳方法，旨在宣通脏腑气机，疏通经络。

3）意形并存：意形并存，可谓是对《内经》形神一体观的继承与发展，不仅注重保养形体，且重视调摄精神。意守，重在摒除杂念，收心定性，《病源》凡涉及"想""思""存""念"等内容，均强调意识的重要性。如活动肢体关节以调身，配合胸腹呼吸以调息，内视存想以调心，通过三调达到形神合一是导引法的精髓。同时，在调神的过程中，亦可潜移默化改善形体功能障碍，达到修身养性之目的。

## 四、后世影响

《诸病源候论》为中国第一部病因证候学专著，总结隋以前之医学成就，专为诸病之"源""候"而设，论述透彻，全面独到，"会粹群说，沈研精理，形脉治证，罔不该集"。清代《四库全书总目提要》评价："其书但论病源，不载方药，盖犹《素问》《难经》之例……《内经》以下，自张机、王叔和、葛洪数家外，此为最古。究其要旨，亦可云证治之津梁矣。"

《病源》之问世，标志着中医病因学、证候学理论得以系统建立。历代医家多重理法方药，而轻因机证候，《病源》则填补了这一空缺，其提出的一些新理论，如"乖戾之气"引起传染病，疥虫、漆疮所致皮肤病，水源所致瘿病等，极具进步意义。《病源》虽未载方药，却在每个疾病之后，大多附有补养宣导之法，实用性强，可用来指导现代人养生调摄，强身健体，对发展医疗体操有积极贡献，亦不失为一本医学气功的经典之作。

《病源》还具有很大的历史价值，保存了《汉书·艺文志》《隋书·经籍志》中记载的一些古籍资料，对研究隋代以前的中医学术成就，有重要意义。对隋以后两代医学的发展都产生了巨大的影响，唐之《千金要方》《千金翼方》《外台秘要》，宋之《太平圣惠方》，对病因之论述，大都以《病源》为宗。同时，宋代的医学教育，还用此为教材授课习业，明清以来，更是刻印无数，并流传至日本、朝鲜等。

## 五、现存主要版本

元刻本；清光绪十二年湖北官书局刻本；清光绪年间湖北崇文书店刻本；民国年间上海千顷堂书局石印本；见《四库全书》本；1955 年人民卫生出版社影印本等。

### ◎ 参考文献

[1] 巢元方撰，鲁兆麟等点校．诸病源候论 [M]．沈阳：辽宁科学技术出版社，1997．

[2] 甄雪燕，梁永宣．最早的病因学专著——《诸病源候论》[J]．中国卫生人才，2015，(12)：84 – 85．

[3] 张志峰．《诸病源候论》病因学成就探析 [J]．中医杂志，2011，20：1723 – 1725．

[4] 李青青，赵京生．《诸病源候论》对血脉认识及运用探讨 [J]．中国针灸，2016，(6)：650 – 652．

[5] 刘艳骄．《诸病源候论》对睡眠医学的贡献 [J]．中国中医基础医学杂志，2002，(1)：52 – 57．

[6] 李向宇．《诸病源候论》对打鼾的认识 [J]．甘肃中医学院学报，2009，(2)：16 – 17．

［7］尹建男，赵泉霖 . 浅谈《诸病源候论》之瘿病［J］. 现代中医药，2015，
（1）：41 –42.

［8］谢青云 .《诸病源候论》导引系列之"腰痛候"导引法［J］. 家庭中医
药，2017，（6）：60 –61.

［9］郑燕霞，杜淑娟，梁学敏 . 小儿变蒸学说之探讨［J］. 四川中医，2007，
（7）：31 –32.

［10］孟玉荣 . 中医学的小儿变蒸学说［J］. 中国中医基础医学杂志，1995，
（2）：21.

［11］余小平，谭日强 .《诸病源候论》小儿养护观初探［J］. 陕西中医，
1989，（8）：359 –360.

［12］关晓宇，庞敏，石岩 . 巢元方论心悸之因机思想浅析［J］. 江苏中医药，
2016，（6）：11 –12.

［13］王俊岩，郑思成，张林，等 . 巢元方在《诸病源候论》中对胸痹心痛的
认识［J］. 中华中医药学刊，2017，（1）：85 –87.

［14］马骏 . 胸痹心痛病证的古代文献研究与学术源流探讨［D］. 北京中医药
大学，2003.

［15］李京，张明雪，金跟海，等 . 胸痹心痛中医学术源流及特点［J］. 时珍国
医国药，2014，（4）：908 –911.

［16］江明桑 . 中医诊治胸痹心痛证学术源流探讨及文献整理研究［D］. 广州
中医药大学，2010.

［17］杨俐英 . 试析张仲景之眩晕证［J］. 基层医学论坛，2004，（6）：540 –541.

［18］沈志秀 . 眩晕病证的古代文献研究与学术源流探讨［D］. 北京中医药大
学，2004.

［19］许大剑，潘桂娟 .《诸病源候论》痰病论括要与发挥［J］. 中国中医基础
医学杂志，2014，（4）：425 –427.

［20］柳亚平，潘桂娟 .《诸病源候论》痰病学术思想研究［J］. 中国中医基础
医学杂志，2007，（12）：896 –897.

［21］舒鸿飞 . 讨论《诸病源候论》对痰与饮的贡献［J］. 贵阳中医学院学报，
1986，（4）：17 –19.

［22］徐肇生，谭成钢 . 痰病学说奠基之作《诸病源候论》［J］. 四川中医，
2008，（6）：31 –33.

［23］周兴兰，和中浚 .《诸病源候论》中医外科病症特点研究［J］. 四川中
医，2012，（5）：15 –17.

［24］曹烨民，赵小英.从《诸病源候论》看隋代的外科学水平［J］.甘肃中医学院学报，1991，(4)：8－9.

［25］覃纯初.《诸病源候论》对开放性创伤合并症与并发症的认识［J］.湖南中医学院学报，1991，(4)：1－2.

［26］雷江艳.《诸病源候论》带下病诊疗思想研究［J］.现代中医药，2017，(5)：78－80.

［27］郭振球.《诸病源候论》在妇科学中的成就［J］.中医函授通讯，1989，(4)：26－27.

［28］代金刚.《诸病源候论》导引法研究［D］.中国中医科学院，2014.

［29］李小青，王兴伊，许峰，等.试析《诸病源候论》"导引法"之类型——兼述"导引法"之内涵及外延［J］.中医文献杂志，2012，(4)：11－15.

［30］黄晴，林丹红.《诸病源候论》的运动康复思想［J］.中医杂志，2019，(5)：361－365，380.

# 第二章　诊法类

# 《脉经》（王叔和）

## 一、宫廷渊源

### 1. 提要

《脉经》为西晋王叔和所著，成书于 280 年，是我国第一部脉学专著。其采撷了大量《内经》《难经》《伤寒论》《金匮要略》原文和扁鹊及华佗的论述，结合自己的临床经验，详析脉理，陈述脉法，分经辨脏，细辨脉象，论述了脉的阴阳表里、三部九候、二十四脉、各种平脉、疾病将瘥和难愈的脉候等内容。该书收载了大量古代脉学文献，总结了战国以来，扁鹊、华佗、张仲景等诸位医家的脉法论述，并且结合自己的临床经验完善总结了古脉法，推动脉学发展进入新的阶段，具有重要的学术和临床价值。

### 2. 著者传记

王叔和，名熙，今山东高平人。其生卒年不详。曾任魏太医令，甘伯宗《名医传》云："性度沉静，通经史，穷研方脉，精意诊切，洞识养生之道。"王叔和出生于权贵之家，从小便接受了良好的文化熏陶，博览群书，通晓百家，在与家人移居荆州时，与仲景的学生卫汛交好，从此对医学产生了浓厚兴趣，他勤求古训，博采众方，潜心研究，遵古而不泥古，医术日益精进，名噪一时。由于他高超的医术，208 年被选为曹操的随军医生，后又被提升为魏太医令。

王叔和有两个重大的医学贡献：一是主持整理当时即将亡佚的《伤寒杂病论》，并厘次为《伤寒论》和《金匮要略》二书，使仲景之学得以流传千古，清徐大椿曾评价："苟无叔和，焉有此书？"可见对保存古代医学文献、促进传统医学发展具有重要意义。二是系统整理总结了《内经》以来的古代脉学文献，著成《脉经》一书，使脉学理论系统化，极大地推动了脉学的进步。周学海曾云："叔和撰《脉经》，演成十卷，而脉始得灿明于世。"

## 二、内容精要

### 1. 各卷概要

全书共 10 卷，97 篇。

卷 1 主要论述 24 种病脉体象、脉理、诊脉法、各种平脉、疾病将瘥和难愈的脉候。

卷 2 论关前、关后的脉象以及寸口、人迎、神门等部位脉象的阴阳、虚实变化所主的脏、腑、经络病变，寸、关、尺各部脉象主病与治疗，奇经八脉之脉象主病。

卷 3 为脏腑的平、病、死脉。论五脏六腑之生理与病理，各篇之下又细分为"新撰""四时经""素问针经张仲景"三部分。

卷 4 论遍诊法与独取寸口法的各部脉象主病，分述杂病各种病脉及诊损至脉、决死生的各种脉候，为论脉专篇。

卷 5 辑张仲景、扁鹊、华佗等论脉及察声色。

卷 6 专论五脏六腑之病证。

卷 7 分述汗、吐、下、温、灸、刺、火、水等治法宜忌，热病诸证与死候。

卷 8 论中风、历节、血痹、虚劳、消渴等杂病脉证并治。

卷 9 阐妇儿诸病机理、脉证及预后。

卷 10 为手检图三十一部。然图已亡佚，惟剩论脉的前、后、左、右、上、下、中央诊法及其诸种脉象主病等内容，亦为论脉专篇。

**2. 内容精选**

**（1）《脉经》序文**

脉理精微，其体难辨。弦紧浮芤，展转相类。在心易了，指下难明。谓沉为伏，则方治永乖；以缓为迟，则危殆立至。况有数候俱见，异病同脉者乎！夫医药为用，性命所系。和鹊至妙，犹或加思，仲景明审，亦候形证，一毫有疑，则考校以求验。故伤寒有承气之戒，呕哕发下焦之间。而遗文远旨，代寡能用，旧经秘述，奥而不售，遂令末学，昧于原本，互兹偏见，各逞己能。致微痾成膏肓之变，滞固绝振起之望，良有以也。今撰集岐伯以来，逮于华佗，经论要决，合为十卷。百病根源，各以类例相从，声色证候，靡不赅备。其王、阮、傅、戴、吴、葛、吕、张，所传异同，咸悉载录。诚能留心研穷，究其微赜，则可以比踪古贤，代无夭横矣。（《脉经·序》）

按：该部分内容节选自《脉经》序文，主要论述了脉诊的重要性。著者王氏认为诊脉的道理精深微妙，脉象难于辨别，脉象复杂。理论上容易了解，实际诊脉却难以判明。一旦误诊，后果严重，何况还有一病多种脉象兼见，或不同疾病脉象相同的情况呢！且大夫用药，关乎患者性命，历代医家如医和、扁鹊尚且需要审慎思量，明辨证候，发现一丝疑虑，就会考查校订，以求验证。所以《伤寒论》有审慎使用承气汤的告诫，对于呕吐的病证强调要注意下焦情况的问诊。但由于古代有关文献未经系统整理，且其内容艰深难懂，因而不易传播施行，使后世医者囿于一孔之见，往往贻误病人，使得小疾酿成膏肓之变，顽疾而绝无好转的希望，这种事情已经持续很久了。

**（2）论平旦诊脉**

黄帝问曰：夫诊脉常以平旦，何也？岐伯对曰：平旦者，阴气未动，阳气未散，饮食未进，经脉未盛，络脉调均（《内经》作调匀），气血未乱，故乃可诊。过此非也（《千金》同《素问》《太素》，云：有过之脉）。切脉动静而视精明，察五色，观五脏有余不足、六腑强弱、形之盛衰，以此参伍，决死生之分。（《脉经·卷一·平脉早晏法第二》）

按：该部分论述了平旦诊脉的原因，以及切脉望诊有相互配合使用的必要。平旦诊脉，因清晨之时，病人刚醒，尚未饮食、劳作，环境安静，人身之阴阳尚未受外界因素影响，脏腑之气血亦未受刺激而波动，在这样的情况下，才能诊察出有病的脉象。亦即告诉人们，医生切脉要考虑到"时"和"地"的关系。但在临床上绝不能机械地套用，不能刻舟求剑，而要随到随诊。同时并指出切脉望诊有相互配合使用的必要，对于有病之脉象，切脉时应当同时观察患者的神色，五脏六腑的有余或不足，形体之盛衰，通过望诊与脉诊互参，来判决患者疾病的预后。

**（3）论持脉轻重**

脉有轻重，何谓也？然。初持脉如三菽之重，与皮毛相得者，肺部也（菽者，小豆。言脉轻如三小豆之重。吕氏作大豆，浮之在皮毛之间者，肺气所行，故言肺部也）。如六菽之重，与血脉相得者，心部也（心主血脉，次于肺，如六豆之重）。如九菽之重，与肌肉相得者，脾部也（脾在中央，主肌肉，故次心如九豆之重）。如十二菽之重，与筋平者，肝部也（肝主筋，又在脾下，故次之）。按之至骨，举之来疾者，肾部也（肾主骨，其脉沉至骨）。故曰轻重也。（《脉经·卷一·持脉轻重法第六》）

按：该部分内容论述了诊脉时用力轻重程度及其意义。原文中"菽"，即指小豆，分别以三菽、六菽、九菽、十二菽等代表诊脉时持脉的力度。初举，轻下手于皮肤之上，能发现浮脉，辨别表证；中取可辨别脉动应指的快慢、整齐、有力或无力、流利或涩滞等，又心在体合脉，心主血，脉为血之府，中取可以探查心搏正常与否。当用力至九菽之重时，按在肌肉处，脾主肌肉，可探知脾胃得盛衰情况；当重按至十二菽，到达筋部，或更甚者，沉按着骨，则分别反映肝、肾之气血盛衰。

现代临床，常将持脉力度分为轻、中、重三种，即诊脉中的"举、按、寻"三法，如元代滑寿说："持脉之要有三，曰举、按、寻。轻手循之曰举，重手取之曰按，不轻不重委曲求之曰寻。"而由于每个人手指感觉功能和临诊经验差异，对脉象的体会和描述不一，所诊脉象则各异，举、按、寻三法之间，亦无明确界限，临证经验丰富者，常常懂得掌控持脉力度，体会其细微差别。《脉经》试图以"菽"为量化单位，明确持脉轻重标准，不失为学诊脉的一种方法。

**（4）辨脉阴阳大法**

脉有阴阳之法，何谓也？然。呼出心与肺，吸入肾与肝，呼吸之间，脾受谷味也，其脉在中。浮者阳也，沉者阴也，故曰阴阳。心肺俱浮，何以别之？然。浮而大散者，心也；浮而短涩者，肺也。肾肝俱沉，何以别之？然。牢而长者，肝也；按之软，举指来实者，肾也。脾者中州，故其脉在中（《千金翼》云：迟缓而长者，脾也）。

是阴阳之脉也，脉有阳盛阴虚，阴盛阳虚，何谓也？然。浮之损小，沉之实大，故曰阴盛阳虚；沉之损小，浮之实大，故曰阳盛阴虚。是阴阳虚实之意也（阳脉见寸口，浮而实大，今轻手浮之更损减而小，故言阳虚；重手按之反更实大而沉，故言阴盛）。（《脉经·卷一·辨脉阴阳大法第九》）

按：该部分论述了辨脉阴阳之方法。首先其简明概括了呼吸、内脏、脉搏之间的关系。呼气，向上向外，归上之心肺，属阳；吸气向下向内，归下之肝肾，属阴；而脾属土居中，旺于四季，生养四脏，故曰其脉在中也。以脉之浮沉来讲，浮为阳，心肺所主，沉为阴，肝肾所主。而心、肺之脉，均可见浮象，其区别方法：浮而大散者，多病在心，浮而短涩者，多病在肺。肝、肾之脉，均可见沉象，然见牢而弦长者，病多在肝，见脉按之细软，病多在肾。脾主中州，其脉来从容和缓，不沉不浮，其脉在中。

自《难经》提倡独取寸口以来，叔和宗之，《脉经》亦取寸口脉诊辨别阴阳。不过按阴阳脉法理论，诊脉分寸、关、尺，仍是寸为阳、尺为阴。寸脉，平人诊之浮而实大，若浮取脉减损而小，沉按实大，则病属阴盛阳虚；反之，若沉按损小，浮取实大，则病性属阳盛阴虚。通过诊脉独取寸口法，即可辨别病性之虚实。

**（5）辨脏腑病脉阴阳大法**

脉何以知脏腑之病也？然。数者腑也，迟者脏也。数即有热，迟即生寒。诸阳为热，诸阴为寒。故别知脏腑之病也（腑者阳，故其脉数；脏者阴，故其脉迟。阳行迟，病则数；阴行疾，病则迟）。

脉来浮大者，此为肺脉也；脉来沉滑，坚如石，肾脉也；脉来如弓弦者，肝脉也；脉来疾去迟，心脉也。脉来当见而不见为病。病有深浅，但当知如何受邪。（《脉经·卷一·辨脏腑病脉阴阳大法第八》）

按：该部分内容论述了通过脉象辨别脏腑之病。脏与腑的关系，实际上就是阴阳表里关系。脏属阴，腑属阳，脏为里，腑为表，一脏一腑，一阴一阳，一里一表，相互配合，并有经脉相互络属。病见数脉，提示腑病有热，病性属阳；病见迟脉，提示脏病生寒，病性属阴。

五脏正常脉象又各有不同：肺之常脉，脉来浮大；肝之常脉，脉来如弓弦；肾之常脉，脉沉滑如石；心之常脉，脉来时疾速，去时迟慢。因五脏脉象各有特点，若某脏未表现出其应当表现的特点，则属病脉。且病有深浅之分，应通过脉象推知其发病之因。

**（6）论避年、居经**

师曰：有一妇人将一女子年十五所来诊，言女年十四时经水自下，今经反断，其母言恐怖。师曰：言此女为是夫人亲女，非耶？若亲者，当相为说之。妇人因答言：自是女尔。师曰：所以问者无他，夫人年十四时，亦以经水下，所以断，此为避年，勿怪，后当自下。

师曰：脉微血气俱虚，年少者亡血也。乳子下利为可，不者，此为居经，三月一来。（《脉经·卷九·平带下绝产无子亡血居经证第四》）

按：该部分内容提出了"避年""居经"的概念。月经又称"月事""月信""月水"，健康女子一般到 14 岁左右开始来潮，一般一月一行，按期来潮，"如月之盈亏，潮之有信"。亦有身体无病，初潮后停一年再来者，王氏称其为"避年"。若月经三月一来，王氏认为排除年少失血、脉微气血俱虚、分娩产子、下利泄泻等因素，若月事规律，三月一行，亦视为正常生理现象，王氏称之为居经。

避年与居经，作为一种特殊的生理性月经，由王氏首次提出，使其从传统的"月经病"中区分开来，促进了人们对妇女月经多样性的生理现象重新认识，对临床诊断、鉴别诊断有一定的指导意义。

## 三、临床运用

### 1. 脉学

《脉经》为我国第一部脉学专著，其学术思想主要源于《内经》《难经》和张仲景《伤寒杂病论》，可谓集魏晋以前脉学之大成，并结合王氏自身的临床经验，系统阐述了脉学、诊断学、辨证论治理论，极大地推动了中医诊断学的发展。以下将从五个方面对其进行探讨：

### （1）完善"独取寸口"脉法

"独取寸口"脉法，是指单独诊寸口脉，根据其脉动形象，以推测人体生理、病理状况的一种诊察方法。《内经》中对寸口脉诊法，论述较多，如《素问·五脏别论》云："是以五脏六腑之气味，皆出于胃，变见于气口。"《素问·经脉别论》

云："脉气流经，经气归于肺，肺朝百脉。……气口成寸，以决死生。"至《难经》时，"独取寸口"脉法被首次提出，《难经·一难》言："十二经皆有动脉，独取寸口，以决五脏六腑死生吉凶之法。"仲景则参以《难经》脉法，对全身疾病主要采用"独取寸口"脉法，同时参用趺阳、少阳、少阴、人迎等脉诊法。

至《脉经》，王叔和经过认真梳理和研究，明确了寸口之寸关尺的部位及各部长度，进一步完善"独取寸口"脉法。如《脉经·卷一·分别三关境界脉候所主第三》云："从鱼际至高骨（其骨自高），却行一寸，其中名曰寸口。从寸至尺，名曰尺泽。故曰尺寸。寸后尺前，名曰关。阳出阴入，以关为界。阳出三分，阴入三分，故曰三阴三阳。阳生于尺动于寸，阴生于寸动于尺。"即以高骨处为关，关前为寸，关后为尺。寸关尺脉全长为一寸九分，其中寸、关各占六分，尺脉占七分，这种规定至今未变。

**（2）确立寸、关、尺分主脏腑**

关于寸、关、尺分主脏腑，《脉经》本身有着不同观点。《脉经·卷一·两手六脉所主五脏六腑阴阳顺逆第七》认为："心部在左手关前寸口是也，即手少阴经也，与手太阳为表里，以小肠合为府，合于上焦，名曰神庭，在龟尾下五分。……肾部在右手关后尺中是也，足少阴经也，与足太阳为表里，以膀胱合为府，合于下焦，在关元右，左属肾，右为子户，名曰三焦。"即左手寸关尺分别主心、肝、肾，右手寸关尺分别主肺、脾、肾，这是最早的明确两手寸关尺分主脏腑的方法，历代医家沿用至今。

此外，《内经》和《难经》中对各部所主脏腑，记载差别较大。《脉经·卷一·分别三关境界脉候所主第三》篇曰："寸主射上焦，出头及皮毛竟手。关主射中焦，腹及腰。尺主射下焦，少腹至足。"此观点与《难经》一致。《脉经·卷一·两手六脉所主五脏六腑阴阳顺逆第七》又引《脉法赞》的文字概括说："肝、心出左，脾、肺出右，肾与命门，俱出尺部。"可知，《脉经》对寸、关、尺所主脏腑的观点引用，与自身认识并不完全统一，而其后的医学著作，虽有不同说法，但总体上是宗《脉经》之说。

**（3）规范脉象名称及指感标准**

《脉经》之前，有记载可查的脉象，名称众多且混乱，《内经》记载的脉象远比后世复杂得多。且不同脉象的性质交叉重复，病脉平脉不分，尤其指感形象大多没有确切的记述，临床意义亦不太明确，可谓是杂乱无章。《脉经·卷一·脉形状指下秘诀第一》将脉象归纳为浮、芤、洪、滑、数、促、弦、紧、沉、伏、革、实、微、涩、细、软、弱、虚、散、缓、迟、结、代、动24种常见脉象。后世李时珍

《濒湖脉学》在此基础上，增入长、短、牢三脉，李中梓《诊家正眼》又增一疾脉，而成就了现在的"二十八脉"。

《脉经》对每种脉象均描述了其在指下的感觉，如"浮脉，举之有余，按之不足"，"芤脉，浮大而软，按之中央空，两边实"，"滑脉，往来前却流利，展转替替然，与数相似"，"弦脉，举之无有，按之如弓弦状"，"涩脉，细而迟，往来难且散，或一止复来"，"缓脉，去来亦迟，小快于迟"，"动脉，见于关上，无头尾，大如豆，厥厥然动摇"等。并在正文之下附有参考说法，如弱脉正文为："极软而沉细，按之欲绝指下。"下有小注："一曰按之乃得，举之无有。"王叔和科学规范了每一种脉象名称，脉名与脉形——对应，标注明确，易于掌握和推广，奠定了后世脉学的准则。

**（4）阐述相类脉、危重脉**

《脉经》中还提出了8对需要鉴别的脉象，《脉经·卷一·脉形状指下秘诀第一》云："浮与芤相类，弦与紧相类，革与实相类，滑与数相类，沉与伏相类，微与涩相类，软与弱相类，缓与迟相类。"脉形虽有类似，但各自所主病证差别较大，如浮脉与芤脉，脉位均较浅，浮脉"浮于手下"，芤脉"手下无，两旁有"，浮脉多主表证，亦可见于虚阳浮越之证，芤脉则多见于亡血及失精之证。虽王氏只是极简单地提出，但从此之后才有了各种脉象间异同的鉴别方法，拓宽了后世医家的思路。

《脉经》还专门讨论了许多危重脉象，如《脉经·卷四·平杂病脉第二》载："脉来乍大乍小、乍长乍短者，为祟。"《脉经·卷四·诊三部脉虚实决死生第八》云："三部脉累累如贯珠，长病得之，死。……三部脉如屋漏，长病十日死。三部脉如雀啄，长病七日死。三部脉如釜中汤沸，朝得暮死，夜半得日中死，日中得夜半死。"《脉经·卷五·扁鹊诊诸反逆死脉要诀第五》云："脉来如弹石，去如解索者死。……脉如虾之游、如鱼之翔者死。脉如悬薄卷索者死。脉如转豆者死。脉如偃刀者死。"后世医家对危重脉的描述，皆以《脉经》为宗。

**（5）强调四诊互参、脉证并治**

《脉经》在论述伤寒、热病、杂病、妇儿病证的脉证与治疗时，既重视脉学，又不排斥其他三诊。除脉诊内容外，也涉及望诊、闻诊及查舌验齿等，强调四诊互参。如《脉经·卷七·热病阴阳交并少阴厥逆阴阳竭尽生死证第十八》言："夫实则谵语，虚则郑声，郑声者，重语是也。直视、谵语、喘满者，死。若下利者，亦死。结胸证悉具，而烦躁者，死。吐舌下卷者，死。唾如胶者，难解。舌头四边，徐有津液，此为欲解。病者至经，上唇有色，脉自和，为欲解。色急者，未解。"此论从望诊、闻诊、舌诊方面全面阐述热病之预后，丰富了临床辨证内容，有一定的临床使用价值。

同时《脉经》也强调了脉证并治之法，如《脉经·卷二·平三关病候并治宜第三》云："寸口脉濡，阳气弱，自汗出，是虚损病，宜服干地黄汤。""关脉微，胃中冷，心下拘急，宜服附子汤、生姜汤。""尺脉微，厥逆小腹中拘急有寒气，宜服小建中汤。"其论述简洁实用，促进了脉和证的进一步联系。

**2. 针灸学**

《脉经》为我国现存最早的脉学经典著作，构建了中医脉学的体系，不仅在脉学发展史上占有重要地位，对针灸学之发展亦有很大的推动作用。全书中有关针灸的内容亦有不少论述，散见于是书卷 2 ~ 3、卷 6 ~ 7。其对针灸方面的贡献，主要体现在以下几个方面：阐释经络理论；发展特定穴的配伍应用；发展刺灸方法，明确宜忌；注重经络辨证，针药并用。

**（1）阐释经络理论**

《内经》之后，《脉经》对人体经络进行了较早地系统阐述，其对十二经脉和奇经八脉的具体循行路线，设有较大篇幅论述。如《脉经·卷六·肝足厥阴经病证第一》云，足厥阴之脉循行，"起于大指聚毛之际，上循足跗上廉……其支者，复从肝别贯膈，上注肺中"。又如《脉经·卷二·平奇经八脉病第四》论述奇经八脉循行，"督脉者，起于下极之输，并于脊里，循背上，至风府"，"任脉者，起于胞门、子户，夹脐上行，至胸中"。且《脉经》用"圣人图设沟渠，通利水道，以备不虞。天雨降下，沟渠溢满，霶霈妄行，当此之时，圣人不能复图也。此络脉流溢，诸经不能复拘也"，来说明奇经八脉对十二经脉气血的调节作用。

除详述经脉循行外，《脉经》又阐释了经络系统中沟通上下内外的表里经关系。如《脉经·卷一·两手六脉所主五脏六腑阴阳逆顺第七》云："肝部在左手关上是也，足厥阴经也，与足少阳为表里，以胆合为府，合于中焦，名曰胞门，在太仓左右三寸。"又如，"肾部在右手关后尺中是也，足少阴经也，与足太阳为表里，以膀胱合为府，合于下焦，在关元右，左属肾，右为子户，名曰三焦。"且王氏在卷二《平人迎神门气口前后脉第二》对表里两经同病出现的证候进行全面的阐述，体现其表里关系。如脾胃俱虚则出现"右手关上脉阴阳俱虚者，足太阴与阳明经俱虚也。病苦胃中如空状，少气不足以息，四逆寒，泄注不已"等。

**（2）发展特定穴的配伍应用**

王氏结合自己临证经验，对人体腧穴作了系统介绍。《脉经》具体阐述了五脏六腑（除三焦外）的俞穴与募穴，如《脉经·卷三·肝胆部第一》云"肝俞在背第九椎，募在期门；胆俞在背第十椎，募在日月"，《脉经·卷三·肾膀胱部第五》云

"肾俞在背第十四椎,募在京门。膀胱俞在背第十九椎,募在中极"。《脉经》共记载60多个穴位,有20多个穴位是第一次提及。《脉经·卷二·平三关病候并治宜第三》对脏腑20个俞穴、募穴的应用做了详细阐述,如"关脉微,胃中冷,心下拘急,宜服附子汤、生姜汤、附子丸,针巨阙,补之","尺脉牢,腹满,阴中急,宜服葶苈子茱萸丸,针丹田、关元、中极"等,可见《脉经》中已建立了较系统的脏腑俞募理论。

较之前代著作《内经》和《难经》,在俞募穴的定位、主治及刺灸方法上,《脉经》不仅有很大补充,且提出俞、募穴与五输穴配合应用的观点。如《脉经·卷六·肝足厥阴经病证第一》云:"肝病,其色青,手足拘急,胁下苦满,或时眩冒,其脉弦长,此为可治……春当刺大敦,夏刺行间,冬刺曲泉,皆补之;季夏刺太冲,秋刺中都,皆泻之。又当灸期门百壮,背第九椎五十壮。"这种俞募穴与五输穴相配的临床应用,对后世完善腧穴配伍理论和提高临床疗效发挥着重要作用。

**（3）发展刺灸方法,明确宜忌**

有关针刺深度和灸的壮数,《脉经》较前人有所发挥。《灵枢·经水》所载针刺深度较浅,如"足阳明刺深六分,足太阳深五分,足少阳深四分,足太阴深三分,足少阴深二分,足厥阴深一分"。而《脉经》所载针刺深度,远超过此限,如刺足三阳经"针入九分,却至六分",足三阴经"针入六分,却至三分",同时言明针刺方法。另外,在灸的壮数上,亦较以前文献有很大的突破。《内经》治病,最多可灸十壮,《脉经》首次提出最多可灸至百壮。如《脉经·卷六》中"灸期门百壮""灸膻中百壮"等。由此可见,《脉经》开创了多壮数灸法的先河,影响着后世多壮灸法的发展。

《脉经·卷七》具体阐述了针灸治疗的适应证与禁忌证。针刺适应证,《脉经》认为太阳病、伤寒、热入血室之中风、太阳少阳并病、风厥、热病均可针刺。关于针刺的禁忌证,《脉经》共载13条,并有"所谓勿刺者,有死征也"的重点说明。关于灸法之适应证,则指出"贲豚而气从少腹上撞者""少阴病而其背恶汗者""少阴病而脉不至者""少阴病而下利者"等均可用之。灸之禁忌证,有"微数之脉,慎不可灸",更是指出若滥用灸法,会使"血散脉中";脉浮不可灸,若灸之,会造成"火逆",并且"因火而动,咽燥必唾血"。总而言之,凡里证、虚证、寒证宜灸法,表证、实证、热证宜针法。凡表证未解,或者阴虚血燥者,禁灸。正是这些针刺操作、保证针灸疗效的理论,为后世医家进行针、灸治疗提供了重要参考。

**（4）注重经络辨证,针药并用**

关于经络病证候,王氏根据前人的有关记载,对经脉、经别的临床表现特点,进行了系统整理与归纳。如《脉经·卷二·平三关阴阳二十四气脉第一》指出，如"左手关前寸口阳实者，小肠实也，苦心下急痹。小肠有热，小便赤黄。刺手太阳经，治阳"。同时王氏还归纳概括表里经脉病证临床表现的共同点，如《脉经·卷二·平人迎神门气口前后脉第二》云："左手关上脉阴阳俱虚者，足厥阴与少阳经俱虚也。病苦恍惚，尸厥不知人，妄见，少气不能言，时时自惊。"关于心包经脉为病，《脉经》基本与《内经》中"诸邪在于心者，皆在心之包络""少阴之脉无俞"的理论一致，均把心包经并于心经。正是如此，在《脉经》"三焦手少阳经病证第十一"之后，并没有记载与三焦经相表里的心包经病证。王氏把藏象学说与经络理论结合在一起，使脏腑经脉病证更加系统化，在前人的基础上是一大创新。

《脉经》在《伤寒杂病论》的基础上，以脉学为核心，将脉诊与脏腑经络辨证相结合，注重针灸、方药的配合使用，这可更加有效地治疗疾病。如《脉经·卷二·平三关病候并治宜第三》云："寸口脉实，即生热，在脾肺，呕逆气塞；虚，即生寒，在脾胃，食不消化。有热，即宜服竹叶汤、葛根汤；有寒，宜服茱萸丸、生姜汤。""尺脉弦，小腹疼，小腹及脚中拘急，宜服建中汤、当归汤，针气海，泻之。"又如《脉经·卷六·脾足太阴经病证第五》云："脾病，其色黄，饮食不消……其脉微缓而长，此为可治，宜服平胃丸、泻脾丸、茱萸丸、附子汤。春当刺隐白，冬刺阴陵泉，皆泻之；夏刺大都，季夏刺公孙，秋刺商丘，皆补之。"这些临床中常见的病脉及主症，采用针灸与方药的综合治疗，大大增强了临床疗效。

### 3. 妊娠病

《脉经·卷九》共九篇，主要论述妇人及小儿的脉诊方法，所论妇科病如妊娠病、产后病、带下病、养胎法等，是中医妇科学十分珍贵的文献资料。其中《脉经》在卷九《平妊娠胎动血分水分吐下腹痛证第二》辨证论治妊娠病时，主要继承仲景之思想，仍适用于现今临床，具有一定的指导意义。

#### （1）妊娠子脏寒

《脉经》原文载："妇人怀娠，六月、七月，脉弦发热，其胎逾腹，腹痛恶寒，寒者小腹如扇之状。所以然者，子脏开故也，当以附子汤温其脏。"即言妇人妊娠六七月，正常脉象本应滑而略数，按之不绝，而患者脉弦，乃因腹痛有寒象，其寒如受扇风之冷；又其症见发热，当属微热，乃阳虚内寒，虚阳上越之征。因子脏开而不敛，用附子汤温而敛之。附子汤，方用附子、人参、茯苓、白术、芍药。方中附子补火助阳，散寒止痛，擅治一切沉寒痼冷之疾；人参、白术健脾益气；茯苓健脾利湿；芍药补血敛阴，柔肝止痛。诸药合用，补中益气，调和肝脾，温暖胞宫，使寒去则胎自安。方中附子虽药性峻烈，然针对胞宫寒甚者，则可适当应用，即谓

"有故无殒"是也。

**（2）妊娠胎漏**

原文载："妇人有漏下者，有半生后，因续下血，都不绝者，有妊娠下血者。假令妊娠腹中痛，为胞漏，胶艾汤主之。"该条文描述了妇人漏下，或半产后连续下血不止者，或妇人妊娠期间下血，伴腹痛者，此为胞漏，治以胶艾汤。上述妇人漏下情况虽有不同，但其病机皆为冲任损伤，血失固摄所致，治宜补血止血、调经安胎。胶艾汤乃四物汤加阿胶、艾叶而成，取妇科圣方之四物汤（干地黄、芍药、当归、川芎）补血调经；阿胶补血止血，滋阴润燥；艾叶温经止血，安胎元；炙甘草调和诸药，配阿胶善于止血，配白芍能止痛。诸药合用，共奏补血止血、调经安胎之功。

**（3）妊娠小便难**

《脉经》引《金匮要略》原文载："妇人妊娠，小便难，饮如故，当归贝母苦参丸主之。"本条言妇人妊娠小便难，而饮食如故，说明疾病之成，不由中焦出，妇人小便难，病在下焦，乃膀胱热郁，气结成燥所致。故用当归补女子诸不足，养血以安胎；苦参入阴利窍除伏热，清热逐水以治小便难；贝母疗郁结，且能肃降肺气，兼清水液之源也，协助苦参以利水，且甄权云其能治"产难胞衣不出"。由于本方具有苦甘化阴、润肠滋液作用，亦能间接达到润肠通便之功。

**（4）妊娠水肿**

原文载："妇人妊娠有水气，身重，小便不利，洒洒恶寒，起即头眩，葵子茯苓散主之。"本条言妇人妊娠"身重，小便不利"，均为妇人有水气之表现，又因水为阴邪，浸渍肌肤，阻碍阳气不得外达，故见洒洒恶寒；水湿之邪，阻滞清阳不得上升，故见起即头眩。叶天士言"通阳不在温，而在利小便"，故治当利小便以通阳。方用葵子茯苓散，方中冬葵子滑肠利水，茯苓健脾利湿，以米饮调服，既可养胃扶正，亦可防止冬葵子滑利之性太过，损伤阴津。诸药合用，小便得利，水湿得去，则恶寒、头眩之症得止。

**（5）妇人癥瘕**

原文载："妇人妊娠，经断三月，而得漏下，下血四五日不止，胎欲动，在于脐上，此为癥痼害。妊娠六月动者，前三月经水利时胎也。下血者，后断三月，衃也。所以下血不止者，其癥不去故也。当下其癥，宜桂枝茯苓丸。"妇人经断三月而漏下不止，当考虑是否妊娠，若妇人妊娠三月觉脐上作动，可能为较大癥结阻滞气机而浮动所致；若妇人停经六月，而感到胎动，在停经前三月经水如期来潮，当考虑为胎动所致；若停经后下血不止达三月之久，此属壅结瘀血为病，故当缓下其癥，治予桂枝茯苓丸。方中桂枝温通血脉，以行瘀滞，桃仁、丹皮、芍药活血散瘀，茯苓渗湿祛痰，以助消癥之功，兼顾扶助正气，白蜜为丸，缓诸药破泄之力。诸药合用，共奏活血化瘀、缓消癥块之功。

## 四、后世影响

《脉经》在《内经》《难经》重视寸口脉的基础上，首先确立并完善了寸口脉法，明确了寸、关、尺脉的位置，描绘了24种临床常见脉的体象及切脉时指下感受，并详述各种脉象的辨证、鉴别方法，为后世医家所推崇。

在针灸、经络理论方面，该书具体阐述了五脏六腑（除三焦外）的俞穴与募穴，系统建立了经络俞募穴理论，奠定了经络辨证的基础。在治疗方面，该书完善了《内经》中关于针刺的内容，丰富了针灸的操作方法。

在妇科方面，《脉经》首次提出"避年""居经"的概念，这两种特殊的生理性月经，对妇科疾病的诊断及鉴别有指导意义；且在《内经》基础上，首次提出月经的产生及经量与阴津有密切关系，为后世治疗月经病提供了新的思路。

《脉经》收载了大量古代文献资料，其中有些书已经散佚，因此书才得以传承。此书集前人之经验，发独到之见解，被誉为是"脉学的圭臬"，是脉学发展中一部具有里程碑意义的著作，其所确立的脉法规范沿用至今，有重要的临床价值。本书流传阿拉伯、土耳其、朝鲜、日本等地区和国家，对世界医学界亦有深远影响。

## 五、现存主要版本

元天历三年广勤书堂刻本；明刻《古今医统正脉全书》本（一作映旭斋藏板，一作五车楼藏板）；清光绪二十年上海图书集成印书局铅印本；1935年上海涵芬楼据元广勤书堂刻本影印；1940年商务印书馆铅印本；1957年上海卫生出版社影印本。

◎ **参考文献**

[1] 王叔和. 脉经 [M]. 上海：上海卫生出版社，1957.

[2] 陈婷. 王叔和《脉经》文献研究探析 [J]. 北京中医药，2009，（3）：201－203.

[3] 宋大仁，徐春霖. 伟大医学家王叔和的生平与遗迹的考察并论述其脉学成就（续完）[J]. 中医药学报，1980，（3）：1－5.

[4] 张晶. 中医脉学文献源流探微及《脉经》学术贡献 [J]. 山东中医药大学

学报，2011，（2）：164 – 165.

　　［5］李戎.《脉经·序》讲解［J］.陕西中医函授，1990，（6）：4 – 5.

　　［6］孔宪章.读《脉经》的体会［J］.陕西中医学院学报，1990，（2）：1 – 3.

　　［7］李毅，刘旭，文秀华.初探《脉经》对中医学术的重要贡献［J］.山西中医，2004，（5）：1 – 3.

　　［8］陈小燕，严惠芳.浅谈《脉经》对中医诊断学的重要贡献［J］.河北中医，2006，（5）：385 – 386.

　　［9］关晓光，季铁鑫，宗立华，等.《脉经》脉诊探微［J］.中医药信息，2014，（6）：37 – 38.

　　［10］孙坦村.《脉经》有关妊娠病证治的探析［J］.福建中医药，1991，（2）：12 – 14.

　　［11］张永臣，贾红玲，韩涛，等.王叔和及《脉经》针灸学术思想探析［J］.山东中医药大学学报，2015，（6）：541 – 544.

　　［12］王聪，于冰，张永臣.王叔和《脉经》针灸学术思想简析［J］.上海针灸杂志，2016，（4）：480 – 481.

　　［13］郑桂芝，孙冰，张丽，等.论《脉经》对针灸的学术贡献［J］.中国中医基础医学杂志，2016，（9）：1212 – 1214.

　　［14］权春分.浅析王叔和《脉经》中针灸学术成就［J］.光明中医，2009，（7）：1229 – 1230.

　　［15］薛益明，周晓虹.论《脉经》对妇科的学术贡献［J］.江苏中医，1997，（9）：32 – 33.

# 《奇经八脉考》（李时珍）

## 一、宫廷渊源

### 1. 提要

《奇经八脉考》，又称《奇经考》，约成书于 1577 年，是由明代李时珍编纂而成。《奇经八脉考》集古人对奇经八脉的有关论述，对奇经循行和主治病候进行详细阐述，这标志着奇经八脉理论的完善成熟。该书详细叙述"奇经八脉"循行路线，结合《内经》《难经》记载本经所主治的病证，说理透彻，论证翔实，并对奇经八脉的病因、病机、治法、方药、脉诊等进行补充。对腧穴详加订正，删其重复，补其不足。于末尾注解部分，对人体解剖、疾病及症状名称等作解释。全书言简意赅，内容丰富，集各家之长，又有作者新见，取其长，言不足，乃研究"奇经八脉"之重要参考文献，对后世"奇经八脉"传承意义深远。

### 2. 著者传记

李时珍（1518—1593），字东璧，号濒湖，湖北蕲春县蕲州镇人，明世宗嘉靖年间在楚王府掌管良医所事务，并任皇家太医院判，去世后明朝廷敕封为"文林郎"。他博文广识，医术精湛，注重实践，遍访名山大川，亲身试药，演绎了明代"神农尝百草"的经典，被后世尊为"医药双圣"。

李时珍出身医学世家，从小耳濡目染，热衷医学，于三次科举不第后弃儒从医，立志跟随父亲潜心钻研。38 岁时因治好了楚王世子的病而医名大显，被聘为楚王府的奉祠正，兼管良医所事务。三年后，又被推荐上京任太医院判。太医院的工作使李时珍饱览了王府和皇家珍藏的丰富典籍。在长期的医疗实践中，李时珍发现自宋朝以后本草学发展停滞不前，其中错讹遗漏太多，亟需加以整理考订，向嘉靖皇帝提出重修本草之事，却未得到皇帝重视，便主动辞职回乡，开始着手自己重修本草。李时珍采用了纲举目张的编写体例，经历 27 年艰苦卓绝的努力终于完成了《本草纲目》的初稿，修稿三次，历时 10 年后，这部将近 200 万字的巨著在金陵（今南京）正式刊行，内容丰富，卷帙浩繁，"上自坟典，下及传奇，凡有相关，靡不备采。如入金谷之园，种色夺目；如登龙君之宫，宝藏悉陈"，后被达尔文誉为"中国古代的百科全书"。

## 二、内容精要

### 1. 各卷概要

《奇经八脉考》全书共 18 篇。

全书分为 3 部分：

第一部分：分别为八脉总说和八脉。总述八脉，言其重要意义。

第二部分：分别为阴维、阳维二维脉为病，阴跷、阳跷二跷脉为病，冲脉为病，任脉为病，督脉为病，带脉为病。考究奇经八脉，分别详述八脉的循行路线，起止经穴，阐述奇经病证之证治，将脉诊、方药、针灸与经脉紧密联系起来。

第三部分：分别为气口九道脉、释音。重视奇经八脉的脉诊，创"气口九道脉图"，末篇附专有名词的释意。

### 2. 内容精选

#### （1）奇经八脉之作用

其流溢之气，入于奇经，转相灌溉，内温脏腑，外濡腠理。奇经凡八脉，不拘制于十二正经，无表里配合，故谓之奇。盖正经犹夫沟渠，奇经犹夫湖泽，正经之脉隆盛，则溢于奇经。（《奇经八脉考·奇经八脉总说》）

按：该部分内容主要论述奇经八脉对人体的重要作用。奇经八脉对十二经脉气血起蓄积、渗灌之调节作用。当十二经脉气血旺盛充足时，则流注于奇经八脉，以备不时之需；当十二经脉气血不足时，则可由奇经流出，渗灌和补充全身之经脉，这就是调节气血的作用。奇经八脉不受十二经之节制，不参与十二经脉之循环，自成一体。如《难经》言："比于圣人图设沟渠，沟渠满溢，流于深湖，故圣人不能拘通也。而人脉隆盛，入于八脉，而不还周，故十二经亦有不能拘之。"把正经比作成沟渠，把奇经比作深湖，沟渠之水流于深湖，圣人不能将之堵住，如经脉之气血溢于奇经，奇经亦不受十二经脉节制。

#### （2）一身之纲维

阳维起于诸阳之会，由外踝而上行于卫分，阴维起于诸阴之交，由内踝而上行于营分，所以为一身之纲维也。（《奇经八脉考·八脉》）

越人曰：阳维、阴维者，维络于身，溢蓄不能环流灌溉诸经者也。故阳维起于诸阳之会，阴维起于诸阴之交。阳维维于阳，阴维维于阴，阴阳不能自相维，则怅然失志，溶溶不能自收持。又曰：阳维为病苦寒热，阴维为病苦心痛。（《奇经八脉考·二维为病》）

按：该部分内容主要论述阴维、阳维之生理功能及相关脏腑功能失调所表现的临床证候。杨上善《太素》注："阳维维于阳，纲维诸阳之脉也；阴维维于阴，纲维诸阴之脉也。"阳维起于诸阳之交，维系三阳经，阴维起于诸阴之交，维系三阴经，阴阳维相互依存，共同维护一身之内外。《难经》杨玄操注："维者，维持之意也。此脉为诸脉之纲维，故曰维脉。"李氏用"纲维"二字，准确道出二维脉之生理功能。阴阳相互维系，则全身功能正常运行；若阴阳不能维系，在外则有藩篱失固之病，在内则有神志失守之苦。张洁古曰："卫为阳，主表，阳维受邪为病在表，故苦寒热；营为阴，主里，阴维受邪为病在里，故苦心痛。"

### （3）一源三歧

督乃阳脉之海，其脉起于肾下胞中，至于少腹，乃下行于腰、横骨围之中央，系溺孔之端，男子循茎下至篡，女子络阴器，合篡间，俱绕篡后屏翳穴（前阴后阴之间也），别绕臀至少阴，与太阳中络者，合少阴上股内廉，由会阳（在阴尾尻骨两旁，凡二穴）贯脊，会于长强穴。（《奇经八脉考·督脉》）

冲为经脉之海，又曰血海，其脉与任脉，皆起于少腹之内胞中。（《奇经八脉考·冲脉》）

任为阴脉之海，其脉起于中极之下，少腹之内，会阴之分。（《奇经八脉考·任脉》）

按：该部分内容主要论述督、任、冲脉同源。《灵枢·五音五味》指出："冲脉、任脉皆起于胞中，上循背里，为经络之海。"指出任脉、冲脉皆起于"胞中"。"督乃阳脉之海，其脉起于肾下胞中。"可见，督、任、冲脉均起胞中。

何谓胞中？自古医家争议颇多，历代医籍多数释为"胞宫"，即"女子胞"。张介宾云："冲任为经络之海，其起脉之处，则在胞中而上行于背里。所谓胞者，子宫是也，此男女藏精之所，皆得称为子宫。惟女子于此受孕，因名曰胞。然冲、任、督脉皆起于此，所谓一源而三歧也。"冲、任、督三脉男女皆有，仅将胞中视为女子之"女子胞"或"子宫"，颇有局限。有医家认为"胞中"的位置不是单纯指子宫的部位，是居于两肾以下至少腹部横骨中央，而出于会阴部的会阴穴处。

### （4）总束诸脉之带脉

带脉者，起于季胁足厥阴之章门穴，同足少阳循带脉穴，围身一周，如束带然。又与足少阳会于五枢、维道，凡八穴。（《奇经八脉考·带脉》）

杨氏曰：带脉总束诸脉，使不妄行，如人束带而前垂，故名。妇人恶露，随带脉而下，故谓之带下。（《奇经八脉考·带脉》）

张子和曰：十二经与奇经七脉，皆上下周流，惟带脉起少腹之侧，季胁之下，环身一周，络腰而过，如束带之状。而冲、任二脉，循腹胁，夹脐旁，传流于气冲，

属于带脉，络于督脉，冲、任、督三脉，同起而异行，一源而三歧，皆络带脉。（《奇经八脉考·带脉为病》）

按：该部分内容主要介绍带脉的循行和带脉失约之病候。带脉横行于腰腹，总束纵行诸经脉，有约束腰腹部经脉之作用。《难经》杨玄操注："带之为言束也。言总束诸脉，使得调柔也。"带脉环腰腹，腰腹部是冲、任、督三脉脉气所发之处，为胞宫和下焦之位，故带脉能固摄下元。若"带脉不引"，约束无力，可致各种迟缓、痿废诸症，如腰部酸软，腹痛引腰脊，及男女生殖系统之病变。《难经·二十九难》云："带之为病，腹苦满，腰溶溶若坐水中。"带脉对女子和固护胎儿意义尤大，《傅青主女科》曰："带脉者，所以约束胞胎之系也，带脉无力，则难以提系，必然胞胎不固。"古时，亦用敲击带脉法来治妇科病，有调经止带及疏肝行气之功效。拍打带脉可加快腰部气血循环，既保养带脉又可瘦身，但妊娠妇女切勿随意拍打。

**（5）阳脉之海**

在骶骨端与少阴会，并脊里上行。历腰俞、阳关、命门、悬枢、脊中、中枢、筋缩、至阳、灵台、神道、身柱、陶道、大椎，与手足三阳会合。上哑门，会阳维，入系舌本。上至风府，会足太阳、阳维同入脑中。循脑户、强间、后顶上颠，历百会、前顶、囟会、上星，至神庭，为足太阳、督脉之会。（《奇经八脉考·督脉》）

按：该部分内容描述督脉循行后正中线的部分，突出督脉为"阳脉之海"。"督"原字为"裻"，《说文解字》释曰："衣背缝也。"表示此脉循行于后背正中。滑伯仁《十四经发挥》亦云："督之为言都也，行背部之中行，为阳脉之都纲。"督脉与各阳经相连，手三阳、足三阳均于大椎处与督脉相贯通；阳维脉与督脉交会于风府、哑门；阳跷脉与足三阳经交会，督脉总督一身之阳，故为"阳脉之海"。督脉益脑髓且与神志活动关系密切。《难经·二十八难》曰："督脉者，起于下极之俞，并于脊里，上至风府，入属于脑。"督脉循行脊里入络于脑，脑为髓海，通补督脉可益脑髓。明代李梴在《医学入门》中明确指出："脑者髓之海，诸髓皆属于脑。故上至脑，下至尾骶，皆精髓升降之道路也。"

**（6）阴脉之海**

任为阴脉之海，其脉起于中极之下，少腹之内，会阴之分。上行而外出，循曲骨，上毛际，至中极，同足厥阴、太阴、少阴并行腹里，循关元，历石门，会足少阳、冲脉于阴交。循神阙、水分，会足太阴于下脘。历建里，会手太阳、少阳、足阳明于中脘。上上脘、巨阙、鸠尾、中庭、膻中、玉堂、紫宫、华盖、璇玑，上喉咙，会阴维于天突、廉泉。上颐，循承浆，与手足阳明、督脉会。环唇上，至下龈

交，复出分行，循面，系两目下之中央，至承泣而终。(《奇经八脉考·任脉》)

又曰：女子二七而天癸至，任脉通，太冲脉盛，月事以时下；七七任脉虚，太冲脉衰，天癸竭，地道不通，故形坏而无子。(《奇经八脉考·任脉为病》)

按：该部分内容主要论述任脉循行路线和生理功能。任脉统任诸阴，其主干行于前正中线。《难经·二十八难》："任脉者，起于中极之下，以上毛际，循腹里，上关元、至咽喉。"任脉与手足三阴在胸腹部相贯通，故为"阴脉之海"。任脉为"生养之本"而"主胞胎"。《难经》杨玄操注曰："任者，妊也。此是人之生养之本。"《素问·骨空论》王冰注云："所以谓之任脉者，女子得之以任养也。"任脉为"阴脉之海"，总调阴经脉气，妇女以血为用，血属阴，妇女之经、带、胎、产诸病皆与任脉有关。

### (7) 十二经脉之海

冲为经脉之海，又曰血海，其脉与任脉，皆起于少腹之内胞中。其浮而外者，起于气冲。并足阳明、少阴二经之间，循腹上行至横骨。夹脐左右各五分，上行历大赫、气穴、四满、中注、肓俞、商曲、石关、阴都、通谷、幽门，至胸中而散，凡二十四穴。(《奇经八脉考·冲脉》)

越人《难经》曰：冲脉为病，逆气而里急。

《灵枢经》曰：气逆上，刺膺中陷下者，与下胸动脉。腹痛，刺脐左右动脉，按之立已。不已刺气街，按之立已。(《奇经八脉考·冲脉为病》)

按：该部分内容主要论述冲脉的循行及重要生理功能。《难经》杨玄操注云："冲者，通也。言此脉下行于足，上至于头，通受十二经之气血，故曰冲焉。"冲脉与督、任二脉同起于胞中，同出会阴，于任、督二脉交会而通行十二经脉。且冲脉与阳明经会于气街，胃为"水谷之海"，所以后天之气血皆与冲脉相通以濡养五脏六腑，故冲脉有"十二经脉之海""五脏六腑之海"之称。

冲脉为"血海"，冲脉起于胞中，与男女生殖功能关系密切。对女子而言，太冲脉盛，月事以时下，故有子；太冲脉衰少，天癸竭，地道不通，故形坏而无子。男子亦有"血海"，《医学衷中参西录》言："在男子则冲脉与血室为化精之所。"故冲脉盛则"精气溢泻"，故有子。若冲脉受损，则气血失调而无子，《临证指南医案·卷九》云："凡女人月水诸络之血，必汇集血海而下，血海者，冲脉也，男子藏精，女子系胞，不孕、经不调，冲脉病也。"

### (8) "跷捷"之阴阳二跷

阴跷者，足少阴之别脉，其脉起于跟中，足少阴然谷穴之后，同足少阴循内踝下照海穴，上内踝之上二寸，以交信为郄。直上循阴股入阴，上循胸里，入缺盆上，出人迎之前，至咽咙，交贯冲脉，入颃内廉，上行属目内眦，与手足太阳、足阳明、阳跷，五脉会于睛明而上行。凡八穴。(《奇经八脉考·阴跷脉》)

阳跷者，足太阳之别脉，其脉起于跟中，出于外踝下足太阳申脉穴。当踝后绕跟，以仆参为本。上外踝上三寸，以附阳为郄。直上循股外廉，循胁后髀。上会手太阳、阳维于臑腧。上行肩髆外廉，会手阳明于巨骨，会手阳明、少阳于肩髃。上人迎，夹口吻，会手足阳明、任脉于地仓。同足阳明上而行巨髎，复会任脉于承泣。至目内眦，与手足太阳、足阳明、阴跷，五脉会于睛明穴。从睛明上行入发际，下耳后，入风池而终。(《奇经八脉考·阳跷》)

按：该部分内容主要论述阴跷和阳跷的循行路线。跷脉起于足跟，与肢体运动有关。"跷"有活动敏捷之意，如《难经》杨玄操注云："跷，捷疾也。是人行走之机要，动足之所由。"阴跷、阳跷协调完成"举足小高"运动，故跷脉主肢体运动。跷脉亦"司目之开合"。《素问》云："阴跷、阳跷，阴阳相交，阳入阴，阴出阳，交于目锐眦。"阴阳跷脉交会于目内眦，其脉气濡养眼目，利于目之开合，调节人之睡眠。阳跷脉盛，主目张而不欲睡；阴跷脉盛，主目闭而欲睡。从阴阳失调、营卫失常立论，阳入阴则寐，阳出阴则寤。若阳不入阴，阴不纳阳而失眠时，则用补其不足、泻其有余之针刺法调节阴阳平衡。

## 三、临床运用

### 1. 脉诊

奇经八脉之脉诊是中医脉诊体系之重要组成。"奇经之脉，世无人知，今撰为图，并附其说于后，以泄千古之秘藏。"可见李时珍尤为重视奇经脉诊，且在王叔和《脉经》的基础上创立气口九道图，撰图说明奇经脉诊具体分位。有诸内者，必形诸外，气口一脉分为九道，总统十二经脉并奇经八脉，各出诊法，以此来推演疾病的病情变化，明确奇经病变之辨证施治要点。

奇经八脉之脉诊在寸口，且左右手相同，按之则以左知右，切之则以右知左，不同于后世之脏腑十二经分属于左右手寸、关、尺，具体方法是把"寸、关、尺"部用"前、中、后"部取代。也就是说，奇经八脉诊法以寸口脉法的"寸、关、尺"为中线，"寸"部对应手少阴心经，"关"部对应手厥阴心包经，"尺"部对应手少阴肺经；中线外侧，"寸"部外侧对应足太阳膀胱经，"关"部外侧对应足阳明胃经，"尺"部外侧对应足少阳胆经；中线内侧，"寸"部内侧对应足厥阴肝经，"关"部内侧对应足太阴脾经，"尺"部内侧对应足少阴肾经。中线寸、关、尺三部诊得脉浮是督脉，诊得三部俱沉，为冲脉；如果诊到膀胱经到肾经有一条斜线为阳维脉，诊得肝经到胆经有一条斜线为阴维脉；寸部左右两边有弹跳脉象为阳跷脉，关部左右两边有弹跳的脉为带脉，尺部左右两边有弹跳的脉为阴跷脉；任脉很有特点，它横于寸口，纹丝不动。这些脉象都是病脉脉象，只有在对应经脉出现问题时才会出现各脉所主病证，且主要是遵循经络理论。

**2. 奇经论治**

阳维脉者，一身之纲维也；阴阳跷脉者，所以使机关之跷捷也；督脉者，阳脉之总督也；任脉者，阴脉之承任也；冲脉者诸脉之冲要也；带脉，所以总约诸脉者也。经脉不同，主治亦不同。唐代孙思邈首创奇经辨证，叶天士受其启发，在奇经病论治中，自成体系。《临证指南医案》尤为重视奇经病诊治，并提出"奇经为病，通因一法，为古圣贤之定例"和"奇经八脉为产后第一要领"的思想，对后世奇经论治有重要影响。

**（1）从督脉论治痹证**

秦越人《难经》曰："督脉为病，脊强而厥"。如强直性脊柱炎等痹证，可通过督灸和益肾壮督等方法治疗。因督行身后，总督诸阳脉，为"阳脉之海"，督脉又与足少阴经相合，归属于肾，且肾主骨，通补督脉，能达到益肾壮督的疗效。龚商年言："若肾气上逆，则督虚为主病，宜用奇经之药以峻补真阳。"对于元气极度损耗，叶氏也认为"非峻补难挽"。

朱良春先生在临床上也通过通补督脉来治疗"顽痹"诸病。朱老通补督脉常用中药有穿山龙、鹿角胶、鹿衔草、生地黄、熟地黄、骨碎补、当归、枸杞子等。叶天士通补督脉常用鹿茸、鹿角霜、鹿角胶、紫河车、韭菜子、菟丝子、补骨脂、枸杞子、肉桂、黄芪以及羊肉、羊肾、羊骨髓、猪骨髓、牛骨髓等。叶氏言"鹿性阳，入督脉"，"鹿茸壮督脉之阳，鹿霜通督脉之气，鹿胶补肾脉之血"。

**（2）妇科之带下**

《金匮要略》云："带下者，带脉之下，古人列经脉为病，凡三十六种，皆谓之带下病，非今人所谓赤白带下也。"今多指狭义之妇女带下。其一，带脉环腰腹一周居阴位，湿为阴邪，其性趋下，故外邪易流滞于带脉，正如《难经·二十九难》云："带之为病，腹苦满，腰溶溶若坐水中。"其二，带下还与任督有关，"带脉通于任督，任督病而带脉始病。"（《傅青主女科·产后编》）故任脉病带，责之于阴；督脉病带，责之于阳。

**3. 奇经八脉与养生气功之联系**

《奇经八脉考》强调奇经八脉对养生和气功家之重要作用，如"是故医而知乎八脉则十二经、十五络之大旨得矣；仙而知乎八脉则虎龙升降、玄化幽微之窍妙得矣"，"鹿运尾间能通督脉，龟纳鼻息能通任脉，故二物皆长寿"。将中医理论和道家养生思想相结合，在中国医学发展史上罕见，并提出了以任督二脉为纲领的思想。将气功与奇经八脉相联系，小周天的循行路线乃任督二脉，"医书谓之任督二脉，此元气之所出生，真息之所由起，修丹之士不明此窍，则真息不生，神化无基地也。"由此可见，奇经八脉理论可指导养生，对后世养生气功做出了重大贡献。

## 四、后世影响

《奇经八脉考》是李时珍有感于"八脉散在群书，略而不悉，医不知此，罔探病机，仙不知此，难安炉鼎"，才"参考诸说，萃集"而成。他勤求古训，勇于实践，敢于创新，继承和发展了奇经八脉学说，进而创立奇经八脉辨证施治体系，写出古代惟一论述奇经八脉的专著，是迄今为止有关奇经八脉理论成就最高的一本书。

## 五、现存主要版本

1956 年人民卫生出版社影印《濒湖脉学、奇经八脉考、脉诀考证》合刊本；1970 年日本盛文堂据日本版影印本；1990 年上海科学技术出版社《奇经八脉考》校注本。

◎ **参考文献**

[1] 李时珍著，王罗珍校注．奇经八脉考校注 [M]．上海：上海科学技术出版社，1990．

[2] 潘峰，郭建文．国医大师朱良春对奇经八脉理论的传承和创新 [J]．中华中医药杂志，2017，(6)：2522 - 2524．

[3] 武峻艳，王杰，张俊龙．从督脉的循行和作用谈"脑为元神之府" [J]．中医杂志，2015，(8)：636 - 639．

[4] 裴晓华，高希言．奇经八脉命名初探 [J]．中医研究，1997，(1)：9 - 11．

[5] 王健，朱颖．冲脉初探 [J]．天津中医学院学报，2002，(3)：10 - 11．

[6] 张登部．任冲督脉"一源而三歧"初探 [J]．中医杂志，1984，(2)：53 - 55．

[7] 欧阳八四，葛惠男．叶天士《临证指南医案》奇经病诊治探析 [J]．江苏中医药，2017，(8)：4 - 6．

[8] 王浩然，贾红玲，张永臣．齐鲁医家李时珍《奇经八脉考》针灸学术思想探析 [J]．辽宁中医药大学学报，2016，(10)：88 - 91．

　　[9] 洪亚群.《奇经八脉考》辨证论治思想浅析 [J]. 湖北中医杂志，2013，（2）：39 - 41.

　　[10] 于志亮，杨硕，杨孝芳."气口九道脉"的溯源初探 [J]. 中西医结合心血管病电子杂志，2018，（34）：27.

　　[11] 陈奇钰，李素荷."八脉交会八穴歌"临床应用理论探究 [J]. 湖南中医药大学学报，2017，（5）：526 - 529.

　　[12] 柴瑞震.《难经》任脉的理论探讨 [J]. 中国医药学报，2002，（10）：590 - 592，639.

# 《濒湖脉学》（李时珍）

## 一、宫廷渊源

### 1. 提要

《濒湖脉学》，约成书于 1564 年，是明代李时珍所编撰的一部脉学专著。本书汇集明代以前诸家脉学之精华，并融汇李时珍自身临床实践的经验。李氏纠正了《脉诀》中的"鄙陋纰缪"，传承了《黄帝内经》《难经》《脉经》等历代著作中正统而卓越的脉学思想，使脉学理论进一步趋于成熟。他首创"四分法"以归类 27 种脉象，比晋王叔和《脉经》的 24 种脉象多出了长脉、短脉、牢脉等 3 种脉象。书中以歌诀形式描述脉法，言浅义深，形象生动，音律协调，易于诵记，为初学者学习脉法的必读之书，为脉学的普及和发展做出了重大贡献，在中医脉学发展史上具有重要地位。

### 2. 著者传记

见《奇经八脉考》。

## 二、内容精要

### 1. 各卷概要

《濒湖脉学》全书分为两部分。

第一部分：详细描述浮、沉、迟、数等 27 种脉象，每种脉象由体状诗、相类诗、主病诗、分部诗等组成，并以七言诗体形式论脉。

第二部分：为其父李言闻根据宋代崔嘉彦的《四言举要》删补而成，并以四言诗体形式论述了脉象机理、诊脉法、五脏平脉、辨脉提纲、诸脉形态、诸脉主病、杂病脉象、妇儿脉法、奇经八脉诊法、平人无脉和诸种"真脏脉"等。

### 2. 内容精选

**（1）体状诗概括脉象特征（以浮脉为例）**

浮脉举之有余，按之不足（脉经）。如微风吹鸟背上毛，厌厌聂聂（轻泛貌）。如循榆荚（素问），如水漂木（崔氏），如捻葱叶（黎氏）。

浮脉惟从肉上行，如循榆荚似毛轻。三秋得令知无恙，久病逢之却可惊。（《濒湖脉学·七言举要》）

按：该部分内容用简洁的文字描述脉象特征，表达生动，令人印象深刻。自古以来，脉诊是中医最具特色的诊断方法之一，但也是最难意会和传授的，"在心易了，指下难明。"心里虽然容易明白，但是指下却很难分别，需医者在把脉过程中细细体会。为此，李时珍通过用相似物体的触感，形象地描述了各种脉象的特征，有利于后世医者更好地学习脉学。

浮脉轻清上浮，手指轻轻地按到皮肤上，便觉得搏动有力，即轻取有余，稍加重按，就显得没有力量了，即按之不足。轻按浮脉的感觉就像微风吹动了鸟背上舒缓的羽毛一样，又像摸在轻柔和软的榆荚上一般，又像按在轻缓平和地飘浮在水面之上的木块一样，又像按在葱管上，表面似乎有劲，里面却很虚软。这些形容把脉诊抽象的感觉具体落实到实物上，又将指感形象地表达出来，指下好像真的摸到这种脉象一般。秋天脉常微浮，亦为生理脉象，是健康的脉象，如《内经》所言："秋胃微毛曰平。"故"三秋得令知无恙"。久病见浮脉多为内伤体虚，阳气虚浮，不能内守，病较重，故"久病逢之却可惊"。

**（2）相类诗鉴别相似脉（以浮类脉为例）**

浮如木在水中浮，浮大中空乃是芤。拍拍而浮是洪脉，来时虽盛去悠悠。浮脉轻平似捻葱，虚来迟大豁然空，浮而柔细方为濡，散似杨花无定踪。（原注：浮而有力为洪，浮而迟大为虚，浮而无力为芤，浮而柔细为濡。）（《濒湖脉学·七言举要》）

按：该部分内容主要是从不同的方面将浮脉与芤脉、洪脉、虚脉、濡脉、散脉等相似脉相比较分析。相似脉象的鉴别在王叔和《脉经》中首次出现，并提出浮与芤、弦与紧、滑与数等八组相类脉。在"辨脉阴阳大法"篇中指出："心肺俱浮，何以别之？然浮而大散者，心也。"李时珍继承脉象鉴别这一思想并加以发挥，对每种脉与其多个相似脉进行详细的鉴别，使每种脉的特征更加立体和形象，让读者易于理解。如上文选取的浮脉，轻浮如同木浮于水面一般；如果浮而显大，稍重按，有一种中间空虚的感觉，这叫作芤脉；在指下拍拍而动，搏动有力的是洪脉，但仔细按一下则可以发现它跳起时急迫有力，落下时却是慢而无力。正常的浮脉也是轻缓而平和柔软的；脉浮而搏动迟缓，虽觉稍大却是空豁无力，这是虚脉；脉虽见浮象，但感到细小而柔软，便是濡脉；至于脉来漫无根蒂，去来不明，轻软到极点，似乎有脉又似乎没有脉，隐隐约约，捉摸不定，就好像飞散无定的杨花一样，便是散脉。以上五者相同点均是脉位表浅，轻取即得，不同点即为脉象有别，主病不一。

**（3）主病诗之脉证与病证结合（以浮脉为例）**

浮脉为阳表病居，迟风数热紧寒拘。浮而有力多风热，无力而浮是血虚。寸浮头痛眩生风，或有风痰聚在胸。关上土衰兼木旺，尺中溲便不流通。（原注：浮脉主表，有力表实，无力表虚，浮迟中风，浮数风热，浮紧风寒，浮缓风湿，浮虚伤暑，浮芤失血，浮洪虚热，浮散劳极。）（《濒湖脉学·七言举要》）

按：该部分内容主要介绍浮脉之主病。浮脉是人体阳气亢奋之征，最常见于外感，病在体表的时候，浮脉往往不会单纯出现。脉浮而跳动缓慢的是中风病，脉浮而跳动较快的是阳气亢盛的外感热病；脉浮而兼紧为外感风寒，寒邪拘束在体表之象；风热病的脉浮常见浮而有力；如果脉虽浮而搏动无力，就属于血虚里证。寸、关、尺三部可以诊察上、中、下三焦的病变。寸部脉浮，主风邪在上，故见头痛、目眩以及风热痰浊聚积在胸膈上焦的疾病。关部脉浮，见于脾气虚弱、肝气旺盛等中焦疾病。尺部脉浮，可见于大小便不通利等下焦的疾病。浮脉主表，常以相兼脉的形式出现，如浮迟、浮数、浮紧、浮缓、浮虚、浮芤、浮洪等。脉理之妙，博大精深，细致入微，与病情紧密相连，在把脉时要用心体会指下感觉。但以上内容以七言律的形式对每种脉象的概括度较高，有时学者难免对该部分内容的理解产生偏颇，因此需要我们结合临床不断地验证和检验。

### 三、临床运用

#### 1. 对《内经》的继承

李时珍《濒湖脉学》对《内经》的许多理论进行了继承和发扬。根据四季脉象的不同变化，如《素问·玉机真脏论》描述到"春脉如弦……夏脉如钩……秋脉如浮……冬脉如营"，李氏总结到浮脉"三秋得令知无恙"，顺应自然，常人在秋季出现浮脉为正常的生理变化。数脉有"肺病秋深却畏之"的论述，数脉主有热邪，热属火，秋天属金，在五脏中对应肺脏，数脉属火见于秋季，有火克金之义，病情更加严重。还有"短涩而浮秋喜见，三春为贼有邪干"，"长脉属肝宜于春，短脉属肺宜于秋"等论述，都是因季节变化人体脉象相应变化的正常生理脉象，要深刻地把握。另外，体状诗云"欲从脉里求神气，只在从容和缓中"，这里的神气指的是胃气，也是继承《内经》的理论，《濒湖脉学》云："缓而和匀，不浮不沉，不疾不徐，不微不弱者，即为胃气。"

#### 2. 纠错与新增三脉

在《脉经》24 种脉的基础上又增加了长、短、牢 3 种脉，故《濒湖脉学》共载脉 27 种。总结概括三种脉象，长脉，过于本位脉名长；短脉，不及本位，应指而回，不能满部；牢脉为弦长实大。并纠正了《脉经》中的错误，因王叔和错把牢脉当成革脉，李氏从革牢二脉的脉象特点做了简析：革脉"诸家脉书，皆为牢脉，故或有革无牢，有牢无革，混淆不清，不知革浮牢沉，革虚牢实，形证皆异也"。这使革牢二脉不再混淆不清。不仅如此，李时珍也更正了《脉诀》中许多对脉象的错误解释，阐发自己见解，为脉学发展做出了重要贡献。

**3. 脏腑定位**

脏腑脉法，首见于《素问·脉要精微论》，是寸关尺配属相应脏腑部位的雏形，通过寸口脉三部分候脏腑，根据寸口脏腑分属脉象来判断脏腑气血盛衰，从而指导临床诊断、用药。王叔和所著《脉经》将脏腑脉法这一理论继承并完善，李时珍在《濒湖脉学》上也继续沿用脏腑脉法，但关于寸关尺脏腑定位，王氏和李氏观点不一，这也是历代医家争议所在。

《内经》关于诊脉部位分候脏腑的描述为"尺内两傍，则季肋也。尺外以候肾，尺里以候腹，中附上，左外以候肝，内以候膈，右外以候胃，内以候脾。上附上，右外以候肺，内以候胸中，左外以候心，内以候膻中"。王叔和主张以脏腑表里关系作为寸、关、尺脏腑定位的原则，大肠和肺相表里分布于右寸，小肠与心相表里分布于左寸。但李氏与王氏观点不同，沿用《内经》理论，主张以脏腑解剖位置作为寸、关、尺脏腑的定位原则，把大小肠配于两尺，小肠从心列在左尺，大肠从肺配于右尺。

脏腑脉法在《濒湖脉学》的主病诗中广泛应用，涩脉主病诗："寸涩心虚痛对胸，胃虚胁肋察关中，尺为精血俱伤候，肠结溲淋或下红。"表明心分布于寸，胃在关中察看，肠位于尺部。又如洪脉主病诗："寸洪心火上焦炎，肺脉洪时金不堪。肝火胃虚关内察，肾虚阴火尺中看。"指明了三关所对应的脏腑。实脉主病诗："寸实应知面热风，咽疼舌强气填胸。当关脾热中宫满，尺实腰肠痛不通。"表明上焦头面心胸部为寸所主，尺部候肾和肠。《黄帝内经》《脉经》《濒湖脉学》寸关尺三部脉分候脏腑部位的不同如下表所示。

**《黄帝内经》《脉经》《濒湖脉学》寸关尺三部脉分候脏腑部位**

| | 寸 | | 关 | | 尺 | |
|---|---|---|---|---|---|---|
| | 左 | 右 | 左 | 右 | 左 | 右 |
| 《黄帝内经》 | 心<br>膻中 | 肺<br>胸中 | 肝<br>膈 | 脾<br>胃 | 肾<br>腹中 | 肾<br>腹中 |
| 《脉经》 | 心<br>小肠 | 肺<br>大肠 | 肝<br>胆 | 脾<br>胃 | 肾<br>膀胱 | 肾<br>膀胱<br>三焦 |
| 《濒湖脉学》 | 心<br>上焦<br>胸膈 | 肺<br>上焦<br>胸膈 | 肝<br>胆 | 脾<br>胃<br>小肠 | 肾<br>膀胱<br>肠 | 肾<br>膀胱<br>肠 |

### 4. 四言举要

书中第二部分为四言歌诀，论述了脉象机理、诊脉法、五脏平脉、辨脉提纲、诸脉形态、诸脉主病、杂病脉象、妇儿脉法、奇经八脉诊法、平人无脉和诸种"真脏脉"，全篇言简意赅，高度概括，通俗易懂，有利于初学者掌握。

关于脉象机理，文中提到"脉乃血派，气血之先"。脉为血之府，脉道赖血液以充盈，气为血之帅，气属阳主动，血的运行赖于气的推动。"心之合也，皮之都也。资始于肾，资生于胃。"因肺在体合皮，故血液的化生是心、肺、胃、肾共同作用的结果。心主血，肺主气，心主行血，肺主呼吸，两者相互协调，保证气血的正常运行。肾藏精，精生髓，精髓是化生血液的基本物质之一，肾为先天之本。胃为"水谷之海"，运化水谷精微，是血液生化之源，为后天之本。以上脏腑在共同协调作用下化生血液。

其在辨脉提纲中云："浮沉迟数，辨内外因。外因于天，内因于人。天有阴阳，风雨晦暝；人喜怒忧，思悲恐惊。"李时珍认为，无论是六淫之外因所造成的表、里、寒、热诸证，还是七情之内因所致虚风、气滞、冷热诸病，主张以浮、沉、迟、数作为辨病之纲脉，以辨别"表、里、阴、阳、风、气、寒、热"。这使初学者在复杂的脉象中能更好地掌握脉诊纲领，达到"引申触类"的境界。

书中分别载述了五脏的平脉，"浮为心肺"，心肺位于上焦，同候于寸口属阳；"沉为肾肝"，肝肾属下焦，同候于两尺属阴；脾胃并居中焦，故处于"浮沉之间"。各脏平脉的脉象特征与该脏的生理特性密切相关。如浮脉同为心肺之脉，但由于心为阳中之阳脏，应夏属火，故其脉浮大而散。肺为阳中之阴脏，应秋属金，故肺脉浮涩而短。虽然肝肾俱沉，但因肝为阴中之阳脏，应春属木，性主升发，故其脉沉而弦长。肾为阴中之阴脏，应冬属水，故其脉沉实而濡。书中也载述了四时平脉，"春弦夏洪，秋毛冬石，四季和缓，是谓平脉。"四时平脉是人体随季节变化而发生有节律的正常脉象改变，临床诊脉时，要了解脉象在不同季节的正常改变。

篇末言："真脉既形，胃已无气。"提及真脏脉常在疾病危重期出现，是病邪深重，元气衰竭，胃气已败的征象，是无胃、无神、无根的脉象。《素问·玉机真脏论》云："真脏脉见，乃予之期日。……诸真脏脉见者，皆死不治也。"无胃气之脉是病情重危的征兆之一，邪盛正衰，胃气不能相从，心、肝、肾等脏气独现。"肝绝之脉"，脉来弦急，如循刀刃，称偃刀脉；"心绝之脉"，脉动短小而坚搏，如循薏苡子，为转豆脉；"肾脉将绝，至如省客，来如弹石，去如解索"，弹石脉急促而坚硬如弹石。无根之脉有三种脉象：一则是如釜中沸水，浮泛无根的釜沸脉；二则是如鱼在水中游动之鱼翔脉；三则是如虾游水，时而跃然而去，须臾又来，伴有急促躁动之象的虾游脉。无神之脉也包含三种脉象，有如雀啄食之状称雀啄脉，屋漏残滴、良久一滴者之屋漏脉，和解乱绳状之解索脉。以上脉象，高度概括，既有传承前人之脉理，又有个人独特之见解。表述虽区区几字，所包含的内容却十分丰富，应仔细品读。

## 四、后世影响

《濒湖脉学》是脉学的经典著作，对中医临床辨病辨证具有十分重要的指导意义。李时珍全面而客观的论述，系统而规范的总结，萃集诸家论脉之说，成就具有较高学术价值和影响力的脉学著作，对脉学的健康发展有着非凡的意义，正如《四库全书总目提要》云："自是以来，脉诀遂废，其廓清之功，亦不在戴启宗之下也。"本书被视为初学者登堂入室之阶梯，同时也是研究脉学之重要参考文献，这亦正是李时珍的夙愿："僭撰此书，以便习读，为脉指南。"

## 五、现存主要版本

明万历三十一年夏良心、张鼎思江西重刻本；清顺治间刻本，见《四库全书》本；清光绪五年扫叶山房刻本；1956 年人民卫生出版社影印本；1983 年河南科学技术出版社铅印注释本。

### ◎ 参考文献

[1] 李时珍著，杨金萍校释. 濒湖脉学 [M]. 天津：天津科学技术出版社，1999.

[2] 李丛. 李时珍《濒湖脉学》的学术特色及影响 [J]. 江西中医药，2007，(2)：79 - 80.

[3] 徐碧云，陈伟清. 寸口脉三部分属理论与临床应用 [J]. 四川中医，2017，(8)：23 - 25.

[4] 赵方舟，刘玥芸，陈家旭. 李时珍《濒湖脉学》对中医脉学的传承与发展 [J]. 世界科学技术 - 中医药现代化，2017，(4)：563 - 568.

[5] 周嘉珍. 李时珍及其《濒湖脉学》[J]. 河北中医，1985，(4)：5 - 6.

[6] 杨艳红，浣晓东，胡方林. 浅论李时珍《濒湖脉学》的学术特色及影响 [J]. 学园，2018，(20)：21 - 22.

[7] 梁秀文，原芳. 浅析《濒湖脉学》中的平脉观 [J]. 光明中医，2009，(2)：202 - 203.

［8］夏晨．探讨《濒湖脉学》浮沉迟数脉的创新点［J］．中华中医药学刊，2010，（1）：41 – 42.

［9］沈炎南，杜同仿．《脉经》《脉诀》《脉诀刊误》《濒湖脉学》介绍［J］．中医杂志，1984，（9）：71 – 72.

［10］金美英，张鹏，齐向华．浮脉略谈［J］．吉林中医药，2014，（8）：771 – 772.

［11］王勇，张良芝．结合《濒湖脉学》进行脉诊教学的方法和体会［J］．光明中医，2009，（1）：165 – 166.

# 《文魁脉学》（赵绍琴）

## 一、宫廷渊源

### 1. 提要

《文魁脉学》，成书于 1988 年。该书由清代御医赵文魁先写成手稿，后经其子赵绍琴先生结合自身数十年临证经验整理而成。因中医之脉学深奥玄妙，对临床诊断尤为重要，故其父于脉学一道，致力最深，渐成独诣，将《濒湖脉学》之二十七种脉象，进行重新分类，提出"诊脉八纲"之崭新学术观点，发微脉学理论，且参《难经》之法，结合临床，分浮、中、按、沉切诊四法，突破古之定见，独创脉诊新见解，极大地提高了临床疗效，被后世医家广泛推崇。

### 2. 著者传记

赵文魁（1873—1934），字友琴，祖籍浙江绍兴，祖上业医，三代御医。自幼从其父赵永宽（清光绪初年任清太医院医士、吏目、御医等职）学医，十七岁时，父亲不幸病故，遂承家学，继父业而进入太医院。因其医学功底扎实且刻苦钻研医术，故十余年间由肄业生而恩粮，后晋升为医士，既而升为吏目。后常随值班御医入宫诊病，留意所诊病情、脉象及理、法、方、药，受益良多。先后从诊于十余位御医。光绪末期，某年春，适逢那拉氏（慈禧）去东陵打围，突发高烧，值班御医因故未到，只有吏目之衔的赵文魁在侧，随即应召进诊，一剂见效，慈禧大喜，遂破格将其晋升为御医。次年又被晋升为太医院院使，主管太医院事务。至宣统年间，又晋升为花翎头品顶带太医院院使，兼管御药房、药库。辛亥革命后即悬壶京门，堂号"鹤伴吾庐"，曾任北京中医学社名誉社长。医技高超，服务于百姓，不问贫富，一视同仁，医名盛极一时。其一生以治病救人为己任，精研中医经典名著，重视临床，擅长治疗温病，亦精通脉理，凭脉辨证，造诣颇高。

赵绍琴（1918—2001），三代御医之后，幼承家学，后又拜师于太医院御医韩一斋、瞿文楼和北京四大名医之一汪逢春，尽得三家真传。1934 年，悬壶北京。1950 年，入卫生部举办的中医进修学校。1956 年，任教于北京中医学院。1977 年任北京中医学院温病教研室主任。1990 年国家确认其为国家级名老中医。曾任中华中医药学会内科学会顾问，中国医学基金会理事，第七、八届全国政协委员等。其一生勤奋读书，治学严谨，重视脉诊，将温病辨治与卫气营血理论结合应用于临床，为温病大家。

## 二、内容精要

### 1. 各卷概要

《文魁脉学》全书共由导论、上篇及下篇三部分组成。

导论：主要概述文魁脉学，包括脉学的沿革，独取寸口的意义，脉象分类及诊脉方法，脉象、舌形（包括舌苔）与病机关系，疑难重症的脉诊等，乃汇集绍琴先生个人学习经验及临床所得，便于读者了解中医脉学渊源及其父之脉法特点。

上篇：主要介绍"脉诊八纲"，将二十七种脉分为表、里、寒、热、虚、实、气、血八类，列举临床常见的相兼脉象186种，分列715条，重在阐明多个相兼脉象所主病机及其治法，突出其父脉法和辨析兼脉之特点。

下篇：主要为"文魁脉案选要"，选录文魁先生脉案若干，包括诊治宣统皇帝脉案和端康皇贵妃脉案等皇家宫廷脉案，共37例，每案之后由绍琴先生加以按语，脉案记录翔实，分析透彻，方药俱全，并以脉学理论指导临床。

### 2. 内容精选

#### （1）脉诊八纲

诊脉八纲是以表里、寒热、虚实、气血来诊断疾病部位、浅深和性质，它与辨证八纲不得混用，是属于中医基础理论范畴。在临床辨证中，不论是三焦辨证、六经辨证，还是卫气营血辨证、脏腑辨证，都可以用诊脉八纲来加以分析和概括。虽然辨证是一个比较复杂的过程，但仍然可以用诊脉八纲进行综合分类，这种分类方法既清楚也便于记忆，能更好地应用于临床，进行疾病的诊断。（《文魁脉学·脉象分类及诊脉方法》）

按：该部分内容提及文魁先生与前人较之不同的脉诊分类法，将二十七种脉象，分隶于"脉诊八纲"之中。所谓"脉诊八纲"，即表、里、寒、热、虚、实、气、血。将诸脉概括于"八纲"的情况是：浮为表脉，沉、牢属里脉，迟、缓、结、紧为寒脉，数、动、疾、促为热脉，虚、微、弱、散、革、短、代为虚脉，实、长、滑为实脉，洪、濡为气脉，细、弦、涩、芤属血脉。表里指病位，反映病邪的浅深，表脉主病在表，沉脉主病在里；寒热指病性，数者多主热，迟者多主寒；虚实辨别邪正盛衰，虚多主气虚、阳不足，实主邪偏于有余；气血指病位，气脉反映病在气分，血脉反映病已入营血。诊脉八纲和病机相结合，以表里、寒热、虚实、气血来诊断疾病部位、深浅和性质，被后世医家广泛接受，探知病人身体状况，推断病机，明确疾病诊断，以提高疗效。

### （2）强调脉诊体位与环境

先父说："医生为了切脉准确、精详、细致，必须注意切脉的时间、环境、病人体位，掌握切脉的方法。"……其具体时间，当选早晨起床之后为佳，因为这时无内外因素的干扰，心情平和，环境安静，其脉象最能反映病人内部脏器和气血的真实情况，更有利于临床诊断。诊脉的环境，必须安静、温和，排除各方面噪音干扰，室内温度以18~20℃为宜。接受诊脉的病人应端坐，手臂放平，高低与心脏位置持平。

先父说："诊脉完全依赖医生指端的感觉灵敏度，因之要掌握切脉技术，除有经验的老师指导外，还必须经常做切脉锻炼。"经过长时期临床实践，反复体会，细心研究，才能指下清楚，逐步做到心中有数，判断准确真实。临床诊脉先要定位，以病人掌后高骨而定关位，然后根据病人的身高、年龄、肥瘦及臂的长短，再行定出尺位和寸位。……先父常讲："诊脉必须五十动以上，才能诊出有病之脉。"（《文魁脉学·脉象分类及诊脉方法》）

按：该部分内容主要论述切脉的时间、环境、病人体位、切脉的方法等。切诊之严谨性对临床非常重要，以此警醒学者在切诊过程中要做到以上方面，力保切脉准确。为什么晨起诊脉呢？《素问·脉要精微论》言："诊法常以平旦，阴气未动，阳气未散，饮食未进，经脉未盛，络脉调匀，气血未乱，故乃可诊有过之脉。"故要晨起诊脉。诊脉时定位要先确定关位，即掌后高骨，按定之后，再齐下食指与无名指，分别按取寸与尺，此为三部脉。然人有高矮之分、尺肤有长短之别，医者诊脉布指时，三指之间应有疏有密，不可不变。《三指禅》曰："诊者三指有肥瘦，病者之是相求，或未为定论也。"《脉诀汇辨》云："长人则下指宜疏，短人则下指宜密。"要根据病人情况而定夺。诊病时要保证诊脉的时间，方能察清病情，诊断明确，仲景在《伤寒论》序言中说："动数发息，不满五十，短期未知决诊，九候曾无仿佛。"说明医者在诊病时要仔细诊脉，万万不可为求速度而忽略脉诊。

### （3）脉诊定三关与内外侧

脉诊主要是通过切寸、关、尺三部来判断脏腑经络的疾病。一般认为，左寸、关、尺分别主心、肝、肾，右寸、关、尺分别主肺、脾、命门。自古以来，文献记载及近代著述对此虽有分歧，但均大同小异。绍琴认为：寸部以候上焦之疾，以心肺为代表。关部以候中焦之疾，以脾胃为代表。尺部以候下焦之疾，以肾、命门、大小肠、膀胱为代表。但诊脉断病仍需在脉形及脉象上下功夫，脉形是指脉搏本身的形状，脉象是说明脉来的相貌，如言人形体是肥胖，相貌是清秀一样，并结合部位以获得整个脉的概念。

根据古代文献记载，有内以候脏、外以候腑之论，先父也有此论述，自己对此也有体会。所谓内侧，是指脉搏近尺部的部分，反之即为外侧，个人临床上所获得的内侧及外侧的脉形及脉象，确实有助于临床辨证。如内侧是弦细，为血虚肝郁，而外侧又见濡滑，则为痰湿中阻，内外合参则可断为血虚肝郁是本，且有痰湿中阻之标，二者互为影响，给确诊提供了详细的根据。所以说，脉诊具有严格的科学性，我们应当努力钻研并加以提高。（《文魁脉学·脉象分类及诊脉方法》）

按：该部分内容主要强调在脉诊时既要切寸、关、尺三部脉，又要注重内侧及外侧的脉形及脉象，有利于指导临床辨证。手寸口脉分为上、中、下三部，由来已久，《难经》明确提出："从关至尺是尺内，阴之所治也，从关至鱼际是寸口内，阳之所治也。故分寸为尺，分尺为寸，故阴得尺内一寸，阳得寸内九分，尺寸终始一寸九分，故曰尺寸也。"有关寸关尺三部定位的论述，最早见于《黄帝内经》，《素问·脉要精微论》云："尺内两傍，则季肋也，尺外以候肾，尺里以候腹。中附上，左外以候肝，内以候膈；右外以候胃，内以候脾。上附上，右外以候肺，内以候胸中；左外以候心，内以候膻中。"说明内外两侧分候不同脏腑，是皆要兼顾内外两侧脉形和脉象。可见，赵氏脉诊也重视经典，在临床上不断总结和创新。

**（4）疑难重症的脉诊**

一般说来，久病尤其是疑难重病患者，病因千头万绪，脉象错综复杂，故辨证较难。由于长期治疗而疗效不明显，或病重而用药难以定夺，医生、病人失去信心。在这种情况下，更要详审细查，甚至反复多次，深入检查患者的脉、舌、色、证，通过详审细查，才能确定诊断，提出比较正确的治疗方案。（《文魁脉学·脉象分类及诊脉方法》）

按：该部分内容主要论述在疑难重症的诊治过程中，要重视脉诊在辨证中的指导作用，方可知病因，窥病机，力求药到病所而有奇效。《丹溪心法》说："欲知其内者，当以观乎外；诊于外者，斯以知其内。盖有诸内者形诸外。"内在脏腑发生变化，即可通过脉象显现出。《素问·阴阳应象大论》说："善诊者察色按脉……观权衡规矩而知病所主，按尺寸观浮沉滑涩而知病所生以治。"疑难重症患者，病因复杂，通过三诊难以明确诊断时，脉诊成为辨证的主要依据，脉诊对辨证之准确性起到关键作用。《难经·六十一难》说："切脉而知之谓之巧。"诊脉与医者指下灵敏度与悟性密切相关，在临床上，要多把脉，勤思考指下脉象变化之机，且与脉理相结合，做到切脉知病因，了然于胸中。但也要四诊合参，《素问·五脏生成》云："能合脉色，可以万全。"要结合其他三诊进行脉诊，才能对疾病做出正确诊断，更加准确体现脉诊之意义。

### 三、临床运用

**1. 《文魁脉法》之脉学**

脉诊是最具中医特色的诊断方法之一，有着数千多年的悠久历史，是我国古代医家长期医疗实践的经验总结，为中医理论体系中不可或缺的组成部分。脉诊为医家收集资料、体察病情、诊断疾病、判断预后的重要方法，应尤为重视。《灵枢·经脉》说："经脉者，所以能决生死，处百病，调虚实，不可不通。"通过脉诊可以判断病人的生死，可协助处理百病，调节虚实。文魁先生乃宫廷御医，为皇上和皇妃诊病，特别是为皇妃等诊病时，不能察舌，光凭主诉和切脉论病，故尤为重视脉诊辨病以提高诊疗效果，且总结前人加之自己临证经验，在脉法上颇有见地。

**（1）切脉之浮中按沉**

诊脉一般以浮、中、沉三部来定病在表或半表半里或里。滑寿《诊家枢要》中述"举""按""寻"三法，"举"相当于浮取，"按"相当于沉取，介于浮取、沉取之间则为中取法，亦即"寻"法。《难经》中根据诊脉时用力大小的不同而分为五个层次，分别与肺皮毛、心血脉、脾肌肉、肝筋、肾骨相联系。文魁先生认为诊脉定位，应以浮、中、按、沉四部来分，浮定表分，中为偏里，按为属里，沉为极里。浮、中测定功能方面的疾病，按、沉测定实质性的病变，浮中为标，按沉为本。且亦可用浮、中、按、沉来划分温病的卫、气、营、血四个阶段，脉诊定位方法较前人有所不同。

1）浮部的取脉法：手指轻轻地按在脉搏时即为浮部，浮如水漂木，轻取即得。一般表示病在表分，如伤寒太阳、温病卫分或在肺在皮毛。综合兼脉分析才能更准确地把握病机。如浮迟风虚，浮数风热，浮紧风寒，浮缓风湿，浮虚伤暑，浮芤失血，浮洪虚火，浮微劳极。

2）中部的取脉法：从浮部加小力即稍用力为中部，主半表半里偏于表者，一般表示温病中的气分证，或在肌肉或在胃。浮中两部多主功能性疾病，属阳，属气分。浮中两部表示病在表位、浅层、卫分、气分，如气郁不舒、肝郁气滞、肠胃消化欠佳等疾病。

3）按部的取脉法：再加用力按之为按部，主半表半里偏于里者、营分证、血脉之病。一般反映在里之病，如伤寒太阴证、温病营分证、肝脏、肌肉及筋膜的病变。

4）沉部的取脉法：重按至筋骨为沉部，主里病、血分证、筋骨之病。一般表示病已深入，主下焦、主肾、主命门，如伤寒少阴证、厥阴证、温病血分证等。按沉两部反映疾病本质的病变，所谓本质性疾病是指本质阳虚、命门火衰或阴虚阳亢等，或病在营分、血分及陈痰久郁阻于经络、癥瘕积聚、肿瘤等一类疾病。

**（2）详辨各部兼脉**

疾病病情复杂，变化多端，显现于脉象亦错综，难以分辨。《脉经》其序云："脉理精微，其体难辨，弦紧浮芤，展转相类，在心易了，指下难明，谓沉为伏，则方治永乖，以缓为迟，则危殆立至，况有数候同见，异病同脉者乎？"脉诊时常出现多种脉象，一种主脉和多个兼脉同时出现，在探求疾病本质时，要对主脉兼脉脉象全面把握，综合考虑，力保诊断精准，开出最有效之方药。诊脉先找主脉，主脉为举按寻中三指指下搏动最明显处，然后根据浮中按沉四部由浅入深、由深及浅慢慢寻取脉象，左右寸关尺六部细细体察其脉象，万不可马虎诊之，必当凝神静气，仔细诊之。

对此，赵氏辨析各部兼脉，分清主次。对每种脉有"定义与形象""近似脉鉴别""文献选录""主病""兼脉"的辨析，"兼脉"为之最有特色。现以弦脉为例，其"兼脉"项有弦兼浮、弦兼沉、弦兼滑、弦兼数、弦兼迟、弦兼涩、弦兼细、弦兼长、弦兼实、弦兼缓、弦兼紧、弦兼促、弦兼结、弦兼代、弦兼虚等项。每项再予以细分，如"弦兼浮"项，又分为弦兼浮，中取弦滑，按之滑而躁动不安者；弦兼浮而按之弦滑，沉取略有力者；弦兼浮而按之濡滑，沉取仍有数意者；弦兼浮而按之濡滑，沉取虚濡无力者；弦浮兼见，如按鼓皮状者。各种种兼脉，根据脉象分析病机，解释透彻，有根有据，还提示治疗大法。如弦兼浮，中取弦滑，按之滑而躁动不安者，赵氏认为弦则为郁，浮则主表，中取弦滑是痰浊内蕴，按之滑而躁动不安说明内有痰浊郁热，可用化瘀浊之法。

**2. 医案与脉理**

**宫廷医案**

**（1）宣统帝脉案**

宣统帝因胃蓄饮热，微感风凉，纵致头晕肢倦，胸满作呕，手心发热，舌苔白，根略厚，请得皇上脉息为左寸关浮数，右寸关洪数，拟清解止呕化饮之法调理。方用粉葛根二钱，薄荷一钱，连翘二钱，竹茹一钱，焦三仙各三钱，橘红八分，枳壳二钱。引用清麟丸一钱煎。次日，请脉为左寸关浮缓，右寸关滑数。外感渐解，惟肺胃湿热尚盛，以致身肢疲倦，胸满干呕，皮肤微热，饮食欠香。后以和解清肺化滞之法调理，三诊用清肺导热法治愈。

绍琴按：本病脉象左寸关浮数，右寸关洪数，是属外感病。因浮主表、主卫分证，数乃热象，右寸关洪数，洪是热象，数亦主热。

**（2）端康皇贵妃脉案**

宣统某年十月初十日，端康皇贵妃因服化风清热调胃之剂，风邪渐解，肝胃结热未清，以致左颐宜肿，牙龈酸胀，赵文魁请得端康皇贵妃脉息为左关弦滑而尚浮，右寸关仍滑，今议用疏风清胃之法调理。川羌活一钱五分，防风一钱五分，白芷一钱五分，薄荷一钱五分（后下），荆芥穗一钱五分，葛根一钱五分，归尾二钱，赤芍二钱，青皮子（研）二钱，生石膏四钱（研），枳壳三钱，锦纹二钱。引用：川柏二钱，元明粉二钱（入煎）。一付。

绍琴按：其脉多是沉涩，今左关弦滑而尚浮，右寸关仍滑，是为病在卫气之分，风热蕴郁之故。

## 四、后世影响

《文魁脉学》为一部理论联系实际，有较高学术、临床价值的脉学精品著作，驭繁执简，深入浅出地阐发了脉学精髓。在新中国成立后所出版的新脉学著作中，具有较高学术价值与临床价值，阐发脉学精髓，给后世学者在学习脉象过程中指明方向，且对临床脉诊具有重大指导意义。

## 五、现存主要版本

1988 年北京出版社平装版。

## ◎ 参考文献

［1］赵绍琴．文魁脉学［M］．北京：北京出版社，1998．

［2］徐江雁．勤求古训真谛发微脉学新说——记清代御医赵文魁［J］．北京中医，2005，（5）：266 - 268．

［3］余瀛鳌．阐扬国粹振兴轩岐——荐读《文魁脉学》［J］．中医杂志，1989，（7）：51 - 52．

［4］孟加宁，姚源璋．赵文魁脉学理论浅析［J］．四川中医，2016，（12）：1 - 3．

［5］曲雪东，滕晶．从四诊合参浅谈脉诊［J］．河南中医，2016，（2）：222 - 223．

［6］赵绍琴，袁立人．京都名医赵文魁［J］．北京中医，1985，（4）：9 - 10，8．

［7］赵绍琴．清代御医赵文魁医案选［J］．北京中医，1988，（2）：3 - 4．

［8］朱水娣．中医脉诊的临证思考［J］．中国中医药现代远程教育，2017，（14）：62 - 63．

# 第三章　方书类

# 《备急千金要方》（孙思邈）

## 一、宫廷渊源

### 1. 提要

《备急千金要方》简称《千金要方》，约成书于652年，是由唐孙思邈所著的一部以指导临床实践为宗旨的综合性临床著作。其系统总结唐以前之医学成就，并结合孙氏之临床经验而成，且收录许多现今已失之古籍内容，为研究唐以前一些医家之学术思想、著作，提供了宝贵资料。该书内容丰富，取材广博，内含妇人、少小婴孺、七窍病、诸风、伤寒、脏腑诸病、外科、备急、养性、针灸等，共收载民间医方五千余首。按脏腑辨证之次序，阐释中医学之理、法、方、药，反映了唐时期医理的发展变化。并列药物八百余种，奠定了当时本草之基础，叙其药性，述其采集与炮制，增补方药及效用。实为我国现存最早之医学百科丛书，具有重要学术和实用价值，备受历代医家之推崇。

### 2. 著者传记

孙思邈（约581—682），京兆华原（今陕西省耀县）人，自幼多病而发奋学医，《旧唐书·孙思邈传》云："七岁就学，日诵千言。善谈庄、老及百家之说，兼好词典。"以"白首之年，未尝释卷"的精神研读医经，致力于岐黄之学，勤求博采，悬壶济世，终成一代名医。隋文帝时召孙思邈任国子监博士，因其无意仕途功名，未接受。有轶事言：唐贞观年间，太宗李世民的皇后长孙氏已怀孕十月不生，卧床不起，孙思邈应召入宫为其悬丝诊脉，针刺助产，可见医术之高超。唐朝建立后，孙思邈接受朝廷邀请，与政府开展医学活动，至显庆四年（659年），其参编修订的世界上第一部国家药典《唐新本草》问世。同年，唐高宗召见孙思邈，欲拜其为谏议大夫，固辞不受。高宗遂其愿，派其到殿中省尚药局工作，指导御医诊病和用药，且安排其弟子刘神威进太医院任职。此次应诏在长安达十六年之久，孙思邈在此任上，因时间充裕，得以精研医学和道教典籍。孙思邈认为："人命至重，有贵千金，一方济之，德逾于此。"故用"千金"二字命名其著作，名《千金要方》和《千金翼方》，本篇讨论的即是其早年著作《千金要方》。

## 二、内容精要

### 1. 各卷概要

《备急千金要方》共 30 卷，232 门，载方 5300 首。

卷 1 为序例，包括大医习业、大医精诚、治病略例、诊候、处方、用药、合和、服饵、药藏等 9 篇。该部分内容首先强调了作为一个医生除所必备的医学修养外，还应具备不求名利、不辞劳苦、一心为病人服务的高尚的人道主义精神，并且系统总结了唐以前历代著作的主要医论、医方、诊法、针灸等。

卷 2～4 为妇人方，包括求子、妊娠诸病等 21 篇。所载妇产科内容，从求子到调经，包括了许多妇人的特殊疾病，论述极为详尽。

卷 5 为少小婴孺，列惊病、伤寒、咳嗽等 9 篇。在儿科方面，重视小儿护理，强调小儿的生理、病理特点。

卷 6 为七窍病，列目、鼻、口、舌等病 9 篇。该卷目、口、舌、唇、齿、喉、耳等疾病，统称为七窍病，系统总结了自《内经》以来历代医家经验之精华，对七窍病的病因、病机、诊疗及防治有诸多发挥，如用动物肝脏治疗夜盲症。

卷 7～21 为内科诸疾，列诸风、伤寒以及脏病、腑病，计 107 篇。以五脏六腑为纲，每一脏一腑之下，首列总论，综述《素问》《灵枢》及扁鹊、华佗、仲景等诸家有关脏腑生理、病理、诊断、治疗等方面的内容，次列虚实寒热诸病脉证候，分门别类，有纲有目，内容丰富，理法方药俱全。

卷 22～23 为外科诸疾，列疔肿、痈疽、痔漏等 11 篇。

卷 24～25 为解毒急救，包括解食毒、卒死等 12 篇。

卷 26 为食治，列果实、蔬菜等 5 篇。

卷 27 为养性，列居处法、调气法等 8 篇。

卷 28 为平脉，列平脉大法、诊五脏脉轻重等 16 篇。

卷 29～30 为针灸内容，列明堂孔穴、针灸禁忌等 15 篇。在针灸方面，重视针灸并用、针药并用，还总结出疗效满意的"阿是穴"，至今仍被广泛地应用于临床治疗中。

### 2. 内容精选

#### （1）论大医习业

凡欲为大医，必须谙《素问》《甲乙》《黄帝针经》、明堂流注、十二经脉、三部九候、五脏六腑、表里孔穴、本草药对，张仲景、王叔和、阮河南、范东阳、张苗、靳邵等诸部经方，又须妙解阴阳禄命、诸家相法及灼龟五兆、《周易》六壬，并须精熟，如此乃得为大医。若不尔者，如无目夜游，动致颠殒。次须熟读此方，寻思妙理，留意钻研，始可与言于医道者矣。又须涉猎群书，何者？若不读五经，不知有仁义之道。不读三史，不知有古今之事。不读诸子，睹事则不能默而识之。不读《内经》，则不知有慈悲喜舍之德。不读《庄》《老》，不能任真体运，则吉凶拘忌，触涂而生。至于五行休王，七曜天文，并须探赜。若能具而学之，则于医道无所滞碍，尽善尽美矣。（《备急千金要方·卷一·诸论·论大医习业第一》）

按：凡有所追求的从医者，想成为一名德才兼备医术精湛的名医，必须悉心研究各种中医经典著作、人体生理特征、本草四气五味以及历代名医名家等的学术思想。通过苦心钻研，熟习历代名作，才具备成为一代名医的基本条件。在熟悉以上这些基础上，还需熟读这本《备急千金要方》，寻思其中深奥医理，细加留意，精诚钻研，才可与他人谈及医学之道。

此外，作为医者，还须广摄群书，读五经、三史，知仁义、识古今，读庄子、老子之学，顺万物之道。只有全面学习并掌握了这些知识，在从医的道路上遇到阻碍时，才能够运筹帷幄。以上不仅仅是孙思邈认为的衡量一代名医所需达到的高度，更是他对自己从医信仰的一种阐释。

**（2）论大医精诚**

世有愚者，读方三年，便谓天下无病可治，及治病三年，乃知天下无方可用。故学者必须博极医源，精勤不倦，不得道听途说，而言医道已了，深自误哉。

凡大医治病，必当安神定志，无欲无求，先发大慈恻隐之心，誓愿普救含灵之苦。若有疾厄来求救者，不得问其贵贱贫富，长幼妍媸，怨亲善友，华夷愚智，普同一等，皆如至亲之想。亦不得瞻前顾后，自虑吉凶，护惜身命，见彼苦恼，若己有之，深心凄怆，勿避险巇，昼夜寒暑，饥渴疲劳，一心赴救，无作功夫形迹之心。如此可为苍生大医，反此则是含灵巨贼。

夫为医之法，不得多语调笑，谈谑喧哗，道说是非，议论人物，炫耀声名，訾毁诸医，自矜己德。偶然治瘥一病，则昂头戴面，而有自许之貌，谓天下无双，此医人之膏肓也。（《备急千金要方·卷一·诸论·论大医精诚第二》）

按：该部分内容为孙思邈衡量一名优秀医生的标准，提倡医德。"世有愚者，读方三年，便谓天下无病可治，及治病三年，乃知天下无方可用。"有些医生仅学习了一些医书，就沾沾自喜，自命不凡，认为任何疾病都能医治，但到了临床实践以后，碰到千变万化的疾病，才知道学习的本领不够，无方可用。告诫我们，只满足于现有粗浅医学知识，而不肯进一步钻研是远远不够的。

并言大医治病，要内心清净，摒除杂念，怀着怜悯恻隐之心，接诊患者，一视同仁，皆如至亲，一心赴救，解除患者病痛。指出做为一个医生不得与病人多语调笑，看病时切忌大声喧嚷，绝不可道说是非，炫耀声名，诋毁同行。这些精辟的论述，使医德规范化，对现代习医、业医者，仍具有深刻、积极的教育意义。

**（3）论妇人求子**

论曰：夫妇人之别有方者，以其胎妊、生产、崩伤之异故也。是以妇人之病，比之男子十倍难疗。经言，妇人者，众阴所集，常与湿居，十四以上，阴气浮溢，百想经心，内伤五脏，外损姿颜，月水去留，前后交互，瘀血停凝，中道断绝，其中伤堕不可具论矣。

然而女人嗜欲多于丈夫，感病倍于男子，加以慈恋、爱憎、嫉妒、忧恚，染著坚牢，情不自抑，所以为病根深，疗之难瘥。故养生之家，特须教子女学习此三卷妇人方，令其精晓，即于仓卒之秋，何忧畏也。夫四德者，女子立身之枢机；产育者，妇人性命之长务，若不通明于此，则何以免于夭枉者哉？故傅母之徒亦不可不学，常宜缮写一本，怀挟随身，以防不虞也。

论曰：凡人无子，当为夫妻俱有五劳七伤、虚羸百病所致，故有绝嗣之殃。夫治之之法，男服七子散，女服紫石门冬丸及坐药、荡胞汤，无不有子也。（《备急千金要方·卷二·妇人方上·求子第一》）

按：该部分内容论述了不孕症的特点。其言"妇人之病，比之男子十倍难疗"，可见不孕症从古至今都是中医妇科学的主要疾病。又言"妇人者，众阴所集，常与湿居"，"妇人者……月水去留，前后交互，瘀血停滞"，认为阴湿、瘀血是导致不孕症的关键所在，而且血瘀津凝成痰，瘀久化热，亦炼液成痰，痰瘀之间可以相互转化。

同时，孙氏指出："女人嗜欲多于丈夫，感病倍于男子，加以慈恋、爱憎、嫉妒、忧恚，染著坚牢，情不自抑，所以为病根深，疗之难瘥。"孙氏强调女性易发生气郁之证，气滞则血瘀痰阻，加重血瘀与痰浊。因此气滞、血瘀、痰凝等蕴结子宫，相互搏结，日久积渐而成为癥瘕积聚。孙思邈认为"凡人无子，当为夫妻俱为五劳七伤，虚羸百病所致，故有绝嗣之殃。"认识到男女双方疾病均可导致不孕症，而非单单责于女方的"子脏闭塞不受精"。

**（4）论目暗之疾**

论曰：凡人年四十五以后，渐觉眼暗，至六十以后，还渐目明。治之法，五十以前，可服泻肝汤，五十以后，不可泻肝，目中有疾，可敷石胆散药等，无病不敷散，但补肝而已。自有肝中有风热，令人眼昏暗者，当灸肝俞，及服除风汤、丸、散数十剂，当愈。（《备急千金要方·卷六上·七窍病上·目病第一》）

按：该部分论述了目暗之疾的治则治法。人至四十五岁以后，视觉功能逐渐下降，到六十岁以后视物开始模糊。因肝开窍于目，治疗目暗需从肝入手，以五十岁为分界，肝气尚盛时，可采用泻肝治法，五十以后则需补肝。若是因肝经风热，令人眼目昏暗，灸法与汤药并用，灸肝俞以激发肝经之气，服除风汤以清散肝经风热之邪。

**（5）论齿龈宣露**

论曰：凡齿龈宣露，多是疳䘌及月蚀，以角蒿灰夜敷龈间，使满，勿食油，不过二三夜，瘥。食油及干枣即发，所以患齿者，忌油、干枣及桂心。每旦以一捻盐纳口中，以暖水含，揩齿及叩齿百遍，为之不绝，不过五日，口齿即牢密。凡人齿龈不能食果菜者，皆由齿根露也，为此盐汤揩齿、叩齿法，无不愈也，神良。凡人好患齿病，多由月蚀夜食饮之所致也，识者深宜慎之。所以日月蚀未平时，特忌饮食，小儿亦然。（《备急千金要方·卷六上·七窍病上·齿病第六》）

按：齿龈宣露，即牙疳，指牙龈红肿，溃烂肿痛，流腐臭脓血等症，《儒门事亲》卷五云："牙疳者，龋也。龋者，牙断腐烂也。"相当于现代医学所说的牙周炎。其治疗方法，夜间用角蒿灰敷于齿龈上。角蒿，味辛苦，性寒，功能祛风湿，解毒杀虫，烧灰存性，外用主治风湿痹痛，跌打损伤，口疮，齿龈溃烂，耳疮，湿疹，疥癣等疾。

且孙氏指出齿龈宣露的预防方法，"患齿者忌油、干枣及桂心"，这是较早的龋齿病因学的记载，油腻、干枣及桂心等糖分高的食物，对牙齿有刺激，且容易滋生细菌，要防治龋齿，就必须限制糖食。人们患齿病多由夜间食饮，影响口腔的清洁，故夜间睡前应禁饮食。每日晨起含温盐水漱口揩齿，可消炎杀菌。每日叩齿，健固牙齿。

**（6）论四种中风**

岐伯曰：中风大法有四，一曰偏枯，二曰风痱，三曰风懿，四曰风痹。夫诸急卒病多是风，初得轻微，人所不悟，宜速与续命汤，依腧穴灸之。夫风者百病之长，岐伯所言四者，说其最重也。

偏枯者，半身不遂，肌肉偏不用而痛，言不变，智不乱，病在分腠之间。温卧取汗，益其不足，损其有余，乃可复也（《甲乙经》云：温卧取汗，则巨取之）。

风痱者，身无痛，四肢不收，智乱不甚，言微可知，则可治。甚则不能言，不可治。

风懿者，奄忽不知人，咽中塞窒窒然（巢源作噫噫然有声），舌强不能言，病在脏腑，先入阴，后入阳。治之先补于阴，后泻于阳。发其汗身转软者生，汗不出身直者七日死（巢源作眼下及鼻人中左右白者可治，一黑一赤吐沫者不可治）。
（《备急千金要方·卷八·治诸风方·论杂风状第一》）

按：该部分论述了四种中风，分别为偏枯、风痱、风懿、风痹。其中，偏枯，又名偏风或半身不遂，多由营卫俱虚，真气不能充于全身，邪气侵袭于半身偏虚之处所致一侧上下肢偏废不用之症；风痱，"痱者，废也"，即是指肢体运动艰难或无力，口噤或失语，头昏沉，视物不清，冒昧不知痛处，或拘急不得转侧；风懿者，中风证候之一，指风中脏腑，症见猝然昏倒，不知人事，伴见舌强不能言，喉中有窒塞感，甚则噫噫有声等，是由痰火闭塞所致；风痹，是指诸痹类风状也，属关节病，症见肢体关节游走不定，肿痛，拘急辗转，与现在所称之中风无关。

虽中风病有四，然其证候病机总归于"正虚邪中"。中风急性起病者，初得轻微，人们往往尚未认识到疾病已发，依古法当速予续命汤，并按腧穴使用灸法治之。且孙氏在描述风懿的预后时提到，"发其汗身转软者生，汗不出身直者七日死"。以发汗效果来判断生死，说明取汗以驱除外风在中风治疗中的重要性。

**（7）论肝虚实**

肝实热：左手关上脉阴实者，足厥阴经也，病苦心下坚满，常两胁痛，息忿忿如怒状，名曰肝实热也。

肝胆俱实：左手关上脉阴阳俱实者，足厥阴与少阳经俱实也，病苦胃胀呕逆，食不消，名曰肝胆俱实也。

肝虚寒：左手关上脉阴虚者，足厥阴经也，病苦胁下坚，寒热，腹满，不欲饮食，腹胀悒悒不乐，妇人月经不利，腰腹痛，名曰肝虚寒也。（《备急千金要方·卷十一·肝脏·肝虚实第二》）

按：《千金要方》一书系统论述了各脏腑证候的辨证要点，突出脏腑辨证的核心作用，以八纲辨证为绳墨，对每一脏腑分为实热、虚寒两证，并把脏腑俱实、俱虚归为脏病。以上部分即是举肝病为例，介绍了肝实热、肝胆俱实、肝虚寒的证候表现。

肝实热证，是指肝经邪热炽盛的病证，症见心下坚满，两胁胀痛，忿忿易怒，头部胀痛，目睛赤肿，生息肉，颈直背强，筋急不得屈伸等。肝胆俱实，指肝胆二经俱有实邪壅滞，横逆犯脾胃，影响消化功能，症见胃胀呕逆、饮食不消化等症。肝虚寒证，指肝的本脏虚寒，症见胁肋痞胀，或隐隐作痛，郁郁不乐，善悲易恐，或见腹胀，胃脘冷痛，精神萎靡，少气懒言，或见妇人月经不调，痛经，腰腹痛等。

**（8）论消渴**

论曰：凡积久饮酒，未有不成消渴。然则大寒凝海而酒不冻，明其酒性酷热，物无以加，脯炙盐咸，此味酒客耽嗜，不离其口，三觞之后，制不由己，饮啖无度，咀嚼鲊酱，不择酸咸，积年长夜，酣兴不解，遂使三焦猛热，五脏干燥，木石犹且焦枯，在人何能不渴？治之愈否，属在病者。若能如方节慎，旬月可瘳。不自爱惜，死不旋踵。方书医药实多有效，其如不慎者何？其所慎有三：一饮酒，二房室，三咸食及面。能慎此者，虽不服药而自可无他。不知此者，纵有金丹亦不可救，深思慎之。又曰：消渴之人，愈与未愈，常须思虑，有大痈，何者？消渴之人，必于大骨节间发痈疽而卒，所以戒之在大痈也，当预备痈药以防之。（《备急千金要方·卷二十一·消渴淋闭方·消渴第一》）

按：孙氏认为，消渴的病因病机，归为饮食无度，日久使得三焦热，五脏燥，酿成虚热。年少盛壮之时，快情纵欲，以至年长，肾气虚衰，百病滋生。所谓消者，不渴而利，实则消。利则五脏不得濡养，脏衰而生诸病。临床上恐惧、紧张、绝望、悲伤、激怒等情绪均能导致血糖升高。总之，内消之为病，由热中所作也，但由于病程日久及肾，灼伤真阴，阴损及阳，肾阳亦受损，最终致阴阳两虚。孙思邈治疗消渴病强调清热养阴，深谙阴阳互根，虚热不忌温肾阳；主张防治结合，重视痈疽并发症；节慎胜于治疗，禁酒面及房劳。

**（9）论服食**

寒石五石更生散方，旧说此药方，上古名贤无此，汉末有何侯者行用，自皇甫士安以降，有进饵者，无不发背解体，而取颠覆。余自有识性以来，亲见朝野仕人遭者不一，所以宁食野葛，不服五石，明其有大大猛毒，不可不慎也。有识者遇此方即须焚之，勿久留也。今但录主对以防先服者，其方已从烟灭，不复须存，为含生害也。（《备急千金要方·卷二十四·解毒杂治方·解五石毒第三》）

按：该部分论述了魏晋南北朝时期流行服食的风气，皇室、贵族、士大夫多有服食者。当时服食的主要药方即是五石散，以石钟乳、紫石英、白石英、石硫黄、赤石脂为主组成，服食后身热，需要冷食薄衣，所以也叫寒食散。因服食后易出现烦热、疮痈等病证，实则是药物中毒的表现。魏晋以后的服食风气曾经戕害了太多的生命，虽孙思邈自己亦曾有尝试，但是他了解之后是反对服食的。在该篇中孙思邈列方35首，反映了服食之风的盛行及其危害。

**3. 传世名方**

**（1）解表剂**

*葳蕤汤（卷九）*

【组成】葳蕤　白薇　麻黄　独活　杏仁　芎䓖　甘草　青木香（各二两）石膏（三两）

【用法】以水八升，煮取三升，去滓，分三服，取汗。

【功用】滋阴清热，宣肺解表。

【主治】阴虚外感风热，发热头痛，咽干舌燥，气喘汗出，胸脘痞闷，体重嗜睡，苔白，脉浮者。

【加减】若一寒一热，加朴硝一分及大黄三两下之。如无木香，可用麝香一分。

### （2）治风剂

**大续命汤**（卷八）

【组成】独活　麻黄（各三两）　川芎　防风　当归　葛根　生姜　桂心　茯苓　附子　细辛　甘草（各一两）

【用法】上十二味，以水一斗二升，煮取四升，分五服，老小半之。

【功用】搜风通络，补气温阳。

【主治】治大风经脏，奄忽不能言，四肢垂曳，皮肉痛痒不自知。

【加减】若初得病便自大汗者减麻黄，不汗者依方。上气者，加吴茱萸二两，厚朴一两。干呕者，倍加附子一两。哕者，加橘皮二两。若胸中吸吸少气者，加大枣十二枚。心下惊悸者，加茯苓一两。若热者，可除生姜，加葛根。初得风未须加减，但且作三剂，停四五日，以后更候。视病虚实平论之行汤，行针依穴灸之。

**小续命汤**（卷八）

【组成】麻黄　防己　人参　黄芩　桂心　甘草　芍药　芎䓖　杏仁（各一两）　附子（一枚）　防风（一两半）　生姜（五两）

【用法】以水一斗二升，先煮麻黄三沸去沫，纳诸药，煮取三升，分三服甚良。

【功用】补气血，祛风邪。

【主治】卒中风，筋脉拘急，半身不遂，口目不正，舌强不能语，或神志闷乱等。

【加减】恍惚者，加茯神、远志；如骨节烦疼，本有热者，去附子，倍芍药。

**排风汤**（卷八）

【组成】白鲜皮　白术　芍药　桂心　芎䓖　当归　杏仁　防风　甘草（各二两）　独活　麻黄　茯苓（各三两）　生姜（四两）

【用法】以水一斗，煮取三升，每服一升，覆取微汗，可服三剂。

【功用】益气养血，祛风散邪。

【主治】男子妇人风虚湿冷，邪气入脏，狂言妄语，精神错乱，志意不定，恍惚多忘。

**（3）祛湿剂**

*汉防己煮散（卷二十一）*

【组成】汉防己　泽漆叶　石韦　泽泻（各三两）　白术　丹参　赤茯苓　橘皮　桑白皮　通草（各三两）　郁李仁（五合）　生姜（十两）

【用法】为粗散，以水一升半，煮散三方寸匕，取八合，去滓，顿服，日三，取小便利为度。

【功用】利水渗湿，泻肺降气。

【主治】水肿上气。

*鲤鱼汤（卷二）*

【组成】鲤鱼（一条，重二斤）　白术（五两）　生姜（三两）　芍药　当归（各三两）　茯苓（四两）

【用法】以水一斗二升，先煮鱼熟，澄清，取八升，纳药，煎取三升，分五服。

【功用】健脾利湿，和血安胎。

【主治】妊娠腹大，胎间有水气，通身肿满。

**（4）解热剂**

*三物黄芩汤（卷三）*

【组成】黄芩　苦参（各二两）　干地黄（四两）

【用法】以水八升，煮取二升，去滓，适寒温，服一升，日二。

【功用】凉血清热。

【主治】产后血虚阴亏，风邪入里化热，症见四肢烦热，头不痛者。

*白头翁汤（卷十五）*

【组成】白头翁　厚朴　阿胶　黄连　秦皮　附子　黄柏　茯苓　芍药（各二两）　干姜　当归　赤石脂　甘草　龙骨（各三两）　大枣（三十枚）　粳米（一升）

【用法】以水一斗二升，先煮米，令熟出米，纳药，煮取三升，分四服。

【功用】清热止痢，调补阴阳。

【主治】赤痢下血，里急后重，日久不愈。

*治肠痈汤（卷二十三）*

【组成】牡丹　甘草　败酱　生姜　茯苓（各二两）　薏苡仁　桔梗　麦门冬（各三两）　丹参　芍药（各四两）　生地黄（五两）

【用法】以水一斗，煮取三升，分三服，日三次。

【功用】清热养阴，活血散瘀。

【主治】热毒内蕴，阴虚火旺，血液瘀滞，致生肠痈。

治肺热喘息鼻衄血方 （卷十七）

【组成】羚羊角　玄参　射干　鸡苏　芍药　升麻　柏皮（各三两）　淡竹茹（鸡子大，一枚）　生地黄（切一升）　栀子仁（四两）

【用法】以水九升，煮取三升，分三服。

【功用】清肝泻肺，凉血。

【主治】肝肺有热，喘息鼻衄者。

【加减】须利下者，加芒硝三两，更煮三沸。

驻车丸 （卷十五）

【组成】黄连（六两）　干姜（二两）　当归　阿胶（各三两）

【用法】为末，以大酢八合，烊胶和之，并手丸如大豆许，干之，大人饮服三十丸，小儿百日以内三丸，周岁儿五丸，余以意加减，日三服。

【功用】清热燥湿，养阴止痢。

【主治】久痢伤阴，湿热未尽，下痢赤白，里急后重，脐腹疼痛，心中烦热。亦治休息痢。

栀子汤 （卷二十二）

【组成】栀子仁（二七枚）　芒硝（二两）　黄芩　甘草　知母（各三两）大黄（四两）

【用法】以水五升，煮减半，下大黄，取一升八合，去滓，纳芒硝，分三服。

【功用】清热解毒，泻下实热。

【主治】表里俱热，三焦不实，身体生疮及发痈疖，大小便不利。

黄连丸 （卷二十一）

【组成】黄连（一斤）　生地黄（一斤）

【用法】绞地黄取汁，浸黄连取出曝之，燥则复纳令汁尽，晒干，捣末，蜜丸，如梧子，服二十丸，日三服。亦可为散，以酒服三寸匕。

【功用】清热泻火，凉血生津。

【主治】消渴。

**（5）和解剂**

小柴胡汤 （卷十）

【组成】柴胡（半斤）　黄芩（三两）　人参（三两）　半夏（半升，洗）甘草（炙）　生姜（各三两，切）　大枣（十二枚，擘）

【用法】以水一斗二升，煮取六升，去滓，再煎，取三升，温服一升，日三服。

【功用】和解少阳。

【主治】少阳证，口苦，咽干，目眩，往来寒热，胸胁苦满，嘿嘿不欲饮食，心烦喜呕，舌苔薄白，脉弦；或妇人伤寒，热入血室，产后经期感冒风邪；疟疾、黄疸、内伤杂病而见少阳证者。

【加减】若胸中烦而不呕者，去半夏、人参，加栝楼实一枚。若渴，去半夏，加人参合前成四两半，栝蒌根四两。若腹中痛者，去黄芩，加芍药三两。若胁下痞硬，去大枣，加牡蛎四两。若心下悸，小便不利者，去黄芩，加茯苓四两。若不渴，外有微热者，去人参，加桂枝三两，温覆微汗愈。若咳者，去人参、大枣、生姜，加五味子半升，干姜二两。

**（6）消导剂**

*温脾汤（卷十五）*

【组成】大黄　桂心（各三两）　附子　干姜　人参（各一两）

【用法】以水七升，煮取二升半，分三服。

【功用】健脾温肾，化积导滞。

【主治】脾肾阳虚，积滞未净，痢疾经久不愈者。

**（7）祛痰剂**

*大半夏汤（卷十六）*

【组成】半夏（一升）　大枣（二十枚）　甘草　附子　当归　人参　厚朴（各二两）　桂心（五两）　生姜（八两）　茯苓　枳实（各二两）　蜀椒（二百粒）

【用法】以水一斗，煮取三升，分三服。

【功用】温中散寒，行气除满。

【主治】胃中虚冷，脘腹痞满。

*小半夏汤（卷十八）*

【组成】半夏（一升）　生姜（一斤）　橘皮（四两）

【用法】以水一斗，煮取三升，分三服。

【功用】温中化饮，降逆止呕。

【主治】胸中有寒，痰饮内停，胸胁痞满，呕逆，食物不下。

【加减】若心中急及心痛，纳桂心四两；若腹满痛，纳当归三两。

*射干汤（卷五）*

【组成】射干（一两）　半夏（五枚）　桂心（五寸）　麻黄　紫菀　甘草　生姜（各一两）　大枣（二十枚）

【用法】以水七升，煮取一升五合，去滓，纳蜜五合，煎一沸，分温服二合，日三。

【功用】散寒降逆，化痰平喘。

【主治】小儿咳逆，喘息如水鸡声。

温胆汤（卷十二）

【组成】半夏　竹茹　枳实（各二两）　橘皮（三两）　生姜（四两）　甘草（一两）

【用法】以水八升，煮取二升，分三服。

【功用】清胆和胃，除烦止呕。

【主治】大病后虚烦不得眠，兼见惊悸，胸闷，口苦，呕涎者。

**（8）祛寒剂**

高良姜汤（卷十三）

【组成】高良姜（五两）　厚朴（三两）　当归　桂心（各三两）

【用法】以水八升，煮取一升八合，分三服，日二。若一服痛止，便停，不须更服。

【功用】温里散寒，理气止痛。

【主治】卒心腹绞痛如刺，两胁支满，烦闷不可忍。

生姜甘草汤（卷十七）

【组成】生姜（五两）　甘草（四两）　人参（三两）　大枣（十二枚）

【用法】以水七升，煮取三升，去滓，分三服。

【功用】温中益气，生津止渴。

【主治】肺痿，咳唾涎沫不止，咽燥而渴者。

吴茱萸汤（卷十六）

【组成】吴茱萸　半夏　小麦（各一升）　甘草　人参　桂心（各一两）　大枣（二十枚）　生姜（八两）

【用法】以酒五升，水三升，煮取三升，分三服。

【功用】温中降逆止呕。

【主治】久寒，胸胁逆满，不能食。

**（9）理气剂**

七气汤（卷十七）

【组成】半夏（一升）　人参　生姜　桂心　甘草（各一两）

【用法】以水一斗，煮取三升，分三服，日三。

【功用】化痰开郁，益气温中。

【主治】七情六气郁结，痰涎结聚，虚冷上气，心腹绞痛，不能饮食。

下气汤（卷十七）

【组成】半夏（一升）　生姜（一斤）　人参（二两半）　橘皮（三两）

【用法】以水七升，煮取三升，去滓，分三服，日三。

【功用】温中健脾，降气除满。

【主治】脾虚气滞，胸满腹胀。

**（10）理血剂**

大胶艾汤（卷二十五）

【组成】阿胶（二两）　熟地黄　芍药（各三两）　艾叶　甘草　当归　芎𦭒（各二两）　干姜（一两）

【用法】以水八升，煮取三升，去滓，纳胶令烊，分再服，羸人三服。

【功用】养血止血。

【主治】妇人产后血崩，下血过多，虚喘欲死，腹中激痛，下血不止；跌打损伤，内伤五脏，微者唾血，甚者吐血。

泽兰汤（卷三）

【组成】泽兰　当归　生地黄（各二两）　甘草（一两半）　生姜（三两）　芍药（一两）　大枣（十枚）

【用法】以水九升，煮取三升，去滓，分三服，日三。

【功用】和血止痛。

【主治】产后恶露不尽，腹痛不除，小腹急痛，痛引腰背，少气力者。

桃仁汤（卷二十五）

【组成】桃仁（五十枚）　大黄（四两）　芒硝（三两）　桂心　当归　甘草（各二两）　虻虫　水蛭（各二十枚）

【用法】以水八升，煮取三升，绞去滓，适寒温，服一升，日三服。

【功用】活血破瘀。

【主治】堕落瘀血。

**（11）补益剂**

人参丸（卷三）

【组成】人参　甘草　茯苓（各三两）　麦门冬　菖蒲　泽泻　薯蓣　干姜（各二两）　桂心（一两）　大枣（五十枚）

【用法】为末，以蜜枣膏和丸，如梧子，未食酒服二十丸，日三夜一，不知稍增。

【功用】益气健脾，宁心安神。

【主治】产后大虚，心悸，志意不安，不自觉恍惚恐畏，夜不得眠，虚烦少气。亦治男子虚损心悸。

【加减】若有远志，纳二两为善；若有风气，纳当归、独活三两。

羊肉地黄汤（卷三）

【组成】羊肉（三斤）　生地黄（切，二升）　桂心　当归　甘草　芎䓖　人参（各二两）　芍药（三两）

【用法】上八味㕮咀，以水二斗煮肉，取一斗，去肉纳药煎取三升，分四服，日三夜一。

【功用】益气养血，补虚止痛。

【主治】治产后三日，腹痛，补中益脏，强气力，消血方。

内补芎䓖汤（卷三）

【组成】芎䓖　干地黄（各四两）　芍药（五两）　桂心（二两）　甘草　干姜（各三两）　大枣（四十枚）

【用法】以水一斗二升，煮取三升，去滓，分三服，日三。

【功用】养血和营，温经止痛。

【主治】妇人产后虚羸少气，崩漏虚竭，腹中绞痛，面色无华，及吐血等。

【加减】若有寒，苦微下者，加附子三两。

羊肉汤（卷三）

【组成】肥羊肉（三斤，去脂）　当归（一两）　桂心（二两）　芍药（四两）　甘草（二两）　生姜（四两）　芎䓖（三两）　干地黄（五两）

【用法】以水一斗半，先煮羊肉，取七升，去肉，纳余药，煮取三升，去滓，分三服。

【功用】养血止痛，温中祛寒。

【主治】产后体虚，自汗出，腹中绞痛。

**（12）安神剂**

定志小丸（卷十四）

【组成】菖蒲　远志（各二两）　茯苓　人参（各三两）

【用法】捣下筛，蜜和为丸，如梧桐子大，每服六七丸，每日五次。

【功用】养心化痰，开郁安神。

【主治】神情恍惚，心神不安，惊悸健忘，噩梦纷纭，心怯善恐，或发狂眩。

**（13）固涩剂**

*大桃花汤（卷二十五）*

【组成】赤石脂 干姜 当归 龙骨 牡蛎（各三两） 附子（二两） 白术（一升） 甘草 芍药（各一两） 人参（一两半）

【用法】以水一斗二升，煮术，取九升，纳诸药，煮取二升，分三服。

【功用】补气养血，涩肠止泻。

【主治】久痢不愈，气血虚弱，腹痛隐隐，面色苍白，舌淡，脉沉细者。

【加减】有脓者，加厚朴三两；呕者，加橘皮三两。

*椒艾丸（卷十五）*

【组成】蜀椒（三百粒） 熟艾（一升） 干姜（三两） 赤石脂（二两）乌梅（一百枚）

【用法】椒、姜、艾下筛，梅著一斗米下蒸，令饭熟，去核，内姜、椒末，合捣三千杵，蜜和丸，如梧子，服十丸，日三服，不瘥，至二十丸，加黄连一升。

【功用】温中散寒，涩肠止痢。

【主治】久痢，食不消化，或青或黄，四肢沉重，起即眩倒，骨肉消尽，两足逆冷，腹中热，苦筋转，起止须扶，阴冷无子。

**（14）外用剂**

*含漱汤（卷六）*

【组成】独活（三两） 黄芩 芎䓖 细辛 荜茇（各二两） 当归（三两）丁香（一两）

【用法】以水五升，煮取二升半，去滓，含漱之。须臾闷乃吐，更含之。

【功用】散风止痛。

【主治】齿痛。

*黄连升麻散*

【组成】升麻（一两五钱） 黄连（七钱六分）

【用法】上药研细末，使用时以少许含口中，有津则咽汁，每日 2～3 次。也可用饮片水煎含漱，各药用量按比例酌减至常规剂量。

【功用】清火解毒。

【主治】口舌生疮。

## 三、临床运用

**1. 心悸**

《千金方》（包括《千金要方》和《千金翼方》二书）论述心悸，主要见于

《千金要方》卷十三"心脏方"、卷十四"小肠腑方"、其他诸卷，《千金翼方》亦有散在论述。《千金方》所论之心悸，其证候特点多表现为虚实夹杂，其中虚者包括心之气、血、阴、阳亏虚，心失所养；实者包括外感之风邪、内生之痰饮，心脉不畅；其方药特色，尤擅使用风药；组方配伍，注重调理脾肺。

**（1）证候特点——虚实夹杂**

《千金方》论述心悸病机，常以"心气不足""心气虚""心气少弱"等词述之，如《千金要方·卷十三·心脏方》大补心汤，"治虚损不足，心气弱悸，或时妄语，四肢损变气力，颜色不荣方。"认为心气不足是心悸发生的核心基础。心为五脏六腑之大主，主血脉和藏神，心气虚则血脉运行无力，心神失养，故见心悸。

心为火脏，以阳为用，心气虚进一步发展可成心阳虚，阳虚生内寒，且阳虚之体，易为寒侵，如《千金要方·卷十三·心脏方》乌头汤，"心痛彻背，背痛彻心方。乌头六铢，附子、蜀椒各半两，干姜、赤石脂各一两"，方中用乌头、附子、干姜、蜀椒既助心阳，又散寒邪，标本兼顾。

若思虑太过，劳伤阴血，心血不足，则心神失养，心阴虚，心阳浮越，则心神不宁，均可导致心悸，故《千金方》治悸时常用滋阴养血、宁心重镇之品。如《千金要方·卷十三·心脏方》茯苓补心汤，"治心气不足，善悲愁恚怒，衄血，面黄烦闷，五心热，或独语不觉，咽喉痛，舌本强，冷涩出（一作汗出）。茯苓四两，桂心、甘草各二两，紫石英、人参各一两，麦门冬三两，大枣二十枚，赤小豆一十四枚"。患者心神失养，心阳浮越，故选麦冬、大枣、紫石英养血宁心。

感受外邪，风寒湿三气杂至，合而为痹，日久内舍于心，痹阻心脉，心之气血运行受阻，发为心悸，故《千金方》常用解表药物以发散外邪，包括发散风寒药（防风、细辛、羌活等）和发散风热药（大豆黄卷等），多于病初用之，若外邪内耗阴血，则所用不宜。如《千金要方·卷八·诸风方》荆沥汤，"治心虚寒，阴气伤寒损心，惊掣悸语，声宽急混浊，口喎冒昧，好自笑"。患者心气不足，又外感寒邪，故选荆沥、母姜、麻黄、川芎、防风、桂心、升麻、防己等祛风散寒止痛；人参、当归、白术、茯苓、远志以补心气养心血。

痰饮致悸之说，自仲景时便有，孙氏亦认识到阳气不足，痰饮无以温化，上犯凌心而致心悸。《千金要方·大肠腑·痰饮第六》论曰："凡心下有水者，筑筑而悸，短气而恐，其人眩而癫，先寒即为虚，先热即为实。"故《千金方》治悸，多用化痰利水之药，配合温里散寒药物温化痰饮。如《千金要方·卷十三·心脏方》半夏补心汤（半夏、生姜、茯苓、桂心、枳实、橘皮、白术、防风、远志），"治心虚寒，心中胀满悲忧，或梦山丘平泽者"。患者心神失养，情绪抑郁，痰气郁结，故用半夏、茯苓、白术健脾化痰，桂心温里散寒。

**（2）方药特色——擅用风药**

风为百病之长，其性主动，有关风邪致悸，《千金要方·卷十四·小肠腑方》特设"风虚惊悸第六"一篇，记载运用风药治疗心悸方23首，不仅在于祛除风邪，更有运用风药引经报使、调畅气机、祛风除湿、开郁散热、佐药助势的特点，增临床治悸疗效。

1）引经报使：《千金要方·卷三·中风第十二》之大远志丸，"治产后心虚不足，心下虚悸，志意不安，恍恍惚惚"。方中参、归、胶、地、麦、草、术、苓、桂、姜等气血阴阳并补；泽泻、菖蒲利湿祛浊。惟独活一味，引药入心经。

2）调畅气机：如《千金要方·卷十四·风虚惊悸第六》治惊劳失志方，《千金方衍义》释为"惊劳失志，总由心肾不交，虚风内动所致，故以……桂心、防风遍达肝气，麦冬、甘草、大枣滋益心脾，实则虚风无隙可入矣"。方用防风，即是用其疏肝理气、调畅气机之功。

3）祛风除湿：如《千金要方·卷十四·风虚惊悸第六》之远志汤，"治心气虚，惊悸善忘，不进食，补心方"。"不进食"，治以半夏、白术，乃因脾为湿困。患者心本气虚，胸阳不振，又受痰湿郁阻，胸阳失展，加重心悸。方中羌活、防风相配，条达肝木，健脾土，祛风除湿，止悸动。

4）开郁散热：如《千金要方·卷十四·风眩第四》之以薯蓣丸，"治头目眩冒，心中烦郁，惊悸狂癫方"。本病多由五脏亏虚，劳热生风，风阳上扰心神，而致心悸。治疗上在补益气血、健运中焦的同时，以柴胡、防风升散郁火，桔梗、杏仁调畅气机，共奏标本并治之功。

5）佐助药势：如《千金要方·卷十四·风虚惊悸第六》之大定心汤，"治心气虚悸，恍惚多忘，或梦惊魇，志少不足方"。李东垣谓："参、术补脾，非防风、白芷以引导之，则补药之力不能到。"该方用防风助参、术、苓、姜健运中土，使气血化源充足，心有所养，神自安宁。

**（3）组方配伍——重视调理脾肺**

《千金方》治悸，以补虚益气、祛风利湿、宁心安神为总则，除此之外，还重视调理脾肺。脾虚失运常用人参、白术、茯苓、干姜、甘草，益气温中，健脾祛湿；肺气郁闭常用紫菀、桔梗、前胡、细辛等，宣肺开郁，畅达气机。

脾为后天之本，气血生化之源，脾土健运，化源充盛，则心有所养，心神得安。《明医指掌》曰："血者，水谷之精也，生化于脾，总统于心。"李东垣亦说："五脏大虚惊悸，必先健运中气，首推理中。"可知，健脾可生气血，可运湿浊，于治悸而言，无往而不利。如《千金要方·卷十四·风虚惊悸第六》之远志汤，"治心气虚，惊悸善忘，不进食，补心方"，患者心脾两虚，故方中选人参、白术、茯苓、干姜、甘草，内含四君、理中之意。又如镇心汤，"治风虚劳冷，心气不足，善忘恐怖，神志不定方"，该方乃薯蓣丸合风引汤化裁而来，《金匮》以薯蓣丸治"虚劳诸不足，风气百疾"，以风引汤治"大人风引，少小惊痫瘛疭"，《千金方》将二方合用，前者用其调理脾胃、益气和营之功，后者取其镇摄虚风之效，标本兼治，则心悸可止。

心肺同居膈上，肺主气，心主血，而肺有助心行血之功，《类经》曰："经脉流动，必由乎气，气主于肺，故为百脉之朝会。"若肺气郁闭，心阳不得布散，行血不利，或生痰饮，或成血瘀，均可致悸。《千金方》遇此病机，常用紫菀、桔梗、前胡、细辛等药。如《千金要方·卷十四·风虚惊悸第六》大定心汤，"治心气虚悸，恍惚多忘，或梦惊魇，志少不足方"。该方为治疗心气不足，惊悸多梦之人，但除外养血安神之品，该方还选用紫菀以宣肺化痰，体现了肺统调百脉的作用，是心肺同治的经典方剂。

**2. 胸痹**

"心痛"之名，最早见于《五十二病方》，"胸痹"之名，首见于《金匮要略》。胸痹因机，《内经》虽有论述，然至仲景时始确立为病在上焦，"阳微阴弦"。隋唐早期，医家多遵仲景之论，《病源》曰："心痛者，风冷邪气乘于心也。"《千金要方》论治胸痹心痛病，集中于是书卷十三"心脏方"，其亦认为"寒气卒客于五脏六腑，则发卒心痛胸痹"，可知胸痹病因，重视寒邪，以阳虚寒侵为主。

**（1）温通散寒**

心君属阳，易受寒侵，病家素体心气不足，或心阳不振，阴寒之邪乘虚侵袭，《素问·调经论》云："寒气积于胸中而不泻，不泻则温气去，寒独留，则血凝泣，凝则脉不通。"故发胸痹心痛，可知胸痹之病可为阳虚感寒而发。故《千金要方》大量应用温里散寒药，如桂心、干姜、附子、吴茱萸、蜀椒等，或发散风寒药，如生姜、细辛、防风等，既温心阳以治本，又祛除寒邪以治标，扶正祛邪兼顾。

如《千金要方·卷十三·胸痹第七》之熨背散，"治胸背疼痛而闷方"，方用乌头、蜀椒、附子、桂心、细辛、羌活、川芎。用法：帛裹微火炙令暖，熨背上。《千金方衍义》解释云："背者，胸之府，乌、附、蜀椒内服则温经络，外熨则通腠理，佐以辛、桂、川芎开导血气，羌活专行脊脉以予邪之出路，变乌头丸为熨法也。"

又如《千金要方·卷十三·心腹痛第六》之乌头丸，"治心痛彻背，背痛彻心方"，方用乌头、附子、蜀椒、干姜、赤石脂。方中一派大辛大热之品，别无他顾，峻逐阴邪。以方测证，实为阴盛阳衰，沉寒痼冷，阻遏阳气。除用辛热之品，温通散寒，尚用赤石脂载药直入血分，又可固涩心阳，收敛阳气，蜜丸服用，缓药力之峻，延长药效。

**（2）气血双补**

《内经》常谓"正气存内，邪不可干"，又言"勇者气行则已，怯者则着而为病也"，且心阳虚是在心气虚的基础上发展而来的，故常使用补气药，如甘草、人参、白术、黄芪、大枣、胶饴等，既可扶助正气，又可甘温助阳。若心血不足，不能濡养本脏，致"不荣则痛"，脉道失充，血行不畅，则致"不通则痛"，甚则出现神志异常，孙氏则擅用当归、白芍等补血药，荣养心脏。

《千金要方·卷十三·心腹痛第六》之当归汤，"治心腹绞痛、诸虚冷气满痛方"，方用当归、芍药、厚朴、半夏、桂心、甘草黄芪、人参、干姜、蜀椒。方中人参、黄芪、甘草健脾益气；当归、芍药养血活血；半夏、厚朴温中降逆；桂心、干姜、蜀椒散寒止痛。诸药合用，气血并补，温中止痛。

《千金要方·卷十三·胸痹第七》之前胡汤，"治胸中逆气，心痛彻背，少气不食方"，方用前胡、甘草、半夏、芍药、黄芩、当归、人参、桂心、生姜、大枣、竹叶。方中参、枣、草、归、芍益气养血；桂心、生姜温散寒凝；前胡、半夏化痰降逆；黄芩、竹叶清热生津，且制前胡、半夏之燥，助降逆止呕之功。全方气血阴阳并调，宜于劳热脏虚之人，胸痛气逆不食之证。

**（3）化痰逐饮**

饮食失节，恣食肥甘厚味，日久伤脾，脾虚生湿，聚而成痰饮，上犯心胸，清阳不展，或痰郁化火，炼液成痰浊，阻滞心脉，心阳不振，心脉痹阻，则发为胸痹心痛。故需化痰逐饮，宣痹通阳，常用半夏、厚朴、桔梗、前胡、栝蒌实、茯苓等。

《千金要方·卷十三·胸痹第七》之栝蒌汤，"治胸痹之病，喘息咳唾，胸背痛，短气，寸脉沉而迟，关上小紧数方"，方用栝蒌实、半夏、薤白、枳实、生姜。方中栝蒌实、半夏、枳实宽胸祛痰，消积散痞；薤白行滞通阳；生姜温中散寒。诸药合用，共奏化痰宣痹之功。

又如《千金要方·卷十三·胸痹第七》之茯苓汤，"治胸中气塞短气方"，方出《金匮要略》，药用茯苓、杏仁、甘草。方中茯苓健脾化痰，逐中焦之水；杏仁降肺气之逆，逐胸中之水；甘草健脾缓中，使水饮去而肺气利。诸药合用，共奏健脾化痰之功，治肺气不利，饮停胸膈之证。

### （4）行气开郁

沈金鳌《杂病源流犀烛》认为，七情除"喜之气能散外，余皆足令心气郁结而为痛也"。肝主疏泄而藏血，肺主气而助心行血，若情志内伤，肝失疏泄，肺失宣降，气血郁阻心脉，可致胸痹心痛。故孙氏常用理气药橘皮、枳实、薤白等以宣畅气机。

如《千金要方·卷十三·胸痹第七》之橘皮枳实生姜汤，"胸痹之候，胸中愊愊如满，噎塞习习如痒，喉中涩燥唾沫"，方用橘皮、枳实、生姜。方中重用橘皮，行肺胃之气，宣畅气机；枳实，行气除满，消痞散结；生姜，和胃降逆，温肺化饮。三者相合，行气开郁，和胃化饮，治肺胃气滞，气阻饮停之证。

又如《千金要方·卷十三·胸痹第七》之通气汤，"治胸满短气噎塞方"，方用半夏、生姜、橘皮、吴茱萸。方中半夏、吴茱萸，降气化痰；橘皮，健脾理气；生姜，散寒化饮。诸药合用，共奏理气化痰、温中健脾之效，治胸中气滞痰阻之证。

《千金要方》论治胸痹心痛病，收录《金匮要略》方10首，如栝蒌薤白半夏汤、茯苓杏仁甘草汤、橘枳姜汤等，体现了辨证论治的特点，还创制细辛散、蜀椒散、茯苓汤、熨背散等新方，补充了气血双补的治疗方法，其记载的灸法和熨背散外治法，丰富了临床治疗手段。其学术思想尊崇仲景之治，又在其基础上有所发展创新，启迪后世，现代中医临床又添加活血化瘀、补肾等常用之法，胸痹心痛病的治疗亦日臻完善。

### 3. 风病

古人所谓之风病，是指与风邪有关的疾病，至唐宋时始有内风、外风之论。《千金要方》将"风"的含义分三种，即自然界之正常气候、一种外感致病因素以及维持人体生命活动之常气。其风病之概念，继承《内经》之理论，包括风邪侵袭机体所致的各种疾病和表现为类似于风动摇不定为主要特点的疾病。该书卷八为"治诸风方"，论述诸多风病，包括"论杂风状""诸风""贼风""偏风""风痱""风懿""角弓反张""风痹"共八篇，所含内容广泛。

### （1）风虚诸证

《内经》论风，有正风、虚风之别，前者为自然界正常之气候，不能使人生病，后者即是虚邪贼风，四时不正之气。而《千金要方·卷一》"论诊候第四"篇载："地水火风，和合成人……风气不调，全身强直，诸毛孔闭塞。"首次提出风为人体之常气，属人体正气的一种，"风止则气绝"，则言明风是维持人体生命活动的必要条件。书中多次提到风虚诸证的治疗方药，多用温阳补益之品，故而《千金要方》所论之风虚，当为正气、阳气不足一类的虚损性疾病。

《千金要方·卷十七》"肺脏方"篇，"治风虚支满，膀胱虚冷，气上冲肺息奔，令咽喉气闷往来，下气"之海藻橘皮丸（海藻、橘皮、白前、杏仁、茯苓、芍药、桂心、苏子、枣肉、桑白皮、昆布、吴萸、人参、白术、葶苈），方中除用海藻、昆布、白前、杏仁、苏子、桑白皮、葶苈子等泻肺降气消痰之品，尚用人参、白术、枣肉健脾益气，茯苓、芍药相配，利水不伤阴，桂心、吴茱萸助阳散寒。全方祛痰邪同时，兼顾益气扶正，治疗风虚支满之症。

《千金要方·卷十九》"肾脏方"篇，"治男女五劳七伤，消枯羸瘦，风虚瘤冷，少气力，无颜色，不能动作，口苦咽燥，眠中不安，噩梦惊惧百病方"之石英煎，方用紫石英、白石英温肺肾、安心神，人参、白术、黄芪、甘草、防风益气固卫，桃仁、柏子仁、石斛、远志、五味子、麦冬、地黄、山药、山萸肉、茯苓补肾宁心，桂心、干姜、苁蓉、天雄温助元阳，白芷、细辛、川芎温散祛风，共奏温肾安神、益气祛风之功，治疗风虚瘤冷之症。

**（2）内风扰动**

自《内经》时起，多数医家将风病之因，归于外受风邪，伤及肤腠、经络、脏腑，即后世谓之"真中风"，区别于外风的"类中风"概念，亦在宋元之后提出。而《千金要方·卷十四》"风眩第四"篇载："夫风眩之病起于心气不定，胸上蓄实，故有高风面热之所为也。痰热相感而动风，风火相乱则闷瞀，故谓之风眩。"虽是引徐嗣伯之论，言"痰热相感而动风"，表明孙氏已认识到风自内生的因机。不仅如此，该书亦记载不少治疗内风的方药。

《千金要方·卷八》"偏风第四"篇之菊花酒，"治男女风虚寒冷腰背痛，食少羸瘦无颜色，嘘吸少气。"方中菊花、防风、萆薢、独活祛风除痹，且菊花性寒，入肝经，能清肝热、平肝阳，常用治肝阳上亢、肝风实热之内风眩晕；紫石英、钟乳石、杜仲、附子、苁蓉、干姜、桂心温肾助阳，暖腰膝；茯苓、黄芪、当归、石斛益气滋阴养血。全方除菊花、防风等祛除风邪之外，更多运用调补内脏之品，共奏"去风冷、补不足"之功，重视内外兼治。

《千金要方·卷十四》"风眩第四"篇，"治头目眩晕，屋转旋倒方"之天雄散（天雄、防风、川芎、人参、独活、桂心、葛根、莽草、白术、远志、薯蓣、茯神、山茱萸），方用天雄、防风、川芎、独活、莽草等祛除风邪，人参、白术、薯蓣、山茱萸、远志、茯神健脾补肾安神，葛根升阳解肌生津，桂心通经，上除头风痛。诸品配合，治疗上盛下虚、风阳上扰之头目眩晕，祛风与补益相配，扶正以助祛邪。

**（3）风壅肌腠**

《千金要方》首提内风，但其所述风病，仍以外风论治居多。"论杂风状第一"

篇曰："是知风者，善行而数变，在人肌肤中，内不得泄，外不得散，因人动静，乃变其性"，高度概括了外风病之因机。风壅肌腠者，如皮肤瘙痒的疾病，"风邪客于肌肤，虚痒成风疹瘙疮"；诸痹病，"诸痹由风、寒、湿三气并客于分肉之间"，"诸痹风胜者则易愈，在皮间亦易愈，在筋骨则难痊也"。

《千金要方·卷八》"角弓反张第七"之秦艽散，"治半身不遂，言语错乱，乍喜乍悲，角弓反张，皮肤风痒方"。方中秦艽、甘菊、茵芋清热祛风胜湿；独活、防风、细辛祛风散邪；白鲜皮清热燥湿，祛风解毒；麻黄疏散风寒，发汗解表；川芎、当归、五味子养血和营，寓"治风先治血，血行风自灭"之意；人参、黄芪、白术、甘草健脾益气，以助生化之源；远志、山茱萸、石斛滋补肝肾；桂心、干姜、附子、天雄温壮元阳。诸品配伍，功能祛风胜湿，养血补虚，治疗形体素虚，风邪郁滞肌腠的瘙痒、角弓反张之症。

《千金要方·卷八》"偏风第四"之独活寄生汤，"夫腰背痛者，皆由肾气虚弱，卧冷湿地当风得之，不时速治，喜流入脚膝，为偏枯冷痹，缓弱疼重，或腰痛挛，脚重痹，宜急服此方"。方中独活、秦艽、防风、细辛、桂心祛风除湿，舒筋通络；桑寄生、杜仲、牛膝补肝肾，强筋骨；干地黄、当归、芍药、川芎祛风养血和血；人参、茯苓、甘草健脾益气。诸药合用，祛风湿、止痹痛、益肝肾、补气血，治疗久卧湿地当风、腰脚疼痛之痹证，"诸处风湿亦用此法"。

**（4）风中脏腑**

《千金要方》论述风中脏腑，"凡风多从背五脏俞入诸脏受病"，"大肠中风者，卧而肠鸣不止，灸大肠俞百壮，可服续命汤"，"风邪入脏，寒气客于中，不能发则暗哑，喉痹舌缓"，可见孙氏认为风中脏腑，乃是由外感风邪透过肌表，自各脏之背俞穴侵入，直接伤及脏腑所致。

如《千金要方·卷八》"诸风第二"之排风汤，"治男子妇人风虚湿冷，邪气入脏，狂言妄语，精神错乱。……服此安心定志，聪耳明目。通脏腑，诸风疾，悉主之"。方中白鲜皮、独活、防风祛风胜湿；川芎、当归、芍药养血祛风；麻黄、杏仁宣降肺气，合生姜增强发越水气之功；茯苓、白术、甘草健脾益气，利水渗湿，使水邪从小便而去；桂心温经散寒，通利血脉。诸药合用，祛风利湿，健脾养血，祛五脏之风虚湿冷，而奏安神通窍之功。

又如"贼风第三"之乌头汤，"治寒疝腹中绞痛，贼风入腹攻五脏，拘急不得转侧，叫呼发作，有时使人阴缩、手足厥逆方"。方中乌头祛寒除湿；麻黄、老姜散寒解表，通阳行痹；桂心温通血脉；芍药、甘草养血敛阴，缓急止痛；白蜜甘缓药力，使寒湿之邪微微汗解，且减低乌头毒性。诸药合用，共成散寒祛湿、除痹止痛之剂。

风邪致病，外可侵袭肌表，内可伤及脏腑，遍及全身，无所不至。中医对风病的认识，由外风逐步向内风过渡，《千金要方》首载内风之论，为后世内风学说之开端，但仍停留在以外风为主，如偏风、风痱、风懿等。在风病治疗上，《千金要方》强调外散风邪、内调气血的原则，并且方后多附有针灸治疗方法，注重针、灸、药结合，符合现代医学治疗中风的临床实践。

**4. 消渴**

《千金要方》论及消渴病，主要集中该书卷二十一"消渴第一"篇，其他篇章亦有散在论述。其中"消渴第一"篇，共载方论 6 首，消渴方剂 53 首，包括消渴之因机、治法方药、防治预后等，内容完备，并在前人基础上有所创见。

**（1）消渴之因机**

《千金要方》论及消渴病机，主要沿袭《诸病源候论》之观点，认为消渴与饮食失节、久服石散、房劳过度均有关，且更侧重于饮酒对消渴的影响。《千金要方》载："凡积久饮酒，未有不成消渴……制不由己，饮啖无度，咀嚼鲊酱，不择酸咸，积年长夜，酣兴不解，遂使三焦猛热，五脏干燥，木石犹且焦枯，在人何能不渴。"首次提出酒食过量可导致消渴病的发生，长期酒食失节，辛辣香燥，损伤脾胃，致脾胃运化失职，积热内蕴，化燥伤津，消谷耗液，发为消渴。

该卷又载："凡人生放恣者众，盛壮之时，不自慎惜……渐至年长，肾气虚竭，百病滋生。又年少惧不能房，多服石散，真气既尽。石气孤立，惟有虚耗，唇口干焦，精液自泄……或渴而不利，或不渴而利，所食之物，悉化小便，皆由房室不节所致也。"可见《千金要方》认为房劳过度、久服石散亦是导致消渴的重要原因，二者均可使肾气虚耗，肾阳亏虚，水液气化无力，则小便数。虚火内生，灼伤津液，则口渴。

**（2）处方用药**

《千金要方》云："内有热者则喜渴，除热则止渴。兼虚者，须除热补虚则瘥矣。"可见孙氏治疗消渴，以"除热""补虚"为治疗原则。除热，常用栝楼根、麦门冬、生地黄、黄连等，寒凉以清虚热，生津以润燥渴；补虚，常用附子、桂心、巴戟天、鹿角、羊肾等温补肾阳，以助气化，则津液得布，消渴得止。

1）胃腑实热：治胃热实证，用黄连、黄芩、石膏、知母等大寒清热之品，治肠胃实热者，如治消渴之三黄丸（黄连、大黄、黄芩）和治虚满而渴方（黄连、生栝楼根汁、生地黄汁、羊乳汁），如此热实可清，消渴自止。亦擅用天花粉、麦冬、生地黄等养阴生津之品，如"泄热止渴，治胃腑实热，引饮常渴方"之宜茯神汤

（茯神、知母、葳蕤、栝蒌根、生麦冬、生地黄、小麦、淡竹叶、大枣），"不论早晚，若渴即进，非但只治胃渴，通治渴患热者"。

又如"治消渴除肠胃热实方，麦门冬、茯苓、黄连、石膏、葳蕤、人参、龙胆、黄芩、升麻、枳实、生姜、枸杞子、栝蒌根"。方中麦门冬、葳蕤、枸杞子滋阴生津；栝蒌根、石膏清热泻火，除烦止渴；黄芩、黄连、龙胆清热泻火；茯苓、人参健脾利水以养阴液；升麻以升清阳，枳实破气消积，生姜通固结之津，以利津液之流通；茅根、粟米清胃止渴。全方清热、养阴并用，共奏清热泻火、生津止渴之效。

2）肾气亏损：消渴病机虽由虚热所致，但由于病程日久及肾，灼伤肾阴，甚则阴损及阳，致阴阳两虚。故针对肾气亏损之证，配伍补肾填精之品，助肾气布化，培补人体正气，达祛邪、扶正止消渴之目的。

如"治男子百病，小便过多失精方"，方用棘刺丸（棘刺、石龙芮、巴戟天、厚朴、麦门冬、葳蕤、干地黄、菟丝子、杜仲、牛膝、苁蓉、石斛、桂心、乌头等），和"治虚劳渴无不效方"之骨填煎（茯苓、菟丝子、牛膝、附子、巴戟天、五味子、麦冬、天冬、苁蓉、桂心等），二方均用菟丝子、杜仲、牛膝、苁蓉、桂心、附子、巴戟天等温肾助阳之药，同时运用麦冬、天冬、石斛、干地黄、五味子等滋阴生津之药，善补阴者，于阳中求阴，深谙阴阳互根之道，虚热亦不忌温阳。

又如"治小便多或不禁方"之九房散（菟丝子、蒲黄、黄连、肉苁蓉、硝石、鸡内金），方中菟丝子、肉苁蓉性偏助阳，温柔补肾，填精补血；黄连泻心火，除积热；蒲黄、硝石、鸡内金消积散瘀，利尿通淋。诸药合用，补肾清热，利尿通淋。又方（鹿茸、桂心、附子、泽泻、蹲鸱、韭子），以鹿茸补肾填精，韭子、附子、桂心温助肾阳以化气，泽泻泄肾浊以利湿，祛邪与扶正并用。二方均以温热药治消渴，与仲景之肾气丸有异曲同工之妙。

此外，孙氏亦载有治疗口舌干燥之酸枣丸（酸枣、石榴子、葛根、覆盆子、乌梅、麦门冬、茯苓、天花粉、肉桂、石蜜），制成蜜丸，含入口中，不限昼夜，以口中生津液为度，简便有效，可见书中使用剂型之灵活。

**（3）预防调护**

《千金要方》认为，消渴之因，乃由酒食不节、房劳、服石所致，其又言消渴"治之愈否，属在病者。若能如方节慎，旬月可瘳。不自爱惜，死不旋踵。方书医药实多有效，其如不慎者何？其所慎有三：一饮酒，二房室，三咸食及面。能慎此者，虽不服药而自可无他。不知此者，纵有金丹亦不可救，深思慎之。"可见孙氏强调节饮食、慎房劳之重要性，这也是世界范围内最早提出应着重饮食疗法的先驱。

且书中记载了消渴最常见之并发症——痈的防治，如"消渴之人，愈与未愈，常须思虑有大痈，何者？消渴之人，必于大骨节间发痈疽而卒，所以戒之在大痈也，当预备痈药以防之"。同时，孙氏提出"凡消渴经百日以上者，不得灸刺，亦忌有所误伤"。消渴患者，损伤恢复不易，足部护理，预防痈疽，不宜针灸，避免损伤，直至现代亦为医学所重视。可见孙氏对消渴病认识已有较大进步，为后世医家进一步完善消渴病的理论、治疗与预防提供了宝贵的经验和更广阔的思路。

**5. 不孕症**

不孕症，古称"全不产""无子""断续"等，《千金要方》一书，专设《求子》一篇，列于妇人卷之首，介绍助孕方剂 15 首，灸法 6 首，另有其他助孕方剂散见于《月水不通》《补益》等篇，对不孕症治疗有其特色的理论意义与重要的临床指导价值。

**（1）不孕症之因机**

《千金要方》不孕症之因机，承《内经》《病源》之论，认为不孕症，在本则与男子肾气不足，女子冲任气血失调有关；在标则与风冷、气滞、血瘀、痰浊等因素有关，胞宫血气不和，不能摄精成孕而无子。

《素问·上古天真论》云："女子二七而天癸至，任脉通，太冲脉盛，月事以时下，故有子""男子二八肾气盛，天癸至，精气溢泻，阴阳和，故能有子"。可知男子精气充盛，女子冲任气血充盛，是有子的必要条件。反之，若男子、妇人劳伤虚损，精气衰少，或冲任亏虚，则致无子，正如《千金要方》"求子第一"篇曰："凡人无子，当为夫妻俱有五劳七伤，虚羸百病所致，故有绝嗣之患。"

汉唐时期，中医对病邪的认识，以外感六淫为主，《诸病源候论》云："由将摄失宜，饮食不节，乘风取冷，或劳伤过度，致风冷之气，乘其经血，结于子脏，子脏则冷，故无子。"明确指出风寒邪气是妇人无子的主要病因。《千金要方》又云："妇人者，众阴所集，常与湿居……内伤五脏，外损姿颜，月水去留，前后交互，瘀血停凝。"又女子"慈恋、爱憎、嫉妒、忧恚，染著坚牢，情不自抑。"女子本就易为瘀血，津液停凝则成痰，又肝气郁结，加重血瘀痰阻。痰瘀阻滞胞宫，血气不和，冲任不能相资，以致不能摄精成孕。

**（2）治疗策略**

1）男女同治：仲景于《金匮要略》言："男子脉浮弱而涩，为无子，精气清冷。"《病源》亦云："夫病妇疹，皆使无子。"可见，不孕症之因，并非单与女子有关，男子为病亦可造成无子。《千金要方》云："夫治之之法，男服七子散，女服紫石门冬丸及坐药荡胞汤，无不有子也。"提出了男女同治的思路。在治疗男子不育上，在求子门中，载录方剂七子散和庆云散两首，所用药物，亦体现了治男子阴阳并补的诊疗思想。

《千金要方·卷二》之七子散，"治丈夫风虚目暗，精气衰少无子，补不足方"。方用苁蓉、巴戟天、杜仲、鹿茸、菟丝子、山茱萸、牛膝补肝肾，强筋骨，益精髓；桂心、附子、蛇床子、钟乳粉、天雄温肾助阳，兼能外散寒邪；五味子、石斛、干地黄滋补肾阴，兼制附、桂温燥之性；人参、黄芪、茯苓、薯蓣、远志补五脏不足；牡荆子、车前子、蒺藜子渗湿利邪；川芎通行周身之气，使补而不滞。全方补五脏，益精气，温阳而不燥热，补益而不碍邪。

又如庆云散，"治丈夫阳气不足，不能施化，施化无成方。"方用菟丝子、桑寄生、覆盆子补益肝肾，固精缩尿；天雄、紫石英温助元阳；白术健脾燥湿；五味子、石斛、天门冬滋补肾阴，清泻虚火。诸药合用，补中寓泻，补而不腻，共奏补肾益精之功。后世之五子衍宗丸，即是宗此方之意而成。且其方后注云："素不耐冷者，去寄生，加细辛四两。阳气不少而无子者，去石斛，加槟榔十五枚，良。"体现了《千金要方》用药亦不拘泥，辨证论治，随证加减，更是运用灵活。

2) 攻补兼施：由于女子不孕常由风寒、痰浊、瘀血、气滞等阻滞胞宫而致，故孙氏在治疗女子不孕上，多用温通药物，以祛除寒湿痰瘀等实邪，如朴硝荡胞汤。而在邪去之后，则用补益之法，辅助正气，如紫石门冬丸。

朴硝荡胞汤，"治妇人立身以来全不产，及断绪久不产三十年者方"。方中朴硝、大黄攻下逐瘀；牡丹、桃仁、赤芍药、虻虫、水蛭、牛膝、当归破血消积，活血通经；附子、细辛、桂心温暖胞宫，散寒除湿；人参、橘皮、茯苓、厚朴、桔梗、甘草温中健脾，燥湿消痰。诸药合用，使瘀浊下，寒湿除，受孕可。

又如紫石门冬丸，"治全不产及断绪方"。方用紫石英、禹余粮、乌贼骨温固下元；桑寄生、续断温补肝肾；天门冬、干地黄、石斛滋补肾阴；紫葳，即凌霄花，酸寒通利，破瘀消癥；牡蒙，即紫参，入"肝脏血分"之药，"故治诸血病"；卷柏、牡丹、牛膝、当归、川芎活血通经；干姜、桂心、乌头、辛夷、细辛温经散寒；厚朴、吴茱萸温中燥湿；人参、薯蓣、甘草健脾益气；柏子仁养心安神。诸药合用，补肾养血，温暖胞宫。服法，以蜜和丸，以酒送服，以腹中热为度。该方补而不峻，补中有行，药力有度。

3) 内外同治：痰瘀寒浊之邪，阻滞胞宫，必胶着难解，故《千金要方》提倡内外同治，如服朴硝荡胞汤同时，"恐去冷恶物出不尽"，故又拟一坐导药以下之。方用干姜、细辛、皂荚、蜀椒温散寒湿；大黄、当归活血通经；矾石、戎盐杀虫解毒；山茱萸、五味子酸涩敛津，防温通太过。将其研末装入绢袋中，纳入阴道中。

全方温散寒湿，杀虫止痒，以促寒湿瘀浊排出，"一日一度，必下青黄冷汁，汁尽止，即可幸御，自有子"。

除外用坐导药外，《千金要方》亦记载了多种原因导致不孕的艾灸处方，如"妇人绝子，灸然谷五十壮，在内踝前直下一寸"；"妇人绝，不生，胞门闭塞，灸关元三十壮"；"妇人绝嗣不生，灸气门穴，在关元旁三寸，各百壮。妇人子脏闭塞，不受精，疼，灸胞门五十壮"等。中医运用针灸治疗不孕症，常见且有效，多用任脉、脾经、肾经之腧穴，如关元、中极、三阴交、太冲、足三里、肾俞、次髎等，重在益肾助阳，理气健脾，调整气血，活动经脉，为受孕创造良好环境，从而从根本上解决不孕不育的问题。

现代医学治疗不孕症，首要排除夫妇是否因生理缺陷，无法纠正而绝对不孕，此类患者非药物治疗所能奏效，则不适于运用中医疗法治疗。对于一些因体质因素所致相对不孕，则可选择中医治疗。《千金要方》有关不孕症之治疗，男女同治，内服方药，男子阴阳并补，女子力主温通，随病情选择补泻，攻补兼施，外用坐导、针灸疗法，综合治疗。虽与现代中医治疗有所差别，但其独特的思想见解及治疗策略，对今之临床仍有很重要的指导意义，值得深入学习和研究。

**6. 小儿咳嗽**

《千金要方》对儿科疾病进行了专卷论述，载于是书卷五"少小婴孺方"，其中有关小儿咳嗽部分，位于卷五下，全篇共收录 14 首药方，其病机大致可分外感风寒、痰饮犯肺、痰热蕴肺以及肺气虚冷，致肺气上逆而作咳，对小儿咳嗽的诊疗思想及用药经验，亦极具特色。

**（1）风寒犯肺**

《千金要方》论治小儿咳嗽，常以"小儿中冷""风冷入肺"及"小儿暴冷嗽"等词述之，可见其认为外感风寒，肺失宣降，可致咳嗽。常用药物如麻黄、桂枝以发散风寒，干姜、细辛以温肺散寒。常用方剂则有菖蒲丸、五味子丸、麻黄汤、桂枝汤等。

如菖蒲丸，"治小儿暴冷嗽，及积风冷嗽，兼气逆鸣方"。方用干姜、桂心、细辛外散风寒；川椒、吴茱萸、乌头内化痼冷；款冬花、紫菀、杏仁温肺下气，止咳化痰；菖蒲、皂荚、矾石祛痰开窍。诸药配伍，温散寒凝，止咳化痰，适宜于风冷久积或暴受风寒之咳嗽剧烈者。

又如五味子汤，"治小儿风冷入肺，上气气逆，面青，喘迫咳嗽，昼夜不息，食则吐不下方"。方用麻黄、桂心发汗散寒解表，且麻黄宣肺止咳，桂心化气利饮；干姜、细辛温肺散寒；五味子敛肺止咳；紫菀、款冬花润肺下气，消痰止咳；大黄攻逐痰涎；当归、人参、甘草健脾养血，扶助正气。全方共奏温肺散寒、降逆止咳之功，治小儿风冷入肺，肺气上逆之咳嗽不止者。

**（2）痰饮犯肺**

小儿乳食不节，过食生冷，损伤脾胃，可致痰饮内生，上犯于肺，导致咳嗽。而《金匮要略》云："病痰饮者，当以温药和之。"故《千金要方》论治痰饮犯肺之咳嗽，常用半夏、生姜等温中散寒、降逆化饮之品。

如射干汤，"治小儿咳逆，喘息如水鸡声方"。方用射干、紫菀泻肺降逆，祛痰化饮，利咽散结；麻黄、桂心温肺散寒，止咳平喘；半夏醒脾燥湿，生姜温肺化饮，合用增降逆化痰之功，且相畏制毒；大枣、甘草补益中气，生化气血。滋荣肺气，诸药配伍，以奏温肺化饮、下气祛痰之效，侧重于泻肺降逆利饮。

原文又载一无名方，治痰饮犯肺之咳嗽，证候同上，方用半夏、紫菀、桂心、生姜、细辛、阿胶、甘草、蜜、款冬花。其中半夏药量最大，燥湿化痰力著；生姜温肺化饮，合桂心、细辛增散寒解表之功；紫菀、款冬花润肺下气止咳；阿胶润燥补血；甘草、蜜调和诸药。全方燥湿而不伤阴，滋润而不碍邪，共奏燥湿化痰、散寒止咳之功，偏重于醒脾燥湿以祛痰。

**（3）痰热蕴肺**

脾为生痰之源，肺为贮痰之器，脾胃亏损，痰自内生，遇外感引触，转从热化，致痰热蕴肺。《千金要方》治疗痰热蕴肺，仍酌用攻逐之法，采用大黄配芒硝，攻逐痰饮实邪。

如原文载"治小儿寒热咳逆，膈中有乳癖，若吐不欲食方"，药用干地黄、麦冬、五味子、大黄、硝石、蜜。其中大黄攻逐痰饮实邪，配以软坚之芒硝，能使痰饮速去，胸膈通畅，气机复常，咳嗽立止；又用干地黄、麦冬、五味子，均可滋阴清热，以润肺燥，缓大黄、硝石之峻，逐饮而不伤阴。共奏泻热涤痰、润燥止咳之功。

又如竹沥汤方，药用竹沥清热豁痰；羚羊角清肺止咳；大黄下气，泻热除痰实；黄芩清上焦肺热；麻黄宣肺止咳；茵芋、木防己、桑寄生祛风胜湿；萆薢、白薇清热利湿祛浊；白术健脾祛湿；甘草调和护中。诸药合用，一则清肺祛痰，去其标实，一则利湿除热，防炼液成痰。该方虽未载其证治，然以方测证，可知是治疗肺热痰壅所致咳嗽之佳方。

**（4）肺虚久咳**

小儿脏腑娇嫩，肺脏未充，主气功能未健，故易出现反复咳嗽，更伤肺气。《千金要方》治疗肺虚之久咳，常以紫菀、款冬花合用，无论新久咳嗽、内伤或外感、有痰无痰、寒热虚实，皆可用之。

如八味生姜煎，"治少小嗽方"，方用生姜、干姜、桂心、甘草、款冬、紫菀、杏仁、蜜。方中生姜、干姜、桂心温宣肺气，散寒止咳；款冬、紫菀润肺下气，消痰止咳；杏仁降气止咳；甘草补脾益气，祛痰止咳，调和诸药；用蜂蜜者，藉以制姜、桂之燥也。诸药合用，共奏降气化痰、散寒止咳之功。该方温润而不燥，补益不碍祛邪，惟重止咳，故外感内伤、寒热虚实的咳嗽，皆可应用，特别是肺虚久咳不止，最为适用。

又如四物款冬丸，"治小儿嗽，昼瘥夜甚，初不得息，不能复啼方"，方用款冬、紫菀、桂心、伏龙肝四味。《千金方衍义》云："咳嗽昼愈夜甚，在少年当责之阴虚，在老人当责之血燥，在小儿当责肺胃虚冷，故用桂心、伏龙肝之辛温实脾，以助款冬、紫菀温肺之力。"即言四物款冬丸，适宜于小儿肺胃虚冷之咳嗽不止。

现代中医临床治疗小儿咳嗽，首辨外感、内伤，外感包括风寒、风热，内伤则有痰湿、痰热、气虚、阴虚之分，《千金要方》在论小儿咳嗽证治上，有其局限之处，但在当时已是极大进步，瑕不掩瑜。孙氏除在方药上经验丰富，涉及小儿煎服法上，亦叙述详细，主张据病情轻重缓急、小儿年龄及方剂药力，选择合适的服药频次。剂型多样，有汤剂、丸剂、膏剂等。广泛用蜜，调味增效。其论治小儿咳嗽的学术思想，至今仍值得学习。

**7. 膏剂**

膏剂，以其剂型命名，属于中医丸、散、膏、丹、酒、露、汤、锭八种剂型之一，分内服、外用两种。外用有硬膏和软膏，常用于外科疮疡、风湿痹病等；内服膏方则取其"润泽"之意，用于滋补调理。秦伯未尝谓："膏方者，盖煎熬药汁成脂溢而所以营养五脏六腑之枯燥虚弱者，故俗亦称膏滋药。"《千金要方》膏剂运用广泛，可谓是遍布各卷，内、外、妇、儿科皆有涉及，实乃集隋唐以前膏剂之大成。

**（1）膏方的制备**

1）调和膏：是指将药物加工成粉状，液体为糊状，药物与药物或液体和匀成膏状，制作过程不须加热，只需搅拌。如《千金要方·卷二十二·痈疽第二》之麝香膏（麝香、真珠、雄黄、矾石），制法："上四味治下筛，以猪膏调和如泥涂之"，"治痈疽及发背诸恶疮，去恶肉"。又如《备急千金要方·卷十八·痰饮第六》的蜜煎，"以蜜二合，醋八合，调和平旦顿服"，"主寒热"。

2）捣研膏：指固体药物在水或其他液体的作用下，捣烂成膏状的制剂。如《千金要方·卷十三·头面风第八》之杏仁膏，制法：杏仁一味，"以水一斗滤取汁令尽，以铜器熬火上从旦煮至日入，当熟如脂膏下之"，"治上气头面风，头痛，胸中气满奔豚，气上下往来，心下烦热，产妇金疮诸病"。

3）煎膏：是指药材用水反复煎煮、去渣浓缩后，加入炼蜜或糖而成的膏剂，即膏滋，类似于现代膏方；亦有不加赋形剂，取滤液浓缩而成，则称清膏。《千金要方》中以煎膏使用最广，如膏滋，《千金要方·卷十一·肝虚实第二》之地黄煎方，制法：生地黄、淡竹叶、生姜等十味，"㕮咀，以水九升，煮取三升，去滓停冷，下蜜，更煎三两沸，分三服"。又如清膏，《千金要方·卷四·月水不通第十九》之虎杖煎，制法：㕮咀虎杖根、土瓜根、牛膝三味，"以水一斛浸虎杖根一宿，明旦煎取二斗，纳土瓜、牛膝汁，搅令调和，煎令如饧"。

**（2）膏方的功效**

唐代医家一般将外用膏方称为"膏"，内服膏方称为"煎"，《千金要方》膏剂命名亦多遵此法。外用膏方，常用于痈疽疮疡、瘰疬等外科疾病，或用于风湿痹病，或用于面部美容等。内服膏方，则多用其"纠偏却病"，如人体气血阴阳虚损的疾病，或咳嗽、消渴等慢性疾病。

外用膏剂，如《千金要方·卷二十二·痈疽第二》之藜芦膏。方用藜芦、黄连、黄芩、雄黄、矾石燥湿止痒，杀虫解毒；松脂苦温，祛风杀虫；猪脂，补虚，润燥，解毒。诸药合用，共奏杀虫解毒之功，"治小儿一切头疮，久即疽痒不生痂方"。制法："上七味为末，煎令调和，先以赤龙皮天麻汤洗讫敷之"。又如《千金要方·卷三·中风第十二》之木防己膏，方用木防己、茵芋二味，祛风胜湿，通经活络，"炙手摩千遍瘥"，治产后中风，肢体关节顽麻不利。《千金要方·卷六上·面药第九》之面膏，药用青木香、香附、甘松、零陵香芳香行气，疏解面部气血；白芷、白附子、茯苓、川芎祛风除湿；羊髓清热解毒，润肺泽肤；白蜡生肌敛疮，作赋形剂，共奏祛风行气、润泽肌肤之功。制法："㕮咀，以水、酒各半升，浸药经宿，煎三上三下，候水酒尽，膏成，去滓，敷面作妆"，"去风寒，令面光悦，却老去皱"。

内服膏剂，如《千金要方·卷八·诸风第二》之地黄煎。方以人参、生地黄汁、枸杞根汁、天冬、茯苓、酥益气生津，荆沥、竹沥清热豁痰，生姜汁和胃止呕，大黄、栀子仁清心除烦，共奏益气和胃、止呕除烦之功，"治热风心烦闷及脾胃间热不下食冷补方"。又如《千金要方·卷十八·咳嗽第五》之苏子煎，方中苏子、杏仁降气止咳平喘，生姜汁合苏子，则化痰之功著；地黄汁滋阴生津，防久咳耗伤肺阴；白蜜调和诸药，增缓急止咳之功。诸药合用，共奏降气、化痰、止咳之功，"治上气咳嗽"。又如《千金要方·卷二十一·消渴第一》之骨填煎，方用菟丝子、山茱萸、牛膝、巴戟天、附子、苁蓉、桂心温补肾阳；五味子、天冬滋补肾阴；麦冬、石膏、生地黄、栝蒌根寒凉清热以生津；茯苓、石韦、大豆卷利湿通淋；牛髓填精益髓；人参、当归、白蜜益气补血。诸药合用，标本兼治，补肾清热，生津利尿，"治虚劳渴无不效"。

**（3）膏方的发展运用**

自古至今，中医膏方承载着人们对健康长寿的期盼，不断向前发展。宋元时期，煎逐渐为膏所替，其膏方基本沿袭唐代风格，用途有所增加。至明清，膏方发展已进入成熟阶段，制作规范，数量繁多，运用广泛。尤以清代宫廷膏方最负盛名，《清太医院配方》和《慈禧光绪医方选议》均收录了很多著名的抗老滋补膏方，如延缓衰老之菊花延龄膏，用于补益的扶元和中膏与扶元益阴膏，治咳嗽的润肺和肝膏，治眼病的明目延龄膏等。现代，随着人们生活水平的提高，对保健品的需求日益增长，膏方的研制与运用都得到了迅速发展，形成了许多补虚疗疾的创新膏方，如复方金钱草膏、酸枣仁膏、八仙长寿膏、葆春膏等。

膏方（膏滋）的临床运用，遵从中医辨证论治、辨体施养的原则，所选药物虽以补为主，但并非纯补，据体质之不同，一人一方，施以平补、温补、清补、涩补、调补等。膏方使用前，一般先用汤剂作开路方"投石问路"，调整脾胃运化功能，避免虚不受补。且膏方辅料，常用如糖、蜂蜜健脾护中，黄酒行气助运，木糖醇则适于糖尿病患者，体现其重视脾胃之思想。膏方之服法，常在主收藏之令的冬季，但也并非局限于此，只要于病有利，一年四季皆可，但切不可以其为专门补品，便贸然进服，过尤不及。应在有经验医师的指导下，以整体平衡为宗，调适合宜后用之。膏方之用，经千年而不衰，于中医防病保健，意义重大，实为中医学之瑰宝。

## 四、后世影响

《备急千金要方》是一部综合性的医学著作，被誉为中国最早的临床百科全书。孙思邈在编纂此书时，融入了独特的写作方式，即使是引用前代文献，也不是照搬照抄，而是经过自己的理解加工、修饰后再表述，凝聚了孙思邈毕生的医学经验和学术见解。《千金要方》的卷首以显著位置论述了《大医精诚》与《大医习业》，做出了对医者医德与医术的严格要求，成为历代临床医生修养的准绳。

同时，孙思邈也十分重视对临床疾病的观察研究，对内、外、妇、儿科疾病的认识突破了前人在病因、证候等方面的局限，提出"方证思想"。方，就是方剂，证，则是证候，就是方剂与其适用的体征相吻合，成为唐代辨病论治、"见是病而用是方""使药与病源相对"医学的主流思想，为后世药方类医籍的编纂提供了借鉴，亦是后世中医学应用方剂治病的基本指导思想。

该书撰成后在国内外均有着极为广泛的影响，现存日本之《真本千金方》可能系未经宋校正医书局校正之传抄本，经宋校正医书局校勘之《备急千金要方》，中、日翻刻影印者达 30 余次。日本于 1974 年成立《千金要方》研究所，重新精印南宋本《备急千金要方》，并誉之为"人类之至宝"。

## 五、现存主要版本

《千金要方》的影响深远，版本甚多，现存主要有明嘉靖二十二年小丘山房乔世定刻本；明刘氏慎独斋刻本（为元本之重刻本）；清光绪四年徐敏甫刻本；1915年上海中原书局印行本；1934 年千顷堂书局石印本；1955 年人民卫生出版社影印的日本嘉永二年江户医学北宋本等。

## ◎ 参考文献

［1］孙思邈. 备急千金要方［M］. 北京：华夏出版社，1994.

［2］刘伟.《备急千金要方》［J］. 家庭医学（下半月），2012，（6）：11.

［3］陈文勇，王露.《备急千金要方》耳鼻喉科外治法浅析［J］. 新中医，2013，（7）：192-193.

［4］毛以林."肝虚寒"证治初探［J］. 中医药通报，2003，（1）：24-26.

［5］赵永华. 论《备急千金要方》心悸治疗的方药特色［J］. 中国医药学报，2004，（5）：264-265.

［6］相宏杰.《备急千金要方》《千金翼方》治疗心病的方药特点研究［D］. 山东中医药大学，2008.

［7］徐利亚，刘如秀，刘志明. 国医大师刘志明从五脏论治慢-快综合征［J］. 中西医结合心血管病电子杂志，2017，（35）：12-14.

［8］徐立思. 胸痹心痛证治源流探析［J］. 中医文献杂志，2016，（6）：7-9.

［9］尹荟萃.《黄帝内经》对《备急千金要方》风病理论的影响［D］. 黑龙江中医药大学，2013.

［10］张晓阳，李颖. 论《备急千金要方》对风病理论的贡献［J］. 辽宁中医杂志，2002，（7）：393.

［11］陶乐维，陆灏. 浅析《备急千金要方》对消渴病论述的继承与创新［J］. 中华中医药杂志，2016，（12）：4928-4930.

［12］王俊霞，年莉.《备急千金要方》对消渴病的认识［J］. 中医药学报，2012，（12）：1602-1603.

［13］李云虎，崔锡章．试析《备急千金要方》对消渴病的论述［J］.陕西中医，2006，（3）：378－380.

［14］李恩庆，陈孝银．《备急千金要方》中消渴病证治探要［J］.四川中医，2003，（4）：2－3.

［15］金珉串，李成卫，王庆国．《千金要方》不孕症治法探析［J］.辽宁中医杂志，2016，（2）：267－268.

［16］韩新波，徐慧军，刘啸风．《备急千金要方》助孕方药探析［J］.江苏中医药，2016，（8）：70－71.

［17］郭勇义，贺亚蕾，吴芳．《备急千金要方》不孕症治疗理论阐微［J］.中国中医药现代远程教育，2015，（14）：11－12.

［18］陈慧，朱灿，谭达全，等．《千金要方》论治小儿咳嗽特色探析［J］.新中医，2016，（4）：259－260.

［19］钱雁．孙思邈治疗小儿咳嗽学术特色探析［J］.中医儿科杂志，2015，（1）：6－8.

［20］郝彧，刘毅，李媛．《备急千金要方》膏方制备工艺文献研究［J］.山东中医药大学学报，2012，（2）：132－134.

［21］刘毅，郝彧，王怡，等．《备急千金要方》膏剂临床适应症与文献研究［J］.天津中医药，2011，（3）：224－226.

［22］林育德．中医常用膏方组方规律及其运用研究［D］.南京中医药大学，2007.

［23］胡冬裴．试论中医膏方之源流［J］.上海中医药大学学报，2003，（4）：9－10.

［24］邬旻．孙思邈《千金要方》的文体特点［J］.文教资料，2017，（Z2）：82－84.

# 《千金翼方》（孙思邈）

## 一、宫廷渊源

### 1. 提要

《千金翼方》（简称《翼方》）是孙思邈后期的作品，成书于682年。所谓"翼方"，即为辅翼之意，是为补充《备急千金要方》（简称《要方》）而作，故其体例基本与《要方》一致。孙思邈在自序中说："犹恐岱山临目，必昧秋毫之端；雷霆在耳，或遗玉石之响。所以更撰《翼方》三十卷，共成一家之学。"该书取材广博，内容丰富，书中涉及的内容包括本草、妇人、伤寒、小儿、养性、辟谷、退居、补益、中风、杂病、疮痈、色脉及针灸等，是孙氏晚年近30年临床经验及学术思想的精心总结，对后世医学发展和现代中医临床都具有着重要的指导意义。

### 2. 著者传记

见《备急千金要方》。

## 二、内容精要

### 1. 各卷概要

《千金翼方》全书共为30卷，分列189门，载方、论、法2900余则。

第1卷为药录纂要，主要论述药物采集时间、临床常用药物的正名、地道药材产地，并按适应病证分类阐述了各种药物。

第2~4卷为本草，分别叙述了800余种药物的性味、主治、功效、异名、产地及采集时间。

第5~8卷为妇人，较为详细地载述了治疗妇产科疾病的常用方剂。

第9~10卷为伤寒，辑录了张仲景的《伤寒论》，但条文顺序及个别条文内容与今通行本《伤寒论》有异。

第11卷为小儿，重点阐述小儿生理病理、婴儿调养注意事宜、相儿命长短法及治疗小儿疾病诸方。

第12~14卷为养性、辟谷、退居，此三卷内容均为养生之道。

第15卷为补益，主要载述各种补虚之方的运用。

第16~17卷为中风，列治风诸剂。

第18~20卷为杂病，主要载述了治疗内科杂病和外伤科疾病的方药。

第21卷为万病，载述一方可治多病之剂。

第22卷为飞炼，记述了多种水飞和火炼石类药品，并详述炮制方法、主治、功用及对其毒副作用之解救方法。

第23~24卷为疮疡，讨论了多种外科疾病之病因、病机和主治方药。

第25卷为色脉，系诊法内容。

第26~28卷为针灸，先明穴位和针灸手法，继论诸病针灸治疗。

第29~30卷为禁经，即祝由法。

**2. 内容精选**

**（1）论孙氏美容秘方**

论曰：面脂手膏，衣香藻豆，仕人贵胜，皆是所要。然今之医门极为秘惜，不许子弟泻漏一法，至于父子之间亦不传示。然圣人立法，欲使家家悉解，人人自知。岂使愚于天下，令至道不行？拥蔽圣人之意，甚可怪也。（《千金翼方·卷第五·妇人一·妇人面药第五》）

按：该部分内容为孙思邈对唐朝当时美容方剂秘而不传现象的论述。唐代以前就有众多医家关注美容方剂，但是，这些美容方大多只为达官贵人所有，且医家视其为珍宝，藏而不露，秘而不传，知之者甚少。然在唐朝这样一个经济文化高度发展的时代，人们追求美丽的期望高涨，孙氏看到民众的需求，认为应当普及美容，揭秘方于天下，使"家家悉解，人人自知"，为广大民众服务。若是隐藏美容知识，不对外公布，使百姓愚昧无知，误用美容方法，只会徒增伤害，则有违圣人应有的道义良知。

为此，孙氏博览群书，广采众方，整理、收录了大量美容方药的方法，在《千金翼方》中专设"妇人面药"篇，集中刊载、公布了他的美容方法，并总结了唐以前的美容学术成就。孙氏这一做法使美容剂从宫廷走向大众，且普遍应用，无疑推动了中医美容术的发展。

**（2）论修善积德**

人为阳善，人自报之；人为阴善，鬼神报之。人为阳恶，人身治之；人为阴恶，鬼神治之。故天不欺人，示之以影；地不欺人，示之以响。人生天地气中，动作喘息皆应于天，为善为恶天皆鉴之。人有修善积德而遭凶祸者，先世之余殃也。（《千金翼方·卷十二·养性·养性禁忌第一》）

按：该部分内容为孙氏劝人修善积德的论述。隋唐时期，佛教兴盛，孙思邈所倡导的处世思想亦受佛教"因果循环，善恶有报"思想的影响。其在《千金要方·大医精诚》篇就已提到"人行阳德，人自报之；人行阴德，鬼神害之"，便是佛教所说的"因果报应"的具体体现。除此之外，孙氏还将佛教"行善积德"的思想，融入养生思想之中，"生天地气中，动作喘息皆应于天，为善为恶天皆鉴之"，认为人们应当多行善事，不做恶事，以求得内心坦荡，无愧天地，否则，时常处于担惊受怕之中，情志抑郁焦虑，早晚会有不好的事降临。此论虽是借鬼神之论，劝诫世人行善修德，对于现代社会亦同样适用。

**（3）论老年养性**

一日之忌者暮无饱食，一月之忌者暮无大醉，一岁之忌者暮须远内，终身之忌者暮常护气。夜饱损一日之寿，夜醉损一月之寿，一接损一岁之寿，慎之。清旦初以左右手摩交耳，从头上挽两耳又引发，则面气通流。如此者令人头不白耳不聋。又摩掌令热以摩面，从上向下二七过，去鼾气，令人面有光。又令人胜风寒，时气寒热头痛，百疾皆除。（《千金翼方·卷十二·养性·养性禁忌第一》）

按：该部分内容论述了老年养生的宜忌。孙思邈重视养生，明确指出饮食不节、醉酒、房室过度皆可损伤人体健康，影响寿命，当引起重视。老年人脾胃虚弱，夜间大饱，水谷精微不得运化，而酿生痰饮，阻滞血脉；大醉则使神气涣散；房室过度损伤肾气，故而老年人应当有所节制。

其后，孙氏论述了老年人头面部的按摩美容疗法。清晨以手按摩耳部，使面部气血流通，可以使老年人白发不生，耳朵灵敏；又通过摩擦掌部，使手掌发热后按摩面部，从上向下十四次，可刺激面部毛细血管扩张，使经络通畅，面部血液充盈，皮肤得以滋养而荣润有光泽，以去除面部黯黑之气，使面生光泽，且可去除风寒、外感寒热头痛等疾。

**（4）论养老宜忌**

夫善养老者，非其书勿读，非其声勿听，非其务勿行，非其食勿食。非其食者，所谓猪、豚、鸡、鱼、蒜、鲙、生肉、生菜、白酒、大酢、大咸也，常学淡食。至如黄米、小豆，此等非老者所宜食，故必忌之。常宜轻清甜淡之物，大小麦面、粳米等为佳。又忌强用力咬啮坚硬脯肉，反致折齿破断之弊。人凡常不饥不饱不寒不热，善。行住坐卧、言谈语笑、寝食造次之间能行不妄失者，则可延年益寿矣。（《千金翼方·卷第十二·养性·养老大例第三》）

按：该部分内容论述了老年养生的宜忌。孙思邈重视饮食对人体健康与长寿的关系，认为老年人读书、听声、劳动、饮食均应注意，其中饮食方面，生肉、生菜、白酒、大酢、大咸等均不适于老人。现代研究认为，这些食物往往不易消化，对血管与血压会产生不利影响，而且还可能传播疾病。老年人应当清淡饮食，甚至如甘温之黄米、酸平之小豆等，也不一定适合老人，所宜者为大小麦面、粳米等轻清甜淡之品。咀嚼时切忌用力咬啮坚硬食物，避免损害破断牙齿。平常时候，不饥不饱，不寒不热，适中最好，行走坐卧、言语谈笑不离常道，惟此，才可延年益寿。

**（5）论养老食疗**

论曰：卫汜称：扁鹊云：安身之本必须于食，救疾之首惟在于药。不知食宜者，不足以全生；不明药性者，不能以除病。故食能排邪而安脏腑，药能恬神养性以资四气。故为人子者，不可不知此二事。是故君父有疾，期先命食以疗之。食疗不愈，然后命药。故孝子须深知食药二性，其方在《千金方》第二十六卷中。

论曰：非但老人须知服食将息节度，极须知调身按摩，摇动肢节，导引行气。行气之道，礼拜一日勿住，不得安于其处以致壅滞。故流水不腐，户枢不蠹，义在斯矣。能知此者，可得一二百年。故曰：安者非安，能安在于虑亡。乐者非乐，能乐在于虑殃。所以老人不得杀生取肉以自养也。（《千金翼方·卷第十二·养性·养老食疗第四》）

按：该部分内容为孙氏对老年人食疗的论述。扁鹊云：安心养身的根本，必须凭借食物；治病要求速效，必须凭借药物。不懂得饮食宜忌的人，不足以能保全生命；不了解药物性质者，不能用它来祛除疾病。故正确饮食可以祛邪而安和脏腑，药物能安神养性助生四气。所以，作为子女的要知道，饮食与服药同样重要，老人之疾，首先通过食疗，不愈，然后采取药物治疗。

第二段论述老年人除了要通过规律有节制的饮食作息来养生，更应该懂得通过导引按摩、调身行气等保健推拿方式以延缓衰老，而不是安于其处，静卧不动，以致气血壅滞。"流水不腐，户枢不蠹"，说的就是这个意思。若能理解到这一层面，延年益寿就不再只是人的一个念想而已了。老人能享安乐者，非因安乐本身，而是他能思虑到灾难与死亡终会到来，回归生命的本质，不去做有损其他生命的事，方得安乐以自养。

**（6）论服水**

论曰：夫天生五行，水德最灵。浮天以载地，高下无不至。润下为泽，升而为云，集而为雾，降而为雨，故水之为用，其利博哉。可以涤荡滓秽，可以浸润焦枯，寻之莫测其涯，望之莫睹其际，故含灵受气，非水不生，万物禀形，非水不育，大则包裹天地，细则随气方圆，圣人方之以为上善。余尝见真人有得水仙者，不睹其方，武德中龙斋此一卷《服水经》授余，乃披玩不舍昼夜，其书多有蠹坏，文字颇致残缺，因暇隙寻其义理，集成一篇，好道君子勤而修之，神仙可致焉。（《千金翼方·卷第十三·辟谷·服水第六》）

按：该部分内容为孙氏对服水的论述。孙氏认为天生五行，以水德最为有灵气，既可上浮于天，又可下载于地，无所不至。润下而成露泽，升天而成云，集聚而成雾，降落则为雨，可见水的作用，有利之处甚广。不仅可以荡涤人体内的积滞秽浊之物，亦可滋润干枯、焦燥的脏器、皮肤。现代认为，中老年人体内固有水分减少，出现生理性失水，因此皮肤干燥，皮肤抵抗力减弱，易生疖、肿等皮肤病。而肠道内水分减少，易引起便秘，大便久积肠道，亦会产生有害物质。因此，服水可调畅气血，活络通脉，排除病气，增强人体自身修复能力。

孙思邈不仅是唐代伟大的医学家，更是一位著名的道家，《道德经》言："上善若水，水利万物而不争。"在道家学说里，水为至善至柔，滋养万物，润泽无声，容纳万物，不知其边际，正如原文所载："故含灵受气，非水不生，万物禀形，非水不育，大则包禀天地，细则随气方圆，圣人方之以为上善。"故孙氏修葺整理武德中龙斋之《服水经》，以示服水之道，若好道者能坚持服水养生，可达防病除病、延年益寿的效果。

**（7）论治黄疸**

论曰：凡遇时行热病，多必内瘀著黄，但用瓜丁散纳鼻中，令黄汁出，乃愈。即于后不复病黄者矣。常须用心警候，病人四肢身面微似有黄气，须用瓜丁散，不得令散漫，失候必大危矣。特忌酒面，犯者死。

黄疸，目黄不除，瓜丁散方：

瓜丁细末，如一大豆许，纳鼻中，令病人深吸取入，鼻中黄水出，瘥。（《千金翼方·卷第十八·杂病上·黄疸第三》）

按：该部分内容论述了时行热病，黄疸、目黄不除的证治。凡遇时行热病，多有内热夹湿，瘀积发黄，病人"黄疸，目黄不除"，说明体内湿热之邪尚存，用一大豆大小之瓜丁散，纳入鼻中，令黄水出乃愈，即于后不复病患黄矣。其中瓜丁，又名瓜蒂、苦丁香，为葫芦科一年生草质藤本甜瓜的果蒂，归胃经，性苦寒，外用研末吹鼻，可引去湿热，治疗黄疸，为行水湿、退黄疸的常用药物。李时珍说："瓜蒂乃阳明经除湿热之药，故能引去胸脘痰涎，头目湿气，皮肤水气，黄疸湿热诸证。"此种疾病，常须谨候病人四肢、身面，微似有黄气，即速行瓜丁散，不可怠慢，否则变生急症，失了救治时机。病人的饮食，禁忌酒及面食，否则加重湿热证候为患，病情大危。

**（8）论诊痈疽法**

痈疽之发，未辨是非饥渴为始。始发之时，或发自疽，或似小疖，或复大痛，或复小痛，或发米粒大白脓子，皆是微候，宜善察之。欲知是非，重按其处，是即便隐痛，复按四边，比方得失审实之，是即灸。第一使灸其上二三百壮，又灸四边一二百壮，小者灸四边，中者灸六处，大者灸八处，壮数不虑多也。亦应即薄贴，令得即消。内须服解毒冷药，令毒气出外。外须薄贴热药，法当疮开其口，令泄热气故也。（《千金翼方·卷第二十三·疮痈上·诊知是痈疽法第四》）

按：该部分内容论述了痈疽初发之时的诊治。痈疽，中医称大而浅者，为痈，属阳证；深者，为疽，属阴证。痈疽初发之时，或类似于发自深部的疽，或似于小疖，疼痛或轻或重，或发如米粒般大的脓头，这些微小的证候，均应仔细观察。若想确定其是否为痈疽，需用触诊辨证的方法，重按患处，若是便会有隐痛感，再按患处周围，观察其是否为实证，若是，则可使用灸法。

古代疡科医家治疗痈疽，重视灸法的应用，且宜早觉早灸。痈疽乃气血壅滞瘀结，或因外寒而郁内热，进而积热生毒，肉腐为脓所致。灸火为阳，其性畅达，一方面以热引热，透通疮窍，另一方面温通行散透泄，使毒热随气血而散。孙氏应用灸法如原文所述。此外须配合内治法，服用性味寒凉，清热解毒之药，使毒气外出；外用热性薄贴（膏药），使疮开其口，泄除热气。

**（9）诊气色法**

黄帝问伯高曰：察色知病，何如？伯高曰：白色起于两眉间，薄泽者，病在皮肤；唇色青黄赤黑者，病在肉；荣气需然者，病在血脉；目色青黄赤白黑者，病在筋；耳焦枯受尘垢者，病在骨。问曰：病状如是，取之奈何？伯高曰：皮有部，肉有柱，气血有输，筋有结，骨有属。

经曰：皮部在于四肢；肉柱在于臂胻诸阳分肉之间及少阴分肉之间；气血之输在于诸经络脉，气血留居则盛而起；筋部无阴阳左右，惟疾之所在；骨之属骨空之间，所以受津液而溢脑髓。若取之者，必须候病间甚者也，间者，浅之少之，甚者，深之多之。随变而调之，故曰上工。（《千金翼方·卷第二十五·色脉·诊气色法第一》）

按：该部分内容为孙氏对察色诊病的论述，与《灵枢·卫气失常》所论相似。黄帝与伯高探讨如何通过观察患者面色，了解病变所在。两眉之间，色白，缺少光泽，则病在皮肤；口唇呈青、黄、赤、白、黑颜色的，病在肌肉；皮肤多汗而湿润，则病在血气；目色呈现青、黄、赤、白、黑色的，则病发生在筋；耳轮焦枯，阴暗不泽，如果有尘垢的，则病变在骨。

既已了解病变部位，那么如何诊治呢？伯高回答：皮之部，在肢末端的浅表部位；肉之柱，在手臂和足胫部，手足六阳经肌肉隆起之处，以及足少阴经循行路线上的肌肉丰厚之处；血气之输，在诸经的络穴，当血气留滞时，则络脉壅盛而高起；筋的病变无阴无阳，无左无右，治疗时应随病变的部位而取之；骨病的所属部位，在关节处，骨穴是输注精液的，且能补益脑髓。若要对其进行治疗，必须了解疾病轻重，病轻的浅刺，病重的深刺，病轻的用针要少，病重的用针要多，随病情变化，调治经气，才是高明的医生。

### 3. 传世名方

#### （1）治风剂

**独活汤（卷七）**

【组成】独活（五两）　防风　秦艽　桂心　当归　附子（炮，去皮）　白术　甘草（炙，各二两）　木防己（一两）　葛根　生姜（各三两）

【用法】上一十一味，以水一斗二升，煮取三升，分三服。

【功用】祛风除湿。

【主治】治产后中风，口噤不得言。

**牛膝酒（卷第十六）**

【组成】牛膝　石楠　乌头（去皮）　天雄（去皮）　茵芋（各二两）　细辛（五分）

【用法】上六味，切，以酒一斗二升浸之，春秋五日，夏三日，冬七日。初服半合，治风癫宿澼，服之即吐下，强人日三，老小日一，不知稍加。惟禁房室及猪肉等。

【功用】祛风扶正。

【主治】主八十三种风著人头，面肿痒，眉发陨落，手脚拘急不得行步，梦与鬼神交通，或心烦恐怖，百脉自惊，转加羸瘦，略出要者不得尽说。

**人参汤（卷第十六）**

【组成】人参　防风　乌头（炮，去皮）　黄芩　附子（炮，去皮）　远志（去心）　桔梗　秦艽　五味子　前胡　牡蛎（熬）　细辛　石膏（碎）　芎䓖　蜀椒（汗，去目、闭口者）　牛膝　泽泻　桂心　山茱萸　竹皮　橘皮　桑根白皮（各三两）　干姜　泽兰　狗脊　石楠（各半两）　白术（一两半）　大枣（十六枚，擘）　麻黄（一两，去节）　茯苓　独活　甘草（炙，各五分）

【用法】上三十二味，以水六升，酒六升，合煮，取四升，分五服，日三，夜二服。

【功用】祛风祛邪，养心安神。

【主治】主风邪鬼气，往来发作，有时或无时节。

**续命汤（卷十七）**

【组成】麻黄（去节）　人参　桂心　附子（炮，去皮）　茯苓（各一两）

防己 防风 黄芩（各一两半） 生姜（六两，切） 半夏（五两，洗） 枳实（二两，炙，上气闷者加之） 甘草（一两，炙）

【用法】上一十二味，以水一斗，先煮麻黄取九升，去上沫，停冷去滓，纳药煮取三升，分三服。若下须半夏去之，加芍药三两。

【功用】祛风扶正。

【主治】主久风卧在床，起死人。

**（2）祛湿剂**

茵陈汤（卷十八）

【组成】茵陈 半夏（洗，各二两） 生姜（四两，切） 大黄（二两半）芍药 白术（各一两半） 栀子（擘） 前胡（各三两） 枳实（炙） 厚朴（炙） 黄芩 甘草（炙，各一两）

【用法】上一十二味，以水四斗，煮取九升七合，分十服。

【功用】清热祛湿，导利除烦。

【主治】主时行黄疸，结热，面目、四肢通黄，干呕，大便不通，小便赤黄似柏汁，腹痛心烦。

半夏汤（卷十八）

【组成】半夏（一升，洗） 生姜（十两，切） 黄芩（一两） 前胡 茯苓（各三两） 当归 茵陈（各一两） 枳实（炙） 大戟 白术 甘草（炙，各二两）

【用法】上一十一味，以水一斗，煮取三升，分三服。

【功用】清热祛湿，健脾祛痰。

【主治】主酒癖，胸心胀满，肌肉沉重，逆害饮食，小便赤黄。

麻黄汤（卷十九）

【组成】麻黄（四两，去节） 甘草（二两，炙）

【用法】上二味，以水五升，煮麻黄再沸，去沫，纳甘草，煮取三升，分三服，重覆日移二丈，汗出。不出更合服之，慎护风寒。皮水用之，良。

【功用】发表祛湿。

【主治】主风湿，水疾，身体面目肿，不仁而重。

**（3）祛痰剂**

大五饮丸（卷十九）

【组成】远志（去心） 苦参 藜芦 白术 乌贼骨 甘遂 大黄 石膏 半夏（洗） 紫菀 桔梗 前胡 芒硝 栝蒌 五味子 苁蓉 贝母 桂心 芫花

（熬）　当归　人参　茯苓　芍药　大戟　葶苈（熬）　黄芩（各一两）　附子（炮，去皮）　常山　厚朴（炙）　细辛　薯预　甘草（炙，各三分）　巴豆（三十枚，去心皮，熬）

【用法】上三十三味，捣筛为末，炼蜜和丸，如梧桐子大。酒服三丸，日三，稍加之，以知为度。

【功用】化痰祛湿除痰。

【主治】主五种饮：一曰留饮，停水在心下；二曰澼饮，水澼在两胁下；三曰痰饮，水在胃中；四曰溢饮，水溢在膈上，五脏间；五曰流饮，水在肠间，动摇有声。夫五饮者，皆由饮酒后伤寒，饮冷水过多所致。

前胡汤（卷十九）

【组成】前胡　人参　大黄　当归　甘草（炙，各二两）　黄芩　防风　麦门冬（去心）　吴茱萸（各一两）　半夏（三两，洗）　生姜（四两，切）　杏仁（三十枚，去皮尖、两仁）

【用法】上一十二味，以水一斗，煮取三升，分三服，日三。

【功用】温化宿痰，平调寒热。

【主治】主胸中久寒，澼实宿痰隔塞，胸痛，气不通利，三焦冷热不调，食饮减少无味，或寒热体重，卧不欲起。

半夏汤（卷十九）

【组成】半夏（三两，洗）　生姜（六两，切）　附子（一枚，炮，去皮）吴茱萸（三两熬）

【用法】上四味，以水五升，煮取一升五合，分三服，日三，老小服半合。

【功用】降气抑酸，温中化痰。

【主治】主痰饮澼气吞酸。

姜椒汤（卷十九）

【组成】生姜汁（七合）　蜀椒（三合，汗，去目、闭口者）　半夏（三两，洗）　橘皮（二两）　茯苓　桔梗　桂心　附子（炮，去皮）　甘草（炙，各一两）

【用法】上九味，以水七升，煮取二升五合，去滓，纳姜汁，煎取二升，分三服，服两剂佳。若欲服大散诸五石丸，必先服此方，乃进黄芪丸辈必佳。

【功用】温中化痰止呕。

【主治】主胸中积聚痰饮，饮食减少，胃气不足，咳逆呕吐。

**（4）祛寒剂**

温中汤（卷二十三）

【组成】甘草（炙）　干姜　附子（炮，各一两半）　蜀椒（二百四十枚）

【用法】以水六升，煮取二升，分三服。

【功用】温中散寒。

【主治】阴寒痛疝，寒中下痢。

茱萸汤（卷十九）

【组成】吴茱萸（二升）　小麦　半夏（洗，各一升）　生姜（十五两）　大枣（五十枚，擘）　桂心（三两）　人参　黄芩　甘草（炙，各二两）

【用法】上九味，以水一斗二升，煮取四升，分为四服，一服一升，日再。

【功用】温中祛寒。

【主治】主风冷气，腹中虚冷、急痛，饮食不消，心满，少腹里急引痛，手足逆冷，胃中响响干噫欲吐，吐逆短气。

**（5）理气剂**

前胡汤（卷十八）

【组成】前胡　半夏（洗）　芍药　甘草（炙，各二两）　桂心（各一两）生姜（三两，切）　黄芩　人参　当归（各一两）　大枣（三十枚，去核）　竹叶（一升，切）

【用法】上一十一味，以水一斗，煮取三升，分三服。

【功用】理气宽胸。

【主治】主胸中逆气，痛彻背，少气不食。

半夏汤（卷十八）

【组成】半夏（洗）　生姜（各一斤，切）　茯苓　桂心（各五两）

【用法】上四味，㕮咀，以水一升，煮取三升，分三服，日三服。若少气，加甘草二两，一名小茯苓汤。

【功用】降气止呕除烦。

【主治】主逆气，心烦满，呕吐。

消谷丸（卷十八）

【组成】小麦蘖　七月七日曲（各一升）　干姜　乌梅（各四两）

【用法】上四味，捣筛为末，炼蜜和丸，如梧子大。空腹酒服十丸，日再，稍加至三十丸，其寒在胸中，及反胃番心，皆瘥。

【功用】调气行脾化食。

【主治】主数年不能饮食。

**（6）理血剂**

生地黄汤（卷十八）

【组成】生地黄（二斤）　大枣（五十枚，擘）　阿胶（炙）　甘草（炙，各三两）

【用法】上四味，以水六升，煮取四升，分为四服，日三夜一。

【功用】除烦凉血止血。

【主治】主忧恚呕血，烦满少气，胸中痛。

泽兰汤（卷十八）

【组成】泽兰　糖（各一斤）　桑白皮（三斤，根者）　生姜（五两，切）　麻仁（一升）　人参　桂心（各三两）　远志（二两，去心）

【用法】上八味，以淳酒一斗五升，煮取七升，去滓，纳糖，未食服一升，日三夜一。勿劳动。

【功用】活血化瘀，凉血止血。

【主治】主伤中里急，胸胁挛痛，频呕血，时寒时热，小便赤黄，伤于房中者。

续断止血汤（卷十八）

【组成】续断　当归　阿胶（炙）　桔梗　桂心（各三两）　芎䓖　干姜　干地黄（各四两）　蒲黄（一升）　甘草（一两，炙）

【用法】上一十味，㕮咀，以水一斗，煮取五升五合，去滓，下胶消尽，入蒲黄，分为三服。

【功用】养阴止血。

【主治】主先便后血，此为近血。

竹茹汤（卷十八）

【组成】淡竹茹（二升）　当归　黄芩　芎䓖　甘草（炙，各半两）　人参　芍药　桂心　白术（各一两）

【用法】上九味，以水一斗，煮取三升，分四服，日三夜一。

【功用】清热止血。

【主治】主吐血、汗血、大小便出血。

**（7）补益剂**

损益草散（卷十五）

【组成】人参　附子（炮，去皮，各三分）　干姜　桂心（各五分）　防风（一两半）　牡蛎（熬）　黄芩　细辛（各三分）　桔梗　椒（去目、闭口者，

汗）　茯苓　秦艽　白术（各一两）

【用法】上一十三味，各捣筛为散，更秤如分，乃合之，冶千杵，且以温酒服方寸匕，老人频服三剂，良。兼主虚劳。

【功用】补气祛寒，除湿解毒。

【主治】主男子女人老少虚损，及风寒毒冷，下痢癖饮，咳嗽消谷。助老人胃气，可以延年。又主霍乱。酒服二方寸匕，愈。又主众病休息下痢，垂命欲死，服之便瘥，治人最为神验。

补心汤（卷十五）

【组成】麦门冬（三两，去心）　茯苓　紫石英　人参　桂心　大枣（三十枚，擘）　赤小豆（二十枚）　紫菀　甘草（炙，各一两）

【用法】上九味，以水八升，煮取二升五合，分为三服，宜春夏服之。

【功用】养心安神。

【主治】主心气不足，多汗心烦，喜独语，多梦不自觉，喉咽痛，时吐血，舌本强，水浆不通。

补脾汤（卷十五）

【组成】麻子仁（三合）　禹余粮（二两）　桑根白皮（一斤）　大枣（一百枚，擘）　黄连　干姜　白术　甘草（炙，各三两）

【用法】上八味，以水一斗煮取半，去滓，得二升九合，日一服，三日令尽，老小任意加减。

【功用】补益脾气。

【主治】主不欲食，留腹中，或上或下，烦闷，得食辄呕欲吐，吐已即胀满不消，噫腥臭发热，四肢肿而苦下身重，不能自胜。

补肾汤（卷十五）

【组成】磁石　生姜（切）　五味子　防风　牡丹皮　玄参　桂心　甘草（炙，各二两）　附子（一两，炮，去皮）　大豆（二十四枚）

【用法】上一十味，以水一斗二升，铜器中扬之三百遍，纳药，煮取六升，去滓更煎，得二升八合，分为三服。

【功用】补益肾气，填补肾精。

【主治】主肾气不足，心中忪忪而闷，目视眈眈，心悬少气，阳气不足，耳聋，目前如星火，消渴疸痔，一身悉痒，骨中疼痛小弱，拘急乏气，难咽咽干，唾如胶色黑。

五补汤（卷十五）

【组成】麦门冬（去心）　小麦（各一升）　粳米（三合）　地骨皮　薤白

（各一斤）　人参　五味子　桂心　甘草（炙，各二两）　生姜（八两，切）

【用法】上一十味，以水一斗二升，煮取三升，分三服。口干先煮竹叶一把，减一升，去滓，纳药煮之。

【功用】益气补虚，养阴生津。

【主治】主五脏内虚竭，短气咳逆伤损，郁郁不足，下气，复通津液。

薯蓣散（卷十五）

【组成】薯蓣　牛膝　续断　巴戟天　菟丝子　茯苓　枸杞子　五味子　杜仲（各一两，炙）　蛇床子　山茱萸（各三分）　苁蓉（一两）

【用法】上一十二味，捣筛为散，酒服方寸匕，日二夜一，惟禁蒜醋。健忘加远志、茯神，体涩加柏子仁，各二两。服三剂。益肌肉，亦可为丸。

【功用】益气补虚，祛风除邪。

【主治】补虚，除风劳。

**（8）消导剂**

厚朴三物汤（卷十八）

【组成】厚朴（八两）　大黄（四两）　枳实（五枚）

【用法】以水一斗二升，先煮二味，取五升，纳大黄，煮取三升，温服一升，以利为度。

【功用】行气除满，通腑泻热。

【主治】实热内结，腑气不行，腹痛胀满，且胀甚于痛，大便秘结者。

承气汤（卷十八）

【组成】前胡　栀子（炙）　桂心　寒水石　大黄　知母　甘草（炙，各一两）　硝石　石膏　栝蒌（各二两）

【用法】上一十味，捣筛为散。以水二升，煮药五方寸匕，取一升五合，分二服。

【功用】行气除满，通腑泻热。

【主治】主气结胸中，热在胃管，饮食呕逆。

**（9）外用剂**

松脂膏（卷二十四）

【组成】木兰阑皮（一两）　矾石　杜衡　雄黄　附子　大黄　石楠　秦艽　真朱　苦参　水银（各二两）　松脂（六两）

【用法】上一十二味，以醋渍一宿，猪膏一斤半煎之，候附子黄，去滓，乃纳矾石、雄黄、水银，更着火煮三沸，还湿地待凝，以敷疮、瘫。

【功用】散风除湿消疮。

【主治】主白秃及痛疽百疮。

白膏（卷五）

【组成】附子（十五枚）　蜀椒（一升）　野葛（一尺五寸）

【用法】上三味，切，醋渍一宿，猪膏一斤，煎附子黄，去滓涂之，日三。

【功用】散风，除湿，消疮。

【主治】主面渣疱疥痈恶疮。

栀子丸（卷五）

【组成】栀子仁（三升）　芎藭（四两）　大黄（六两）　好豉（熬，三升）木兰皮（半斤）　甘草（炙，四两）

【用法】上六味，捣筛为末，炼蜜和丸如梧桐子，以饮服十丸，日三服，稍加至二十五丸。

【功用】散风祛湿热。

【主治】治酒渣鼻疱。

## 三、临床运用

### 1. 辟谷

辟谷，又称却谷、绝谷等，指通过导引或服饵，实现禁食以达到"除百病""悦泽""轻身""延年"目的的一种方法，为我国传统养生术的一种。此法源于先秦，后经道教发扬光大，同时也被儒家、佛家和医家应用，东晋医家葛洪、南北朝医家陶弘景、唐代医家孙思邈都是辟谷的理论大家与实践者。其中，孙氏在《千金翼方·卷十三》专设"辟谷"一篇，载辟谷方54首，并描述了方药组成、剂型、服法和禁忌，是服饵辟谷的重要内容。辟谷法为古时常用养生方法，现代亦有不少崇尚辟谷者，借以调养身心。

### （1）辟谷方药特色

《千金翼方》"辟谷"篇所载辟谷方共涉及药物25种，从其药物性味上来看，多以味甘性温者为主，归经上则以脾、肾经为多。辟谷并不是单纯的禁食，其亦需要通过服气、导引的同时服用一些方药以调整机体，否则会出现不良反应。常用辟谷药物如茯苓、白术、干地黄、黄精、人参、枸杞子、泽泻、白蜜等。

这些药物大多味甘能补，且性味平和，补而不峻，或补气，或养血，或滋阴，或生津，久服可轻身延年，益于养生。从其药物归经来看，多归脾、肾经，由于辟谷方法是通过调补先天之肾精与后天之脾气，使精气充足。且脾主肌肉，培补脾元可是肌肉充实，肾主骨生髓，骨髓得以滋养，则强健有力。从其成分来看，多含有一定量的人体必需的蛋白质、糖、脂肪及多种微量元素，可减轻辟谷带来的饥饿感。如仙方凝灵膏（茯苓、松脂、松仁、柏子仁），"若欲绝谷，顿服取饱，即不饥，身轻目明，老者还少，十二年仙矣"。又如五精酒方（黄精、天门冬、松叶、白术、枸杞），"主万病，发白反黑，齿落更生"。

**（2）辟谷的服法**

《千金翼方》中辟谷方药的主要剂型为丸剂和散剂，如茯苓方、松子丸、休粮散等，其次还有酒剂、汤剂，如白术酒等。在服法上，丸、散剂可单纯服用，或以酒、水、汤、粥送服，而酒剂、汤剂可直接饮用，"任性服之"。

如丸剂之茯苓方（茯苓粉、白蜜、柏脂），服法："上三味，合和丸如梧桐子，服十丸。饥者增数服之，取不饥乃止。……即欲求升仙者，常取杏仁五枚，哎咀，以水煮之为汤，令沸，去滓，以服药。……又若却欲去药食谷者，取硝石、葵子等熟治之，以粥服方寸匕。"即是言茯苓方，可直接作丸服用，或以杏仁汤送服，若欲恢复食谷者，可以粥送服。休粮散方（侧柏、乌豆、火麻仁），则是"空心冷水服"。又如白术酒方，以白术渍于酒中，"十日万病除；百日白发反黑，齿落更生，面有光泽；久服长年"。服酒之功，虽孙氏未免过言，但亦有其效，一方面，古代酒度数较低，饮酒如水，可解渴，且酒本身可供热量，可解乏；另一方面可取药物之补益作用。

**（3）辟谷的禁忌**

辟谷，虽为一种养生保健方法，但并非所有人都适合。其将人从正常饮食转换为少食或不食的状态，虽准绳上都可达到，但为平安起见，服药用量上，以不饥、不疲、精力充沛为度，如饥可再加量服。对于一些身体虚弱，或有实质疾病者，则不适宜。

《千金翼方》对辟谷亦提出一些禁忌，如原文载："不复服谷及他果菜也"，"禁一切肉、咸菜、鱼、酱、盐等"，可知辟谷期间，需减少能量摄入，谷肉果菜、咸菜酱盐等均不宜食；"欲绝谷，先作五肉稻粮食五日，乃少食。三日后丸此药，大如弹丸"，"先食服一两，日三。十日不复饥，饥更服之"，可见，辟谷养生亦需循序渐进，由浅入深，逐渐提高。需先让机体适应三或五天，切不可操之过急；"慎房室、五辛、油腻、血食、劳作"，是言，辟谷期间，精血生化乏源，气血亏虚，应谨慎房室、劳作，避免体力不支，或者头晕等现象。而油腻、荤食、辛辣之味，易激发食欲，孳生情志，影响心气之平和，有悖修身养性之宗旨。

**（4）辟谷的现代认识**

《千金翼方》"服松柏脂第二"和"服松柏实第三"篇中，反复提及松脂、柏脂、松叶、柏叶等作辟谷方食用，现代认为是不可取的。松柏，作为长寿的象征，历代医家亦有颇多记述。李时珍云："松叶、松实，服饵所需；松节、松心，耐久不朽。松脂则又树之津液精华也，在土不朽，流脂日久，变为琥珀，宜其可以辟谷延龄。"《千金翼方》也收录了许多服食方法，如辟谷延年千岁方（松脂、天门冬、茯苓、蜡、蜜）。松脂、柏脂等，现代多作外用，功效杀虫、解毒，用治疥癣、癞疮等皮肤病，而未经严格炮制的松脂、柏脂需慎用，病家属血虚、内热实火者禁服。此外，云母、白蜡等亦不宜服。

辟谷养生，古籍所载，过于神化，如《庄子·逍遥游》描述了"不食五谷，吸风饮露"的仙人行径。有关辟谷之机理，更是仁者见仁，智者见智。传统认为，人食五谷杂粮，于肠道集结成粪，若排出不畅，则"发酵"成毒，损害健康。现代研究则认为，轻度能量限制可减轻机体氧化应激的后果，延缓衰老。况且肥胖、高血脂、糖尿病、高血压等疾逐年增加，功可益气轻身、美容增智、除病延年的辟谷疗法，再次引起高度关注，体现出应有的学术价值。《千金翼方》中的辟谷内容，放置现代亦有较好的指导意义，至于其中奥义，仍有待进一步研究。

**2. 食疗**

孙氏享百岁高龄，养生之法，尤重饮食，其著述《千金方》涉及食疗、食养内容广博。其中《千金要方》专设"食治"一卷，逐一论述谷、肉、果、菜之性味功效；食疗养生、药酒防病、药膳治病等，《千金》二书均有论述，囊括内、外、妇、儿、五官、皮肤诸疾，且不乏补虚、强身、美容之品。是书载："知其所犯，以食治之。食疗不愈，然后命药。"体现了孙氏"先食后药"的诊疗思想，对于现代临床未病先防、病后调养，亦颇有指导作用。

**（1）列论食性**

《千金要方·卷二十六》专设"食治方"一卷，首篇"序论第一"中，以五味损益理论，阐述五脏所宜之味，以及五脏疾病之食疗，强调饮食适度，不可偏嗜，顺应四时，予以节制。其后四卷分别论述果实、蔬菜、谷米、鸟兽等160余种食物，参本草书籍体例，阐析食物性味、毒性、主治、功效等，有效总结了唐代以前食物之性味，为后世提供了参考作用。

如卷二十六"蔬菜第三"载："海藻，味咸寒滑，无毒，主瘿瘤结气，散颈下硬核痛。""昆布，味咸寒滑，无毒，下十二水肿，瘿瘤结气，瘘疮，破积聚。"二者均可治疗瘿瘤，因其含碘较高，可纠正缺碘所致之甲状腺肿大。又如"鸟兽第五"载："兔肝，主目暗"，"青羊胆汁，治青盲，明目"。动物肝脏，富含维生素A，故可治疗维生素A缺乏之夜盲症。可见，孙氏已认识到这些疾病的食治方法，且与现代医学相吻合，具有较高疗效，至今沿用。此外，书中还首记次载了许多食物，如胡桃、越瓜、胡荽子、吴葵、青小豆、白麻、薷荷菜（东北薄荷）、荞麦、糯米、鸳鸯肉、熊肉、鲍鱼等后来传入之食物，并明确其性味、功效，丰富了食物种类及食疗内容。

**（2）食疗养老**

《千金翼方·卷十二》"养老食疗第四"篇，专门论述老年人之食疗养生。其认为"老人肠胃皮薄，多则不消"，"是以食啖鲜肴，务令简少。饮食当令节俭"。并且指出，"非但老人须知服食将息节度，极须知调身按摩，摇动肢节，导引行气"，言明老人亦需注意活动身体，勿使气血壅滞。

"养老食疗"篇所列食疗方，以补益虚损为主，某些方尚具备延年益寿之功用。孙氏大力提倡牛乳之补虚作用，常谓"补血脉，益心，长肌肉，令人身体康强"，载录牛乳食疗方两首，分别为服牛乳补虚破气方（牛乳、荜茇）和服牛乳方（牛乳、人参、炙甘草、干地黄、薯蓣、石斛、黄芪、杜仲、肉苁蓉、茯苓、麦门冬）。此外，尚选用白蜜（即蜂蜜）、乌麻油、生胡麻油等，如蜜饵（白蜜、腊月猪脂肪、胡麻油、干地黄末），"主补虚羸瘦乏气力"。其中白蜜、猪脂均可补虚、解毒、润燥，胡麻"补五脏、益气力，长肌肉"，干地黄滋阴补血，四药合用，补益虚羸，"久服充益寿"，且可防治老人津亏便秘。又如猪肚补虚羸乏气力方、补五劳七伤虚损方、疗大虚羸困极方、补虚劳方，分别用猪肚、羊蹄、羊肝、羊脊骨肉等血肉有情之品，配合干姜、葱白、胡椒、荜茇等味辛温通之品，助消食，除胃冷，增强补益五脏之功。且其在补五劳七伤虚损方后注明，"禁生冷、铅丹、瓜果、肥腻，及诸杂肉、湿面、白酒、黏食、大蒜、一切畜血，仍慎食大酢滑、五辛、陈臭、猪鸡鱼油等七日"，足见孙氏对老人食养的慎重，并且颇有道理。

**（3）善用药酒**

古人尚酒，视其为"百药之长"，其气悍，质清，功可散瘀滞、通经络、行血脉、温脾胃、养肌肤。中医的药酒，将强身健体之品融入酒中，药借酒力，酒助药势，以增强药效。《千金方》中就载述了许多药酒配方，或用于治病疗疾，或用于保健养生。

《千金翼方·卷十二》"养性服饵第二"篇即介绍了四首酒酥方，分别为茯苓酥、杏仁酥、地黄酒酥、造草酥，其中酥是将药物捣汁，和曲、米或蜜、酒一起酿制而成，具有延年益寿之功。如茯苓酥，"主除万病，久服延年"；地黄酒酥，"令人发白更黑，齿落更生，髓脑满实，还年却老"。卷十三"酒膏散第四"，记载了辟谷药酒方3首，即五精酒、白术酒、枸杞酒。常用药物如黄精、天门冬滋阴益肾，枸杞滋肾益精，白术健脾益气，"以（药）汁渍曲如家酝法"，"久服长年"，延缓衰老。又如卷十六"诸酒第一"则记载了 20 首药酒方，治疗诸风病，功可祛风除痹、通利血脉。马灌酒（蜀椒、白蔹、乌头、附子、干姜等），"主除风气，通血脉，益精气，定六腑，明耳目，悦泽颜色，头白更黑，齿落更生"，除治风病外，尚可强身润颜。此外，《千金要方》中更是记载诸多药酒方，散见于各卷，如治肺虚寒喘咳之酥蜜膏酒，治肝肾不足、腰膝酸痛之巴戟天酒，治肝虚寒劳损之虎骨酒补方等。

**（4）食治诸疾**

中医很早就认识到，食物不仅具营养，且能疗疾祛病，如《千金要方》言："食能排邪而安脏腑，悦神爽志以资血气。"孙氏深谙食物之偏性，结合中医药理论，用食平疴释情遣疾，可谓良工。其在《千金方》中记载了多种食治方剂，散见于是书诸卷，治各科疾病。

《千金要方·卷三》"虚损第十"篇中，记载食疗方剂 10 首，治妇人妊娠产后诸疾。如"治产后虚羸，喘乏，自汗出，腹中绞痛"之羊肉汤，该方在仲景之当归生姜羊肉汤的基础上有所发挥，"精不足者，补之以味"，故用味厚气温之羊肉，补气以生血，散寒而止痛，当归、芍药、干地黄养血和营，桂心、生姜、川芎、甘草温通散寒，活血止痛，共奏养血祛寒止痛之功。其他如治产后蓐劳虚羸的猪肾汤，治产后虚乏之羊肉黄芪汤，治妊娠水肿的鲤鱼汤等。儿科食方，如"治小儿五六日不食，气逆"之桂心橘皮汤，方用桂心、人参、橘皮、黍米、薤白，煎药汤煮饭食之，共奏温中开胃、理气健脾之功。内科方剂，如"治髓虚脑痛不安胆腑中寒方"之羌活补髓丸，方用羌活、川芎、牛髓、羊髓、人参、当归、枣肉等，共奏填精益髓、补虚止痛之功。外科食疗方剂，如治小儿丹毒用马齿苋、治蛇蝎蜇咬用小蒜，内服其汁，外敷其滓。

《千金方》中论述食疗，理法方药俱备，内容丰富，其在总结前人食治经验的基础上，丰富发展了食疗医学，成为中医独具特色的一部分。书中载述的许多食治方法，疗效卓著，至今为后人推崇。

**3. 美容**

中医美容源远流长，早在商朝就有"沐""浴"等保健美容习惯，隋代《诸病源候论》从理论上阐释了须发、面体疾病之因机。至唐代《千金方》，称美容方剂为"面药"，主要集中收载于《千金要方·卷六上》"面药第九"和《千金翼方·卷五》"妇人面药第五"两篇，详细介绍了面药之剂型、组成、制法、使用、疗效和禁忌等，内容非常丰富，是我国较早、较完整载录美容理论及方药的著作。

**（1）美容理论**

中医美容，注重整体观念，《翼方》"养性禁忌第一"篇云："人生天地气中，动作喘息皆应于天。"《要方》"养性序"中言："性既自善，内外百病皆悉不生，祸乱灾害亦无由作。"而《要方》"居处法"又载："夏不用露面卧，令人面皮厚，善成癣，或作面风。"充分说明了人与自然界不可分割、内外一体的整体观念，某些损美疾病的发生与自然界的变化密切相关。《要方》"调气法"篇载："一通二通，乃至日别得三通五通，则身体悦怿，面色光辉，鬓毛润泽，耳目精明，令人食美，气力强健。"可见，孙氏认为人体亦是一个有机整体，颜面、五官、爪甲只是人体的一部分，只有内在脏腑充盛、气血调适，则滋泽外彰，容貌不衰。反之，仅仅崇尚涂脂抹粉，则是逐本舍末。

人至年老，气血多衰弱且伴瘀滞，故而孙氏重视动中求美的观点，如《翼方·卷十二》"养性禁忌第一"篇云："清旦初以左右手摩交耳，从头上挽两耳又引发，则面气通流。……又摩掌令热以摩面，从上向下二七过，去皯气，令人面有光。"导引按摩，使面部气血流动，经脉畅通，面部得到滋养，而起到美容保健的作用。气有温煦、推动之力，血能濡养脏腑诸窍，气血流畅，滋养器官，这种动中求美的观点，丰富了中医美容学的治疗理论。正因如此，孙氏在其局部面药中，常加入味辛芳香药物，并配以活血之品。辛香走窜，助气血运行；香能辟秽，抵御外邪。

**（2）面药剂型**

《千金方》共载录面药85种，剂型多样，内服、外用皆有，其中以外用剂型为多。孙氏认为，内调、外养相结合，内外兼顾，才能发挥最大疗效。内服法通过调理全身脏腑气血，间接保养面部。常用丸剂、散剂等。丸剂，如"令人洁白光悦方"之桃花丸、"令色白"之白瓜子丸、"令面白媚好方"等多以蜜和为丸，空腹服，丸者缓也，常服取效；散剂，如"治面与手足黑，令光泽洁白"之白杨皮散、"治面黑，令人面白如雪"之铅丹散，散者散也，急去面黑，以酒送服，助药力外达头面。且《要方》云："作酒服，佳于丸散，美而易服，流行迅疾。"

外用法，则是直接作用于面部皮肤，包括面脂、面膏、洗剂、敷剂、药酒等。面脂、面膏，方剂众多，如面脂方、面膏方、玉屑面脂方、玉屑面膏方等。面脂、面膏中常含动物脂肪，涂于面部，润泽肌肤，又因脂肪制品，容易变质，故应"瓷器贮，勿泄气"。洗剂方药，如五香散、猪蹄汤、洗面药方、藻豆方、藻豆洗手面方等，清洁裸露部位皮肤，并使药力作用于肌表，一般需长期使用，药效方显。如藻豆方，"每旦取洗手面，百日白净如素"。敷剂，如猪蹄汤方、鹿角散、悦泽面方等，"每夜敷面，旦以浆水洗之"。药酒，如治面疱方，以醇酒浸羊胆、牛胆，合煮三五沸，敷面上。

**（3）组方特色**

《千金方》虽药物种类繁多，但并不杂乱，其在组方上善于全面兼顾病情，制方特点主要包括寒温并用、补中兼行、润燥相宜。

寒温并用：通过辨识疾病本身的寒热轻重，来制方用药，常以寒凉之品辅以辛温散寒，或以温通之品辅以苦寒清泄，以求平衡。如"治面疱方"，药用荠苨（又名甜桔梗）、肉桂，以甘寒之荠苨，配辛温之肉桂，宣畅面部气血，寒热并用，相得益彰，用于气血郁滞所致的面疱，"灭瘢去黑痣"。

补泻兼施：因补药易致滋腻，故孙氏在虚性病证时，常在补药中运用芳香辛散之药，使补中兼行，补而不滞。如令人面白净悦泽方，白术补益悦泽，美白肌肤，白蔹收敛生肌，猪胰祛污润滑，白芷、白附、藁本辛温，可助行气之功。

润燥相宜：面部常用滋润药，多则滋腻，燥烈药物常用于湿证，过用则皮肤干裂。故为防药性偏盛，常选润燥相宜的药物，或润药、燥药同用，以保存津液。如"治脾热唇焦枯无润"之润脾膏，方用生地黄、麦冬、天冬、葳蕤养阴润燥，猪膏滋润皮肤，防止皮肤皲裂，细辛、川芎、白术、升麻、黄芪等补气健脾，促进升清功能。

**（4）药物功效**

《千金方》记载美容方药众多，除用于常人之面部保养外，尚记载了痤疮、酒渣鼻、黄褐斑、瘢痕、痣等疾病的治疗方药。根据药物功能大致可分为美白悦泽、滋润驻颜、清热解毒、燥湿祛风、祛腐生新五类。

美白悦泽，常用药物如白芷、白术、白茯苓、白僵蚕、白附子、白蔹等。中医认为色白入肺经，治肺可以美皮毛，且可"以白补白"，使肌肤白皙光泽。如《千金要方》云，白芷"长肌肤，润颜色，可做面脂"，可治疗面部色素沉着（黧黑斑、雀斑）；白附子，有治"面上百病"之功，对癣症有效；白僵蚕祛风消斑，能"令人面色好"。

滋润驻颜，常用药物如杏仁、桃仁、麦冬、五味子、猪脂、蜂蜜、白术、葳蕤等。此类药物脂质丰富，加入美容药中，有润泽美容功效。如桃仁和杏仁，含脂丰富，内用润肠，外用润肤，可治皮肤干燥；麦冬、五味滋阴生津润燥；猪脂、蜂蜜，常用作赋形剂，调和诸药，润养肌肤，防止皮肤皲裂。

清热解毒，常用药物如黄连、连翘、栀子、白蔹、木兰皮等。此类药物多性寒味苦，消炎抑菌作用较强。黄连、连翘、栀子，清热解毒，消肿散结，适于治疗痤疮、酒渣鼻等疾；木兰皮，解毒燥湿，有"去面热、赤疮、酒皶"之效。白蔹，清热解毒，消痈散结，主治痈疽、疔疮、瘰疬等疾。

燥湿祛风，常用地肤子、辛夷、细辛、防风、藁本等。此类药物燥湿祛风止痒，可防治面部过敏性疾病。如地肤子，清热利湿，祛风止痒；辛夷，祛风除斑，治头面风热、癣症；防风，祛风止痒，可治"三十六般风"，用治皮肤瘙痒；细辛，祛风止痒，可治疗头面部皮肤瘙痒、湿疹、皮炎等；藁本祛风散湿，治酒皶、粉刺。

祛腐生新，常用密陀僧、朱砂、胡粉、雄黄、白矾等。此类矿物药多具有解毒杀虫、收敛防腐之功，对湿疮、瘢痕都有一定的疗效。瘢痕为古代常见损容性疾病，灭瘢，常以祛腐生新为原则，虽为古代习用，但含铅、汞成分，使用当严格控制用量，以免发生毒副作用。此外，《千金方》中常用芳香药物，如零陵香、甘松香、丁香、麝香、檀香等，可辛香行气，通窍活血，辟秽洁肤，香体除臭。

**4. 针灸**

药王孙思邈，自幼笃学，通百家之说，其以"白首之年，未尝释卷"的精神致力于医学，除在医药方面出凡入胜，在针灸方面同样造诣深。其在《千金方》中各种病证主治项下均开列有针灸处方，除此之外，《千金要方》卷 28～30，《千金翼方》卷 26～28，均专论针灸，对后世针灸学的发展，影响至为深远。

**（1）针灸学思想**

1）防病早治："治未病"的思想最早见于《内经》，《素问·四气调神大论》言："是故圣人不治已病治未病，不治已乱治未乱。"孙氏极为推崇，于《要方·卷一》"诊候第四"篇云："上医医未病之病，中医医欲病之病，下医医已病之病。"可见孙氏提倡未病先防，早期治疗。如《要方·卷二十九》"灸例第六"篇载："凡入吴蜀地游官，体上常须三两处灸之，勿令疮暂瘥，则瘴疬、温疟、毒气不能著人也，故吴蜀多行灸法。"言明灸法对蜀地瘴疟疾病的预防有效。又如《要方·卷七》"论风毒状第一"云："若欲使人不成病者，初觉即灸所觉处二三十壮，因此即愈，不复发也。"可见以灸法早期治疗亦有大用。"此病轻者登时虽不即恶，治之不当，根源不除，久久期于杀人，不可不精以为意。"由此可见孙氏对于及时早治的重视。

2）针药并重：隋唐以前，中医尚未分科，医家临证大多针药并治，或辨证择善而用。孙氏常谓："若针而不灸，灸而不针，皆非良医也；针灸不药，药不针灸，尤非良医也。"足见其对针（灸）药并用的重视。又《要方·卷二十九》"明堂三人图第一"篇载："经曰：汤药攻其内，针灸攻其外，则病无所逃矣。方知针灸之功，过半于汤药矣。"可知汤药与针灸对人体内外作用不同，且二者配合，常能事半功倍。且《千金方》中记载疾病治疗，大多针药兼施，如《要方·卷七》"论风毒状第一"云："凡脚气，初得脚弱，使速灸之，并服竹沥汤，灸讫可服八风散，无不瘥者，惟急速治之。"又如《要方·卷八》"贼风第三"云："若羁旅家，贫不可急办者，宜服诸汤，犹胜不治，但于痛处灸三七壮佳。"临床上，孙氏亦会根据病情需要，各取所长，"其有须针者，即针刺以补泻之，不宜针者，直而灸之"，以发挥最大疗效。

**（2）针灸学运用**

1）辑录针灸处方：孙氏在《千金要方》中载录针灸处方千余条，除前二十九卷有散在论述外，卷三十则从头面、心腹、四肢、风痹、热病、瘿病、杂病、妇人病八个方面，专述针灸处方，这些处方组方配穴精当，单方占了绝大多数，如"劳宫主大人小儿口肿，腥臭"，"鱼际主舌上黄，身热"，"委中主热病，夹脊痛"，"复溜主寒热无所安，汗出不止，风逆，四肢肿"等，其中然谷、复溜、前谷、昆仑、太冲、太溪、曲池、商丘等穴位较常使用，这些经典的穴位主治，现今用之仍验。此外，《千金翼方》则根据不同疾病载述针灸处方，所涉及病证之广，实为他书所难及，既承前启后，又丰富多彩。

2）针灸必先察脉：针灸是疾病防治的重要手段，脉诊为中医四诊之一，对疾病诊断具有重要意义。《灵枢》开篇《九针十二原》，就明确提出："凡将用针，必先诊脉，视气之剧易，乃可以治也。"仲景在《金匮要略》中亦提到："审脉阴阳，虚实紧弦，行其针药，治危得安。"说明古人早已认识到脉诊对于针灸的重要性。在临证治疗中，孙氏亦非常重视察脉针灸，其言："凡欲针灸，必先看脉"，"每针常须看脉，脉好乃下针，脉乱勿乱下针也"。如《千金要方·卷二十八》"三关主对法第六"篇载："寸口脉弦，心下愊愊，微头痛，心下有水气，宜服甘遂丸，针期门泻之。""尺脉沉，腰背痛，宜服肾气丸，针京门补之。""寸口脉缓，皮肤不仁，风寒在肌肉，宜服防风汤，以药敷熨之佳。灸诸治风穴。"通过脉诊来体察病家脏腑气血之盈亏，病邪之虚实，病性之寒热，来决定用针或用灸，以及穴位、针具、手法等。

3）详论灸法：艾灸疗法作为疾病的重要疗法之一，孙氏在《千金方》中对唐以前的灸疗内容进行整理，对灸疗的取穴法、灸量大小以及艾灸的生熟法上均做了详尽的论述，并有所发挥，使灸疗法趋于成熟。腧穴为针灸施术之处，准确取穴是治病的关键。孙氏在《千金要方》中指出，"男左女右，手中指上第一节为一寸"，"其言一夫者，以四指为一夫"，介绍了指寸取穴法，并适用于任何人，至后世演变成"中指同身寸""拇指横寸""四指横寸"（即"一夫法"），一直指导后世针灸临床。在病人体位上，孙氏认为，"坐点则坐灸之，卧点则卧灸之，立点则立灸之"，即言腧穴定位后，不可随意移动，以保证用穴的准确性。"孔穴不正，无益于事，徒破好肉。"

至于灸量，孙氏认为，应根据病位以及患者身体强弱和病情轻重来确定，"手足皮薄，炷小数少，腹背肉厚，炷大数多"。"凡言壮数，若丁壮遇病，病根深笃者，可倍多于方数。其人老少羸弱者，可复减半……须准病轻重以行之。"可知，肌肤皮薄处，艾炷宜小，腹背肉厚者，艾炷宜大；身体壮硕，疾病根深者，灸壮宜多；身体薄弱，疾病稍轻者，壮数宜少。孙氏又言："灸之生熟，亦宜撙而节之，法当随病迁变。大法：外气勿生，内气勿熟，其余随宜耳。"艾灸生熟，是指灸的程度，应当据病情灵活选用，但总不离"外气勿生，内气勿熟"的治疗大法。病在外在经脉，生灸，病在内在脏腑，熟灸。

**（3）针灸学成就**

1）绘制明堂图：针灸治疗，强调准确取穴，孙氏有感于"旧明堂图年代久远，传写错误，不足指南"，故其根据据甄权等撰的明堂图，重新绘制了明堂图经三幅，分别为正人、优人、侧人三种，且"其十二经脉，五色作之，奇经八脉以绿色为之，三人孔穴共六百五十六，图之于后亦睹之便令了然"，可见孙氏对绘此图之用心良苦，其目的是使"庶依图知穴，按经识分，则孔穴亲疏，居然可见矣"。虽此图已失，但其中内容详载于《千金要方·卷二十九》中，对针灸学的教学和发展起到了积极的推动作用。

2）重视奇穴：奇穴，是针灸腧穴的重要组成部分，孙氏著作中载有奇穴近二百之多，散见于各类病证治疗篇中。一般分为两类：一类有名称有部位，如《千金要方》中的当阳、寅门、颊里、浊浴，《千金翼方》中的膝目、泉门、气端、虎口等；一类仅有部位而无名称，如"目卒生翳，灸大指节横纹三壮"，"卒淋，灸外踝尖七壮"，"尿床，垂两手两髀上，尽指头上有陷处灸七壮。又灸脐下横纹七壮"等。孙氏未命名者，亦有部分后世补之，部分奇穴至今仍有实用价值。

3）首创阿是：阿是穴，又名不定穴、压痛点，为孙氏首创。《千金要方·卷二十九》"灸例第六"中云："有阿是之法，言人有病痛，即令捏其上，若里当其处，不问孔穴，即得便快或痛处，即云阿是，灸刺皆验，故曰阿是穴也。"孙氏的阿是穴，其取穴方法，"以痛为腧""有痛便是穴"，多位于病变附近，按之或压痛或舒快的地方均可作为施术的部位，是针灸学中重要的穴位，临床常用于诊断疾病、治疗疾病以及根据疼痛消失程度进行疗效判定，对后世产生了深远的影响。

## 四、后世影响

《千金翼方》与《备急千金要方》合称《千金方》，被誉为我国历史上第一部临床医学百科全书。《翼方》是对《要方》的补充和发展，二书相辅相成，同为总结唐代以前医学成就的重要著作。《翼方》系统论述了伤寒六经辨证，内科杂病，外科疮肿，诊病察色，辨别阴阳表里虚实，以及治疗技术等，各科兼备，理法俱全。因续编为其晚年所著，故将其老年养生思想贯穿其中，孙思邈得享 101 岁之高寿，正是他摄生有道的结果，足资借鉴。其中关于他的老年摄生思想，对于指导我们今天的摄生防病，仍具有一定的积极意义。《千金方》对国内外医学发展影响深刻，如日本《医心方》和朝鲜《医方类聚》均以此书为重要参考资料，在体例编写方面也是仿照此书，被国外医学者推崇为"人类之至宝"。

二书相较，《千金翼方》相较于《千金要方》在内容上做了大量的补充，增入了很多宝贵的资料。如在本草部分中强调采药时节、药物加工炮制，将药物以功效分类等内容，皆有益于临床应用；在妇人卷中新增方剂 119 首，并对篇目进行了调整，将《要方》个别篇目所附如"盗汗""崩中"等单独列为新篇目，使得内容更加条理、细化；又如卷九、卷十增补了《伤寒论》的内容，特别是对急性传染病的重视更为明确，且对伤寒病的研究更为全面，主张凡疗伤寒不出桂枝、麻黄、青龙三法，对后世"三纲鼎立"学说的产生有直接影响，此书将《伤寒论》的药方分成十数类，使初学之人易于记忆，是极大的进步；其他如小儿、养性、辟谷、退居等内容也是之前著作中很少提到的，书中对这些内容都做了详细的阐述。总之，《翼方》对《要方》既有所继承，又有所发展，对保存我国唐以前的医学文献做出了重大贡献。

### 五、现存主要版本

明万历三十三年乙巳（1605 年）王肯堂刊本；聿修堂文政十二年己丑（1829年）刊本；清乾隆十一年丙寅（1746 年）华希闳保元堂刊本；日本明和七年（1770 年）东都书肆植村藤刻本；1955 年人民卫生出版社影印的日本影元大德梅溪书院本；1993 年华夏出版社合刊排印本等。

◎ **参考文献**

［1］孙思邈. 千金翼方［M］. 北京：人民卫生出版社，1982.

［2］陈筑君. 浅论孙思邈对中医美容的贡献［D］. 南京中医药大学，2006.

［3］李良松.《千金翼方》中的佛教医药探论［J］. 亚太传统医药，2016，（3）：5-6.

［4］孙雪.《千金方》面部美容的理论研究［D］. 黑龙江中医药大学，2016.

[5] 张会芳. 观宋李唐《艾灸图》论"灸治痈疽"[J]. 上海针灸杂志, 2015, (2): 180-181.

[6] 梁润英.《千金翼方》辟谷养生方药探析 [J]. 中医文献杂志, 2008, (4): 17-18.

[7] 萧志才. "辟谷"与"服水"——读孙思邈《千金翼方》札记 [J]. 气功杂志, 1995, (6): 247.

[8] 严善馀, 卢声远. 试论孙思邈食疗学术思想 [J]. 中国自然医学杂志, 2002, (3): 171-172.

[9] 万芳, 钟赣生. 论《千金要方》《千金翼方》食治特色 [J]. 中国医药报, 1993, (4): 17-19.

[10] 泰爱玲, 王怡. 试述《千金翼方》对老年养生保健学的贡献 [J]. 陕西中医, 2002, (1): 81-83.

[11] 王红松.《千金方》中美容方的组方特色探讨 [J]. 中国美容医学, 2007, (11): 1578-1580.

[12] 钱虹. 孙思邈《备急千金要方》的针灸学术思想浅析 [J]. 中国民族民间医药 2009, (7): 55-56.

[13] 严善余. 试论孙思邈针灸学术思想 [J]. 中国针灸, 2000, (2): 57-58.

[14] 李照国, 李鼎. 试论孙思邈的针灸学术思想 [J]. 陕西中医学院学报, 1999, (1): 35-36.

[15] 潘思安, 赵钊, 李成文, 等. 孙思邈《千金要方》针灸学术思想浅析 [J]. 中医药学报, 2014, (6): 6-8.

[16] 郭彩娥, 李卫红, 李晓燕, 等. 浅述孙思邈《千金翼方》对本草学的贡献 [J]. 中国药房, 2016, (19): 2732-2733.

[17] 任敏, 刘更生.《备急千金要方》与《千金翼方》妇人卷比较 [J]. 山东中医药大学学报, 2016, (6): 560-562.

[18] 苏礼.《千金翼方》版本考 [J]. 陕西中医, 1996, (8): 381-382.

# 《外台秘要》（王焘）

## 一、宫廷渊源

### 1. 提要

《外台秘要方》，又名《外台秘要》，约成书于752年，是由文献辑录而成的综合性医书。书中收集资料广泛而不庞杂，内容宏丰，汇集初唐及唐以前之医学著作，每篇首列《诸病源候论》有关病候，其次记述各家的医疗方剂，论著详尽，次序分明，且详注所出卷帙。该书所载病种几乎囊括唐以前之所有，包括内、外、妇、儿、骨、皮肤、五官、中毒、急救等临床常见疾病，及采药、制药、服石、腧穴、灸法、兽医等方面。全书收方达六千余首，除各家方书所载外，尚有来自民间的单方、验方，与前人理论之结合全面而系统，集中反映了中唐以前中医方剂学的发展成就。因此，本书不仅是一部研究中医治疗学的重要参考书，也是整理我国医学遗产不可缺少的医学文献。

### 2. 著者传记

王焘（670—755），陕西郿县人。王焘出身官宦世家，祖父王珪是唐初杰出的宰相，父亲为南平公主的驸马，也被封了爵位。他自己也曾做过徐州司马等官，并"七登南宫，再拜东掖，便繁台阁二十余年"。

王焘自幼体弱多病，常与医药打交道，因而对医学产生兴趣。后又因母亲身患疾病，侍母至孝的他，有感于"齐梁间不明医术者，不得为孝子"，故"数从高医游，遂穷其术"。唐玄宗时期，王焘曾管理过当时的皇家图书馆——弘文馆达二十年之久，因而有机会广泛阅读晋、唐以来的大量医籍，加上他刻苦学习，努力钻研，整理了大量的前代医学文献，其中仅古方就有五六十家之多。后来，他被贬职到房陵，遇赦后就近安置在大宁郡，当地气候炎热潮湿，百姓得了瘴气，十有六七难逃一死。他依照随身携带的验方施治，竟神奇地救活即将死去之人。为此，他决心发愤编写医书，经过十年努力，笔耕不辍，终于在752年（唐天宝十一年）撰成空前的医学巨著——《外台秘要》一书，为我国医学发展做出了贡献。题名"外台秘要"：外台，本名兰台，是宫中藏书之处；秘要者，秘密枢要之谓也。

## 二、内容精要

### 1. 各卷概要

全书共为 40 卷，分 1104 门。

卷 1～2 为伤寒。

卷 3～6 为天行、温病、疟疾、霍乱等。

卷 7～20 为心痛、痰饮、咳嗽等内科杂病。

卷 21～22 为五官科疾病，分别为眼疾、耳鼻牙齿唇口舌咽喉病等。

卷 23～24 为瘿瘤、痈疽等。

卷 25～27 为痢、痔诸病。其中卷 26 为痔病、阴病及九虫等；卷 27 为淋病、大小便难。

卷 28～30 分别为中恶、蛊注、自缢、暍死、坠堕、金疮、恶疾、大风、癞疮等。

卷 31～32 为采药、丸散、面部诸疾。包括采药时节、所出土地、诸家丸散酒煎的制备、解诸毒及面部面脂药、头膏、发鬓、衣香、澡豆等内容。

卷 33～36 为妇儿疾病。

卷 37～38 为论服石方。

卷 39～40 为明堂灸法、虫兽伤触人及六畜疾。

### 2. 内容精选

#### （1）医德教育

曾闵之行，宜其用心，若不能精究病源，深探方论，虽百医守疾，众药聚门，适足多疑，而不能一愈之也。主上尊贤重道，养寿祈年，故张、王、李等数先生继入，皆钦风请益，贵而遵之。故鸿宝金匮、青囊绿帙，往往而有，则知日月所照者远，圣人所感者深，至于啬神养和、休老补病者，可得闻见也。（《外台秘要·序》）

表里虚实之交错，其候至微，发汗吐下之相反，其祸至速。而医术浅狭，为治乃误，使病者殒没。自谓其分，至令冤魂塞于冥路，死尸盈于旷野。仁者鉴此，岂不痛欤！（《外台秘要·卷第一·诸论伤寒八家合一十六首》）

按：该部分内容为著者王氏论述医者应当具备的基本素质——精究病源，深探方论。若非如此，没有准确的治疗方法，即使有数百名医生来治疗疾病，各种药材齐备，也只是徒增疑惑，于病人无益。当今圣上（唐玄宗李隆基）重视医道贤才，祈求长生，向相继入朝的张、王、李等数位先生请教养生之法，并且加以遵从。所以养生、医术、卜筮之书，处处都有，如日月普照，感化人心。至于调摄精神、养老治病的知识更是常能听到，作为医生更应当了解并掌握。

第二段王氏则论述了辨证不精确的危害。表里虚实交错的病证，其临床表现差别微小，然而所采用的发汗或吐下之法相反，一旦治疗方法用错，则导致患者病情恶化。因为医者医术不精，误治失治，使病人白白失去性命，岂不令人痛惜。告诫医生要提高医术，慎疾慎医。

**（2）论天行病**

《病源》：夫天行病，阴气少，阳气多，故身热而烦。其毒气在于心腑而烦者，则令人闷而欲呕；若其人胃内有燥粪而烦者，则谵语，时绕脐痛，腹满，皆当察其证候也。（《外台秘要·卷第三·天行虚烦方二首》）

《病源》：天行衄血者，五脏热结所为。心主于血，邪热中于手少阴之经，客于足阳明之络，故衄血。衄者，血从鼻出也。（《外台秘要·卷第三·天行衄血方四首》）

有病温者，乃天行之病耳。其冬月温暖之时，人感乖候之气，未遂发病，至春或被积寒所折，毒气不得泄，至天气暄热，温毒始发，则肌肉斑烂也。（《外台秘要·卷第四·温病论病源二首》）

按：该部分内容分别为《外台》对天行虚烦、天行衄血及冬温病的论述。天行病，即时行病，又称时令病，简称时病。首段言天行虚烦，因阳气多而阴气少，故见身热而烦；其毒气若在心腑，心营热盛，胃火灼津，则令人闷而欲呕；若热毒炽盛，上扰心神，则妄言谵语；热结肠道，肠中燥屎内结，腑气不通，则腹满硬痛。第二段言，天行衄血，五脏热结，而心主血，邪热客于心之经、胃之络，胃热炽盛则循经上行于鼻，热迫血妄行致衄，血从鼻出也。

第三段言"有病温者，乃天行之病耳"，指出温病属于天行病。冬天患病并非皆是伤寒，若冬季反温，人感乖候之气，伏而后发，为冬温病。毒气伏藏体内，不得宣泄，至天气暄热，引动伏邪，温热之毒内蕴肺胃，充斥三焦，波及营血，透发于肌肤而为斑。《外台》中有关温病理论尚有许多，后世温病学理论多源于此，且其附有方药、治法，具有其积极的现实意义和临床实用意义。

**（3）论咳嗽**

《病源》：咳嗽者，由肺感于寒，微者成咳嗽也。肺主气，合于皮毛，邪之初伤，先客皮毛，故肺先受之。五脏与六腑为表里，皆禀气于肺，以四时更王，五脏六腑皆有咳嗽，各以其时感于寒而受病，故以咳嗽形证不同。

又有十种咳：一曰风咳，欲语因咳，言不得终是也；二曰寒咳，饮冷食寒，注入于胃，从肺脉上气，内外合，因之而咳是也；三曰支咳，心下硬满，咳则引四肢痛，其脉反迟是也；四曰肝咳，咳而引胁下痛是也；五曰心咳，咳而唾血，引手少阴是也；六曰脾咳，咳而涎出，续续不止，下引少腹是也；七曰肺咳，咳引颈项而唾涎沫是也；八曰肾咳，咳则耳聋无所闻，引腰并脐中是也；九曰胆咳，咳而引头痛，口苦是也；十曰厥阴咳，咳而引舌本是也。(《外台秘要·卷第九·咳嗽方三首》)

按：该部分内容为《外台》对咳嗽的载述。首段引《病源》对咳嗽的论述，言明咳嗽之病机，乃由肺感受寒邪，久则成咳嗽。寒邪侵袭，首先客于皮毛，由表入里，则传入肺，然五脏六腑皆禀受肺气，依四时更替而旺于不同脏腑。五脏六腑分别在其气旺之时感寒而受病，所伤脏腑不同，故咳嗽的证候表现不同。

第二段论述了十种咳嗽的分类方法，此法创自《病源》，包括风咳、寒咳、支咳、肝咳、心咳、脾咳、肺咳、肾咳、胆咳、厥阴咳，相较于五脏咳，补充了厥阴（心包）咳及其临床表现，而在六腑咳中仅保留了胆咳，又增加了风咳、寒咳及支咳三种，且原文中详细描述了每一种咳嗽的临床表现，丰富了咳嗽的具体内容。

**（4）论心劳与脉极**

《删繁》论曰：凡心劳病者，补脾气以益之，脾王则感于心矣。人逆夏气，则手太阳不长，心气内消。顺之则生，逆之则死，顺之则治，逆之则乱，反顺为逆，是谓关格，病则生矣。心主窍，窍主耳，耳枯燥而鸣，不能听远，毛悴色夭，死于冬。(《外台秘要·卷第十六·心劳论一首》)

《删繁》论曰：凡脉极者，主心也。心应脉，脉与心合，心有病从脉起。……若脉气实则热，热则伤心，使人好怒，口为色赤，甚则言语不快。血脱色干燥不泽，食饮不为肌肤。若脉气虚则寒，寒则咳，咳则心痛，喉中介介如哽，甚则咽肿喉痹。(《外台秘要·卷第十六·脉极论一首》)

按：该部分内容为对心劳与脉极的论述。心劳，为五脏劳之一，《外台》引《删繁》之论认为，心劳缘于夏季养生不当，心气与夏相通应，"人逆夏气，则手太阳不长，心气内消"，则为心劳。其病实质为虚而有火，以热证为主，描述虚劳与心相关的症状，"好笑，无度自喜""口为生疮""心满痛""心闷"等，皆与心之生理功能紊乱有关，属心病范畴。文中根据母虚补子原则，心劳补脾气以益之，顺之则预后良好，逆之则预后极差。

脉极，为《外台》所载的六极病（筋极、脉极、肉极、气极、骨极、精极）之一，其作为病证名称，《删繁》对之有较完整的论述，其观点源自《内经》五痹"复感于邪"的理论，认为"脉痹不已，复感于邪，内舍于心"，后进一步发展为脉极。且书中将脉极分为脉热极与脉寒极。脉热极偏实证，可见心火亢盛的症状，如烦躁易怒、口唇色赤、肌肤干燥不泽等；脉寒极偏虚证，可见心阳不足，寒气上逆，症见心痛、咳嗽，咽中哽塞，甚则喉痹等。

**（5）论耳聋**

《病源》：肾为足少阴之经，而藏精气通于耳，耳，宗脉之所聚也。若精气调和，则肾气强盛，耳闻五音。若劳伤血气，兼受风邪，损于肾脏而精脱，精脱者则耳聋。然五脏六腑十二经脉，有络于耳者，其阴阳经气有相并时，并则有脏气逆，名之为厥，厥气相搏，入于耳之脉，则令聋。其肾病精脱耳聋者，其候颊颧色黑。手少阳之脉动而气厥逆而耳聋者，其候耳内辉辉焞焞也。手太阳厥而耳聋者，其候聋而耳内气满。（《外台秘要·卷第二十二·耳聋方二十二首》）

《病源》：足少阴肾之经，宗脉之所聚，其气通于耳。劳伤于肾，宗脉虚损，血气不足，为风邪所乘，故成耳聋。劳伤甚者，血气虚极，风邪停滞，故为久聋。（《外台秘要·卷第二十二·久聋方五首》）

按：该部分内容为《外台》对耳聋病因病机的论述。肾开窍于耳，肾脏之精气通于耳，耳为肾脉之所聚，"若精气调和，则肾气强盛，耳闻五音"。而《灵枢·决气》又云："精脱者，耳聋。"说明肾精亏虚，耳失充养，为耳聋之主因。《外台》则在继承《内经》理论的基础上，认为"劳伤血气，兼受风邪，损于肾脏而精脱"，亦致耳聋。

耳聋之分类，有名厥聋者，乃阴阳二气相搏，或阴气衰于下或阳气衰于上，逆于常度，厥气入耳与肾气相搏，精气失于调和则耳聋。根据临床表现不同，又有"耳内辉辉焞焞"的手少阳厥聋与"聋而耳内气满"的手太阳厥聋。至于久聋者，乃因过劳伤肾，肾虚则血气不足，易为风邪所乘，血虚气极，风邪停滞，久久不能痊愈，故为久聋。

**（6）论痈肿**

《集验·痈疽论》黄帝曰：夫子言痈疽何以别之？岐伯答曰：荣卫稽留于经脉之中，则血泣而不行，不行则卫气从之，从之而不通，壅遏不得行，故热。大热不止，热胜则肉腐，肉腐则为脓。然不能陷肌肤于骨髓，骨髓不为焦枯，五脏不为伤，故命曰痈。（《外台秘要·卷第二十四·痈疽方一十四首》）

《集验·疗痈肿》，大按乃痛者病深，小按便痛者病浅。按之处陷不复者无脓，按之即复者有脓。若当上破者，脓出不尽，不尽稍深蚀骨，骨碎出。当以鱼导侧际，从下头破令脓出尽，出尽则骨生愈矣。若恶肉不尽者，食恶肉药去之，膏涂之即愈，食肉药方。（《外台秘要·卷第二十四·痈肿方二十五首》）

按：该部分内容为《外台》引《集验方》对痈的论述。首段言明外痈之病机，荣卫气血稽留于经脉之中，停滞而不行，壅遏而不通，卫气从之而属阳，故见发热。

热盛则肉腐，肉腐则成脓。肿势高突而不能陷，其为外痈，生于体表，未及根本，故骨髓不为焦枯，五脏不为伤。

第二段论述了痈肿的治疗。其言重按乃痛者，病位较深，轻按即觉痛者，病位较浅。按之陷下而不波动复起者，尚未成脓；若按之即复者，当从其上破之排脓，脓出即愈。对于附骨痈，排脓必须彻底，切口需在痈疽之下，并注重引流。脓未尽，则继续深入蚀骨，脓出尽则骨生得愈也。若腐烂之恶肉不尽，可予拔除恶肉类膏药外用，祛腐生新。

### （7）论痢疾

《病源》：水谷痢者，由体虚腠理开，血气虚，春伤于风，邪气留连在肌肉之间，后遇脾胃大肠虚弱，而邪气乘之，故为水谷痢也。（《外台秘要·卷第二十五·水谷痢方一十首》）

《病源》：夫冷热痢者，由肠胃虚弱，宿有寒而为客热所伤，冷热相乘，其痢乍黄乍白是也。若热抟于血，血渗肠间，则变为血痢也。而冷伏肠内，抟津液，则变凝白，则成白滞，亦变赤白痢也。（《外台秘要·卷第二十五·冷热痢方七首》）

《病源》：此由岁时寒暑不调，则有湿毒之气伤人，随经脉血气，渐至于脏腑。大肠虚者，毒气乘之，毒气夹热与血相抟，则成血痢也。毒气侵食于脏腑，如病蛊注之状，痢血杂脓瘀黑，有片如鸡肝，与血杂下是也。（《外台秘要·卷第二十五·蛊注痢方三首》）

按：痢疾是指因外感时行疫毒，内伤饮食而致的以腹痛、腹泻、里急后重、泻下赤白脓血便为主要临床表现的传染性疾病，多发于夏秋两季。《外台》依据其病因病机、临床表现，将其分为水谷痢、水痢、冷痢、白痢、热毒痢、赤痢（亦称血痢）、脓血痢、冷热痢、赤白痢、蛊注痢、肠蛊痢、疳痢、休息痢等十余型，该部分节选内容则分别论述了其中的水谷痢、冷热痢、蛊注痢三种类型。

水谷痢，其病机为脾胃气虚，风邪乘虚入于肠胃，致脾虚不能运化水谷，糟粕不能结聚，则发为痢。冷热痢，是寒热夹杂所致的痢疾，症见痢下乍黄乍白。若热邪传于血分，血渗肠间，则变为血痢；若冷邪伏于肠中津液，则变为白痢；或冷热兼夹，变生赤白痢。蛊注痢，以痢下如蛊注，泄脓血瘀浊杂物为特点，乃因岁时寒暑不调，湿毒之气伤人，随经脉血气渐至脏腑。大肠虚时，毒气夹热与血相搏，则成血痢，甚则痢血杂脓瘀黑，有片如鸡肝。

### （8）论恶疾大风

《千金》论曰："恶疾大风，有多种不同。初得虽遍体无异，而眉须已落；有遍体已坏，而眉须俨然；有诸处不异好人，而四肢腹背皆有顽处，重者手足十指已有堕落。有患四体大寒而重裘不暖者，有寻常患热不能暂凉者，有身体枯槁者，有津汗常不止者，有身体干痒彻骨、搔之白皮如麸、卒不作疮者，有疮痍荼毒重叠而生、昼夜痛不已者，有直置顽钝不知痛痒者。其色亦有多种，有青、黄、赤、白、黑、光明、枯暗。此疾虽种种状貌不同，而难疗易疗，皆属在病人，不由医者，何则？此病一著，无问贤愚，皆难与语。口顺心违，不受医教，直希望药力，不欲求己，故难疗易疗属在病人，不关医药。臣尝手疗六百余人，瘥者十分有一，莫不一一亲自抚养，所以深细谙委，知其情性。若觉难共语，不受人教，即不须与疗，纵与疗终有触药力，病既不瘥，乃劳而无功也。仁者易共语，故可疗也。（《外台秘要·卷第三十·恶疾大风方一十首》）

按：该部分内容为《外台》引《千金方》之论，阐述了对恶疾大风的认识。文中所载之恶疾大风，即现代之麻风病，古称癞，具有传染性，多因体虚感受暴疠风毒，邪滞肌肤而发，或接触传染，内侵血脉而成。《外台》指出，麻风病虽发病缓慢，但症状复杂，有多种不同临床表现。有的全身症状不显，仅见眉须脱落；有的全身症状显著，然眉须正常；有的与常人无异，而见四肢腹背肌肤麻木不仁，严重者或手足十指堕落。或身寒厚裘裹身不知暖；或身热不退；或身体枯槁，津液不止；身体干痒彻骨，皮肤脱屑；或全身疮肿溃烂，昼夜疼痛不已；或身体顽麻不知痛痒。其所呈现的皮肤颜色亦有青、黄、赤、白、黑、光明或枯暗等不同。

然此疾病之难疗易疗，决定于病人，而与医者、医药无关。由于本病潜伏期长，早期症状不明显，若病人讳疾忌医，则易被忽略而导致病情加重，贻误治疗时机，故尤当早期诊治。且医者应当对病人的性情有所了解，对于沟通困难，依从性差的患者，则不须对其治疗，即使有药力作用，治疗效果也不会好，白白耗费心力却无成效；性情仁厚，容易沟通，治疗配合的患者则可以施治。

### 3. 传世名方

#### （1）解表剂

葱白七味饮（卷三）

【组成】葱白（连须，切，一升）　干葛（切，六合）　新豉（一合，绵裹）　生姜（切，二合）　生麦门冬（去心，六合）　干地黄（六合）　劳水（八升，以勺扬之千遍）

【用法】用百劳水煎之，三分减二，去滓，分温三服，每服相隔如人行八九里，如觉欲汗，渐渐覆之。忌芜荑。

【功用】养血解表。

【主治】病后阴虚，或失血后复感外邪，头痛身热，微寒无汗者。

扁豆汤（卷六）

【组成】扁豆叶　香薷叶（各一升）　木瓜（一枚）　干姜（一两）

【用法】以水六升，煮取二升五合，绞去滓，分温三服。每服相距如人行六七里。

【功用】解表化湿，和胃温脾。

【主治】霍乱吐利。

**（2）治风剂**

续命汤（卷十四）

【组成】炙甘草　桂心　当归　人参　石膏（碎，绵裹）　干姜（各二两）麻黄（三两去节）　芎䓖（一两）　杏仁（四十枚，去皮、尖、双仁）

【用法】以水一斗，煮取四升，服一升，当小汗，不汗更服，汗出则愈。忌海藻、菘菜、生葱。

【功用】祛风扶正。

【主治】中风痹证，身体不能自收，口不能言，冒昧不知人，不知痛处，或拘急不得转侧。并治但伏不得卧，咳逆上气，面目浮肿。

**（3）祛湿剂**

三物茵陈蒿汤（卷四）

【组成】茵陈蒿（一把）　栀子（二十四枚）　石膏（一斤）

【用法】以水八升，煮取二升半，去滓，以猛火烧石膏，令正赤，投汤中，沸定取清汁，适寒温，服一升，自覆令周身汗出，以温粉粉之则愈。若不汗，更服一升，汗出乃愈也。

【功用】清热利湿退黄。

【主治】黄疸，身目皆黄。

石韦散（卷二十七）

【组成】通草（二两）　石韦（二两，去毛）　王不留行（一两）　滑石（二两）　甘草（炙）　当归（各二两）　白术　瞿麦　芍药　葵子（各三两）

【用法】捣，罗为散，每服以麦粥送服一钱，日三服。

【功用】清热利水，活血通淋。

【主治】膀胱有热，致患石淋、劳淋、热淋，小便不利，淋沥频数，胞中满急，脐腹疼痛。

延年茯苓饮（卷八）

【组成】茯苓　白术（各三钱）　生姜（四两）　人参　枳实（炙，各二两）

陈皮（一两半，切）

【用法】以水六升，煮取一升八合，去滓，分温三服，每服相距如人行八九里。忌醋物、桃、李、雀肉等。

【功用】清痰化饮，行气健脾。

【主治】心胸有停痰宿水，水吐出后，心胸间虚，气满，不能食。

**（4）清热剂**

子芩汤（卷三十六）

【组成】黄芩（十二分）　知母　玉竹（各六分）　竹叶（八分）　黄柏　炙甘草（各四分）

【用法】上六味，切，以水二升，煮取一升，分服。

【功用】清热止痢。

【主治】小儿热痢。

贝母煎（卷九）

【组成】贝母（三两）　紫菀　五味子　百部根　杏仁（去皮、尖）　炙甘草（各二两）

【用法】以水五升，煮取二升，去滓，和地黄汁三升，麦门冬汁一升，合煎减半，纳好酥二合，生姜汁一合，搅得不停手，又减半，纳蜜五合，煎如稠糖即成，取如枣大含咽之，日三夜再服。

【功用】清热润肺，化痰止嗽。

【主治】暴热咳嗽。

黄连解毒汤（卷一）

【组成】黄连（三两）　黄柏　黄芩（各二两）　栀子（十四枚）

【用法】以水六升，煮取二升，分二服。忌猪肉、冷水。

【功用】泻火解毒。

【主治】三焦热盛，大热盛烦，口燥咽干，错语不眠，或吐衄发斑，痈肿疔毒，舌红苔黄，脉数有力。

犀角地黄汤（卷二）

【组成】犀角（一两）　生地黄（八两）　芍药（三两）　牡丹皮（二两）

【用法】犀角先煎，余药后下，以水九升，煮取三升，分三服。

【功用】清热解毒，凉血散瘀。

【主治】热盛动血，吐血、衄血、尿血、便血；蓄血发狂，漱水不欲咽，腹不满，但自言痞满，大便黑而易解；热扰心营，神昏谵语，斑色紫黑，舌绛起刺者。

【加减】喜妄如狂者，加大黄二两，黄芩三两。

**（5）泻下剂**

桔梗白散（卷十）

【组成】桔梗（三分）　巴豆（一分，去皮心，熬黑，研如脂）　贝母（三分）

【用法】上三味为散，纳巴豆，更于臼中杵之，以白饮和服，强人半钱匕，羸者减之。病在膈上必吐，在膈下必利。不利，进热粥一杯，利过不止，进冷粥一杯。

【功用】温下寒实，涤痰破结。

【主治】寒实结胸证，胸胁或心下硬满而痛，大便不通，口不渴，或喘咳气逆，痰涎壅盛，舌苔白腻，脉滑有力。

**（6）祛痰剂**

生姜五味子汤（卷九）

【组成】五味子（五合）　生姜（八两）　紫菀（一两）　半夏（二两，洗）吴茱萸（一两）　款冬花（半两）　细辛（一两）　附子（一枚，炮）　茯苓（四两）　甘草（二两，炙）　桂心（一两）

【用法】上十一味，切，以水一斗，煮取五升，分温三服，老人可服五合。忌海藻、菘菜、猪肉、冷水、羊肉、饧、生菜、醋物、生葱。

【功用】温肺化饮，散寒止咳。

【主治】咳嗽。

**（7）祛寒剂**

四味当归汤（卷七）

【组成】当归　桂心　干姜（各三两）　炙甘草（二两）

【用法】以水八升，煮取三升，服一升，日三服。忌海藻、菘菜、生葱。

【功用】温中祛寒。

【主治】虚寒腹痛。

【加减】虚甚者，加黄芪、芍药各二两。

黄芪建中汤（卷十七）

【组成】桂枝（三两，去皮）　甘草（三两，炙）　大枣（十二枚）　芍药（六两）　生姜（三两）　胶饴（一升）　黄芪（一两半）

【用法】以水七升，煮取三升，去滓，纳胶饴，更上微火消解，温服一升，日三服。

【功用】温中补虚，缓急止痛。

【主治】虚劳里急，诸不足，小腹急痛，脐下虚满，面色萎黄，唇口干燥，胸中烦悸，少力身重，骨肉酸痛，行动喘乏，食欲不振，病后虚弱，自汗盗汗。

【加减】气短腹满者，加生姜；腹满者，去枣，加茯苓一两半；及疗肺虚损不足，补气加半夏三两。

解急蜀椒汤（卷七）

【组成】蜀椒（二百枚，炒出汗）　附子（一枚，炮）　粳米（半升）　干姜（半两）　半夏（十二枚，洗）　大枣（二十枚）　甘草（一两，炙）

【用法】上七味，以水七升，煮取三升，澄清，热服一升，不愈，再服一升。忌猪羊肉、饧、海藻、菘菜。

【功用】温阳祛寒，缓急止痛。

【主治】寒疝气，心痛如刺，绕脐腹中尽痛，自汗出，欲绝。

增损理中丸（卷二）

【组成】人参（二两）　白术（二两）　甘草（二两，炙）　干姜（一两五钱，炮）　枳实（四枚）　茯苓（二两）

【用法】研末，以蜜和为丸，如弹子大，每服一丸，热汤化下。

【功用】温中散寒，健脾行滞。

【主治】心中结满，两胁痞塞，胸中气急，厥逆欲绝，心胸高起，手不得近。

【加减】渴者，加栝蒌；下者，当加牡蛎。

**（8）理气剂**

干姜汤（卷九）

【组成】干姜　麻黄（各四两）　紫菀　五味子（各一两）　杏仁（七枚）桂心　炙甘草（各二两）

【用法】上七味，切，水八升，煮取二升七合，分三服。忌海藻、菘菜、生葱等。

【功用】散寒宣肺，降逆止嗽。

【主治】冷嗽逆气。

小麦汤（卷六）

【组成】小麦（一升，洗）　人参（四两）　青竹茹（二两半）　茯苓（三两）　厚朴（四两，炙）　甘草（一两，炙）　生姜汁（三合）

【用法】以水八升，煮取三升，分三服。忌海藻、菘菜、醋。

【功用】和胃降逆。

【主治】呕吐不止。

半夏饮子（卷八）

【组成】制半夏　厚朴（炙）人参　白术　生姜（切）　大枣（各六分）　梗米（两合）　橘皮（四分）

【用法】细切，以水二大升，煎取一升，去滓，分温四服，空肚二服。忌羊肉、饧。

【功用】益气补中，降逆止呕。

【主治】胃反，饮食吐逆，水谷不化。

柴胡厚朴汤（卷七）

【组成】柴胡　厚朴（炙，各十分）　茯苓　橘皮　紫苏（各八分）　生姜（十二分）　槟榔（五分末）

【用法】上七味，切，以水七升，煮取二升五合，绞去滓，分温三服，每服相隔如人行六七里，服后微利。忌醋物、生冷、油腻、黏食。

【功用】理气宽中，化湿除满。

【主治】心腹胀满。

## (9) 理血剂

杜仲酒（卷十七）

【组成】杜仲（半斤）　丹参（半斤）　芎劳（五两）

【用法】上三味，切，以酒一斗渍五宿，随性少少饮之。

【功用】补肾壮腰，活瘀止痛。

【主治】突然腰痛。

苎根汤（卷三十二）

【组成】苎麻根　干地黄（各二两）　当归　芍药　阿胶　炙甘草（各一两）

【用法】以水六升，煮取二升，去滓，纳胶烊化，分三次服。忌海藻、菘菜、芜荑。

【功用】补血安胎。

【主治】劳损引起的胎动下坠，小腹痛，阴道出血。

神验胎动方（卷三十三）

【组成】当归（六分）　芎劳（四分）

【服法】上二味切，以水四升，酒三升半，煮取三升，分三次服。若胎死即出，此用神验。血上心腹满者，如汤沃雪。

【功用】和血安胎止痛。

【主治】妊娠伤胎腹痛或胎死腹中。

**（10）安神剂**

定志小丸（卷十五）

【组成】菖蒲　远志（各二两）　茯苓　人参（各三两）

【用法】捣下筛，蜜和为丸，如梧桐子大，每服六七丸，每日五次。

【功用】养心化痰，开郁安神。

【主治】神情恍惚，心神不安，惊悸健忘，噩梦纷纭，心怯善恐，或发狂眩。

酸枣汤（卷二）

【组成】酸枣仁（四升）　麦门冬（一斤，去心）　炙甘草（二两）　知母（二两）　茯苓（二两）　芎䓖（二两）　干姜（三两）

【用法】上七味，切，以水一斗六升，煮酸枣取一斗，去枣入药，煮取三升，去滓，温分三服。忌海藻、菘菜、大醋。

【功用】养血安神，清热除烦。

【主治】伤寒吐下后，虚烦不眠。

**（11）开窍剂**

吃力伽丸（卷十三）

【组成】吃力伽　光明砂（研）　麝香　诃黎勒皮　香附子　沉香（重者）　青木香　丁子香　安息香　白檀香　荜茇　犀角（各一两）　熏陆香　苏合香　龙脑香（各五钱）

【用法】捣、筛极细，白蜜煎，去沫，和为丸，如梧桐子大，晨起服四丸，用井花水于净器中研磨服。老小每碎一丸服。

【功用】温通开窍，行气止痛。

【主治】寒邪痰浊，中风闭证，突然昏倒，不省人事，牙关紧闭；秽浊之气，痰壅气闭，胸满心痛；霍乱吐利，赤白暴利；瘀血经闭；疔肿惊痫，脉沉迟有力等，寒闭实证，皆宜投服。

**（12）固涩剂**

二加龙牡汤（卷十六）

【组成】龙骨　炙甘草（各二分）　牡蛎（三分，熬）　白薇（三分）　附子（三分，炮）　芍药（四分）　大枣（四枚）　生姜（五分）

【用法】以水四升，煮取一升半，分服。忌海藻、菘菜、生葱、猪肉、冷水。

【功用】潜阳镇静，敛阴止汗。

【主治】虚羸，潮热，汗出。

### （13）驱虫剂

*石榴汤（卷二十六）*

【组成】醋石榴根（东引者，一大握）　芜荑（三两）　牵牛子（半两）

【用法】上三味，以水六升，煮取二升，去渣，分三服，别和牵牛子末，每服如人行五里更服，尽快利，虫亦尽死出。忌生冷、猪、鱼、牛肉、白酒、葵、笋。

【功用】驱虫，泻下。

【主治】寸白虫（绦虫），患者渐渐羸瘦。

## 三、临床运用

### 1. 心悸

《外台》一书，由文献辑录而成，王氏在搜集、整理诸家心悸效方过程中，删其繁复，祛其悖杂，使心悸之理法方药更加简明。心悸相关内容散在分布于是书各卷，相对集中卷8及卷15~16，其理论多承《病源》。至于遣方用药，有引自《伤寒论》《金匮要略》《千金方》等著名方书者，此类方剂前已述之，也有选自《古今录验方》《释僧深药方》《广济方》《崔氏方》等小众方书者。今就后者进行补充论述，拓宽心悸方剂认识。

### （1）风胜扰心

风邪为百病之长，其性主动，扰乱心神，则可表现为心中悸动、心神不安之症，《外台秘要·卷第十五·风邪方八首》云："风邪者，谓风气伤于人也，人以身内血气为正，外风气为邪。若其居处失宜，饮食不节，致腑脏内损，血气外虚，则为风邪所伤。……风邪者发则不自觉知，狂惑妄言，悲喜无度是也。"言明风邪之侵于人体，必先由人之"脏腑内损，血气外虚"，而后始有风邪乘虚侵袭，扰乱心神，故除见心悸外，常伴情志异常症状。《外台》治疗此类病证，常用方剂如安神定志方、五石镇心丸及镇心汤方。

《外台》载："《广济》疗风邪狂乱失心，安神定志方"；"又五石镇心丸，疗男女风虚，心气不足，风邪入脏，梦寐惊恐，心悸诸病悉主之方"；"《崔氏》疗风邪虚悸，恍惚悲伤，或梦寐不安，镇心汤方"。三方虽方名有异，出处有别，王氏根据其心气不足、风邪乘虚入脏之共同病机，将其收入同卷，所用方药相似，一方面用人参、黄芪、白术、当归、阿胶、麦冬、芍药、大枣、地黄类补虚药物，扶助人体正气；又以铁精、紫石英、白石英、龙齿、羚羊角、牛黄等镇心安神，息除内风，且用茯神、茯苓、远志、柏子仁养心安神。此类组方为现代临床治疗心悸最为常用，寓仲景炙甘草汤之意。

**（2）寒热不调**

《外台秘要·卷七·寒疝心痛方三首》云：大茱萸丸"疗心腹寒疝，胸中有逆气，时上抢心痛，烦满不得卧，面目恶风，悸掉，惕惕时惊，不欲饮食而呕，变发寒热方。"又《外台秘要·卷九·咳逆及厥逆饮咳方七首》云："《古今录验》疗厥逆，脏气有余，寒气虚劳，忧气惊气，其人善悸，胸中或寒，上下无常……游气汤方。"又《外台秘要·卷十二·寒癖方五首》云：延年白术丸"主宿冷癖气，因服热药发热，心惊虚悸，下冷上热。"原文所载三方分别治疗寒疝、厥逆、冷癖之病，皆伴有心悸之症，其病机或胸中有逆气，时上抢心，或胸中有寒，气游体内，或冷癖服热药，寒热格拒，皆与寒热失调密切相关，人体气机运行失常，继则影响于心，而见心悸。

在针对寒性偏盛，气机失调导致心悸的治疗中，上述三方，药用相近，皆以调适寒温、疏通气机为法，用吴茱萸、桂心、干姜等辛热之品，祛除寒邪，厚朴、半夏、旋覆花、防葵等降除逆气，柴胡、黄芩、栀子等升降并用，疏通气机，兼制诸品辛热太过，诸药合用，治其病本。而针对心悸症状的治疗，无论心腹寒疝、厥逆饮咳或宿冷癖气，皆病程日久，损伤人体正气，故其治当补虚以止悸，常用人参、白术、芍药、薯蓣、炙甘草益气养阴，茯苓或茯神宁心安神，游气汤方兼用牡蛎潜心安神，延年白术丸用防葵除邪镇惊安神。

**（3）水气冲心**

自《伤寒论》便有"水停心下甚者则悸"的记载，而《病源》更是继承此论，认为"霍乱而气筑悸者"，亦为水气上乘于心所致，补充了心悸的重要病因。《外台》中治疗霍乱心悸方药，除仲景理中汤加减外，《外台秘要·卷六·霍乱脐上著方三首》载："《范汪》疗霍乱脐上筑而悸，茯苓理中汤方。"方中人参大补元气，补虚安神；茯苓健脾利水宁心；炮姜温中散寒，《医学入门》云其"温脾胃，治里寒水泄，下利肠澼，久痢，霍乱"；木瓜化湿和胃，《日华子本草》云其"止吐泻、奔豚及脚气水肿，冷热痢"；炙甘草和中缓急，调和诸药。诸药同用，共奏健脾和胃、利水宁心止悸之功。

奔豚，系指病人自觉有气从少腹上冲胸咽，发作时常伴胸闷气急、心悸、惊恐等症。《外台秘要·卷十二·杂疗奔豚气及结气方六首》云："《深师》疗忧劳寒热愁思，及饮食膈塞，虚劳内伤，五脏绝伤，奔气不能还下，心中悸动不安，七气汤方。"此言奔豚病因，乃因情志、寒热、饮食失调太过，内伤五脏，结甚之气冲逆凌心，故见"心中悸动不安"。方中吴茱萸、半夏温中下气，降逆祛痰；枳实、黄芩苦寒，泄降除热；桔梗、橘皮理气宽胸；且半夏、枳实、桔梗、橘皮四药，使痰去气行，结散郁解；人参、炙甘草、干地黄、芍药、桂心、干姜，取炙甘草汤意，补益气血阴阳，复脉定悸。诸药合用，行气除郁结，补虚以止悸。

### （4）情志过极

惊恐恼怒、悲哀过极、忧思不解等情志因素，忤犯心神，心神动摇不能自主，可致心悸。《外台秘要·卷十五·风惊恐失志喜忘及妄言方六首》记载治疗七情致悸证候的方药较多，如深师人参汤，"疗忽忽善忘，小便赤黄，喜梦见死人，或梦居水中，惊恐惕惕如怖……不欲闻人声，饮食不得味，神情恍惚不安，定志养魂方。"方中人参、炙甘草匡扶正气，安神定志；大枣、阿胶、胶饴养血安神；麦冬、干地黄滋阴填精；远志安神益智；半夏开郁化痰；石膏泻火除烦；小麦益气除烦；龙骨潜阳安神。诸药合用，扶正以除邪，安神以定志。

同篇之龙骨汤，"疗宿惊失志，忽忽喜忘，悲伤不乐，阳气不起"，方用炙甘草、麦门冬滋养心阴，生姜、桂心温通心阳，茯苓、远志宁心安神，龙骨、牡蛎镇心安神。而书中又引《古今录验》之道士陈明进茯神丸，"主心气不定，五脏不足，甚者忧愁悲伤不乐，忽忽喜忘，朝瘥暮剧，暮瘥朝发，发则狂眩"，方用人参补心气，菖蒲开心窍，茯苓交心气于肾，远志通肾气于心，且四药皆有安神之功。上述二方，均用入心药物，心为君主之官，主藏神，心气虚则悲，心神失养则心悸，故以补心安神为治则，神安则悸止。

### 2. 心痛病

《外台》有关"心痛病"的论述主要见于卷七。其最早有关资料可见于《内经》，其后之《金匮要略》《伤寒论》《诸病源候论》《千金方》对其均有涉及，至《外台》时，著者王氏搜集、整理唐代及以前有关心痛的医籍记载，完善心痛病相关的理法方药，使更加适用于临床使用。

### （1）心痛之分类

从《外台》心痛分类来看，有从病因角度分类者，如"诸虫心痛""冷气心痛""恶疰心痛""中恶心痛"；有从症状角度分类者，如"心痛癥块""心痛彻背""多唾停饮心痛""心下悬急懊痛""心痛不能饮食"等；根据发病缓急，又可分为"卒心痛"和"久心痛"。心痛与胃脘痛极易混淆，二者常统称为"心痛"。《外台秘要·卷七》中便详尽地论述广义心痛的病证，书中并未明确提出胃脘痛，然所论心痛，从其证候、方药分析，实为胃脘部心前区疼痛的总称。其义有二：一指心前区痛，又谓真心痛，属中医胸痹心痛范畴；一指心窝疼痛，即后世的胃脘痛、胃痛。

《外台》中所论胸痹心痛病，具有真心痛、厥心痛、恶疰心痛等病证的特点，有如"心痛甚，旦发夕死，夕发旦死"，"痛如锥针刺其心"，"厥心痛色苍如死灰状，不得太息"，"搅刺欲死"，"心痛引背"等，与现代临床常见的冠心病心绞痛或心肌梗死等疾患相类。而胃脘痛，其所论虫心痛、恶疰心痛、中恶心痛、心下悬痛等病证属胃脘痛范畴，其特点有"心腹绞结，痛不止"，"心痛吐涎虚冷"，"心痛冷痛腹满""心痛癥块硬筑，心气欲绝"，"卒中恶心腹绞痛"等，当属急慢性胃炎、胃痉挛、胃及十二指肠溃疡、胃癌、胃神经官能症、蛔虫症等疾患。

**（2）心痛之因机**

《外台》论述心痛之病因，主要引《诸病源候论》之论，认为心痛之病因，外由"风冷邪气乘于心也"，伤于正经，则为真心痛，"朝发夕死，夕发朝死"；伤于心之别络，则成疢不死，其痛"乍间乍甚"。至于内因，则不外虚实两端。虚则为阳虚阴厥、脏虚气逆乘心。如心痛引喉者，"诸阳气虚，少阴之经气逆，谓之阳虚阴厥，亦令心痛，其痛引喉是也"。又如脾心痛、胃心痛、肾心痛者，分别症见"心下急痛""腹胀归于心而痛甚""下重不自收持，苦泄寒中"，皆因诸脏虚而受病，气乘于心所致。实则包括饮邪、热邪、寒邪。如心痛而多唾者，"津液水饮停积，上迫于心，令心气不宣畅，故痛而多唾也"。心痛悬急懊者，"是邪迫于阳气，不得宣畅，拥瘀生热，故心如悬而急，烦懊痛也"。心痛而不能饮食者，"积冷在内，客于脾而乘心络故也"。

对于胃脘痛病因的论述，《外台》引述多家，如《广济方》《千金方》之论等，综合其证候条文及方药，不难得出，《外台》认为胃脘痛之病因主要与寒凝、气滞、瘀血、水饮、蛔虫窜扰、中恶或恶注有关。其中寒凝、瘀血、水饮之实邪，既可单独致病，如见"暴冷心腹刺痛""心痛癥块硬筑""心下坚痛，大如碗，边如旋杯……水饮所结"，又可三者兼夹为患，如"冷气心痛，肋下鸣转，喉中妨食不消"，"冷气久，刺心痛不能食"，皆因影响胃肠之气机，痹阻不通所致。又如肠道蛔虫窜扰，气机逆乱者，引述甚多，如《广济方》"蛔虫冷气，先从两肋胸背撮痛，欲变吐"、《千金方》"心腹中痛，发作肿聚，往来上下，痛有休止，多热喜涎出，是蛔虫咬"等。又谓中恶或恶疰者，乃因触冒秽浊邪气，心腹气机猝然逆乱而见绞痛、刺痛，症见"心腹痛不可忍，似疰病者，或暴得恶疰搅刺欲死"，"卒中恶，心腹绞刺痛，气急胀，奄奄欲绝"。

**（3）心痛的治疗**

《外台》收载心痛的治疗方药众多，所含治法亦较为全面，组方严谨，用药规范，皆为治疗心痛之妙方。就其治法方药而言，心痛之病常与寒邪相关，常用方药如治疗中焦虚寒心痛的茱萸丸（吴茱萸、干姜、桂心、白术、人参、橘皮、附子、蜀椒、炙甘草、黄芩、当归），治心痛不能食的高良姜汤（高良姜、当归、橘皮、炙厚朴、桔梗、桃仁、吴茱萸、生姜、诃黎勒），治卒心痛的人参汤（人参、桂心、栀子、黄芩、甘草），治九种心痛之附子丸，治冷气心痛的桔梗散，治心背彻痛的蜀椒丸，治饮心痛的干姜丸，治心下悬痛的生姜枳实汤，治久心痛的乌头赤石脂丸等。

治疗胃脘痛之方剂，如治虫心痛的槟榔鹤虱丸（当归、桔梗、芍药、橘皮、鹤虱、人参、桂心、槟榔）、当归汤（当归、橘皮、细辛、炙甘草、生姜、大黄、鹤虱），治恶注心痛的桃仁大黄汤（鬼箭羽、桃仁、芍药、鬼臼、橘皮、当归、生姜、桂心、柴胡、朱砂、麝香、朴硝、大黄），治心痛癥块的当归汤（当归、橘皮、细辛、炙甘草、生姜、大黄、鹤虱）等。

总之，治心胃疼痛，辨其病机之虚实，或因不通而痛，或因不荣而痛。寒邪阻滞者，常用辛行温通药物，如乌头、附子、桂枝、吴茱萸、高良姜、川花椒、丁香等；气机不畅者，常用行气理气药物，如陈皮、槟榔、枳实、厚朴、青木香；瘀血阻滞者，常用活血化瘀药，如桃仁、当归、大黄、延胡索等；因虫而致者，常用杀虫止痛药，如鹤虱、贯众、雷丸、川花椒、生狼毒等；开窍避秽用麝香；虚寒内生者，常用桂心、炙甘草、干姜温中散寒；气血亏虚者，常用人参、白术、甘草益气补虚，当归、生地黄、芍药养血补虚。这些药物至今仍为治疗心胃疼痛病证常用，以此体现出该书堪称"心痛"用药之典范，值得后世仿效。

### 3. 黄疸

黄疸，亦称黄瘅，是以面、目、肌肤发黄，小溲黄赤为主要临床表现的疾病。《外台》中有关黄疸的论述主要见于是书卷四"温病及黄疸二十门"，包含有"诸黄方""急黄方""黄疸方""黄疸遍身方""阴黄方""黄疸小便不利及腹满喘方""黄汗方""许仁则疗诸黄方""杂黄疸方"等13门，高度总结中唐以前黄疸病之相关理论以及临床诊疗经验，若干古代医家对黄疸的论述，亦因此书之收录而得以传于后世。

#### （1）黄疸之因机

《外台》论述黄疸之病因，多引述《诸病源候论》之论，总括来说不外乎内因、外因两个方面，且二者常常相因为患。外在致病因素，是指外感湿热、寒湿之邪甚或时行疫毒邪气，包括伤寒黄疸和温病黄疸。伤寒黄疸是指兼有表邪的黄疸，如《诸黄方一十三首》云："此由寒湿在表，则热蓄于脾胃，腠理不开，瘀热与宿谷相抟，郁蒸不得消。"温病黄疸，又名天行黄疸，如《诸黄方一十三首》云："天行毒热，通贯脏腑，沉鼓骨髓之间，或为黄疸、黑疸、赤疸、白疸、谷疸、马黄等疾。"又《黄疸遍身方一十一首》云："遇天行热病，多必内瘀著黄。"此类黄疸与时令气候有关，乃因外感时行疫毒邪气所致，具有传染性。

黄疸之内因，得之于饮食居处，《外台》认为与酒食不节、房劳过度、起居失宜有关。酒食不节为引发黄疸的常见原因，如《外台秘要·卷第四·谷疸方三首》云："由失饥大食，胃气冲熏所致。"又《酒疸方七首》云："夫虚劳之人，若饮酒多、进谷少者，则胃内生热，因大醉当风入水，则身目发黄。"指出饥饱失常、嗜酒过度皆损脾胃，影响运化而生黄疸。房劳太过，损伤肝肾，亦可导致发黄。如《女劳疸四首》云："女劳疸……因大劳大热而房室，房室毕，入水所致也。"起居失调，大汗出即沐浴，可生黄汗病。如《黄汗方三首》云："黄汗之为病，身体洪肿……此由脾胃有热，汗出而入水中，若浴，水入汗孔得之。"

**（2）黄疸之分类**

关于黄疸的分类，《金匮要略》中早已根据病因分为黄疸、谷疸、酒疸、女劳疸、黑疸五种，且对各种黄疸分别指出其辨证要点，如女劳疸之额上黑，黑疸之"面目青黑"，谷疸之"食难用饱"，酒疸之"心中懊侬而热"，湿热发黄"身黄如橘子色"，并以此与黄色晦滞的"寒湿发黄"相区别。此种分类方法简明清晰，《外台》对此更是直接继承，并有所发挥。如《黑疸方三首》言："夫黄疸、酒疸、女劳疸，久久变成黑疸。"认为黄疸病后期，肝肾俱损，瘀浊内阻，胆汁排泄不利，最终形成黑疸，其状"苦小腹满，身体尽黄，额上反黑，足下热，大便黑是也"。

《外台》中又根据发病之急缓、症状特征进行分类，如急黄、阴黄、黄汗、湿疸。如《急黄方六首》云："因为热毒所加，故卒然发黄，心满气喘，命在顷刻，故云急黄也。……其候得病，但发热心战者，是急黄也。"指出急黄之发黄猝然，病情急重，症见胸闷气喘、发热心慌、性命垂危。阴黄，则是以"眼睛黄，汗染衣，涕唾黄"为主症的黄疸。黄汗，症见"身体洪肿，发热，汗出而渴，状如风水，汗染衣，色正黄如柏汁，其脉自沉"。湿疸，指湿重于热之黄疸，《杂黄疸方三首》云："湿疸之为病，始得之，一身尽疼，发热，面色黄黑，七八日后壮热……目黄腹满，小便不利。"

此外，亦有常见者，如依据脏腑来进行分类的，书中收载《古今录验》中所记载的九疸秦王散方，分为胃疸、脾疸、肾疸、肺疸、心疸、肝疸等。《外台》中还有根据五行归类理论及伴见兼症等，提出舌疸、肉疸、髓疸、膏疸、赤疸、白疸、马疸等，在理论上丰富了黄疸的分类，体现了当时医家对于黄疸认识的不断深入。

**（3）黄疸的治疗**

《金匮要略·黄疸病脉证并治》中即有"黄家所得，从湿得之"的论断，又言"诸病黄家，但利其小便"，故其治当以祛湿为核心。《外台》治疗黄疸大多继承仲景思想，以通利二便、发汗为法。利小便之法，《外台》用泽泻、猪苓、茯苓、赤小豆、芦根等，如五苓散、茵陈五苓散，还应用了如甘遂、芫花、椒目、葶苈子、巴豆等峻下逐水之剂，如《酒疸散方七首》之黄疸散（芫花、椒目）。通大便时，常用大黄、芒硝等药泻下，以达到除积热的目的，如《急黄方六首》之大黄汤方（大黄、芒硝）。发汗退黄之法，仲景时便有，如《黄疸方十三首》云"伤寒热出表发黄疸，宜汗之则愈"，以麻黄、醇酒同煮，顿服尽，汗之则愈。

黄疸之湿，或从热化，或从寒化，而成湿热、寒湿兼夹之象。湿从热化更为常见，《外台》多用茵陈、黄芩、黄连、黄柏、枳实、栀子、龙胆草、苦参、郁金等清热祛湿药物，如《黄疸遍身方十一首》之三物茵陈汤、茵陈丸、大黄散、苦参散等。亦有从寒化者，药用桂枝、半夏、干姜等温化寒湿，如《酒疸方》之寒水石散方、《黑疸方三首》引《千金翼方》之茵陈丸。若黄疸日久不退，为瘀血兼湿浊所致，且易耗伤人体正气，故在祛除实邪同时，兼顾补益，《外台》中常用人参、黄芪、白术、麦冬、芍药、当归、大枣、炙甘草等，适宜于黄疸兼虚证的治疗，如《黄汗方三首》之桂枝汤加黄芪五两汤方、《急黄方六首》之麦冬饮子方。

此外，《外台》中记载了许多行之有效的方剂。吹鼻或滴鼻法，如《诸黄方一十三首》之瓜蒂散，药用瓜蒂、赤小豆、秫米，用法"捣筛为散，取如大豆粒，吹于两鼻之中"；"《延年秘录》疗黄，瓜蒂汤方"，用法：捣末，煮汁，澄清，滴鼻。涌吐法，如"疗诸黄，眼已黄亦差，瓜蒂散方"，服法"温水食前顿服使尽，则当利，并吐黄水"。

### 4. 便秘

便秘，既可为独立病证，也是一个在多种急慢性疾病过程中常见的症状。若便秘日久，滞而不通，体内浊毒之邪积聚，扰人最甚，亦影响健康。《内经》《伤寒论》时即对便秘有了较为全面的认识，然载方数量较少。至《外台》时，收录便秘医方达六十余首，详载于是书卷二十七，包括"上气大便涩方""大便难方""大便不通方""大便秘涩不通方""大便暴闭不通方"等验方、效方，体现了中医药对本病证有着丰富的治疗经验和良好的疗效。

### （1）病因病机

"水谷者，常并居于胃中，成糟粕而俱下于大肠。""大肠者，传导之官，变化出焉。"言明便秘病位在大肠，若肠腑受病，影响其传导糟粕的功能，则会导致大便不通。《许仁则大便暴闭不通方二首》云："此病久无余候，但由饮食将息过热，热气蕴积秘结，若缘气秘……若是风秘，自依后服大黄等五味丸。"明言便秘之因，得之于饮食居处，过食辛辣或醇酒厚味，可致胃肠积热，导致热秘；情志不畅，气机郁滞，通降失职，可致气秘；外感风邪，风搏肺脏，传于大肠，可致风秘。

而《外台》认为便秘的病机主要包括冷热结聚、外感邪气、肾虚津枯及津亏肠燥。《大便难方六首》篇引《诸病源候论》之论述，认为"五脏三焦，既不调和，冷热壅塞，结在肠胃之间。其肠胃本实，而又为冷热之气所并，结聚不宣，故令大便难也"，指明内积之冷热，壅塞肠胃，或外邪侵袭，壅遏肺气，则大肠腑气不通，二者均致便秘。同篇又载："肾脏受邪，虚而不能制小便，则小便利，津液枯燥，肠胃干涩，故大便难。又渴利之家……为津液枯竭，致令肠胃干燥。"明确指出肾虚、消渴之人，肾虚津液不固，或消渴阴虚燥热，阴津多从小便出，则肠胃枯燥，均致便秘。

**（2）便秘的方药特色**

《外台》治疗便秘的方剂以小方为多，其中单味方及外治方数量均较多，经辨证论治使用的处方，虽相对较少，然用药精简，体现了方简功专的特点。在治法上，首以通下为原则。但并非单纯泻下，仍据临床病机，以病为纲，证随机转，随证施治。首辨虚实，实秘当以清热润肠通便、顺气导滞为治；虚秘则以益气养血、温通开结为法。

1）辨证论治：热秘，如《大便秘涩不通方七首》"三黄汤，疗下焦热结，不得大便方"，方中大黄为主药峻下热结，黄芩、栀子清热泻火解毒，炙甘草调和药性，共奏泻火解毒、峻下热结之功。又《许仁则大便暴闭不通方二首》云："暴秘之状，骨肉强痛，体气烦热，唇口干焦，大便不通，宜依后大黄芒硝二味汤取利方。"方用大黄、芒硝二味，快利通下。若因热盛津伤者，不宜妄用下法，复伤津液，治当攻补兼施，如《大便难方六首》载"《肘后》疗脾胃不和，常患大便坚强难方"及"《古今录验》麻子仁丸，疗大便难，小便利而反不渴者，脾约方"，二方用药相似，本出仲景脾约丸，方中麻子仁、杏仁均可润肠通便，芍药养阴和营，枳实、厚朴、大黄泻热通便，共奏润肠通便之功。

风秘，风搏肺脏，传于大肠，药用许仁则之五味大黄丸方，方中大黄、芒硝泻热通便，大麻子润肠通便，干葛解肌祛风、生津退热，桑白皮泄除肺热，共奏泻热疏风润燥之功。如表证未除而大便不通者，如卷三《天行大小便不通胀满及涩方四首》载"《广济》疗天行热气，恶寒，头痛壮热，大小便涩"，方用柴胡散（柴胡、茵陈、青木香、黄芩、土瓜根、白鲜皮、栀子仁、大黄、芒硝）。柴胡解表退热；茵陈、黄芩、白鲜皮清热燥湿解毒；大黄、芒硝泻热通便；青木香行气止痛，以助排便；土瓜根清热利尿，散瘀止痛。全方解表通下兼施，切中病机。因宿食停滞不消之便秘，如《千金方》炼中丸，方用大黄、葶苈、杏仁、芒硝，消食导滞通便。

2）单验方：《外台》治便秘方中，亦有不少内服单验方，运用简便，有些药物随手即得，为临床防治疗便秘提供了参考。如《大便难方六首》载"《备急》不得大便，或十日一月方"，方用葵子两升，煮取去滓服。《药性论》谓葵子"滑、平"，其滑利之性，不仅能利水，亦可滑肠通便。又如《大便不通方一十七首》收录麻子、蜜、猪脂、桃皮、羊蹄根、车前子等单验方。其中麻子、蜜、猪脂，均具润肠通便之功，生活中亦较常见且多用。桃皮，即桃根白皮，《别录》云其"除中恶腹痛，去胃中热"。羊蹄根，苦寒，功似大黄，《本草衍义》言其"治产后风秘"。

3）外治法：《外台》中收载便秘外治方达 21 首，常用有包括灌肠法、外导法、敷脐法及灸疗法。灌肠法，通过药物直接作用于肠道，吸收迅速，效果明显。使用药物包括盐、猪胆、羊胆、猪膏和椒豉汤。如《大便秘涩不通方七首》云："《千金》疗大便秘涩不通神方，猪羊胆，上一味，以筒灌三合许，令深入即出矣，不尽，须臾更灌。"详载灌肠之法，取猪胆苦寒清热、润燥泻下之功。其后并载"一方加冬葵子汁和之。又有椒豉汤五合，猪膏三合，灌之佳"，言明灌肠药物多样性。现代临床，患者大便急迫不通者，常用甘油灌肠剂通之。

外导法，即将药物纳入直肠，通过黏膜吸收和对直肠壁的刺激促进排便。运用药物有生姜、菖蒲、猪胆、蜜、干姜、蒜、乌梅等。如《大便秘涩不通方七首》云："《备急》疗卒大便闭涩不通方"，"削瓜菹如指大"，或"绵裹盐作三丸如指大"，或"煎蜜令强，加干姜末，和丸如指"，"导下部中"以通便。《大便失禁并关格大小便不通方二十二首》载："《范汪》疗下部闭不通方，取乌梅五颗，著汤渍，须臾出核，取熟捣之如弹丸，纳下部中，即通也。"

敷脐法，是以药敷贴于脐部，通过脐部的吸收，刺激肠道，促进肠道传导功能，以助排便。《大便失禁并关格大小便不通方二十二首》载："《备急》葛氏疗卒关格，大小便不通，支满欲死，二三日则杀人方。盐以苦酒和，涂脐中，干又易之。"此以盐和醋敷脐的方法，或在当时常用，然所治急迫，现代临床少用此法。

灸疗法，《外台》对灸治便秘论述较多，共论述了 4 条灸方，《大便难方六首》云："《千金》疗大便难方，灸承筋二穴三壮，在腨中央陷中。""《千金》疗大便不通方，灸第七椎两旁各一寸七壮。"《大便失禁并关格大小便不通方二十二首》云："疗大小便不通方，灸脐下一寸三壮。又方，灸横纹一百壮。"可见，《外台》运用灸法治疗便秘，十分灵活，而且多有发挥。

**5. 眼病**

早在先秦时期就有"疾目""目盲"的记载，《内经》时对眼的解剖生理、眼病的因机治疗有了初步的论述。隋唐时期中医眼科已自成一科，独立发展。《外台》

卷 21 为眼病专集,收录了 20 种医籍有关眼科的论述,有论有方,内容丰富,为后世眼科学的理论及临床诊疗提供了重要参考。以下将从眼的解剖生理、病因病机、临证治疗、预防及禁忌等方面,对《外台》眼病进行简要论述。

**（1）眼的生理**

眼为人体重要的感觉器官,主人之视物功能,《天竺经论眼序一首》载:"盖闻乾坤之道,惟人为贵,在身所重,惟眼为宝。"认为眼为人体最重要的器官。又《叙眼生起一首》云:"夫眼者,六神之主也……其眼根寻无他物,直是水耳,轻膜裹水,圆满精微,皎洁明净。"认为眼为六神之主,五脏六腑之精气,皆上注于目,故眼之神采能反映人体精气之盛衰。而眼之圆满洁净,因眼之轻膜裹水,为水环绕。"黑白分明,肝管无滞,外托三光,内因神识",则指出了眼有功能的三个条件。《出眼疾一首》云:"夫人眼白睛重数有三,设小小犯触,无过伤损,但黑睛水膜止有一重,不可轻触。"说明黑睛之重要性。

《内经》言:"精之窠为眼,骨之精为瞳子,筋之精为黑眼,血之精为络,其窠气之精为白眼,肌肉之精为约束,裹撷筋骨血气之精而与脉并为系。"大体指出眼的各个部分与脏腑的关系,后世在此基础上发展出著名的五轮学说。《眼将节谨慎法一首》云:"肝者,眼家之根本,此乃一家之同类而言无实,五脏六腑,悉皆相连。"又《目风泪出方六首》云:"又夫五脏六腑皆有津液,通于目者为泪。若脏气不足,则不能收制其液,故目自然泪出。"明确指出虽肝与眼关系密切,但与五脏六腑亦皆有联系,眼之各部分属于不同脏腑,共同构成一个有机的整体。

**（2）眼病的因机**

《外台》中论述了目赤痛、目中风肿、青盲、雀目、目肤翳、晕翳、生肤息肉、目泪风出等十余种,对诸眼疾之因机,论述亦较为详尽,归纳起来大概可分为五种:①外感邪气:《外台》所载,多因外感风热,或天行、伤寒热毒,亦有因风冷者。如《眼疾品类不同候一首》云:"此是天行眼痛,风热所作。"又如《目肤翳方一十四首》云:"此言肝脏不足,为风热之气干之,故令目睛上生翳,翳久不散,渐渐长,侵覆瞳子。"又《伤寒攻目生疮兼赤白翳方六首》云:"伤寒热毒壅滞,熏蒸于肝,上攻于目,则令目赤肿痛,若毒气盛者,眼生翳膜。"《目中风肿方五首》云:"气上冲于目,外复遇风冷所击,冷热相抟而令睑内结肿。"②饮食不节:过食辛辣、厚味,可使脾胃蕴热,痰湿热毒循经上攻,可致眼暗、睑弦赤烂等。如《眼暗令明方一十四首》云:"凡生食五辛、接热食饮……饮酒不已,热食面食……并是丧明之由。"③药石不当:如《眼杂疗方二十首》云:"疗眼赤肿热疼,泪出烧人皮肉不可堪忍,或石乳发动。"④脏腑虚弱:尤其肝肾亏虚,精气不能上注于目,如

《眼暗令明方一十四首》云："《删繁》疗肝虚寒……视物不明，稀视生花。"⑤眼外伤：如《眼暗令明方一十四首》之刺头出血过多、《眼疾品类不同候一首》"眼因破损，有物撞作翳障瘢痕者"、《眯目方八首》之"麦芒入目""芒草、沙石辈眯不出"等。

**（3）眼病的治疗**

《外台》对眼部病证的治疗，有较为详细的论述，包括内治和外治两种方法。内服方药剂型多样，有汤剂、散剂、膏剂等；外治法，则有外敷、外洗及手术疗法。关于眼病的治疗原则，一是王氏提倡及早治疗，如《出眼疾候一首》云："若觉有疾，即宜早疗……若其久后，根盘四布，既成痼疾，虽复行疗，极难成效。"二是王氏主张眼病当辨证论治，不可专从肝论，如《眼将节谨慎法一首》云："故欲疗眼，而审其虚实，察其由起，既识病源，宜先作内疗，汤丸散煎，事事分明。"

《外台》常用的内治法，包括两个方面。实者，以散风清热、泻火解毒为法。外感风热者，青葙子、前胡、葳蕤仁、蔓荆子、茺蔚子等；内有热毒循经上攻者，常用秦皮、决明子、车前子、黄连、黄芩、黄柏、栀子、大黄、石膏等。《外台》中常将此二类方药同用，如《眼杂疗方二十首》之秦皮汤、决明汤，《目赤痛方二十一首》之疗眼赤饮方等。虚者，以补益肝肾、滋阴降火为法，常用枸杞子、覆盆子、菟丝子补益肝肾，芍药、地骨皮、麦冬、竹叶、生地黄滋阴降火。其中青葙子、葳蕤仁、石决明、蔓荆子、茺蔚子、车前子均有清肝明目之功，为眼病之要药。《外台》中治疗目暗、失明的疾病，如《眼暗令明方一十四首》之千金补肝散、补肝丸、神曲丸，《目肤翳方一十四首》之"《延年》疗眼热晕，白翳覆瞳子方"等。

眼病之外治法，包括点眼药法、洗眼法、外敷法及手术方法。《外台》中常使用具有祛风、清热、除湿、退翳、明目等药物，直接施治于眼部，如硼砂、矾石用其解毒防腐之功，治疗目赤翳障胬肉。其中点眼方，如《目赤痛方二十一首》之深师黄连煎方、近效"疗眼赤痛眼漠漠方"等。洗眼方，如《眼暴肿痛方一十首》之秦皮汤、《目赤痛方十一首》之删繁竹叶汤。外敷方，如《眼暴肿痛方十一首》之"眼天行暴肿痒痛方"，以地骨皮，煮取，绞去滓，更纳盐煎，敷目；又如《外台》用羊肝或猪肝、猪肉等敷于患眼，以清热毒，止痛。至于手术疗法，记载有针拨内障法、拔除倒睫法、火针灼烧眼部肤肉法、刀或铍针割除胬肉法，其主要操作方法，与现代手术大体相似。

**（4）眼病的预防**

《外台》十分注意眼部疾病的预防，如《眼暗令明方一十四首》云："凡生食五辛、接热食饮……雪山巨晴视日、极目瞻视山川草木，上十九件并是丧明之由，养性之士宜熟慎之。"指明可致眼病的不良饮食、生活习惯，教导人们养慎防病。且其提出"雪山巨晴视日"为失明原因之一，即现代所说的雪盲（紫外线眼炎），受到后世医家重视。又《眼杂疗方二十首》云："凡目疾，不问少长男女等，所忌有五：一房室，二面酒，三目冲风冷霜雪、向日远视，四哭泣嗔怒，五终身不用吃生五辛荞麦葵菜。"指出"若因疾犯者，则疾深难疗。"平素时候便须审慎留心，爱护眼睛。

王氏重视药源性眼病，魏晋以来，服食者多，隋唐时期亦不在少数，《眼杂疗方二十首》云："疗眼赤肿热疼，泪出烧人皮肉不可堪忍，或石乳发动。"指出矿石类药物，其热性刚烈，可致眼赤肿热疼。且《外台》卷38中，就专门讨论了"石发热目赤"，即药源性眼病的问题，《石发热目赤方一十首》中载："若石气兼之，则赤而益痛，或生胬肉，及肿而烂速……肝旺则目赤，若兼石，则冬慎勿食热，热既不散，遂成伏气，遇春必发，预宜法防之，即非石药之过，岂不惜哉!"认为矿石类药物必须谨慎使用，不可轻有触犯，若又因乳石导致目病者，常用黄芩、黄连、石膏、大黄等清热泻火解毒之品，以纠其偏。

### 四、后世影响

《外台》一书，收载医方近万首，验方、效方甚多，但绝非单纯地兼收并蓄，而是经过"损众贤之砂砾，掇群才之翠羽"，科学"扬弃"，去粗取精。其用方思路，亦突破六经辨证的模式，提出了"精究病源，深探方论"的主张。每引《病源》之论，审因论治。而自卷七后，亦有针对具体病证的方药，对症投药。

《外台》内容丰富，归类合理，所引用的医学著作，从《内经》到《千金方》，引经据典，详述天行、温病、黄疸、霍乱等的传染性疾病，不仅继承发展了仲景伤寒学说，且开创了中国医学史上重视传染病防治的先河。且该书最早记载消渴病尿甜的病机、白帛浸染尿液检验黄疸疗效的方法以及倒睫、内障等的先进手术疗法。

徐大椿《医学源流论》指出："唐王焘《外台》一书，则纂集自汉以来诸方，汇萃成书，而历代之方于焉大备。……然唐以前之方赖此书以存，其功亦不可泯。"《外台》辑录出大量丰富翔实的医学文献，凡引用书籍皆详注出处，为研究中国医学史及发掘中医宝库，提供了极为宝贵的资料和考察依据。

### 五、现存主要版本

宋熙宁二年校正医书局校刻本；日本延享三年平安山胁尚德复刻明程氏本；清光绪二十四年上海图书集成印书局铅印本；1915年上海鸿宝书局石印本；1958年人民卫生出版社影印本等。

◎ 参考文献

[1] 王焘. 外台秘要 [M]. 北京: 人民卫生出版社, 1996.

[2] 严玉林. 自学成材的王焘及其《外台秘要》[J]. 医学资料选编, 1982, (1): 45.

[3] 孙溥泉. 王焘《外台秘要》在医学上的贡献 [J]. 浙江中医学院学报, 1983, (3): 7-10.

[4] 李书义. 王焘和他的《外台秘要》[J]. 北京中医, 1993, (3): 53-55.

[5] 史文丽, 郑文.《外台秘要》的医德教育 [J]. 中国医学伦理学, 1996, (3): 50-56.

[6] 张登本.《外台秘要方》对温病学发展的贡献 [J]. 山西中医学院学报, 2004, (2): 1-4.

[7] 苗青, 王京菊, 张文江, 等.《外台秘要方》治疗慢性咳嗽方药探析 [J]. 中国中医基础医学杂志, 2011, (3): 317-318.

[8] 吴江峰, 年莉, 尹进, 等.《外台秘要》心病分类与病因病机研究 [J]. 天津中医药, 2015, (4): 212-214.

[9] 张婵娟.《外台秘要》耳疾证治研究 [J]. 中医药导报, 2018, (2): 118-120.

[10] 史传道.《外台秘要》对中医骨伤科学的贡献 [J]. 陕西中医函授, 1995, (1): 24-25.

[11] 乔文彪.《外台秘要方》中大肠病治疗的规律 [J]. 陕西中医学院学报, 2006, (3): 13-15.

[12] 乔文彪, 张亚密.《外台秘要方》对麻风病的认识 [J]. 陕西中医学院学报, 2005, (2): 61-62.

[13] 冯挪成.《外台秘要方》对心痛病证研究的贡献 [J]. 山西中医学院学报, 2004, (1): 4-5.

[14] 康仓平.《外台秘要》对 "心痛" 的研究 [J]. 甘肃中医, 2008, (4): 4.

[15] 陆健, 李瀛均.《外台秘要方》对黄疸研究的贡献 [J]. 中医文献杂志, 2005, (2): 7-9.

[16] 阎小燕. 黄疸中医证治沿革史 [D]. 山东中医药大学, 2006.

[17] 李庆坪.《外台秘要》中的黄疸 [J]. 上海中医药杂志, 1955, (10):

11 – 14.

　　［18］姚佳音，叶进.《外台秘要》便秘方药特色探析［J］. 上海中医药杂志，2011，（2）：18 – 20.

　　［19］刘晓倩，闫军堂，马小娜，等.《外台秘要》治疗便秘证治方药探析［J］. 辽宁中医药大学学报，2013，（11）：121 – 123.

　　［20］王小玲，梁晓庆，寇宁. 论《外台秘要方》对眼科病证的治疗［J］. 现代中医药，2004，（3）：13 – 14.

　　［21］王小玲，张利，聂亚飞.《外台秘要方》在中医眼科发展中的贡献［J］. 陕西中医学院学报，2005，（1）：7 – 8.

　　［22］秦裕辉，李传课.《外台秘要》的眼科学术成就［J］. 浙江中医学院学报，1989，（4）：34 – 35.

# 《太平圣惠方》(官修)

## 一、宫廷渊源

### 1. 提要

《太平圣惠方》,简称《圣惠方》,是我国第一部由政府组织编写的大型综合类方书。该书由宋太宗赵炅命翰林医官王怀隐等收集整理前代治病经验以及当时验方、单方、异域外来方等,自太平兴国三年至淳化三年(978—992 年)历时 14 年编撰而成。内容包括五脏病证、伤寒、时气、内科、外科、骨伤科、金创科、妇科、儿科、食治、补益、针灸等,科目齐全,作为官刊方书,极具指导性、权威性。编著者注重脉法,贯彻辨证论治的思想,采用"按脏腑病证"的分类方法,每部以《诸病源候论》之理冠其首,先论后方,结构完整,条分缕析。在临床运用上,有重要参考价值,后世著作选方亦多出自此书。

### 2. 著者传记

隋唐时期社会动荡,大量医学文献被毁灭和散佚,因此汇编综合类医著以保存医学文献已迫在眉睫。北宋王朝建立以后,宋太祖施行惠政,抑制巫术,推广医学,以朝廷的名义命翰林医官组织编纂并颁行大型方书《太平圣惠方》,序中言"朕昔自潜邸,求集名方,异术玄针,皆得其要。兼收得妙方千余首,无非亲验,并有准绳,贵在救民,去除疾苦",充分体现其济世惠民之意。

《宋史》卷四六一载,参与编纂此书具名的医官有主编王怀隐,及翰林医官院副使王祐、郑奇、陈昭遇 4 人。王怀隐是宋州睢阳(今河南商丘)人,初为道士,精通药理,医术精湛,曾为宋太宗医病,宋太宗即位后,诏令王怀隐还俗,任命为尚药奉御,屡次升迁后,为翰林医官使,于太平兴国三年开始主持《太平圣惠方》的编纂工作,书成数年后去世。王怀隐等人通过皇帝拿出内府秘方、征集民间医书医方、医家贡献医方等途径进行组织编撰,吸收了当时最新的医学成果,形成了这部方论兼备的医学著作。

## 二、内容精要

### 1. 各卷概要

《太平圣惠方》全书共 100 卷,分列为 1670 门,载方 16834 首。

卷1~2为总括部分，主论诊法、脉法及用药法则。开卷首列"叙为医"，明确指出医术和医德的重要性，强调医德修养，其次详述诊法、脉法，辨阴阳虚实，使医者"能参合而行之"。卷2为处方用药法则，并分列五脏用药及诸病通用药。

卷3~7为五脏六腑之药及其治疗方药，包括"肝脏论""心脏论""脾脏论""肺脏论""肾脏论"，该部分以《黄帝内经》理论冠其首，参考百家医典，附有代表方剂，是对北宋以前脏腑辨证论治最为详尽的总结。

卷8~14详述伤寒病诊治，其中卷8首为伤寒叙论、脉候、日数，次为六经病形证，次为可与不可诸篇，末为附方。这部分自19世纪以来便受多位中外学者重视，并逐渐认识到它是现存《伤寒论》的另一种版本，即淳化本《伤寒论》，具有重要文献学术价值。

卷15~18为时气、热病，包括时气方剂307首、热病方剂297首。该著描述"时气"的特点，"非其时而有其气"，"病无少长皆相似者"。而称"热病"皆伤寒之类也，还可以进一步分为温病、暑病等，充分表明当时医学界对于传染病方面具有非常丰富的认识。

卷19~68论述各种杂病，包括风病、痨病、胸腹病、霍乱、消渴、水病、黄疸、淋病、痢疾以及五官科的眼、口、齿、咽喉、耳、鼻、头面病证和服石、解毒、外科痈肿、痔瘘、瘰疬、皮肤损伤等各类治法和处方。

卷69~93为妇科及儿科证治，其中包括妇科13卷，儿科12卷。宋初妇科、儿科迅速发展，衍生出大量临床实用验方，表明这一时期政府对妇女、儿童的关注。

卷94~98为神仙丹药、食治补益等。"神仙方"记载大量润肤美容、养生保健的验方，包括内服汤丸、外用膏散，如"黄精冰雪方""鹿脂膏""永和公主洗面药"等；"食疗方"共收载320首，多数以粥、羹、饼、茶等剂型出现，提出"病时治病，平时养生"的养生思想；"补益方"收载方剂135首，每首方剂均详列方药、制法以及适应证。以上内容体现出宋朝达官贵人对美容养生保健的需要。

第99卷为针经十二形图，附12张人形图，与正文所述穴位的名称、主疗疾病及针法相应，每一张图上标有一二十个穴位，名称相同的对称穴位也一一标出，共标出了290个穴位。

第100卷为明堂灸及小儿灸，结合正文所述穴位名称、主疗疾病及灸法，配有45张人形图。这种编撰方式，图文并茂，临床实用性强。

**2. 内容精选**

**（1）叙为医**

夫为医者，先须谙《甲乙》《素问》《明堂针经》，俞穴流注，本草药对，三部九候，五脏六腑，表里虚实，阴阳盛衰，诸家方论，并须精熟。然后涉猎诗书，赅博释老，全之四教，备以五常。……是以学者必须旁采典籍，邈审妍媸，服勤以求，探赜无厌。勿恣道听，自恃己长，炫耀声称，泛滥名誉。心中未了，指下难明；欲别死生，深为造次。故曰：医者意也，非常之意尔。……夫如是则须洞明物理，晓达人情。悟造化之变通，定吉凶之机要。视表知里，诊候处方。常怀拯物之心，普救含灵之苦。苟用药有准，则厥疾必瘳。若能留心于斯，具而学之，则为医之道，尽善尽美，触事皆通矣。（《太平圣惠方·卷第一·叙为医》）

按：该书首卷即论述了为医之道。作为一名医生，首先就是要精通中医理论，熟练掌握中医针灸、本草、诊法、辨证、方剂等知识，具有精湛的医术，还需博览群书，涉猎广泛，正如《内经》曰："夫道者，上知天文，下知地理，中知人事，可以长久，此之谓也。"并且具有高尚的医德，"四教""五常"皆备。可见对医者的要求之高。

所以习医者，当精研古籍，勤求医理，探索知识，学无止境，切忌道听途说，自恃医术高超，就到处"炫耀声称，泛滥名誉"。反之，若不能潜心研究医理，尚未了解患者病情，仅凭主观想象，就对疾病做出判断，实在是过于草率。"医者意也"，是言医生诊察疾病，须专心致意，细加考虑，用意以求理，然后做出精确的诊断。关于治疗，或补或泻，一定要特别注意，分析病情做到明察秋毫。如此，则能达到"尽善尽美，触事皆通"的境地。

### （2）论处方法

夫处方疗疾，当先诊知病源，察其盈虚，而行补泻。辨土地寒暑，观男女盛衰，深明草石甘辛，细委君臣冷热。或正经自病，或外邪所伤，或在阴在阳，或在表在里。当须审其形候各异，虚实不同，寻彼邪由，知疾所起。表实则泻表，里实则泻里；在阳则治阳，在阴则治阴。以五脏所纳之药，于四时之用所宜，加减得中，利汗无误，则病无不瘳矣。若不洞明损益，率自胸襟，畏忌不分，反恶同用。或病在表而却泻里，病在里而却宣表；在阴则泻阳，在阳则泻阴，不能晓了，自昧端由，疾既不瘳，遂伤患者，深可戒也。（《太平圣惠方·卷第二·论处方法》）

按：该段论述了处方用药、诊疗疾病的要求。处方疗疾，首先需诊知病因，察正邪之虚实，而行补泻之法。地域、气候、性别、年龄考虑周到，药物性味功效明了，君臣佐使处方严谨。

明辨疾病之病位，在表在里，在阴在阳，审疾病之形候虚实，知道疾病的缘由，方能辨证施治，处方用药，加减得宜，治法无误，则病可愈获愈。反之，妄自揣测疾病端由，非但不可治愈疾病，且损伤患者，此为大戒也。

**（3）辨痈疽证候好恶法**

然则痈疽之发，有五善七恶之证，不可不察也。烦躁时嗽，腹痛渴甚，或泄利无度，或小便如淋，一恶也；脓血大泄，肿焮尤盛，脓色败臭，痛不可近，二恶也；喘粗短气，恍惚嗜睡，三恶也；目视不正，黑睛紧小，白睛青赤，瞳子上视者，四恶也；肩项不便，四肢沉重，五恶也；不能下食，服药而呕，食不知味，六恶也；声嘶色脱，唇鼻青赤，面目四肢浮肿，七恶也。动息自宁，食饮知味，一善也；便利调匀，二善也；脓溃肿消，色鲜不臭，三善也；神采精明，语声清朗，四善也；体气和平，五善也。若五善见三则瘥，七恶见四必危。然则病有源同七恶，皮急紧而如善；病有源同五善，皮缓虚而如恶。夫如是者，岂凡医之所知哉？若五善并至，则善无以加也。若七恶并臻，则恶之剧矣。（《太平圣惠方·卷第六十一·辨痈疽证候好恶法》）

按：该段论述了外科辨别痈疽之五善七恶，为后世树立了规范。五善七恶的"善"，是指疮疡在其发展过程中依次顺序出现应有的症状，是顺症。"恶"是指疮疡不以顺序而出现不良的症状，是逆症。善与恶，指疮疡的病理过程。所谓善候，是指在疮疡发展中没有出现并发症或没有引起全身症状，说明病邪在肌肤局部，病势浅，为阳证、实证，只要治疗及时，预后良好。所谓恶候，是指疮疡在发展中引起并发症，或出现了全身症状，说明病情重而复杂，即病邪传里入脏，多见于阴证、虚证或严重的并发症，治疗较困难，预后多不良，但若能仔细辨证，及时抢救治疗，亦能转恶为善。

其中"五善七恶"由《圣惠方》首次提出，经历代医家反复实践并补充，流传至今。随着医学进步，许多过去认为是属于恶证疮疡，在当时是难治、不治、必死之症，现已有可靠方法救治。然而也有些疾患，至今仍不能逆转，如古代称的四大绝证（舌岩、乳岩、肾岩、失荣），它们晚期一旦出现恶候则不易转为善候。我们在学习借鉴古人临床经验的同时，仍需进一步探索，揭示其实质，以更好地指导临床。

**（4）开内障眼论**

凡开内障，及诸翳膜息肉等，并须候天气晴朗无风，仍静处断除喧乱，安心定意，方可行针。随眼左右，宜向小眦头下针。隔鼻开眼者，鼻碍于手，下针不妙。令患人正面坐，手捉医人腰带，勿令放手。先将钝针挂穴令定，使得眼惯，勿令转动，定呼吸气五十息，徐徐进针，勿令过重，亦不可全轻。初且须轻，轻未入即须稍重。针头若偏，或有伤损，血则随针出，即不可止。亦不得重手按之，恐血更多。可轻轻裹之，又须缓气，徐徐用力逼之，血即自止。若血不止，必见大伤，则待血凝塞，针孔则合也。可依旧法，用药将息。转针不过子午，若针觉坚急者，则是入膜。若放手犹滑，及未得全人。若已入了，其眼觉痛。若痛且住，歇少时，更渐进之。临欲过膜，痛即更甚，方便用意针过，待痛稍定，即可倒针向瞳仁，与瞳仁齐平，拨之向下，不得绝重手也。离瞳仁微近，开眼便见物。既见物，须捻眼合，缓缓抽针出了，停五十息，久开得明，见物分明，即以绵封之。（《太平圣惠方·卷第三十三·开内障眼论》）

按：该段论述了内障眼病的针拨方法。首先强调了注意术前准备及适应证。其后论述了针拨内障的具体方法。书中对施术时患者的体位，受术者的进针部位，针拨的具体方法和注意事项都做了详尽的论述，对后世针拨术的完善及现代的针拨套出术都有着一定的影响。随着现代医学发展，眼内障的治疗技术愈加成熟，在此仅作为材料论述，供读者了解。

术时"须候天气晴朗无风，仍静处，断除喧乱，安心定意，方可下针"。患者"正面坐"，并"手捉医人腰带，勿令放手"。进针位是"随眼左右，宜向小眦头下针，隔鼻开眼者，鼻碍于手"。此处，不但易于下针，且从现代解剖学角度分析，亦是理想的进针部位。针拨方法，"医者先将钝针挂穴令定，使得眼惯，勿令转动，定呼吸气五十息，徐徐进针，勿令过重，亦不可全轻。初且须轻轻，未入即须稍重"，入针"转针不过子午，若针觉坚急者，则是入膜。若放手犹滑，及未得全人。其已入了，其眼觉痛"。针过玻璃膜时，疼痛较重，必须等到疼痛缓解时再继续进针。"倒针向瞳孔，与瞳孔齐平，拨之向下，不得绝重手也。"待开眼见物时，"缓缓抽针出了，停五十息，久开得明，见物分明，即以绵封之。"

### （5）论五脏中风

夫肝中风者，是体虚之人，腠理开疏，肝气不足，风邪所伤也。其候筋脉拘挛，手足不收，厉风入肝，坐踞不得，胸背强直，两胁胀满，目眩心烦，言语謇涩者，是肝中风候也。（《太平圣惠方·卷第三·治肝脏中风诸方》）

夫体虚之人，腠理疏泄，风邪外伤，搏于血脉，入于手少阴之经，则心神颠倒，言语謇涩，舌强口干，面赤头痛，翕翕发热，胸背拘急，手心热盛，但多偃卧，不得倾侧，忪悸汗出，恍惚不安，此皆风邪伤于心经，致有斯候，故曰心中风也。（《太平圣惠方·卷第四·治心脏中风诸方》）

夫脾气虚弱，肌肉不实，则腠理开疏，风邪乘虚，入于足太阴之经，则令身体怠惰，多汗恶风，舌本强直，言语謇涩，口面㖞僻，肌肤不仁，腹胀心烦，翕翕发热，神思如醉，手足不能动摇，诊其脉浮缓者，是脾中风之候也。（《太平圣惠方·卷第五·治脾脏中风诸方》）

夫肺中风者，由腠理开疏，气血虚弱，风邪所侵，攻于脏腑也。肺主于气，气为卫，卫为阳，阳气行于表，荣华于皮肤。若卫气虚少，风邪相搏，则胸满短气，冒闷汗出，嘘吸颤掉，语声嘶塞，身体沉重，四肢痿弱，其脉浮数者，是肺脏中风之候也。（《太平圣惠方·卷第六·治肺脏中风诸方》）

夫肾气虚弱，风邪所侵，则踞而腰疼，不得俯仰，或则冷痹，或则偏枯，两耳虚鸣，语声浑浊，面多浮肿，骨节酸疼，志意沉昏，喜恐好忘，肌色黧黑，身体沉重，多汗恶风，隐曲不利，此是肾中风之候也。（《太平圣惠方·卷第七·治肾脏中风诸方》）

按：该部分内容为《圣惠方》对五脏中风的论述。五脏中风，均以风证为其共同特征，其病机为脏气亏虚，腠理开疏，风邪侵袭不足之脏，而成五脏中风。在具体证候上，《圣惠方》特别强调每一脏中风的特殊性。如肝中风的特点，突出筋脉拘挛，四肢抽掣，凡是属于肝中风的病证几乎都有这些见症。同样，心中风强调心神颠倒，言语謇涩，惊悸汗出；脾中风强调手足缓弱，舌强语涩，胸膈痰凝，神思如醉；肺中风强调胸满短气，语声嘶塞，四肢无力；肾中风强调腰脊疼痛，耳鸣肢重，志意昏沉。

五脏中风主要与现代医学中脑血管疾病、精神疾病、神志改变、关节炎、某些消化道、呼吸道疾患及衰老性疾病等有关。《圣惠方》对各脏中风论治经验以及其后所附诸方，亦可为今日之临床提供有益的借鉴。

**（6）时气论**

夫时气病者，是春时应暖而反寒，夏时应热而反冷，秋时应凉而反热，冬时应寒而反温，非其时而有其气。是以一岁之中，病无少长皆相似者，此则时行之气也。从春分后，其中无大寒不冰雪，而人有壮热为病者，此则属春时阳气，发于冬时伏寒，变为温病也。从春分后至秋分前，天有暴寒者，皆为时行伤寒，此是节候有寒伤于人，非触冒之过也。若三月、四月有暴寒，其时阳气尚弱，为寒所折，病热犹轻也。五月、六月阳气已盛，为寒所折，病热则重也。七月、八月阳气已衰，为寒所折，病热亦微也。其病与温及暑病相似，但治有殊尔。（《太平圣惠方·卷第十五·时气论》）

按：该部分对时气病进行了论述。时气病，是指由于感受非时之气所导致的疾病，是外感热性病的重要组成部分。"非其时而有其气"，是对时气病性质的总结概括，主要与四时之正气（春温、夏热、秋凉、冬寒）相比较而言，所以，春时应暖而反寒，夏时应热而反冷，秋时应凉而反热，冬时应寒而反温，皆非四时正气，伤人即成时气病。

时气病包括冬温和时行伤寒两大类。按照四时正气之序，秋冬时未受寒冷之气所伤，而症见壮热为病者，此时有非节之暖，乖戾之气侵袭人体称为"冬温"。春分以后至秋分节前，为春夏二季，春气应温和，夏气应暑热，非其时而有暴寒之气，这种因寒温失节致"乖戾之气"侵袭人体致病，称为"时行伤寒"。受寒而病热者，春季阳气尚弱，病情尚轻；夏季阳气已盛，发则病势深重；秋季阳气渐衰，病势亦微矣。其病虽与温病、暑病相类，却治法有异。

**（7）治五种腰痛诸方**

夫肾主于腰脚。若肾虚损，而为风冷乘之，故腰痛也。又邪客于足太阳之络，令人腰痛，痛引小腹，不可以仰息。诊其尺脉沉者，主腰背痛；寸口脉弱，腰背痛；尺寸俱浮直下，此为督脉腰痛。凡腰痛有五：一曰少阴，少阴肾也，十月万物阳气皆衰，是以腰痛。二曰风痹，风寒着腰，是以痛。三曰肾虚，役用伤肾，是以痛。四曰臀腰腰痛，或堕伤腰，是以痛。五曰寝卧湿地，是以痛也。故曰五种腰痛也。（《太平圣惠方·卷第四十四·治五种腰痛诸方》）

按：该部分论述了五种腰痛。《素问·脉要精微论》指出："腰者，肾之府，转摇不能，肾将惫矣。"故"肾主于腰脚"，说明了肾虚腰痛的特点。而足太阳膀胱经和督脉，均上行于腰背部，故此二经受邪，亦可导致腰痛。邪客足太阳之络，令人腰痛，伴见"痛引小腹，不可以仰息"，"诊其尺脉沉"，或"寸口脉弱"；督脉腰痛者，见"尺寸俱浮直下"。是书所载之五种腰痛，外感、内伤均可发生，分别为肾亏体虚、风寒着腰、劳伤太过、跌仆外伤、久居湿地所致。临床上，腰痛虽是以腰部一侧或两侧疼痛为主症，其治疗应当根据病因之不同而区别用药。

**（8）论小儿急、慢惊风**

夫小儿急惊风者，由气血不和，夙有实热，为风邪所乘，干于心络之所致也。心者，神之所舍，主于血脉。若热盛则血乱，血乱则气并于血，气血相并，又被风邪所搏，故惊而不安也。其候遍身壮热，痰涎壅滞，四肢拘急，筋脉抽掣，项背强直，牙关紧急是也。（《太平圣惠方·卷第八十五·治小儿急惊风诸方》）

夫小儿慢惊风者，由乳哺不调，脏腑壅滞，内有积热，为风邪所伤，入舍于心之所致也。其候乍静乍发，心神不安，呕吐痰涎，身体壮热，筋脉不利，睡卧多惊。风热不除，变化非一，进退不定，荏苒经时，故名慢惊风也。宜速疗之。（《太平圣惠方·卷第八十五·治小儿慢惊风诸方》）

按：该部分论述了小儿急慢惊风。惊风，又称"惊厥"，以临床出现抽搐、昏迷为主要特征，是小儿时期常见的一种急重病证。年龄越小，发病率越高。小儿急慢惊风之病机，大致相同，均为内有积热，外受风邪，扰动心神所致。所不同者，急惊风，乃由气血不和，内有实热，发病急骤。若热盛，气血并乱，复与风邪相搏，故见小儿惊而不安。而慢惊风则由乳哺不调，脏腑壅滞，久积成热。急惊风，其症见"遍身壮热，痰涎壅滞，四肢拘急，筋脉抽掣，项背强直，牙关紧急"；慢惊风之症，"乍静乍发，心神不安，呕吐痰涎，身体壮热，筋脉不利，睡卧多惊"，其病势"进退不定，荏苒经时"，故名慢惊风，此名亦为《圣惠方》首载。其后附方天麻丸、定风丸、救生丹、雄黄丸、虎睛丸等，提出了清热豁痰、息风镇惊的治疗法则。

**3. 传世名方**

**（1）解表剂**

神圣散（卷四十）

【组成】麻黄（五钱） 细辛（五钱） 全蝎（五钱） 藿香（五钱）

【用法】上药共研细末，每服一钱，用薄荷或荆芥煎汤调下，日二服。

【功用】祛风散寒止痛。

【主治】脑风，及洗头后伤风，偏头痛甚者。

**（2）祛湿剂**

沉香散（卷五十八）

【组成】沉香 石韦（去毛） 滑石 当归 王不留行 瞿麦（各半两） 葵子 赤芍药 白术（各七钱半） 甘草（炙，二钱半）

【用法】为末，每服二钱，大麦汤空心调服，以利为度。

【功用】理气调血，渗湿通淋。

【主治】冷淋，脐下妨闷，小便疼不可忍。

**（3）清热剂**

川升麻散（卷十八）

【组成】川升麻（一两） 玄参（一两） 黄连（一两，去须） 大青（一两） 柴胡（一两半，去苗） 知母（一两） 黄芩（一两） 甘草（三分，炙微赤，锉） 地骨皮（三分）

【用法】捣，粗罗为散，每服三钱，以水一中盏，入淡竹叶三七片，煎至六分，去滓，不计时候温服。

【功用】清热泻火，疏风止痛。

【主治】热病口疮，壮热头痛，心神烦躁。

含化玉液丸（卷四）

【组成】寒水石（一两，研） 石膏（一两，研如粉） 葛根（一两） 栝楼根（一两） 乌梅肉（半两，炒） 麦门冬（一两半，去心，焙） 赤茯苓（一

两）　龙脑（一钱，研）

【用法】捣罗为末，入研药令匀，炼蜜和丸，如弹子大，每服一丸，薄绵裹，含化咽津。

【功用】清热养阴，生津除烦。

【主治】心胸烦热，口干舌涩，心神壅闷。

青蒿散（卷七十）

【组成】青蒿（二两）　龙胆（三分半，去芦头）　栀子仁（三分）　知母（三分）　黄连（一两，去须）　鳖甲（二两，涂醋，炙令黄，去裙襴）　黄芪（一两，锉）　桑根白皮（一两，锉）　地骨皮（半两）　白术（一两）　甘草（半两，炙微赤，锉）　柴胡（一两半，去苗）

【用法】捣罗为散，每服四钱，以水一中盏，入生姜半分，煎至六分，去滓，不计时候，温服。

【功用】清骨泻火，益气养阴。

【主治】妇人骨蒸劳热，四肢烦疼，日见羸瘦。

黄连散（卷五十三）

【组成】黄连（二两，去须，捣罗为末）　生地黄汁（三合）　生瓜蒌汁（三合）　牛乳（三合）

【用法】上用三味汁相合，每服三合，不拘时候，调下黄连末一钱。

【功用】清热泻火，养阴生津。

【主治】消渴，心胃火盛，肺阴耗伤者。

**（4）祛痰剂**

半夏散（卷三十五）

【组成】半夏（一两，汤洗七遍去滑）　射干（一两）　牛蒡子（一两，微炒）　杏仁（三分，汤浸，去皮、尖、双仁，麸炒微黄）　羚羊角屑（三分）　木通（三分，锉）　桔梗（三分，去芦头）　昆布（三分，洗去咸味）　槟榔（三分）　枳壳（半两，麸炒微黄，去瓤）　赤茯苓（三分）　甘草（半两，炙微赤，锉）

【用法】捣筛为散，每服四钱，以水一中盏，入生姜半分，煎至六分，去滓，不计时候，温服。

【功用】化痰散结，利咽消瘿。

【主治】瘿气咽喉肿塞，心胸烦闷。

杏仁煎（卷八十三）

【组成】麦门冬（去心，焙）　杏仁（汤浸，去皮、尖、双仁，麸炒微黄）

甘草（炙微赤，锉）　　贝母（煨微黄）　　款冬花（以上各一分）　　紫菀（半两，洗，去苗、土）

【用法】捣细罗为散，每服以乳汁调下半钱，日三四服。量儿大小，以意加减。

【功用】利肺化痰，止咳平喘。

【主治】小儿咳嗽，声不出。

**（5）祛寒剂**

伏龙肝散（卷七十三）

【组成】伏龙肝（一两）　　甘草（五钱，炙微赤，锉）　　赤石脂（一两）　　芎䓖　桂心（各半两）　　当归（七钱三分，锉，微炒）　　熟干地黄（二两）　　艾叶（二两，微炒）　　麦门冬（去心，焙，一两半）　　干姜（七钱三分）

【用法】捣罗为散，每服四钱，水一盏半，加枣三枚，煎至七分，去渣温服。

【功用】温经散寒，和血止血。

【主治】气血劳伤，冲任脉虚，经血非时，突然崩下，或如豆汁，或成血片，或五色相杂，或赤白相兼，脐腹冷痛，经久不止，令人黄瘦口干，饮食减少，四肢无力，虚烦惊悸。

**（6）理气剂**

下气槟榔散（卷五十）

【组成】槟榔（一二两）　　木香（一两）　　陈橘皮（一两半，汤浸，去白、瓤，焙）　　枳实（一两，麸炒微黄）　　前胡（一两，去芦头）　　川大黄（二两，锉碎，微炒）

【用法】捣粗罗为散，每服三钱，以水一中盏，入生姜半分，煎到六分，去滓，不计时候，稍热服。

【功用】下气开结。

【主治】膈气，心胸冷硬结痛。

**（7）理血剂**

大黄煎（卷七十一）

【组成】川大黄（三两，锉碎，微炒）　　鳖甲（二两，涂醋，炙令黄，去裙襕）　　牛膝（一两，去苗）　　干漆（一两，捣碎，炒令烟出）

【用法】捣罗为末，用米醋一升，煎为膏，每服食前，用热酒调下一钱。

【功用】活血化瘀，软坚散结。

【主治】妇人积年血气癥块结痛。

冬葵子散（卷九十二）

【组成】冬葵子（锉）　蒲黄（各半两）

【用法】以水一大盏，入生地黄半两，煎至六分，去滓，不计时候，量儿大小，分减服之。

【功用】清热止血，利尿通淋。

【主治】小儿血淋不止，水道涩痛。

凌霄花散（卷七十一）

【组成】凌霄花（半两）　当归（一两，锉，微炒）　木香（一两）　没药（一两）　桂心（半两）　赤芍药（半两）

【用法】捣细罗为散，每服不计时候，以热酒调下一钱。

【功用】活血化瘀，行气散寒。

【主治】妇人久积风冷，血气不调，小腹刺痛。

蒲黄散（卷八十）

【组成】蒲黄（二两）　荷叶（三片，干者）　牡丹（三分）　延胡索（三分）　甘草（三分，炙微赤，锉）

【用法】捣筛为散，每服四钱，以水一中盏，煎至五分，次入蜜一匙，生地黄汁一小盏，再煎五七沸，去滓，不计时候，分温二服。

【功用】凉血散瘀。

【主治】产后血晕，烦闷不识人，或狂言妄语，气喘欲绝。

**（8）补益剂**

开胃丸（卷七十）

【组成】半夏（三两，汤洗七遍去滑，以生姜三两，去皮，同捣令烂，焙干）　白豆蔻（一两，去皮）　白术（一两）　人参（一两半，去芦头）　陈橘皮（一两，汤浸，去白、瓤，焙）

【用法】上药捣细罗为末，以生姜汁煮枣肉搜和为丸，如梧桐子大，每服不计时候，以粥饮下三十丸。

【功用】理气健脾，化痰止呕。

【主治】妇人呕吐不止。

肉苁蓉粥（卷九十七）

【组成】肉苁蓉（二两，酒浸一宿，刮去皱皮，细切）　粳米（三合）　鹿角胶（半两，捣碎，炒令黄燥，为末）　羊肉（四两，细切）

【用法】煮羊肉、苁蓉、粳米作粥，临熟下鹿角胶末，以盐酱味末调和，作两顿食之。

【功用】滋血温阳,补虚扶羸。

【主治】五劳七伤,久积虚冷,阳痿。

补肺阿胶散 (卷六)

【组成】阿胶 (一两,捣碎,炒令黄燥)　薯蓣 (一两)　人参 (一两,去芦头)　五味子 (一两)　麦门冬 (一或半两,去心,焙)　干姜 (半两,炮裂,锉)　杏仁 (三分,汤浸,去皮、尖、双仁,麸炒微黄)　白术 (一两)　桂心 (三分)

【用法】捣细罗为散,每服一钱,不计时候,以粥饮调下。

【功用】补肺降逆。

【主治】肺脏气虚,胸中短气,咳嗽声微,四肢少力。

黄芪散 (卷七十)

【组成】黄芪 (一两,锉)　地骨皮 (一两)　赤茯苓 (一两)　麦门冬 (一两,去心)　人参 (三分,去芦头)　赤芍药 (一两)　生干地黄 (一两)　柴胡 (一两半,去苗)　黄芩 (三分)　当归 (三分)　甘草 (一分,炙微赤,锉)

【用法】捣粗罗为散,每服四钱,用水一中盏,入生姜半分,煎至六分,去滓,不计时候温服。

【功用】补气养血,滋阴退热。

【主治】妇人热劳羸瘦,四肢烦疼,口干心躁,不欲饮食。

**(9) 安神剂**

天竺黄丸 (卷十七)

【组成】天竺黄 (三分)　牛黄 (一分,细研)　朱砂 (三分,细研,水飞过)　麝香 (一分,细研)　黄连 (一两,去须)　铁粉 (一两)　远志 (三分,去心)　甘菊花 (半两)　马牙硝 (半两,细研)　龙齿 (三分)　茯神 (半两)　龙脑 (一分,细研)　金银箔 (各五十片,细研)　甘草 (一分,炙微赤,锉)

【用法】捣罗为末,研匀,炼蜜和捣三二百杵,丸如梧桐子大,不计时候,以荆芥汤或薄荷汤嚼下十丸。

【功用】清心镇惊,泻火安神。

【主治】热病,心气热盛,恍惚不定,发狂,妄有所见。

**(10) 固涩剂**

乌梅丸 (卷十三)

【组成】乌梅肉 (三分,微炒)　黄连 (三分,去须,微炒)　当归 (三分,

锉，微炒） 诃黎勒皮（三分，煨微黄） 阿胶（半两，捣碎，炒令黄燥） 干姜
（一分，炮裂，锉）

【用法】捣罗为末，炼蜜和丸，如梧桐子大，每服不计时候，以粥饮下二十丸。

【功用】清热养血，涩肠止痢。

【主治】伤寒，下痢腹痛。

菟丝子散（卷五十八）

【组成】菟丝子（二两，酒浸三日，晒干，别捣为末） 牡蛎（一两，烧为
粉） 肉苁蓉（二两，酒浸一宿，刮去粗皮，炙干用） 附子（一两炮裂，去皮、
脐） 五味子（一两） 鸡肶胵（去黄皮，二两，微炙）

【用法】捣细，罗为散，每于空腹时用粥饮调下二钱。

【功用】温肾固涩。

【主治】肾阳不足，下焦虚冷，小便多或不禁。

麻黄根散（卷七十八）

【组成】麻黄根 当归（锉，微炒） 黄芪（锉） 人参（去芦头） 甘草
（炙微赤，锉） 牡蛎粉（各半两）

【用法】捣粗罗为散，每服四钱，以水一中盏，煎至六分，去滓，不计时候
温服。

【功用】补气养血，固表止汗。

【主治】产后虚汗不止。

## （11）驱虫剂

芫花散（卷五十七）

【组成】芫花（三分，醋拌，炒令干） 狼牙草（三分） 雷丸（三分） 桃
仁（三分，汤浸，去皮、尖、双仁，生用） 白芜荑（三分）

【用法】捣碎罗为散，隔宿勿食，平旦以粥饮调下一钱。

【功用】杀虫。

【主治】蛲虫。

## （12）外用剂

止痛生肌膏（卷六十三）

【组成】麒麟竭（一两） 没药（一两） 铅丹（五钱） 乳香（一两） 当
归（一两） 白芷（五钱）

【用法】捣细，罗为散，用清油一斤八两，煎桑白皮、柳白皮各二两，令色赤，
滤去滓，用绵滤过，下黄丹搅匀，候色黑，次下五味药末，以柳木篦搅，候软硬相

得，膏成，摊于故帛上，贴患处。

【功用】活血散结，消肿定痛。

【主治】痈疽发痛。

**苦参汤**（卷六十一）

【组成】苦参（一或二两）　防风（二两）　露蜂房（二两）　甘草（二两）

【用法】上药细锉，用水二斗，煎至六分，去滓，热洗，汤冷即住。

【功用】祛风燥湿，解毒消肿。

【主治】湿热蕴郁，痈疽溃烂。

## 四、临床运用

### 1. 胸痹

《圣惠方》论治胸痹主要集中于该书卷 42 中的后 6 门，包括有"治胸痹诸方""治胸痹噎塞诸方""治胸痹短气诸方""治胸痹心下坚痞缓急诸方""治胸痹心背痛诸方""治心痹诸方"，每门冠以病源之论，其后列方药应之，共录方 38 首。《圣惠方》在沿袭仲景"阳微阴弦"理论的基础上，认为胸痹之因机乃由脏腑虚弱，风邪冷热之气客之所致。

**（1）承仲景之方**

《圣惠方》论治胸痹病，沿袭仲景之理论，认为其病机乃因"上焦阳虚，下焦阴寒内盛"所致，其所载方药，虽无一首与仲景方完全相同，然探其处方用药之妙，却处处体现了仲景经方之妙。①如"治胸痹诸方"篇中，原文载："治胸痹，胸中愊愊如满，噎塞如痹，咽喉中涩，唾沫"，予方（陈橘皮、枳壳），入生姜半分同煎，此与《金匮要略》治疗胸痹偏于气滞之橘枳姜汤的病机保持一致。其橘皮 - 枳实（枳壳）药对，亦常在其他方中反复出现。②如治阴寒痰浊痹阻心胸所致之胸痹，原文载："治胸痹疼痛痰逆，心膈不利。"方用栝蒌、枳实、半夏，入生姜、薤白同煎，与《金匮要略》的栝楼薤白半夏汤、枳实薤白桂枝汤宣痹通阳之法相同。③《圣惠方》中"治胸痹喘急不通"，予利膈散方（人参、前胡、甘草、诃黎勒皮、陈橘皮、桂心、白术、干姜、赤茯苓），其中就包含了《金匮要略》之人参汤，体现了注重补气温阳、虚实同治的思想。④"治胸痹心下坚痞缓急诸方"篇中"治胸痹，心下坚痞缓急"之薏苡仁散方（薏苡仁、附子、甘草），与《金匮要略》原文"胸痹缓急者，薏苡附子散主之"契合甚高，适于胸痹之急症。

**（2）沿《千金方》成法**

唐代医药学家孙思邈，所著之《备急千金要方》《千金翼方》（简称《千金方》），总结了唐代以前的医学成就，是我国医学史上最早的一部临床百科全书。《圣惠方》胸痹论治中就有 3 首方剂选自《千金方》。

如《圣惠方》治胸痹气喘噎塞之通气散方（半夏、吴茱萸、桂心三味），方以半夏为君，化痰通滞，宽胸散结；吴茱萸味辛苦，性热，功擅散寒降逆止痛；桂心温补心阳；三药配伍，化痰散寒与温补阳气兼备，振奋胸中之阳气。

又如来源于《千金方》胸痹篇中的熨背散和蜀椒散，《圣惠方》"治胸痹心背痛诸方"篇中分别对应"治胸痹，心背疼痛，气闷熨背散方"和"治胸痹，心背痛，恶气所攻，音声闭塞方"。前方药用细辛、附子、羌活、川椒、川芎、桂心、川乌头，后方药用川椒、吴茱萸、桂心、桔梗、豉、川乌头，两方均以辛热助阳为主，行气宣散为辅。

**（3）重视理气药物**

胸痹之病，虽为本虚标实之证，但因胸痹病临床表现突出，故当"急则治标"。《圣惠方》治疗胸痹，强调通补兼施，且通多于补，以解除患者不适。气机的通畅有助于血瘀和痰阻的改善，《圣惠方》把行气降气贯彻始终，将其列为实证胸痹的首要之法。方中常用药物如木香、槟榔、大腹皮、前胡、诃黎勒皮、桔梗等功擅理气。

如原文"治胸痹噎塞诸方"篇中载："治胸痹气膈，噎塞不通，脾虚胃冷，不能下食，宜服木香散方。"木香散方（木香、桃仁、诃黎勒皮、甘草、枳实、白术、昆布、干姜、陈橘皮、鳖甲、桂心），方中重用木香、诃黎勒皮、枳实、陈皮行气宽胸止痛；枳实、昆布、鳖甲有消痰散结之功；白术、甘草、干姜、桂心温中健脾；诸品配合，治胸痹噎塞伴脾胃虚寒者尤宜。

又如"治胸痹心下坚痞缓急诸方"篇中载："治胸痹，心下坚痞，胸背缓急，心腹不利，宜服此方。""治胸痹，心下坚痞缓急，气结不通方。"前方用枳实、木香、前胡、陈橘皮、赤茯苓，后方药用枳壳、桂心、前胡、半夏、厚朴，二方均用了大量行气降气药，所不同者，前者之病机偏重气不宣通，水湿不利，故用赤茯苓利水渗湿，后者之病机偏重气滞痰阻，故在理气药基础上，用半夏、厚朴，行气散结，降逆化痰。

**（4）擅用香料**

宋代航海技术有了较大发展，中外交流频繁，外来香料药物大量输入，并得到广泛使用与接受。《圣惠方》在论治胸痹病中，就应用了很多香料药物，如麝香、木香、草豆蔻、槟榔、川椒、高良姜等，其味辛气香性温，善于行气、燥湿、助阳、止痛，强化了胸痹通法治疗的内涵，至今仍为人们所重视。

如原文"治胸痹诸方"篇中载"治胸痹壅闷，麝香丸方"，具体用药为麝香、牛膝和犀角屑，方中麝香味辛性温，功擅开窍醒神，活血通经，消肿止痛，现代临床冠心病心绞痛胸闷、气憋急性发作时，常用的麝香保心丸、苏合香丸，其主要成分中就含有麝香。犀角性味苦、酸、咸、寒，功能清热解毒，凉血定惊，《食疗本草》云其"主卒中恶心痛，诸饮食中毒及药毒、热毒，筋骨中风，心风烦闷"。牛膝，《证类本草》云其"味苦、酸、平，无毒，逐血气，破癥结"。三药合用，可活血通经，清心解毒。麝香和犀角屑都为动物药，此方制成丸剂，治"胸痹壅闷"之力道强劲，用于瘀热胸痹。

又如"治胸痹心背痛诸方"篇中载"治胸痹，心痛背痛腹胀，气满不下食饮"，治宜吴茱萸散方（吴茱萸、桂心、高良姜、赤茯苓、当归、陈橘皮、槟榔）。"治胸痹短气诸方"篇中载"治胸痹短气，脏腑久寒，脐腹疼痛，两胁胀满，心膈不利"，宜服草豆蔻散方（草豆蔻、当归、白术、附子、桂心、高良姜、赤茯苓、吴茱萸、桔梗、厚朴、甘草）。二方所用之吴茱萸、桂心、高良姜、槟榔、草豆蔻，皆为味辛性温热之品，功擅温中散寒止痛，适用于寒凝气滞之胸痹。

**2. 中风**

《黄帝内经》《伤寒论》《金匮要略》时期中风内涵广泛，外感风证及中风病均属其范畴。至唐宋时期，中风概念逐渐缩小，但仍混杂于风病诸论中，《太平圣惠方》卷19~24所述即是如此。其中不少篇章所论如"中风失音不语""中风口面㖞斜""治瘫痪风诸方""治卒中风诸方""治偏风诸方""治中风半身不遂诸方"等，与现今临床的中风病相类似，特指现代医学所说的脑出血、脑梗塞等脑血管意外的一类疾病。

《圣惠方》在论治中风疾病上，继承了唐以前主以大续命汤、小续命汤、西州续命汤的传统。续命汤类方大致由四类药物组成：辛通如独活、麻黄、桂心、附子、细辛、防风、干姜、防己等；行血如芍药、川芎、当归；补气如人参、白术、甘草；清热如石膏、黄芩、荆沥、葛根等。其中辛通类药物起主要治疗作用，非但为祛风而设，而且有疏通经络、行气活血之效，乃为中风之病本而设。《圣惠方》以古续命汤辛温通络作为治风基本大法，辨证论治，发展变化续命汤，辅用养阴清热、息风通络、健脾益气、滋补肝肾诸法，据中风之临床表现，灵活运用。

**（1）养阴清热**

古方之续命汤，其性刚烈燥热，结合"风人多热"的特点，常宜服荆沥、竹沥以清热而制续命汤之燥热，如《圣惠方》卷19"治中风不得语诸方"篇载："治中风不语，舌根强硬，宜服生地黄汁饮子方。"生地黄饮子药用生地黄汁、独活、附子、淡竹沥。又如卷20"治瘫痪风诸方"篇载："治瘫痪风，手足不遂，言语謇涩，心神躁闷，宜服生地黄饮子方。"生地黄饮子药用生地黄汁、竹沥、荆沥、防风、附子、羌活。此生地黄饮子二则，均以生地黄为主药，清热生津；荆沥、竹沥甘寒清热；附子、羌活或独活，祛风通络，逐瘀破积，承续命汤意，适用于中风之阴液枯涸者。

又如卷19"治中风失音不语诸方"篇中，"治中风失音不语，宜服羌活饮子方"，具体药物有羌活、人参、附子、甘草、荆沥、竹沥、生地黄汁，除羌活、附子辛温通络，荆沥、淡竹沥清热化痰，缓羌、附之温燥，又以人参大补元气，生地黄汁滋阴清热，共奏辛温通络、益气养阴之效，适用于中风之气阴两亏之证。

**（2）息风通络**

中风肝阳偏亢，风阳上扰，症见口眼㖞斜、肢强、失音、口噤者，在用续命汤辛温通络的同时，《圣惠方》常用羚羊角、天麻、全蝎、僵蚕、菊花、乌蛇等以平肝息风，搜风解痉。如原文卷19"治中风失音不语诸方"篇云："治中风失音不语，手足不遂"，宜服天麻散方（天麻、桂心、附子、麻黄、防风、当归、羌活、独活、木香、细辛、川芎、羚羊角屑）。方中桂心、附子、麻黄、羌活、独活、细辛等承续命汤之意；天麻甘平，润而不燥，入肝经长于平肝息风；羚羊角味咸性寒，入心、肝经，清泄肝热，息风止痉之效颇佳。

又如卷19"治风痉诸方"篇"治风痉，四肢强硬，口噤不开"之天麻丸方（天麻、乌蛇、白僵蚕、全蝎、附子、干姜、桂心、防风、蝉壳、川乌头、羌活、细辛、独活、麻黄、天南星、羚羊角屑），和"治中风不得语诸方"篇中"治中风不能语，四肢强"之天麻散方（天麻、全蝎、乌蛇、天南星、白附子、天雄、白僵蚕、干姜、槟榔、人参、川芎、麻黄），二方均用附子、干姜、麻黄等辛温通络之品承续命汤之意，配合乌蛇、全蝎、蝉壳等搜风通络止痉，白僵蚕、天南星祛风化痰解痉。

**（3）健脾益气**

中风脾虚失运，气血生化无源，四肢缓弱无力者，《圣惠方》常在辛温通络法的基础上配合使用益气养血、健脾化痰之法。如《圣惠方》卷19"治风痱诸方"篇的"治风痱，言语不转，四肢缓弱，上焦烦壅，心气不利"之葛根散方（葛根、麻黄、赤芍药、防风、黄芩、汉防己、桂心、白术、人参、独活、川芎、川升麻、牛膝、石膏、陈橘皮、五加皮、羚羊角屑、淡竹沥），和"治风痱，心热烦闷，四肢不仁"之独活散方（独活、汉防己、秦艽、黄芪、赤芍药、人参、茯神、白术、川芎、远志、石膏、川升麻、防风、丹参、甘草、天门冬、薏苡仁、羚羊角屑、五加皮、生干地黄、麻黄、地骨皮），除用辛温通络、养阴清热之法外，用人参、白术、黄芪健脾益气。

中风因脾失健运，痰浊内生，风痰上扰而致者，如卷20"治风痰诸方"篇"治风痰呕逆，汤饮不下，起则旋倒"之半夏散方（半夏、芎䓖、甘草、汉防己、干姜、防风、桂心、川椒、附子），和"治风痰气逆，发即呕吐，欠呿，昏闷，神思不爽"之细辛散方（细辛、枇杷叶、人参、半夏、赤茯苓、前胡、陈橘皮、白术、芎䓖、甘草、桂心），二方以桂心、干姜、附子、川椒、细辛等辛温通络；以半夏、前胡、枇杷叶等降逆化痰；人参、白术、甘草健脾益气。

**（4）滋补肝肾**

中风病，其在本多为肝肾阴虚，气血衰少，故《圣惠方》又加入益精养血、滋补肝肾之品。如卷22"治急风诸方"篇"治急风，口眼不开，筋脉拘急"之阿胶散方（阿胶、当归、全蝎、白僵蚕、蝉壳、桂心、附子、麻黄），和"治柔风，身体疼痛，四肢缓弱不遂"之羌活散方（羌活、桂心、熟干地黄、葛根、赤芍药、麻黄、甘草、川芎）。二方均用桂心、附子、麻黄、羌活承续命汤之意，前方以全蝎、白僵蚕、蝉壳搜风通络止痉，阿胶、当归补益精血；后方则以葛根生津舒筋，赤芍、川芎凉血活血，熟干地黄一味，峻补肝肾精血。

又卷23"治中风半身不遂诸方"篇中载："治肝肾久虚，外中风毒，半身不遂，肢节挛急，腰间酸疼，渐觉羸瘦"，宜服赤箭丸方（赤箭、茯神、五加皮、鹿茸、防风、牛膝、桂心、独活、蛇床子、菟丝子、酸枣仁、山茱萸、巴戟、附子、仙灵脾、萆薢、石斛、熟干地黄）。该方赤箭，《神农本草经》云"其茎如箭杆"，赤色而得名，即天麻，久服可益气力，滋阴壮阳，轻身增年；鹿茸、牛膝、菟丝子、巴戟、仙灵脾、石斛、山茱萸、熟干地黄功能补肝肾，强筋骨，治疗肝肾久虚，腰间酸痛、身体羸弱等症；五加皮、防风、蛇床子、萆薢祛风除湿，通利关节；茯神、酸枣仁养心安神。诸品配合，治疗中风肝肾久虚者尤宜。

**3. 消渴**

中医学对消渴的认识历史悠久，《内经》中就已提到有消渴、消瘅、脾消等不同称谓；《金匮要略》书中专设一章论治消渴，首提以肾气丸、白虎加人参汤治疗；至宋代《圣惠方》首次明确三消概念，分指消渴、消中、消肾，为三消辨证之起源；金元以后则多以上、中、下消称之，"渴而多饮为上消"，"消谷善饥为中消"，"渴而便数有膏为下消"。消渴病，古代据其临床表现界定，相当于现代医学的糖尿病。

《圣惠方》卷53专论消渴，首篇"三消论"即论述了消渴的病因、病机。原文载："盖由少年服乳石热药，耽嗜酒肉荤辛，热面炙爆，荒淫色欲，不能将理，致使津液耗竭，元气衰虚……遂成斯疾也。"论述了消渴之病因乃由饮食不节，过服温燥，房劳过度，导致元阳虚衰。又载"三消者，本起肾虚……腰肾冷者，阳气已衰，不能蒸上谷气尽，下而为小便……故成病矣。"其认为三消之病机，以肾虚为本，继而影响其他脏腑。腰肾虚冷，温煦气化失司，三焦水液运化失常，则发为消渴。余篇为《圣惠方》以消渴病特点、病证为主，分类论述"三消"的治疗，体现了以证论方、论药的思想。

**（1）消渴**

《圣惠方》"治消渴诸方"篇载方 40 余首，如麦门冬散、赤茯苓煎、黄连散、黄连丸、栝蒌根丸等，常用药物为栝楼根、黄连、苦参、石膏、知母、生地黄等滋阴清热药物。原文载："治消渴，体热烦闷，头痛，不能食"，宜服麦门冬散方（麦门冬、茅根、栝蒌根、芦根、石膏、甘草），其中麦冬、茅根、芦根、石膏均为甘寒之品，可入肺、胃经，功能清热生津，除烦止渴；苦参、栝楼根均性味苦寒，泻火之力强，《神农本草经疏》云栝楼根"主消渴身热，烦满大热，补虚安中……止小便利"。

又如"治消渴，心神烦乱，唇口焦干，咽喉不利"，赤茯苓煎方（赤茯苓、白蜜、淡竹沥、生地黄汁）和"治消渴，润肺心"，黄连散方（黄连、生地黄汁、生栝蒌汁、牛乳），二方所治消渴伴口唇干焦、心神烦乱，为发病初期，病情尚轻，涉及心肺，故其用药以清热生津为主。二方均用甘寒之生地黄，功能凉血清热，滋阴补肾，兼顾消渴根本病机元气虚衰；赤茯苓取其益气润肺，利湿热之功，可治肺燥、消渴；淡竹沥甘、苦，性寒，可入心、肺经，《本草拾遗》云其治"久渴心烦"；牛奶、白蜜均为食疗之品，功能补虚损，润肺胃。

**（2）消中**

《圣惠方》"治消中诸方"篇载治疗消中方剂 10 首，即荠苨散、黄芪散、牡蛎散、黄芪丸等。《圣惠方》认为消中发病，元气虚衰，致使脾肾气阴两虚，故而发病。所以，遣方用药主要以滋阴清热、健脾益肾为主。原文载"治消中烦热，吃食旋消，四肢羸弱"，宜服荠苨散方（荠苨、人参、茯神、葛根、石膏、黄芩、栝蒌根、知母、甘草）。方中石膏、知母、天花粉、黄芩清热泻火生津，其中石膏为君药，配知母尚可除烦止渴；荠苨，又名甜桔梗，功能清热解毒，润燥化痰；人参、甘草益气；茯神健脾宁心。诸品配伍，体现了消中的病机阴虚火旺，兼顾热扰心神、脾气虚所致的四肢羸弱。

又如"治消中烦闷，热渴不止"之黄芪散方（黄芪、麦门冬、芦根、栝蒌根、紫苏茎叶、生干地黄、桑根白皮、泽泻、甘草）。消中者，小便少而赤黄，运用桑白皮、泽泻、芦根清热利尿；用生地黄、麦冬养阴清热，黄芪、甘草益气，紫苏理脾胃之气，体现了益气养阴、利水止渴之法。又如"治消中，心神烦热，肌肉干瘦，小便赤黄，脚膝无力，吃食不成肌肤"，宜牡蛎散方（牡蛎、朱砂、龙齿、赤石脂、黄连、泽泻、甘草、栝蒌根等），方中重用赤石脂温阳，去益气滋阴之药，加牡蛎、朱砂、龙齿潜阳补阴，专为消渴后期阴阳两虚而设。又如"治消中渴不止，小便赤黄，脚膝少力，纵食不生肌肤"，以黄芪丸方（黄芪、牡蛎、栝蒌根、甘草、麦门冬、知母、薯蓣、熟地黄等），方中重用麦冬滋阴，山药、知母入肾经，滋肾阴，黄芪、甘草健脾益气，配以熟地黄益肾填精，可谓阴阳气血一并顾及。

**（3）消肾**

《圣惠方》"治消肾诸方"篇载消肾方剂 13 首，如肾沥丸、白茯苓丸、菟丝子散、桑螵蛸丸、黄芪丸等。如"治消肾，肾气虚损，发渴，小便数，腰膝痛，肾沥丸方"，该方多用补肾之品，鸡内金、桑螵蛸益肾固精、止遗，《名医别录》云鸡内金"主小便利，遗溺，除热止烦"，桑螵蛸"疗男子虚损，五脏气微，梦寐失精，遗溺"；五味子、远志补肾宁心；龙骨、磁石镇惊安神；白茯苓、泽泻利湿热，化浊降脂；熟地黄、羊肾填精益髓；麦冬、玄参滋阴；人参、黄芪、甘草补气；当归、川芎补血活血；桂心，补劳伤，暖腰膝。诸品配伍，气血阴阳俱补，治疗消渴后期，病情危重，肾气虚衰，影响五脏，气血阴阳皆虚，心神烦乱，并出现并发症。

又如"治消肾，因消中之后，胃热入肾，消烁肾脂，令肾枯燥，遂致此疾，即两腿渐细，腰脚无力，白茯苓丸方"，该方白茯苓、鸡内金、熟干地黄、人参之用与上方同；以黄连、栝楼根、玄参、石斛，清中焦热，生津止渴；蛇床子温肾壮阳；萆薢入肾、胃经，利湿祛浊。全方共奏清热滋阴、温肾益精之功，适用于消中之后，胃热传肾，伤及肾气，症见"两腿渐细，腰脚无力"等症。

又如"治消肾，小便多，白浊，或不禁"之菟丝子散方（菟丝子、蒲黄、磁石、黄连、肉苁蓉、五味子、鸡内金）和"治消肾，小便白浊，久不瘥"之桑螵蛸丸方（桑螵蛸、菟丝子、熟干地黄、山茱萸、黄连），以菟丝子、肉苁蓉、山茱萸等补益肝肾，固精缩尿，治消肾之小便多、白浊之症。

**4. 美容**

《圣惠方》一书广泛收集了民间验方，采撷了宋以前方书精华，该书卷 40 为面部美容专论，论述了面黯䵟（黄褐斑）、面疱、面皯疱（痤疮）、酒齄、粉刺、黑痣、瘢痕面部损美性疾病等，以及面部保养如"令面光泽洁白诸方""面脂诸方""澡豆诸方"，每篇之前概述因机特点，并载录大量美容方剂，不论是在理论方面还是在实践方面，较之唐以前方书进步巨大，值得美容工作者们细心整理研究。

**（1）面部损美疾病因机**

《圣惠方》论述面部损美疾病，外因为风邪侵袭肌肤腠理，内因则为气血亏虚、痰饮浸渍，此外饮酒过多、胡粉过用亦可导致。风为阳邪，其性开泄，易侵袭人体的头面和肌表，使腠理疏泄，邪入腠理，与肌肤气血相搏，而变生瑕疵。如粉刺"由肤腠受于风邪，搏于津液之气，因虚作之也"；黑痣"盖风邪搏于血气，变化所生也"；而又风为百病之长，常常兼夹它邪为患，"夫瘢痕者，皆是风热毒气，在于脏腑，冲注于肌肉"，"夫面疱者，谓面上有风热气"；若风寒之邪外侵，如"风冷客于皮肤，痰饮渍于脏腑，故生奸疱也"，"面生䵳者，由饮酒，热势冲面，而遇风冷之气相搏所生也"，同时强调饮酒过多，易生湿热，而致多种疾患。

"正气存内，邪不可干。"如原文"治黑痣诸方"篇载："夫人血气充盛，则皮肤润悦，不生疵瑕，若虚损则生黑痣。"又如粉刺"亦言因敷用胡粉，而皮肤虚者，粉气入腠理，致使然也。"故人体亏虚可导致面生粉刺、黑痣，且其提到的胡粉，即铅粉，有毒，过用则肤腠疏泄，粉气毒邪外侵致病。若痰饮流渍于脏腑之间，影响气血津液的运行，皮肤失养，久之则可出现黑斑、黑点等面部色素沉着的疾病，如面黑奸"由脏腑有痰饮，或皮肤受风邪，致令气血不调"，面奸疱者乃因"风冷客于皮肤，痰饮渍于脏腑"。

**（2）面部损美方剂用药**

1）除疱祛䵳：除疱祛䵳治疗面部疾病，适用于面疱、面䵳、粉刺，其与现代医学所说的痤疮类疾病相一致，其病因病机多因外感风热，侵袭面部肌肤，《圣惠方》治疗此类疾病，以外治法为主，使药物直接作用于面部，用药以清热解毒、祛风散结为主。常用的药物有栀子仁、木兰皮、冬瓜子仁、冬葵子、黄连、土瓜根等清热凉血解毒，白附子、白茯苓、白僵蚕、细辛、川椒、防风、白蒺藜、白芷等祛风解表除湿。所使用赋形剂，以具有清热解毒、润泽肌肤作用为主，如酒、醋均可消炎杀菌，蜜、猪脂、鸡子白、牛酥等均可润养肌肤。

"治面疱诸方"篇外用方如"治面上忽生疱疮方"，黄连一两，牡蛎粉一或二两，研细水和外敷；内服方如"治年少气血盛，面生疱者"，药用冬葵子、柏子仁、白茯苓、冬瓜子仁各一两，捣散酒调，食后服之。

"治酒䵳诸方"篇外用方，"治鼻面酒䵳疱及恶疮方"，药用附子、川椒、野葛，醋浸一宿，滤出，以猪脂半斤同煎，时涂之；内用方如"治鼻面酒䵳如麻豆，及疼痛，搔之黄水出"，宜服冬瓜子散方（冬瓜子仁、柏子仁、白茯苓、葵子、栀子仁、枳实）。

"治粉刺诸方"篇外用方，"治面上粉刺令悦泽方"，硫黄、密陀僧、乳香、白僵蚕、腻粉、杏仁各一两，"上件药同研如粉，都以牛酥调，稀稠得所，暖浆水洗面了，拭干，以药涂之，勿使皂荚，不过三五上甚效。"

2）祛斑增白：祛斑增白主要是治疗面部色素沉着、肌肤晦暗不泽的疾病，适用于面黑野、面野黯，相当于现代的黄褐斑。其病因是由于痰饮与风邪上犯肌肤而致，故其用药以祛风除湿、化痰散结类为主，常用药物为白芷、白附子、白术、细辛、防风、白茯苓、白僵蚕、皂荚、商陆、冬瓜仁、鹰粪白等祛风除湿、解毒散结，珍珠末、玉屑、珊瑚、密陀僧、白石脂、胡粉等化腐、收敛生肌，木香、麝香、杜衡、甘松香、零陵香等芳香通络，加强化滞散结的作用，桃仁、杏仁、枸杞子、玉竹等滋润类药。赋形剂以动物脂肪为主，强调滋润保湿，如牛脂、猪脂、白狗脂、羊脂、猪蹄等。

如"治面野黯诸方"篇"治面野黯令悦白方"（雄黄、雌黄、朱砂、真珠末、密陀僧、朱砂、白及、腻粉、白僵蚕），"上件药……旋取以猪脂面脂等分……勿冲风及向火"。

"治面皯疱诸方"篇，治面皯疱，予玉屑膏方（玉屑、珊瑚、木兰皮、辛夷、白附子、芎䓖、白芷、冬瓜子仁、桃仁、商陆、牛脂、猪脂、白狗脂），"上件药，除玉屑、珊瑚及诸般脂外，并细锉，先于银锅中，以文火大消诸般脂，令溶后，下诸药，同煎三上三下，令白芷色黄为度，滤去滓，下玉屑、珊瑚末，搅令匀，于瓷器中盛，每夜涂面，神效。"

3）灭瘢祛痣：黑痣，是表皮、真皮内黑色素细胞增多引起的皮肤表现，是人类最常见的良性皮肤肿瘤；瘢痕，则是皮肤软组织严重损伤，纤维组织增生修复留下的局部症状，轻者影响外观，重者影响功能，现代临床多采用激光或手术的方法将其去除。而在古代，科技缺乏，祛除黑痣则常使用祛腐生肌类药物使其脱落，如白矾、雄黄、石灰、藜灰、楝木灰、白檀香、鹰粪白等药物，功可腐蚀恶肉，生肌止血，消肌定痛。瘢痕，《圣惠方》述及病因，乃风热毒邪所致，用药则以祛风散结、解毒灭瘢为主，常用药物如白附子、白僵蚕、鹰粪白，其中白附子功可祛风化痰通络，白僵蚕软坚散结，鹰粪白祛风化湿、消积导滞，配以密陀僧、玉屑、珊瑚、磁末、珍珠末、白石脂、胡粉等化腐收敛生肌。赋形剂为鸡子白、鸡子黄、猪脂等，既能灭瘢，又能滋养肌肤。

如"治黑痣诸方"篇，治黑痣生于身面上，以藜灰水，"于铜器中盛，以重汤煮令如黑膏，以针微拨破痣处点之，大者不过三遍，神验"。

又如"灭瘢痕诸方"篇，"治一切疮，瘢后赤黑瘢痕不灭，时复痒不止方"，用禹余粮一两，半夏一两（生用）"上件药，捣细罗为散，以鸡子黄和如膏，先以新布拭瘢上令赤，以涂之，勿见风，二十日瘥"。

**（3）面部美容保健方剂**

当今社会，美容保健已经成为很多女性生活的一部分，护肤产品层出不穷，其中古代美容保健方剂，结合现代精良的产品制备技术，研发产品安全有效，一直为人们所信赖。探求古代妙方，为今所用，意义重大。《圣惠方》卷40收载的美容保健方剂，其用药思想是治养结合，且赋形剂取材广泛，功效多用。

《圣惠方》美容保健方剂，使用的中药品种多样，包括解表药、滋补药、清热药、理气活血药以及芳香药物。解表药，如细辛、零陵香、藁本、辛夷、防风、木兰皮、蔓荆子、杜衡等，此类药物辛散清扬，偏行肌表，功可促汗祛邪；滋补药，如玉竹、菟丝子、鹿角胶、天冬、甘草、大枣、黄芪等，此类药物性温和，可滋润美白，改善肌肤状态；清热药，如土瓜根、栀子、白鲜皮、玉屑等，性多寒凉，功擅清热解毒，杀菌消炎；活血药，如川芎、当归、桃仁、桃花，可改善面部微循环；收敛生肌药，如珍珠、密陀僧、胡粉等，功可遮瑕美白，新生肌肤。此外，尚有一类色白药物，如白芷、白附子、白及、白蔹、白茯苓、白术和白僵蚕等，功能美白润颜，现代药理亦证实其可抑制黑色素的形成，目前已被研发成各种护肤产品。

《圣惠方》美容保健方中赋形剂，取材广泛，且均无毒无副作用，不仅可调和诸药，且能滋润肌肤。如动物猪、牛、羊等的脂、肤，能润皮悦色，防止皮肤皴裂；醋、酒可消炎杀菌，增强药物的渗透性；面类赋形剂，如绿豆面、大豆面、豇豆面、赤小豆面、糯米、草豆面，多用于澡豆方中，常作为散剂的赋形剂，具清洁滋润作用；鸡子白、蜜内含丰富蛋白质、氨基酸及多种糖类，能消炎止痒、生肌解毒。这些赋形剂，附着力强，使药物成形，还可控制药物释放，使药效持续，与现代的膏霜剂型相类，更加安全。

《圣惠方》收载美容保健方剂约40首，多具有悦泽增白、嫩肤抗衰、去皱增光的功效，如"令面光泽洁白诸方"篇，"令百岁老人，面如少女，光泽洁白，鹿角膏方"，药用鹿角霜、牛乳、白蔹、川芎、细辛、天门冬、白芷、白附子、白术、杏仁，用牛乳及酥调膏，功可补益肌肤，抗衰防皱。

又如"面脂诸方"篇，"令人面色润腻，鲜白如玉，面脂方"，药用防风、葳蕤、芎䓖、白芷、藁本、桃仁、白附子、白茯苓、细辛、甘松香、零陵香、当归、栝蒌瓤、川椒、鸬鹚粪、冬瓜子仁、麝香，赋形剂用白鹅脂、羊脂滋润皮肤。

又如"澡豆诸方"篇，"永和公主药澡豆方"，药用白芷、白蔹、白及、白附子、白茯苓、白术、桃仁、杏仁、沉香、鹿角胶、麝香、大豆面、糯米、皂荚，赋形剂用糯米、大豆面、白蜜，诸药合用，清洁肌肤，美白润泽。

### 5. 食疗

《太平圣惠方》承载着宋王朝生民、惠民、寿民的政治意图，书中专设"食治论"96、97两卷，内容涉及内、外、妇、儿、五官诸科，包括"食治中风诸方""食治小便数多诸方""食治妊娠诸方""食治脾胃气弱不下食诸方"等28部，有纲有目，条理清晰，使食疗食养获得了独立学科的地位。该书所载食方319首，多数以粥、羹、饼、茶等为剂型，简便易行，强调"病时治病，平时养生"的中医养生学思想，极具有现实指导意义，下面将以虚劳、消渴、妊娠病、腰脚疼痛为例述之。

#### （1）食治虚劳

虚劳，又称虚损，是指两脏或两脏以上的脏劳伤，气血阴阳中两种或多种因素虚损的疾病。"食治五劳七伤诸方"篇言："五劳七伤之病也，宜以饮食调适之。"根据"虚则补之"的原则，宜用粳米、葱白、羊肾、羊肉等补益食材。

粳米，《本草经疏》云："其味甘而淡，其性平而无毒，虽专主脾胃，而五脏生气，血脉精髓。"具补气健脾功效；葱白，辛温，入肺、胃经，具有通阳、发表之功，治阳虚、血虚导致的经络不通、虚损。羊肾、羊肉皆为血肉有情之品，滋补作用强。其中羊肉擅补血之虚，补有形肌肉之气，还能补脾肾之阳；羊肾，性甘温，入肾经，补肾益髓，治劳损精竭、老人腰脊疼痛等。若羊肉、羊肾合用，则作用更强，如原文载："治五劳七伤，肾气不足，羊肾羹方"，用羊肾、羊肉、嫩枸杞叶、葱白、粳米、生姜，"切，上件先炒肾及肉、葱白、生姜，欲熟下水二大盏半，入枸杞叶，次入米、五味等，煎作羹食之"。注意病证偏热者，不宜多食。

#### （2）食治消渴

过食肥甘，饮食失节，常为消渴病的诱因，因此，食疗防治消渴病，重要且有效。《圣惠方》"食治三消诸方"篇言，消渴之病机以阴虚燥热为主，故常用萝卜、冬瓜、瓜蒌根等生津止渴之品。而消渴患者体虚形瘦，亦需鸡肉、牛乳等富含蛋白质之品。

萝卜性凉，味辛甘，功可下气消食，除燥生津；冬瓜味甘性凉，清热利水，生津除烦，防止肥胖，对消渴后期，肾衰水肿患者，可消肿利尿；栝楼根，味甘，微苦微寒，《千金方》云其"善清肺胃热，生津止渴，可用治积热内蕴，化燥伤津之消渴证"。如原文载"治消渴，发动无时，饮水不足方"，以生萝卜五枚，捣汁搅粥作饮，频吃甚效。又如"治消渴口干，心神烦躁，宜吃栝蒌根羹方"，以栝蒌根、冬瓜各半斤，切片，入豉汁中，煮作羹食之。鸡肉，味甘，性微温，功能温中补脾，益气养血，补肾益精；牛乳，能补气血津液，益肺胃，生津润肠。"治消渴口干，小便数，宜吃黄雌鸡粥方。……又方，上取牛乳，微温饮之"。

### （3）食治妊娠病

妊娠期间，常见四肢沉重、不多饮食、恶闻食气、吐逆等不适，重者影响母体健康及胎儿发育。《圣惠方》"食治妊娠诸方"篇言："既得食力，体强色盛，足以养胎，子母安健也。"可见调理饮食对妊娠病的重要性，常用糯米、豉、生姜、鲤鱼等。

糯米，性甘温，有补虚、补血、健脾暖胃、止汗之功，适用于脾胃虚寒所致的反胃、食欲减少、乏力、妊娠腹坠胀等症。如原文载："治妊娠胎动不安，糯米阿胶粥方"，用糯米煮粥，临熟下阿胶末，适宜于脾虚血亏之胎动不安。豆豉性平、味咸，归肺、胃经，功能和胃除烦、解腥毒、去寒热，《会约医镜》言其可"安胎孕"；生姜，辛而温散，益脾胃，以降逆止呕为长，可用于妊娠恶阻；鲤鱼味甘、性平，入脾、肾经，有补脾健胃、利水消肿、下气通乳之功，《本草拾遗》云其"主安胎"，治疗妊娠浮肿、胎动不安，疗效甚佳。如"治妊娠，胎脏壅热，不能下食，心神躁闷，鲤鱼汤方"，选用鲤鱼、生姜、豆豉、葱白，以水煮鱼等令熟，空腹和汁食之。

### （4）食治腰脚疼痛诸方

"食治腰脚疼痛诸方"篇载："夫脚腰痛者，由肾气不足，受风邪之所为也。劳伤则肾虚，虚则受于风冷，与真气交争，故腰脚疼痛。"可见《圣惠方》认为腰脚疼痛主要与肾气不足、下焦风湿有关，强调"宜以食治之也"，常用羊脊骨、牛膝、附子、桂心等。

羊脊骨，俗称羊蝎子，功能温补肾阳，强壮筋骨，有"补钙之王"的美誉，老年食之能缓解骨质疏松、腰膝乏力，为治肾虚腰痛之佳品。如原文载"治肾脏风冷，腰脚疼痛，转动不得，羊脊骨羹方"，以羊脊骨、葱白、粳米为材料，作羹食用。

牛膝，归肝、肾经，补肝肾，强筋骨，逐瘀通经，引血下行。《滇南本草》云："止筋骨疼，强筋舒筋，止腰膝酸麻。"《日华子本草》云："治腰膝软怯冷弱。"如原文"治肾脏风冷，腰脚疼痛，婆罗粥方"，以牛膝拌于面中，煮熟，空腹顿食之。

附子，辛甘大热，补火助阳，散寒止痛，《神农本草经》言其"治手足折伤，拘挛，膝痛不能行走"，《别录》言其"腰脊风寒，脚疼冷弱"。如"治下焦风湿，腰脚疼痛，行李无力，豉酒方"，将豉、附子、薤白、川椒，投于酒中，更煎四五沸，每取一小盏，搅粥食之。桂心，辛热，补火助阳，散寒止痛，温通经脉，可暖腰膝、续筋骨。如"治肾脏虚冷，腰脚疼痛不可忍，桂心酒粥方"，用暖酒和桂心末，空腹搅粥食之。

## 6. 针灸

《圣惠方》卷 99 针经、卷 100 灸经，专述针灸学内容，较为详实地记载了宋代医家所尊崇的针法、灸法理论。此二卷内容虽多与《千金方》《外台秘要》重复，但更简明扼要，在许多方面亦有它自己的特色。

### （1）针经

"针经"主要是腧穴学内容，"陈穴道而谈通"，阐述了腧穴的位置、取穴方法、主治病证等。其虽名为"针经"，每穴之下，均提及灸的壮数，刺灸宜忌等，实则针法、灸法并重。其在增补腧穴、取穴方法、针灸宜忌方面有所创见。

1）增补腧穴："针经"虽篇幅不大，载录腧穴共 164 穴，但却增补了 4 个经穴和 7 个奇穴，经穴如眉冲、督俞、气海俞、关元俞，后人据其穴位在足太阳经循行线上，追补为足太阳经经穴。如眉冲，别名小竹，"在当两眉头，直上入发际，理目五般痫，头痛鼻塞"。奇穴如四神聪、明堂、当阳、前关（太阳）、下昆仑、阳跷、膝眼等，至今大多仍为临床所常用。如神聪四穴，"在百会四面，各相去同身寸一寸。是穴，理头风目眩，狂乱风痫"；又如膝眼四穴，"在膝头骨下两旁，陷者宛宛中……主膝冷，疼痛不已"。

2）注重取穴法：《内经》时对定位、取穴方法已很重视，"针经"针对前人文献中腧穴位置定位有差异的，引原文献列出，供读者比较互参，增加了穴位定位的准确性。如长强穴，"针经"云"在穷骨下宛宛中"，《甲乙经》云"穴在脊骶端"，二者实为一处，说法不同；又如云门穴，"针经"言"在巨骨下气户两旁，各二寸陷中"，而《山眺针灸经》言其"在人迎下第二首间，相去二寸三分"。

此外，"针经"所载取穴方法中，较多使用活动肢体取穴法，适用于关节附近及肌缘间的腧穴，使凹陷显露，为历代医家重视。如少海穴，"屈手向头取之"；肩髃、臂臑穴，"平手取其穴"；章门穴，"在大横外直脐季肋端，是穴必须侧卧，伸下脚，缩上脚"。

3）针灸宜忌：唐宋时期，灸法盛行，在治疗疾病方面，当时有"百病唯灸"之说，而《圣惠方》并非如此，其认为不同腧穴，主治不同疾病，针刺、灸疗效用存在差异，或针为佳，或灸为宜，或需配合用药。如上星，"主疗头风……灸亦得，然不及针"；囟会穴，"主疗鼻塞不闻香臭，宜灸之……主疗头风痛，白屑起，多睡，针之弥佳"；又如云门，"理肺同药疗之"。

亦有一些部位不宜施灸，多为头面部尤其是眼区和项部等处的腧穴。如承泣，"特不宜灸，若灸无问多少，三日以后，眼下大如拳"；又如天牖穴，"亦不宜灸，若灸，面肿胀"。对于一些邻近重要脏器的部位，对针刺深度有严格要求，需技术熟练的医师施针，如鸠尾穴，深部为肝脏，"此处是大难针，非是大好手，方可下针，如其不然，取气多，不幸令人死"；膻中穴，近于心脏，"其穴禁不可针，针不幸令人死矣"；肩井穴，深处为肺脏，"针不得深，深即令人闷"。

**（2）灸经**

"灸经"单纯论述灸法，每穴之下，有灸无针，主要内容载于"明堂序"和"具列四十五人形"篇，包括灸法总论，详载灸穴170个及儿科疾病灸方7则，共附图45幅。《圣惠方》准确记录前人灸法的应用，对控制灸量、灸治小儿急症、灸亦治热证、倡导化脓灸等方面提出了独到的见解，为后世灸学发展起到了推动作用。

1）控制灸量：隋唐时期，部分医家偏重施灸，提倡"炷务大也"，而且壮数越灸越多，"有至五百壮、千壮"之论。而《圣惠方》在肯定灸法疗疾的同时，指出过分施灸的弊端，"腹背烂，烧四肢，则但除风邪而已之"。控制灸量，除减少壮数外，还应控制灸炷大小。主张对一般的病证艾炷只须"如雀粪""粗钗脚""小竹箸头"，强调中病即止、效起则优的原则，不过度，不过量。如卷100"明堂序"篇载："凡灸头与四肢，皆不令多灸。人缘身有三百六十五络，皆归于头，头者，诸阳之会也，若灸多，令人头旋目眩，不远视。缘头与四肢肌肉薄，若并灸，则气血滞绝于炷下，宜歇火气。"

2）灸治小儿急症：《圣惠方》是最早记载灸治小儿急症的著作，卷100"具列四十五人形"篇载："小儿惊痫者……灸顶上旋毛中三壮，及耳后青络脉，炷如小麦大"。小儿急诊施灸，应根据疾病的轻重，选择穴位和灸量。对于一般之急诊，取穴宜少而精，以"一至两穴""一至三壮"为主，"炷如小麦大"为宜。但对于较严重的小儿急诊，《圣惠方》亦可增加灸量，如"小儿新生二七日内，若噤不吮奶，多啼者……灸承浆一穴七壮……次灸颊车二穴各七壮……炷并如雀屎大"。

3）灸亦可治热证：《圣惠方》继承巢元方、孙思邈等的思想，提出了"热证可灸"的观点。如"小儿热毒风盛，眼睛痛，灸手中指本节头三壮，名拳尖也，炷如小麦大"，指出实热用灸，可"引郁热之气外发""拔引热毒之火"。又如"小儿食时头痛，及五心热者，灸谚谆二穴各一壮"，此虚热用灸以助阳，使阳生而阴长。

4）倡导化脓灸：化脓灸，又称瘢痕灸，是直接灸的一种，即用小艾炷直接灸灼皮肤上的穴位，达到化脓的目的，最后留有瘢痕故名。古人在化脓灸中十分重视灸疮的发与不发，将其作为临床取效的关键，《圣惠方》力倡化脓灸须火足气到，方可治病愈疾，指出："灸炷虽然数足，得疮发脓坏，所患即瘥；如不得疮发脓坏，其疾不愈。"

## 四、后世影响

《太平圣惠方》以《千金要方》《外台秘要》为蓝本，广集汉唐以来各家方书和民间医疗经验，是一部具有完整理论体系的官修医药方书，本书录方宏富，堪称"经方之渊薮"（《经籍访古志补遗》）。书中辑录较为完整的《伤寒论》《金匮要略》原文，使其最原始的面貌保存了下来，为《伤寒杂病论》的流传史研究做出贡献。成书后因其篇幅鸿大，不便于人们传阅，流传不是很广泛，庆历六年（1046年）何希彭为普及医学知识，破除巫术迷信，对《太平圣惠方》进行了认真筛选，辑为《圣惠选方》，此书作为教材应用了数百年，为方剂学的规范化奠定了基础。

《太平圣惠方》的编纂以理论为纲，以门类为目，以病证为子目，子目下列方药，纲举目张，条理明晰，实用性强，对于临床辨证施治极具指导意义。御医王怀隐喜用食疗方，以便于达官显贵养生保健，专设"食治门"一科，这使得食疗食养逐渐获得了独立学科的地位。该著不仅在我国医学史上具有重要地位，对其他国家也产生了巨大影响，宋真宗赵恒两次将《太平圣惠方》赠给高丽，后来传至日本，对日本医药的发展也产生了深远的影响。

## 五、现存主要版本

原刊本早佚，明清两朝未予重刊，现仅存少数残本或抄本，主要有福建路转运使司刊本及抄本；日本永正十一年（1514年）抄本；1958年人民卫生出版社校勘本等。

◎ **参考文献**

[1] 王怀隐. 太平圣惠方 [M]. 北京：人民卫生出版社，1958.

[2] 黄霞，年莉. 略论宋代官修方书及其特点 [J]. 天津中医药大学学报，2008，(1)：6-8.

[3] 张明华.《太平圣惠方》的编纂特点 [J]. 山西中医学院学报，2008，9(6)：3-5.

[4] 付笑萍. 王怀隐与《太平圣惠方》[C]. 中华中医药学会中医药文化分会、中国自然辩证法研究会易学与科学委员会：中华中医药学会，2008：3.

[5] 方肇勤.《太平圣惠方》有关辨证论治的特点和贡献 [J]. 河南中医，2006，(6)：80-82.

[6] 袁明辨. 浅谈外科的五善七恶 [J]. 泸州医学院学报，1983，(3)：51-52.

[7] 董泽洪.《太平圣惠方》对内障眼病的贡献 [J]. 陕西中医学院学报,1993,(4):30 – 32.

[8] 王莉. 唐宋"五脏中风"证治特色探析 [J]. 上海中医药杂志,2001,(9):40 – 42.

[9] 胡冬裴,朱凌凌. 试论时气病与伤寒、温病、疫病的关系 [J]. 上海中医药大学学报,2009,(3):10 – 12.

[10] 史焱. 基于中医古代文献小儿惊风理论的研究 [D]. 辽宁中医药大学,2016.

[11] 张兴,徐燕,姚洁敏.《太平圣惠方》胸痹论治特色及创新 [J]. 长春中医药大学学报,2017,(4):519 – 522.

[12] 盖明辉,杨丽. 中风源流探究 [J]. 浙江中医药大学学报,2017,(4):282 – 284.

[13] 王莉.《太平圣惠方》论治中风的特点和成就 [J]. 上海中医药大学学报,2004,(1):8 – 10.

[14] 李鹏慧,李庆和.《太平圣惠方》"三消"解析 [J]. 天津中医药大学学报,2016,(3):149 – 151.

[15] 翁思颖,王磊,周建扬.《太平圣惠方》治疗消渴诸方浅析 [J]. 浙江中医杂志,2017,(11):786 – 787.

[16] 原丽琼.《太平圣惠方》须发及面部美容方剂用药特点探析 [D]. 南京中医药大学,2007.

[17] 杨海宁,孙立霞,车宏伟,等.《太平圣惠方》面部美容保健方用药特色浅析 [J]. 皮肤科学通报,2017,(6):645 – 649 + 3.

[18] 李翊菲,孙晓生.《太平圣惠方》"食治论"卷中医养生学思想解读 [J]. 广州中医药大学学报,2014,(6):1016 – 1018.

[19] 丁毅,王国为,夏洁楠,等.《太平圣惠方》治疗"腰脚疼痛"的食治方剂分析 [J]. 中医杂志,2014,(18):1611 – 1612 + 1618.

[20] 林枝才,冯禾昌. 略谈《太平圣惠方·针经》对针灸学的贡献 [J]. 中医文献杂志,1996,(2):18 – 20.

[21] 魏稼.《太平圣惠方》的针灸学成就 [J]. 安徽中医学院学报,1982,(1):34 – 36.

[22] 陈选,刘密,刘金芝,等.《太平圣惠方》论灸法 [J]. 光明中医,2013,(7):1308 – 1309.

[23] 臧明.《太平圣惠方》的灸法理论 [J]. 中华中医药学刊,2010,(6):

1328 – 1329.

　　[24] 王琳. 建国以来《太平圣惠方》研究概况 [J]. 中国中医药信息杂志，2008，（S1）：88 – 90.

　　[25] 丁树栋. 浅议宋代中医药的国际交流 [C]. 中国中西医结合学会变态反应专业委员会、辽宁省中西医结合学会、沈阳军区免疫学专业委员会：中国中西医结合学会，2015：3.

# 《太平惠民和剂局方》(官修)

## 一、宫廷渊源

### 1. 提要

《太平惠民和剂局方》(简称《局方》) 是我国宋代政府编撰并颁布的第一部方剂大典,其修撰、校订前后经历了约 140 年。雏形原是北宋"熟药所"的配方簿,最早曾名《太医局方》,大观年间太医局"校正七百八字,增损七十余方",将其编撰成《和剂局方》一书,后经历了数次增补修订,正式定为《太平惠民和剂局方》。《局方》荟萃历代方剂的精华,名方出于此书之多,冠医书之首。书中以各科病证为纲,方名为目,以便于按病证索方,每方之后,除了详列主治证和药物外,有关药物的炮制法和药剂的修制法均有详细说明,是世界历史上最早的成药制剂手册。该书对于临床医生的"随证选方"和医药人员的"修制方剂"均有重要参考价值,是一部继《伤寒杂病论》后流传广、影响较大的临床方书,书中许多方剂至今仍广泛应用于临床。

### 2. 著者传记

《局方》形成始于宋熙宁九年,神宗赵顼设置太医局,下设熟药所(亦名卖药所),专门修合良药出售,此举既方便患者,官府亦因此获利甚多。"元丰中,诏天下高手医,各以得效秘方进,下太医局验试,依方制药膏之,仍模本传于世"。太医局将其配方蓝本结集刊印,名为《太医局方》。大观年间 (1107—1110 年),供职于太医局的陈师文、裴宗元、陈承等人受朝廷诏令,对《太医局方》进行校订,订正讹误,增损 70 余方而得《和剂局方》。自宋高宗赵构南渡后,"熟药所"更名为"太平惠民局",《和剂局方》易名为《太平惠民和剂局方》。嘉定元年,许洪对《太平惠民和剂局方》进行了详细校订,并增入了《和剂指南总论》部分。元初增入《增广和剂局方本草图经用药总论》,但作者及年代不详。该书从元丰到嘉定,前后经历了多年,通过诸家之手校订,知其名者,仅有陈师文、裴宗元、陈承、许洪四人,不知名者就更多,可以说《局方》的成书是宋代的一种集体创作。

裴宗元,宋徽宗时太医令,赴京前以医名于越,宋代大观年间任奉议郎、太医令兼措置药局检阅方书等职,奉命与陈师文、陈承等校正医方。陈师文,宋代临安人,曾任朝奉郎、尚书库部郎中、提辖措置药局等职,精于医术,为越中名医,与裴宗元齐名，著《大观二百九十七方》，已佚。陈承为四川人，喜用凉药，曾著《神农补注本草》，其今书已佚。许洪供职于四川总领所检察惠民局，为南宋名医。

## 二、内容精要

### 1. 各卷概要

《太平惠民和剂局方》全书共 10 卷，载方 788 首，分 14 门。

卷一为《治诸风》（附脚气），主要讲述一切风病的治疗，针对中风、眩晕、肢体筋脉拘挛等，共载方剂 89 首。

卷二为《治伤寒》（附中暑），主要针对一切伤寒病的治疗，如外感时气、时行瘟疫、风湿相搏、邪气循经入里等，共载方剂 67 首，所载药物种类多达 100 味。

卷三为《治一切气》（附脾胃、积聚），主要针对一切气病的治疗，如冷气、气逆、气滞、气郁、中气虚等，共载方剂 108 首。

卷四为《治痰饮》（附咳嗽），主要针对一切痰饮病的治疗，如咳嗽喘急、留饮、风痰阻络等，共载方剂 44 首，包括临床常用药物半夏、甘草、人参、干姜、杏仁、陈皮、肉桂、桑白皮、五味子、款冬花等。

卷五包括《治诸虚》（附骨蒸）和治痼冷（附消渴）两部分。《治诸虚》主要针对一切虚病的治疗，如真气不足、丈夫诸虚百损、五脏之气不足等，共载方剂 64 首。《治痼冷》主要针对一切冷病的治疗，如久虚积冷、寒滞肝脉、脾胃冷弱、肾阳虚衰等，多用肉桂、附子、甘草、茯苓、干姜、人参、白术、巴戟天、当归、黄芪等。

卷六包括《治积热》和《治泻痢》（附秘涩）两部分。《治积热》主要为针对一切积热病的治疗，如脏腑积热、黄疸、烦热、淋证等，共载方剂 26 首。《治泻痢》主要针对一切泻痢病的治疗，共载方剂 56 首。

卷七包括《治眼目疾》和《治口齿》两部分。《治眼目疾》主要针对一切眼目病的治疗，共载方剂 24 首。《治咽喉口齿》主要针对一切咽喉口齿病的治疗，共载方剂 15 首。

卷八包括《治杂病》及《治疮肿伤折》两部分。《治杂病》主要针对一切杂病的治疗，共载方剂 29 首，包括腹中蛔虫引起的脏腑疼痛、疟疾、热病、痔疮、脏腑虚弱、肠气等。《治疮肿伤折》主要针对一切疮肿伤折病的治疗，载方有小犀角丸、太岳活血丹、花蕊石散、没药降圣丹等。

卷九《治妇人诸疾》，主要针对一切妇人疾病的治疗，如产后劳伤、妇人血风劳气、冲任虚损、血气不调、血虚劳倦、五心烦热等。

卷十《治小儿诸疾》，主要涉及论治小儿疾病诸方，如治小儿诸风癫痫、惊风壮热、涎盛发痫、惊惕狂躁、小儿急慢惊风等。

附录有指南总论三卷。上卷主要介绍处方用药的基本原则以及药物的炮制方法。中、下两卷为正文十卷疾病的理论阐述。可以说附录三卷对该书重方剂、轻理论的内容缺陷是一个有力地补充。

**2. 内容精选**

**(1) 治肾经虚弱之脚气病**

治肾经虚弱，下攻腰膝，沉重少力，腿部肿痒，疰破生疮，脚心隐痛，筋脉拘挛，或腰膝缓弱，步履艰难，举动喘促，面色黧黑，大小便秘涩，饮食减少，无问久新，并宜服之。

熟干地黄（洗，焙）　　陈皮（去瓤）　　乌药（各四两）　　黑牵牛（三两，炒）　　石南藤　杏仁（去皮、尖）　　当归　苁蓉（酒浸，焙）　　干木瓜　续断　牛膝（酒浸，各二两）　　赤芍药（一两）（《太平惠民和剂局方·卷之一·续添诸局经验秘方》）

治肾经虚弱，腰膝沉重，腿脚肿痒，疰破生疮，脚心隐痛，筋脉拘挛，或腰膝缓弱，步履艰难，举动喘促，面色黧黑，大小便秘涩，饮食减少，无问新久，并宜服之。

狗脊（去毛，六两）　　大艾（去梗，四两，糯米糊调成饼，焙干，为末）木瓜（去瓤，四两）　　天麻（去芦）　　当归（酒浸，制）　　萆薢　苁蓉（去芦，酒浸）　　牛膝（洗去土，酒浸一宿，各二两）（《太平惠民和剂局方·卷之五·宝庆新增方》）

按：该部分内容为《局方》记载的两个木瓜丸方，均为治疗肾经虚弱、下攻腰膝、沉重少力的脚气病。中医脚气病，因病从脚起，故名，又名"缓风""脚弱""软脚病""壅疾"等，是一类以两腿足酸楚、麻木、软弱无力，或见脚胫肿满为特征的一种疾病。

两方药物组成有所差别，所治相似，均以补肝肾、强筋骨、祛风除湿通络为治疗大法，治肾经虚弱之脚气病。卷一之木瓜丸方，药用干木瓜、石楠藤、黑牵牛祛风湿、通经络；熟干地黄、苁蓉、续断、牛膝补肝肾、强筋骨；当归、赤芍补血活血；陈皮、杏仁疏理气机；乌药温肾散寒，行气止痛。卷五之木瓜丸方，药用狗脊、牛膝、苁蓉补肾强腰膝；大艾、当归温通活血养血；萆薢、木瓜、天麻三药合用，功能祛风通络、舒筋止痛，善治腰膝痹痛、肌肤麻木、关节肿痛、脚气等症。

### （2）治诸风上攻头面

治诸风上攻，头目昏痛，项背拘急，肢体烦疼，肌肉蠕动，目眩旋晕，耳啸蝉鸣，眼涩好睡，鼻塞多嚏，皮肤顽麻，瘙痒瘾疹。又治妇人血风，头皮肿痒，眉棱骨痛，旋晕欲倒，痰逆恶心。

荆芥穗　甘草（炒）　芎䓖　羌活　白僵蚕（炒）　防风（去芦）　茯苓（去皮用白底）　蝉壳（去土，微炒）　藿香叶（去梗）　人参（去芦，各二两）　厚朴（去粗皮，姜汁涂，炙熟）　陈皮（去瓤，洗，焙，各半两）

上为细末，每服二钱，茶清调下。如久病偏风，每日三服，便觉轻减。如脱着沐浴，暴感风寒，头痛身重，寒热倦疼，用荆芥茶清调下，温酒调下亦得，可并服之。小儿虚风，目涩昏困，及急慢惊风，用乳香荆芥汤调下半钱，并不计时候。（《太平惠民和剂局方·卷之一·治诸风》）

按：该部分内容为《局方》之消风散，治疗风邪上犯所致的头面诸疾，因风为百病之长，常常兼夹它邪为患，或夹寒、夹湿，上攻颠顶，蒙蔽清窍。而又高颠之上惟风药可达，故以荆芥穗、藿香叶、羌活、防风等质轻升散之药，祛风散寒；僵蚕、蝉蜕息风解痉，可解膜络之挛急；芎䓖祛风止痛、活血调营；人参、甘草益气扶正，鼓邪外出；厚朴、陈皮、茯苓行气利湿，化痰通滞。诸药配合，共奏疏风散邪、息风解痉、利气行津之功。以茶清调下，功可清利头目。

现代认为消风散治疗神经性头痛、卡他性中耳炎、梅尼埃综合征等头面诸疾，证属风邪上犯者，往往能获得良好效果。这些疾病症状，与前面所述之如头目昏痛、耳啸蝉鸣、目眩旋晕等相类，病机上亦异曲同工，体现了中医治病必求于本、异病同治的方法。

### （3）治风邪头痛

治丈夫、妇人诸风上攻，头目昏重，偏正头痛，鼻塞声重，伤风壮热，肢体烦疼，肌肉蠕动，膈热痰盛，妇人血风攻注，太阳穴疼，但是感风气，悉皆治之。

薄荷叶（不见火，八两）　川芎　荆芥（去梗，各四两）　香附子（炒，八两。别本作细辛，去芦，一两）　防风（去芦，一两半）　白芷　羌活　甘草（煅，各二两）

上件为细末，每服二钱，食后，茶清调下。常服清头目。（《太平惠民和剂局方·卷之二·吴直阁增诸家名方》）

按：该部分内容为《局方》所载述川芎茶调散，原文用治诸风上攻之偏正头痛、头目昏重、伤风壮热以及妇人气血虚损、经候不调、外伤风邪等证，感于风气者，皆可治之。此方有头痛专方之美誉，临床常用于治疗外感风邪头痛、偏头痛、神经性头痛等。

方中川芎性味辛温，用量较大，善于祛风活血而止头痛，为治"诸经头痛之要药"，善治少阳、厥阴经头痛。羌活、白芷均能疏风止痛，李杲谓："头痛须用川芎，如不愈加各引经药，太阳羌活，阳明白芷。"薄荷、荆芥、防风轻而上行，善能疏风止痛。炙甘草益气和中，调和诸药。服时以清茶调下，取其苦凉之性，既可清利头目，又能制约风药过于温燥与升散。诸药合用，共奏疏风止痛之效。

**（4）论治上盛下虚**

治心中蓄积，时常烦躁，因而思虑劳力，忧愁抑郁，是致小便白浊，或有沙膜，夜梦走泄，遗沥涩痛，便赤如血；或因酒色过度，上盛下虚，心火炎上，肺金受克，口舌干燥，渐成消渴，睡卧不安，四肢倦怠，男子五淋，妇人带下赤白；及病后气不收敛，阳浮于外，五心烦热。药性温平，不冷不热，常服清心养神，秘精补虚，滋润肠胃，调顺血气。

黄芩　麦门冬（去心）　地骨皮　车前子　甘草（炙，各半两）　石莲肉（去心）　白茯苓　黄芪（蜜炙）　人参（各七两半）

上锉散，每三钱，麦门冬十粒，水一盏半，煎取八分，去滓，水中沉冷，空心，食前服。发热加柴胡、薄荷煎。（《太平惠民和剂局方·卷之五·宝庆新增方》）

按：该部分内容论述了《局方》之清心莲子饮，认为其所主病证，主要有三个方面：一是因心烦思虑，忧愁抑郁；二是酒色过度，上盛下虚，虚火上炎；三是病后气不收敛，五心烦热。临床以心肾失调的症状为主，所治疾病范围较广，用治心火妄动、气阴两虚、湿热下注之淋证、男子遗精、女子带下等，或肺肾亏虚、心火刑金之口舌干燥，渐成消渴，或病后气虚阳浮之乏力、心烦、失眠等。

本方石莲子清心火、养脾阴，又秘精微；党参、黄芪补气升阳；地骨皮、麦冬滋阴；黄芩清上焦心肺之热，肺热清则清肃下行；车前子、茯苓淡渗利湿，使湿热从小便而解。本方为清补兼施之剂，补气与养阴、清利与固精同用，相辅相成，常服可清心养神、秘精补虚、滋润肠胃、调顺血气。且其独特的服用方法不容忽视，空腹冷服。若见发热者，加薄荷、柴胡同煎，以疏散退热。

**（5）治肾虚腰痛**

治肾气虚弱，风冷乘之，或血气相搏，腰痛如折，起坐艰难，俯仰不利，转侧不能，或因劳役过度，伤于肾经，或处卑湿，地气伤腰，或坠堕伤损，或风寒客搏，或气滞不散，皆令腰痛，或腰间似有物重坠，起坐艰辛者，悉能治之。（又方见后）

胡桃（去皮、膜，二十个）　蒜（熬膏，四两）　破故纸（酒浸，炒，八两）　杜仲（去皮，姜汁浸，炒，十六两）

上为细末，蒜膏为丸。每服三十丸，空心温酒下，妇人淡醋汤下。常服壮筋骨，活血脉，乌髭须，益颜色。(《太平惠民和剂局方·卷之五·宝庆新增方》)

治证与前青娥丸同。

胡桃肉(三十个，去皮、膜，别研如泥)　补骨脂(用芝麻同于银器内炒熟)

杜仲皮(去粗皮，锉，麸炒黄色，去麸，乘热略杵碎，又用酒洒匀再炒，各六两)

上为细末，入研药令匀，酒糊丸，如梧桐子大。每服三五十丸，温酒、盐汤下，空心，食前服。(《太平惠民和剂局方·卷之五·续添诸局经验秘方》)

按：该部分内容为《局方》所载的两个青娥丸方。所谓青娥，古代指美貌少女，也指鬓须，以之命名，言明该方有"乌鬓发、益颜色"之功效。青娥丸方为治肾虚腰痛的代表方，因劳役过度，或坠堕伤损，或因湿重、风寒、气滞伤腰等多种因素导致腰痛、腰部重坠、起坐艰难者，均可治之。

《局方》所载的青娥丸，方由盐炒杜仲、盐炒补骨脂、炒核桃仁、大蒜四味药组成。核桃味甘性温，可温肾助阳、滋血润燥、益肺定喘，是滋补肝肾、强健筋骨要药；补骨脂补肾助阳；杜仲则能温补肝肾、强筋壮肌，增强核桃仁、补骨脂之功；大蒜则有消除疲劳、抗衰老、增强体力的功效。服用青娥丸不仅可补益肾气，延缓衰老，而且能提高骨密度，对防治中老年人骨质疏松症有良好效果，为老年人的保健佳品，同时还可用于须发早白等。但要注意，阴虚内热或阳气素盛者忌服本方。

### (6) 肝肾亏虚之目暗

驻景丸

治肝肾俱虚，眼常昏暗，多见黑花，或生障翳，视物不明，迎风有泪。久服补肝肾，增目力。

车前子　熟干地黄(净洗，酒蒸，焙，各三两)　菟丝子(酒浸，别研为末，五两)

菊睛丸

治肝肾不足，眼目昏暗，瞻视不明，茫茫漠漠，常见黑花，多有冷泪。久服补不足，强目力。

枸杞子(三两)　巴戟(去心，一两)　甘菊花(拣，四两)　苁蓉(酒浸，去皮，炒，切，焙，二两)(《太平惠民和剂局方·卷之七·治眼目疾》)

按：该部分内容为《局方》治疗肝肾亏虚所致目暗的两个方剂。目为肝之外候，目得肝血而能视，肾精上注则目明，若老年人肝肾亏虚，可导致视物昏暗黑花、视物不明、迎风有泪，患者非常痛苦。

驻景丸，为治飞蚊症经验方，药用车前子、熟地黄、菟丝子。车前子味甘性寒，有明目之功，可治目赤肿痛；熟地黄补血养阴、填精益髓；菟丝子补肝肾、明目。三药配合，药少力专，可使肝肾得充，目翳消除，使得外界之美景，常驻于目，故名驻景丸。后方之菊睛丸，菊花、枸杞子滋补肝肾，肉苁蓉、巴戟天温补肾阳，其功与驻景丸相类似。二方均可久服，补肝肾，增目力。

### （7）论泻痢证候

暴泻水泻，此二证秋夏间多有之，皆因饮食所伤，及食生冷之物，暴泻不住，须用仔细询问。若噫气吞酸，干呕气臭者，此是伤食也，可先与感应丸一二服，次与理中丸、人参豆蔻散、守中金丸、来复丹、温胃丸（以上药性皆温），甚者与附子理中丸、理中丸、四柱散、已寒丸、温中良姜丸、二姜丸、火轮散、朝真丹、正元散、金液丹、二气丹（以上药性皆热）、丁香豆蔻散（微热涩固）。须用仔细审实。无伤食者，不可与感应丸，便用止泻药。吐泻有腹痛者，可与服木香推气丸、沉香丸、丁香丸、感应丸。久病虚弱、年高及气弱人，脏腑泄泻久不止者，可与人参豆蔻散、厚肠丸、参苓白术散、不换金正气散、四君子汤之类。（《太平惠民和剂局方·附：指南总论·卷下》）

按：《局方》"论泻痢证候"篇，将泄泻与痢疾证候，分立为"泻疾证候""痢疾证候"，试做区别。该节选为论治泄泻部分，分为暴泻、水泻，言明泄泻好发于夏秋二季，病因则与伤食与生冷有关。伤于食者，症见噫气吞酸，干呕气臭者，可先予感应丸温中消积；不效，再予理中丸、人参豆蔻散、守中金丸等温脾祛寒止泻；寒更甚者，予附子理中丸类、温中良姜丸等辛热散寒类；若非伤于食者，"不可与感应丸，便用止泻之药"，呕吐、泄泻伴腹痛者，可予木香推气丸、丁香丸等，消食行滞，理气止痛，至于年高、体弱，脏腑泄泻久不止者，则应用人参豆蔻散、厚肠丸等运脾利湿、温补止泻。

现代中医将泄泻分为外感寒湿、湿热、伤食之急性泄泻，和脾虚、肾虚、肝郁之慢性泄泻，《局方》所论，将泄泻仅分为伤食、泻兼腹痛与久泻之证，分类失全，且其用药多以温、热、涩之品，过用温燥而不无贻害。后世清代著名医家李中梓，在《医宗必读·泄泻》中提出著名的治泻九法，即淡渗、升提、清凉、疏利、甘缓、酸收、燥脾、温肾、固涩，被认为是治泻的基本方法，至今为人们所重视。

### （8）论咳嗽喘急

大抵咳嗽皆从肺出，医家细论发药，大略有三：有因寒者，有风者，有热者。风、寒则从外至，热则从内起。风、寒则诸经自受其邪，热则诸经腑脏或熏乘而为病。风则散之，寒则温之，热则调之。泻是泻肺经，非泻腑脏也，当用葶苈、桑白皮之类是也。因风者，遇风则嗽甚；因寒者，值寒则嗽剧；因热者，过热则嗽即发。更有一验甚的，但问遇夜饮酒时夜间如何？若吃酒后嗽甚，则有热也；吃酒了嗽减，则有寒也。涎青白者有寒，稠黄者有热，随证发药。（《太平惠民和剂局方·附：指南总论·卷下》）

按：该部分内容为《局方》咳嗽喘急的论述。认为"大抵咳嗽皆从肺出"，也认识到了肺脏受邪以及脏腑功能失常亦可导致咳嗽。其将咳嗽病因大致分为三类，即因风、因寒、因热，其中风、寒为外感所致，而热邪则因"诸经腑脏或熏乘而为病"。因风咳嗽者，遇风加重，治当疏风止咳；因寒者，值寒则嗽剧，治当温肺止咳；因热者，过热则发咳嗽，治当清泄肺经之热，予桑白皮、葶苈子泻肺平喘之类。

辨别咳嗽喘急，属寒属热，还有其他方法，若饮酒后，咳嗽甚者，则是热性咳嗽，酒之热气加重所致，若咳嗽减轻，则为寒邪，酒后身热，寒邪被祛所致。另外，从其病理产物痰涎来看，色清质稀者为寒，稠黄者为热。虽《局方》对咳嗽其他的致病因素认识并不深刻，但也为咳嗽的分类奠定了基础。

**3. 传世名方**

**（1）解表剂**

人参败毒散（卷二）

【组成】柴胡（去苗） 甘草（炙） 桔梗 人参（去芦） 芎䓖 茯苓（去皮） 枳壳（去瓤，麸炒） 前胡（去苗，洗） 羌活（去苗） 独活（去苗，各三十两）

【用法】为粗末，每服二钱，水一盏，入生姜、薄荷各少许，同煎七分，去滓，不拘时候，寒多则热服，热多则温服。

【功用】益气解表，散风除湿。

【主治】伤寒时气，头项强痛，壮热恶寒，身体烦疼，及寒壅咳嗽，鼻塞声重，风痰头痛，哕呕寒热。

三拗汤（卷二）

【组成】甘草（不炙） 麻黄（不去根、节） 杏仁（不去皮、尖，各等分）

【用法】为粗散，每服五钱，水一盏半，生姜五片，同煎至一盏，去滓，通口服，以衣被盖覆睡，取微汗为度。

【功用】疏风宣肺，止咳平喘。

【主治】感冒风邪，鼻塞声重，语音不出，或伤风伤冷，头痛目眩，四肢拘倦，咳嗽多痰，胸满气短。

神术散（卷二）

【组成】苍术（米泔浸一宿，切，焙五两）　藁本（去土）　香白芷　细辛（去叶、土）　羌活（去芦）　川芎　甘草（炙，各一两）

【用法】为细末，每服三钱，水一盏，生姜三片，葱白三寸，煎七分，温服，不拘时候。如觉伤风鼻塞，只用葱茶调下。

【功用】发汗解表，祛风除湿。

【主治】四时瘟疫，头项强痛，发热憎寒，身体疼痛，伤风鼻塞声重，咳嗽头昏。

## （2）治风剂

大防风汤（卷一）

【组成】川芎（抚芎不用）　附子（炮，去皮、脐，各一两半）　熟干地黄（洗）　白术　防风（去芦）　当归（洗，去芦，酒浸，焙炒）　白芍药　黄芪　杜仲（去粗皮，炒令丝断，各二两）　羌活（去芦）　人参（去芦）　甘草（炙）　牛膝（去芦，酒浸，切，微炒，各一两）

【用法】为粗末，每服五钱，水一盏半，入姜七片，大枣一枚，同煎八分，去滓，温服，空心食前。

【功用】补气血，通血脉，壮筋骨，除寒湿，逐冷气。

【主治】痢风，患痢后脚痛瘫弱，不能行履；鹤膝风，两膝肿大疼痛，髀胫枯瘦，但存皮骨，拘挛蜷卧，不能屈伸。

大醒风汤（卷一）

【组成】南星（生，八两）　防风（生，四两）　独活（生）　附子（生，去皮、脐）　全蝎（微炒）　甘草（生，各二两）

【用法】每服四钱，水二大盏，生姜二十片，煎至八分，去滓，温服，不拘时候，日进二服。

【功用】搜风祛痰，通络止痉。

【主治】中风痰厥，涎潮昏晕，手足抽搐，半身不遂，及历节痛风，筋脉挛急。

活络丹（卷一）

【组成】川乌（炮，去皮、脐）　草乌（炮，去皮、脐）　地龙（去土）　天南星（炮，各六两）　乳香（研）　没药（研，各二两二钱）

【用法】为细末，入研药和匀，酒面糊为丸，如梧桐子大，每服二十丸，空心、日午、冷酒下，荆芥茶下亦得。

【功用】祛风通络，散寒止痛。

【主治】风邪湿毒之气留滞经络，流注脚手，筋脉拘挛，或发赤肿，行步艰辛，腰腿沉重，脚心吊痛，上冲胸胁膨胀，胸膈痞闷，不思饮食，冲心闷乱，及一切痛风走注，浑身疼痛。

**（3）祛湿剂**

八正散（卷六）

【组成】车前子　瞿麦　萹蓄　滑石　山栀子仁　甘草（炙）　木通　大黄（面裹，煨，去面，切，焙，各一斤）

【用法】锉为散，每服二钱，水一盏，入灯心，煎至七分，去滓，温服，食后临卧。小儿量力少少与之。

【功用】清热泻火，利水通淋。

【主治】大人、小儿心经邪热，一切蕴毒，咽干口燥，大渴引饮，心忪面热，烦躁不宁，目赤睛疼，唇焦鼻衄，口舌生疮，咽喉肿痛，小便赤涩，或癃闭不通，及热淋、血淋。

五皮散（卷三）

【组成】五加皮　地骨皮　生姜皮　大腹皮　茯苓皮（各等分）

【用法】为粗末，每服三钱，水一盏半，煎至八分，去滓，稍热服之，不拘时候。忌生冷、油腻、坚硬等物。

【功用】利水消肿，祛风胜湿。

【主治】脾失健运，风湿相搏所致之头面浮肿，四肢肿满，心腹膨胀，上气促急，饮食欠佳，小便不利等。

**（4）解热剂**

五淋散（卷六）

【组成】木通（去节）　滑石　甘草（炙，各六两）　山栀仁（炒，十四两）赤芍药　茯苓（去皮，各半斤）　淡竹叶（四两）　山茵陈（去根，日晒，二两）

【用法】捣碎，罗为末，每服三钱，水一盏，煎至八分，空心服。

【功用】清热利湿通淋。

【主治】湿热蕴结膀胱，小便频急涩痛，小腹拘急，小便淋沥不宣，或尿如膏，或如砂石，或尿血。

流气饮（卷七）

【组成】大黄（炮）　川芎　菊花（去枝）　牛蒡子（炒）　细辛（去苗）防风（去苗）　山栀（去皮）　白蒺藜（炒去刺）　黄芩（去芦）　甘草（炙）

玄参（去芦）　　蔓荆子（去白皮）　　荆芥（去梗）　　木贼（去根、节，各一两）
苍术（米泔浸一宿，炒控，二两）　　草决明（一两半）

【用法】捣罗为末，每服二钱半，临卧冷酒调下。如婴儿有患，只令乳母服之。

【功用】疏风泻火，退翳明目。

【主治】肝经风热上攻，眼目昏暗，视物不明，常见黑花，当风流泪，怕日羞明，眵多红肿，隐涩难开，或生翳障，倒睫拳毛，睑弦赤烂，及妇人血风眼，时行暴赤肿眼，眼胞紫黑等。

　　槐角丸（卷八）

【组成】槐角（去枝、梗，炒，一斤）　　地榆　当归（酒浸一宿，焙）　　防风（去芦）　　黄芩　枳壳（去瓤，麸炒，各半升）

【用法】为末，酒糊丸，如梧桐子大，每服三十丸，米泔下，不拘时候。

【功用】清热除湿，凉血止血。

【主治】五种肠风泻血：粪前有血（外痔），粪后有血（内痔），大肠不收（脱肛），谷道四面胬肉如奶（举痔），头上有乳（瘘）。

**（5）消导剂**

　　木香槟榔丸（卷三）

【组成】郁李仁（去皮）　　皂角（去皮，酥炙）　　半夏曲（各二两）　　槟榔
枳壳（麸炒）　　木香（不见火）　　杏仁（去皮、尖，麸炒）　　青皮（去白，各一两）

【用法】为细末，别用皂角四两，用浆水一碗搓揉熬膏，更入熟蜜少许，和丸如梧桐子大，每服五十丸，食后温生姜汤下。

【功用】行气除满，祛痰润肠。

【主治】痰食停积，三焦气滞，脘腹痞满，大便秘结。

**（6）祛痰剂**

　　四七汤（卷四）

【组成】半夏（五两）　　茯苓（四两）　　紫苏叶（二两）　　厚朴（三两）

【用法】每服四钱，水一盏半，生姜七片，枣一个，煎至六分，去滓热服，不拘时候。

【功用】行气开郁，降逆化痰。

【主治】七情郁结，痰涎凝聚，咽喉之间如有物阻，咯吐不出，咽之不下，或如梅核，或因痰饮中结，中脘痞满，呕逆恶心。

人参定喘汤（卷四）

【组成】人参（切片）　麻黄（去节）　甘草（炙）　阿胶（炒）　半夏曲（各一两）　桑白皮　五味子（各一两半）　罂粟壳（蜜刷炙，二两）

【用法】为粗末，入人参片拌匀，每服三大钱，水一盏半，入生姜三片，同煎至七分，去滓，食后温服。小儿量岁数加减。

【功用】温肺化痰，止咳平喘。

【主治】肺虚咳嗽，上气喘急，喉中涎声，胸满气逆，坐卧不安，饮食不下，及肺感寒邪，鼻塞头昏。

温中化痰丸（卷四）

【组成】青皮（去白）　良姜（去芦，炒）　干姜（炒）　陈皮（去白，各五两）

【用法】为细末，醋打面糊为丸，如梧桐子大，每服三五十粒，汤饮任下，不拘时候。

【功用】温中化痰，理气降逆。

【主治】停痰留饮，胸脘满闷，头目眩晕，好卧食少，咳嗽气短，恶心呕吐，或饮酒过多，或引饮无度，或过伤生冷，痰涎过多，呕哕恶心。

**（7）祛寒剂**

大已寒丸（卷二）

【组成】荜茇　肉桂（各四斤）　干姜（炮）　高良姜（各六斤）

【用法】为细末，水煮面糊为丸，如梧桐子大，每服二十粒，米饮汤下，食前服。

【功用】温中散寒。

【主治】久寒积冷，脏腑虚弱，心腹痛，胁肋胀满，泄泻肠鸣，自利自汗，米谷不化；阳气暴衰，阴气独胜，手足厥冷；伤寒阴盛，神昏脉短，四肢急惰。

小乌沉汤（卷三）

【组成】乌药（去心，十两）　甘草（炒，一两）　香附子（沙盆内断去皮、毛，焙干，二十两）

【用法】为细末，每服一钱，入盐少许，或不着盐，沸汤点服，不拘时候。

【功用】调中快气。

【主治】气滞心腹刺痛。

鸡舌香散（卷三）

【组成】香附子（炒，去毛）　赤芍药　天台乌药（去木）　良姜（去芦，麻

油炒）　肉桂（去粗皮，各一两）　甘草（炙，半两）

【用法】为细末，每服二钱，入盐少许，用沸汤点服，不拘时候。

【功用】温中散寒，行滞止痛。

【主治】脏腑虚弱，宿寒留饮，中脘阻滞，胸腹胀满，心脾引痛，攻刺腹胁，有妨饮食；伤酒吐酒，噫气吞酸，呕逆恶心。

**（8）理气剂**

大七香丸（卷三）

【组成】香附子（炒，一百九十二两）　麦蘖（炒，一百两）　丁香皮（三百三十两）　缩砂仁　藿香叶（各二百五十两）　甘松　乌药（各六十四两）　肉桂（去粗皮）　甘草（炒）　陈皮（去白，洗，各二百五十两）

【用法】为末，炼蜜为丸，如弹子大，每服一粒，盐酒、盐汤嚼下。妇人脾血气虚，经水不调，并用炒姜酒嚼下，醋汤亦得。忌生冷、肥腻等物。

【功用】行气温中，益脾和胃。

【主治】脾胃虚冷，不思饮食，心膈痞塞，渐成膈气；脾虚泻利，气刺攻注；中酒吐酒，冷痰翻胃，及霍乱吐泻。

小七香丸（卷三）

【组成】甘松（炒，八十两）　益智仁（炒，六十两）　香附子（炒，去毛）　丁香皮　甘草（炒，各一百二十两）　莪术（煨，乘热碎）　缩砂仁（各二十两）

【用法】为末，水浸蒸饼为丸，如绿豆大，每服二十丸，温酒、姜汤、熟水任下；或气胀满，磨乌药水煎汤下；或酒食过度，头眩恶心，胸膈满闷，先嚼二十丸，后吞二十丸，生姜、紫苏汤下。

【功用】温中快膈，理气化积。

【主治】中酒吐酒，呕逆咽酸；气膈食噎，饮食不下，冷涩翻胃，腹胀腹痛，远年茶酒宿积，眼睑俱黄，赤白痢疾，以及小儿疳积等。

**（9）理血剂**

当归散（卷九）

【组成】红蓝花　鬼箭（去中心木）　当归（去苗，炒，各一两）

【用法】为粗散，每服三钱，酒一大盏，煎至七分，去滓，粥食前温服。

【功用】活血通经，散结定痛。

【主治】产后败血不散，儿枕块硬，疼痛发歇，及新产乘虚，风寒内搏，恶露不快，脐腹坚痛。

皱血丸（卷九）

【组成】菊花（去梗）　茴香　香附（炒，酒浸一宿，焙）　熟干地黄　当归　肉桂（去粗皮）　牛膝　延胡索（炒）　芍药　蒲黄　蓬术（各三两）

【用法】为细末，用乌豆一升醋煮，候干，焙为末，再入醋二碗，煮至一碗，留为糊，丸如梧桐子大，每服二十丸，温酒或醋汤下；血气攻刺，炒姜酒下；癥块绞痛，当归酒下。忌羊血、鸭血。

【功用】散寒祛瘀，理气调经。

【主治】妇人血海虚冷，气血不调，时发寒热，或下血过多，或久闭不通，崩中不止，带下赤白，癥瘕痞块，攻刺疼痛，小腹紧痛，胁肋胀痛，腰重脚弱，面黄体虚，饮食减少，渐成劳状，及经脉不调，胎气多损等。

### （10）补益剂

安肾丸（卷五）

【组成】肉桂（去粗皮，不见火）　川乌（炮，去皮、脐，各十六两）　桃仁（麸炒）　白蒺藜（炒，去刺）　巴戟（去心）　山药　茯苓（去皮）　肉苁蓉（酒浸，炙）　石斛（去根，炙）　草薢　白术　破故纸（各四十八两）

【用法】为末，炼蜜为丸，如梧桐子大，每服三十丸，空心食前温酒或盐汤下。小肠气，炒茴香、盐酒下。

【功用】补肾壮阳。

【主治】下元虚惫，膀胱虚冷，腰腿肿痛，脐腹撮痛，两胁刺痛，小腹坚疼，下部湿痒，夜梦遗精，恍惚多惊，皮肤干燥，面无光泽，口淡无味，不思饮食，大便溏泄，小便频数，精神不爽，事多健忘。

猪蹄汤（卷九）

【组成】猪蹄（一只）　通草（五两）

【用法】将猪蹄洗净，依食法事治，次用水一斗，同通草浸煎，得四五升，取汁饮。如乳不下，再服。

【功用】补虚下乳。

【主治】奶妇气少血虚，脉涩不行，绝无乳汁。

### （11）安神剂

降心丹（卷五）

【组成】熟干地黄（净洗，酒浸，蒸，焙干）　天门冬（去心）　麦门冬（去心，各三两）　茯苓（去皮）　人参　远志（甘草煮，去芦、骨）　茯神　山药（各二两）　肉桂（去粗皮，不见火）　朱砂（研飞，各半两）　当归（去芦，

洗，焙，三两）

【用法】为末，炼蜜为丸，如梧桐子大，每服三十丸，煎人参汤吞下。

【功用】养心宁神，交通心肾。

【主治】心肾不足，体热盗汗，健忘遗精，及服热药过多，上盛下虚，气血不降，小便赤白、稠浊不清等。

**（12）固涩剂**

纯阳真人养脏汤（卷六）

【组成】人参　当归（去芦）　白术（焙，各六钱）　肉豆蔻（面裹，煨半两）　肉桂（去粗皮）　甘草（炙，各八钱）　白芍药（一两六钱）　木香（不见火，一两四钱）　诃子（去核，一两二钱）　罂粟壳（去蒂、盖，蜜炙，三两六钱）

【用法】锉为粗末，每服二大钱，水一盏半，煎至八分，去滓，食前温服。忌酒、面、生冷、鱼腥、油腻。

【功用】补虚温中，涩肠固脱。

【主治】肠胃虚弱，冷热不调，脏腑受寒，脐腹绞痛，下痢赤白，泻痢日久，或便脓血，有如鱼脑，日夜无度，胸膈痞闷，胁肋胀满，不思饮食，及脾胃虚寒，脱肛坠下，食少倦怠，舌淡苔白，脉细沉迟。

牡蛎散（卷八）

【组成】黄芪（去苗、土）　麻黄根（洗）　牡蛎（米泔浸，刷去土，火烧通赤，各一两）

【用法】为粗散，每服三钱，水一盏半，小麦百余粒，同煎至八分，去滓热服，日二服，不拘时。

【功用】固表敛汗。

【主治】自汗盗汗，久而不止，气短心悸，体倦消瘦。

**（13）驱虫剂**

化虫丸（卷十）

【组成】胡粉（炒）　鹤虱（去土）　槟榔　苦楝根（去浮皮，各五十两）白矾（枯，十二两半）

【用法】为末，以面糊为丸，如麻子大，一岁儿服五丸，温浆水入生麻油一二点，调匀下之，温米饮下亦得，不拘时候。

【功用】驱杀诸虫。

【主治】小儿虫积，腹痛，发作肿聚，往来上下，或呕吐清水涎沫，多食而瘦，面色青黄。

六神丹（卷十）

【组成】丁香 木香 肉豆蔻（去壳，各半两） 诃子（煨，去核） 使君子仁（各半两） 芦荟（研细入药，一两）

【用法】前三味，用面裹同入慢灰火煨，令面熟为度，取出放冷，与后三味同杵，罗为细末，以枣肉和丸，如麻子大，每服五丸至七丸，温米饮下，乳食前服。

【功用】理气温中，杀虫止泻。

【主治】小儿疳气羸瘦，脏腑怯弱，泄利虚滑，乳食减少，引饮无度，心腹胀满。

**（14）外用剂**

神仙太一膏（卷八）

【组成】玄参 白芷 川当归（去芦） 肉桂（去粗皮） 大黄 赤芍药 生干地黄（各一两）

【用法】锉细，用麻油二斤浸，春五日、夏三日、秋七日、冬十日，滤去滓，油熬得所，次下黄丹一斤，以滴油在水中不散为度，以纸摊药贴之。或旋丸樱桃大，以蛤粉为衣，以绵裹化，水下一丸。

【功用】清热凉血，消肿止痛。

【主治】一切恶疮软疖，无论脓成与未成；虫咬，跌打损伤，烫伤；喉闭、缠喉风；腰膝疼痛等。

神效当归膏（卷八）

【组成】当归 黄蜡（各一两） 麻油（四两）

【用法】先净油煎当归令焦黑，去滓，次入黄蜡急搅之，放冷，入瓷盒内，每使时，故帛子摊贴之。

【功用】拔毒止痛，敛疮生肌。

【主治】烫火伤起瘭浆，焮赤疼痛，毒气壅盛，腐化成脓者。

### 三、临床运用

**1. 心悸**

心悸，既可为独立疾病，亦可是某一疾病的伴随症状。《局方》涉及治疗心悸症之方，数量众多，遍至各卷，而治心悸病，亦有不少方剂。心悸病位，主要在心，由于心神失养，心神动摇，而悸动不安，其病性，惯以本虚标实论之，《内经》常言"正气存内，邪不可干"，《局方》论治心悸亦侧重于本虚之病机，如心气不足、心肾亏虚、虚劳客热、五脏不足等，其标实则主要为风邪、热邪、痰壅、气滞等。今择其主要治疗心悸这一疾病之方，探讨《局方》治疗心悸病之特色。

**（1）心气不足**

如《局方·卷五》"治诸虚"之预知子丸，"治心气不足，志意不定，神情恍惚，语言错妄，忪悸烦郁，愁忧惨戚，喜怒多恐，健忘少睡，夜多异梦，寐即惊魇，或发狂眩，暴不知人，并宜服之"。方中预知子，为植物木通的干燥近成熟果实，功能疏肝理气，活血止痛；人参，大补元气，生津安神；山药、黄精均可健脾益肾；枸杞为益气除热之上品，配地骨皮，甘寒平补，充精气而退邪火，配黄精则可滋阴补血；茯苓、茯神、远志、柏子仁养心安神，又可交通心肾；朱砂镇心安神；石菖蒲开窍豁痰，醒神益智。诸药配伍，补心气之不足，安心神之不定，疏情志之烦郁，治疗心气不足，心神失养之心悸。

又如《局方·卷五》"绍兴续添方"之妙香散，"治男子、妇人心气不足，志意不定，惊悸恐怖，悲忧惨戚，虚烦少睡，喜怒不常，夜多盗汗，饮食无味，头目昏眩"。方中人参、黄芪、甘草健脾益气补心；远志、茯神宁心安神，交通心肾；朱砂镇心安神；山药固肾涩精；桔梗开肺气；木香疏肝脾；麝香解郁结。诸药合用，具有益气安神、理气开郁之功，"常服补益气血，安神镇心"。

**（2）心肾亏虚**

如《局方·卷五》"续添诸局经验秘方"之龙齿镇心丹，"治心肾气不足，惊悸健忘，梦寐不安，遗精面少色，足胫酸疼"。方用熟地黄滋阴补肾、填精益髓，山药健脾补虚、涩精固肾，茯苓渗湿健脾，车前子渗湿泄浊，五味子、天冬、麦冬滋阴补肾，龙齿、远志、茯神宁心安神、交通心肾，地骨皮凉血除蒸、清肺降火，桂心温通经脉，引火归原。又如十四友丸，"补心肾虚，怔忪昏愦，神志不宁，睡卧不安"，方用白茯苓、白茯神、远志、酸枣仁、柏子仁养心安神，朱砂、龙齿、紫石英镇心安神，人参、黄芪、当归、阿胶补气养血，熟地黄滋肾填精，肉桂温助元阳。二方功效相似，均能滋阴补肾，宁心定悸，适于肾阴亏虚，虚火上扰心神所致心悸。

《局方·卷五》之平补镇心丹有二，均"治丈夫、妇人心气不足，志意不定，神情恍惚，夜多异梦，忪悸烦郁，及肾气伤败，血少气多，四肢倦怠，足胫酸疼，睡卧不隐，梦寐遗精，时有白浊，渐至羸瘦"。一者出自"宝庆新增方"，一出"续添诸局经验秘方"。二方均用天冬、麦冬滋阴清热；熟地黄、山药补肾固精；茯神、远志、朱砂宁心安神。前方加龙齿、酸枣仁，后方加龙骨、柏子仁，均可助心安神。所不同者，前方炙甘草补中益气；车前子利湿泄浊；白茯苓利水宁心；五味子滋肾敛阴宁心；肉桂温肾通脉；人参补气以生血，安神并益智，除可治心气不足外，尚可治肾气亏虚之消渴白浊。后方生地黄甘寒，入心养血，入肾滋阴，故能滋阴养血，壮水以制虚火；石菖蒲化湿行气，化痰开窍；当归补血润燥；桔梗为舟楫，载药上行，使药力缓留于上部心经，宜治心气不足，肾气损伤，血少气多之证。二方常服，均能"益精髓，养气血，悦色驻颜"。

**（3）劳热脏虚**

如《局方·卷五》人参黄芪散、黄芪鳖甲散，均"治虚劳客热，肌肉消瘦，四肢倦怠，五心烦热，口燥咽干，颊赤心忪，日晚潮热，夜有盗汗，胸胁不利，减食多渴，咳唾稠黏，时有脓血"。二方均用人参、黄芪、茯苓补气健脾；鳖甲、知母、生地黄、天冬滋阴清热；秦艽、柴胡解肌退热；桑白皮、地骨皮、赤芍、桔梗清泄肺热；紫菀、半夏理嗽化痰。诸药同用，共奏补气养阴、清热除蒸之功，治疗气阴两伤、虚劳内热之心悸。所不同者，药量有异，药味上，后方多一味肉桂，取微微生火，以助肾气之意。

如《局方·卷五》"治诸虚"之定志丸，"治心气不定，五脏不足，恍惚振悸，忧愁悲伤，差错谬忘，梦寐惊魇，恐怖不宁，喜怒无时，朝瘥暮剧，暮瘥朝剧，或发狂眩，并宜服之"。方用人参益气培元，白茯苓宁心安神，合用补养心气；远志、菖蒲开心气、交心肾，安神益智，善治健忘之症；该丸以朱砂为衣，镇心安神。"常服益心强志，令人不忘"。

**（4）痰热扰神**

如《局方·卷四》"治痰饮"之金珠化痰丸，"治痰热，安神志，除头痛眩晕，心忪恍惚，胸膈烦闷，涕唾稠黏，痰实咳嗽，咽嗌不利"。方用半夏、皂荚，味辛性温，化痰降逆，开窍散结；白矾，取其酸苦涌泄，吐利风热之痰涎；铅霜，甘酸性寒，坠痰镇惊；天竺黄清热豁痰，凉心定惊；金箔、朱砂，质重之品，镇心安神；龙脑，清香宣散，通诸窍，散郁火。以生姜汁煮面糊丸、生姜汤送服，宣散胸膈郁热，以助化痰，且制半夏之毒。诸药合用，祛痰开窍，清热镇惊，治疗痰热扰神所致之心悸尤宜。

如《局方·卷六》"治积热"之抱龙丸，"治风壅痰实，头目昏眩，胸膈烦闷，心神不宁，恍惚惊悸，痰涎壅塞，及治中暑烦渴，阳毒狂躁"。方中牛黄、麝香开窍醒神，清热解毒，豁痰定惊；生犀角清热凉血，解毒定惊；雄黄、天南星燥湿祛痰；白石英，重可镇怯，入心经，可镇心安神，入肺经，则温肺下气；藿香辟秽化浊，和中止呕；阿胶滋阴补血润燥；朱砂、金箔、银箔镇惊安神。诸药合用，清热祛痰，镇惊安神，适于治疗夏季痰蒙神窍，心神不宁之证。

#### （5）气机郁滞

如《局方·卷十》"宝庆新增方"之檀香汤，"治精神不爽，头目昏眩，心忪烦躁，志意不定"。方中檀香，辛温芳香，行气温中，《本草备要》言其"调脾胃，利胸膈，为理气要药"。川芎、白芷，味辛性温，行气开郁，上行头目，利泄邪气。桔梗宣肺解郁，甘草缓急调中。诸药合用，"调中顺气，安神定志，清爽头目"，善治上焦气机郁滞之心悸。

又如《局方·卷五》"淳祐新添方"之参香散，"治心气不宁，诸虚百损，肢体沉重，情思不乐，夜多异梦，盗汗失精，恐怖烦悸，喜怒无时，口干咽燥，渴欲饮水，饮食减少，肌肉瘦瘁，渐成劳瘵"。方用人参、茯苓、白术、甘草、黄芪、山药、大枣补中益气；莲子肉、砂仁、木香、丁香、沉香、乌药、檀香、橘红、干姜、生姜温中行气，健脾和胃，养心安神。该方治疗心悸之中焦气滞明显者，散中有补，补中兼行，力专效宏。"常服补精血，调心气，进饮食，安神守中，功效不可具述"。

《局方》每方，先述其症，后录方药、制法，虽未统论心悸因机，但稍加总结，不难发现，《局方》所用方剂，继承《病源》《千金》之理论，取《圣惠》《圣济》之精华，并有进一步发展。治疗心悸，尤其重视补虚与安神两方面，补虚，则是补气血阴阳之不足，侧重健脾补肾、滋养心阴，安神则分为养心安神与重镇安神，二者常配合使用，养镇结合，加强安神之效。同时，不忘痰火扰神、气机阻滞等方面的因素，实者泻之。此节仅取部分心悸方代表论述，更有多者，详见原书。

#### 2. 脘腹痛

《局方》对脘腹痛的名称，沿用了《内经》、仲景之所创，依其临床表现特点，以胃脘部及腹部疼痛为主，将其多称为"心痛""心腹痛""脐腹痛"或"胃痛"，散在分布于是书诸卷中。脘腹痛之病因病机，《局方》并未做出系统总结，以症统方，以方测证，大致可分为体虚感邪、饮食不节、脾胃虚弱、肾阳亏虚四个方面，其中气机阻滞贯穿于各病机之间，不可忽视。用药上，亦多以散邪、消导、理气及补虚药物为主。

#### （1）外感寒邪

《局方·卷五·治痼冷》之崔氏乌头丸，"治风冷邪气，入乘心络，或腑脏暴感风寒，上乘于心，令人卒然心痛，或引背脊，乍瘥乍甚，经久不瘥，并宜服之"，此为外感风寒之邪而猝发心痛。方用附子、川乌、蜀椒、干姜温中散寒止痛；肉桂补命火，暖脾胃，除积冷，通血脉；赤石脂甘温酸涩，敛气血而养心。方皆辛热之品，益阳消阴，温中止痛。临床上常以"心胃同治"论，以其治寒凝心脉之心痛病，而忽略其用药本就偏重温中散寒，实则心、胃皆宜，但证属阴寒便可。

又如《局方·卷三·治一切气》之丁沉丸，"治一切冷气攻心腹、胁肋，胀满刺痛，胸膈噎塞，痰逆恶心，噫气吞酸，不思饮食，胃中冷逆，呕吐不止，及翻胃隔气，宿食留饮，心痛霍乱；妇人血气心腹痛，并皆治之"。方中人参、白术、茯苓、炙甘草益气健脾；木香、丁香、沉香、麝香辛行温通，功擅行气温中止痛；白豆蔻、肉豆蔻入脾胃经，化湿行气，温中止呕；青皮、槟榔行气消积；诃黎勒酸涩性平，涩肠止泻；肉桂、干姜补火助阳。诸品配合，共奏行气散寒、温中止痛之功。

**（2）饮食不节**

如《局方·卷二·治伤寒》之香薷散，"治脏腑冷热不调，饮食不节，或食腥鲙、生冷过度……脾胃得冷，不能消化水谷，致令真邪相干，肠胃虚弱，因饮食变乱于肠胃之间，便致吐利，心腹疼痛，霍乱气逆"。方用白扁豆、厚朴、香薷。白扁豆味甘微温，入脾胃经，健脾化湿和中；香薷辛温芳香，祛暑解表，化湿和中；厚朴行气消积，燥湿除满。三药合用，治疗饮食不节，损伤脾胃，运化失司，湿阻中焦之腹痛。若兼内热者，可加黄连以清热。

原文又载："有心痛而先吐者，有腹痛而先利者，有吐利俱发者，有发热头痛……或烦闷昏塞而欲死者，此药悉能主之。"体现了中医诊疗"异病同治"的诊疗思想。临床上，常用其治疗夏季感冒、急性胃肠炎等属外感风寒夹湿证者。

又如《局方·卷三》之秘传降气汤，"治男子、妇人上热下虚之疾。凡饮食过度，致伤脾胃，酒色无节，耗损肾元，水土交攻，阴阳关膈，遂使气不升降，上热则头目昏眩，痰实呕逆，胸膈不快，咽喉干燥，饮食无味，下弱则腰脚无力，大便秘涩，里急后重，脐腹冷痛"。方中柴胡、枳壳、桔梗疏解上焦壅热；桑白皮、地骨皮清肺降火；诃子敛肺降火；半夏、陈皮、草果仁理气除痰，温中燥湿；五加皮、骨碎补补下元，强筋骨。诸药合用，上焦得清，中焦得运，下焦得补，治上热下虚证。可见饮食过度、酒色无节皆损脾胃，可致胃痛，久则耗损肾元，致脘腹痛。"常服调顺荣卫，通利三焦，开膈化痰，和五脏"。

**（3）脾胃亏虚**

《局方·卷五》之朴附丸，"治脾元虚弱，饮食迟化，食必多伤，腹痛肠鸣，脏腑滑泄，昼夜无度，胃气虚损，不美饮食，呕哕恶涎。此药性温，兼治翻胃恶心，及久患脾泄冷泻之人，最宜服此"。方用厚朴燥湿消痰，下气除满，神曲健脾和胃，消食化积，炮附子、干姜温中散寒，共奏温中健脾，消积和胃之功，治疗脾胃虚寒为本，饮食积滞为标的腹痛泄泻之证。

又《局方·卷三》之理中汤，"脾胃不和，中寒上冲，胸胁逆满，心腹疼痛，痰逆恶心，或时呕吐，心下虚痞，隔塞不通，饮食减少，短气羸困，温中逐水，止汗去湿。又肠胃冷湿，泄泻注下，水谷不分，腹中雷鸣，伤寒时气，里寒外热，霍乱吐利，手足厥冷，胸痹心痛，逆气结气，并皆治之。"方用人参补气健脾，振奋脾胃；白术健脾燥湿；干姜温运中焦，祛散寒邪，恢复脾阳；炙甘草调和诸药，而兼补脾和中。诸药合用，共奏温中祛寒、健脾益气之功，治疗脾胃亏虚，寒湿偏盛之腹痛泄泻。

又《局方·卷十》之益黄散，"治小儿脾胃虚弱，腹痛泄痢，不思乳食，呕吐不止，困乏神懒，心胁膨胀，颜色青黄，恹恹不醒。"方中陈皮、青皮理气健脾，丁香温中散寒，诃子涩肠止泻，炙甘草补脾益气。诸药配伍，有温中理气、健脾止泻之功，治疗小儿脾胃亏虚之腹痛泄泻。

### （4）肾阳不足

如《局方·卷三》之四柱散，"治丈夫元脏气虚，真阳耗败，两耳常鸣，脐腹冷痛，头旋目晕，四肢怠倦，小便滑数，泄泻不止，凡脏气虚弱者，悉宜服之"。方中人参大补元气，《药性论》言其"主五脏气不足，五劳七伤，虚损瘦弱"；木香健脾消食，行气止痛，使补而不滞；茯苓健脾渗湿，利水宁心；生姜、大枣调中和营。诸药配伍，健脾止泻，补益元脏。

《局方·卷三》之乌沉汤，"治吐泻转筋，癥癖疼痛，风水毒肿，冷风麻痹。又主中恶心腹痛，蛊毒疰忤鬼气，宿食不消，天行瘴疫，膀胱肾间冷气攻冲，背膂俯仰不利，及妇人血气攻击，心腹撮痛，并宜服之。"方中乌药温肾散寒，顺气止痛，沉香降气温中，暖肾纳气，人参大补元气，甘草健脾益气，调和诸药，共奏温肾补虚、理气止痛之功，"和一切气，除一切冷，调中补五脏，益精壮阳道，暖腰膝，去邪气"。

《局方》收录方剂，多为民间验方、效方，其作为一本成药方书，专注于列症用药，对疾病之因机论述有失准确。内科学论治脘腹痛，分为胃痛与腹痛论治，将气滞、血瘀、湿热亦纳为脘腹痛之因机，认识更全面、清晰，其既为独立的疾病，亦可作某疾之伴症。但不可否认的是，《局方》在认识脘腹痛的道路上起到了促进发展的作用，对后世医家论治脘腹痛做出了重要的贡献。

### 3. 便秘

便秘，是指排便次数减少，同时伴排便困难或大便干结的疾病，其既可为一个独立的疾病，也可以是一个症状。起病缓慢，多属慢性病变过程。常见于老年人，严重影响生活质量，给患者带来极大不适感。《局方》记载便秘验方众多，论述详尽，散在分布于《局方》诸卷中，其主要从气机郁滞、热积胃肠、虚人便秘三个方面论述。

**（1）气机郁滞**

三焦为六腑之一，具有传化糟粕的作用，若三焦之气机不利，导致腑气郁滞，通降失常，传导失职，糟粕内停，不得下行，而见便秘之症。《局方》亦认为气不流行，三焦不和，是便秘的常见因机，故其收录治疗气滞型便秘方剂3首，分别为木香流气饮、三和散和七圣丸。

《局方·卷三》木香流气饮，"治诸气痞滞不通，胸膈膨胀，口苦咽干，呕吐少食，肩背腹胁走注刺痛，及喘急痰嗽，面目虚浮，四肢肿满，大便秘结，水道赤涩。又治忧思太过，怔忪郁积，脚气风热，聚结肿痛，喘满胀急。"方用半夏、陈皮、厚朴、青皮、甘草、香附、紫苏叶、人参、赤茯苓、干木瓜、石菖蒲、白术、白芷、麦门冬、草果仁、肉桂、蓬莪术、大腹皮、丁香皮、槟榔、木香、藿香叶、木通等。其中大队理气药物，使荣卫调顺，血脉流通，三焦快利，五脏安和。

又如《局方·卷三》之三和散，"治五脏不调，三焦不和，心腹痞闷，胁肋膜胀，风气壅滞，肢节烦痛，头面虚浮，手足微肿，肠胃燥涩，大便秘难"。药用羌活、紫苏质轻主升，宣畅上焦，沉香、槟榔其性主降，疏通下焦，大腹皮、陈皮、木香、木瓜调理中焦，行气导滞，川芎气味雄烈，通利三焦，白术、甘草甘温调中，顾护脾胃。《局方·卷六》之七圣丸，药用川芎、肉桂、木香、羌活、槟榔、郁李仁、大黄，治风气壅盛，痰热结搏，症见"头目昏重，涕唾稠黏，心烦面赤，咽干口燥，精神不爽，夜卧不安，肩背拘急，胸膈痞闷，腹胁胀满，腰满重疼，大便秘结，小便赤涩"。

**（2）热积胃肠**

胃肠相连，胃热炽盛，下传大肠，燔灼津液，使肠道干涩失润，燥屎内结，可成便秘，即热秘。《景岳全书·秘结》曰："阳结证，必因邪火有余，以致津液干燥。"《局方》在治疗热秘时，收载了凉膈散、三黄丸、牛黄生犀丸、神功丸等。

《局方·卷六》凉膈散，为治疗上中二焦邪郁生热证之名方，"治大人、小儿脏腑积热，烦躁多渴，面热头昏，唇焦咽燥……睡卧不宁，谵语狂妄，肠胃燥涩，便溺秘结"。方中连翘、黄芩、竹叶、薄荷清透上焦之热，且黄芩、连翘长于清热解毒，薄荷清利头目、利咽；大黄、芒硝泻下通便；栀子清泄三焦之热，通利小便，引火下行；甘草调和诸药。诸药合用，共奏泻火解毒、清上泄下之功。又如三黄丸，治疗三焦积热之便秘、疮痛之证。方用黄连、黄芩、大黄三味，性皆大寒大苦之品，能直折壮火，清化湿热，且大黄还有泻下通便、祛瘀止血的作用，故该方之临床运用，适应证广，可治"上焦有热，攻冲眼目赤肿，头项肿痛，口舌生疮；中焦有热，心膈烦躁，不美饮食；下焦有热，小便赤涩，大便秘结，五脏俱热，即生疽疖疮痏。及治五般痔疾，粪门肿痛，或下鲜血"等症。

此外，尚有牛黄生犀丸，治疗"风盛痰壅，头痛目眩，咽膈烦闷，神思恍惚，心怔面赤，口干多渴，睡卧不安，小便赤涩，大便多秘"，方后注云"得吐或利，逐出痰涎即愈"。又如神功丸，"治三焦气壅，心腹痞闷，六腑风热，大便不通，腰腿疼痛，肩背重疼，头昏面热，口苦咽干，心胸烦躁，睡卧不安，及治脚气，并素有风人，大便结燥"，方后注云"如大便不通，可倍丸数，以利为度"，可见治疗热积便秘，当中病即止，不可过用。

### （3）虚人便秘

病家素体阴亏血少，不荣大肠，则肠道失润而干涩，大便燥结而见便秘；又或素体气虚阳衰，气虚则大肠传导无力，阳衰则阴寒内结，便下无力，久留肠道而成便秘。此二者，皆属虚人之便秘。《局方》治疗虚人之便秘，善用塞因塞用之法，方以麻仁丸、黄芪汤、阿胶枳壳丸等补益剂，不可妄用攻下，使虚者更虚，燥结日盛。

《局方·卷六》之麻仁丸，有别于《伤寒论》之麻仁丸，治疗胃肠燥热、津液不足之便秘。《局方》之麻仁丸，方中羌活、防风疏散上焦风气，木香、枳壳理气宽中、行滞消胀，白槟榔降气行水、杀虫消积，车前子清热利尿，菟丝子、山蓣、山茱萸、肉桂温补下焦，大黄、郁李仁、麻仁润肠通便，侧重理气、温补、润肠，"治冷热壅结，津液耗少，令人大便秘难，或闭塞不通。若年高气弱，及有风人，大便秘涩，尤宜服之"。

又如《局方·卷六》之黄芪汤，"治年高老人大便秘涩"，方用黄芪、陈皮、大麻仁、白蜜，黄芪补气升阳，陈皮理气健脾，麻仁、白蜜润肠通便，"秘甚者不过两服愈，常服即无秘涩之患。此药不冷不燥，其效如神"。《局方·卷九》之阿胶枳壳丸，"治产后虚羸，大便秘涩"。妇人产后亡血伤津，虚热内生，肠道秘结，用阿胶补血养阴润肠，枳壳下气消积，滑石退热较速，防津液复伤，《药品化义》云"滑石体滑主利窍，味淡主渗热，能荡涤六腑而无克伐之弊"，三药合用，补血润肠，清热通便。

### 4. 妇科

仲景《金匮要略》妇人三篇，论述妊娠、产后、杂病，理法方药兼备，开中医论治妇人疾病之先河。唐代，妇科已成为专科独立发展，《千金要方》亦将"妇人方"置于卷首。及至宋代，妇科发展已较为全面。《局方》卷九，专设"治妇人诸疾"一卷，收录方剂多为效方、验方，且适时增补续添新方，共收方83首。其继承了汉唐以来重视胎产的特点，在学术思想上，认为妇人疾病之因机，多为"虚劳损伤、风冷脏寒"，故其用药多温补，重视调气血。

**（1）重视胎产**

《局方》"治妇人诸疾方"中，以求嗣、胎前、妊娠、产后、乳下等方剂为最多，继承了汉唐以来，重视胎产的特点。

如《局方》之安胎饮，治疗妊娠恶阻及胎动不安等症。妊娠恶阻，主要是因妇人受孕后血聚于下以养胎元，冲气偏盛而上逆，胃气虚弱，失于和降，症见"心中愦闷，头重目眩，四肢沉重，懈怠不欲执作，恶闻食气，欲啖咸酸，多睡少起，呕逆不食"。该方用熟干地黄、白芍药、当归、川芎、阿胶养血和营，白术、黄芪、炙甘草益气健脾，半夏、茯苓降除逆气，地榆涩血止漏，诸药合用，补气养血，降逆止呕。且其尚能治气血亏虚、冲任不固之胎动不安，症见"非时转动，腰腹疼痛，或时下血"。

又如当归养血丸，"治产后恶血不散，发歇疼痛，及恶露不快，脐腹坚胀"。产后瘀血阻滞冲任，新血不得归经，则恶露不尽、淋沥量少；瘀血内阻，则不通则痛，脐腹坚胀。药用当归养血活血，牡丹皮、赤芍药凉血活血，延胡索理气活血止痛，肉桂温通活血、散寒止痛，且制丹皮、赤芍之凉。诸药合用，活血祛瘀之力强，治疗瘀血阻滞的产后恶露不尽。且其兼治"室女经候不匀，赤白带下，心腹腰脚疼痛"，瘀血之象显著者。

**（2）风虚劳冷之因机**

隋代巢元方《诸病源候论》，将"风虚劳冷候"置于妇人杂病诸候之首，认为："风虚劳冷者，是人体虚劳，而受于冷也。……若风冷入于子脏，则令脏冷，致使无儿；若搏于血，则血涩壅，亦令经水不利，断绝不通。"《局方》"治妇人诸疾"篇，继承《病源》之观点，所载方症用药，亦将虚劳损伤、风冷脏寒作为其主要病因，故其用药多为温补之品。

如椒红丸，"治妇人血气不调，腑脏怯弱，风冷邪气乘虚客搏"，症见"脐腹冷疼，胁肋时胀，面色萎黄，肌体羸瘦，怠惰嗜卧，不思饮食"。方中丁香、麝香、沉香均为芳香温通，功擅行气止痛；椒红（花椒外皮）、肉豆蔻、高良姜温中散寒而止痛；莪术破血行气，消积止痛；诃子苦温能开，酸涩能收，开则化痰涎，消胀满，下宿食；当归补血活血；附子温肾助阳。诸药合用，虽一派辛温之品，然其制法，以面糊丸，则无耗气伤阴之虞，常服"补虚损，暖下脏，逐痼冷，进饮食"。

又如卷首方熟干地黄散，"治妇人劳伤血气，腑脏虚损，风冷邪气乘虚客搏，肢体烦痛，头目昏重，心多惊悸，寒热盗汗，羸瘦少力，饮食不进"。方中细辛、藁本、防风解表祛除风邪；熟地黄、当归、川芎，取四物汤之意，补血活血；人参、白术、茯苓，取四君子汤意，益气健脾；黄芪补气以生血；肉桂、附子补火助阳，散寒止痛；续断补肝肾，强筋骨，久服益气力；丹参活血祛瘀，通经止痛，且其性凉，尚能清心除烦。诸药合用，温补气血，祛风解表。

**（3）重视调冲任**

中医认为，冲为血海，任主胞胎，妇科疾病的病机，有别于内科之处，皆因损伤冲任而变生经、孕、胎、产、杂诸病。《诸病源候论》论妇人病，凡月水不调候五论、带下候九论、漏下候七论、崩中候五论，全部以损伤冲任立论。《局方》治妇人诸疾，亦重视调其冲任气血，然妇人之血，宜盛不宜衰，宜通不宜塞，宜调养不宜克伐，常以血分药为主。

如伏龙肝散，"治气血劳伤，冲任脉虚，经血非时，忽然崩下，或如豆汁，或成血片，或五色相杂，或赤白相兼，脐腹冷痛，经久未止，令人黄瘦口干，饮食减少，四肢无力，虚烦惊悸"。伏龙肝、赤石脂、艾叶均可止血止崩；熟干地黄、当归、川芎补血活血；肉桂、干姜温中散寒，且肉桂于补气血药中，可鼓舞气血，使阳生阴长；麦冬、大枣、炙甘草滋养营阴，兼调和诸药。诸药合用，共奏温养冲任、固崩止血之功。

又如滋血汤，"治妇人劳伤过度，致伤脏腑，冲任气虚，不能约制其经血，或暴下，谓之崩中，或下鲜血，或下瘀血，连日不止，淋沥不断，形羸气劣，倦怠困乏，并能治之。"赤石脂、海螵蛸、侧柏叶三者均味涩能收，止血之功著，药少而力专，急治崩漏下血。

诜（shēn）诜丸，"治妇人冲任虚寒，胎孕不成，或多损堕"。方用熟地黄、当归、川芎、白芍药，即四物汤，补血养血；妇人冲任虚寒，血得寒则凝，得温则行，故用泽兰、牡丹皮、延胡索活血化瘀；用肉桂、干姜温散祛寒；白术、石斛，一为益气，一为滋阴，使活血不伤气，温散不伤阴，且白术尚可安胎。其服法以醋煮面糊丸，增止血之功，温酒送服，助活血之效。

**（4）名方、验方众多**

《局方·卷九》"治妇人诸疾方"，不仅保存了宋以前的一些著名妇科效方，如《金匮要略》之温经汤、胶艾汤，"妇科圣方"四物汤，还出现了大量新方、验方，特别是许多临床常用方，如逍遥散、失笑散等，都为此书首载。

四物汤，最早记载于唐代蔺道人的《仙授理伤续断秘方》，用治外伤瘀血作痛，后被收录至《局方》，用于妇产科疾病。《局方》云其"治冲任虚损，月水不调，脐腹疼痛，崩中漏下，血瘕块硬，发歇疼痛"，以辛散之当归、川芎补血活血，配阴柔白芍药、熟地黄补血养阴，动静相伍，补而不滞，共奏"调益荣卫，滋养气血"

之功，其补血调经之效，可减缓女性痛经。

温经汤，《局方》云其"治冲任虚损，月候不调……又治曾经损娠，瘀血停留……及治少腹有寒，久不受胎"。方中吴茱萸、肉桂温经散寒，通利血脉；当归、芎䓖、丹皮活血祛瘀，养血调经；阿胶、白芍、麦冬养血滋阴；半夏、生姜辛开散结，通降胃气，以助祛瘀；人参、甘草益气健脾。诸药合用，共奏温经散寒、养血祛瘀之功。又如胶艾汤，治"劳伤血气，冲任虚损，月水过多……胎动不安，腹痛下坠"。方用四物汤加阿胶、艾叶、甘草而成，功能补血止血，调经安胎。

失笑散，《局方》言其"治产后心腹痛欲死，百药不效，服此顿愈"。方以五灵脂散瘀止痛，蒲黄行血消瘀，炒用且止血，二药合用，共奏祛瘀止痛、推陈出新之功。调以米醋，或用黄酒冲服，矫味增效，临床常用于治疗痛经、冠心病等属瘀血停滞者。又如逍遥散，"治血虚劳倦，五心烦热，肢体疼痛……又疗室女血弱阴虚，荣卫不和"。方中柴胡疏肝解郁；当归、白芍养血滋阴，柔肝缓急；白术、茯苓、炙甘草益气健脾祛湿；加入薄荷少许，助柴胡透达肝经郁热；烧生姜温胃和中。

**5. 儿科**

《局方·卷十》专设"治小儿诸疾方"一卷，共收录方剂118方。《局方》在实用性和科学性方面，在其以前方剂的基础上推陈出新，极大推动了方剂学的发展。书中注明主治证，突出辨证施治，每一方名后面都有主治证与适应证。在用药上，具有选方效验、顾护脾胃、不同汤饮服法增效的特点。

**（1）选方效验**

《局方》所录方药，皆系宋太医局奉朝廷之命征集民间之验方，且经反复临床试验遴选，才被收录入册，直至今日，亦为临床常用。《局方》所录之小儿方剂亦是如此，效方、验方众多，如益黄散、肥儿丸、和中丸、化虫丸、助胃膏、天竺饮子、厚朴散、人参散等。

如益黄散，"治小儿脾胃虚弱，腹痛泄痢，不思乳食，呕吐不止，困乏神懒，心胁膨胀，颜色青黄，恹恹不醒"。方用丁香，温中降逆，补肾助阳；诃子涩肠止泻；陈皮入脾肺经，功擅理气健脾；青皮入肝胆经，功擅消积化滞；甘草缓急调中。诸药合用，常用于治疗小儿脾胃虚弱之腹泻、消化不良等。

又如助胃膏，"治小儿胃气虚弱，乳食不进，腹胁胀满，肠鸣泄泻，呕（xiàn，即呕吐）乳便青，或时夜啼，胎寒腹痛"。方中白豆蔻、肉豆蔻化湿行气，温中涩肠；橘红、砂仁、木香、藿香行气化湿，调中止泻；人参、白术、山药、茯苓、炙甘草益气健脾，渗湿止泻；丁香、官桂补火助阳止泻。诸药配伍，健脾化湿，理气助阳，行中有补，炼蜜成膏，适宜于小儿脾胃虚弱，不思乳食之症。

### （2）顾护脾胃

小儿初生，脾禀未充，胃气未动，运化力弱，而小儿除正常的生理活动之外，还需不断生长发育，且小儿先天禀受肾气未充，须赖后天脾胃不断充养，才能逐渐充盛，因而对脾胃运化输布水谷精微之气要求更为迫切。《局方》在论治小儿疾病时，时刻注意顾护脾胃之重要性。

如《局方·卷十》"治小儿诸疾"之润肺散，"治小儿寒壅相交，肺气不利，咳嗽喘急，语声不出，痰涎壅塞，胸膈烦满，鼻塞清涕，咽喉干痛"。方中贝母甘寒，清热润肺，止咳化痰；麻黄、杏仁宣降肺气；桔梗宣肺、祛痰、利咽；阿胶养阴润肺；人参、炙甘草益气健脾；陈皮理气健脾，使补而不滞。全方共奏润肺止咳、利气祛痰之功。方虽八味，却兼顾小儿脏腑柔弱的特点，加入益气健脾之品，顾护中州，使祛邪不伤正。

又如惺惺散，"治小儿风热疮疹，伤寒时气，头痛壮热，目涩多睡，咳嗽喘粗，鼻塞清涕"。细辛解表祛风，通窍止痛；栝楼根清热泻火，生津止渴；桔梗宣肺祛痰止咳；人参、白术、茯苓、炙甘草，即四君子汤意，和中健脾；煎服时加入薄荷三叶，可疏散外邪，清利头目。诸药配伍，共奏清热祛痰、通窍止痛、健脾护中之功。该方治小儿风热疮疹，为标实急症，然《局方》并未一味祛邪，而是顾及小儿脏腑娇嫩、脾常不足之特点，扶正以助祛邪。

### （3）汤饮服法

《局方》作为一部官方成药专著，所录方剂，必详载其服法，在使用散剂或丸剂时，使用不同汤饮送服，且有一定辅助治疗作用。如生姜汤可辛温散寒，人参汤健脾益气，薄荷汤类清利头目，米饮类甘温益气，调养脾胃。

如五福化毒丹，"治小儿蕴积毒热，惊惕狂躁，颊赤咽干，口舌生疮，夜卧不宁，谵语烦渴，头面身体多生疮疖"。青黛、玄参、牙硝清热解毒，泻火定惊；麝香开窍醒神，消肿止痛；桔梗宣肺祛痰；人参、茯苓、甘草健脾益气；金箔、银箔镇惊安神。诸药合用，共奏清火解毒、开窍镇静之功。其服法，用薄荷水化下，解毒利咽，清利头目，且使药力上达诸窍，为佐使之用。若"及疮疹后，余毒上攻口齿，涎血臭气"，以生地黄汁含化，清热生津，清余邪未尽之热。又言"热疳肌肉黄瘦，雀目夜不见物"，以陈粟米泔水化下，其味甘咸，性凉，功可和中益肾，除热止渴。

又如辰砂半夏丸，"治小儿肺壅痰实，咳嗽喘急，胸膈痞满，心忪烦闷，痰涎不利，呀呷有声"。葶苈泻肺定喘，杏仁降气止咳平喘，半夏化痰降逆下气，五灵脂酒制，活血散瘀，朱砂清心解毒，镇惊安神。以生姜汁煮面糊丸，又用生姜汤送服，增强温中止呕、温肺止咳之功。

小儿本为"稚阴稚阳之体"，阴阳二气均显幼稚不足，导致病理上发病容易，传变迅速，易虚易实，易寒易热。《局方》"治小儿诸疾"篇，涉及药物类别较多，且这些药中，寒凉药与温热药、平性药使用次数大体相当，药性上相互制约，不致出现寒热偏颇，这与宋朝当时偏用温燥之药形成对比，可见《局方》遣方用药之精当。又因小儿疾病传变迅速，脾胃虚弱，故其用药，强调及时救治，中病即止，切勿峻补峻泻，调脾胃为上，这些思想至今仍然指导着儿科临床，书中许多验方效方，广为流传。

### 四、后世影响

《太平惠民和剂局方》堪称我国历史上第一部成药典，具备药典的基本特征和功能。书中以病证各科为纲，方名为目，方后列主治证候、调服方法、药物组成、禁忌加减、药物炮制、剂型修制等，对剂型制作叙述尤详，并给出了部分药物的修治方法，这对药物修治的规范化有一定的影响。本书不仅作为配方手册，而且为普及推广成药做出了贡献，规范了成药生产过程，保证药品质量的稳定性，促使了药品监督和检测制度逐步完善。《局方》不仅在宋代具有权威性，而且一直到金元时期，仍是官方进行药事管理必须遵循的准则，在当时颇具影响，出现了"官府守之以为法，医门传之以为业，病者恃之以立命，世人习之以成俗"的盛况，并为后世医家所遵循使用。周密在《癸辛杂识》"和剂局方"一节中评价道："若夫《和剂局方》，乃当时精集诸家名方，凡经几名医之手，至提领以从官内臣参校，可谓精矣。"但是该书也产生了忽视辨证而滥用成药的流弊，对此朱丹溪《局方发挥》曾着力予以批评。是书经过南宋高宗、孝宗时期的增补，逐渐形成《局方》医学，被后世所沿用。

《太平圣惠方》《太平惠民和剂局方》《圣济总录》并称宋时期三大官修方书，卷帙浩繁，内容丰富。宋初《太平圣惠方》由北宋翰林医官王怀隐等奉诏集体编纂，既继承了前代的医方成果，又总结了当代的医学经验，以方剂为主，理法方药皆备，兼有食疗、养生方，实用性强。《圣济总录》系宋徽宗时由朝廷组织人员编撰，书中录方多系民间验方和医家秘方，有较好的疗效，故向来为医家所推崇。书中所涉内容极广，新增"苶苶""怢怢"等词汇，使临床症状描述更加生动形象。《局方》的编纂与官药局的沿革有关，医药和剂局成立之后由朝廷着手编纂，为制作成药提供依据，官药局之政与《局方》的推广提高了宋政府应对疾疫的能力。书中描述药物炮制、服饵方法的词汇丰富、细致，从语言的角度反映了医学技术的发展，更有利于临床疗效的提高。《局方》主要针对普通百姓用药，喜用温补，慎用寒凉。

及至清代,《太平惠民和剂局方》的影响仍然深远。清代御药房丸药配方档中配方出自宋代《和剂局方》所占比例为最多,达 12.7%。出自宋代《和剂局方》的配方有八珍糕、八珍丸、百补济阴丸、碧雪方、避瘟丹、参苓白术散、参苓白术丸、沉香化滞丸、诚修消滞丸、除痰降火丸、二陈丸、肥儿丸、分清五淋丸、观音普济丹、和解丸、红雪方、琥珀还睛丸、化虫丸、槐角丸、黄连解毒丸、黄连羊肝丸、茴香橘核丸、藿香正气丸、加味逍遥散、健脾平胃丸、金衣祛暑丸、救苦还魂丹、灵宝如意丹、六合定中丸、梅花点舌丹、牛黄清心丸、平胃散、七香丸、杞菊地黄丸、青娥丸、青州白丸子、清瘟解毒丸、人参养荣丸、神效活络丹、十全大补丸、手拈丸、苏合香丸、五福化毒丹、五积散丸、香连丸、香薷丸、逍遥丸、芎菊茶调散、芎菊上清丸、鱼鳔丸、滋补大力丸、紫雪方。

《局方》所收方剂许多至今仍广泛用于临床,如二陈汤、平胃散、四君子汤、四物汤、失笑散、川芎茶调散、逍遥散、至宝丹、苏合香丸、牛黄醒消丸等,都是方剂学中最具代表性的良方。该书不仅是高等中医药院校学生学习中药学、方剂学的重要参考书籍之一,也是从事中医临床、教学、科研以及从事中药炮制、制剂、调剂研究工作的必读书籍之一。

## 五、现存主要版本

元建安年间宗文书堂郑天泽刻本;日本正保四年平乐寺刻本;1925 年上海校经山房石印本;1959 年人民卫生出版社铅印本等。

## ◎ 参考文献

[1] 太平惠民和剂局,刘景源整理.太平惠民和剂局方 [M]. 北京:人民卫生出版社,2007.

[2] 姜中龙.《太平惠民和剂局方》相关问题研究 [D]. 河北大学,2015.

[3] 叶显纯.《太平惠民和剂局方》初探 [J]. 中成药研究,1980,(6):7-9.

[4] 范磊,欧阳兵.试析《太平惠民和剂局方》盛行的原因及其影响 [J]. 甘肃中医,2009,(1):8-10.

[5] 尚志钧.《太平惠民和剂局方》的成书概况 [J]. 中成药研究,1988,(5):35-36.

[6] 张东勋.四君子汤及其衍化方的文献与临床应用研究 [D]. 山东中医药大学,2004.

[7] 吴燕芳. 失笑散古今应用 [J]. 中成药研究, 1987, (4): 32-33.

[8] 田永刚.《太平惠民和剂局方》补益剂配伍规律研究 [D]. 山东中医药大学, 2009.

[9] 王成波.《和剂局方》消风散治疗头面诸疾举隅 [J]. 四川中医, 2009, (11): 50-51.

[10] 郭恒岳. 清心莲子饮的临床应用 [J]. 国外医学·中医中药分册, 2004, (1): 15-16+27.

[11] 潘彰. 补肾温阳名方——青娥丸 [J]. 家庭医药, 2010, (1): 54.

[12] 杨照坤. 泄泻病证的古今文献研究与学术源流探讨 [D]. 北京中医药大学, 2008.

[13] 张海英, 周士英, 阎兆君.《太平惠民和剂局方》痰饮附咳嗽卷中用药证治规律的统计分析 [J]. 光明中医, 2006, (9): 13-14.

[14] 王晓棣.《太平惠民和剂局方》脘腹痛病症诊治思想研究 [J]. 亚太传统医药, 2014, (7): 43-44.

[15] 杨文潮, 冷伟, 陈明霞.《太平惠民和剂局方》便秘证治特色探微 [J]. 陕西中医学院学报, 2015, (4): 87-88.

[16] 卢军.《太平惠民和剂局方》治妇人诸疾卷方药特点初探 [J]. 云南中医学院学报, 2011, (2): 57-59.

[17] 杨凌.《太平惠民和剂局方》儿科方配伍规律研究 [D]. 成都中医药大学, 2012.

[18] 赵璞珊.《太平圣惠方》《圣济总录》《太平惠民和剂局方》介绍 [J]. 中医杂志, 1984, (12): 56-57.

[19] 陈江莉, 陈瑶. 略论太平惠民局的成立对宋代医药发展的影响 [J]. 中医临床研究, 2012, 4 (19): 109-110.

[20] 黄霞, 年莉. 略论宋代官修方书及其特点 [J]. 天津中医药大学学报, 2008, (1): 6-8.

[21] 陈可冀. 清宫配方集成 [M]. 北京: 北京大学医学出版社, 2013.

# 《圣济总录》（官修）

## 一、宫廷渊源

### 1. 提要

《圣济总录》又名《政和圣济总录》，成书于宋政和年间（1111—1117 年）。该书内容极为丰富，穷极医源，除"发明《内经》之妙"，博采当时名家医论，作医理阐发之引证，更是广纳效实之历代名医秘方、流传验方，参御府所藏医书，经朝廷大力支持，由圣济殿御医纂辑而成，故名《政和圣济总录》。全书所载，"首之以风疾之变动，终之以神仙之服饵，详至于腧穴经络、祝由符禁，无不悉备"，广括内、外、妇、儿、五官、针灸诸科以及杂治、养生等常见病数百种。每一病证先论因机，继述症状，后列治则、方药，条理清晰，词语简明。该书在心悸、胸痹心痛、头痛、淋证等疾病的治疗，以及宋代剂型与药引的广泛使用上，论述详尽而特色鲜明，可见一斑，其对后世研究中医基础理论和临床证治，均有重要参考价值。

### 2. 著者传记

《圣济总录》一书为宋徽宗赵佶主持编撰，并以其名义颁布，相关参编人员未明载。徽宗为该书作序曰："其意精微，其旨迈远，其所言在理，所以探天下之至赜……朕作《总录》以急世用，而救民疾，亦斯道之筌蹄云耳。"可见当时对医学典籍之重视。宋徽宗执政期间，积极倡导和参与医药活动，政策上实行"抑巫扬医"，医药制度有所改革，医药机构设立较为完善，如翰林医官院、太医局等。医学教育得亦到高度重视，"士人知医"成为风尚，始有"儒医"之称。又适值造纸术和雕版印刷术之普及应用，使得医学理论传播迅速，极大促进了医学之进步。

宋立国以后，社会生产力、科技文化事业逐渐发展，然外则烽烟四起，宋、辽、夏战事频繁，又连年疫病，故而北宋各朝帝王对医药都尤为重视。时临靖康之难，《圣济总录》版成，尚未印行之际，亦被掳劫至金。所幸，缘于该书内容丰富而实用，在金大定年间（1161—1189 年）和元大德四年（1300 年）两次由政府重刊发行。该书之问世，亦标志着宋代医药学进入了一个新的发展阶段。

## 二、内容精要

### 1. 各卷概要

《圣济总录》全书共 200 卷，分列 60 余门论述，载方近 2 万余首。

卷 1~4 包括《运气》2 卷，《叙例》《治法》各 1 卷。开卷首列运气，与徽宗赵佶推行"天运政治"，大力提倡和推广运气学说有着极大的关系。运气学说曾被列为太医局考试的必考内容。《叙例》《治法》两卷相当于全书的总论部分。

卷 5~20 包括《诸风门》14 卷与《诸痹门》2 卷。该书将《诸风门》置于各门之首，收方千余首，篇幅数量可观。卷 19、20 为《诸痹门》篇各论，分述各种痹证。

卷 21~40 包括《伤寒门》13 卷、《中门》1 卷、《疟病门》4 卷及《霍乱门》3 卷。《伤寒门》整理了宋以前文献的部分病证，尤其注重寒热虚实的辨证，使其更具系统性。《中门》论述了中热暍与中暍闷绝的证治与临床表现。《霍乱门》则详细论述了治霍乱，据伴随症状不同，处方有别，随证治之。

卷 41~57 包括《肝脏门》《胆门》《心脏门》《脾脏门》《胃门》《肺脏门》《大肠门》《肾脏门》《膀胱门》《三焦门》《心痛门》《心腹门》。该部分以脏腑辨证为主，首先统论各门治法，后述诸脏腑疾病证治处方。

卷 58~100 包括《消渴门》《黄疸门》《胸痹门》《诸淋门》《九虫门》《诸尸门》《诸注门》等，该主要以内科杂病证论述。如《虚劳门》"虚劳通论"部分，沿承了巢元方"五劳""六极""七伤"之说，将虚劳分为 49 候，每候之下首立医论，分别阐述各候的病因病机、发病经过及临床表现。

卷 101~124 包括《面体门》《髭发门》《眼目门》《耳门》《鼻门》《口齿门》《咽喉门》，论述皮肤、美发、五官方面疾病的养护与防治。

卷 125~149 包括《瘿瘤门》《瘰门》《痈疽门》《疮肿门》《金创门》《痔门》《伤折门》《杂疗门》，论述疮肿、金创、伤科疾病的治疗方法，《杂疗门》主要论述饮食药物中毒、虫蛇咬伤、自缢等危重急症的解救措施。

卷 150~166 包括《妇人风门》《妇人血气门》《妊娠门》《产难门》《产后门》，该部分主要论述妇产科常见疾病的治疗，按照经、带、妊娠病、产后病分类，收录了不少行之有效的方剂，对后世研究中医妇科学基础理论和疾病证治均有重要参考价值。

卷第 167~182 为《小儿门》，共 16 卷。采集隋唐以来的儿科方论汇编成文。其中"小儿统论"明确指出"得诸胎中""得诸感袭""乳哺不节"乃是导致小儿发生疾病的三大因素。

卷185～190包括《补益门》3卷及《食治门》3卷。《补益门》论述了皮毛、血脉、筋骨、肌肉等损伤的补益大法。《食治门》论述了诸多疾病的食治方法，正所谓"安身之本，必资于食，不知食宜，不足以存生"。

卷191～194为《针灸门》，该部分专论针灸，对骨度、骨空、经脉、腧穴、刺灸、疾病灸刺、灸刺禁论及误伤禁穴救针法等进行了系统的归纳，条理明晰，尤其《骨空穴法》对十四经按《灵枢·经脉》所述经脉循行方向进行排定，刺灸禁忌及误针解救法在本部分内容中具有较为突出的特色。

卷195～197为《符禁门》，其大部分内容来自唐代孙思邈《千金翼方·禁经》，主要是咒禁治病术，带有巫术色彩。

卷198～200为神仙服饵门，主要是养生补益方和气功导引内容。

**2. 内容精选**

**（1）中药服饵**

病在胸膈以上者，先食后服药；病在心腹以下者，先服药后食；病在四肢血脉者，服药宜空腹而在旦；病在骨髓者，服药宜饱满而在夜。此用药之常法也。若卒病受邪，则攻治宜速，岂可拘以常法。

凡服补益丸散者，自非衰损之人，皆可先服利汤，泻去胸腹中壅积痰实，然后可服补药，应服治风汤散，皆须三五剂，若有久滞风病，即须倍此，乃至百余日可瘥。又当斟酌所宜，伤寒时气，不拘旦暮，当即亟治，其服药亦不可拘以常法，庶使病易得愈，不致传变，是以小儿女子得病，益以滋甚者，良由隐忍冀瘥，不即治之也。（《圣济总录·卷第三·叙例·服饵》）

按：该部分内容论述了中药服法的重要性。首段论述了中药病位不同，服法有别。病在上焦胸膈以上的，欲使药力停留较久，宜饭后服；病在心腹以下的，欲使药力迅速下达，宜饭前服；病在四肢血脉者，空腹旦服，可使药液易于吸收而布散周身；病在骨髓，病势危重者，缓缓深入，宜夜间服药。若是受邪起病猝然，则当急治其标，迅速攻邪，此时则便可不按惯常服法了。

第二段论述了不同作用方剂的服药方法。凡补益类方药，若无病体衰损，可先服攻下类汤剂，祛除胸腹中积滞痰实之物，排空肠道，有助补益药之吸收。服治风汤剂，若风病久滞体内，则须加大药量，长久服用才可获愈。若有感于时邪，则应即服，愈病防变。故小儿、女子得病，须用极滋补药物，方能取效者，乃因隐忍不治，冀图自愈，贻误诊机，病势日深所致。清代徐灵胎说："方虽中病而服之不得其法，非特无功，反而有害。"可知服药方法之重要性。现代人对中药服法多只问饭前、饭后，却不知服法内涵之广，如温服、凉服、平旦服、夜卧服、频服、徐徐服、定时服、调酒服等之区别。药物服法对疾病防治亦有重大意义。

### （2）论服药多少

凡服药多少，要与病人气血相宜，盖人之禀受本有强弱，又贵贱苦乐，所养不同，岂可以一概论，况病有久新之异，尤在临时以意裁之，故古方云，诸富贵人骤病，或少壮肤腠致密，与受病日浅者，病势虽轻，用药宜多，诸久病之人，气形羸弱，或腠理开疏者，用药宜少。（《圣济总录·卷第三·叙例·服药多少》）

按：《圣济总录》此段论述了用药之多少，须与病人气血相宜。古人曾有"中医不传之秘在于剂量"之说，人之天生禀赋不同，有强有弱，又因后天生存环境有异，或富贵或贫苦，不可概而论之。况临证之时，又须审病起之新久，病情之深浅，病家正气之强弱，气血之多寡，所虑非一。故古方有云，论治富人、青壮年、腠理致密者，急性起病，其病势虽轻，然药量宜多，而治病久体虚，形气羸弱，腠理开疏者，药量宜少。

现代名医岳美中先生亦云："中医治病的巧处在分量上。"可见中药之用量，至关重要。除须考虑病家气血盛衰外，药量多寡，亦与药材本身相关。如药物滋腻、质重者，用量要重，而轻扬质薄者，用量宜轻。"静药"如熟地黄、枸杞、党参、白术之属，用量宜大，"动药"如柴胡、广香、薄荷、全蝎之类用量宜小。补养之"静药"，必重用方能濡之守之，而疏调之"动药"虽轻用即奏效。临证处方，倘中药剂量有失精当，纵使立法严谨、辨证无误，然收效往往不甚理想。欲参悟中医之秘，务必权衡药量之轻重，切合病家气血，方无谬误矣。

### （3）论伤寒之可汗、可下

论曰：伤寒病汗之而愈者，以初得病一日至三日，阳经受邪，未传诸阴，其邪在表，故当发汗，此大约也。然病数日，脉浮，太阳证不罢者，亦可汗之，当以脉证为准。凡头痛发热，恶风振寒，是为可汗之证，其脉浮者，是为可汗之脉。阳虚则恶寒。脉浮为在表，或浮而弱，或浮而紧，或浮大而数，皆宜汗之。（《圣济总录·卷第二十一·伤寒门·伤寒可汗》）

论曰：凡伤寒邪入于阴，其病在里，法当下之。诸腹满，不大便，或口燥舌干而渴，或潮热谵语，皆为可下之证。诸诊得脉沉而实，即为可下之脉。但脉证已具，不必拘以日数，急宜攻里。若病虽过经而里证未备者，未可下也。故经曰阳盛阴虚，下之则愈，其法谓此。（《圣济总录·卷第二十一·伤寒门·伤寒可下》）

按：《圣济总录》引文丰富，对《内经》《伤寒论》多有发挥，其对前贤理论进行整合，并引入新的宋代医家理论与见解。该节选部分论述了伤寒可汗、可下证，并总结出其适用范围。

第一段总结了伤寒可汗的适用范围，病初三日内，其邪尚在表，未传诸阴，可汗而发之；即使病已数日，若太阳证仍在，当以脉象为准，浮脉示其邪在表，亦当汗之；凡头痛发热、恶风振寒者，诊其脉为浮，或浮弱，或浮缓，或浮紧，皆宜汗之。第二段则论述了伤寒可下的适用范围，其言"伤寒邪入于阴，其病在里，法当下之"，如"诸腹满，不大便，或口燥舌干而渴，或潮热谵语"，即阳明腑实证，其脉沉而实，则不必拘于患病天数，急宜攻下里邪；有或邪已入阴，然里证未备，仍不可以下法。"阳盛阴虚，下之则愈"，是言阳盛则热，以下法泄除有余之热邪，则阴不复伤矣。

### （4）心痛统论

论曰：心痛诸候，皆由邪气客于手心主之脉，盖手少阴心之经，五脏六腑君主之官也，精神所舍，诸阳所合，其藏坚固，邪气未易以伤，是以诸邪在心，多在包络者，心主之脉也。其候不一，有寒气卒客于脏腑，发卒痛者，有阳虚阴厥，痛引喉者，有心背相引，善瘛伛偻者，有腹胀归于心而痛甚者，有急痛如针锥所刺者，有其色苍苍，终日不得太息者，有卧则从心间痛，动作愈甚者，有发作肿聚，往来上下，痛有休止者。或因于饮食，或从于外风，中藏既虚，邪气客之，痞而不散，宜通而塞，故为痛也。若夫真心不痛，痛即实气相搏，手足厥冷，非治疗之所及，不可不辨也。（《圣济总录·卷第五十五·心痛门·心痛统论》）

按：该段内容统述心痛诸候不同病证者，皆由邪气侵犯手厥阴心包经所致。心为君主之官，精神之居所，诸阳所合，其脏坚固，不易受邪，诸邪在心者，多侵犯心包络，且病因不同，症状有异。如寒气猝然犯心者，突发心痛；阳虚阴厥者，痛引咽喉；心背相引而痛，甚则拘挛，腰背不能屈伸者；有腹部胀痛，实为心痛所致者；有疼痛急迫如针锥刺者；有面色苍白，气短不足以息者；有卧则心痛，动辄加重者；有发作伴见水肿，疼痛或有休止者。诸此种种，究其病因，多为饮食不节，起居失常，寒热失宜等。

同时，其又提出了与真心痛的鉴别，胸痹病之心前区疼痛，多有慢性疼痛，久治不愈等特点。中焦脏器已虚，复受邪气客而不散，应通而塞，不通而痛也；若为真心痛，则为久虚成实，闭塞更重，实气相搏，手足厥冷，非治疗所能好转，故当慎重鉴别。以上论述，虽然简略不详，而首次为之专门立论，颇有特点，实为临床经验之谈，确有灼见。

### （5）论三焦病

论曰：《黄帝三部针灸经》曰少腹肿痛，不得小便，邪在三焦，病名曰三焦约……若营卫不调，风邪入客，则决渎之官，约而不通，所以不得大小便也，刺法取足少阴、太阳之经，辅以汤剂，则三焦疏导，清浊判矣。

论曰：《内经》谓久咳不已，则三焦受之，三焦咳状，咳嗽腹满，不欲食饮，此皆聚于胃，关于肺，使人多涕唾而面浮气逆也。……今咳而久者，以寒气蕴结，关播胃中，故腹满不食，气逆上行，涕唾多而面目虚浮也。

论曰：三焦胀者，经所谓气满于皮肤，壳壳然而坚不痛是也。盖胀有痛痞，以别虚实。若鼓胀之类，内夹宿食，按之坚痛，是谓邪实，今三焦皮肤壳壳然而坚不痛，特以气满为虚胀而已，治宜升降其气则愈。

论曰：三焦有水气者，气滞不通，决渎之官内壅也。盖水聚于胃，气能传化。今气不升降，水聚不行，则脾经受湿，故为腹满浮肿之证，治宜导气而行之，气通则水自决矣。（《圣济总录·卷第五十四·三焦门》）

按：该部分内容主要论述三焦病中三焦约、三焦咳、三焦胀、三焦有水气的病因病机。《圣济总录·三焦门》论治三焦病，皆以三焦为六腑之一而言。三焦约为"营卫不调，风邪入客"，三焦决渎受约而不通，"不得大小便也"；三焦咳为"寒气蕴结，关播胃中"，气逆上行，故见"腹满不食，涕唾多而面目虚浮也"；三焦胀，"壳壳然而坚不痛是也"，其气满而不实，虚胀而已，其治当以调理气机为要，升降适宜；三焦有水气，为三焦之气滞，内壅而不通，水聚而不行，脾为湿困所致，故见"腹满浮肿"之证，其治当行气利水，气通则水自决矣。

宋代三焦理论，总以"三焦为纲，寒热虚实为目"，金元医家在此基础上多有发挥，至明清时期，由于疾病谱系的改变，诸温病学家更是发展完善三焦辨证理论，用于辨治外感温热病，形成了堪与《内经》《伤寒论》并称的温病学理论。今习医者谈及三焦辨证，竟或以为其理论适用范围仅限温病，实则不然。《圣济总录》一书，以三焦论治内伤杂病，效果良好，现代广泛应用于糖尿病肾病、慢性肾炎、水肿、中风、咳嗽等，于中医临床极具实用价值。

**（6）论咳嗽**

论曰：《内经》论肺咳之状，咳而喘息有音，甚则唾血。心咳之状，咳而心痛，喉中介介如梗状，甚则咽肿喉痹。肝咳之状，咳而两胁下痛，甚则不可以转，转则两胠下满。脾咳之状，咳而右胠下痛，阴引肩背，甚则不可以动，动则咳剧。肾咳之状，咳而腰背相引痛，甚则咳涎。五脏之咳，久而不已，乃传六腑，六腑之咳，《内经》论之详矣，方附于后。（《圣济总录·卷第六十五·咳嗽门·五脏诸咳》）

论曰：诸气皆属于肺，肺气和平，则升降自若。若为寒邪所伤，则肺气壅涩，不得宣通。故咳嗽而上气，其证喘咳多涕唾，甚者面目浮肿，久而不已，肺气虚极，

风邪停滞，令人胸背痛，以至唾脓血也。(《圣济总录·卷第六十六·咳嗽上气》)

按：节选首段引述《内经》"五脏六腑皆令人咳，非独肺也"之论，指明咳嗽虽为肺病，五脏中除肺以外，各脏在病理上相互转移、联系，它脏病变在一定条件下亦会累及肺系，而发生咳嗽。咳嗽病机总由肺气上逆所致，或为肺系感受六淫之邪，或脏腑功能失调，二者亦可兼而有之。肺咳病机多为外邪袭肺，或肺虚气逆所致；心咳病机，或由心脏虚损，阳气亏虚，血行不利，痰瘀阻肺，或由心阴不足，虚火灼肺；肝气不疏，久郁化火，木火刑金，而见肝咳；脾虚土不生金，或脾胃湿热逆熏于肺，故见脾咳；肾虚纳气无力，气机上逆，故见肾咳。咳嗽既是一个独立的疾病，又是多种疾病的一个症状。各脏所咳之状不同，临证当予鉴别分治，非独治肺。

节选第二段论述咳嗽上气之病因病机。其言"诸气皆属于肺"，中医理论认为肺主气，包括主呼吸之气和主一身之气，若肺气平和，则升降自然。若肺气受寒而凝滞，不得宣通，故见咳嗽上气，其症见喘咳，鼻流清涕，呕吐清涎，甚则面目浮肿。日久迁延不愈，肺气虚极，易招致风邪为患，肺处上焦，连及胸背，令人胸背疼痛，甚至咳唾脓血。

**（7）论诸气与吐血**

论曰：《内经》云百病所生，生于五脏。肺之所主，独主于气，不足有余，盖由虚实，故所病不同，其证亦异。怒则气逆，甚则呕血及食，故气逆也。喜则气和，营卫通利，故气缓也。悲则心系急，肺布叶举，使上焦不通，营卫不散，热气在内，故气消也。恐则精却，则上焦闭，闭则气还，还则下焦胀，故气不行而收聚也。寒则肤腠闭拒，气道不行，故气收而不散也。热则腠理开，营卫通，故汗大泄也。(《圣济总录·卷第六十七·诸气门·诸气》)

论曰：吐血病有三种：一则缘心肺蕴热，血得热则妄行，下流入胃，胃受之则满闷，气道贲衡，故令吐血；二则虚劳之人，心肺内伤，恚怒气逆，肝不能藏，血乘虚而出，因怒气逆，甚则呕血；三者缘酒食饱甚，胃间不安，或强吐之，气脉贲乱，损伤心胃，血随食出，此名伤胃。各随证以治之。(《圣济总录·卷第六十八·吐血门·吐血》)

按：该节选第一段主要论述了诸气机变化的影响。百病皆生于气，五脏气机失调，故见诸气病。而肺独主于气，虚为不足，实则有余，故肺气或虚或实，其气化方式有别；暴怒为肝气疏泄太过，气机上逆，血随气升，故见呕血及胃内食物；过喜伤心，心气涣散，营卫通利，故见气缓；悲伤太过，可使肺气抑郁，意志消沉，肺气耗伤，则见胸闷气短，精神萎靡，乏力倦怠等症；恐则精气却步，上焦闭而收聚于下焦，故气不行而下焦胀；寒性收引，肤腠闭合，气收而不散；热则腠理开，汗随气泄。

第二段主要论述了心肺蕴热、虚劳之人、久食饱甚三种吐血病。心肺蕴热，热迫血妄行，下流胃中，使之满闷，气道贲张，故见吐血；虚劳之人，气血俱伤，一旦恚怒，肝藏血失司，血随气逆冲胃，故见呕血；又有因于暴饮暴食者，胃不堪其负，胃中嘈杂不安，甚则呕吐，损伤胃气，血随食出，故见伤胃之吐血。

**（8）积聚统论**

论曰：积者五脏所生，气之所积名曰积，其始发有根本，其痛不离其部，由阴气所生也。聚者六腑所成，气之所聚名曰聚，其始发无根本，其痛无常处，由阳气所生也。然又有癥瘕癖结者，积聚之异名也。证状不一，原其病本大略相类，但从其所得，或诊其证状以立名尔，且癥者为隐见腹内，按之形证可验也。瘕者为瘕聚，推之流移不定也。癖者僻侧在于胁肋。结者沉伏结强于内。然有得之于食，有得之于水，有得之于忧思，有得之于风寒，凡使血气沉滞留结而为病者，治须渐磨溃削，使血气流通，则病可愈矣。（《圣济总录·卷第七十一·积聚门·积聚统论》）

按：该部分内容论述了积与聚之区别。积聚，又名癥瘕者，其病机主要是气滞血沉，留而成结。积为五脏所生，聚为六腑所成。以气血分阴阳，则积证病在血分，聚证病于气分。积之特点为"其始发有根本，其痛不离其部"，聚之特点为"其始发无根本，其痛无常处"。

积聚虽病机相类，然病形各有不同，瘕聚无形，推之流移不定，癖者僻侧在于胁肋，结者沉伏结强于内。其病因或为饮食所伤，或为情志失调，或为感受寒邪，或为水结湿阻，日久瘀结而成。其病非一日所得，其功亦非一日可成，故其治当取缓攻之法，积者以活血化瘀为主，聚者以行气散结化痰为主，本虚者，兼顾补之。

**（9）论虚劳不寐**

论曰：老人卧而不寐，少壮寐而不寤者何也？少壮者，血气盛，肌肉滑，气道通，营卫之行，不失于常，故昼日精，夜不寤也。老人血气衰，肌肉不滑，营卫之道涩，故昼日不能精，夜不得寐也。虚劳之人，气血衰少，营卫不足，肌肉不滑，其不得眠之理，与老人同，盖虚劳为病也。（《圣济总录·卷第九十·虚劳不得眠》）

按：《圣济总录》论述老年人虚劳不寐的成因，多引述《内经》理论。《灵枢·素问》云："阳气尽，阴气盛，则目瞑；阴气尽而阳气盛，则寤矣。"此平人寤寐之生理。老年人，至夜难眠，何也？少壮之人，形体肌肉柔软，脉道滑利，经脉气血通畅，营卫按昼夜运行，故"昼精而夜瞑"，寤寐之常态也。而老年人气血不足，肉枯而脉涩，营阴衰少，卫气不能从阳入阴，故"昼日不能精，夜不得寐也"。其不寐机理有类虚劳之人，所不同者，老年人，素体虚弱，不寐可视为生理，虚劳之人，则属病态。

**（10）妇人瘀血**

论曰：瘀血者，由经水蓄聚，或产后恶露不尽，皆本冲任气虚，风冷所乘，气不能宣，故血瘀也。瘀血不去，结痼成积，则令人面黄肌瘦，烦渴憎寒，腰腹重痛，久变癥瘕。

治妇人经水否涩，因冷血瘀不通，结积脐腹，发为气痛，面黄体瘦。

桃仁汤方

桃仁（去皮、尖、双仁，炒）　大黄（生用，各一两）　桂（去粗皮）　当归（切，焙，各三分）　甘草（炙，半两）　虻虫（去头、翅、足，炒）　水蛭（炒焦，各十枚）（《圣济总录·卷第一百五十三·妇人经血暴下兼带下·妇人瘀血》）

按：该部分内容论述了妇人瘀血的病因病机及临床表现。妇人瘀血的产生多与女子经水不利有关，或因产后恶露不尽，蓄聚而成，其本质皆为冲任气虚，又受寒邪侵扰而凝滞不通，气不得宣，则血不得行，而成瘀也。瘀血不去，则新血不生，筋脉肌肉失养，津液布散失司，日久结痼成积，留滞胞宫，故见其人面黄肌瘦，烦渴憎寒，腰腹重痛。日积月累，而成癥瘕之病。

其后附桃仁汤方治疗妇人瘀血所致之经水不通之症。其以桃仁、大黄为君，活血化瘀；桂枝温经活血；当归养血补血；虻虫、水蛭破血消癥；炙甘草调和诸药。诸药合用共奏活血破瘀、通经消癥之功。该桃仁汤与《金匮要略》中的大黄䗪虫丸均可治瘀血内停所致之癥瘕、闭经，所不同者，桃仁汤药味少而量较大，作汤服，荡除积滞；而大黄䗪虫丸药味多而量少，为丸剂，缓消癥块。盖因桃仁汤证，瘀阻未及根本，尚耐攻伐，而大黄䗪虫丸证，癥结日久，阴竭阳枯，须缓缓图之。

**3. 传世名方**

**（1）治风剂**

天南星丸（卷六）

【组成】天南星（炮）　天麻　附子（炮裂，去皮脐）　干蝎（全者，去土，炒）　白僵蚕（直者，炒）　藿香叶　白附子（炮，各半两）

【用法】为末，酒煮面糊和丸，如梧桐子大，每服五丸至十丸，薄荷温酒下，空心食前服。

【功用】祛风化痰，温经通络。

【主治】中风，手足不随，口眼㖞斜，筋脉挛急，行履艰难。

防风汤（卷一十九）

【组成】防风（去叉）　甘草（炙，锉，各一两）　黄芩（去黑心，三分）当归（切，焙）　赤茯苓（去黑皮，各一两）　秦艽（去苗、土）　葛根（锉，各三分）　桂（去粗皮）　杏仁（去皮、尖、双仁，炒，各一两）　麻黄（去根节，煎，掠去沫，焙，半两）

【用法】上十一味，粗捣筛，每服五钱匕，酒一盏，水一盏，枣三枚（擘破），生姜五片，同煎至一盏，去滓，温服，日二夜一。

【功用】疏风活络，宣痹止痛。

【主治】行痹，行走不定。

**（2）祛湿剂**

木瓜茱萸汤（卷八十二）

【组成】木瓜（切片，曝干，一两）　吴茱萸（汤洗，焙干，炒，三分）　干姜（炮，一两）　木香（二两）　桂枝（去粗皮，三分）　白槟榔（锉，十枚）

【用法】粗捣筛，每服三钱匕，水一盏，入生姜二片，枣两枚（擘），同煎至七分，去滓温服。

【功用】温化寒湿，行气降浊。

【主治】脚气攻心，闷绝，脚冷头痛。

**（3）清热剂**

玄参汤（卷一〇四）

【组成】玄参　黄芩（去黑心，各一两）　菊花　羚羊角（镑）　蔓荆实（去皮，各三分）　防风（去叉）　芍药（各一两半）

【用法】粗捣筛，每服五钱匕，水一盏半，煎至八分，去滓，入马牙硝半钱匕，食后、临卧温服。

【功用】清热解毒，祛风止痒。

【主治】风毒冲眼，赤痒。

加减火府丸（卷四十三）

【组成】生干地黄（洗，切，焙，一两）　木通（一两半）　黄连（去须，三分）　黄芩（去黑心，一分）　赤茯苓（去黑皮，半两）

【用法】为细末，炼蜜丸，梧桐子大，每服七丸至十丸，食后温水下。

【功用】清心泻火。

【主治】心经蕴热，头目壅赤，小便秘涩。

竹茹汤（卷二十五）

【组成】淡竹茹（半两）　人参（一两）　前胡（去芦头，三分）　甘草（半两，炙）　芦根（一两）　葛根（三分）　半夏（半两，汤洗七遍，切，焙干）

【用法】锉如麻豆，每服五钱匕，水一盏半，入生姜一分（拍碎），同煎至八分，去滓温服，不拘时候。

【功用】清胃降逆，益气和中。

【主治】伤寒胃气虚热，干呕不止。

瞿麦汤（卷九十八）

【组成】瞿麦穗（三分）　冬瓜子　茅根（各半两）　冬葵子（二合）　木通　滑石（研，分作三帖，各一分）　竹叶（一把）　黄芩（六钱）

【用法】除滑石外，粗捣筛，分作三剂，每剂用水三盏，煎至二盏，去滓，入滑石末一帖，搅匀，食前分温服。

【功用】清热利湿通淋。

【主治】热淋，心经壅热，小便淋沥赤痛。

**（4）祛寒剂**

木香宽中散（卷五十五）

【组成】木香　肉豆蔻仁　白茯苓（去黑皮）　甘草（炙）　陈曲（炒黄）诃黎勒皮（炮）　人参（各一两）　麦芽（炒，一两半）　草豆蔻（去皮）　白豆蔻（去皮）　附子（炮，去皮、脐，各半两）

【用法】捣罗为散，每服一钱匕，入盐、生姜各少许，空心沸汤点服。

【功用】温胃暖脾，理气止泻。

【主治】脾心痛，或泄泻不止，虚冷膈气。

内固丸（卷五十四）

【组成】茴香子（二两半，微炒，舶上者）　木香（一两）　楝实（炒，一两半）　草豆蔻（去皮，三分）　干姜（炮，半两）　吴茱萸（汤洗，微炒）　胡芦巴（微炒）　补骨脂（微炒，各一两）　甘草（炙，一分）

【用法】捣为细末，炼蜜和丸，如小弹子大，以丹砂为衣，每服一丸，嚼破，以温酒下，盐汤下亦得，空心食前服。

【功用】温阳散寒，行气止痛。

【主治】下焦虚寒，脾肾不足，腹胁疼痛。

六气汤（卷五十五）

【组成】白术　高良姜（锉）　桂（去粗皮）　陈橘皮（汤浸，去白，焙）

茴香子（炒） 甘草（炙，各等分）

【用法】粗捣筛，每服三钱匕，水一盏，入生姜三片，煎至七分，去滓稍热服。

【功用】温胃暖脾。

【主治】脾胃伤冷，心腹疼痛，霍乱吐泻。

石菖蒲散（卷六十六）

【组成】菖蒲（锉，石上者） 五味子（炒） 陈橘皮（汤浸，去白，焙）
细辛（去苗、叶） 紫菀（去苗、土） 干姜（炮裂，各半两） 诃黎勒（炮，
去核） 杏仁（汤浸，去皮、尖、双仁，麸炒微黄，各一两）

【用法】为细散，食后以温酒调服一钱匕。

【功用】温肺散寒，化痰开音。

【主治】风冷伤肺，声嘶不出。

草豆蔻汤（卷四十四）

【组成】草豆蔻（去皮，生用） 人参 白茯苓（去黑皮） 陈橘皮（汤浸，
去白，焙） 麦芽（炒） 白术（各一两） 肉豆蔻（三枚，去皮） 附子（炮
裂，去皮、脐） 甘草（炙，各半两）

【用法】锉如麻豆，每服二钱匕，水一盏半，入蜜一匙头，煎取八分，去滓温
服，不拘时候。

【功用】温中健脾，理气消食。

【主治】脾虚胀闷，喘息不匀，涕唾稠黏，不思饮食。

姜附丸（卷四十三）

【组成】附子（炮裂，去皮脐，一分） 干姜（炮，三分） 乌头（炮裂，去
皮尖，一分） 吴茱萸（汤浸一宿，焙干，炒，半两） 厚朴（去粗皮，生姜汁
炙，半两）

【用法】为末，炼蜜和丸，梧桐子大，空腹以酒下三丸，日三夜一，未效稍加
丸数。

【功用】温阳逐寒。

【主治】心中寒，心痛彻背，背痛彻心。

温肺散（卷四十八）

【组成】细辛（去苗、叶，二两） 甘草（炙） 干姜（炮） 五味子 白茯
苓（四两）

【用法】捣罗为细散，每服一钱匕，沸汤调下，食后临卧服。

【功用】温肺化饮。

【主治】肺中寒，咳唾浊沫。

温脾丸（卷四十五）

【组成】高良姜（一两）　附子（炮裂，去皮、脐）　干姜（炮）　胡椒（炒，各半两）

【用法】捣罗为末，炼蜜为丸，如梧桐子大，每服二十丸，生姜橘皮汤或米饮下，不拘时候。

【功用】温脾散寒。

【主治】脾脏冷气，腹内虚鸣。

### （5）理气剂

木香郁李仁丸（卷七十一）

【组成】木香（一两）　郁李仁（去皮，生用，三两）　沉香（锉）　槟榔（锉）　桂（去粗皮）　青橘皮（去白，焙）　附子（炮裂，去皮、脐）　茴香子（炒，各一两）

【用法】上八味，捣罗为末，炼蜜和丸，如梧桐子大，茴香子或薄荷酒下二十丸，一日三服。

【功用】温阳散寒，降气平冲。

【主治】奔豚，气从少腹奔冲上心，昏乱呕吐，痛甚。

紫苏子汤（卷十九）

【组成】紫苏子（炒八两）　半夏（汤洗七遍去滑，五两）　陈橘皮（汤浸，去白，焙）　桂（去粗皮，各三两）　甘草（炙）　人参　白术（各二两）

【用法】粗捣筛，每服四钱匕，水一盏，入生姜五片，枣二枚（擘），同煎至六分，去滓温服，不计时候。

【功用】降气化痰，培土生金。

【主治】肺痹，胸心满塞，上气不下。

### （6）理血剂

地黄汤（卷一五一）

【组成】生地黄（切，焙，二两）　黄芩（去黑心，半两）　当归（切，焙）　地榆（锉）　柏叶（炙）　艾叶（炒，各一两半）　伏龙肝　蒲黄（各二两）

【用法】粗捣筛，每服三钱匕，水一盏，入生姜三片，同煎至七分，去滓温服，不拘时。

【功用】养血止血。

【主治】妇人气血虚损，月水不断，绵绵不已。

刘寄奴汤（卷一五二）

【组成】刘寄奴（二两半）　赤芍药（锉，炒二两）　白茯苓（去黑皮一两）　芎䓖　当归（切，焙，各一两半）　艾叶（炒四两）

【用法】粗捣筛，每服三钱匕，水一盏，煎七分，去滓温服，空心食前，日再服。

【功用】清瘀止血。

【主治】妇人经血下不止。

**（7）补益剂**

人参饮（卷一五四）

【组成】人参　芎䓖　当归（切，焙）　阿胶（炙，焙）　杜仲（去粗皮，炙，各二两）　艾叶（一握）　熟干地黄（焙）　甘草（炙，锉，各一两）

【用法】粗捣筛，每服五钱匕，水一盏半，枣一枚（擘），煎至一盏，去滓温服，不拘时。

【功用】益气血，补肝肾。

【主治】妊娠胎动不安，腰腹痛，血下不止。

中正汤（卷四十二）

【组成】茯神（去木）　酸枣仁（微炒）　黄芪（锉）　羌活（去芦头，各一两）　熟干地黄（切，焙）　甘菊花　柏子仁　防风（去叉，各三分）　人参　白芍药　当归（切，焙）　甘草（炙，锉，各半两）

【用法】粗捣筛，每服三钱匕，水一盏，煎至七分，去滓温服，不拘时。

【功用】补胆安神。

【主治】胆气不足，精神不守，常多恐惧，头眩痿厥，四肢不利，僵仆目黄。

石斛散（卷一一〇）

【组成】石斛（去根）　仙灵脾（锉，各一两）　苍术（米泔浸，切，焙半两）

【用法】捣罗为散，每服三钱匕，空心米饮调服，日二次。

【功用】养肝明目。

【主治】雀目，昼视精明，暮夜昏暗，视不见物。

补气黄芪汤（卷八十六）

【组成】黄芪（锉）　人参　茯神（去木）　麦门冬（去心，焙）　白术　五味子　桂（去粗皮）　熟干地黄（焙）　陈橘皮（去白，焙）　阿胶（炙燥，各一两）　当归（切，焙）　白芍药　牛膝（酒浸，切，焙，各三分）　甘草（炙，锉，半两）

【用法】粗捣筛，每服三钱匕，水一盏，入生姜三片，枣二枚（擘破），同煎至六分，去滓，食后温服。

【功用】培土生金，补血养阴。

【主治】肺劳，饮食减少，气虚无力，手足颤掉，面浮喘嗽。

驻景丸（卷一○八）

【组成】车前子　菟丝子（酒浸，另捣）　决明子（微炒）　羚羊角（镑）防风（去叉，各等分）

【用法】捣罗为末，炼蜜和丸，如梧桐子大，每服三十丸，食后临卧，温熟水下。

【功用】补肾益精，清肝明目。

【主治】目视晄晄。

**（8）安神剂**

龟甲散（卷四十三）

【组成】龟甲（炙）　木通（锉）　远志（去心）　菖蒲（各半两）

【用法】捣罗为细散，空腹酒调方寸匕，渐加至二钱上。

【功用】养阴清心，宁心安神。

【主治】健忘。

酸枣仁丸（卷四十二）

【组成】酸枣仁（炒）　地榆（和苗用，各一两）　丹砂（研）　茯神（去木）　人参　菖蒲（锉，各半两）

【用法】除丹砂外，捣罗为细末，入丹砂令匀，蜜和丸，如梧桐子大，每服米饮下二十丸，不拘时候。

【功用】养血补虚，镇心安神。

【主治】胆气虚，心烦不得眠。

**（9）润燥剂**

梅苏丸（卷五十八）

【组成】白梅肉　紫苏叶　乌梅肉（各半两）　人参（一分）　麦门冬（去心，三分）　百药煎（三两）　甘草（炙，锉，一两半）　诃黎勒（炮，去核，一分）

【用法】捣罗为末，炼黄蜡汁拌和为丸，如鸡头实大，每服一丸，含化咽津，不计时候。

【功用】益气生津，止渴除烦。

【主治】消渴，膈热烦燥。

**（10）涌吐剂**

救急稀涎散（卷六）

【组成】皂荚（如猪牙肥实不蛀者，削去黑皮，四挺） 白矾（一两，通莹者）

【用法】为细末，再研极细为散，轻者服半钱，重者三字匕，温水调灌下。不大呕吐，只有微涎稀冷而出，或一升、二升，当时省觉，次缓而调治，不可便大攻之，过则伤人。

【功用】开关催吐。

【主治】卒中风，昏昏若醉，心神瞀闷，四肢不收，或倒仆不省，或口角似斜，微有涎出。


### 三、临床运用

**1. 心悸**

心悸之名，首见于仲景之《伤寒论》，至《圣济总录》时，又有"惊悸""心忪""怔忪""忪悸""恍惚"之别，尤以惊悸最为常见。《圣济总录》对心悸之认识可谓全面而独到，其内容分述于"风惊悸""伤寒心悸""伤寒后心悸""虚劳惊悸""妇人血风惊悸""产后惊悸"及"小儿惊悸"诸篇。究其病机，"每本于心气不足"，心神失养，或风邪、水饮、痰火等实邪扰动心神所致，故其治当以补虚泻实为法则，辅以安神，随证治之。

**（1）补益虚损**

《圣济总录》诸篇论心悸之病机，多以"心气不足""心气虚弱"或"虚怯"等词述之，可见其十分强调"心气虚"为其发病之根本。如"风惊悸"篇载"风惊悸者，以心气不足，为风邪所乘"，"虚劳惊悸者，心气不足，心下有停水也"。故其处方用药首以补益之法，代表方剂如人参远志丸、人参汤、茯神饮、补心汤、补心麦门冬丸等，补益心气多用人参、炙甘草、麦冬等。人参味甘、微寒，益气培元，《本经》谓其"主补五脏，安精神，止惊悸"；炙甘草"安魂定魄，补五劳七伤"，治一切虚损惊悸，取其和中缓急之功；麦冬，清心除烦，现代药理显示其具抗心肌缺血、抗心律失常等作用，与人参、五味子相伍，即为生脉饮，功能益气复脉。又有气虚致血虚，血不荣心，亦发为心悸者，以黄芪、白术补中益气，脾气健旺，气血化源充足，则心神得养，心有所主。

**（2）祛除风邪**

《圣济总录》心悸标实之病机，虽与风邪、水饮、痰热密切相关，然尤其重视风邪，如言"风主躁动，所以神志不宁"，"风邪乘虚入于手少阴之经，则神气浮越，举动多惊，心悸"，故风邪常为心悸发病的主要外邪，因而在心悸治疗中应重视祛风的重要作用。代表方主要有定心防风散、防风汤、真珠丸、紫石英饮等，常用药如防风、羌活、紫石英、龙齿、白芍等。防风、羌活均可祛风、胜湿、解表，适用于外风引动内风所致之心悸。紫石英、龙齿均为质重之品，入心、肝经，镇惊息风。紫石英性温，可治体寒之人的虚劳惊悸，咳逆上气等；龙齿性凉，主治心悸怔忡，兼身热心烦、失眠多梦等症。白芍则长于柔肝息风，入肝、脾经，且具有养血敛阴、止汗止痛之功，适用于阴血不足，风邪内动所致之心悸。

**（3）祛除水饮之邪**

《圣济总录》认为，胸中阳气不振，宣散水湿不利，水饮上乘于心，扰动心神，亦可致悸。原文载："伤寒饮水过多，水停心下，肾气乘心，则心气虚弱，故为之悸动也。"或"心藏神，其主脉……若水停心下，水气乘心，亦令悸也。"此论则与《伤寒论》之水饮致悸观点一致。故以化饮通阳法治之，以祛除水饮之邪，其代表方剂主要来源于《伤寒论》，包括茯苓甘草汤、真武汤、桂枝甘草汤，常用药物如茯苓、白术、桂枝、生姜、附子、炙甘草等，以益气通阳，化饮宁心。桂枝、附子、生姜均可温阳散寒，振奋胸中之阳气，宣散水饮；茯苓、白术健脾渗湿，利水宁心；甘草益气补中。

**（4）祛除痰火之邪**

《圣济总录》认为，痰火扰心，心神不得安宁，发为惊悸。如"小儿惊悸"篇曰："心藏神而恶热，小儿体性多热。若感风邪，则风热搏于腑脏，其气郁愤，内乘于心，令儿神志不宁。"若"脉道闭塞，津液不通"，易成痰邪，其阻滞气机，郁久化火，扰乱心神。故治疗方剂主要有牛黄散方、大丹砂丸、大镇心丸、石膏丸等，常用清热、化痰、开窍之药，如牛黄、龙脑、天竺黄、菖蒲等。牛黄，现代药理证实其具有强心、抗心律失常的作用；龙脑，又名冰片，清香宣散，通诸窍、散郁火；天竺黄，性味甘寒，尚有平肝息风、镇静安神之功。菖蒲，苦辛温，功能化痰开窍、健脾利湿。古之菖蒲品种虽有石菖蒲与水菖蒲之分，然以石菖蒲为正品，其有安神、益智作用，用于惊悸、失眠、耳鸣，常与人参、茯神配伍，如安神定志丸；用于健忘，常与远志、茯苓配伍；对癫狂神志不宁，亦可借其宁心神作用治之。

**（5）辅以宁心安神**

心者君主之官，神明出焉，不论心神失养或受扰，均以心神动摇不安为表现，故心悸之治，必不忘安神，其分养心与重镇两大类。"心虚"篇曰："心虚之状，气血衰少，面黄烦热，多恐悸不乐，心腹痛难以言，时出清涎，心膈胀满，善忘多惊，梦寝不宁，精神恍惚，皆手少阴经虚寒所致。其脉见于左手寸口、人迎以前，阴虚者，乃其候也。"认为心之气血不足，则出现惊悸、面黄、烦热等临床表现，故治疗多选兼有补益作用的养心安神之品，常用药物如远志、枣仁、茯苓、茯神等。枣仁入心、肝经，益肝血而有安神之效，尤擅治心肝血虚所致之惊悸怔忡、虚烦不眠等症；远志归心、肾、肺经，功可安神益智、祛痰、消肿，用治心肾不交引起的惊悸健忘、失眠多梦、神志恍惚等症。补虚与安神，常相辅相成。如《本草新编》言人参"定怔忡也，必加远志、枣仁"，心气足而心神安，则悸自宁也。茯苓、茯神性味相同，功能利水渗湿、健脾和中、宁心安神。然茯苓入脾、肾之用多，功效偏于利水渗湿，而茯神则入心之用多，偏于安心凝神，专用于心神不安、健忘、惊悸、失眠等证。

重镇安神药，多为矿石、介壳类，具质重沉降之性，重者能镇，重可祛怯，故有安神定志、平肝潜阳之功。"心实"篇曰："扁鹊曰，心实热，则喘逆胸凭仰息，此手少阴为热所加，故为心实之病，甚则口苦引饮无度，体背生疮，以至股膝胫皆痛，法宜泻之。"认为由实热引起的心悸，治疗应以泻法为主，常用药物如龙骨、牡蛎、朱砂、琥珀等。龙骨、牡蛎功效相似，临床有生用、煅用之别，生用为重镇安神、平肝潜阳之要药，《伤寒论》之经方柴胡加龙骨牡蛎汤，即是取龙骨、牡蛎重镇安神之功，以治烦躁惊狂，现多用神经官能症、癫痫、梅尼埃综合征以及高血压病等见有胸满烦惊为主症者。取其软坚散结之功，则可用治瘰疬痰块等病证。煅用能收敛固涩，制酸止痛，适用于遗精、带下、崩漏、自汗盗汗、胃痛反酸等病证。朱砂甘寒质重，专入心经，朱砂既可重镇安神，又能清心安神，最适于心火亢盛之心悸不宁、烦躁不眠者；琥珀，性味甘、平，归心、肝经，有宁心安神、活血化瘀之效，主治惊悸、失眠、健忘等，常与其他宁心安神药配伍运用。

**2. 胸痹心痛病**

胸痹心痛病，又称心痛病，以胸膈间疼痛不适为主的病证，多由寒冷、劳累、情绪激动及饱餐而诱发，亦可静态时起病。《圣济总录》对胸痹心痛病之论述较多，主要集中于卷43《心脏门》"中寒"篇、卷55《心痛门》、卷56《九种心痛》及卷61《胸痹门》，其余篇章亦有散在论述。该论书治胸痹心痛病，内容丰富，理法方药具备，可谓极其详尽。下述仅选现临床之常见者，概而述之，欲观全貌，可参看原著。

**（1）辨胸痹、心痛、真心痛**

胸痹与心痛，现代多认为其为同一疾病，而就《圣济总录》所载，有所区别。《圣济总录》"胸痹统论"言："胸痹其证坚满痞急，或胸中愊愊如噎塞，或胸背皆痛，或胸满短气，咳唾引痛……夫脉当取太过与不及，阳微阴弦，则胸痹而痛。"可知胸痹病以喘息、咳唾、胸背痛、短气为主要表现，其病因病机则遵仲景之论，认为"虚极之人，为寒邪所客，气上奔迫，痹而不通"，强调其病位在上焦胸中，因气机闭塞不通，常伴短气、胸闷之症。

"心痛"篇云："正经不受邪，其支别之络脉，为风寒邪气所乘，令人心痛，盖寒邪之气，痞而不散，内干经络，则发为心痛，乍间乍甚，乃其证也。"书中又提出其与"真心痛"的鉴别，"心为诸脏之长，神之所舍也，其正经不可伤，伤之则旦发夕死，夕发旦死，是为真心痛"，"痛即实气相搏，手足厥冷"。心痛与真心痛，病位有别，前者病在心之别络，后者则病心之正经；疼痛程度有异，前者疼痛或轻或重，间断发作，后者疼痛剧烈，伴手足厥冷；疾病预后不一，前者病情反复，尚可救治，后者病情危重，非治疗所及，不可不辨矣。

**（2）辨脏腑虚损与心痛**

《圣济总录》"心痛门"，论述心痛，范围较为笼统，非局限于本脏所致心痛，他脏虚损，影响于心，亦可导致心痛，包括"厥心痛""肝心痛""脾心痛""胃心痛""肾心痛"。

1）厥心痛：《圣济总录》云："手少阴，心之经也，心为阳中之阳，诸阳之所会合，若诸阳气虚，少阴之经气逆，则阳虚而阴厥，致令心痛，是为厥心痛。"是言诸阳虚而心经气逆所致心痛，症见心腹连季胁胀满疼痛，面色青黑，甚则呕逆、目直、气闷绝等。

2）肝心痛：肝虚而受邪，疏泄不利，气血运行不畅，瘀滞胸膈胁肋，传为心痛，故症见"色苍苍而不泽，拘挛不得太息也"。

3）脾心痛：脾虚受病，运化无权，水谷精微无以化生气血，则脉道不充；水湿不运，痰浊内生，则脉道壅滞，心脉闭阻，气上乘心，故其候"为痛特甚，古方谓如针锥所刺而急迫"。

4）胃心痛：心在脘上，脘在心下，心胃位置相邻，通过络脉连接，若胃经气虚，复受风冷伤动，则逆乘于心，而致心痛，其痛"归于心而腹胀"，伴食不消化。

5）肾心痛：肾虚，寒气入经，经其支络，上乘入于心，故其痛症见"心痛与背相引，善瘛疭，如物从后触其心，身伛偻者是也"。

**（3）辨九种心痛**

《圣济总录》卷56论述九种心痛，包括"停饮心痛""虫心痛""冷气心痛""中恶心痛""恶注心痛""心痛懊憹""心痛不能饮食""心掣""厥逆"，可见当时对心痛病之认识已较为完全。九种心痛，名虽有异，治法有别，善医者惟明"攻邪以扶正"，以此为治疗总则，则九种心痛，实则同一治也。九种心痛，涵盖范围甚广，然验之临床，未必完全适用，故举其常者，稍作辨析。

①停饮心痛：即为心痛伴停饮证候者，痰饮在心不散，停积于胸中，水气上乘，火气不得宣通，故见"心中淡淡然""欲吐而痛"。其后附方故多以降气利水法治之，如半夏汤、旋覆花汤、茯苓汤、桂朴散等。②冷气心痛：即心痛伴寒冷证候者，病家素体阳虚，宿夹冷滞，又因饮食伤动，以致冷气攻心，而致心痛，其气沉紧而不舒，甚者四肢厥冷。其后附方故多以理气散寒法治之，如三味桂心丸、高良姜汤、桂姜散等。③心痛懊恼：即心痛伴郁热证候者，风冷邪气乘心，阳气不得宣发，久郁而生热，热则扰神，故见心神懊恼而烦痛。其后附方故多以清心解郁法治之，如郁金饮、木香汤、沉香散等。④心痛不能饮食：足阳明之络属心，冷积于胃，上干于心，故见心痛，胃寒则食不消化，口淡不欲饮食。其后附方故多以温胃散寒法治之，如木香汤、荜茇散、厚朴丸方等。

**（4）胸痹心痛病治疗特点**

《圣济总录》"心脏统论"言："不足则胸腹胁下与腰背引痛，惊悸恍惚，少颜色，舌本强。有余则骨痛，胸中支满，胁下及膺背肩胛两臂痛。不足则补，有余则泻，此治之大法也。"可知，《圣济总录》论治心脏疾病，总以"补虚泻实"为治疗大法。而胸痹心痛病，常表现为邪实、有余之证，起病猝然，发则胸闷、短气、痛不得息，患者难以忍受，惶惶不安，故其治以泻实为主，重在祛邪，兼顾补益，要在急则治标，辛开其闭，通其血脉。

胸痹心痛病，就其病因而言，尤其强调寒邪为患。《圣济总录·心脏门》"心中寒"篇云："心中寒者，心痛彻背，背痛彻心，如蛊注之状，盖心为阳脏，中寒则寒必甚，心背彻痛，则寒邪中脏深矣。"又云："盖寒邪之气，痞而不散，内干经络，则发为心痛。""虚极之人，为寒邪所客，气上奔迫，痹而不通，故为胸痹。"可知，寒邪是导致胸痹心痛病的重要原因。正如《素问·举痛论》云："寒气入经而稽迟，泣而不行，客于脉外则血少，客于脉中则气不通，故卒然而痛。"是言寒性凝滞，其气收引，客于血脉，则血脉挛缩，气血凝滞，不通则痛。寒凝，则津液凝聚而成痰，血行涩滞而成瘀，痰浊、瘀血作为病理产物，又可加重心之络脉痹阻，因果往复。针对寒邪内闭、痰凝、气滞、血瘀导致胸痹心痛病的重要病机，故多选用具有芳香温通、化痰宣痹、行气活血、温补心阳类方药治之。

1）芳香温通之剂：可温经散寒，芳香透窍，具有迅速温寒止痛之功，适用于寒凝心脉之胸痹心痛病。《圣济总录》书中代表方剂众多，如乌头丸、沉香汤、麝香汤、三圣散方等，常用药物如附子、乌头、麝香、沉香、鸡舌香、熏陆香、香附、木香、吴茱萸、蜀椒、胡椒等性温热味辛之品。

2）化痰宣痹之剂：可宽胸化痰，宣畅气机，对缓解心前区闷痛具有良好作用，适用于痰浊闭阻之胸痹心痛病。《圣济总录》此类方剂如栝蒌汤、枳实汤方、半夏汤、昆布汤等，常用药物如瓜蒌、半夏、枳实、枳壳、陈皮、茯苓、昆布、桔梗、前胡等化痰散结之品。

3）行气活血之剂：可行气导滞，活血化瘀，对胸胁如刺、壅满者，效果良好，适用于气滞血瘀之胸痹心痛。《圣济总录》此类代表方剂如木香汤方、香桂丸、芎劳汤、姜黄散等，常用药物如当归、川芎、赤芍、赤茯苓、桃仁、木香、莪术、姜黄等。

4）温补心阳之剂：可温通心脉，补益心阳，盖心为阳脏，病虚则生内寒，又或外寒久滞不去，伤及心阳，均致心阳不足，温煦无力。《圣济总录》此类方剂数量相对较少，代表方剂如桂心汤方、人参汤、当归汤，常用药物如桂心、甘草、干姜、人参、当归等。

### 3. 论治风邪头痛

头痛作为临床常见的一种病证，是由于外感与内伤，致使脉络拘急失养，清窍不利所引起的以头部疼痛为主要临床特征的疾病。《圣济总录》卷5～18为"诸风门"，其中"首风""脑风""风头痛""偏头痛""头面风"诸篇，详细论述了头痛病的治疗。北宋时期风病理论受到高度重视，单设风科为一正式学科。《圣济总录》将"诸风门"置于各门之首，亦是《黄帝内经》"风为百病之长"理论的体现。

#### （1）诸风门之头痛病机

《圣济总录》"首风"篇载："新沐之人，皮腠既疏，肤发濡渍，不慎于风，风邪得以乘之，故客于首而为病。"又"头面风"篇载："若运动劳役，阳气发泄，腠理开疏，汗多不止，阳气虚弱，风邪乘之，上攻于头面。"可知首风与头面风之病机均为风伤卫表，卫气郁滞，其症均可见"头面多汗，恶风头痛"。所不同者，首风之病机较为单纯，外风侵袭，伤及人体的上部（头面）阳经和肌表，表现以头痛为主；而头面风尚有"阳气虚弱"的因素。头面风因阳气虚弱，卫外不固，外风侵袭而发病。表现为"状如虫行""头目风眩，目中泪出""头皮肿痒""生疮不已"等。

《圣济总录》"脑风"篇载："风气循风府而上，则为脑风。……今风邪客搏其经，稽而不行，则脑髓内弱，故项背怯寒，而脑户多风冷也。"言明脑风之病机为风冷之邪上入于脑户（风府穴之上，为督脉、足太阳之会），其症可见项背恶寒，脑户穴局部冷感，恶风，头部剧痛，痛连齿颊。"风头痛"与"偏头痛"之病机，《圣济总录》均言其为"风邪客于阳经"，不同的是，"风头痛"者，风邪兼夹它邪，或寒或湿或热或痰，侵袭人身之阳经，故其脉浮，而邪气阻络，正气与搏，致使脉道紧张，故其症可见"头重疼痛，心膈烦热，上焦壅滞，头面虚汗，诊其脉左手寸口浮紧"，而偏头痛者，"其经偏虚者，邪气凑于一边，痛连额角"，指出风邪更易入侵气血虚弱之经脉。

**（2）诸风门头痛之用药特点**

《圣济总录·诸风门》所论之头痛，多为外感所致，病性属实，其强调风邪为头痛之主要致病因素，故其治主以祛风散邪。又因风邪常与寒、湿、热、痰邪兼夹为患，故视其邪气之性质不同，分别采取散寒、化湿、清热、化痰等法。风为六淫之首，高颠之上唯风可到，故其用药上，重视风药的使用，常选药物如川芎、防风、羌活、石膏、菊花、荆芥、白芷、白附、天南星、天麻等。且其内服方剂，以散剂为主，李东垣云："散者散也，去急病之用。"书中所载头痛，多为新发外感，用散剂可迅速除邪，且使用方便。其以茶、温酒、热汤调服，意在增强散邪之效，如茶调散、一字散、通顶散、菊花散等。

《圣济总录》治疗头痛病证，川芎的使用频率可谓诸药之冠，且其素有"头痛要药"之称，随证配伍可用治多种头痛。川芎，味辛，性温香燥，"走而不守，尤能上行头目"，"又入血分，下行可达血海，通行诸经气血"。昔人谓川芎为血中之气药，殆言其寓辛散、解郁、通达、止痛等功能。现代药理研究证实，川芎嗪能迅速透过血脑屏障，保护受损的神经细胞；且川芎中的主要成分阿魏酸，是一种非肽类受体拮抗剂，具有镇痛解痉的效果，能有效缓解头痛患者的血管痉挛症状。

**（3）芎䓖的使用**

1）治风邪之头痛，芎䓖配防风：防风辛温发散，以辛为用，功善疗风。《本草纲目》记载："三十六般风，去上焦风邪，头目滞气，经络留湿，一身骨节痛，除风去湿仙药。"《药类法象》言其能"疗风通用，泻肺实，散头目中滞气，除上焦风邪之仙药也"。芎䓖配防风，为外散风邪之基础药对，如《圣济总录》治首风头目昏眩、肢体疼痛、手足麻痹之除风荆芥汤方，药用荆芥穗、芎䓖、防风、独活、甘草、麻黄、人参；治脑风鼻息不通、时出清涕、项背拘急之芎连散，药用芎䓖、连翘、羌活、防风、柴胡、黄芩等。现代临床常用代表方剂如川芎茶调散。

2）治风湿头痛，芎䓖配羌活：芎䓖、羌活相配，味辛，性温，辛散风邪，温散湿邪，乃外感风湿头痛之基础药对。《医学启源》指出："羌活，治肢节疼痛，手足太阳经风药也。加川芎治足太阳、少阴头痛。"羌活常于祛风湿而止痛，芎䓖善于祛风活血止痛，二药配伍，祛风湿，通瘀滞，止痛之功效佳。如《圣济总录》治脑风气鼓或膈痰气逆之羌活丸方（羌活、白蒺藜子、芎䓖、干鸡苏、白僵蚕）。现代临床治风湿头痛代表方剂，如羌活胜湿汤。

3）治风热头痛，芎䓖配石膏、菊花：石膏、菊花味辛，性寒凉，有疏散风热之效。依芎䓖辛温之性，本不适于热证头痛，然配伍石膏、菊花后，以其之寒凉清热透邪，制芎䓖之辛温，疗风热之头痛尤为奏效。《药性论》言菊花"能治热头风旋倒地，脑骨疼痛，身上诸风令消散"。《本草再新》言石膏能"治头痛发热"，《珍珠囊》谓石膏"止阳明头痛"。《圣济总录》治风头痛之菊花汤（菊花、石膏、芎䓖、甘草），即是用石膏、菊花疏散风热，配伍辛温之芎䓖，三药其味皆辛，共成疏风清热达邪之功。现代临床治疗风热头痛之代表方药，如芎芷石膏汤，亦是如此配伍应用。

4）治外感头痛，芎䓖配细辛：细辛，味辛性温，《本草衍义》记载"细辛，治头面风痛"，《珍珠囊》言其"主少阴苦头痛"，《圣济总录》即载有治偏头痛之至灵散，方以雄黄、细辛等分为末，搐鼻外用，疗效甚佳。细辛主要能散寒止痛，通利耳鼻诸窍，巧妙配伍可疗各种外感头痛。如风寒感冒，头痛，牙痛，鼻塞鼻渊，风湿痹痛等，细辛常与川芎、羌活、荆芥等同用；对于外感风寒、阴寒里盛的病证，亦可配合麻黄、附子等同用。又如《圣济总录》治疗首风之八风汤（防风、人参、芎䓖、细辛、前胡、羌活、白芷、炙甘草），治疗头面多汗、恶风头痛之芎术散（芎䓖、细辛、白术、天麻、防风、荆芥穗、甘草）。现代临床常用方剂如九味羌活汤，即用细辛、白芷、川芎祛风散寒，宣痹止痛，主治外感风寒湿邪，内有蕴热之证，症见恶寒发热、无汗、头痛项强，肢体酸楚疼痛等。

**4. 治疗淋证**

淋证，是以小便频急，滴沥不尽，尿道涩痛，小腹拘急，痛引腰腹为主要表现的一种临床常见病证，病因以饮食劳倦、湿热侵袭为主。《圣济总录》论治淋证内容，集中于该书卷98"诸淋门"，首以"诸淋统论"概述淋证之因机，继则将淋证分为卒淋、冷淋、热淋、气淋、血淋、膏淋、石淋、劳淋八种进行论治，其证类似于现代医学中的一些泌尿系疾病，如肾盂肾炎、膀胱炎、肾结石、膀胱癌以及乳糜尿等。

**（1）淋证之病因病机**

《圣济总录》"诸淋统论"篇载："膀胱者，州都之官，津液藏焉，气化则能出矣，位处下焦，与肾为表里，分别清浊，主出而不内。"指出淋证之病位乃下焦膀胱，其与肾相表里，肾气的盛衰直接影响膀胱的气化与开合。"若腑脏气虚，寒热不调，使气不化而水道不宣，故为淋闭之病矣。"是言肾为主水之脏，膀胱为主水之腑，若肾虚，气化不利，膀胱开合失司，贮尿及功能障碍，而生淋证。其又言："诸淋之证，大体缘肾气虚，膀胱有热，唯冷淋为异，善治此者，当熟察之。"言明诸淋证之主要病机为肾虚，膀胱湿热，气化失司。若淋证日久不愈，热伤阴，湿伤阳，易致肾虚；肾虚日久，湿热秽浊邪毒易侵膀胱，导致病情反复。八淋中，又唯冷淋之病机有异，乃因肾虚冷气客于下焦所致，属淋证见寒象者。

**（2）淋证之辨证要点**

《圣济总录》论述八种淋证，因淋证之病机有所不同，其症状、治疗亦有所区分，在此当明辨淋证之类别，辨识要点即为各淋证之特征。卒淋者，起病急骤，"其候卒然少腹急痛，小便淋数涩痛"；热淋者，小便灼热，"其状溲便赤涩，或如血汁"；血淋者，血随尿出，或溲便癃闭；冷淋者，四肢厥冷，口鼻气冷，"其状先寒颤，然后便溺成淋"；膏淋者，小便浑浊不清，"色若脂膏"；气淋者，小腹坚满，"出少喜数，尿有余沥"，"少阴脉数"；石淋者，尿有砂石，"其大者留碍水道之间，痛引少腹，令人闷绝"；劳淋者，淋沥不已，时作时止，劳倦即发。

**（3）淋证之治疗特点**

《圣济总录》八淋证之病机，各有偏重。卒淋、热淋、血淋三者，侧重于膀胱有热，实证居多；冷淋、膏淋，侧重于肾气虚冷，以虚证为主；气淋、石淋、劳淋，肾虚、膀胱热则可兼见，常为虚实夹杂之证。淋证之用药以利尿通淋药居多，其中以热淋最为常见，故多取清热之品。淋证日久，湿热之邪不易速去，伤及正气，故祛邪务必辨证，顾及正气，同时选用补益之品护之，体现治淋"实则清利，虚则补益"的基本原则。利尿通淋之品，常选用滑石、木通、冬葵子、瞿麦、石韦、黄芩、车前子、茯苓等，补益之品常选用人参、当归、黄芪、炙甘草等，亦体现出了《圣济总录》"利、清、补"治疗淋证的配伍特点。

《圣济总录》治疗淋证，方剂近百首，审淋证证型之不同，而区别用药。如原文载："治卒淋沥，秘涩不通，木通饮方"，药用木通、黄芩、滑石、漏芦、甜葶苈、甘草。以木通、滑石清热通淋，黄芩与葶苈子兼能泻肺利水，肺气得宣，小便得利，寓提壶揭盖之意，且漏芦功可清解热毒，治淋证热毒炽盛，小便秘涩者尤宜。治热淋三焦壅塞，热气并结者，常用石膏、桑白皮、郁金，入肺理气，宣通壅塞，清肃下行，通宣三焦，辄三焦水道通畅无阻。瘀热互结者，可加用蒲黄、芒硝、赤芍等偏重活血的药物。槟榔、桂枝、木香、细辛等偏行气药亦可辨证选用。淋证若以虚象明显者，常选用人参、茯苓、生地黄、当归、白芍等药物，重在扶正滋阴养血，使利水而不伤阴。治疗淋证伴疼痛时，《圣济总录》常在清热利湿通淋药基础上加用菝葜，《四川中药志》云其"清热，除风毒。治崩、带、血淋、瘰疬、跌打损伤"，现代药理证实其有抗菌消炎止痛之效，对泌尿系疾病伴疼痛者，效果良好。

**5. 剂型和药引规律**

中药剂型与药引运用，历史悠久，源远流长。自《黄帝内经》时起，便有了以汤、丸、散、膏、酒醴等作为方剂名称的记载，如半夏秫米汤、鸡矢醴等。及至宋代，中药生产的规模日益扩大，成药剂型走向多样化，且方剂药引的配伍运用逐渐完善，不少医籍对此都有着详尽的记载。《圣济总录》作为宋代三大官修方书之一，载方2万余首，书中方药剂型丰富，药引运用广泛，充分诠释了其在中医药发展过程中不可代替的重要作用。

**（1）剂型**

剂型是指方剂组成以后，根据病情与药物的特点，制成的一定的形态。其对临床治疗效果有很大的影响，可使方药毒性低、疗效增强，且使用方便。《圣济总录》一书，所载方药剂型种类丰富，主要有汤剂、散剂、丸剂、膏剂和酒剂。其中以散剂之运用最为普遍，膏剂与酒剂之运用亦极有特色。

1）剂型的种类：《圣济总录·卷第三·叙例》云："近世一切为散，遂忘汤法，今以锉切吹咀，或粗捣筛之类为汤，捣罗极细者为散，又如丹、丸、膏煎之名，不知异用之实。盖丹者，烹炼而成，有一阳在中之义；丸者，取其以物收摄而已；膏者，谓摩敷之药；煎者，取其和熟为服食之剂。今以火炼及色赤者为丹，非炼者为丸，以服食者为煎，涂敷者为膏。审此数者，他可推类而知也。"大致概括了汤剂、散剂、丸剂、散剂、膏剂等多种剂型的制作方法及各种剂型的使用特点。

现代常用剂型包括：①汤剂：又称汤液，是指将药物用煎煮或浸泡后去渣取汁的方法制成的液体剂型，临证应用最早，亦最广泛。②散剂：即粉剂，指药物或与适宜的辅料经粉碎、均匀混合制成的干燥粉末状制剂，为宋朝具有特色的药用剂型。③丸剂：俗称丸药或药丸，丸剂是将药物碾研成细末，以蜜、水或米糊、面糊、酒、醋、药汁等为赋形剂，制成的球形或类球片形制剂。④膏剂：是药物经水或植物油煎煮浓缩而成的膏状剂型，分内服和外用两种。⑤酒剂：古称酒醴，后世称药酒，是将药物浸在白酒或黄酒中，使药物有效成分溶于酒中，滤去药滓制成，可作内服或外用。

2）剂型的选择：李东垣在《用药法象》中说："汤者荡也，去大病用之。散者散也，去急病用之。丸者缓也，不能速去也，用其药之舒缓而治之意也。"言明药物剂型不同，药力大小有别，所适用的疾病类型亦有区分。又《本草经集注》云："疾有宜服丸者、宜服汤者、宜服酒者、宜服膏者，亦兼参用，察病之源，以为其制耳。"指明在临床选择剂型时，应根据药物特性及病证特点，选用不同剂型。①《圣济总录》云："盖卒病贼邪，须汤以荡涤。"指明汤剂多用于新病、外感病、急性病，其吸收快，作用强，临证使用时，可随症灵活加减。②散剂之用广，"久病痼疾，须散以渐渍"，又"散者散也，去急病用之"，故急慢性疾病均宜，视其药物成分而定，且其省药、便携、易存之优点，可弥补汤剂之不足。③至于丸剂，效缓而力持，常用于慢性、虚弱性疾病，如薯蓣丸；亦有用于急救者，如乌头赤石脂丸；某些峻猛药品，为缓发其效，而作丸用之，如抵当丸等。④内服膏剂，即膏滋，口感佳，易吸收，具滋补调理作用，适用于各种慢性疾病及小儿患者，可长期备服。而外用软膏，则常用治外科、皮肤科的疾病；硬膏用时，以火融之，敷贴于患处或穴位，常用于跌打损伤、风湿痹痛等。⑤酒剂之用，因酒本身可行血活络，易吸收，易发散，能助行药势和补益，多用于风寒湿类疾病，但小儿、孕妇、心脏病及高血压者不宜。其外用尚有祛风活血、止痛消肿之功。

3）散剂在《圣济总录》中的运用：散剂之运用，自《黄帝内经》便有记载，汉晋时逐渐增多，如仲景方四逆散、五苓散，魏晋流行的寒食散。宋朝施行仁政，欲予民医药，然国库不足，故提倡以散代汤，节省药材。官修方书《圣济总录》收录散剂5000余首，仅煮散剂就占了近30%，可见其在宋朝之使用极为普遍。

《圣济总录》散剂之应用，一者可节省药材，如含有麝香、冰片、羚羊角等贵重者，或解表类、芳香类易挥发者。如《圣济总录·诸风门》"肺中风"篇所载之治肺中风，项背强直，心胸烦满，冒闷汗出，语声嘶塞，少气促急的羚羊角散方（羚羊角、人参、防风、赤箭、麻黄、麝香等十五味），其中羚羊角、麝香二味，为贵重药，以荆芥薄荷汤调服，可免煎煮方式浪费药材。二者便于给药，如外科病证、皮肤病证、五官病证，以散剂外用，撒布或调敷患处，亦有作点眼、吹喉等，直接作用于局部，利于药效发挥。如《圣济总录·面体门》"目生胬肉"篇，治眼生胬肉侵睛，外障虽已钩割熨烙，亦宜点此，七宝散方（真珠末、石决明、琥珀、龙脑、熊胆、水精、贝齿），即于每夜卧时，点眼眦中。

《圣济总录》散剂之分类方式较多，若按其粉碎方式分，则有粗散、细散之分；若以使用方法分，则有内服、外用之别。最常用分类法，以药物制作方式为依据，分生散、熟散和煮散。①生散：是指将药物直接制成散剂服用，如《圣济总录·呕吐门》"干呕"篇，治胃气逆、干呕恶心之参苓散方（人参、白茯苓、藿香叶、丁香枝、甘草、葛根），上方捣罗为散，以沸汤点服。②熟散：是指将药物经过加热炒烧后，粉碎制作而成的散剂。如《圣济总录·消渴门》"消渴"篇，治消渴饮水不休之神应散方（滑石、寒水石），制法："上二味，碎研为散，用生鸡子一枚，凿破去黄留清，调和药末，令如稠膏，却纳在鸡壳内，以纸封口，用盐泥固济，曝干炭火内烧，令通赤，放冷，去土并壳，取药研令绝细为度。"③煮散：是指将药物制成散剂后，加入水或引药煎煮，连同药末一起或去渣服用的一种剂型。如《圣济总录·疟病门》"劳疟"篇，治"劳疟毛发枯焦，寒热不定……夜梦泄精"之鳖甲煮散方（鳖甲、羌活、独活、柴胡、黄芪、山茱萸、麝香等十七味），制法："捣罗为散，每服三钱匕，水一盏，入盐少许，同煎七分。"

4）散剂对现代颗粒剂的影响：散剂的优势虽早已为人所知，然其临床运用却逐渐减少。一方面随时代之发展，"原始的散剂"——锉为粗末、如麻豆大，而近现代之散剂，若以粉末入药，难免药性挥发太过，影响疗效，且味道刺激，均不适应现代社会对中药制剂的较高要求。另一方面，由于现代人们生活方式节奏快，压力大，出差频繁，汤剂因其味苦、携带不方便、熬药过程复杂的特点，亦不能适用广大患者。在实际操作过程中，来源于工艺、质量检测和患者依从性等问题制约了散剂和汤剂的规模化生产。

正因如此，中药颗粒剂应运而生，且广泛运用。其作为一种由汤剂和散剂发展而来的新剂型，兼具了汤剂易吸收、起效快和散剂体积小、稳定性好、存储运输方便的双重优点，且在制备时可利用现代技术，使用不同中药辅料或包膜，或矫味，或防潮，使颗粒剂具有不同性质，提高患者依从性。颗粒剂的出现，满足了人们对中药简便、经济、高效和安全的需求。同时响应了国家大力扶持中医药事业的号召——充分利用科学技术，带动药剂改良和创新，节省药材资源，提高药剂质量，更好地为患者服务。

**（2）药引**

药引，又叫"引药"，是引药归经的俗称，指某些药物具有"向导"的作用，能引导其他药物，使药达病所。尤在泾在《医学读书记》中说："药无引使，则不通病所。"张睿在《医学阶梯》中说："汤之有引，如舟之有楫。"并谓："古今汤方莫尽，药引无穷，临机取用，各有所宜。"可见历代医家对药引使用十分重视。自宋以来，不少医籍对药引使用都有详细的记载，其不仅和汤剂配伍，且广泛用于成药。《圣济总录》录方近两万首，含药引的就有9249首，约占全部方剂的一半，可见其药引取材之广泛。

1）药引与引经药的区别：药引与引经药，在含义与临床应用方面虽有许多相似之处，都是具有"引导"作用的中药或药食两用药，可引导方中其他药物抵达病所。药引之作用有二：一是引药归经，具引经药之作用，故有时药引本身就是引经药；二是协助药物，起辅助作用，故其也含一些随症加减的药。

药引与引经药之主要区别在于：引经药更为严格地受到了经络学说和归经理论

的影响，包括有十二经引经药、病证引经药、穴位引经药等，如小柴胡汤中的引药入少阳经之柴胡，九味羌活汤中的入太阳经之羌活等。而药引则多不受经络理论的限制，其临床应用更为广泛，除"引导"之功外，尚有减毒增效、调和诸药、照顾兼症、矫味矫臭等作用，虽在方中为佐使，却往往是画龙点睛之笔。如《圣济总录·脾脏门》"脾脏冷气攻心腹疼痛"篇中治"不思饮食，虽食迟化，留滞脏腑"，症见"面色萎黄，四肢少力，气出多寒，手足逆冷，肌体羸瘦"，予厚朴丸方（厚朴、肉豆蔻、附子、胡椒等十二味），煎"陈橘皮、木香、生姜汤"送服，可助主方温中理气之功。

2）药引的使用特点：①药引与方中其他药物同煎，宋代煮散中此种应用较为多见。如《圣济总录·诸风门》"偏风"篇中"治偏风半身不遂，热闷语涩"之续命独活汤方（独活、防风、人参、芍药、防己、桂、羚羊角），"煎至八分去滓，入竹沥半合，更煎一二沸，温服"，即是用竹沥清火、涤痰、利窍之功，辅助治疗中风痰热证。②药引单煎取汁，送服主药或成药，一般作为丸、散剂中的汤引。如《圣济总录·心脏门》"心虚"篇，治心气虚弱，症见"时发昏闷，惊悸恍惚，忘误心忪"，方用丹砂茯神丸（丹砂、茯神、人参、天麻、白僵蚕、琥珀、菖蒲、远志等十五味），"每服十丸至十五丸，煎人参茯苓汤下"，即是取人参大补元气、茯苓宁心安神之功，补心气之不足。③先以药引煎汁作为溶剂，再用其煎煮其他药物，常在某些煮散中使用。如《圣济总录·肺脏门》"肺痿"篇治"肺痿劳伤吐血"，予补肺散方（黄明胶、花桑叶），"上二味，捣罗为细散，每服三钱匕，用生地黄汁调下，糯米饮亦得"，取生地黄清热凉血、养阴生津之功，或用糯米饮补虚益气。④液体药引，常用如酒、醋、茶、盐水等，直接作为送服丸剂、散剂的汤引或对入药剂中服用。如《圣济总录·诸风门》"偏头痛"篇，治偏头痛不可忍，予神圣散方（干蝎、藿香叶、麻黄、细辛），"上四味，捣罗为细散，每服一钱匕，用薄荷酒调下"，以薄荷酒调下，取其性锐而轻清，善行头面之功，协助诸药上达头面。

3）药引的分类与应用：药引的分类方法，主要有三种：一是病情药引，即根据疾病的特点应用药引。据病情轻重用药引，如《圣济总录》治破伤中风的大乌犀散方，轻者豆淋酒调下，生姜酒投，甚者用米醋与水同煎服之；据病情缓急使用药引，如"治痔疾下血"的荆芥散方，病势缓慢者，浓煎木贼汤调下，若泻血甚者，加酸石榴皮等分为散，以淡醋汤调下，不拘时服；据其发汗与否使用药引，外感病未发汗者，可予生姜、葱白、薄荷为引，助其发汗解表之功。若病家正气不足，如治"产后体虚力乏，四肢羸瘦"的黄芪汤方，"入生姜半分，枣三枚擘破"同煎，用大枣补虚益气，凡脾胃气虚、产后血虚、营卫不和、心悸怔忡等证，均可用之；另外常用的补虚药引尚有蜂蜜、米饮。用蜂蜜者，除补中外，尚可润燥、解毒、止痛，用治肺燥咳嗽、肠燥便秘、胃脘疼痛等证。用米饮者，以补脾健胃，固护真气，治脾胃虚弱及肠道疾病，若用其送服苦寒药物，则可抑其药性之偏。

二是时令药引，根据季节使用药引。如"诸风门"治"中风气不顺，骨痛或生瘾疹，不治则加，冷痹筋骨缓弱"的天麻煎方，"秋夏宜荆芥汤，春冬宜荆芥酒。春末夏初，喜生赤根白头疮，服之大佳"。又如治恶风的天麻散方，"春夏煎当归酒调下，秋冬煎蒲黄酒调下"，寒冷季节，以酒为引，助行药势，除痹祛瘀，散寒止痛。可见宋代已认识到季节变化对药引应用的影响，现代临床亦有根据季节变换药引者，如春季加荆芥、薄荷疏表散邪，夏季加香薷、生姜化湿和中，秋季加白芍、乌梅养阴生津，冬季加黄柏、知母清虚火、坚肾阴等。

此外，《圣济总录》中亦有根据性别而区分使用药引者。如"诸气门"中"治心腹冷气，疼刺疼痛"的丁沉煎丸方，"丈夫炒生姜盐汤下，妇人炒生姜醋汤下"；"心痛门"中治九种心痛的万灵丸方，"丈夫盐汤，妇人醋汤嚼下"；"诸气门"中"治上气胸膈不利，心腹膨胀，饮食不消"的木香散方，"炒姜盐汤调下，妇人当归酒调下"。可见男性患者药引，常用盐汤，咸走肾，意在引药入肾，而达补益肾脏之功；而妇人用醋，酸以入肝，功能理血止痛，用当归，取其补血活血之用，切合中医理论"男子以肾为根，女子以肝为本"之说。

## 四、后世影响

《圣济总录》是我国唯一一部由帝王本人主持编撰的官修医著，首创了分门编次的编撰方式，"以病分门"，是医学开始分科的重要标志，从具体内容上看，内、外、妇、儿、五官、针灸诸科以及杂治、养生，无所不包，极其丰富，堪称宋代的医学百科全书。该书承前人所述，启后世医家，集宋及以前医方之大成，充分反映了当时的医学及方剂学发展状况，对后世研究和临床证治有重要参考价值，金元明清时期的不少著名方论都可以在《圣济总录》找到源头。元朝更是将其明确指定为官方教材，元朝重臣焦养直在《大德重校圣济总录》序中称其书"盖将使读之者观论以求病，因方以命药……究而言之，实医经之会要，学者之指南，生民之司命也。"《圣济总录》是一部萃集北宋以前学术经验的煌煌巨著，其对医学发展的贡献不可磨灭，也是当今临床实践中可资借鉴的珍贵资料，对于今天临床诊疗仍具有重要的指导意义。

## 五、现存主要版本

元大德四年刻本；清乾隆年间邗江黄氏本震泽汪鸣珂补刻本；1919年上海文瑞楼石印本；1962年人民卫生出版社铅印本。

◎ **参考文献**

[1] 赵佶.圣济总录 [M].北京：人民卫生出版社，2013.

[2] 杨东方，周明鉴.《圣济总录》流传小史 [J].安徽中医药大学学报，2015，(1)：6-8.

[3] 王飞旋，王振国，杨金萍，等.《圣济总录》研究现状分析 [J].山东中医药大学学报，2018，(4)：335-338.

[4] 路明静.北宋医学分科对《圣济总录》病证分门的影响 [D].山东中医药大学，2010.

[5] 袁钦和.说说中药服法 [J].老友，2017，(7)：57

[6] 李昆.宋代三焦辨证学说的研究——兼论三焦辨证发展史 [D].山东中医药大学，2004.

[7] 王世勋.五脏咳及其辨证论治 [J].中国中医药信息杂志，2007，(1)：79-80.

[8] 马佳，樊旭."营卫和"与《黄帝内经》睡眠理论 [J].实用中医内科杂志，2015，(5)：173-174.

[9] 刘淑彦，董尚朴，郝蕾，等.《圣济总录》对《内经》病证的补充与发挥 [J].时珍国医国药，2009，(8)：2092-2093.

[10] 尹进，孙媛，年莉.《圣济总录》心悸证治规律探析 [J].中医药学报，2017，(4)：693-696.

[11] 李喜平，张程亮，刘东.牛黄的现代研究（四）：药理作用 [J].医药导报，2017，(4)：355-360.

[12] 邹燕梅，罗力，刘春茹.从《伤寒论》中用药特点浅述龙骨、牡蛎的临床应用 [J].中医药导报，2018，(10)：43-45.

[13] 胡龙才.《圣济总录》诊治胸痹病经验举隅 [J].云南中医学院学报，2001，(3)：35-37.

[14] 方显明.论五脏虚损与冠心病 [J].广西中医药，2010，(3)：28-29.

[15] 杨军.《圣济总录》心病方研究 [D].山东中医药大学，2008.

[16] 周文泉，张文高.芳香温通法治疗心痛证的源流与进展 [J].天津中医，1985，(4)：38-40.

[17] 宋婷，张成博.《圣济总录·诸风门》的头痛病机及用药规律分析 [J].辽宁中医杂志，2018，(10)：21-25.

[18] 苏洁贞，刘明平，文艺. 川芎治疗头痛的药对（队）分析 [J]. 中国中医药现代远程教育，2014，(4)：111-112.

[19] 李海刚，胡晒平，周意，等. 川芎主要药理活性成分药理研究进展 [J]. 中国临床药理学与治疗学，2018，(11)：1302-1308.

[20] 王一花，蒯仂，施雪斐，等. 基于关联规则和复杂熵聚类分析《圣济总录》治疗淋证组方规律 [J]. 中医药临床杂志，2017，(10)：1689-1692.

[21] 张丰聪.《圣济总录》中剂型和药引规律研究 [D]. 山东中医药大学，2009.

[22] 胡小苏，赵立杰，冯怡，等. 中药散剂的历史沿革与发展趋势 [J]. 世界科学技术-中医药现代化，2018，(4)：496-500.

[23] 潘秀英. 中药颗粒剂辅料的应用与发展探析 [J]. 化工管理，2014，(23)：44.

# 《御药院方》（许国祯）

## 一、宫廷渊源

### 1. 提要

《御药院方》，元朝许国祯著，成书于至元四年（1267年），是我国现存最早、最完整的宫廷医药处方集。该书内容丰富，包括内、外、妇、儿、五官、骨伤、养生、美容等多面，其中美容医学内容，颇具规模。所搜集宋、金、元三代宫廷用方，以成药丸、散、膏、丹为主，每首方剂，以主治、药物组成、配制方法等分别论述，有些并附有临证加减，且若干成方为其他方书少见，疗效卓著。该书上承宋金方书研究的成就，而有所发展创新，较全面地反映了当时宫廷用药的经验，亦可为今日临床、养生之借鉴。

### 2. 著者传记

许国祯（生卒年不详），字进之，元代绛州曲沃人（今属山西）。祖父许济为金代绛州节度使，父许日严为荣州节度判官，皆通医，其母亲韩氏亦曾以食医身份侍奉元世祖忽必烈的母亲庄圣太后。在家庭的熏陶之下，国桢自幼习儒，博通经史，且谙医学。

《元史》云："金乱之时，世祖在潜邸，国祯以医征至翰海，留守掌医药。"世祖出征，许常随左右，由于医术高超，谏言忠肯，颇得世祖赏识。世祖因爱喝马奶酒，导致右腿疾患严重，行军打仗多有不便。后经国祯精心调治，其腿疾痊愈。世祖即位后，提点其为太医院事，后又进阶至光禄大夫，世祖常呼"许光禄"而不呼其名，可见其得宠幸。至元廿年，国祯承世祖之命，召集全国医学名士，增修御药院所刊方书，"正其讹，补其缺，求其遗亡，而附益之"，编成《御药院方》，又奉旨与撒里蛮集诸路医学教授共修《至元增修本草》一书，是元代唯一官修本草，惜书佚不传。国祯逝世后，谥忠宪，追封蓟国公。

## 二、内容精要

### 1. 各卷概要

全书共11卷，载方一千余首。

卷一，治风药门；卷二，治伤寒门；卷三，治一切气门上；卷四，治一切气门下；卷五，治痰饮门；卷六，补虚损门；卷七，治积热门、治泄痢门；卷八，治杂病门；卷九，治咽喉口齿门；卷十，治眼目门、治创肿折伤门；卷十一，治妇人诸疾门、经候、治小儿诸疾门。

**2. 内容精选**

该书为专门方书，内容从略。

**3. 传世名方**

**（1）解表剂**

辛夷汤（卷五）

【组成】辛夷（去毛）　甘菊花（去枝杈）　吴白芷　前胡（去芦头）　川芎　薄荷叶（去土）　石膏　白术　赤茯苓（去皮）　生干地黄　陈橘皮（去白，各一两）　甘草（炙，二两）

【用法】同为粗末，每服五钱，水一盏半，煎至一盏，去滓，食后温服，日进三服。

【功用】散风清热，理气化痰。

【主治】热邪壅肺，肺气不利，头目昏眩，鼻塞声重，咯痰稠黏。

**（2）治风剂**

王瓜散（卷一）

【组成】荆芥穗（一两半）　木香　川芎　天麻　麻黄（去节）　防风（去芦）　细辛（去苗）　甘草（炙）　王瓜（灯心炒黄色，各半两）

【用法】同为细末，每服二三钱，食后用热茶清调下。

【功用】疏风解表，通络止痛。

【主治】偏正头痛。

**（3）祛湿剂**

虎骨木瓜丸（卷一）

【组成】虎骨（酥炙）　南乳香（研）　没药（各一两）　木瓜　天麻　苁蓉　牛膝（各二两，用好酒浸十日，取出焙干用）

【用法】为细末，将原浸酒作糊和丸，如梧桐子大，每服三十丸至五十丸，空心食前，温酒送下，日进二三服。

【功用】祛风湿，通经络，强筋骨。

【主治】饮酒过度，寒湿侵袭经络，耗气伤血，筋骨疼痛，昼静夜甚。妇人血风疼痛。

**（4）清热剂**

牛黄泻心汤（卷七）

【组成】脑子（二钱半）　牛黄（二钱半）　大黄末（生，二两）　朱砂（二钱半）

【用法】同研极细，每服三钱，凉生姜蜜水调下。

【功用】清心泻火，开窍宁神。

【主治】心经邪热，狂语，精神不爽。

咽喉碧玉散（卷九）

【组成】青黛　盆硝　蒲黄　甘草末（各一两）

【用法】共研匀细，每用少许，干掺在咽内，细细咽津，或绵裹噙化。若作丸，砂糖和丸，每两作五十丸，每服一丸，噙化咽津亦得。

【功用】清热解毒，消肿止痛。

【主治】心肺积热上攻，咽喉肿痛闭塞，水浆不下，或生喉疬、重舌、木舌、肿胀。

**（5）消导剂**

丁香和胃丸（卷三）

【组成】丁香　木香　沉香（各半两）　藿香叶　白茯苓（去皮）　白豆蔻仁　陈皮（去白）　白术　人参（各一两）　半夏（姜制，三两）

【用法】上药同为细末，生姜汁、面糊和丸，如梧桐子大，每服三十丸至五十丸，煎生姜汤送下，不拘时候。

【功用】健脾和胃，化痰降逆。

【主治】脾胃不和，中脘气痞，胸膈停痰，呕吐恶心，胁肋刺痛，饮食无味，肢体倦怠。

木香三棱丸（卷三）

【组成】木香（一两）　三棱（炮，二两）　蓬莪术（炮，二两）　大麦芽（炒，四两）　神曲（炒，二两）　白术（四两）　陈皮（去白，二两）　干姜（炮，二两）　黑牵牛（微炒，六两。一方用黑牵牛头末，取六两）

【用法】为细末，生姜汁、面糊和丸，如梧桐子大，每服三十五丸，食后生姜汤下。

【功用】理气化滞，健脾消食。

【主治】胸膈痞闷，心腹胀满，胁肋疼痛。

分气丸（卷三）

【组成】木香　青皮（去白）　陈皮（去白）　白豆蔻仁　缩砂仁　京三棱

（炮，切） 蓬莪术（炮，切） 荜澄茄 萝卜子 枳实（麸炒，各一两）黑牵牛（炒，二两）

【用法】为细末，面糊为丸，如梧桐子大，每服五十丸，生姜汤送下。

【功用】理气和中，化痰消积。

【主治】胸膈气痞，痰实不化。

养胃进食丸（卷三）

【组成】人参（去芦头） 甘草（锉，各一两） 白术 白茯苓（去皮，各二两） 厚朴（去粗皮，生姜制炒，三两） 陈皮（去白，一两半） 神曲（炒，二两半） 大麦蘖（炒黄，一两半） 苍术（五两，去粗皮，泔浸）

【用法】为末，水面糊丸，桐子大，每服三五十丸，食前米汤或姜汤送下。

【功用】健脾和胃，消食化滞。

【主治】脾胃虚弱，心腹胀满，面色萎黄，肌肉消瘦，怠惰嗜卧，或不思食。

## (6) 祛痰剂

木香半夏丸（卷五）

【组成】木香（七钱半） 半夏（一两，汤洗七次，切片，焙干） 陈皮（去白，半两） 白茯苓（半两） 干生姜（半两） 草豆蔻仁（半两） 白附子（半两） 人参（半两）

【用法】为细末，用面糊和丸，如梧桐子大，每服二三十丸，不拘时候，煎生姜汤下。

【功用】健脾化痰，理气宽胸。

【主治】痰涎上壅，恶心，胸膈不利。

贝母汤（卷五）

【组成】贝母（去心，半两） 杏仁（去皮、尖，麸炒，三分） 桑白皮（制，半两） 五味子（半两） 知母（一分） 甘草（制，锉，半两） 款冬花（二两）

【用法】上粗捣筛，每服四钱，生姜五片，水煎，去滓，食后服。

【功用】清肺化痰止咳。

【主治】暴发咳嗽，多日不愈。

发声散（卷九）

【组成】瓜蒌皮（细锉，慢火炒赤黄） 白僵蚕（去头，微炒黄） 甘草（锉，炒黄色，各等分）

【用法】为极细末，每服一二钱，用温酒调下，或浓生姜汤调服，更用半钱绵裹噙化，咽津无妨，不计时候。

【功用】化痰利咽。

【主治】咽喉语声不出。

紫团参丸（卷五）

【组成】潞州人参（二钱半） 蛤蚧（一对，酥炒黄） 白牵牛（三两，微炒） 苦葶苈（一两，微炒） 甜葶苈（微炒） 木香（各半两）

【用法】捣罗为细末，用熟枣肉和丸，如梧桐子大，每服四十丸，食后，煎人参桑白皮汤送下。

【功用】益肾泻肺，化痰平喘。

【主治】肺气有余，咳嗽喘急，胸胁痞痛，短气噎闷，下焦不利，腿膝微肿。

温胃化痰丸（卷五）

【组成】半夏（三两） 橘皮（去白） 干姜（炮） 白术（各二两）

【用法】为细末，生姜汁面糊为丸，如梧桐子大，每服二十丸，用温生姜汤送下，不拘时候。

【功用】温中化痰。

【主治】寒饮停留脾胃，胸中不快，痰涎不尽。

**（7）理气剂**

木香调中丸（卷三）

【组成】木香 青皮（去白） 陈皮（去白） 槟榔 肉豆蔻（面裹煨熟，去油） 京三棱（炮，锉） 诃子皮 草豆蔻仁（各一两）

【用法】为细末，水面糊和丸，如梧桐子大，每服六十丸，食前热米饮送下。

【功用】理气行滞，调中止泻。

【主治】饮食不调，胃肠致伤，心腹疼痛，两胁胀闷，脏腑泄泻，米谷不化，腹中雷鸣，不思饮食。

宁气汤（卷五）

【组成】御米壳（二两半，蜜水淹一宿，炒黄） 甘草（炙） 杏仁（去皮尖，麸炒） 紫菀（去土） 桔梗（各七钱半） 五味子 甜葶苈（隔纸炒） 人参 半夏（生姜制） 桑白皮（锉，炒） 紫苏叶 陈橘皮（去瓤，各一两）

【用法】为粗末，每服五钱，水一大盏，入生姜七片，煎至六分，去滓，稍热服，食后。

【功用】益气宣肺，化痰止咳。

【主治】肺气不利，咳嗽声重，咽嗌干燥，痰唾稠黏，少得睡眠。

沉香大腹皮散（卷三）

【组成】连皮大腹子（三两）　沉香（锉）　槟榔（锉）　桑白皮（锉，微炒）　乌药（锉）　荆芥穗　陈皮（洗，去瓤，焙干，称）　茴香（炒）　白茯苓（去皮）　木通（锉）　紫苏子（微炒）　紫苏叶　甘草（炒，各一两）　干木瓜（二两半，去瓤）　枳壳（麸炒，去瓤，一两半）

【用法】为粗末，每服五钱，水一盏，生姜五片，萝卜五大片，同煎至七分，去滓，食前温服，日进二服。十日之后，一日进一服，病愈即止。

【功用】行气行水。

【主治】湿气郁滞经络，脚气肿满，沉重疼痛，经脉不利。

**（8）补益剂**

七仙丸（卷十）

【组成】菟丝子（酒浸，另研为末，五两）　苁蓉（酒浸，去皮，切，焙干，一两）　巴戟（去心，一两）　车前子　熟干地黄　枸杞子（各三两）　甘菊花（拣净，四两）

【用法】研为细末，炼蜜为丸，如梧桐子大，每服三十至五十丸，空腹时用温酒送下，盐汤亦可。

【功用】补肝肾，增目力。

【主治】肝肾俱虚，眼常昏暗，多见黑花，或生翳障，视物不明，迎风流泪。

胡桃丸（卷六）

【组成】破故纸　杜仲　草薢　胡桃仁（各四两）

【用法】将前三味捣，罗为细末，次入胡桃膏子拌匀，再捣千余下，丸如梧桐子大，每服三十丸至五十丸，空心温酒下，盐汤亦可。

【功用】益精补髓，强筋骨。

【主治】肾虚腰痛。

**（9）安神剂**

龙脑安神丸（卷一）

【组成】茯神（去粗皮，取末）　人参（去芦、头）　麦门冬（去心）　乌犀（又名皂荚，取末）　朱砂（各二两）　地骨皮　甘草（取末）　桑白皮（取末，各一两）　马牙硝（别研，一钱）　龙脑（别研）　牛黄（别研）　麝香（别研，各三钱）　金箔（三十五箔）

【用法】为细末，炼蜜丸如弹子大，金箔为衣，如有风痫病，冬月用温水化下，夏月用凉水化下，不拘时候；治虚劳发热喘嗽，用新汲水一盏化开服，喘满痰嗽立止；治男子妇人语涩舌强，日进三服，食后温水化下。小儿一丸分作二次服。

【功用】清热化痰，养心安神。

【主治】癫痫，无问远年迈日近，发作无时，服诸药不效者。

**（10）外用剂**

一捻金散（卷九）

【组成】蝎梢（二钱）　川芎（一两）　华阴细辛　香白芷（各半两）

【用法】为细末，每以指蘸药少许擦牙痛处，吐津，误咽无妨，不计时候。

【功用】祛风止痛。

【主治】牙齿疼痛。

五黄散（卷十）

【组成】黄柏（一两）　黄连　黄芩　黄丹　大黄（各半两）

【用法】为细末，每用一钱，水蜜调成膏，摊在绢花子上，随目赤贴于太阳穴。

【功用】清热泻火。

【主治】目赤。

青龙散（卷九）

【组成】青黛（三钱）　薄荷叶（二钱）　细辛　盆硝　川芎　香白芷（各半两）

【用法】上为细末，以指蘸药，擦齿肿处，吐津，误咽不妨，不计时候。

【功用】清热祛风，消肿止痛。

【主治】阳明经风热，齿龈肿痛。

青金散（卷十）

【组成】龙脑　青黛　薄荷叶　盆硝（各一钱）　乳香（一字）

【用法】为细末，每用半字，鼻内搐。

【功用】清脑明目。

【主治】风热上攻，目睛疼痛。

## 三、临床运用

### 1. 美容

《御药院方》一书，所搜集方剂多为宫廷秘方，其中美容悦泽方剂，为主要特色之一。书中美容方剂主要分布于"补虚损门""治杂病门""洗面药门"，涉及悦面、洁肤、乌发、生发、养发等，共计成方六十余首，数量颇丰。所选用药物，取材于天然，副作用小，久经实践检验，效用颇良，为历代朝廷贵族所青睐。

今就是书美容方药，分内服方及外用方两大部分做初步探析，冀为现代临床提供借鉴。

**（1）内服方**

《御药院方》"补虚损门"篇载述内服方药较多，如荣芝丸、万寿地芝丸、金樱丹、延生护宝丹、二灵丹、胡桃丸、延寿丹、何首乌丸等二十余方，多具有补五脏、益气血、壮筋骨、黑髭发、驻容颜的功效。而中医常谓"病于内必形于外"，若欲得到颜面、须发局部的美，必先使人体五脏、阴阳、气血调和，方能滋荣外部肌肤、髭发，而达到延年驻颜的目的。此类内服美容方剂，以整体观念为指导，从脏腑立论，所用药物多归肝、肾、脾胃、肺经，体现"从藏治象"的治疗原则。

1）入肝经药物：肝主疏泄，主藏血，肝疏泄失司，气血郁滞，不能上荣头面，则易生黄褐斑、痤疮等损容性疾病。又因女子以肝为先天，易于怫郁，肝气郁结，故在损容性疾病中，以女性患者多见，不仅造成身体上的疾病，更带来心理上的伤害。《御药院方》美容内服方中，以归肝经药物为最多，常用青皮、陈皮、菊花、木香、沉香、槟榔等疏肝理气，当归、白芍、阿胶、川芎等养血活血，使气机得畅，血行得通，肌肤得养，瘀祛则斑消，容颜悦泽。如"补虚损门"之延龄丹，除大量补肾药物外，尚用金铃子、香附子、姜黄、青皮、丁香、木香、乳香、没药、牛膝、穿山甲等疏肝行气、活血通经之品，"常服补五脏，养真阳，和血脉，壮筋骨"。

2）入肾经药物：肾为先天之本，是五脏六腑之精气生成的根本场所。肾精充沛，则五脏气血旺盛，使人容貌不枯，肌肤丰盈柔滑，延年驻颜。《御药院方》美容内治方中大量应用补肾填精药物，如附子、鹿茸、鹿角霜、杜仲、肉苁蓉、熟地黄、牛膝、菟丝子、山茱萸、枸杞子、补骨脂、覆盆子、胡桃仁、何首乌等。如胡桃丸（破故纸、杜仲、萆薢、胡桃仁），"益精补髓，强筋壮骨，延年益寿，悦心明目，滋润肌肤，壮年高人脏腑不燥结，久服百病皆除"；又如神功七宝丹（腽肭脐、黑附子、阳起石、钟乳粉、鹿茸、龙骨、沉香、麝香），"补益真元，固精实髓，通畅百脉，悦泽颜色。久服延年益寿，强力壮神"。

3）入脾经药物：脾胃为气血生化之源，中医美容亦把调理脾胃作为根本宗旨。脾胃功能正常，中土得运，既可培补先天，又能滋养后天。《御药院方》美容方中，常用人参、黄芪、白术、山药、薏苡仁、茯苓、陈皮、半夏等健脾益气，祛湿化痰。如"补虚损门"中，滋肾健脾，如金樱丹（金樱、山术、生地黄、仙灵脾、肉苁蓉、菟丝子、牛膝、生鸡头肉、生莲子肉、干山药、人参、茯苓、丁香、木香、菖蒲、麝香、炒甘草、陈皮、柏子仁），"常服充实肌肉，坚填骨髓，悦泽面目，长养精神……乌髭发，牢牙齿"。

4）入肺经药物：《内经》云："肺者，气之本……其华在毛，其充在皮。"美容方中多用辛温入肺经药物，宣表散邪，升腾阳气，鼓舞气血上达头面，从而使面部肌肤红润光泽，富有弹性。《御药院方》中常用桂枝、白芷、防风、细辛、辛夷、藁本、蔓荆子、牛蒡子、藿香等，此类药多入肺经，实即为宣肺之治。如养寿丹之用细辛。入肺经药物虽在美容内服方剂中鲜少运用，但其在外用方剂中，则具有独特的意义。

**（2）外用方**

《御药院方》中外用方剂亦较多，分布于是书卷八"治杂病门"和卷十"洗面药门"，外用美容方药直接作用于面部或髭发，以达悦泽容面或乌发生发的目的。作用于皮肤方药，可分为洗面方、洗手方、澡浴方；作用于髭发方药，可分为乌发方和生发方两类。且"洗面药门"中，专载"皇后洗面药""御前洗面药"等美容外用方，突出了宫廷用药的特色。

1）洗面方：《御药院方》"洗面药门"篇，收载美容方药11首，包括无皂角洗面药、藿香散、七白膏、御前洗面药、神仙玉女粉、钟乳粉散、皇后洗面药、朱砂红丸子、冬瓜洗面药及玉容散2首。《御药院方》洗面药方中，主要药物取其美白祛斑功能，常使用"白"药和香药。"白"药，常用如白芷、白蔹、白附子、白芍、白及、白茯苓、白术、白冬瓜、白僵蚕等色白之药，以色治色，用白除黑。代表方药如七白膏（香白芷、白蔹、白术、白茯苓、白及、白附子、细辛），"上件为细末，以鸡子白调"，具有祛除黑斑、润肤防皱之功效。"令人面光润不皱，退一切诸皯黯"。又如"御前洗面药"和"皇后洗面药"中，方中药味较多，亦大量使用白药，尚有白檀、白瓜子。

在美容外用方剂中，香药的使用亦较多，主要有藿香叶、白芷、檀香、甘松、零陵香（又称灵香草，可祛风明目，通窍辟秽，止痛，驱蛔）、茅香（又名香草，主凉血止血，清热利尿）、丁香、麝香、沉香、白檀、杜茯苓、广茯苓、冰片、韶脑、木香、肉桂、藁本等。代表方药如无皂角洗面药（藿香叶、白芷、藁本、檀香、栝蒌根、楮桃儿、白茯苓、防风、甘松、零陵香、茅香、丁香、麝香、沉香、黑牵牛、赤小豆、川芎、糯米），仅香药就占了大半。因芳香药物，不仅香气袭人，受人喜爱，且其辛香走窜之性，穿透力强，外开肌腠，通经络，内行气血，畅和营卫，因而被大量使用。

2）洗手方：《御药院方》"洗面药门"载洗手方两首，即洗手檀香散和淖手散。

洗手檀香散（藿香、甘松、吴白芷、藁本、栝蒌根、零陵香、大皂角、茅香、白檀、楮桃儿、糯米），"上一十一味为细末，纱罗子罗，如常洗手使用"。其中瓜蒌根、皂角，二药外用，功可杀虫抗菌；糯米黏性大，为增稠剂；且方中较多使用芳香药物，具有美白皮肤的功效。淖手药，方用栝蒌、土瓜、杏仁三味，其中栝蒌、杏仁富含油脂，具有清洗手部皮肤和润肤的功效，常于"临睡使用"或"每洗手讫涂淖手"，润肤功效卓著。

3）澡浴方：《御药院方》中记载澡浴方两首，一为"洗面药门"之粘痛散，一为"治杂病门"之澡洗药。粘痛散，方用当归、赤芍药、藁本、防风、桂、细辛、黑狗脊、骨碎补、自然铜、草薢，所用药物大多具有活血祛风止痛功能。书中将其列为澡浴药，似有不妥。或因其用法为澡浴后，再将粘痛散加热，热熨外敷，具有粘痛去痛功能。澡洗药，方用干荷叶、威灵仙、藁本、藿香叶、零陵香、茅香、甘松、香白芷，多为芳香药物，"常用治遍身瘙痒，光腻皮肤"。

4）乌发方：《御药院方》中记载洗髭、染髭和乌发药方11首，包括"洗面药门"之新方乌头药、旧方乌头药、到流油乌髭三圣膏、涂髭须方、胡桃膏、韩侍郎神验捻髭方、乌头药、乌云膏、乌云散、乌髭借春散、立马乌。染髭和染发常用药物有诃子皮、当归、没食子、醋石榴皮、五倍子、百药煎（五倍子和茶叶发酵而成的块状物）、绿矾、针砂等。如新方乌头药（诃子皮、当归、没食子、醋石榴皮、五倍子、百药煎），制法：上件药为细末，以大麦面、荞麦面、针砂醋调熬成糊。使用方法：洗净发后，用糊药遍擦发上，用荷叶包裹一宿，再洗净。此类乌髭发方药，采用天然药物，其效立竿见影，且方剂数量甚多，论述详尽，足见元代宫廷对乌发美容之重视。

5）生发方：《御药院方》"治杂病门"篇，记载生发方3首，三圣膏、洗发菊花散及长发滋荣散。三圣膏，"治鬓发髭脱落，令生长"，方用黑附子、蔓荆子、柏子仁三味，上件为细末，乌鸡脂和，捣研千下，于瓷盒内密封，百日取出。以此膏"涂住髭发落处，三五日即生，自然牢壮不落"，可见该方效用极佳。洗发菊花散，"治头发脱落"，方用甘菊花、蔓荆子、干柏叶、川芎、桑根白皮、白芷、细辛、旱莲草，煎汤，去滓沐发。长发滋荣散，药仅生姜皮、人参二味，"上为细末，每用生姜切断，蘸药末于发落处擦之，隔日用一次"，具有助发生长的功效。

6）养发方：《御药院方》"治杂病门"篇记载外用养发方两首，即犀皮汤和柏叶散。犀皮汤，方用小麦麸、半夏、沉香末、生姜，水煎后，滤去滓，取清汁，入龙、麝少许搅匀，洗髭发，"治髭发干涩"，"令润柔易长"。柏叶散，方用侧柏叶、何首乌、地骨皮、白芷，上为粗末，入生姜十片，水煎，去滓，淋洗髭须，临睡使用。此方从滋养须根入手，使髭须肥美而黑。

## 四、后世影响

《御药院方》一书，是一部名副其实的宫廷秘方，是宋元时期中医临床治疗学的高层次总结。该书独具匠心地收录了一部分美容方剂，有须发美容和面部美容的专用方药，扩大了中医学的范畴，也为后人留下了宝贵的启迪。研习该书，对于继承和发扬祖国优秀的传统医学大有裨益。

《御药院方》在当时具有很大的影响力，在元世祖时，流入朝鲜，再传至日本。而明清时期该书在国内亡佚，后经日本重归于国，复行于世，实为医林一大幸事，亦是中、朝、日三国医学交流之佳话，对研究元代医药历史有很高的学术价值。日本著名汉医学家丹波元简，在该书跋中称此书"乃辑宋末金元诸方者，颇备亦宝，架中不可欠之书也"。

## 五、现存主要版本

日本宽政十年戊午（1798 年）活字本；1983 年中医古籍出版社影印本等。

### ◎ 参考文献

[1] 许国祯. 御药院方 [M]. 北京：中医古籍出版社，1983.

[2] 海波. 宫廷配本——《御药院方》[J]. 内蒙古中医药，1992，(1)：34.

[3] 应小雄.《御药院方》成书年代考 [J]. 江苏中医，1988，(5)：39.

[4] 周益新.《御药院方》研究 [J]. 山西中医，2007，23 (1)：55－57.

[5] 任娟莉，高少才.《御药院方》美容方药探析 [J]. 陕西中医，2010，(12)：1661－1663.

[6] 张建华，廖冰灵.《御药院方》中医美容方药研究 [J]. 中医药文化，2013，(4)：50－53.

[7] 陈遥.《御药院方》美容方述略 [J]. 湖北中医杂志，1999，(4)：38.

[8] 陈作新.《御药院方》方药特色探讨 [J]. 中医文献杂志，1998，(2)：11－12.

[9] 刘晖桢.《御药院方》：中韩日三国医学交流的见证 [N]. 中国中医药报，2003－01－27.

# 《世医得效方》（危亦林）

## 一、宫廷渊源

### 1. 提要

《世医得效方》，成书于至元三年（1337 年），元末危亦林著，是上承唐宋下启明清的综合性医著，尤以骨伤科成就最高。书中内容详备，科目无遗，论治精详，依当时医学 13 科分类，包括中医内、外、妇、儿、骨伤、五官等各科疾病。在分述各科疾病的病脉证治时，每门之下首论病源证候，继则分症列方，并附针灸之法。全书共载方 3000 余首，因以"依按古方，参以家传"之法撰称，故名为危氏五世家传经验医方，且多行之有效，具有重要的史料参考与临床实用价值，对学者裨益颇深。

### 2. 著者传记

危亦林（1277—1347），字达斋，江西南丰人，元代著名医学家，为江西历史上十大名医之一。危亦林，出身医学世家，自幼聪颖好学，博览群书，20 岁开始业医，对祖传医术有着深厚兴趣，将祖传医书及验方详加阅览、研究，并在行医过程中进行验证和修改，其医道日益精进。他通晓内、妇、儿、眼、骨、喉、口齿各科，尤擅长骨伤科，成为当地有名望的医家。

天历元年（1328 年），危亦林任南丰州医学学录，后改任官医副提领，协助提领掌管医事政令，官至南丰州医学教授。其在行医和任州医官时，继承和发展危氏本家四代医学经验，积五世医方，结合自己的实践经验，前后历时十载，于至元三年（1337 年）著成《世医得效方》。经江西官医提举司报送元朝太医院，经重校核定后，于至正五年（1345 年）刊刻发行，成为各行省使用的医疗手册。危亦林敢于冲破保守思想束缚公开秘方，将五世祖传秘方公诸于世，重视辨证论治，灵活化裁应用古方，实为一位知识渊博、技术全面、有创新精神的医学家。

## 二、内容精要

### 1. 各卷概要

全书共为 20 卷，约 50 万字，载方 3000 余首。

卷 1 ~ 10 为大方脉杂医科，列总说 10 则，载 81 种病证的辨证与治疗。其中卷 9

治水肿的秘传 8 方，卷 10 治痈疽的秘传 10 方，都是危氏家传的两套秘方，赖本书而幸尚存。

卷 11 ~ 12 为小方脉科，内容有活幼论、通治各 1 则，以及初生等 65 种病证的治法方药。

卷 13 为风科，列总说 3 则，载 7 种病证的证治。

卷 14 ~ 15 为产科兼妇人杂病科，内容有济阴论、通治各 1 则，胎产病证 4 则，以及感冒等 26 种病证的治法方药，附杂方 1 则。

卷 16 为眼科，内容有总论、五轮八廓各 1 则，72 证方，拾遗 16 方，通治，以及虚证等 5 种病证的治法方药。

卷 17 为口齿兼咽喉科，列总说 1 则，载 5 种病证的证治。

卷 18 为正骨兼金镞科，列总说 13 则，载 16 种常见病证的证治。全面总结宋元以来骨伤科的成就，尤其是骨科成就最高。在用药方面，列"用药加减法"和"通治"的方剂，筛选了历代治伤药物 25 味，附以随症加减，并载骨伤科方 60 余首及中药麻醉法。

卷 19 为疮肿科，列总说 3 则，载 21 种病证的证治。针灸一科内容，散附于各科之中。

卷 20 为孙思邈《千金方》养生法节文一篇——《孙真人养生书》。

**2. 内容精选**

**（1）医德典范**

余观世之人，得一方辄靳靳焉莫肯示人，往往以《肘后》《千金》为解。今危氏以五世所得之秘，一旦尽以公诸人，其过人远矣。昔许叔微未达时，人劝以树阴德，许念贫，而树德惟医为可，乃攻医以活人，其后讫致显宦，造物之报施如此。然余以为以身种者有限，以书种者无穷。今危氏能公其术于人，使家有其书，即人无夭死，其所种者不亦多乎？（《世医得效方·危氏世医得效方序》）

按：该部分节选自《世医得效方》的王氏序言，介绍了危亦林师承祖业，学术渊深，并且将五世祖传验方秘药的奉献精神。危亦林，自其高祖至其本人，五世皆为名医，可谓师出名门，学有渊源，家有珍藏，颇负盛名，远近求治，活人甚众。

在当时的旧社会，医者以医术谋生，固然有济世扶危之念，但常为声名利禄所困，同行间亦互相嫉忌，验方秘药常自保留，秘而不宣，莫肯示人。至危亦林，其能重念先世授业之难，体恤"群黎之疾苦"，不顾门户之见，不计较个人得失，以五世所得之秘，尽公诸于世，"使家有其书，即人无夭死"。危亦林无私无畏的奉献精神，对继承发扬祖国医学起到了重要作用，堪为医德典范。

### （2）论伤风、中风

伤风主治之法，汗出恶风者，当解其肌；里证虽具，恶风未罢，亦须先解其外也。伤风见寒，大青龙汤均为调理。中风昏闷，先须通关散，探鼻令喷嚏，次以苏合香丸行其气，仍须分辨冷热为治，不可混滥。五脏正中者，迅雷不及掩耳。手足偏中者，但徐服顺气疏风豁痰等药，不宜用大风药，急治则不得尽其天年。其有牙关紧闭，亦用通关散搐鼻，喷嚏即开矣。（《世医得效方·卷第一·大方脉杂医科·集治说》）

按：该部分内容对伤风中风的证治方药进行了提纲挈领的明确论述，使人一目了然，易于掌握。伤风的主治之法，有表证者，当先解表；里证虽具，表证未除者，亦须先治表。伤风见表寒者，可予大青龙汤，解表清里。若中于风邪，症见气闭昏厥者，先予通关散通关开窍，继以苏合香丸芳香开窍，行气止痛，但仍须根据疾病的寒热性质分证论治，不可混滥。中风正中于五脏者，病情急迫，难治；手足偏中者，须服用顺气疏风豁痰等药，徐徐图之，慢慢调治，不宜急治，大用风药则动伤根本。若见牙关紧闭，亦可用通关散，搐鼻取嚏，得嚏则肺气宣通，气机畅利，可省人事。此均是危氏的经验之谈，诚有可取之处。

### （3）治痧证

试痧证：江南旧无，今所在有之。原其证古方不载，所感如伤寒，头痛呕恶，浑身壮热，手足指末微厥，或腹痛烦乱，须臾能杀人。先浓煎艾汤试之，如吐即是。

……治沙证：但用苎麻蘸水，于颈项、两肘臂、两膝腕等处戛掠，见得血凝皮肤中，红点如粟粒状，然后盖覆衣被，吃少粥汤，或葱豉汤，或清油、生葱、茶，得汗即愈。此皆使皮肤腠理开发松利，诚不药之良法也。（《世医得效方·卷第二·大方脉杂医科·痎疟·痧证》）

按：该部分内容介绍了痧证及刮痧疗法。痧证是指感受时疫秽浊之气，侵犯营卫，滞留脏腑，而引起的一组急性外感热病的统称。常见症状为发热、胸腹或闷，或胀，或痛，或上吐下泻，或神昏闷乱，或皮下青紫、痧斑、痧筋等。类似于现代医学所说的细菌性食物中毒、沙门菌感染乃至烈性传染病霍乱、副霍乱等。

对于痧证的治疗，除药物治疗外，《世医得效方》中还提到了用绳擦出来皮肤紫点。用苎麻纤维团，蘸水在颈项、肘臂、膝腕等部位进行"戛掠"，戛是刮的意思，直到刮出皮下出血凝结，如米粒样的红点为止。然后通过盖衣被保暖，喝粥、汤、茶等发汗，使汗孔开张，痧毒外泄，即为后世所称之"刮痧法"。

### （4）乳哺法

凡初乳，先须捏去宿乳，后与之。母欲寐，即夺其乳，恐睡困不知饱足。儿啼未定，气息未调，乳母勿遽以乳饮之，故不得下，停滞胸膈，而成呕吐。乳后不与食，哺后不与乳。脾胃怯弱，乳食相并，难以克化，幼则成呕而结于腹中作疼，大则成癖、成积、成疳，皆自此始。（《世医得效方·卷第十一·小方科·通治·乳哺法》）

按：该部分内容介绍了养育小儿的乳哺之法。历代儿科医家皆强调"盖人以食为命，孩非乳不活"，可见乳哺对小儿生长发育的重要性。每天晨起哺乳，乳母应当挤除隔夜的乳汁，而后与之。若乳母欲睡，应夺去乳头，防止乳母睡困中不知道小儿是饱是饥。若小儿啼哭，乳母切勿急于乳哺，以防乳饮停滞胸膈，因此时小儿气息未定，气机不降，而成呕吐之症。古今从事儿科者，皆叹小儿肠胃薄弱，消化功能有限，所以历代儿科医家，皆疾呼节制饮食。"乳后不得便与食，哺后不得便与乳"，若乳食相结，混杂于胃，小儿难以消化，轻则呕吐或乳食结于腹中作痛，重则成癖、成积、成疳，皆因乳食不节所致。

**（5）论八廓学说**

天廓传导肺、大肠，地廓水谷脾、胃，火廓抱阳心、命门，水廓会阴肾，风廓养化肝，雷廓关泉小肠，山廓清净胆，泽廓津液膀胱。

天廓病：因云中射雁，月下看书，多食腥膻，侵冒寒暑，致天廓有病内动。视物生烟，眦疼难开，不能辨认。

地廓病：因湿渍头上，冷灌睛眸，致令有病。眼眩紧急，瘀血生疮。

火廓病：因心神恐怖，赤脉侵眦，血灌瞳仁，热泪如倾。其症睑头红肿，睛内偏疼，热泪难开。

风廓病：因枕边窗穴有风，不能遮闭，坐卧当之，脑中邪风，攻于风廓，以致黑睛多痒，两睑常烂，或昏多泪。（《世医得效方·卷第十六·眼科·五轮八廓》）

按：危亦林伯父熙载，精于眼科，亦林得其真传，故在《世医得效方》中列"眼科"一卷。五轮、八廓学说均为用于眼科辨证的独特方法，后世医家多只知五轮，不及八廓。危亦林将八廓学说重提，并赋予新的名义。"廓"，是取其如城郭的围护，有内通外达兼能卫御的意思。八廓学说用于眼科辨证，以血脉丝络为凭，起于何位，侵犯何部，以辨何脏何腑受病。

八廓，以自然界八种物质来命名，即天廓—肺、大肠，地廓—脾、胃，火廓—心、命门，水廓—肾，风廓—肝，雷廓—小肠，山廓—胆，泽廓—膀胱。危亦林不但将八廓落实到具体脏腑，对每廓的主病和病因作了描述，充实了八廓内容，如天廓病，多因"云中射雁，月下看书，多食腥膻，侵冒寒暑"，症见视物不清，眼眦疼痛，不能辨物。尽管后世对八廓学说用之较少，但作为一种学说的建立，危亦林的功绩是不可磨灭的。

### （6）正骨金疮脉候

正骨金疮，须看脉候。如伤脏腑致命处，一观其脉虚促，危矣。伤处浅，命脉虚促，亦为后虑。伤至重，命脉和缓，永无虑也。脉有虚有实，有去来，有疏密。或被伤，脏脉不死者，必关脉实，重则无虑。或伤至死处，其关脉无，别脉洪大，则难医。如用两件药后，脉不转动，急急住药。若脉渐渐随药转，此则可治无虑。或出血甚者，脉不要洪大，只要平正重实。其血不曾出者，亦无恶血在内者，其脉欲洪大，不要疏密，亦不要进退来去，恐其变凶。看伤脉每与内科脉不同，或伤内，或致命，或难医处被伤者，命脉便已去矣，此等切勿治之。（《世医得效方·卷第十八·正骨兼金镞科·正骨金疮脉候》）

按：脉候是中医辨证施治的基础，中医骨伤科也需要结合脉候进行诊断。正如选文所述"正骨金疮，须看脉候"。"看伤脉每与内科脉不同"，需结合伤患的脉象虚实、去来、疏密等，来判断病情的轻重缓急。若患者创伤病位较浅时，命脉虚而急促，在治疗过程中须多加关注；相反，患者病位较深，而命脉较为和缓时，则不必多虑。若伤及脏腑致命之处，其脉虚促，则病势危矣。

同时，危氏提出脉候还分为"关脉"与"别脉"，当患者伤及致死位置时，关脉无而别脉洪大，亦难以医治。根据服药后脉象的变化来判断疾病的转归及预后。如服两剂药后，脉象无所变化，应当立即停药；若服药后脉象有好转，此则可治无虑。骨折时的出血，亦可结合脉象，判别吉凶。危氏的这一思想对现今骨伤科临床诊断与用药有一定的指导意义。

### （7）论敷药

活血散，治打扑伤损手足。上用绿豆粉，新铁铫内炒令真紫色，新汲水调令成稠膏，厚敷损处，须教遍满，贴以纸花，将杉木皮一片缚定，其效如神。

治刀伤磕损，血不止，痛难禁，用葱白一大握，炒熟捣烂，乘热缚定，痛与血随止。葱冷再易，立效。

铅粉散，治手足折伤，可服可敷，半日后痛止，手足坚牢，立愈。

灭痕方，治打扑有痕伤，瘀血流注。半夏为末，调涂伤处，一宿不见痕。

又方：治瘀血流注紫黑，或伤眼上血紫黑，大黄为末，用姜汁调涂，一夜一次上药，一宿黑者紫，二宿紫者即白矣。（《世医得效方·卷第十八·正骨兼金镞科·敷药》）

按：该部分内容介绍了一些骨伤病外敷用药。敷药因其药力直接作用于伤处，效果往往较好，弥补了骨伤科中内服药之不足。《世医得效方》中的外敷用药，用方简单,如活血散,以常见之绿豆粉,炒令真紫色,调成稠膏外敷。绿豆粉能凉血解毒、除诸热、消疮肿,对跌打损伤、烫伤等有效。如铅粉散,治疗手足折伤,具有接骨续筋、活血止痛、解毒生肌的功效。如灭痕方,以半夏粉为末,调涂伤处,具有消肿止痛散结之功。又如治疗"刀伤磕损,血不止,痛难禁",用葱白炒熟捣烂热缚,则使血与痛止。《本草纲目》云:"葱……通气,故能解毒及理血病。气者,血之帅也,气通则血活矣。"治疗紫黑瘀血,以大黄为末,姜汁调涂,取大黄活血祛瘀之功,生姜辛温,助行药势,则瘀血可散也。

**(8)　用麻药法**

擒扑损伤,骨肉疼痛,整顿不得,先用麻药服,待其不识痛处,方可下手。或服后麻不倒,可加蔓陀罗花及草乌各五钱,用好酒调,些少与服。若其人如酒醉,即不可加药。被伤有老有幼,有无力,又血出甚者,此药逐时相度入用,不可过多。亦有重者,若见麻不倒者,又旋添些。更未倒,又添酒调服少许,已倒便住药,切不可过多。(《世医得效方·卷第十八·正骨兼金镞科·用麻药法》)

按:该部分内容论述了骨伤科疼痛时使用麻药的方法。华佗时期虽已有麻醉药物应用的记载,但因时间久远,早已失传,因此《世医得效方》所载,为世界麻醉史上最早的全身麻醉文献记载。骨伤科麻醉向来有方无药,危氏所用曼陀罗花、草乌、酒皆有使人麻醉的功效,亦弥补了这一缺憾。使用麻药亦应根据年龄的不同、病情的轻重以及个体差异而"逐时相度入用,不可过多"。对于痛势较重者,若麻药不能使其昏倒,可再加量;仍清醒者,可再添酒调服少许,昏睡过去便止,切不可过用。危氏的麻药用法理论较前代亦有很大进步,对骨伤病的临床治疗做出了巨大贡献。

**3. 传世名方**

**(1)　解表剂**

二香散(卷一)

【组成】紫苏　陈皮　苍术　厚朴(去粗皮)　姜汁(拌炒)　甘草　扁豆(各一两)　香薷(去根,二两)　香附子(炒,二两半)

【用法】为末,每服四钱,水一盏半,生姜三片,木瓜二片,葱白二根,水煎热服。

【功用】解表散邪,和中化湿。

【主治】四时感冒冷湿寒暑,呕恶泻利,腹痛;瘴气;饮冷当风,头痛身热,伤食不化。

【加减】外感肿满,加车前子、木瓜。

芎芷香苏散（卷一）

【组成】炒香附子（五两）　紫苏（二两半）　陈皮　甘草　苍术（米泔浸，炒黄，各二两）　川芎　白芷　细辛　荆芥穗（原方缺量）

【用法】为末，炒香附子、紫苏、陈皮、甘草、苍术每服四钱，川芎、白芷、细辛、荆芥穗每服半钱，生姜三片，葱白二根，水一盏半煎服，不拘时服，得汗为妙。

【功用】理气解表。

【主治】伤风头痛。

加味三拗汤（卷五）

【组成】杏仁　五味子（七钱半）　陈皮（一两）　甘草（三钱半）　麻黄（一两三钱）　肉桂（五钱）

【用法】为粗末，每服四钱，加生姜三片，水煎服。

【功用】温肺散寒，降气平喘。

【主治】肺感寒邪之喘证。

【加减】喘甚，加马兜铃、桑白皮；夏季减麻黄。

**（2）祛湿剂**

木瓜茱萸汤（卷九）

【组成】木瓜干（大片者）　槟榔（各二两）　吴茱萸（一两，拣净，汤洗七次，炒）

【用法】锉散，每服四钱，水一盏半，煎至七分，空心服。

【功用】温化水湿，行气消胀。

【主治】脚气入腹，困闷欲死，腹胀喘急。

**（3）清热剂**

大蓟散（卷七）

【组成】大蓟根（洗）　犀角（镑）　升麻　桑白皮（炙）　蒲黄（炒）　杏仁（去皮尖）　桔梗（去芦，炒，各一两）　甘草（半两）

【用法】每服四钱，水一盏半，姜五片，煎至八分，去滓，温服，不拘时候。

【功用】清肺解毒，凉血止血。

【主治】饮啖辛热，热邪伤肺，呕吐出血之肺疽。

玉液散（卷五）

【组成】瓜蒌根　知母　贝母（去心，炒，各一两）　炙甘草　人参（各半两）

【用法】为末，每服二钱，先熔下黄蜡二钱，同入米饮调下，食后服。

【功用】补肺生津，清热化痰。

【主治】咳嗽气喘，口干作渴。

加味清心饮（卷七）

【组成】石莲肉 白茯苓（各一两） 益智仁 麦门冬 远志（水浸，取肉，姜汁炒） 人参（各半两） 石菖蒲 车前子 白术 泽泻 甘草（微炙，各二分）

【用法】锉散，每服三钱，加灯心十二茎，水煎服。

【功用】养心除烦，清利湿浊。

【主治】心中客热烦躁，小便赤浊肥脂。

【加减】有热加薄荷少许。

滴油散（卷五）

【组成】真蚌粉 青黛

【用法】将蚌粉于新瓦上炒令通红，放地上去火毒，拌青黛少许，以淡齑水搅匀，滴麻油数点服。

【功用】清热除湿。

【主治】痰嗽，面浮。

## （4）消导剂

千金养脾丸（卷五）

【组成】人参 白术 白茯苓（去皮） 甘草 炒山药 木香 丁香 炒扁豆 砂仁 薏苡仁 益智仁 藿香叶 红豆 肉豆蔻 干姜（炮） 高良姜 三棱（炮） 莪术（炮） 神曲 炒麦芽 陈皮 枳实（炒） 茴香（炒） 苦梗（炒，各一两）

【用法】为末，炼蜜为丸，如弹子大，每服一丸，细嚼，空心白汤或温酒送下。

【功用】温中健脾，化食消积。

【主治】脾胃虚弱，停寒留饮，膈气噎塞，反胃吐食，心胸痞满，胁肋虚胀，胸腹刺痛，牵引背膂，食少易伤，言微气短，口苦舌涩，恶心呕哕，喜唾咽酸，久病泄利，肠胃虚滑，病后气不复常，饮食无味，形容憔悴，酒后痰多。

谷神丸（卷九）

【组成】人参 砂仁 香附子（炒，去毛） 三棱（煨） 莪术（煨） 青皮 陈皮 神曲（炒） 麦芽（炒） 枳壳（炒，去瓤，各等分）

【用法】为末，粳米糊丸，如梧桐子大，每服三十丸，空心米饮送下，盐汤亦可。

【功用】健脾，消积。

【主治】宿食停积。

### （5）泻下剂

*滋肠五仁丸（卷六）*

【组成】桃仁（一两）　杏仁（一两，麸炒，去皮、尖）　柏子仁（五钱）　松子仁（五钱）　郁李仁（一钱，麸炒）　陈橘皮（四两，别为末）

【用法】先将五仁别研为膏，合陈橘皮末同研匀，炼蜜为丸，如梧桐子大，每服三五十丸，空心时用米饮送下。

【功用】润肠通便。

【主治】年老体虚，大肠闭滞，传导艰难者。

### （6）祛痰剂

*温胆汤（卷九）*

【组成】半夏　竹茹　枳实（麸炒，去瓤，各二两）　陈皮（三两）　甘草（炙，一两）　茯苓（一两半）　人参（一两）

【用法】锉散，每服三钱，水一盏半，生姜五片，枣一枚，煎，食前服。

【功用】理气化痰，除烦安神。

【主治】大病后虚烦不得眠，惊悸，自汗，触事易惊。

【加减】如未效，加远志（去心，姜汁炒）、北五味子各一两，酸枣仁（蚌粉炒）一两。

### （7）祛寒剂

*大固阳汤（卷八）*

【组成】炮附子（一两）　白术　干姜（各半两）　木香（一分）

【用法】为末，水煎，放冷灌服，须臾又进一服。

【功用】回阳固脱。

【主治】脱阳证，或大吐大泻之后，四肢逆冷，元气不接，不省人事；或伤寒新瘥误行房事，小腹紧痛，外肾搐缩，面黑气喘，冷汗自出者。

*四川丸（卷十）*

【组成】大川乌（一个，生，去皮、脐）　川白芷　川细辛（去叶）　大川芎（各一两）

【用法】为末，韭菜自然汁泛丸，黄丹为衣，每服一丸，细嚼葱白，淡茶清下。

【功用】祛风散寒止痛。

【主治】头痛如破。

**（8）理气剂**

丁沉透膈汤（卷五）

【组成】丁香（五钱）　沉香（五钱）　木香（五钱，并不见火）　人参（去芦，五钱）　青皮（去白）　神曲（各一两）　茯苓（去皮）　甘草（炙）　陈皮（去白）　厚朴（姜汁制）　草果仁　藿香叶（去土）　半夏（泡七次）　缩砂仁（去壳，各二两）　白豆蔻（去壳）　白术（去芦，炒）　麦蘖（炒）　香附子（炒去毛，各一两）

【用法】锉散，每服三钱，加生姜三片，红枣一枚，水煎，去滓，热服。

【功用】温中顺气，调和脾胃。

【主治】胸膈痞闷，时或膨胀，腹中刺痛，饮食不入。

五香白术散（卷十九）

【组成】沉香　木香　明乳香　丁香　藿香叶（各半两）　白术　罗参　茯苓　薏苡仁　山药　扁豆　桔梗　缩砂仁　白豆蔻　粉草　莲肉（各一两）

【用法】为末，空腹时用苏盐汤或枣汤调服。

【功用】宽中和气，培土生金。

【主治】肺痈，肺脾两虚，胸闷气短，饮食乏味，体倦便溏。

【加减】有汗者，加浮小麦。

六磨汤（卷六）

【组成】槟榔　沉香　木香　乌药　大黄　枳壳

【用法】在擂盆内，各磨汁半盏，和匀温服。

【功用】下气通便。

【主治】气滞腹痛，痞满便秘而有热者。

枳壳半夏汤（卷四）

【组成】枳壳　半夏　黄芩　桔梗（各二两）　甘草（五钱）

【用法】为末，每服四钱，加生姜三片，桑白皮七寸，乌梅一个，水煎服。

【功用】下气宽中，清热利膈。

【主治】痞满兼热，痰色黄者。

【加减】服药未效，加葶苈子、马兜铃、防己、薄荷，立可见效。

缩砂香附汤（卷三）

【组成】香附子（炒去毛，十两）　乌药（去心，五两）　砂仁（去壳，二两）　粉草（炒，二两）

【用法】上为末，每服一钱，紫苏叶三片，盐少许，沸汤调下，不拘时候。

【功用】理气调中。

【主治】肝脾气滞，心腹刺痛，大便秘结。

**（9）理血剂**

逐瘀汤（卷七）

【组成】川芎　白芷　生干地黄　赤芍　五灵脂　枳壳（制）　阿胶（炒）蓬莪术（煨）　茯苓　茯神　木通　生甘草（各一分）　大黄　桃仁（泡，去皮，焙，各一分半）

【用法】为末，每服三钱，井水一碗，生姜三片，蜜三匙，煎服，以利为度。

【功用】活血祛瘀，通便止痛。

【主治】痔疮，瘀血作痛者。

秘方龙骨丸（卷十五）

【组成】白牡蛎　北赤石脂　大赭石（以上各味并煅）　白龙骨　伏龙肝　海螵蛸　五灵脂　侧柏叶（各等分）　棕榈（烧灰）　真蒲黄（多加入）

【用法】为末，醋糊为丸，如梧桐子大，每服三十五丸，以十全大补汤料三钱，加嫩鹿茸（去毛，酒炙）、阿胶（蚌粉炒）各一钱半，姜三片，大枣二枚，乌梅二个，煎服。

【功用】固经止崩。

【主治】妇女半产后及下虚，数月崩漏不止。

**（10）补益剂**

天真丸（卷八）

【组成】精羊肉（七斤，精者，去筋膜脂皮）　肉苁蓉　天门冬（焙）　怀山药（各十两）　当归（十二两，去芦、洗）

【用法】将羊肉劈开，包裹四味药末，用麻缕缚定，用糯酒四瓶煮至肉烂，再入水中煮至肉烂如泥，再加黄芪末五两，人参末三两，白术末二两，糯米饭焙干为末十两，同剂为丸，梧桐子大，一日约服三百粒，初服百粒，加至前数。

【功用】补气养血，益肾填精。

【主治】虚损，血气枯槁，形神不足，饮食不进，滑肠溏泻，或大便燥结。

黄芪益损汤（卷八）

【组成】人参（去芦）　石斛（去根）　甘草　黄芪（去芦）　木香　白术　当归　正桂　茯苓　芍药　半夏　川芎　熟地黄（去土，酒炒）　山药　五味子牡丹皮（去骨）　麦门冬（去心，各等分）

【用法】锉为散，每服三钱，水一盏半，加生姜五片，大枣二枚，小麦五十粒，乌梅一个，煎七分，空心服。

【功用】补气养血，益阴助阳。

【主治】诸虚不足，荣卫俱弱，五劳七伤，骨蒸潮热，腰背俱急，百节酸痛，夜多盗汗，心常惊悸，咽燥唇焦，嗜卧少力，肌肤瘦瘁，咳嗽多痰，咯吐血丝，寒热往来，颊赤神昏，全不用食，服热药则烦躁，冲满上焦，进凉药则膈满腹痛。

**（11）安神剂**

*大安神丸（卷十一）*

【组成】人参（去芦）　茯苓（各半两）　甘草（一两，炙）　僵蚕（去丝，二钱半）　白术（煨，半两）　桔梗尾（二钱半）　麦门冬（炒，去心）　辰砂（半两）　木香（各半两）　全蝎（五个，去毒）　金银箔（各六片）　酸枣仁（一两，去皮壳，蚌粉炒）　大赭石（半两，醋煮）

【用法】为末，水丸或蜜丸。急惊潮热，竹青、薄荷叶煎汤下；夜啼，灶心土煎汤下；伤食，荆芥煎汤下；痘疹，蝉蜕（去足、翼）煎汤下；搐搦，防风煎汤下；常服，金、银、薄荷煎汤下；慢惊，冬瓜子仁煎汤下。

【功用】安神定惊。

【主治】小儿痰热夹食，惊搐夜啼，急慢惊风，痘疹风搐等症。

【加减】凡惊风已退，神志未定，加琥珀三钱，远志（姜汁炒）半两。

*瑞莲丸（卷七）*

【组成】白茯苓（去皮）　石莲肉（炒，去心）　龙骨（生用）　天门冬（去心）　远志（洗，去心，甘草水煮）　柏子仁（炒，别研）　紫石英（火煅七次，研令极细）　当归（去芦，酒浸）　酸枣仁（炒，去壳）　龙齿（各一两）　乳香（半两，别研）

【用法】为末，炼蜜为丸，梧桐子大，朱砂为衣，每服七十丸，空心温酒或枣汤送下。

【功用】滋阴养心，益肾化浊。

【主治】思虑伤心，便下赤浊。

**（12）固涩剂**

*三仙丸（卷七）*

【组成】益智仁（用盐二两炒，去盐，二两）　炒乌药（一两半）　山药（为末，一两）

【用法】前二味为末，用山药末煮糊为丸，梧桐子大，朱砂为衣，每服五十丸，空心，临卧盐汤送下。

【功用】益肾涩精。

【主治】梦遗。

子午丸 （卷五）

【组成】炮附子　肉豆蔻　煅牡蛎　枯矾　诃子肉（各一两）　细辛　炮姜　高良姜　龙骨　赤石脂　酸石榴皮（醋炙，焙干，各一两半）

【用法】为末，煮糊为丸，梧桐子大，每服三十丸，粟米煎汤送下。

【功用】温中散寒，涩肠止痢。

【主治】下痢滑数，肌肉消瘦，饮食不入，气少不能言，时发虚热，脉细皮寒者。

子午丸 （卷七）

【组成】榧子（去壳，二两）　莲肉（去心）　枸杞子　白龙骨　川巴戟（去心）　破故纸（炒）　真琥珀（另研）　芡实　苦楮实（去壳）　白矾（枯）　赤茯苓（去皮）　白茯苓（去皮）　文蛤　莲花须（盐蒸）　白牡蛎（煅，各一两）

【用法】为末，酒蒸肉苁蓉一斤二两，研烂为丸，梧桐子大，朱砂一两半重，细研为衣，浓煎萆薢汤，空心吞下。忌劳力房事。

【功用】固肾宁心，涩精止浊。

【主治】心肾俱虚，梦寐惊悸，体常自汗，烦闷短气，悲忧不乐，消渴引饮，漩下赤白，停凝浊甚，四体无力，眼昏，形容瘦悴，耳鸣头晕，恶风怯冷。

立效散 （卷六）

【组成】罂粟壳（六两，去蒂、萼、瓤，蜜炒赤）　当归　甘草（各一两）　芍药　石榴皮　地榆（各二两）

【用法】为末，每服四钱，水煎服。

【功用】养血和营，涩肠止泻。

【主治】下痢赤白，日夜无度，腹痛，里急后重。

豆蔻饮 （卷五）

【组成】陈米（一两）　肉豆蔻（面裹煨）　五味子　赤石脂（各半两）

【用法】为细末，每服二钱，粟米汤调下，日三次。

【功用】温中涩肠。

【主治】滑泄。

没石子丸 （卷六）

【组成】白术　白茯苓（各三钱）　白姜（炒）　诃子（纸裹，炮，去皮）　赤石脂　丁香（不见火，各二钱）　肉豆蔻（面裹，炮）　没石（面裹，炮，各二两）

【用法】上药和匀，用汤泡，蒸饼为丸，小梧桐子大，每服三四十丸，食前米饮吞下，每日三四服。枣肉为丸亦可。

【功用】温中健脾，涩肠止泻。

【主治】脏气虚弱，大肠滑泄，次数频频，日渐羸瘠，不进饮食，或久患赤白痢、脾泻等疾，并皆治之。

### 三、临床运用

#### 1. 骨伤

元代所定的医学科目，虽分十三科，然较之于宋代，除增设"正骨兼金镞科"外，余皆相同。因此自元代始，骨伤科为独立专科，亦是骨伤治疗逐渐成熟的时期。危氏在《世医得效方》中专辟卷十八"正骨兼金镞科"，详细记载了骨伤金创疾病的整复手法、手术治疗、术前麻醉、术后康复及选方用药等。这是其在骨伤科方面突出成就的代表著作之一。

#### （1）整复手法

《世医得效方》对四肢及各大关节（肩、肘、腕、髋、膝、踝和脊柱等）的常见骨折和关节脱臼的整复手法做了较为明确的记述。其整复手法的原则继承了唐代，多数与现代原则一致，比较著名的有以下几种。

1）拽搦整复法：拽搦整复法，即在对抗牵引下，用力直接作用于骨折部位或脱位的关节，使之复位的方法。《正骨兼金镞科·秘论》指出："凡脚手各有六出臼、四折骨，每手有三处出臼，脚亦三处出臼。"这些情况，皆应采用拽、搦相互配合的整复手法。如"手掌根出臼，其骨交互相锁……或出臼，则是挫出锁骨之外，须锁骨下归窠。或出外，则须搦入内；或出内，则须搦入外，方入窠臼。若只用手拽，断难入窠，十有八九成瘸疾也。"拽搦整复手法与现代整复原则基本一致，故一直沿用至今而经久不衰。

2）杵撑法和架梯复位法：如《正骨兼金镞科·秘论》中记载，危氏发明的两种肩关节复位法，即"杵撑法"和"架梯法"。"杵撑法"，即"用舂杵一枚，小凳一个，令患者立凳上，用杵撑在下出臼之处。或低，用物垫起，杵长则簟凳起，令一个把住手尾拽去，一人把住舂杵。令一人助患人放身从上坐落，骨已归窠矣，神效"。"架梯法"是用"两小梯相对，木棒穿从两梯股中过，用力把住木棒，正棱在出臼腋下骨节搓跌之处，放身从上坠下，骨节自然归臼矣"。二法原理，皆是利用自身重力与助手相对牵引力，沿伤肢纵轴方向进行牵引，再利用支点的杠杆作用，将肱骨头复位。但因暴力程度不小，易致肱骨上部骨折，后人多不采用。

3）悬吊复位法：危氏首次记载了采用"悬吊复位法"治疗脊柱屈曲型骨折，也是世界上第一个使用，较近代英国医生达维斯早六百余年。"秘论"篇记载："凡挫脊骨，不可用手整顿，须用软绳从脚吊起，坠下身直，其骨便自然归窠。未直，则未归窠，须要坠下，待其骨直归窠，然后用大桑皮一片，放在背皮上，杉树皮两三片，安在桑皮上，用软物缠，夹定，莫令屈。用药治之。"指出由间接暴力（挫伤）引起，往往为脊柱屈曲型骨折，不可单纯用手法整复。故采用悬吊过伸的复位方式，强调坠下时身体要直，否则骨折不能复位，复位后用木夹板固定。

**（2）手术治疗**

危氏在骨科、创伤方面，对于一些复杂的疾病，如开放性骨折、粉碎性骨折、肠肚皮肉破损等，主张进行手术治疗。且其创制了刀、剪、钳、凿、针等手术器械，以麻缕或糙桑白皮为线作缝合线用。

如"秘论"篇载：治脚手骨被压碎的粉碎性骨折，"须用麻药与服。或用刀割开，甚者用剪剪去骨锋，便不冲破肉。或有粉碎者，与去细骨，免脓血之祸。然后用大片桑白皮，以二十五味药和调糊药，糊在桑白皮上，夹在骨肉上，莫令差错。"并且其提出手术应当遵守指征，谨慎小心，"切不可轻便自恃有药，便割、便剪、便弄，须要详细审视，当行则行，尤宜仔细"。

又如"肠肚伤治法"篇载："肠及肚皮破者，用花蕊石散敷线上，轻用手从上缝之，莫待粪出。用清油捻活，放入肚内。肚皮裂开者，用麻缕为线，或捶桑白皮为线，亦用花蕊石散敷线上"。其缝法"须用从里重缝肚皮，不可缝外重皮"，外层皮肤未合，用以药掺，有助新肉生长。

**（3）麻醉止痛**

危氏在"秘论"篇首言："骨节损折，肘、臂、腰、膝出臼蹉跌，须用法整顿归原。先用麻药与服，使不知痛，然后可用手。""用麻药法"篇亦明确指出："攧扑损伤，骨肉疼痛，整顿不得，先用麻药服。"闭合性或开放性损伤，在进行手法或手术治疗之前，都必须先用麻药，以缓解患者的对抗作用及疼痛，使治疗的成功率倍增。

危氏在总结前人经验的基础上，创制草乌散作麻药，如"麻药"篇载："治损伤骨节不归窠者，用此麻之，然后用手整顿。……或箭镞入骨不出，亦可用此麻之。或用铁钳拽出，或用凿凿开取出。"麻醉药的主要成分是蔓陀罗花、草乌、川乌、坐拏草等具有麻醉镇痛作用的药物。麻醉剂量，根据患者具体病情而定，以"麻倒不识痛处"为度。用酒送服，一则助行药势，一则发挥其自身麻醉作用。手术完毕，应立即用"盐汤或盐水与服，立醒"。

此外，危氏还记录了三种止痛方，分别为乳香散、应痛丸和寻痛丸。如"止痛"篇载，乳香散"治打扑伤损，痛不可忍者"，药用炒白术、炒当归、粉草（甘草）、川白芷、没药、交趾桂（肉桂）、明乳香；应痛丸"治折伤后，为四气所侵，手足疼痛"，药用生苍术、破故纸、舶上茴香、骨碎补、穿山甲、生草乌；寻痛丸"止痛清心，行气活血如神"，药用草乌、乳香、没药、五灵脂、生麝香。三方均有良好的止痛效果，对现代伤科止痛用药仍有一定的指导意义。

**（4）术后恢复**

危氏强调骨折脱位或整复后，要经常进行关节功能锻炼，预防关节强直、功能丧失。尤其肘膝关节的损伤更容易发生关节僵硬，应引起注意。如"舒筋法"篇记载，舒筋法，"治破伤后，筋挛缩不能伸，他病筋缩亦可。用大竹管，长尺余，钻一窍，系以绳，挂于腰间，每坐则举足搓滚之，勿计工程，久当有效"，即患足踏在竹筒上，做前后滚动竹筒动作，以恢复踝膝关节的伸屈功能。又如"秘法"篇载，手臂肘出臼复位后，"才服药后，不可放定，或肘，又用拽曲拽直。此处筋多，吃药后若不曲直，则恐成疾，日后曲直不得"。

此外，危氏还清楚地认识到预防感染在术后恢复的重要作用。如"秘论"篇载："三日一洗，莫令臭秽。……用药糊角缚，不使伤风，切须记之。"用药治伤，则用糊药封角，切不可使风入之。浮肿，其恶血自消散，不攻疮口。明确指出伤口应当定时清洗，并用药糊封角，避免感染。在缝合线上，应以"花蕊石散敷之"，以止血消炎；"若牛抵肠出不损者"，在"缝合肚皮"之后，"并不得封裹疮口，恐生脓血"。

**（5）伤科用药**

1）内服法：《正骨兼金镞科》内治法原理与现代研究类似，初期以活血化瘀为主，中期以养血舒筋通络为主，后期以培元补益肝肾为主。其中记载的内服方35首，大多在"通治"篇中的"二十五味方"和"清心药方"两方基础上化裁而成。

二十五味方，"治攧扑损伤，骨碎骨折，筋断刺痛，不问轻重，悉能治之，大效"，方药组成：香白芷、紫金皮、刘寄奴、白芍药、川牛膝、乳香、没药、破故纸、木通、自然铜、骨碎补、草乌、川乌等。其中自然铜散即是由此方化裁而来，通治骨碎骨折，药简效专，为后世骨伤医家喜用，方药为乳香、没药、苏木、降真香、川乌、松明节（即松节，祛风燥湿，活血止痛）、自然铜、地龙、血竭、龙骨、土狗（蝼蛄，利水消肿，解毒），具有消肿止痛、祛恶血、敛疮生肌的功效。

清心药方，药用降真香、香白芷、苏木、枳壳、藿香、丁皮（即丁香树皮，散寒理气，止痛止泻）、紫金皮、木香、丁香、木通、山栀子、大黄、莲子肉、沉香、人参、当归、川芎、羌活、独活、花蕊石、乌豆（黑豆，补肾益阴，健脾利湿，除热解毒）、灯心、赤芍药。其作为基本方，加减服用，凡外伤疾病所致"大小便不通"，"或恶血污，或烦闷暴死"，均可服此，具有行气血、祛瘀血的功效，现多用于跌仆骨折早期，预防因瘀而化热。此外，危氏在骨伤科临床实践中积累了丰富的经验，认为骨折早期不宜使用自然铜，如"又用药加减法"篇载："凡损，若不折骨，不碎骨，则不可用自然铜，于药内除去。"因过早服用，易使血肿机化形成硬结，局部瘀血难以散去。

2）外治法：我国伤科用药特点之一，即是内服、外用兼而有之。危氏在骨伤科的治疗中非常重视外用药物的使用，其书中记载外用药方40首，包括汁剂、水剂、散剂、糊剂、药膏、膏药等数种。其用药理论精当，追求实效，善于使用敷药、掺药。

敷药，即将药物制膏、研末、捣泥或炒热外敷、外贴于伤处。如"敷药"篇载：地黄膏，"治打扑伤损，臂臼脱出，及一切痛肿未破，令内消。用生地黄研如膏，木香为末，以地黄摊纸上，掺木香末一层，又再摊地黄贴上，明旦痛即止，效。"又如"合疮口"篇载：太乙膏，"治金疮箭镞，不问轻重，用此敷之，并治痈疽疖毒"，药用白芷、乳香、没药、苍术、白胶香、石膏、黄丹，"用油单摊之，损伤敷疮口，自然肉不痛，速愈"。

掺药，即将药物研成粉末，直接撒入创口之内，以助敛疮生肌。如"用掺药法"篇载："疮孔大甚，且先用降真香、龙骨、没药掺之，肉即生上。疮孔上须用油单贴，待脓血汁出，莫待蔽塞。如夏月用药，以薄荷叶贴疮孔，一日一度汤洗，又用药掺。……若未生实肉，切不可先收疮口，里面恐为患也。"

危氏敷药与掺药的使用，弥补了伤科内服药之不足，其直接作用于创口，能迅速收效。

**2. 灸法**

《世医得效方》是继《肘后方》《千金方》《外台秘要》之后，又一部论及灸法较多的方书。其在针灸疗疾方面，并未单列针灸一科论述，而是散附于内、外、妇、儿及五官等各科之中，以灸疗疾所用甚广，对灸法的认识和运用亦有特色之处，宜于临床推广应用。

**（1）灸疗急性热病**

《世医得效方》中所载针灸疗法，灸治多于针治，其受《千金方》之影响，认为艾灸最宜于阴寒之证。如《世医得效方·卷第一·集治说》云："阴毒，疾势困重，面黑，四肢厥冷，则理中汤、四逆汤投之。未效，则灼艾法惟良，复以葱熨法佐之。阴厥，同此法治之。"又如同篇载："治阴证伤寒，于脐下一寸半气海穴二七壮。小作艾炷，于脐心以盐填实，灸七壮，立效。二寸丹田、三寸关元皆可灸。"

灸法虽多用于属虚、属寒的慢性疾病，然《世医得效方》中，亦用其治疗急症或热证。治疗急症，如《世医得效方·卷第四·霍乱·通治》云："治霍乱，转筋欲死，气绝，惟腹中有暖气者可用。其法纳盐于脐中令实，就盐上灸二七壮，名神阙穴，立效。并灸脐下一寸半，名气海穴，二七壮，妙。"治疗热证，如《世医得效方·卷第八·诸淋·积热》云："治胃中热病，灸三里三十壮，穴在膝下三寸。"又如《世医得效方·卷第十九·疮肿科·内护》载："治肺痈正作，吐脓血不已，肺俞灸二七壮，二椎下三椎上，各去脊一寸半。"危氏突破古人热证禁灸的观点，为"灸有补泻、实证可灸"提供了宝贵的临床经验。

**（2）施灸方式**

1）直接灸：《世医得效方》书中主要记载两种施灸方式，即直接灸和隔物灸。直接灸，因其产生痛感强烈，常人难以接受，危氏在《世医得效方》中亦十分谨慎，注重灸量的把握。如《世医得效方·卷第十九·疮肿科·便毒》云："灸便毒法……艾炷如麦大，灸二三壮。肿散痛止即安。"又如《世医得效方·卷第十三·风科·癜风》云："治白癜风，灸左右手中指节宛中三壮，未瘥，报之。凡有赘疣诸痣，但将艾炷于上灸之，三壮即除。"唐宋以来，临床常使用直接灸之瘢痕灸，痛苦更大，危氏对此持有异议，少用瘢痕灸，且为此记载了灸后防治生疮法，如《世医得效方·卷第一·相类·通治》云："治热实结胸……不拘壮数，病去为度。才灸了，便以温汤浸手帕拭之，恐生疮。"

2）隔物灸：隔物灸，具有艾灸和药物的双重作用，灸时火力温和，既减轻患者痛苦，又可选药施灸，取所需之效。《世医得效方》中记载了隔盐灸、隔蒜灸、隔药膏灸、隔纸灸等。施灸部位，多选脐中，即神阙穴，为强壮保健要穴。

隔盐灸，最早载于《肘后方》，以食盐填平脐窝而灸，如《世医得效方·卷第一·大方脉杂医科》云："治阴证伤寒……于脐心以盐填实，灸七壮，立效。"隔蒜灸，如《世医得效方·卷第十九·疮肿科》云："诸痈疽毒，开阔不止，疼楚殊甚，以灸炷四枚，围着所作处，同时下火，各灸七壮，多至十一壮，佳。大蒜头横切如钱，贴其中心，顿小艾炷灸之五壮而止。"又如同篇载，隔蒜灸治瘰病，"又法，只以蒜片贴有病上，七壮一易蒜，多灸取效"。隔药膏灸，如《世医得效方·卷第一·大方脉杂医科》云："治结胸灸法：巴豆十四粒，黄连七寸，连皮用，上为末，用津唾和成膏，填入脐心，以艾炷其上。"隔纸灸，如《世医得效方·卷第十五·产科兼妇人杂病科》云：治妇人产后身痛，"用艾炷如小指头大，以水透湿纸约五六重，缠裹其手痛处，又用断木匙头安放湿纸上，封抵痛处，却将艾炷于木匙上灸"。这些灸法所运用的药物材料至今仍具有一定的临床参考价值。

### （3）介绍灸穴

《世医得效方》书中所述施灸部位百余处，穴名70个，均详载分寸，注明部位，易取易用。每一病主症取穴简便，仅一二个，配伍亦甚为精当。所选灸穴，除按脏腑经络、局部取穴外，以任督二脉选穴较多，如气海、关元、中极、百会、大椎等，常用于厥证、虚脱证及急症。如《世医得效方·卷第三·大方脉杂医科》云："心腹诸病，坚满烦痛，忧思结气心痛，吐下食不消，灸太仓（中脘），穴在心下四寸，胃脘下一寸。脐下搅痛，流入阴中，发作无时，此冷气，灸关元百壮，穴在脐下三寸。及灸膏肓二穴。短气不语，灸大椎，随年壮。"又因此二脉施灸取穴，操作方便，易于推广，百姓亦可自行习用。

《世医得效方》中还记载了一些施灸奇穴，如臣觉穴、手逆注穴、天仓穴，未曾载于其他书籍，可资临床参考应用。如《世医得效方·卷第八·大方脉杂医科》云："狂痫哭泣，灸手逆注三十壮，穴在左右手腕后六寸；……狂走喜怒悲泣，灸臣觉穴随年壮，穴在背上夹内侧，反手所不及者，骨芒穴上捻之痛者是也。"《世医得效方·卷第十三·风科》云："中风失音，不能言语，缓纵不遂，先灸天仓二穴五十壮，其穴在颈大筋前曲颊下，扶突穴后动应手陷中。"此外，本书还对某些病证特别指出针刺禁忌，如《世医得效方·卷第四·大方脉杂医科》云："久冷及妇人癥瘕，肠鸣泄利，绕脐绞痛，灸天枢百壮，其穴在脐旁二寸，勿针。"

### 四、后世影响

《世医得效方》分门别类，名目清晰，其中正骨的医术尤为独创。书中记载麻药（草乌散）的使用，有世界上较早的关于全身麻醉的记载；对各种骨折和脱臼的整复方法和处理原则有详细记述；首创整复脊椎骨折"悬吊复位"法。该书保存了许多宝贵的经验，为元以后骨伤科发展奠定了基础，对现今临床仍有重要的指导意义。

全书多选载前代医学文献所载方剂及家传验方，且多由危氏斟酌损益，并阐发个人理解，如治津枯便秘的滋肠五仁丸、治心虚胆怯的温胆汤等。该书被清朝收入《四库全书》子部，称其"载古方甚多，皆可以资考据"，具有重要的考据与临床实用价值。数百年来，一直被医家推崇，在国外也有相当影响，美国国会图书馆藏有一部元刻本，朝鲜有重刊本行于世。

### 五、现存主要版本

元至正五年建宁路官医提领陈志刻本；明初书林魏家复刻本；《四库全书》本；1964 年上海科学技术出版社铅印本。

◎ **参考文献**

[1] 危亦林撰. 田代华等整理. 世医得效方 [M]. 北京：中国中医药出版社，2006.

[2] 黄辉.《世医得效方》导读 [J]. 中国中医药图书情报杂志，2014，（2）：32 - 35 + 42.

[3] 危北海. 对危亦林及《世医得效方》的学术探讨 [J]. 云南中医杂志，1987，（6）：29 - 31 + 47.

[4] 徐春娟，陈荣，陈建章. 对元代名著《世医得效方》的研究 [J]. 中国实验方剂学杂志，2012，（14）：317 - 319.

[5] 董鸿雁，姜兰. 浅谈"乳贵有时　食贵有节" [J]. 中国中医药现代远程教育，2011，（17）：96 + 103.

[6] 林怡冰，李心愿，李丛，等. 盱江医家危亦林《世医得效方》骨折内治法探析 [J]. 江西中医药，2017，（9）：6 - 7.

[7] 邹来勇，何忠锅. 浅析盱江医家危亦林之《世医得效方》敷药特色 [J]. 中医文献杂志，2012，（4）：30 - 31.

[8] 刘晓庄，杨卓寅. 危亦林《世医得效方》骨伤科学术内容探讨 [J]. 江西中医药，1993，（2）：15 - 17.

[9] 齐秀娟，陈建国，沈霖.《世医得效方》的骨伤科成就 [J]. 中国中医骨伤科杂志，2005，（5）：73 - 75.

[10] 杨大鹏.《世医得效方》在骨科学上的贡献 [J]. 天津中医学院第一附属医院院刊，1984，Z2：79 - 80.

[11] 王育学.《世医得效方》在骨伤科学术上的贡献 [J]. 青岛医学院学报，1975，（1）：32 - 34.

[12] 芦万华. 盱江医家危亦林《世医得效方》骨折内治法探析 [J]. 临床医药文献电子杂志，2018，（14）：55 + 57.

[13] 胡耀，黄文. 危亦林《世医得效方》中的骨伤科治法探析 [J]. 中国民族民间医药，2019，（5）：38 - 39.

[14] 梁润英.《世医得效方》中骨折的康复特色 [J]. 中医研究，2005，（2）：49－50.

[15] 潘毅，付勇，何晓晖. 旴江名医危亦林《世医得效方》用灸思想浅析 [J]. 江西中医药，2016，（6）：3－4.

[16] 张佳丽，刘密，刘金芝，等.《世医得效方》灸法浅议 [J]. 福建中医药，2013，（3）：48－49.

[17] 黄世福，蔡国弘. 谈《世医得效方》的灸疗特色 [J]. 江苏中医杂志，1987，（4）：42－44.

[18] 李强.《世医得效方》对古代日本接骨术的影响 [J]. 中国中医骨伤科杂志，2010，（4）：58－61.

# 《普济方》（朱橚）

## 一、宫廷渊源

### 1. 提要

《普济方》约成书于明永乐四年（1406 年），由周定王朱橚主持汇编而成，是我国历史最大的一部方书。该书采摭繁富，编次详细，除了旁征博引明以前历代方书外，并兼收其他传记、杂说以及道藏、佛书等有关资料。内容包括方脉、药性、运气、伤寒、杂病、妇科、儿科、针灸及本草等。每卷首列总论，继则分述各种疾病的治疗方法，内服、外治、针灸、按摩等，一一列叙。全书集论、类、法、方、图为一体，汇方六万余首，保存了极为丰富和珍贵的医方资料，既有历史文献价值，又有临床实用价值，在我国医学史上占有重要地位。

### 2. 著者传记

周定王朱橚，安徽凤阳人，是明太祖朱元璋第五子，明成祖朱棣的胞弟。朱橚敏而好学，擅长词赋，曾作《元宫词》百章，且性好医学。据《明史·艺文志》及《中国医籍考》所载，由其亲自参与或组织编撰的医书有《保生余录》《袖珍方》《救荒本草》和《普济方》，且四书各具特色，颇具影响。

青年时期，朱橚就对医药很有兴趣，认为医药可救死扶伤，延年益寿。洪武十四年（1381 年），朱橚就藩于开封，其家有"东书草堂"以藏书籍和教授子弟。洪武二十三年，朱橚被流放至云南，对民间疾苦了解增多，当地条件差，患病人数多，又严重缺医少药，他认识到搜集、整理医药、农事的重要性和迫切性。一年后，朱橚回到开封，利用自己的政治与经济地位，组织了一批学有专长的学者，如刘醇、滕硕、李恒、瞿佑等医学研究骨干和一些技法高明的画工及其他方面的辅助人员，大量收集各种图书资料，又设立了专门的植物园，种植各种可食植物。经数十年之功，由他亲自订定，滕硕和刘醇协助编写的大型综合方书——《普剂方》编成，取"普济众生"之意，对当时我国医药事业的发展做出了巨大的贡献。

## 二、内容精要

### 1. 各卷概要

全书共 168 卷，《四库全书》改为 426 卷。

第 1 ~ 5 卷为方脉总论。

第 6 ~ 12 卷为五运六气理论。

第 13 ~ 43 卷为脏腑，论述五脏六腑诸疾理论及方药。

第 44 ~ 86 卷为身形，即人身内脏器和体表部位，分列各种疾病，内分头、面、耳、鼻、口、舌、牙齿、眼目等九门。

第 87 ~ 271 卷为诸疾，内分伤寒、时气、热病等重要疾病及杂治、食治、乳石等共三十九门。

第 272 ~ 315 卷为诸疮肿，内分疮肿、痈疽、瘰疬、瘿瘤、折伤、膏药等项，各种病证首叙医论，次列治法，所载外科治法极为丰富。

第 316 ~ 357 卷为妇人，内分妇人诸疾、妊娠诸疾、产后诸疾及产难四门。

第 358 ~ 408 卷为婴孩，首载儿科诊断法，次为新生儿护理法和常见病，其中对痘疹、惊风等病的疗法较为详备。

第 409 ~ 424 卷为针灸，包括各种疾病的针灸疗法。

第 425 ~ 426 卷为本草，包括本草药品、畏恶和异名等。

**2. 内容精选**

**（1）论肝实**

肝实之状，苦心下坚满，常两胁痛，或引小腹，忿忿如怒，头目眩痛，眦赤生息肉，阳毒所攻，悒悒先寒而后热，颈直背强，筋急不得屈伸，其脉见于左手关上。阴实者，其脉浮大而数，乃足厥阴经有余之候。盖肝实则生热，热则阳气盛，故其证如此。

左手关上脉，阴阳俱实者，足厥阴与少阳经实也。病苦胃胀，呕逆，食不消，名曰肝胆俱实也。（《普济方·卷十四·肝脏门·肝实》）

按：该部分内容论述了"肝实"的病机和症状表现。肝实，其总的病机为"盖肝实则生热，热则阳气盛"，是指肝经气郁有余，郁而化火的实性病证，因此具有明显的热象特点。其主要症状表现为性情急躁易怒，两胁疼痛牵引少腹。若肝火炽盛，上扰脑窍，则见头眩痛，上炎于目，则见目赤、生息肉。若为阳毒所攻，则见先寒而后热，颈背强直，筋脉拘急，不得屈伸，脉见于左手关上，即为肝经主病。阴实者，格拒阳热，故见脉浮而数。第二段论述肝阴阳俱实之状，症见胃胀、呕逆、食不消化。其病机乃肝胆俱实，足厥阴与少阳经气俱实也。

**（2）论心健忘**

夫健忘之病，本于心虚，血气衰少，精神昏愦，故志动乱而多忘也。盖心者，君主之官，神明出焉。苟为怵惕思虑所伤，或愁忧过损，惊惧失志，皆致是疾。故曰：愁忧思虑则伤心，心伤则善忘。健忘者，陡然而忘其返也。虽曰此证皆由忧虑过度，损其心胞，以致神舍不静，遇事多忘，然过思伤脾，亦能令人健忘。治之须兼理心脾，神凝意定，其证自除。（《普济方·卷十七·心脏门·心健忘》）

按：该部分内容论述了健忘病的病因病机。心为君主之官，主神明，即主司精神、意识、思维和情志等心理活动。另一方面，心主血脉，为五脏六腑之大主，心血充足则能化神、养神而使心神灵敏不惑。本段论述健忘的病机，一则归于本虚，心之气血衰少，一则归于情志失调，愁忧思虑过度，损伤心脾。

血液是神志活动的物质基础，血气衰少，营养和滋润作用失职，不能濡养心神，则致神衰而健忘。若情志过极，愁忧思虑损伤心脏，惊惧失志扰乱神志，均致精神昏愦而喜忘。且过思伤脾，脾藏意，即指从外界获得的知识经过思维取舍，保留下来形成回忆的印象。若脾气健运，化源充足，髓海得养，即表现出思路清晰，意念丰富，记忆力强，反之，"脾阳不足则思虑短少，脾阴不足则记忆多忘"。

**（3）论口齿**

夫齿之为痛者五，一曰风热，二曰风冷，三曰毒痰，四曰恶血，五曰虫蚀。风气袭虚客于齿间，乘于血气，故令龈肿，热气加之，脓汁遗臭，此风热之为齿痛，一也；血气不足，骨髓乃虚，风冷凑入停于齿根，不肿不蛀，日渐动摇，此风冷之为齿痛，二也；热则生痰，毒气上攻，灌注经络，最能发痛，外证壅盛，嗽唾交冲，此毒痰之为齿痛，三也；头面有风，夹热攻龈，热搏于血，故令血有瘀滞不消，掣痛锥刺，此恶血之为齿痛，四也；凡人饮食肥甘，不能洁齿，腐臭之气，淹渍日久，齿根有孔，虫在其间，蚀一齿尽，又及其余，至如疳，皆其种类，必虫杀而后痛止，五也。且百物养生莫先口齿，不漱不洗，损蠹之媒，是不惟患生宿腐。暑热酒毒常伏于口齿之间，莫若时时洗漱之为愈也，临睡洗毕至于晨兴。（《普济方·卷六十五·牙齿门·总论》）

按：该部分论述了五种齿痛的病因及临床表现。风热赤痛，症见"龈肿""脓汁遗臭"，乃因风热客于齿间；风冷齿痛，症见"不肿不蛀，日渐动摇"，缘于骨髓本虚，复受风冷，停于齿根；痰毒齿痛，症见齿痛甚，痰液唾液壅盛，因痰毒上攻，灌注齿间经络；恶血齿痛，齿龈"掣痛锥刺"，乃因头面风热攻龈，热搏于血而生瘀滞；虫蚀齿痛，气味腐臭，齿根有孔，因齿龈不洁，虫在齿间所致。除外，该段还论述"百物养生莫先口齿"，即言口齿清洁的重要性，临睡洗毕至于晨兴，早晚二度刷牙，能清除口中浊气糟粕，保护牙齿健康。

**（4）论眼病外治法**

夫《内经》曰：血实宜决之。《难经》曰：肿热宜破攻之。盖邪毒结聚，其热成实，看药力未能去者，破攻之法，不可废也。凡目息肉、肿核、黄膜之类，皆以脏腑风热毒气，熏发于肝，血气结滞所成也。治宜先钩割镰洗去恶毒，次以汤散荡涤，膏剂点敷之。

凡眼上肿，睑皮裹有核如米豆大，渐长如梅李大者，内有物如脓似桃胶，此皆风热所致也。可针破拨去之即瘥，仍翻眼皮，向里针之，恐风毒，又恐睑外成痕。

凡风毒热肿，结于两睑，热痛不止，其眼肿，隐损瞳仁，宜用针刀割去之乃瘥。

凡睑生风粟者，因心肺壅毒，肝家有风，故令睑穴上下，有肉如粟粒，泪出涩痛，久生翳膜。宜镰出恶血，除根本。（《普济方·卷八十六·眼目门·钩割针镰》）

按：该部分内容论述了一些眼部疾患的外治法，包括钩、割、针、镰的手术方法。第一段首论眼部外治法的治疗原则，"血实宜决之""肿热宜砭射之"。因邪毒结聚，其势盛实，非汤药之力能祛除，则须使用局部手术方法，直接针对病灶。对于目生息肉、肿核、黄膜之类，皆因风热毒气，熏发于肝，致血气结滞，此类病证，首先考虑外治法，"先钩割镰洗去毒气，次以汤散荡涤，膏剂点敷之"。

《普济方》专设"钩割针镰"一篇，对一些适合眼病手术外治法，一一论述，该节选后三段仅作举例论述。若眼上肿，睑皮内裹有核者，宜用针内眼皮，破之即瘥，且防睑外成痕，影响美观。若风热毒肿，结于两睑，疼痛，日久渐大，有损伤瞳仁之弊，宜针刀割去。若睑生风粟，泪出涩痛，宜用砭镰法排出恶血，去其根本。这些简单易行的眼病外治法，对现代临床仍具有重要的理论与实践价值。

### （5）论风痫病

夫风痫病者，皆由脏腑壅热，风邪干于心也。心主于血，故血壅而不行，则荣卫气涩。血脉既乱，神气不定，故发痫也。凡少小有斯病者，亦由五脉不流，六气逆行，乳食不调，风邪所中。或先身热，瘛疭惊啼，而后发作，其脉浮洪者，病在于六腑及肌肤中，则易治之。若身冷不啼，掣不惊叫，病发时脉沉者，病在于五脏。若入于骨髓，则难疗也，其喉口鼻干燥，大小便不利，眼视不明，耳后青色，眠卧不安，腰直目盷，青筋生，头发竖，时时作声，口不噤，吐白沫，浑身烦热，头上汗出，恒多惊悸，手足颤掉，梦中叫唤，目瞳子大，是发痫之状也。凡人患风痫者，只在一二年间则可治，久则顽痰入心，则难治矣。（《普济方·卷一百·诸风门·痫·附论》）

按：该部分论述了风痫病的病因、病机、症状及其预后。痫病，亦称癫痫，俗称羊痫风，古代对其分类较为细致，又有风痫、惊痫、食痫之分。其中风痫病，是因脏腑壅热，复受风邪干于心，导致荣卫气血涩乱，神机失常所致疾病。痫病若始于幼年者，多与先天因素相关，除气机逆乱，风邪所中外，尚有乳食不调的因素。发痫之状，突然仆倒，不省人事，"时时作声，口不噤，吐白沫"，"手足颤掉"，移时苏醒，除疲乏无力外，一如常人。

对于风痫的预后，病在于六腑及肌肤者，"或先身热，瘛疭惊啼，而后发作，其脉浮洪"，则易治之；病在五脏或入骨髓者，"身冷不啼，瘈不惊叫，病发时脉沉者"，则病深难治。患风痫病程较短，一二年间者，可治；病程长久，顽痰入心者，则难治矣。

**（6）论五噎**

夫五噎者，气噎，忧噎，劳噎，食噎，思噎。气噎者，心悸，上下不通，噫哕不彻，胸胁苦痛。忧噎者，天阴苦，厥逆，心下悸动，手足逆冷。劳噎者，苦气上膈，胁下支满，胸中填塞，令手足逆冷，不能自温。食噎者，食无多少，惟胸中苦塞，常痛，不得喘息。思噎者，心悸动喜忘，目视晾晾，此皆忧恚嗔怒，寒气上入胸胁所致也。阴阳不和，则三焦隔绝，而津液不利，致令气塞不调理也，是以成噎。皆由忧恚所致，忧恚则气结不宣流使噎。噎者，噎塞不通也。食噎者，由脏冷而不理，津液涩少而不能传行饮食，故食入则噎塞不通，谓之食噎，胸内痛，不得喘息，饮食不下是也。（《普济方·卷二百五·膈噎门·五噎》）

按：该部分内容论述了五噎的症状特点及病机。噎膈病，其病缓慢，病之初期多为噎，久则渐发展成膈而噎膈并见。五噎，《普济方》引《病源》之论，分别指气噎、忧噎、劳噎、食噎、思噎五种，主要表现轻则胸中气塞，饮食不下，重则进食梗阻，胸膈疼痛。五噎之状，又各有区别，正如原文所述。然病机皆由忧恚则气结，阴阳不和，三焦隔绝，津液不利，故而噎塞不通。而食噎者，尚有因脏冷而津液涩少，食入则不能通利传行，故曰食噎。其发病因素，除情志不舒外，尚与饮食有关。

**（7）论药茶**

葱豉茶（方出《圣惠方》）　治伤寒头痛壮热。葱白（三茎，去须）　豉（半两）　荆芥（一分）　薄荷（三十叶）　栀子仁（五枚）　石膏（三两，捣碎）茶末（三钱，紫笋茶上）　上以水二大盏，煎取一大盏，去滓，下茶末更煎四五沸，分二度服。

萝藦茶（方出《圣惠方》）　治风及气补暖。用萝藦叶，夏采蒸熟，如造茶法，火焙干，每旋取碾之为末，一依煎茶法，不计时候服。

皂荚芽茶（方出《圣惠方》）　治肠风，兼去脏腑风涩，用嫩皂荚芽，采蒸过火，焙干如造茶法，每旋碾为末，一依煎茶法，不计时候服。入盐花亦佳。（《普济方·卷二百五十九·食治门·药茶》）

按：药茶是中医学宝库中一个重要组成部分，应用历史悠久，历代医书均有记载，唐之《千金方》《外台秘要》，宋之《圣惠方》《局方》以及元代之《饮膳正要》皆有记载。药茶之用，不仅可作茶饮解渴养生，尚有防病治病之效。《普济方》中专设"药茶"篇，上述即为其中的 3 首茶疗方，皆出自《圣惠方》。葱豉茶方，方中葱白、豆豉皆能发汗解表，荆芥、薄荷、茶叶清利头目，栀子仁、石膏清热泻火解毒，共治伤寒头痛壮热。萝藦，是一种很寻常的多年生草本缠绕植物，也称芄兰、蔓藤草，用其叶造茶，可治风及气补暖。嫩皂荚芽造茶，则可治肠风，兼去脏腑风涩。经历代养生家的发展，药茶的防病保健作用，日益受到人们重视，已成为中医养生的一大特色。

**（8）论妊娠心腹痛**

夫妊娠心腹痛者，或由宿有冷痰，或新触风寒，皆由脏虚而致发动也。邪正相击而并于气，随气上下，冲心则心痛，下攻于腹则腹痛，故令心腹痛也。

妊娠而痛者，邪正二气交攻于内，若不时瘥者，其痛冲心击胞络，必致动胎，甚则伤堕也。又曰：妊娠心腹疼痛，多是风寒、湿冷、痰饮与脏气相击，故令腹痛，攻伤不已则致胎动也。妊娠心痛者，多是邪风痰饮乘于心之经络，邪气搏于正气交结而痛也。（《普济方·卷三百三十八·妊娠诸疾门·心腹痛》）

按：该部分内容论述了妊娠心腹痛的病因病机。因妇人体质特点和妊娠时期这一特殊的生理阶段，妊娠心腹痛的病因较为复杂。《普济方》认为妊娠妇人脏虚，而素有冷痰或新触风寒，正邪相击，继而并于气，上冲于心则心痛，下攻于腹则腹痛。妊娠妇人出现心腹痛，皆因邪正二气交攻于内，若其病程绵延，不能及时缓解，其痛必将冲击胞络，引起胎动，甚则堕胎。妊娠腹痛者，多因风寒外侵、湿冷内生、痰饮积聚，导致气血失和，与脏气相击而发；妊娠心痛者，多因风邪痰饮乘于心之经络，正邪交搏而致心痛。故无论是心痛或腹痛，在明辨疼痛病因病机的基础上，其治当尽早解除疼痛，否则伤及胎元。

**（9）论小儿指脉纹色样**

深青色主惊悸，浅青主便青肚痛，青黑主惊搐内吊；红赤色主惊热，浅红主下痢腹痛，如不痢主吐泻不食；深紫色主惊哭，浅紫主烦渴，纹弯主伤乳，不吐即泻。

脉纹透起指面者，必发热，惊卧不安，不热则受病日深，不久必变风搐；若指纹生枝节者不治，或有进退，嗞煎多睡，精神不爽。指纹不见者，久必发惊，候不治。（《普济方·卷三百五十八·婴孩门·指脉纹色样》）

按：该部分论述了小儿指纹颜色所主的病证。小儿指纹诊法，主要适用于 3 岁以下婴孩，指纹的色泽、浮沉及部位可反映疾病的性质、病势轻重及邪正盛衰情况。

《普济方》对于小儿疾病的诊法论述极为详尽，正常指纹，黄红相兼，隐现于风关之内。青色，主风、主惊、主痛，深青主惊悸，浅青主腹痛，青黑惊搐；红色多主热证，红赤主惊热，浅红主下痢腹痛，或吐泻不食；色紫黑者，多为血络郁闭之象，深紫主惊哭，浅紫主烦渴，指纹弯曲主伤乳食，非吐即泻。脉纹透起指面，浮现明显者，多为病邪在表，多出现发热，不热则为病深重；若指纹生出枝节者，病情难治；指纹深而不见者，其病在里，久则发惊候，难治。

### 3. 传世名方

#### （1）解表剂

参苏饮子（卷三九五）

【组成】人参（去芦）　白术　白茯苓（去皮）　甘草（炙）　紫苏叶　干木瓜　香薷叶　厚朴（去皮，姜制）　半夏曲　白扁豆（炒）　陈橘红（各等分）

【用法】锉散，每服二钱，水一盏，煎至七分，去滓温服，不拘时候。

【功用】解表化湿，健脾和中。

【主治】小儿伏热吐泻，虚烦闷乱，引饮不止。

#### （2）治风剂

三生散（卷三一六）

【组成】南星（生用，一两）　木香（一分）　川乌（生，去皮）　附子（生，去皮，各半两）

【用法】每服半两，水二大盏，生姜十五片，煎至八分，去滓，温服，不拘时候。

【功用】祛风痰，通络，助阳祛寒。

【主治】卒中，昏不知人，口眼㖞斜，半身不遂，咽喉作声，痰气上壅，六脉沉伏，或指下浮盛者。兼治痰厥、气厥、眩晕。

已风丹（卷三七四）

【组成】天竺黄（一两，研）　防风（一两）　钩藤（一两）　白僵蚕（半两）　干全蝎（半两）　白附子（半两）

【用法】为细末，炼蜜为丸，如鸡头子大，每服一粒至二粒，点麝香、荆芥汤化下。

【功用】息风定惊。

【主治】小儿惊风，拘挛抽搐。

正舌散（卷九十二）

【组成】蝎梢（去毒，二钱五分）　茯苓（去木，锉，微炒，一两）　薄荷

（焙，二两）

【用法】为末，每服二钱，温酒下，或擦龈及颊部。

【功用】息风化痰。

【主治】中风，舌本强硬，语言不正。

无敌丸（卷二十九）

【组成】苍术（酒浸，一两半）　虎胫骨（酥炙，一两半）　川乌头（半两，炮）　草薢　杜仲（姜炙）　干木瓜（各一两）　防风（去芦）　天麻　牛膝（酒浸）　乳香　没药（各半两）　金毛狗脊（四两，去毛）

【用法】为细末，醋糊为丸，如梧桐子大，每服三十丸，空心温酒或盐汤下。

【功用】补肝肾，通血脉，祛风湿，强筋骨。

【主治】肾虚骨痛。

羊肝散（卷七十四）

【组成】谷精草（五钱）　甘菊花（一两）　木贼（钱半）　甘草（三钱）黄连（三钱）

【用法】为细末，每服二钱，用羊肝二块切开，入药末在内，炙熟，食后啖之。

【功用】清散风热，泻肝明目。

【主治】翳膜攀睛，赤烂肿痛。

## （3）祛湿剂

交泰散（卷三九五）

【组成】藿香叶　陈皮　肉豆蔻（生）　半夏（制）　青皮　酸木瓜　甘草（微炙，各半两）　石菖蒲（二钱）

【用法】细锉，每服一钱，姜三片，紫苏三叶，水煎服。

【功用】和中化湿。

【主治】霍乱吐泻。

【加减】暑月，加香薷。

导水茯苓汤（卷一九一）

【组成】泽泻　赤茯苓　白术　麦门冬（去心，各三两）　紫苏　木瓜　槟榔（各一两）　陈皮　砂仁　木香　大腹皮（各七钱半）

【用法】五钱重，水二盏，灯心二十五根，煎八分，去滓，空腹时服。如病重者，前药计一十八两重，均作三大服，每服再加去心麦门冬二两，灯草一大把，五更空心煎服，滓再煎服，连进三服。

【功用】行气化湿，利水消肿。

【主治】水肿，头面手足遍身肿如烂瓜之状，手按而塌陷，手起应手而高突，喘满倚坐不得息，不能转侧，不能平卧，饮食不下，小便塞涩，溺痛如割，大便绝少，虽有亦如黑豆汁。

葛花解酲汤（卷一六四）

【组成】莲花青皮（去瓤，三分）　木香（五分）　橘皮（去白）　人参（去芦）　猪苓（去黑皮）　白茯苓（各一钱五分）　神曲（炒黄）　泽泻　干生姜　白术（各二钱）　白豆蔻仁　葛花　砂仁（各五钱）

【用法】为极细末，和匀，每服二钱匕，白汤调下，但得微汗，酒病去除。

【功用】分消酒湿，温中健脾。

【主治】饮酒太过，呕吐痰逆，心神烦乱，胸膈痞塞，手足战摇，饮食减少，小便不利。

#### （4）清热剂

天竺散（卷三八四）

【组成】天竺黄　僵蚕（炒）　山栀子　蝉蜕　连翘　郁金（水煮）　甘草（各二钱）

【用法】为末，临晚以薄荷汤下，食后亦可。

【功用】清热化痰，祛风定惊。

【主治】小儿惊热焦啼。

火府丹（卷四十三）

【组成】生干地黄（焙，四两）　黄芩（去黑心）　木通（锉，各二两）

【用法】为末，炼蜜和丸，如梧桐子大，每服十五丸至二十丸，食后温米饮下。大段热燥，新汲水下。小儿化破服，丸数临时加减。

【功用】清心利水。

【主治】上焦热结，心肺壅滞，面赤心忪，口干头昏及五淋涩痛。

秘传解毒丸（卷六十三）

【组成】贯众　山豆根　黄药子　牙硝　寒水石　草龙胆　黄大豆　干葛　百药煎　紫河车　甘草节　薄荷　栀子　大黄　豆粉（各四两）　山慈菇（二两）

【用法】为细末，炼蜜为丸，称一两作十丸，银箔为衣，每服一丸，日三服。

【功用】清热解毒，散结消肿。

【主治】诸毒疮痍之疾，咽喉肿痛。

紫花地丁散（卷二七五）

【组成】紫花地丁　当归　赤芍药　大黄　黄芪　金银花（各半两）　甘草节

（二钱）

【用法】每服一两，水一盏，酒一盏，同煎至一大盏，去滓，随病上下服。

【功用】清热解毒，消肿止痛。

【主治】诸毒恶疮肿痛。

【加减】气实加大黄，另后下。

斩梦丹（卷三十三）

【组成】知母（一两）　黄柏（一两，去皮）　滑石（三两）

【用法】为末，白水和丸，空心温酒、盐汤送下。

【功用】滋阴降火。

【主治】梦泄遗精。

**（5）祛痰剂**

杏参汤（卷一六三）

【组成】桃仁（去皮、尖，麸炒）　人参（去芦）　杏仁（去皮、尖，麸炒）桑白皮（蜜炒微赤，再泔浸一宿，焙，各等分）

【用法】为细末，每服二钱，水一盏半，姜三片，枣一个，煎至七分，温服，不拘时候。

【功用】补肺益气，化痰定喘。

【主治】上气喘急，胸胁胀满，倚息不得卧，神思昏愦。

**（6）祛寒剂**

食茱萸丸（卷二〇五）

【组成】干姜　蜀椒　食茱萸　桂心　人参（各五分）　细辛　白术　茯苓附子（各四分）　橘皮（六分）

【用法】为末，蜜和丸，如梧子大，以酒服三丸，日三服，不知，稍加至十丸。

【功用】温中散寒，行气开结。

【主治】胸中久寒，呕逆逆气，饮食不下，结气不消。

苏脾散（卷二十三）

【组成】良姜（三钱）　缩砂（一两，去壳）　陈皮（八钱，去生白）　白术（五钱）　甘草（一两）　草果（五钱，去壳）　京三棱（半两）　苍术（半两）

【用法】为细末，每服二钱，入盐点服，如加姜、枣煎服亦佳。

【功用】温中祛寒，健脾消积。

【主治】脾胃虚弱，伤于冷食，胸膈不快。

**（7）理气剂**

木香导气丸（卷二四九）

【组成】木香　乳香　丁香　八角茴香　川楝子（去核）　破故纸（补骨脂）　胡芦巴　京三棱　香附子　甘草（各一两）　杜仲（半两）

【用法】为末，酒糊丸，如梧桐子大，每服三十九至五十丸，空心温酒下，盐汤亦可，日进三服。

【功用】理气疏肝，温阳暖肾。

【主治】男子小肠肚疼，一切气积，以及下元虚冷，脾胃不和。

橘皮五味子汤（卷一六一）

【组成】人参（去芦头）　陈皮（去白）　五味子　紫苏叶（各一两）

【用法】上为粗末，每服三钱，水一盏，生姜三片，煎至七分，去滓温服，不拘时候。

【功用】补肺理气，降逆止咳。

【主治】咳嗽上气，不得卧。

**（8）理血剂**

神让散（卷三〇五）

【组成】地龙（二两）　密陀僧（一两）　无名异（三两）　自然铜（火煅，三两）　木耳（一两）　乳香　没药（各半两）

【用法】为细末，热酒调服。若疮少瘥，以麻油调敷之，膏药贴之。

【功用】祛瘀止痛，接骨理伤。

【主治】各种闭合性损伤，如骨折、挫伤疼痛。

**（9）补益剂**

大圣散（卷三四二）

【组成】白茯苓（去皮）　川芎　麦冬（去心）　黄芪（去芦，蜜水炙）　当归（去芦，酒浸）（各一两）　木香（不见火）　人参　甘草（炙，各半两）

【用法】每服四钱，加生姜五片，水煎，去滓，不拘时候服。

【功用】益肝养血安胎。

【主治】妊娠心神忪悸，睡中多梦，两胁膨胀，腹满急痛，坐卧不宁，气息迫逼。

加减驻景丸（卷七十二）

【组成】车前子（略炒，三两）　熟地黄（洗）　当归（去尾，各五两）　楮实子　川椒（炒出火毒，各一两）　五味子　枸杞子（各二两）　菟丝子（酒浸

软，滤出，焙九分干，称半斤）

【用法】为末，蜜糊丸，如梧桐子大，每服三十丸，空心食前温酒下，盐汤下亦可。

【功用】补肝益肾明目。

【主治】肝肾气虚，视物不清，血少气多，两目渐暗。

【加减】无翳膜去楮实子。

羊肉补真丸（卷二一八）

【组成】精羊肉（熏干者，十两）　当归　白术　神曲（各二两）　丁香　茴香　肉果　砂仁干姜　桂（各一两）　糯米（炒黄，半斤）

【用法】为末，次入羊肉末拌匀，蒸饭为丸，如桐子大，每服五十丸，无时，米饮下。

【功用】补虚生血，温中健脾。

【主治】荣卫气涩，精神昏困，肌肉羸瘦，全不思食。

鹿茸四斤丸（卷二二五）

【组成】肉苁蓉（酒浸）　天麻　鹿茸（燎去毛，酥炙）　菟丝子（酒浸通软，别研细）　熟地黄　牛膝（酒浸）　杜仲（酒浸）　木瓜（干，各等分）

【用法】为末，蜜丸，如梧桐子大，每服五十丸，温酒、米汤食前下。

【功用】补肝肾，益精血，强筋骨。

【主治】肝肾不足，筋骨痿弱，腿膝不利，足不任地，手不胜持，起居须人，惊恐战掉，潮热时作，眩晕头痛，肢体麻木，半身不遂及风寒湿痹。

## （10）安神剂

王荆公妙香散（卷二一七）

【组成】白茯苓　茯神　远志（去心，各五钱）　人参　益智（去皮）　五色龙骨（各一两）　朱砂（一分，研）　甘草（一分，炙）

【用法】共为末，每服二钱，空心温酒调下。

【功用】益气宁心，固精止遗。

【主治】夜梦遗精，惊悸健忘。

宁中膏（卷三四九）

【组成】人参　酸枣仁（各一两）　辰砂（半钱）

【用法】为末，蜜丸，如弹子大，每服一丸，薄荷汤化下。又宜研琥珀、麝香，灯心汤下。

【功用】养心安神。

【主治】产后心志不宁，心血耗散，狂乱见鬼。

青龙丸（卷三八四）

【组成】青黛 茯神 芦荟 南星（炮，各一分） 麝香（少许） 轻粉 巴霜（一字） 全蝎（三两，焙）

【用法】先将巴霜研如泥，次入诸药，研令极细，丸如粟米大，朱砂为衣，每服一丸，薄荷汤送下。

【功用】清热消积，定惊安神。

【主治】小儿惊热有积。

**（11）固涩剂**

白茯苓散（卷二一六）

【组成】白茯苓 龙骨 甘草（炙，锉细） 干姜 桂心 续断 附子（各一两） 熟干地黄 桑螵蛸（微炒，各一两半）

【用法】为散，每服四钱，水一盏，煎至六分，去滓，每于食后温服。

【功用】温肾缩尿。

【主治】小便不禁，日夜不止。

宁神散（卷一六〇）

【组成】甜葶苈（炒） 木瓜（各一两半） 御米壳（蜜炒，四两） 乌梅（切，炒） 五味子 人参（各一两）

【用法】为末，每服二钱，白汤调下，食后服。

【功用】益气消痰，敛肺止嗽。

【主治】一切肺虚咳嗽，涎喘不止。

黄芪汤（卷三五三）

【组成】黄芪 白术 防风 熟地黄 牡蛎粉 白茯苓 麦门冬（各等分）

【用法】每服四钱，水一盏半，红枣二个，煎大半盏服。

【功用】益气养血，固表止汗。

【主治】产后汗出。

**（12）外用剂**

万宝代针膏（卷二七五）

【组成】硼砂 血竭 轻粉（各一钱） 蟾酥（半钱） 麝香（一字） 蜈蚣（金头者一个） 脑子（少许） 雄黄（一钱）

【用法】为细末，入蜜调和为膏，看疮有头处，用小针挑破，以药少许摊在纸上，贴患处。如腋有核，或有走核，如前用之。忌鸡、羊、鱼、酒、面等。

【功用】清热解毒，消肿溃脓。

【主治】诸肿恶疮，肿核赤晕。

灸疮膏（卷三一五）

【组成】当归 防风（各一两） 黄芪 芍药 白芷（各半两） 乳香（一分） 黄丹（半两） 黄蜡（一两）

【用法】以油四两煎药，候色变再入黄丹，以蜡收之，瓷盒盛之，摊贴患处。

【功用】补气益血，疏风理疮。

【主治】疮疡溃久不敛。

金丝膏（卷三一五）

【组成】白芷（一两） 木鳖 蓖麻（各十枚） 竹茹（一两） 柳条（十茎，长一寸） 没药 乳香（夏，一两；秋，半两；冬，二两） 白胶香（六两）

【用法】前五味入桐油内煎令黄色，去渣，绢滤净，下白胶香，再煎匀后下乳香、没药，搅匀，倾入新汲水中，扯拔数遍，如银丝为度，摊贴患处。

【功用】活血消肿止痛。

【主治】闪腰岔气，寒湿疼痛，一切肿痛。

定痛牙散（卷六十五）

【组成】防风 荆芥穗（各二两） 细辛（一两） 草乌（一两） 白芷（一两） 全蝎（七钱半） 青盐（五钱） 朴硝（一两） 青黛（五钱）

【用法】为细末，每用少许，先以盐汤漱净，后擦患处，再漱。

【功用】祛风泻火止痛。

【主治】牙齿疼痛。

## 三、临床运用

### 1. 怔忡惊悸

《普济方》有关心悸的论述，分布于是书不同卷中，分别为"怔忡惊悸""风惊悸""伤寒心悸""伤寒后心虚惊悸""霍乱心腹筑悸""虚劳惊悸""脚气风经五脏惊悸"及妇人"血风惊悸"、产后"心虚惊悸"、婴孩"惊悸"等。《普济方》汇辑古今医方，心悸方剂出处亦甚广博，大部分来自《千金方》《圣惠方》《圣济总录》等著名方书，另有来自小众方书如《永类钤方》《直指方》《澹寮方》《危氏方》等十余部。该书重在整理综合前人的成就，载方数量之丰，前所未有。今择是书卷二十《心脏门·怔忡心悸》篇中，来自小众方书的心悸方剂进行简要论述。

**（1）心血不足**

《普济方》引《丹溪心法·惊悸怔忡》篇云："人之所主者心，心之所养者血，心血一虚，神气不守，此惊悸之所肇端也。"明确指出惊悸发病的开端，皆由心血不足引起，故治当"扶虚"，"不过调养心血，和平心气而已"。《普济方》"心悸怔忡"篇中，收载治心虚血少的心悸方剂数量亦较多。下述三方皆擅用姜、枣为使，温胃暖脾，以助药势。

出《澹寮方》之益荣汤，"治思虑过度，耗伤心血，心帝无辅，怔忡恍惚，善悲忧，少颜色，夜多不寐，小便或浊"。方中当归、黄芪、人参、炙甘草健脾益气养血，酸枣仁、柏子仁、茯神、小草（即远志）、紫石英宁心安神，以养为主，白芍药养血敛阴，麦门冬养阴生津，木香功擅行气、健脾，使补而不滞，共奏养血健脾、安神定悸之功，偏适于思虑过度，劳伤心脾所致的心悸。

出《直指方》之养心汤，"治心虚血少，惊悸不宁"。方用人参、黄芪补益心气；当归、川芎补养心血；白茯苓、茯神、酸枣仁、柏子仁、远志、五味子宁心安神；辣桂，即肉桂，用其辛散之性，防酸性收敛太过；半夏曲和胃化痰，消食宽中，以助运化；炙甘草调和诸药。诸药合用，共成益气补血、养心安神之功。其后附"加槟榔、赤茯苓，治停水，怔悸亦可"，增强利水逐饮之功，以宁心止悸。偏适于心气亏虚、心血不足或伴水饮停积所致的心悸。

出《济生拔萃方》之龙齿丹，"治心虚血寒，怔忡不已，痰多恍惚"。方用龙齿、琥珀、紫石英镇心安神，远志、酸枣仁养心安神，以镇为主；当归、熟地黄性味甘温，补血养血；附子、官桂补火助阳，温通血脉；姜南星增强祛寒湿痰之功；木香、沉香行气温中助运；炙甘草调和诸药。诸药合用，共奏养血温通、化痰安神之功。偏适于心阳不足、血寒痰多所致的心悸。

**（2）心惊胆怯**

《普济方》引《三因极一病证方论》云："惊悸有所大惊，或闻虚响，或见异象，登高涉险，梦寐不祥，惊忤心神，气与涎郁，遂使惊悸，名曰心惊胆寒，在心胆经，属不内外因，其脉心动。"表明惊悸多因心虚胆怯或突受惊恐，忤犯心神而致，因"惊"而悸，属不内外因范畴。

出《危氏方》之十味温胆汤，"治心胆虚怯，触事易惊，梦寐不祥，异象感惑，遂致心惊胆慑，气郁生涎，涎与气搏，变生诸证，或短气悸乏，或复自汗，四肢浮肿，饮食无味，心虚烦闷，坐卧不安"。方用半夏、枳实、陈皮理气化痰；条参（又称红条参，补益气血）、粉草（甘草）、熟地黄益气养血；北五味子、白茯苓、酸枣仁、远志宁心安神，且五味子尚有益气生津、酸枣仁尚有敛汗生津之效。诸药合用，共奏益气养血、化痰宁心之功。

出《永类钤方》之远志丸，"治因事有所大惊，梦寐不祥，登高涉险，神魂不安，惊悸恐怯"。方中远志祛痰安神；石菖蒲豁痰开窍；龙齿镇惊安神；茯神、茯苓利水宁心安神；人参补虚安神；炼蜜为丸，朱砂为衣，增强镇惊安神之效。全方皆为安神之药，或养或镇，共奏祛痰安神、宁心定悸之功。

出《直指方》之加味四七汤，"治心气郁滞"。方中半夏化痰散结，厚朴行气除满，茯苓健脾渗湿，助半夏化痰，紫苏叶疏肝理肺，助厚朴行气宽胸，宣通郁结，远志、茯神宁心安神，炙甘草调和诸药，共奏宽胸行气、豁痰散惊之功。

**（3）痰饮心悸**

《普济方》引《济生方》之论，"五饮停蓄，堙塞中脘，亦令人怔忡，当随其证，施以治法"。《三因方》亦载："况五饮停蓄，闭于中脘，最使人忪悸，治属饮家。"表明饮停心胃，易致惊悸，治当随证施治，除饮定悸。

出《医方大成》之茯苓饮子，"治痰饮蓄于心胃，怔忡不已"。方用赤茯苓、茯神利水宁心安神；半夏、橘皮燥湿化痰；槟榔行气利水；沉香行气温中，降逆止呕；麦冬甘寒，养阴生津，防诸药温燥伤阴。

出《危氏方》之姜术汤，"治虚证停饮，怔忡"。方中生白姜、肉桂，温中散寒，符合《金匮》"病痰饮者，当以温药和之"之法；白术、茯苓健脾利水；半夏曲和中降逆，燥湿化痰以助除饮；炙甘草，调和诸药。诸药合用，共奏温中健脾、除饮定悸之功。

出《三因方》之寒水石散，"治因惊心气不行，郁而生涎，涎结为饮，遂成大病，忪悸。慎护不自胜持，少小遇惊，尤宜服之，但中寒者不宜服"。方中寒水石，清热降火，利窍，消肿；滑石，为清热滑降、利水通淋之要药；生甘草清热解毒，缓急调中。全方性偏寒凉，擅用矿石重镇，共奏清热利水、重镇安神之功。其后附"热则新汲水下；怯寒，则煎姜枣汤下"，即言若患者热甚，以新汲水下之，取其镇心安神之功，若恐药性寒凉太过，则用姜枣汤送服，为佐使之用。

**（4）心虚风热**

《普济方》引《太平圣惠方》之论："若人动止非宜，寒暄失节，脏腑内损，气血外伤，风邪乘虚入于心经，则令人心不定，性识失常，乍喜乍惊，或歌或笑，精神离散，悲乐不恒，名风邪也。"指出风邪所致心悸，常伴随神志失常的症状。

如远志丸（出处未载），"治心脏风虚，多惊悸，喜怒不安"。方用白术、防风益气固表，祛除风邪；紫葳凉血散瘀祛风；人参、麦门冬、桂心、熟干地黄、炙甘草补益气血阴阳；远志、茯神养心安神；牛黄、虎睛、龙骨镇惊安神。诸药合用，共奏补虚祛风、宁心安神之功。

如化铁丸（出处未载），"治心脏风热，惊惕不安，言语谵妄"。方用铁粉、蛇黄、牛黄、丹砂、金箔、银箔，皆为金石之品，镇惊安神之功著。且蛇黄、牛黄、丹砂、金箔皆性寒之品，有助于清热；铁粉、金箔、银箔味辛，有助于散除风邪。麝香开窍醒神，其辛温之性，防方中寒凉太过。诸药合用，共奏镇惊安神、祛风清热之功。用粟米糊和丸，防重镇之品碍胃；竹沥酒送下，以助清热散邪之力。

### （5）心肾不交

据中医五行理论，心属火，肾属水，心火必须下降到肾，使肾水不寒，肾水必须上济于心，使心火不亢，称为心肾相交，或水火相济。心肾不交是指心阳与肾阴的生理协调失常的现象，多由肾阴亏损，阴精不能上承，因而心火偏亢，失于下降所致。若肾水亏虚，心火炽盛，则可见怔忡不安、心烦失眠等。

出《永类钤方》之镇心爽神汤，"治心肾不交，上盛下虚，心神恍惚，睡多惊悸，小便频数，遗泄白浊"。方中石菖蒲、炮南星祛风燥湿，化痰开窍；陈皮、半夏、紫菀降气消痰；通草、赤茯苓清热利尿；川芎、酒当归活血通经；麦门冬、五味子滋阴生津，防诸药温燥伤阴；且五味子、细辛均入肾经，细辛辛香走窜，入肾可散在里之寒邪；五味酸敛收涩，入肾可益肾固精；干山药、枸杞子、覆盆子益肾固精；柏子仁、酸枣仁养心安神；人参益气安神；炙甘草调和诸药。本方标本兼顾，"常服镇心安神"。

出《永类钤方》之心肾丸，"理水火不既济，恍惚多忘，心忪盗汗，夜梦惊恐，目暗耳鸣，悲忧不乐，腰膝缓弱，四肢酸疼，小便数而赤浊，精滑梦遗"。方中炙黄芪、人参、当归、熟地黄补益气血；菟丝子、炒山药补肾涩精；酒苁蓉、鹿茸、炮附子补肾助阳；五味子生津安神；白茯神、煅龙骨宁心安神；远志安神益智，交通心肾；牛膝补肝肾，引血下行。"常服养心神，补气血，生津液，进饮食，安神定志"。

出《永类钤方》之秘传酸枣仁汤，"治心肾火水不交，精血虚耗，痰饮内蓄，怔忡恍惚，夜卧不安"。黄芪、罗参（即落花生；润肺，和胃）、酒当归益气补血；莲肉益肾固精，养心安神；酸枣仁、茯神、白茯苓宁心安神；远志交通心肾；陈皮健脾助运，疏理气机；炙粉草，即炙甘草，调和诸药。诸药合用，共奏益气补血、养心安神之功。

### （6）心肾不足

心肾不足，是指因先天因素，或久病失养，致心肾精血亏虚，髓海不足，脑失所养所表现出来的一类病证。常表现为神思恍惚，心悸，健忘失眠，头晕目眩，腰膝酸软等症。

出《传信适用方》之增减定志丸，"凡健忘差谬，梦寐不宁，怔忡恍惚，精神昏耗，并宜服之"。方中人参、白术健脾益气；当归、干地黄补血填精；鹿茸壮元阳，补气血，益精髓；菖蒲、远志开窍化痰，交通心肾；麝香开窍醒神；茯神、酸枣仁养心安神。诸药合用，共成"养心肾，安魂魄，滋元气，益聪明"之功。炼蜜为丸，朱砂为衣，增强镇心安神之功，人参汤下，大补元气，生津安神。

出《余居士选奇方》之朱附丹，"治心肾不足，气不升降，惊悸，用心过度"，方仅附子、朱砂、茯神三味。附子，入心、肾经，补火助阳，其性辛热发散；朱砂，清心镇惊安神，其性甘寒，质重沉降；二者一升一降，一寒一热，相互制约，枢通气机；茯神，甘淡，功擅宁心安神。诸药合用，共奏补益心肾、安神定悸之功。白面糊为丸，缓和药力；空心盐汤下，取其咸能入肾，增强补益之功。

《普济方·心脏门·怔忡惊悸》篇，引《三因方》之论，从病因学角度分析了"惊悸"与"忪悸"的成因。又引《济生方》之论，首次将"忪悸"改为"怔忡"，后世沿用至今。所收载之方剂，不可胜数，"当随其证，施以治法"，因篇幅有限，恐难尽意，欲辨玄旨，请阅原书。

**2. 脾胃病**

脾胃病，是指脾胃升降功能失常变生的诸证，包括胃痛、痞满、呕吐、腹痛、泄泻、便秘等多种病证。《普济方》论述脾胃病，主要集中卷于卷 20 ~ 25 之"脾脏门"、卷 204 ~ 213 之"噎膈门""呕吐门""泄痢门"等，其他卷亦有散在论述。所载方剂数量众多，达二千余首，且药味较多。然其遣方用药具有一定特色，对临床治疗脾胃病有所裨益。

**（1）温补为主**

《普济方》脾胃病中的许多病证如胃痛、反胃、吐酸、腹痛、泄泻等病机皆以虚寒为主，另如痞满、呕吐、呃逆病机虽寒热皆有，然偏重虚寒。《普济方》多于各篇首载述脾胃病病机，多为阳气不足，阴寒偏盛。如《普济方·脾脏门·脾虚冷》云："夫脾者……若虚则生寒，寒则阴气盛，阴气盛，则心腹胀满，水谷不消，喜噫吞酸，食则呕吐，气逆，霍乱。"《脾脏冷气攻心腹疼痛》篇云："脾胃衰弱，阳气不足，阴气有余，邪冷之气，内搏于足太阴之经……故令心腹疼痛也。"《脾脏虚冷泄痢》篇云："今脾胃既虚，内积冷气……移寒入于大肠……故为泄痢也。"

据统计，《普济方》治疗脾胃病，用药频率最高者分别为温里药、理气药及补气药，与脾胃病虚寒为主的病机相对应，即脾胃病用药常以温补为主。综其原因，明朝以前社会动荡，人们饥寒交迫、缺衣少食，内则体质虚弱，阴寒渐生，外则易为寒侵，兼之饮食生冷，内外交互，损伤脾胃，故多虚寒之证。因而，《普济方》中常用药温补，温里药如肉桂、附子、吴茱萸、丁香、干姜、生姜、高良姜、肉豆蔻、草豆蔻等，温脾以助运化，温胃以降逆气，温肠以固敛止泻；补气药如人参、白术、大枣、甘草等，补虚健脾，扶助人体正气。

**（2）消补兼施**

脾主升清，胃主降浊，脾升则脾气健旺，降浊是受纳的前提条件，故脾胃气机通畅，升降有序，则疾无从生。《普济方》虽重视温补药物的应用，但并非一味温补，而是动静结合，兼用燥湿、化痰、活血、利水等药，如各类脾胃病中即常用木香、陈皮、厚朴、茯苓、半夏等行气祛湿，且半夏、厚朴均可降逆化痰，而温补之肉桂又有通血脉之功，健脾之白术又兼燥湿之能。消补兼施之法，一则补益生化之源，一则行气以助气力，化痰祛湿以通气道，酌加活血亦可畅气机，如此，则补而不滞，消不伤正。

《普济方》中消补兼施的方剂，不可胜数。如痞满病，多属虚实夹杂之证，《普济方·脾脏门·脾气虚腹胀满》所载之京三棱鳖甲丸，"治脾胃久冷，心腹胀满，宿食不消，时作呕逆，日渐羸瘦，兼癖痕气块等疾"。方中即用京三棱、鳖甲消癥散结；橘皮、木香、桔梗、枳壳、槟榔、白茯苓等行气、燥湿、利水；黄芪、白术、人参、甘草、当归等扶助正气。诸药合用，消补兼施，既有推动补益之力，又不必虑其耗气之弊。又如治疗噎嗝之《普济方·膈噎门·膈气呕吐酸水》丁香散、槟榔散、木香散、厚朴散等，在用补药同时，运用陈橘皮、木香、槟榔、半夏、厚朴、诃黎勒皮等行气祛湿之品，以防过补壅塞碍胃，阻滞气机。

**（3）擅用肺药**

《普济方》中脾胃病治疗，擅用入肺经药为其一大特色。脾主运化水谷，正所谓"中焦如沤"；肺主输布精微，正所谓"上焦如雾"。水谷精微之布散，需脾肺相协相助。又肺主肃降，胃腑以通为用，肺的肃降直接影响胃的通降。肺失肃降，则胃气上逆，呕吐、哕逆频作。肺与大肠相表里，肺失宣降，亦可影响大肠的通降。因此，脾胃病治疗时，应酌加调理肺气之品，如麻黄、荆芥、苏叶、陈皮、桔梗、前胡、枇杷叶、桑白皮、紫菀、款冬、杏仁、黄芩、诃黎勒等，常用于痞满、噎膈、呃逆、呕吐、便秘等脾胃病。

肺药有宣肺、降肺、润肺、清肺、敛肺之不同。宣肺者，如麻黄、荆芥、苏叶、陈皮、桔梗等，具解表宣肺之功，如《普济方》云咳嗽呕吐病因，乃"肺与胃俱受寒邪也"。降肺者，如枇杷叶、桑白皮，枇杷叶多用其降气之功，止咳亦止呕，用于呃逆、呕吐、反胃之类属胃气上逆的病证，桑白皮多用于便秘、噎膈，使肺气得宣，大便得通。润肺者，紫菀、款冬，皆可润肺化痰下气，可治痰阻气机之呕吐、噎膈等；杏仁质润多脂，其性主降，用于便秘、痞满之证。清肺者，如黄芩，有清热燥湿之效，清上焦肺热，适合于大便热结者。敛肺者，诃黎勒，多用于泄泻，取其收涩之功。

**（4）常用风药**

风药具有祛风、疏散、升发等特性，如麻黄、羌活、独活、苏叶、薄荷、防风、荆芥、苍术、前胡、柴胡、升麻等。《普济方》中，常用于便秘、泄泻、腹痛、痞满病证，取其疏风行气、祛风胜湿、畅肝护脾、升发上行之功，无表邪时亦可使用。

疏风行气，如《普济方·大肠腑门·大便秘涩不通》"调理胸膈，祛逐壅滞，推陈致新，疏风顺气"之大黄丸，以独活、防风祛风散邪，行气滞。祛风胜湿，如《普济方·泄痢门·飧泄》之苍术防风汤，以苍术、麻黄、防风三味，治疗飧泄，因风药性燥，燥能胜湿，湿化则泄止。畅肝护脾，如《普济方·大肠腑门·大肠实》"治大肠实热，气壅不通，心腹胀满，发歇寒热"之柴胡散，即用风药柴胡，入肝经而助疏泄，脾胃病中佐入风药，加强疏肝、清肝之功，则不致克脾土。升发上行，如《普济方·膈噎门·五噎》治"心胸气塞，三焦隔绝，咽喉不利，饮食难下"之人参丸，防风、细辛可升发脾之清阳，并可引药向上向外而行，配伍降气、破气之半夏、枳实，可调节气机之升降。

**3. 须发美容**

《普济方》有关美容方面的记载相当丰富，主要集中于是书卷48～50，包括头部、面部的美容治疗和美容保健方药，共涉及方剂多达1400余首，其所收录的方剂主要来源于唐之《千金方》、宋之《圣惠方》，而面部美容方药部分，前已有述，有意者可参看前文。以下主要分须发损美病证和须发美容保健两部分进行简要论述。

**（1）须发损美病证**

1）头风白屑：头风白屑，即头皮瘙痒，搔落白屑的病证。《普济方·头门·头风白屑》云："此本于肺热也。肺为五脏之盖，其气上冲头顶，肺寒则脑液下而多鼻涕，肺热则熏蒸而多白屑，复以风热鼓作，故痒而喜搔。"表明头风白屑的病机为本有肺热，复受风热侵袭。《普济方》中治疗头风白屑的方药，以外用之膏剂或汤剂为主，膏剂如生发膏、涂顶膏、白屑膏、松脂膏等，汤剂如菊花汤、猪椒根汤、沐头汤、防风荆芥散等。最常使用药物如白芷、蔓荆子、零陵香、细辛、辛夷仁、甘菊花等解表药，上达头部皮肤，清宣头部郁热，且多有祛除风邪之功效。

2）白秃、赤秃：白秃，又叫癞头疮，主要表现为头皮覆盖灰白色鳞屑斑片，毛发折断。《普济方·头门·白秃》云："夫蚝之为害，因血气虚乘风而上，则能生

疮。……疮痂不去而痒，鬓发秃落，无复生荣，是为白秃。"言明白秃之病因为
"蛲之为害"，即感染虫毒所致，其病机为"血气虚乘风而上"。《普济方》所载治
疗白秃之方剂，以外用为主，包括杜衡膏、木兰皮膏、升麻膏、王不留行汤、松沥
煎、治白秃疮方、桃皮汤等，方中常用药物如水银、白矾、雄黄、黄连、苦参、蛇
床子、苦楝皮、藜芦、山豆根等，其性多苦寒，或有毒，取其清热和杀虫作用。

赤秃，是指因头皮生疮，头发脱落后局部红亮者。《普济方·头门·赤秃》云：
"夫诸阳脉，皆在于头，风热乘之，则阳邪炽盛，发于头皮脑络之间，细疮遍密，
赤色有汁，痒痛浸淫，乃至发落，故名赤秃。"指出赤秃病机为风热阳邪，侵袭头
部诸阳之脉。《普济方》记载治疗赤秃之方剂，与白秃不同，每方仅一两味药，常
用药物如牛羊角灰、马蹄灰、旱莲草、铁粉、黑椹、狗乳等。且多以烧灰为主，如
治赤秃发落涂方，"牛羊角等分烧灰，上研如粉，以猪脂调敷之"，取其清热解毒
之功。

3）须发堕落、不生与黄白：须发堕落或不生，皆可使发量稀疏，有损容颜。
《普济方·头门·眉发须不生》云："足少阴之血气，其华在发；足少阳之血气盛，
眉美；足阳明之血气盛，须美。"可知发、眉、须各由不同经脉所主，然其病机相
似，皆因"血气衰弱，经脉虚竭，不能荣润"，致令须发堕落或不生。《普济方》记
载治疗此类方药，内服外用皆有，内服方药如南烛草煎丸、茯苓术散、胡麻散、乌
蛇丸、生眉方等，外用方药如生发膏、摩膏、治眉须堕落方、治须鬓秃落方、松叶
膏、青莲膏等。常用药物如附子、蔓荆子、白芷、马鬐膏、菊花、独活、松叶、胡
麻子等，用药范围较广。

须发黄白，即须发色质较差，非常人的色黑润泽。《普济方·头门·须发黄白》
云："然则还其润泽，复其绀黑，虽有敷染之法，曾不如益血补气为常服剂，盖血
气调适则滋润外彰，其视敷染之功远矣。"指出须发黄白的治疗，外用敷染法，不
若内服补益法，以治其本，使气血调适，滋润外彰。书中所载方药以内服丸剂为主，
如驻颜巨胜丸、掠白反黑方、地骨皮丸、人参丸等；亦载有外用方剂，如治发鬓黄
赤令黑方、摩顶黑发方等。常用药物如熟地黄、蜜、菟丝子、黄芪、续断、胡麻、
胡桃、巨胜子（黑芝麻）、当归、何首乌、枸杞、桑椹等，性味多甘温，以补益气
血，荣养髭发。

**（2）须发美容保健**

1）乌发、养发：《普济方·头门·乌髭发》云："发本于足少阴，髭本于手阳
明，二经血气盛则悦泽，血气衰则枯槁，容貌之间，资是以贲饰，则还枯槁为悦泽，
法乌可废乎。"又同卷之"荣养髭发"篇云："若髭发不生，或生而黄悴，则脑虚，

冲脉衰，无以荣养故也。须以药治之，令润泽也。"指出足少阴、手阳明二经，血气充盛，则须发悦泽，若因先天或年高，肾精亏虚，冲脉衰弱所致者，可适当以药治之。书中记载内服方剂，如乌须发方、黑髭发一醉乌方、桂心丸、长春丸、地黄丸、巨胜七子丸、三倍丸等；外用方剂，如沉香延龄散、黑髭鬓铅梳子方、染发髭令黑方、槐桃膏、柏叶散等。从其用药来看，内服常用菟丝子、肉苁蓉、白蒺藜、枸杞、山药、山茱萸、白芍、地骨皮等，具补益和收涩作用，收涩药治其标，补益药治其本。

2）生发、生眉：《普济方·头门·生发令长》云："夫足少阴之经，血所荣也，气盛则发长而美，若虚则发不长。"又同卷"生眉"篇云："足太阳之经……血气盛，则眉美有毫，血少则眉恶。"此皆言血气充盛，则发长眉美。书中所载生发方，皆为外用，如胡麻膏、长发涂香油方、生发膏、令发速长黑方等。常用胡麻油、蔓荆子、辛夷、泽兰、莽草、柏叶、苦酒等。又"生眉"篇云："眉为风邪所伤，故眉脱，皆是血气伤损，不能荣养也。"指明风邪所伤，亦可致眉脱。代表方药如"治风毒，眉毛堕落"，方用乌蛇丸方（乌蛇肉、白附子、白僵蚕、干蝎、防风、麝香、鹿胫骨、藿香、腊月乌，炼蜜为丸，）以酒送服，增强祛风之力。

**4. 针灸**

《普济方》中针灸内容极为丰富，涉及面广，博采众说，堪与针灸专著媲美，其中编选《资生经》《千金方》《铜人》的内容最多。书中卷 409~424 为针灸门，共 16 卷。前 8 卷是针灸理论篇，首载一些重要针灸书籍的序言、歌赋及取穴、补泻等针灸内容，次载经络腧穴内容。后 8 卷是针灸治疗篇，分述了 207 种病证的针灸治疗。该书针灸内容虽多为辑取，亦带有编者的主导思想及学术倾向，具有较高的理论学术性和临床实用性，不失为一部有参考价值的医著。

**（1）针法理论**

关于针刺手法，《内经》《难经》中的几种基本补泻手法，均被辑入《普济方》中，如呼吸补泻、徐疾补泻、迎随补泻、母子补泻等。《普济方·针灸门·补泻法》云："补者，随经脉推而内之，左手闭针空，徐出针，而疾按之；泻者，迎经脉动而伸之，左手开针空，疾出针而徐按之。"此外还汇集了各家针法，如"手指补泻法""王海藏拔原法""云岐子论经络迎随补泻法"等，但因其过于烦琐，临床少用。且同卷"煮针法"篇，其引《危氏方》云："用乌头一两，去尖，巴豆一两，硫黄、麻黄各半两，木鳖子十个，同入瓷石器内，水煮一日……仍用瓦屑打磨净，端直，用松子油涂之，常近人气为妙。"介绍了当时用毒性药物煎煮消毒针具的方法。

《普济方》对针刺的操作方法亦多有介绍，如同卷之"用针略例"篇云："刺急者，深内而久留之；刺缓者，浅内而疾发针；刺大者微出其血，刺滑者疾发针……刺涩者，必得其脉，随其逆顺。……诸小弱者，勿用大针。"言明针刺的深浅宜忌。又云："火针亦用锋针，以油火烧之，务在猛热，不热，即于人有损也……每针，常须看脉，脉好乃下针，脉恶勿乱下针也。"介绍了火针用法，以及看脉用针等内容。对于针刺禁忌，《普济方》设有多篇论述，其中《普济方·针灸门·论下针分寸》篇云："勿刺大醉，勿刺大怒，勿刺大劳，勿刺大饱，勿刺大饥，勿刺大渴，勿刺大惊，以上古之深诫也。"即言对于病情不稳定的患者，施针时应当谨慎对待。

**（2）灸法理论**

《普济方》中关于灸论的篇目很多，对艾灸壮数多少、灸治顺序、灸疮处理、灸后调摄等问题，论述较为详尽。隋唐以前，施灸壮数常多达数百壮，而明代《普济方》对艾炷壮数的掌握，尊崇《千金方》之论，"仍须准病轻重以行之，不可胶柱守株"。如"灸例"篇云："灸头面四肢宜多，灸腹背宜少，其多不过五十壮，少不减三五七九壮，凡阴阳濡风口㖞僻者，不过三十壮。"即须根据部位与疾病不同，选择合适壮数。关于施灸顺序，同篇又载："大凡灸当先阳后阴，言从头向左而渐下，次后头向右而渐下，先上后下。"而"论邪入皮毛经络风冷热灸法"篇认为，"欲灸风者，宜从少以至多也；灸寒者，宜从多以至少也"，因"风性浮，轻则易散"，"寒性沉，重则难消"，据疾病性质不同，使用灸的壮数逐增或递减。

古代灸疗比较推崇瘢痕灸，如"灸用火善恶补泻法"篇云："凡灸疮得脓增坏，其病乃出，疮不坏则病不除已。"认为灸疮成脓留瘢，病方可愈。如"治灸疮不发法"收载《资生经》发灸疮法，"今用赤皮葱三五茎，去其葱青，于炉灰火中煨热，拍破，热熨灸疮十余遍，其疮三日自发立坏，脓出即愈。""频用生麻油渍之而发，亦有皂角煎汤候冷频点之而发。"还有各种淋洗灸疮和贴灸疮的方法。至于灸后调摄的内容，《普济方》亦载述甚详，如灸后饮食起居，"忌食物法"篇云："既灸，忌猪鱼热面、生动风冷物，鸡肉最毒，房劳尤当忌也。""里下人灸后，亦忌饮水浆濯手足。""灸讫补养法"篇云："其补养之道，宜食温软羹饭，勿令太饱……其他动气发风之物，并触冒风寒暑湿，勿以阳气乍盛辄犯房室。"

**（3）介绍腧穴**

《普济方》对腧穴的论述，辑集了《铜人》《外台秘要》《资生经》三书中的腧穴内容。书中穴位的排列顺序按《资生经》，每穴开头一段几乎皆引《资生经》的一般论述部分，而某些腧穴后面的所附"资生经云""王氏云"，则是王执中的经验、发挥部分，足见《普济方》编修者对《资生经》的重视。如《腧穴·头部中行十穴》篇云："囟会一穴……王氏云：予少刻苦，年逾壮则脑冷，或饮酒过多，则脑疼如破，后因灸此穴，非特脑不复冷，他日酒醉，脑亦不疼矣。凡脑疼冷者，宜灸此。"又如《腧穴·足少阳胆经左右三十穴》云："风市二穴……王氏云：予冬月当风市处多冷痹，急擦热手温之，略止。日或两三痹，偶谬刺以温针遂愈，信乎能治冷痹也，亦屡灸此，不特治冷痹，亦治风之要穴。"

### （4）病证治疗

《普济方》在病证治疗部分，所载针灸处方极其广博。涉及病证二百余种，在体例上，皆是每症之下，备列众方。其中中风、虚损、劳瘵、心痛、腰痛、脚气、小便难等证的内容更为详尽。例如"心痛"一症，就列有治法百余条之多，用治各种类型的心痛及其兼证。如"心痛"篇载："凡心实者，则心中暴痛，虚则心烦，惕然不能动，失智（资生经），穴内关。""治心痛，穴中脘。""治心痛周痹，穴膈俞。""治心痹，穴鱼际。"又如《小便难》篇载："治小便不通（资生经），穴涌泉。""治溺难，穴行间。""治小便不通，穴箕门。""治小便热痛，穴列缺。"收载三十余方。此外，还记载了用甘遂、大蒜为和剂的灸脐法，针挑足拇指岐间青脉出血法及其他多种灸治方法。

对于一些常见病证，为便于辨证施治，《普济方》还辑录了一些附论，包括诸医经之说及各家治法，使其证治更加完备，如"诸风附论""风癫狂附论""咳嗽附论""腰痛附论"等共八篇。如"咳嗽"篇首先言明治咳法总则，"治脏者治其腧，治腑者治其合，浮肿者治其经"，其后据兼症不同，判别证型，分述各种治咳处方，如载："诸咳而喘息有音，甚则唾血者，太渊主之；浮肿者，治在经渠；咳而两胁下痛，不可转者，太冲主之。"内容可谓详尽。且《普济方》的针灸处方简明，用穴 1~3 穴的处方，即过大半，体现了用穴精简效著的特点。

## 四、后世影响

《普济方》是我国古代最大、最为完备的一部方书，亦是一本十分实用的方书，其所列每一病证之下，列述众方，学者或医生可依病查方，辨证选方即可。正如《四库全书总目提要》云："是书一证之下，各列诸方，使学者依类推求，于异同出入之间，得以窥见古人之用意，因而折衷参伍，不至为成法所拘。"

该书集中国 15 世纪以前方书之大成，特别是"宋元以来，名医著述，今散佚十之七八，（朱）橚当明之初造，旧籍多存……是古之专门秘术，实借此以有传"，其历史文献价值于此可见一斑。李时珍编著的《本草纲目》一书，其中所附之方采录于《普济方》者甚多。本书对中国古代方剂学起到了承前启后的历史作用。

## 五、现存主要版本

明永乐年间刻本（残卷）；《四库全书》本；1958 年人民卫生出版社以《四库全书》本为主本，参照明永乐年间刻本残卷、明抄本残卷，进行校勘，排印成 10 册铅印本等。

## ◎ 参考文献

[1] 朱橚等. 普济方［M］. 北京：人民卫生出版社，1982.

[2] 黄晓红，高琳，杨桢，等.《普济方》治肝实 35 方治法分析［J］. 中国中医基础医学杂志，2014，(6)：727－730.

[3] 张子洋，常富业.《普济方》论治健忘方药探析［J］. 中华中医药学刊，2014，(10)：2320－2322.

[4] 杨兰.《普济方》中口腔医学内容初探［J］. 甘肃中医学院学报，1997，(1)：42－44.

[5] 唐琪琳，年莉.《普济方》妊娠心痛方剂配伍规律探析［J］. 辽宁中医杂志，2018，(9)：1848－1850.

[6] 陈洁，宋文燕，姜涛. 心悸病病名及症状历史沿革［J］. 山西中医，2017，(6)：59－62.

[7] 姚佳音，叶进.《普济方》脾胃病证治特色浅析［J］. 中华中医药杂志，2017，(8)：3421－3423.

[8] 董帆.《普济方》美容方药研究［D］. 辽宁中医药大学，2012.

[9] 李晓宇，黄作阵.《普济方》灸法内容初探［J］. 江苏中医药，2015，(2)：75－76.

[10] 唐寒松，施有奇. 试论《普济方》的针灸治疗特点［J］. 针灸临床杂志，1995，(9)：4－6.

[11] 唐寒松.《普济方》针灸内容述略［J］. 中医文献杂志，1996，(3)：6－7.

[12] 冯禾昌. 略论《普济方》对针灸学的贡献［J］. 云南中医学院学报，1984，(1)：8－13.

[13] 阎现章. 20 世纪 80 年代以来方剂编辑名著《普济方》研究综述［J］. 平顶山学院学报，2012，(1)：48－55.

[14] 阎现章. 论《普济方》的编辑学价值［J］. 烟台师范学院学报（哲学社会科学版），1994，(4)：76－80.

# 《袖珍方》（李恒）

## 一、宫廷渊源

### 1. 提要

《袖珍方》又名《袖珍方大全》《周府袖珍方》《魁本袖珍方大全》，约成书于1390年，由明代李恒奉明宗室朱橚之命编著的一部医方著作。该书内容广博，共选方3077首，包括内、外、妇、儿、五官等各科疾病，先论病后选方，以选方为主，所选方剂附记出处，便于携带查用。"袖者，易于出入，便于巾笥；珍者，方之妙选，医之至宝，故名袖珍。"本书是一部临床价值较高的方书。

### 2. 著者传记

朱橚传记见《普济方》。

李恒，字伯常，合肥人。明洪武初，因有医名，被选入太医院，擢升为周王府之良医所良医。良医所是明代藩王府特设的医疗机构，设良医正、副各一人，分别为正八品、副八品，李恒可能是正八品的良医。洪武二十三年，随行周定王朱橚徙居云南之时，奉周定王之命，搜集前人医方及经验方，以小字板刻刊行，即《袖珍方》一书。永乐年间，年老致仕而归，周定王亲自赋诗饯行，命长史钱塘瞿佑序其事。

## 二、内容精要

### 1. 各卷概要

《袖珍方》共四卷。卷一至三以风、寒、暑、湿、伤寒、疟、痢、呕吐、咳喘等内科疾病为主，卷三末为五官科疾病；卷四为折伤、妇科、儿科疾病。

### 2. 内容精选

#### （1）消渴论治

人身之有肾，犹树木之有根。根肾受病，先必形体憔悴，虽加以滋养，不能润泽，故患消渴者，皆是肾经受病。由壮盛之时，不自保养，快情恣欲，饮酒无度，食脯炙及丹石等药，遂使肾水枯竭，心火燔炽，三焦猛烈，五脏干燥，由是渴利生焉……大概消渴之疾，上盛下虚，心脉多浮，肾脉必弱……其治宜抑损心火，摄养肾水。消渴之人，津液枯竭，服刚剂过多，防发痈疽之疾，尤忌房事并饮酒、咸食、

湿面之物，切不可用金石之药，临证慎之。（《袖珍方·卷之三·消渴》）

按：该部分内容详述消渴因机、治法、禁忌。该书认为消渴病证基本病因病机为上盛下虚，因快情恣欲、饮酒无度、食脯炙及丹石等药，肾精亏损，肾水不能上济心火，心火亢盛，灼伤津液而致消渴。脉象呈心脉浮，肾脉弱。抑心火、摄肾水为治疗大法。而罹患消渴病者，应禁忌房事、饮酒、咸食、湿面之物、金石之药等，临床诊疗时应加以重视。

**（2）健忘论治**

健忘者，陡然而忘其返也。虽曰此证皆由忧思过度，损其心胞，以致神舍不清，遇事多忘，然过思伤脾，亦能令人健忘。治之须兼理心脾，神凝意定，其证自除。（《袖珍方·卷之三·健忘》）

按：本部分内容论述健忘病证因机、治法。该书认为健忘不仅与心相关，与脾亦密切相关。忧思过度，可损其心胞，伤及脾脏，导致健忘。因此，临床诊治健忘，应"兼理心脾"。心脾调和，则神凝意定，健忘自除。

**（3）折伤论治**

折伤者，谓其有所伤于身体者也。或为刀斧所刃，或坠堕险地，打扑身体，皆能使血出不止。又瘀血停积于脏腑，结而不散，去之不早，恐有入腹攻心之患。治疗之法，须外用敷贴之药，散其血，止其痛，内则用花蕊石散之类，化利瘀血，然后款款调理生肌。（《袖珍方·卷之四·折伤》）

按：该部分内容论治折伤，指出有内服、外用药物两个重要方法。刀斧所刃、坠堕险地、打扑等均可致折伤，筋骨脉络受损，血离经脉，血出不止，离经之血，瘀积不散，若瘀血不除，恐生他证。因此，须散血化瘀，内外同治。外用散血止痛类药物贴敷，内服花蕊石散类化利瘀血之药，最后，再调理生肌。

## 三、临床运用

### 1. 头痛

《袖珍方·卷之二·头痛》专论头痛证治。该书认为头痛病因有外感与内伤两方面。外感头痛，以实证为主，当以祛散风邪为要，并根据夹寒热邪之不同而选方用药；内伤头痛，有虚实之别，"痰聚者温利之，肾虚者补暖之"。

**（1）外感头痛**

1）风寒头痛：风寒外邪袭人，头部经脉绌急，发为偏正头痛，其脉多浮紧。该书载："加减三五七散（《和剂方》）……治风寒入脑，太阳头痛。""川芎茶调散（《和剂方》）……治诸风上攻头目，偏正头痛。""小芎辛汤（《和剂方》）：治风寒在脑，头痛眩晕，呕吐不定。川芎（一两），细辛（洗去土）、白术、甘草（炙）各半两。上㕮咀，每服四钱，水一盏，姜五片，茶芽少许，煎服，不拘时。""人参顺气散（《活人方》）：治伤寒头痛，憎寒壮热，四肢痛疼。麻黄（去节，一两半），干葛、甘草（炙）、白术、人参、桔梗（去芦）、香白芷，各一两，白姜（炮）半两。上为末，每服三钱，水一盏，姜三片，葱白二寸，同煎，连进取汗。"

2）风热头痛：风热外邪，上扰清窍，头痛不止。该书载："菊花散（《济生方》）：治风热上攻，头痛不止。石膏、甘菊花（去梗）、防风（去芦）、旋覆花（去梗）、枳壳（去穰，麸炒）、蔓荆子、甘草（炙）、川羌活（去芦。各等分）。上㕮咀，每服四钱，水一盏，姜五片，煎七分，温服。""葛根葱白汤（《活人方》）：治感风热，头痛不止。葛根、芍药各半两，川芎一两，葱白一两，干姜一两，知母半两。上㕮咀，以水三升，煎至一升半，去渣，每服一盏。"

**（2）内伤头痛**

1）痰浊头痛：胸膈停痰，清阳不升，浊阴不降，痰浊上犯清窍。该书载："三生丸（《济生方》）：治痰厥头痛。半夏、白附子、天南星各等分。上为末，生姜自然汁浸蒸饼为丸，如绿豆大，每服四十丸，食后姜汤下。"

2）肾虚头痛：肾虚不能生髓，髓海空虚，脑脉失养，可致头痛。该书载："葱附丸（《济生方》）：治气虚头痛。附子一只，炮，去皮、脐。上为细末，葱涎为丸，如梧桐子大，每服五十丸，空心茶清下。"

**2. 眩晕**

《袖珍方·卷之二·眩晕》论治眩晕病证，载列 11 方。该书强调眩晕病因繁杂，外感风寒暑湿之气、内伤七情、疲劳、金疮吐衄、便利去血过多、妇人崩伤等皆可致眩晕。临床主要表现为"发于卒然之间，眼目昏花，如屋旋转，起则眩倒"。治疗上，则应详辨其脉证，"各随所因，施以治法"。

**（1）风寒外袭**

风邪外袭，邪扰清空，表现为头晕目眩，汗出，脉浮。该书载："川芎散（《本事方》）：治风眩头晕。山茱萸一两，山药、甘菊花、人参、茯神、小川芎各半两。上为末，每服二钱，酒调，不拘时，日三服。不可误用野菊花。"

**（2）寒邪侵袭**

寒邪侵袭，经脉绌急，清窍失养，表现为头晕目眩，掣痛，脉紧。该书载："三五七散（《济生方》）：治阳虚风寒入脑，头痛目眩，耳内蝉鸣，风寒湿痹、脚气缓弱等疾，并能治之。天雄（炮，去皮）、细辛（洗去土）各三两，山药（炒）七两，干姜（炮）、山茱萸各五两，防风（去芦）七两。上为末，每服二钱，温酒调下，食前。”“芎辛汤（《济生方》）：治风寒在脑，或感邪湿，头重痛，眩晕欲倒，呕吐不定。川芎一两，细辛（洗去土）、白术、甘草各半两。上㕮咀，每服一两，生姜五片，茶芽少许，水一盏半，煎八分，去渣，温服，食后。”

### （3）湿邪侵袭

湿邪侵袭，上蒙清窍，表现为头晕目眩，烦闷，脉虚。该书载：“芎术汤（《济生方》）：治冒雨中湿，眩晕呕逆，头重不食。川芎、半夏（汤洗七次）、白术各一两，甘草（炙）半两。上㕮咀，每服四钱，水一盏，姜七片，煎八分，去滓，温服，不拘时。”“芎术除眩汤（《直指方》）：治感寒湿，头目眩晕。官桂（去粗皮）、甘草（炙）各二钱半，川芎、附子（炮）、白术各半两。上㕮咀，每服五钱，水一盏半，姜七片，煎八分，去滓，食煎服。”

### （4）痰浊阻滞

痰浊阻滞，内伤七情，气机郁滞，痰涎内生，上蒙清窍，多令人眉棱骨痛，眼不可开，寸脉多沉。该书载：“羚羊角散《本事方》：治风邪乘于阳经，上注头目，遂入于脑，又或痰水结聚胸膈，上冲头目，一切眩晕，并皆治之。茯神一两，芎劳半两，羚羊角一两，甘草半两，枳壳二钱半，半夏（汤洗七次）、白芷、防风各半两，附子二钱半。上㕮咀，每服四钱，水一盏，姜三片，煎七分，不拘时。”

### （5）血虚

血虚者，失血过多，血虚不能濡养清窍，导致眩晕。该书载：“芎劳汤《济生方》：治一切失血过多，眩晕不苏。芎劳、当归（去芦，酒浸）各等分。上㕮咀，每服四钱，水一盏，煎七分，去粗，温服，不拘时。虚甚加附子。”

### （6）肾阳不足，外感风邪

肾阳不足，外感风邪，上盛下虚，而致眩晕。该书载：“沉香磁石丸《济生方》：治上盛下虚，头目眩晕。胡芦巴（炒）、川巴戟（去心）、阳起石（煅，研）、附子（炮，去皮、脐）、椒红（炒）、山茱萸（取肉）、山药（炒）各一两，青盐（别研）、甘菊花（去梗、萼）、蔓荆子各半两，沉香（别研）半两，磁石（火煅，醋淬七次，细研，水飞）一两。上为末，酒煮米糊丸如梧桐子，每服七十丸，空心盐汤下。”

### 3. 呕吐

《袖珍方·卷之一·呕吐》选方18首治疗呕吐病证，方源于《太平惠民和剂局方》《济生方》《百一选方》等，包括汤、丸、散、丹等多种剂型。该书载：“故胃虚之人，或为寒气所中，或为暑气所干，或为饮食所伤，或气结而痰聚，皆能令人呕吐。又有瘀血停积胃口，呕吐之间，杂以涎血。”认为呕吐可由寒、暑、食、痰、瘀等伤及胃气而致，气逆而上，发为呕吐。治疗上，"当辨其脉证，施以治法"。

胃虚中寒者，脾胃本虚，外感寒邪，动扰胃腑，气机不利，胃失和降，发为呕吐，其四肢厥冷，饮食不下，脉沉紧者，当以理中汤、丁附治中汤（丁香、甘草、青皮、陈皮、人参、附子、白术、干姜）等加减，"以温暖之药调之"；夹暑者，暑邪犯胃，胃气上逆，呕吐，烦躁，口渴，脉弦数者，"当清凉之"，予香薷散、藿香安胃汤（藿香叶、半夏、陈皮、厚朴、苍术、甘草）等加减，祛暑解表，化湿和中；饮食停滞者，腑气不通，胃气上逆，呕吐，伴水浆不入，便秘，腹痛时作，或下痢赤白而呕吐，食不下，或大小肠、膀胱结而不通，当"消化之"，予三乙承气汤（大黄、芒硝、厚朴、甘草、枳实）消食导滞，和胃降逆；痰饮内停，胃气不降，清阳不升，呕吐，眩晕，心下坚痞，膈间有痰水，化痰先顺气，当"顺气温胃"，予旋覆花汤、小半夏汤等加减顺气化痰；脾胃虚弱，不能受纳水谷，化生精微，气逆而上，呕吐者，可予四君子汤、玉浮丸（人参、白僵蚕、白术、干姜、丁香、白豆蔻仁、麦芽、附子、木香、南星、槟榔、半夏、肉豆蔻、橘红、甘草）、胃丹（朱砂、人参、肉豆蔻、砂仁、荜澄茄、白豆蔻、红豆、高良姜、附子、厚朴、丁香、藿香叶、五味子、干姜、益智仁、麦门冬、草果仁、橘红、胡椒、白术）加减健脾益胃。另外，该书指出，"脚气内攻""妇人怀妊""中毒因酒"等均可致呕吐，须"各从其类以求之"，审因论治。

**4. 痢疾**

《袖珍方·卷之一·痢》专论痢疾证治，集《太平惠民和剂局方》《杨氏家藏方》《济生方》等前人之方，选方近百首，供临床参考使用。

该书云："得病之由，多脾胃不和，饮食过度，停积于肠胃之间，不得克化，而又为风寒暑湿之气干之，故为此痢。"认为痢疾多为脾胃不和，内伤饮食，外感风寒暑湿邪气，内外交感而发病。治疗上重视"调治胃气"，提出"当先用通利之药，疏涤脏腑积滞，然后辨以冷热风湿之证，用药调治"。

**（1）伤热**

伤热者，下痢赤，当"清之"。该书载"解毒金花散（《经验方》）：治下痢脓血，热毒。黄连、黄柏各一两，赤茯苓、黄芩、白术、赤芍药各五钱。上㕮咀，每服一两，水二盏，煎至一盏，去滓，温服，食前。如腹痛，加栀子二枚煎。"

**（2）伤冷**

伤冷者，下痢白，常兼肚腹疼痛不止，当"温之"。该书载："大断下丸（《和剂方》）：治脏腑停寒，脐腹疗痛，下利不已。高良姜（去芦）一两半，牡蛎（火煅）一两，附子（炮，去皮、脐）一两，细辛（去土、叶）七钱半，龙骨（研）

一两半，赤石脂（研）一两半，白矾（枯）一两，肉豆蔻（面裹煨）、诃子（煨，去核）各一两，酸石榴皮（去穰净，米醋浸一宿，取炙令焦黄色）、干姜（炮）各一两半。上为末，醋煮面糊为丸如梧桐子，每服五十丸，空心米饮下。""椒艾丸（《御院药方》）：治脏腑虚寒，泄痢不止。乌梅（去核，醋浸，布裹蒸）二两半，揉成无滓艾一两半，川椒（炒，去目）、干姜、赤石脂、黑附子（炮）各一两。上除乌梅外，同为细末，将蒸过乌梅肉研匀，更入熟枣肉，蜜少许，丸如梧桐子大，每服二十丸，米饮下。""当归丸（《济生方》）：治冷留肠胃，下痢纯白，腹痛不止。当归（去芦，酒浸）、芍药、附子（炮）、白术、干姜（炮）、厚朴（姜制）、阿胶（蛤粉炒）各一两，乌梅肉二两。上为末，醋糊丸如梧桐子，每服五十丸，空心米饮下。"

**（3）伤风**

伤风者，纯下清血，因风邪伤及脾胃所致下痢。该书载："胃风汤（《和剂方》）：治大人小儿风冷乘虚客于肠胃，水谷不化，泄泻注下，腹胁虚满，肠鸣疠痛及肠胃湿毒，下如豆汁，或下瘀血。白术、白芍药、川芎、人参、当归（去苗）、肉桂（去皮）、茯苓（去皮）各等分。上㕮咀，每服四钱，水一盏，入粟米百余粒，煎服。""宿露汤（一名露宿汤，危氏方）：治风痢清血纯下。酸榴皮、草果各一个，青皮二个，甘草二寸，杏仁七粒（去皮、尖），椿根皮二钱半。上㕮咀，水二碗，姜三片，乌梅二个，煎七分，去滓，露一宿，早晨服。"

**（4）伤湿**

伤湿者，下如豆羹汁，常兼泄利不止，米谷不化，肚腹刺痛等，当"分利之"，该书载："戊己丸（《和剂方》）：治脾经受湿，泄利不止，米谷不化，脐腹刺痛。黄连（去须）、吴茱萸（去梗，炒）、白芍药各五两。上为末，面糊丸如梧桐子，每服三十丸，米饮空心下，日三服。"

**（5）冷热相兼**

冷热相兼者，赤白兼下，又有如鱼脑髓者，当"温凉以调之"。该书载："香连丸（《和剂方》）：治冷热不调，下痢赤白，脓血相杂，里急后重。黄连（去芦，二十两，用吴茱萸十两同炒令赤色，去茱萸不用），木香（四两八钱八分，不见火）。上为细末，醋糊为丸如梧桐子，每服二十丸，空心饭饮下。""黄连阿胶丸（《和剂方》）：治冷热不调，下痢赤白，里急后重，脐腹疼痛，口燥烦渴，小便不利。阿胶（炒，二两），黄连（去须，三两），茯苓（去皮，二两）。上黄连、茯苓为细末，水熬阿胶膏，搜和丸如梧桐子，每服三十丸，温米饮空心下。"

## 四、后世影响

《袖珍方》一书有论有方，其方既选自前代方书，又多经验方及嗣府良方，所选方剂附记出处，使医者有所稽，病者有所济，颇为实用，可供后世临床各科参考借鉴，对中医辨证学、方剂学亦有一定影响。

## 五、现存主要版本

明永乐十三年乙未（1415 年）刻本；明正德二年丁卯（1570 年）杨氏清江书堂刻本；明嘉靖十八年己亥（1539 年）熊氏种德堂刻本等。

◎ **参考文献**

[1] 李恒. 袖珍方 [M]. 北京：中国中医药出版社，2015.

[2] 薛清录. 中国中医古籍总目 [M]. 上海：上海辞书出版社，2007.

# 《秘传证治要诀及类方》（戴思恭）

## 一、宫廷渊源

### 1. 提要

《秘传证治要诀及类方》包括《证治要诀》和《证治要诀类方》，系明代医家戴思恭撰著，约成书于公元 1405 年，是一部有关治疗内科杂病的证论和方论的临床专著。该书内容丰富，分门列证，条分缕析，证治类方，纲举目张，详推丹溪之所未言，调剂丹溪之所偏胜，详述百余种病证病因、病机、症状、治则、治法及治验等，汤饮煎剂，丸丹膏散，备列齐全，为研究朱丹溪及戴思恭学术思想重要参考书目。

### 2. 著者传记

戴思恭（1324—1405），字原礼，号肃斋，婺州浦江（今浙江浦江）人。明代大学士、礼部尚书朱国桢称其为"国朝之圣医"，被后人誉为"明代医学之冠"。其家世业儒，并悉心研究医药。少时随父戴垚从学于朱丹溪，丹溪因其颖悟绝伦，乃尽授其术。戴思恭潜心医学理论，洞悉诸家奥旨，治疾多获神效，以医术名世。明洪武年间，被征为御医，因其医术高超，德高望重，深受太祖朱元璋器重。洪武三十一年五月，明太祖患病，因太医诊治无效，将诸多医官治罪，独慰原礼道："汝仁义人也，毋恐。"后太祖驾崩，建文帝继位，降罪于诸医，独擢升原礼为太医院使。永乐初年，告老还乡。永乐三年，被复征入朝，是年冬，病卒，享年 82 岁。

戴思恭之医学"所得于丹溪者，触而通之，类而比之，研精殚思，明体适用……后之人能知丹溪之学者，是公有以倡启之也"。《明史》谓其"学纯粹而识深远"。其著述有《证治要诀及类方》《推求师意》等，并校补《金匮钩玄》。

## 二、内容精要

### 1. 各卷概要

《秘传证治要诀及类方》全书包括《证治要诀》12 卷和《证治要诀类方》4 卷。

《证治要诀》12 卷，共列诸中、诸伤、诸气、诸血、诸痛、诸嗽等 12 门，论述多种内科杂病，兼及疮疡、妇科、五官科等常见病证。

《证治要诀类方》4 卷，载列《证治要诀》诸方，其中卷一为汤类，卷二为饮类，卷三为散类，卷四包括丸、丹、膏类。

**2. 内容精选**

**（1）论痰证**

饮凡有六：悬、溢、支、痰、留、伏。痰饮，特六饮之一耳。人病此而止曰痰饮者，盖停既久，未有不为痰，因气道闭塞，津液不通，譬如沟渠壅遏，积淹停滞，则倒流逆上，瘀浊臭秽，无所不有。若不疏决沟渠，而欲澄治已壅之水，而使之清，无是理也。

凡为喘，为咳，为呕，为泄，为眩，为晕、心嘈、怔忡，惊悸，为寒热、痛肿，为痞膈，为壅闭，或胸胁间辘辘有声，或背心一片常如水冷，皆饮食所致。此即如水之壅，有瘀浊臭秽。故善治痰者，不治痰而治气，气顺则一身之津液，亦随气而顺矣。

病痰饮而变生诸证，不当为诸证牵掣，妄言作名，且以治饮为先，饮消则诸证自愈。（《秘传证治要诀及类方·卷之六·诸嗽门·停饮伏痰》）

按：戴氏认为痰具有流动不利、致病多端的特性。临床上，如喘、咳、呕、泄、眩、晕、心嘈、怔忡、惊悸、寒热、痛肿、痞膈、壅闭，或胸胁间辘辘有声，或背心一片常如水冷，均为痰饮之证。提出治痰大法"善治痰者，不治痰而治气"，与丹溪"治痰先治气"之说出于一辙。而病痰饮者，病证复杂，需以治饮为先，饮消则诸证自愈。

**（2）论中风**

天地间惟风无所不入，一罅不塞，来不可御。人之一身，缜密者少，疏漏者多。风乘之也，轻则为感，重则为伤，又重则为中。古人谓避风如避寇，盖欲窒源以防患。中风之证，卒然晕倒，昏不知人，或痰涎壅盛，咽喉作声，或口眼㖞斜，手足瘫缓，或半身不遂，或舌强不语。风邪既盛，气必上逆，痰随气上，停留壅塞，昏乱晕倒，皆痰为之也。五脏虽皆有风，而犯肝经为多。盖肝主筋属木，风易入之，各从其类。肝受风则筋缓不荣，或缓或急，所以有㖞斜、瘫缓、不遂、舌强、语涩等证。治之之法，调气为先。（《秘传证治要诀及类方·卷之一·诸中门·中风》）

按：戴氏指出中风的临床表现为"卒然晕倒，昏不知人""痰涎壅盛，咽喉作声""口眼㖞斜，手足瘫缓""半身不遂"或"舌强不语"，利于临床识别。认为其致病因素主要为风痰，责之于肝，治疗上，以调气为先，气顺则痰消。

**（3）论哮病**

喘气之病，哮吼如水鸡之声，牵引胸背，气不得息，坐卧不安，此谓嗽而气喘。或宿有此根，如遇寒暄则发。（《秘传证治要诀及类方·卷之六·诸嗽门·哮喘》）

按：戴氏称哮病为"哮喘"，认为哮为"嗽而气喘"，发作时喉中哮鸣如水鸡声，呼吸困难，坐卧不安。首次提出哮病有"宿根"，体内原有宿根，遇外邪引触，则发为哮病，可惜未明确指出该宿根具体含义。

**（4）论淋证**

不通为癃；不约为遗；小便滴沥涩痛者，谓之淋；小便急满不通者，谓之闭。（《秘传证治要诀及类方·卷之八·大小腑门·淋闭》）

按：戴氏在总结前人经验的基础上，根据排尿量、排尿次数及排尿感觉，将癃、遗、淋、闭四种常见小便病分别概括为不通、不约、滴沥而痛、急满不通，见解独到，突出淋证鉴别要点，利于临床淋证与其他小便疾病鉴别。

**3. 传世名方**

**（1）泻下剂**

四顺清凉饮（卷二）

【组成】大黄　当归　赤芍　甘草

【用法】水煎服。以利为度。

【功用】养血通便。

【主治】便秘。

**（2）温里剂**

连理汤（卷一）

【组成】人参　白术　甘草　干姜　茯苓　黄连

【用法】上为末，每服二钱，沸汤，不拘时，点服。如中暑作渴，小便赤涩，每服半钱，温热水调服。

【功用】温中逐寒，和胃祛湿。

【主治】下泄五度，肛门热，小便赤涩，心下烦渴。

丁附汤（卷一）

【组成】人参　白术　甘草　干姜（炮）　青皮　陈皮　丁香　附子

【用法】水煎，冷服。

【功用】温中祛寒，理气健脾。

【主治】寒呕。中脘停寒，饮食喜辛热，物入口，即吐出。

**（3）固涩剂**

粟壳饮（卷二）

【组成】罂粟壳　枳壳　白芍药　陈皮　当归　甘草　诃子　木香　人参　白僵蚕

【用法】水煎服。

【功用】理气和血，涩肠固脱。

【主治】痢疾。

### （4）理气剂

大茴香丸（卷四）

【组成】茴香（炒）　良姜　官桂（各五钱）　苍术（泔浸，一两）

【用法】研末，酒糊为丸，如梧桐子大，每服十丸，姜汤送下。痛者，酒下。

【功用】温肝散寒，行气止痛。

【主治】疝气，一核偏坠，或俱肿胀，或一核缩入小腹，痛不可忍，用手按捺，方得还旧者。

### （5）治风剂

通关散（卷三）

【组成】抚芎　川芎　川乌　细辛　白芷　薄荷

【用法】上为末，食后茶清调服。

【功用】疏风止痛。

【主治】头痛。

### （6）消散化积剂

红丸子（卷四）

【组成】京三棱　莪术　青皮　陈皮（各五钱）　干姜（炮）　胡椒（各三两）

【用法】上为末，醋糊丸如梧桐子大，以矾红为衣。食后姜汤下三十丸。小儿减丸数。

【功用】消食化积。

【主治】伤食。

## 三、临床运用

### 1. 咳嗽

《秘传证治要诀及类方·卷之六·诸嗽门·嗽证》专篇阐述咳嗽证，将咳嗽依据病因分为外感和内伤两大类论治。"脏腑皆有咳嗽"，不论邪从外入，或邪自内生，若影响及肺，致使肺宣降失司，肺气不利或上逆，即发为咳嗽。

#### （1）外感咳嗽

外感咳嗽主要包括感风、感寒、风寒俱感、感暑、感湿而嗽。感风而嗽者，风邪侵袭，伤及肺系，肺失宣降，肺气不利，主要表现为"恶风有汗，或身体发热，或鼻流清涕"，治宜疏风解表，予桂枝汤加人参、杏仁、五味子；感寒而嗽，风寒之邪外束肌表，内袭于肺，肺气闭郁，宣降失司，主要表现为"恶风无汗，或身体发热，或鼻流清涕"，治宜散寒止咳，予杏子汤；风寒俱感而嗽者，风寒犯肺，主要表现为"或恶风无汗，或恶风有汗，头痛身疼，塞鼻熏眼，涕疾稠黏者"，治宜疏风散寒，予小青龙汤；感暑而嗽者，暑邪伤肺，肺失清肃，主要表现为"自汗烦渴，或带寒，面垢"，治宜清暑祛湿，予六和汤（香薷、厚朴、扁豆、赤茯苓、藿香叶、木瓜、人参、半夏、杏仁、砂仁、甘草）加五味子；感湿而嗽者，湿邪犯肺，主要表现为"身体痛重，或汗，或小便不利"，治宜祛湿解表，予白术汤。

**（2）内伤咳嗽**

治疗内伤咳嗽，首辨寒热。戴氏提出辨别寒热嗽简便方法，"重饮水一二口而暂止者，热嗽也；呷热汤而暂停者，冷嗽也"，可供临床参考。内伤咳嗽主要包括冷嗽、热嗽、冷热嗽、伏热嗽、七情饥饱嗽、劳嗽、暴嗽等。

冷嗽得热即罢，治宜温中散寒止咳，予理中汤；热嗽得寒则止，主要表现为"咽喉干痛，鼻出热气，其痰嗽而难出，色黄且浓，或带血缕，或带血腥臭，或坚如蛎肉"，治宜清热止咳，予金沸草散（前胡、荆芥穗、半夏、赤芍、甘草、覆覆花、麻黄）中加五味子、杏仁、茯苓、大枣；冷热嗽，多因增减衣裳，寒热俱感，乍寒乍热均嗽，饮热饮冷亦嗽，宜金沸草散、消风散等；伏热嗽，为热伏上焦心肺间，与热嗽不同，予竹叶石膏汤去竹叶入粳米，少加知母，多加五味、杏仁；七情饥饱嗽，内伤脏腑，邪气上逆犯肺，结成痰涎，肺气不利，治宜理气止咳，四七汤加桑白皮、杏仁、五味子、人参、阿胶；劳嗽，久嗽成劳，或因病劳久而嗽，主要表现为"寒热往来，或浊热无寒，咽干嗌痛，精神疲极，所嗽之痰，或浓，或时有血腥臭异常，语声不出"，治宜补肺益气，予补肺汤（钟乳、桑白皮、麦门冬、人参、白石英、五味子、款冬花、肉桂、紫菀、生姜、大枣、粳米）加杏仁、贝母、款冬花、阿胶、百合，调钟乳粉；暴嗽，乃肾虚所致，治宜补肾止咳，予生料鹿茸丸、大菟丝子丸。

**2. 心悸**

《秘传证治要诀及类方》中关于心悸病证的论述，主要见于《惊悸》《怔忡》两篇。戴氏认为惊悸、怔忡二者虽相似但实质不同，临床治疗时应仔细辨明。

惊悸多为遇事惊恐，心神不宁，气与涎郁，心虚胆怯所致。治疗上，宜予温胆汤理气化痰、宁心安神。若兼夹呕吐属虚者，予温胆汤去竹茹加人参，以加强益气养心之功；兼夹眠多异梦、易惊醒者，予温胆汤加酸枣仁、莲子肉，以金银煎（金、银）下十四友丸（熟地黄、白茯苓、白茯神、人参、酸枣仁、柏子仁、紫石英、肉桂、阿胶、当归、黄芪、远志、辰砂、龙齿），或镇心丹（酸枣仁、车前子、五味子、麦门冬、白茯苓、茯神、天门冬、熟地黄、远志、山药、人参、肉桂、龙齿、朱砂）、远志丸，酒调妙香散（麝香、木香、山药、茯神、黄芪、远志、人参、桔梗、甘草、辰砂）。

怔忡即松悸，未遇事惊恐亦可发生，常心中惕惕，不能自控，有内外因之不同，虚实证均可见。遇事不顺，思虑日久，内耗阴血，血不养心，发为怔忡者，予益荣汤养血宁心；外感风寒暑湿之邪，内舍于心，心脉痹阻，心血运行受阻，亦可发为怔忡，治疗上应详辨其病因病机，随证加减；因痰饮痹阻心脉而怔忡者，予导痰汤（半夏、陈皮、茯苓、枳实、南星、甘草）加炒酸枣仁，下寿星丸（天南星、琥珀），以理气化痰、宁心安神。

### 3. 泄泻

论治泄泻，丹溪分为湿、气虚、火、痰、食积五端。戴氏在师承朱丹溪学术思想的基础上，对泄泻的病因病机、治法进一步归纳总结，提出了更广阔的治疗思路。《秘传证治要诀及类方》专列《伤食泄》《溏泄》详述泄泻病证，主要从以下几方面论治。

#### （1）寒泻

寒泻者，寒邪侵袭肠胃，脾失健运，清浊不分，肠腑传导失司，主要表现为腹部攻刺作痛，泻下清稀，甚至如水样，腹内雷鸣，米饮不化。治宜温中散寒，健运脾胃，予理中汤，或附子补中汤，吞大已寒丸（荜茇、肉桂、干姜、高良姜），或附子桂香丸（附子、肉豆蔻、白茯苓、桂心、白姜、木香、丁香）。畏食者，宜八味汤（吴茱萸、干姜、木香、陈皮、肉桂、丁香、人参、当归）。

#### （2）热泻

热泻者，热邪侵袭肠胃，脾失健运，湿邪内生，湿与热结，肠腑传化失常，主要表现为粪色赤黄，腹部弹响作痛，肛门灼热疼痛，烦渴，小便不利。治宜清利湿热，宜五苓饮，吞香连丸。

#### （3）暑泻

暑泻者，"由胃感暑气，或饮啖日中之所晒物，坐日中热处"，而暑多夹湿，暑湿之邪下迫肠道，分清泌浊失常，临床表现与热泻相似，腹痛泄泻，肛门灼热疼痛，粪色赤黄，烦渴，小便不利，治宜清暑化湿，予胃苓饮，或五苓散，加车前子少许，兼进来复丹（硝石、玄精石、硫黄、五灵脂、青皮、陈皮）。

#### （4）湿泻

湿泻者，常因由坐卧湿处，或梅雨阴久，湿邪困脾，脾运化失司，水谷相杂而下。治宜利湿止泻，予除湿汤，吞戊己丸，佐以胃苓汤。重者宜术附汤，以复脾阳。

#### （5）气泻

气泻者，气滞于中，脾运无权，水谷不分，肠腑传化失常，主要表现为肠鸣，气走胸膈，痞闷，腹急而痛，泻后痛缓，须臾复急，亦有腹急气塞而不通者。治宜疏肝理气，予大七香丸（木香、丁香、檀香、甘松、丁皮、橘皮、砂仁、白豆蔻、三棱、莪术、大茴香），入米煎服。久病不愈者，宽中散（白豆蔻、青皮、砂仁、丁香、木香、甘草、陈皮、香附、厚朴），吞震灵丹（禹余粮、紫石英、赤石脂、代赭石、乳香、五灵脂、没药、朱砂），仍佐以米饮调香附末。

#### （6）伤食泻

戴氏尤其重视"伤食"所致之泻，列专篇《伤食泄》详述之，《溏泄》篇亦对其重点阐述。伤食泻，亦称"伤败腹"，多因饮食过多，呆胃滞脾，脾胃运化失常，肠腑传导失司。主要表现为嗳腐酸臭，泻下粪便臭如败卵，治宜消食和中，予治中汤（人参、干姜、白术、甘草、青皮、陈皮）加砂仁半钱，或七香丸、红丸子（莪术、京三棱、胡椒、青皮、陈皮、干姜）杂服。

因个体差异及具体伤食病因之不同，临床表现略有不同，治疗上亦不可拘泥于一方一药，需详辨其因而治之。食积腹痛而泻者，"不可遽用治中兜住"，先予调脾饮，吞感应丸（百草霜、杏仁、丁香、木香、川干姜、肉豆蔻、巴豆）；食后脾胃受损而泻，脾胃虚弱，复食之即泻者，宜健脾汤；因食生冷，伤及脾胃，脾阳不振，运化失常，不能腐熟水谷，水谷不化，大便夹见不化水谷，予治中汤加干葛，吞酒煮黄连丸（黄连、酒）；脾气本虚，不能运化水谷，食后肠鸣腹急，尽下所食后方觉舒适，不食则无事，宜快脾丸（生姜、橘皮、甘草、丁香、砂仁）；因伤于酒，每晨起泄泻者，宜理中汤加干葛，吞酒煮黄连丸；病重而泻泄频繁者，宜冲和汤（生姜、草果仁、甘草、半夏曲、白盐）；因伤面食而泻者，予养胃汤（厚朴、白术、半夏、茯苓、人参、草果、藿香、陈皮、甘草、附子、乌梅、生姜、大枣）加萝卜子，腹痛者，再加木香，泻甚者，去藿香加炮姜；因腹内有积，泄泻愈后又复发者，宜感应丸。

#### （7）脾肾泻

脾肾泻，即后世所称"五更泻"，每日五更初洞泻，治宜温肾健脾，予米饮下五味丸（益智仁、苁蓉、巴戟、人参、五味子、骨碎补、土茴香、白术、覆盆子、龙骨、熟地黄、牡蛎、菟丝子），或专以杜五味煎饮，或分水饮下二神丸（补骨脂、肉豆蔻）及椒朴丸（蜀椒、厚朴、茴香、青盐、陈皮、白姜、益智仁），或平胃散，下小茴香丸（茴香、胡芦巴、破故纸、龙骨、木香、胡桃、羊腰子）。病久而重，其人虚甚，予椒附汤（蜀椒、附子、槟榔、陈皮、牵牛、五味子、石菖蒲、干姜）。

**4. 眩晕**

戴氏认为，痰饮、头风、七气、失血、中酒等均可导致眩晕，以虚证为主，"是皆虚损也"，治宜补益气血，滋养肝肾。时而眩，晨起眩晕为主，日以为常者，予正元饮下黑锡丹（黑锡、硫黄、川楝子、胡芦巴、木香、附子、肉豆蔻、补骨脂、沉香、小茴香、阳起石、肉桂）；伤湿头晕者，肾著汤（炙甘草、炮干姜、茯苓、白术）加川芎；风邪上扰清窍，耳鸣，头上有如鸟雀啾啾之声，眩晕之甚者，抬头则屋转，眼常黑花，观见常如有物飞动，或见物为两，虚实夹杂者，当区别标本主次，兼顾治疗，予小三五七散（天雄、山茱萸、薯蓣、干姜、细辛、防风），或芎附汤、生料正元饮加鹿茸、灵砂丹，或正元饮加炒川椒、茸朱丸（鹿茸、朱砂），或鹿茸加麝香。

**5. 中风**

《秘传证治要诀及类方·卷之一·诸中门·中风》提出中风是由于"风邪既盛，气必上逆，痰随气上，停留壅塞，昏乱晕倒，皆痰为之也"，认为中风的主要致病因素为风痰。指出"善治风者，以气理风，气顺则痰消，徐理其风，庶可收效"，治疗以顺气为先，根据病情发生发展，具体治疗如下：

中风者，以突然昏仆，不省人事，口眼歪斜，手足瘫缓，半身不遂，言语不利等为主要临床表现，治疗上，先用麻油调苏合香丸，或用姜汁，或用白汤调。若牙关紧闭，以药灌之，稍苏醒者，予八味顺气散（人参、白术、茯苓、青皮、陈皮、白芷、乌药、甘草）；若"忽吐出紫红色，昏沉不省人事"，牙关紧闭者，以生半夏为末，吹入鼻中，或用细辛皂角为末，吹入喉，稍苏醒者，可予八味顺气散加治风药、小续命汤加苏合香丸、五积散加麝香、星香散（胆南星、木香）等理气化痰之方。

中风后体虚有痰，本虚标实者，切记"峻补"，宜四君子汤和星香饮或六君子汤和之。口眼㖞斜者，需逐其外邪，顺其血脉，先烧皂角，次烧乳香熏之。若多怒，肝火盛者，宜小续命汤（麻黄、人参、川芎、甘草、杏仁、防己、肉桂、防风、附子、白芍、黄芩）加羚羊角。热而渴，风湿热阻滞者，小续命汤去附子加秦艽半钱。恍惚错语，心神不宁者，加茯神、远志。不得睡，眠差，心肝血虚者，加炒酸枣仁半钱。不能言，痰涎壅盛者，加竹沥。人虚无力者，脾气不足者，去麻黄加茯苓。

另外，戴氏还提出肥人多中风，认为其"气盛于外而歉于内也"，多痰涎壅盛，当以藿香正气散、星香散煎调理。

## 四、后世影响

《秘传证治要诀及类方》，戴氏既遵循先师丹溪学说，又有自己独到见解，进一步发展了丹溪的学术思想，为后世研究丹溪学派学术思想提供了重要参考。

《证治要诀》与《证治要诀类方》互为参阅，理、法、方、药具备，便于临床实用。戴原礼对诸多内伤杂病的认识较其师更完整、系统，关于痰饮、中风、泄泻等疾病论治，书中不乏精辟论述，对后世认识、治疗相关疾病都具有积极的指导作用。

## 五、现存主要版本

明正统八年癸亥（1443年）陈嶷刻本；明万历三十三年乙巳（1605年）王肯堂校刻本；明末新安余时雨校刻本；日本武村新兵卫据明万历三十三年陈岐刻本复刻本；清文奎堂刻本；清慎修堂刻本；清二西堂刻本；1925年上海中华新教育社石印本；1955年10月商务印书馆铅印本等。

◎ 参考文献

[1] 戴原礼. 秘传证治要诀及类方 [M]. 北京：商务印书馆出版，1955.

[2] 衣标美. 丹溪学派诊治痰证的理论研究 [D]. 中国中医科学院，2016.

[3] 徐娜，杨宇峰. 明清医家论中风学术思想探析 [J]. 长春中医药大学学报，2019，(1)：3.

[4] 姚雯. 哮病的古代内科文献研究与学术源流探讨 [D]. 北京中医药大学，2011.

[5] 刘颖涛. 淋证的古代文献研究与学术源流探讨 [D]. 北京中医药大学，2016.

[6] 胡谦，王浩，季乔雪，等. 戴思恭辨治咳嗽探析 [J]. 中医药临床杂志，2013，25 (1)：71 - 72.

[7] 程德纲. 心悸病证的古代文献研究与学术源流探讨 [D]. 北京中医药大学，2005.

[8] 胡玉翠，汪伟，段雷. 浅析戴思恭论治泄泻之思路 [J]. 浙江中医药大学学报，2014，38 (8)：951 - 952，964.

[9] 薛清录. 中国中医古籍总目 [M]. 上海：上海辞书出版社，2007.

# 《太医院经验奇效良方》（董宿）

## 一、宫廷渊源

### 1. 提要

《太医院经验奇效良方大全》（简称《奇效良方》）约成书于公元1449年，董宿辑，方贤续补，杨文翰校正，是一部由太医院医官修订的综合性方书。该著正文69卷，分64门，每门再分若干病证，每病有论有方，共载方7000余首，汇集了上自《内经》《难经》，下迄唐、宋、金元、明初各种重要医籍的病论及医方精华，综合了中医内、外、妇、儿、五官等各科疾病的医疗经验，较明代大型方书《普济方》更加简明实用。这些成方，在一定条件之下，随证施治，可收良好的治疗效果。

### 2. 著者传记

董宿，会稽（今浙江绍兴）人，明正统年间（1436—1449）任太医院院使，他深察药性，博究医书，广集诸家医方，草辑《试效神圣保命方》10卷，然未竟而卒。

方贤，吴兴（今属浙江）人，正统、景泰年间（1436—1456）历任太医院院使、院判，曾据董宿所集医方，与御医杨文翰共同考订增补，对原著方论之轻重失宜、先后不伦、繁而失要者，悉予勘正，又收集当代经验有效良方予以补入，重新荟萃类编，更名为《奇效良方》。

## 二、内容精要

### 1. 各卷概要

全书69卷，分64门。

卷1~3为风门，包括风证通治方；五脏正治方，即肝脏中风、心脏中风、脾脏中风、肺脏中风、肾脏中风；治疗中风偏瘫、痫证、癫狂、惊悸、头眩、风湿、白癜风、瘾疹、劳风、破伤风等方。

卷4~8为寒、暑、湿、燥、火门，包括寒证通治方、暑证通治方、湿证通治方、燥证通治方、火证通治方。

卷9~11为伤寒门，包括伤寒通治方、伤寒误治方、诸热病方等。

卷12~23为脾胃相关疾病，前10卷分别为疟疾、痢疾、泄泻、噎膈、翻胃、呕吐、霍乱、气门等，后 3 卷为诸虚、痨瘵、咳逆门。

卷 24 ~ 28 为诸痛病，包括头痛、眩晕、心痛、腰痛、胁痛等。

卷 29 为秘结门，为治疗大便秘结方。

卷 30 ~ 32 为肺系诸疾，包括咳嗽、痰饮、喘病三门。

卷 33 ~ 36 为肾系诸疾，包括消渴、遗精白浊、诸淋、遗溺失禁。

卷 37 ~ 50 为肝系疾病，包括五疸、五痹、脚气、水肿、胀满、积聚、宿食内伤、自汗盗汗、痿病、健忘动悸、疝、积热、痼冷、诸血。

卷 51 ~ 54 为外科诸疾，分别为肠澼、痔漏、脱肛、疠风、疮疡。

卷 55 ~ 56 为针灸、正骨兼金镞。针灸门主要讨论了行针法和赤凤摇头、龙虎交战等复式补泻手法。

卷 57 ~ 62 为五官科疾病，分别为眼疾、耳鼻牙齿唇口舌咽喉病等。

卷 63 ~ 64 为妇科、儿科诸病。

卷 65 为痘疹。

卷 66 ~ 69 为腋臭、诸虫、中恶、诸毒。

**2. 内容精选**

**（1）飞经走气**

凡下针待气，要上行闭其下，要下行闭其上，进针从辰至巳，退针巳至午未，进针则左捻，退针则右捻动也。

敬曰：下水船中之橹，独如赤凤摇头，别辨迎随逆顺，休时慢法徒求。（《奇效良方·卷五十五·针灸门·赤凤摇头》）

凡下针飞气，至关要去处回拨者，将针散漫伏之，如船中之舵，左右随其气，轻而拨，其气自交，周身遍体夺流，不失其所矣。如气不行，将针动伸动提。

敬曰：苍龙摆尾气交流，血气夺流遍体周。任他身上千般病，一插教他即便瘳。（《奇效良方·卷五十五·针灸门·苍龙摆尾》）

按：《针灸大成》指出："青龙摆尾手法，补"；"赤凤摇头手法，泻"。两者均为"飞经走气"之法，但行气、行血的补泻方法不同。赤凤摇头的操作是进针后须得气，并控制针感的方向。若使针感上行，应用左手指按压关闭下方。反之，使针感下行，则用左手指按压关闭上方。将针柄向右拨，则针尖向左下方，此方向为辰位。再将针柄拨向左方，则针尖向正下方，此方向为巳位，这种拨针为进，即从辰至巳。之后将针柄拨向左方，则针尖向右下方，此方向为午位，这种拨针为退，即从巳至午。反之，针尖从午经到巳辰为从午至巳、从巳至辰，从午到巳为进，从巳到辰为退。这种方法，主要是针尖的左右摆动，如同手摇铃响，如船中橹的摇动，如赤凤左右摇头。因该法是泻法，治疗实热证方为正确。

苍龙摆尾即将针刺入深部得气，提针至天部，再把针尖向关节方向下按，如扶船舵之势，左右随气拨动，则经气朝向关节处。反复操作，使周身遍体夺流，经气通畅，操作时像掌舵一样，不进不退，不提不插，而是一左一右慢慢地摆动，此为补法。

明代是我国针灸学术鼎盛时期，尤其是有关针刺手法及其理论的发展更是丰富多彩，以至许多综合性医书亦都广泛收载，视为针灸学术的瑰宝，《奇效良方》即是其中之一。该书的综合针刺手法有效地指导着当时的针灸临床，有力推动了针灸手法理论的发展。

**（2）论骨之势、液、髓**

人身总有三百六十五骨节，以一百六十五字都关次之。首自铃骨之上为头，左右前后至辕骨，以四十九字，共关七十二骨，颠中为都颅骨者一（有势，微有髓及有液），次颅为髅骨者一（有势，微有髓），髅前为顶威骨者一（微有髓，女人无此骨），髅后为脑骨者一（有势，微有髓），脑左为枕骨者一（有势无液）。……凡此三百六十五骨也，天地相乘，惟人至灵，其女人则无顶威、左洞右棚及初步等五骨，止有三百六十骨。又男子女人一百九十骨，或隐或衬，或无髓势，余二百五十六骨，并有髓液，以藏诸筋，以会诸脉，溪谷相需，而成身形，谓之四大，此骨度之常也。（《奇效良方·卷五十六·正骨兼金镞门·附论》）

按：《奇效良方》也是古代骨伤科重要文献，其所记载的关于骨骼的内容在现存古代文献记载中较为少见，其中卷五十六"正骨兼金镞门"论述人身"三百六十五骨节"，于每骨之后均注有此骨是否有"势""液""髓"等情况，此为其他医籍所不见，较为独特。学者通过相关研究，指出"髓"即骨髓，"液"即骨髓腔内体液，"势"所指代相当于现代骨骼构造中骨小梁及部分骨密质结构。古人用肉眼观察骨骼，所能描绘的结构应是肉眼下可以见到的，虽然势、液、髓只是简单的描绘，但这也表明古人对于人体构造是有过系统研究的，且观察比较仔细。

**（3）论真心痛**

真心痛者，旦发夕死，夕发旦死。真心果痛，不知能愈否乎？若手足俱清至节，不治。夫心为五官之主，百骸之所以听命者也。心之正经，果为风冷邪气所干，果为气血痰水所犯，则其痛掣背胁胀，胸烦咽干，两颊赤黄，手足俱清至节，朝发而暮殂矣。……心痛之脉，阴弦为痛，微急为痛，微大为心痹引背痛，短数为痛，涩则为痛，浮大弦长者死，沉细者生。（《奇效良方·卷二十六·心痛门·附论》）

*术附汤*

治寒厥心痛，手足逆冷，通身冷汗，脉微气弱。

白术（九钱）　　附子（四钱半）　　甘草（炙，一钱半）

上㕮咀，作二帖，每帖用水二盏煎，食前温服。

**神捷丸**

治急心疼不可忍，浑身手足厥逆，呕吐冷沫。

吴茱萸（汤泡）　　干姜（炮）　　肉桂（去粗皮）　　莪术（煨）　　附子（炮，去皮、脐）　　川芎（以上各等分）

上为细末，醋煮面糊和丸，如梧桐子大，每服五十丸，食前热醋汤送下。（《奇效良方·卷二十六·心痛门·心病通治方》）

按：真心痛之名，首见于《灵枢·厥病》："真心痛，手足清至节，旦发夕死，夕发旦死。"认为"真心痛"为病邪直犯心脉而引起，发作时心痛而手足逆冷直至肘膝关节，气冷如冰，汗出不休等，类似现在的急性心肌梗死发作，死不可治。后世医家大多遵循《内经》的观点，多认为真心痛不可救治，预后极差。直至明代，才有医家摆脱了真心痛不能救治之成说，方隅在《医林绳墨》中通过临床观察认识到"真心痛，手脚清不至节，或冷未至厥，此病未深，犹有可救。"《奇效良方》为治疗"真心痛"立了"术附汤""神捷丸"等治法，建议用大辛大温之剂以温通经脉，回阳救逆，为后世治疗真心痛确立了一定的方法。同时，心痛的辨证论治亦不能忽视脉象，《奇效良方》所载心痛之脉引自《脉经》，沉细而迟者生，见此脉象预后好，若脉浮大弦长者死，预后差。

### 3. 传世名方

**（1）温里剂**

**豆蔻丸（卷十三）**

【组成】肉豆蔻（面裹煨熟）　　草豆蔻（面裹煨熟）　　枇杷叶（去毛，炙）　缩砂仁　母丁香（各一两）　　木香　沉香（各半两）　　地榆（二两）　　墨（烧红为末，半两）

【用法】为细末，粟米饭为丸，如樱桃大，每服二丸，食前用米饮化下。

【功用】温中止痢，理气止痛。

【主治】白痢腹痛。

**草豆蔻丸（卷十六）**

【组成】草豆蔻（去皮）　　附子（炮裂，去皮脐）　　缩砂（去皮）　　陈皮（汤浸，去白，焙。各一两）　　干姜（炮）　枳实（麸炒）　鸡舌香　吴茱萸（汤浸，焙干，微炒）　当归（微炒）　槟榔　木香（各半两）　　桂心（三分）

【用法】为细末，水浸蒸饼和丸，如梧桐子大，每服二十丸，不拘时，用热酒送下。

【功用】温中散寒，理气降逆。

【主治】脾胃冷积，脘腹寒痛，呕吐清水，不思饮食，苔白滑者。

加味乌沉汤（卷六十三）

【别名】加味乌药汤（《济阴纲目》卷一）。

【组成】乌药　缩砂　木香　延胡索（各一两）　香附（炒，去毛，二两）甘草（一两半）

【用法】细锉，每服七钱，水一盏半，生姜三片，煎至七分，不拘时温服。

【功用】理气活血，调经止痛。

【主治】妇人经水欲来，脐腹疞痛。

**（2）治风剂**

资寿解语汤（卷一）

【组成】羚羊角（六分）　天麻（九分）　酸枣仁（九分）　防风（九分）羌活（六分）　官桂（六分）　附子（九分）　甘草（三分）

【用法】水煎，加竹沥二匙冲服。

【功用】平肝息风，祛风通络。

【主治】中风引起的舌强言语不利，半身不遂。

羚羊角饮（卷五十七）

【别名】羚羊角汤（《审视瑶函》）。

【组成】羚羊角（镑）　羌活（去芦）　人参　车前子　玄参　地骨皮（洗。各一两）

【用法】锉碎，每服三钱七，水一盏，煎七分，去滓，食后放温服。

【功用】清肝祛风，益气养阴。

【主治】青风内障，视物昏暗，如视浮花，劳倦则加重，头旋脑痛，眼内痛涩者。

**（3）祛湿剂**

春泽汤（卷五）

【组成】泽泻（三钱）　猪苓（二钱）　茯苓（二钱）　白术（二钱）　桂心（一钱）　人参（一钱半）　柴胡（一钱）　麦门冬（一钱半）

【用法】㕮咀，每服七钱，水一盏半，灯心二十茎，煎一盏，食远服。

【功用】利水渗湿，益气养阴。

【主治】伏暑发热，烦渴引饮，气短汗出，小便不利者。

【加减】渴甚去桂，加五味子、黄连各二钱。

茵陈散（卷三十七）

【组成】茵陈　木通　大黄（炒）　栀子仁（各一两）　石膏（二两）　瓜蒌（一个）　甘草（炙，半两）

【用法】㕮咀，每服四钱，水一盏半，生姜五片，葱白一茎，同煎至八分，去滓，不拘时温服。

【功用】清热利湿退黄。

【主治】黄疸，食已即饥，身体、面目、爪甲、牙齿及小便悉黄，寒热，或身体多赤多青。

【加减】大小便秘，加枳实、赤茯苓、葶苈。

### （4）清热剂

泻心汤（卷六十三）

【别名】三黄泻心汤（《奇效良方》卷六十三）。

【组成】大黄（二两）　黄连　黄芩（各一两）

【用法】以水三升，煮取一升，顿服之。

【功用】苦寒清泄，降火止血。

【主治】邪热炽盛，迫血妄行，吐血衄血，便秘溲赤，烦渴面赤，舌红，苔黄腻，脉数有力。

玉壶丸（卷十七）

【别名】天花粉丸（《奇效良方》卷三十三）、天花丸（《景岳全书》卷五十四）。

【组成】人参　瓜蒌根（各等分）

【用法】为末，炼蜜为丸，梧桐子大，每服三十丸，麦门冬煎汤下。

【功用】益气生津。

【主治】消渴，引饮无度。

托里金银地丁散（卷五十四）

【组成】金银花　黄连　当归　紫花地丁　赤芍药　黄芪　人参　甘草节　桔梗　大黄（各半两）　乳香　白檀香　没药　连翘（各三钱）　黄芩　栀子仁　玄参（各二钱）　麦门冬（去心）　前胡　甘草（蜜炙。各一两）

【用法】㕮咀，每服五钱，水一盏，酒一盏，同煎至一大盏，去滓，病在下者，食前服，病在上者，食后服。

【功用】清热解毒，益气养血。

【主治】恶疮肿毒疼痛。

青蒿散（卷二十二）

【组成】青蒿　秦艽　香附子（炒，去毛）　桔梗（去芦）　天仙藤　鳖甲（醋制）　前胡（去苗，各一两）　乌药（半两）　川芎（二钱半）　甘草（炙，一两半）

【用法】为末，每服三钱，水一盏，生姜三片，红枣一枚，煎至六分，滤去渣，食后服。

【功用】清热退蒸，养阴理气。

【主治】虚劳骨蒸，咳嗽声嘎，皮毛干枯，四肢倦怠，夜多盗汗，时作潮热，饮食减少，日渐瘦弱。

地骨皮饮（卷六十四）

【组成】柴胡（去芦）　地骨皮（各三两）　知母　甘草（炙）　鳖甲（醋炙黄）　黄芩　人参（各二钱半）　赤茯苓（半两）

【用法】锉碎，一岁二钱，水六分，姜、梅各一片，煎三分，不拘时服。

【功用】清虚热，退骨蒸。

【主治】小儿骨蒸，潮热往来，心膈烦悸，及热病后低热不退。

### （5）消导剂

大藿香散（卷十四）

【组成】藿香（一两）　陈皮　厚朴（姜制）　青皮（麸炒）　木香　人参　肉豆蔻（面裹煨）　良姜（炒）　麦蘖（炒）　神曲（炒）　诃子（煨，去核）　白豆蔻（去皮）　甘草（炙，各半两）　白干姜（炮三钱）

【用法】为细末，每服三钱，空心时用生姜汤调服；如水泻滑泄，肠风脏毒，米饮汤调下；赤白痢，用甘草、黑豆汤调下；脾胃虚冷，宿滞酒食，痰气作晕，入盐少许，生姜、红枣汤调服；胃气呃噫，用生姜自然汁一呷，入盐少许，调服此药。

【功用】温中调气，健脾消食。

【主治】脾胃虚寒，呕吐霍乱，心腹撮痛，泄泻不已。

白术调中丸（卷十三）

【组成】白术（半两）　神曲（炒，四两）　人参（去芦）　白茯苓（去皮）　猪苓（去黑皮）　泽泻（各三钱）　木香（二钱）　官桂（去粗皮，一钱半）　甘草（去皮，炙）　干姜（炮，各一两）

【用法】为细末，面糊为丸，如梧桐子大，每服五七十丸，空心淡生姜汤下。

【功用】健脾温中，调气除湿。

【主治】脾胃不和，霍乱吐泻，饮食不消，脘腹冷痛，噫宿腐气，或久痢赤白，脓血相杂，不思饮食者。

**（6）祛痰剂**

涤痰汤（卷一）

【组成】南星（姜制）　半夏（汤洗七次，各二钱半）　枳实（麸炒，二钱）　茯苓（去皮，二钱）　橘红（一钱半）　石菖蒲　人参（各一钱）　竹茹（七分）　甘草（半钱）

【用法】上作一服，水二盅，生姜五片，煎至一盅，食后服。

【功用】涤痰开窍。

【主治】中风，痰迷心窍，舌强不能言。

**（7）补益剂**

猪骨煎（卷二十二）

【组成】獖猪脊骨（一条，去尾五寸）　白茯苓　当归（去芦）　人参（去芦）　川芎　肉苁蓉（酒浸）　巴戟（去心，酒浸）　牛膝（去苗，酒浸）　茴香（微炒）　破故纸（炒）　五味子（各一两）　鳖甲（去裙，炙）　沉香（半两）　鹿茸（酒浸，酥炙）　附子（炮，去皮、脐，各二两）

【用法】将獖猪脊骨细锉，用好清酒六升，青蒿一握，乌梅十个，柴胡一两（去苗），秦艽一两（去苗），慢火同煎，耗一半，去滓，入蜜半斤，再熬成膏子，余药为末，与前猪脊骨膏和丸，如梧桐子大，每服三十丸，渐加至五十丸，不拘时，米饮下。

【功用】补精血，益元气，滋阴助阳，退热除蒸。

【主治】虚劳发热，热从脊骨上起者。

薯蓣丸（卷二十一）

【组成】薯蓣　熟地黄　肉苁蓉（酒浸一宿，刮去皱皮，炙干）　附子（炮裂，去皮、脐）菟丝子（酒浸三日，捣作饼，晒干）　赤石脂（各一两）　牛膝（去苗）　山茱萸（去核）　白茯苓（去皮）　五味子　柏子仁　巴戟（去心）　人参（去芦）　干姜（炮）　泽泻　白术　桂心（各一两）

【用法】为细末，炼蜜和捣三五百杵，丸如梧桐子大，每服十丸，加至四十丸，空心温酒送下。

【功用】补虚扶羸。

【主治】风虚劳损，形瘦色枯，神疲怯力。

**（8）止痢剂**

导气汤（卷十三）

【组成】木香　槟榔　黄连（各六分）　大黄　黄芩（各一钱半）　枳壳（一

钱，麸炒）　芍药（六钱）　当归（三钱）

【用法】哎咀，作二服，水二盏，煎一盏，去滓，食前温服。

【功用】清热化湿，行气导滞。

【主治】下痢脓血，日夜无度，里急后重。

木香黄连汤（卷十三）

【组成】木香　黄连　川木通　川黄柏　枳壳（麸炒）　陈皮（各四钱半）大黄（三钱）

【用法】哎咀，分作二帖，用水二盏，煎至一盏，去滓，食前温服。

【功用】清热燥湿，调气除重。

【主治】下痢脓血，里急后重。

**（9）理血剂**

瞿麦散（卷三十五）

【组成】瞿麦穗　赤芍药　车前子　白茅根（如无根，用茅花）　赤茯苓　桑白皮（炒）　石韦（去毛）　生干地黄　阿胶（炒）　滑石　黄芩　甘草（炙，各二钱）

【用法】为细末，每服二钱，入血余烧灰一钱，食前沸汤调服。

【功用】清热凉血，利水通淋。

【主治】血淋尿血。

拈痛丸（卷二十六）

【组成】五灵脂　蓬莪术（煨）　木香　当归（各半两）

【用法】为细末，炼蜜为丸，如桐子大，每服二十丸，食前橘皮煎汤送下。

【功用】活血行气。

【主治】血瘀气滞，心腹或胸胁各种疼痛者。

当归活血汤（卷十三）

【组成】当归身　升麻（各一钱）　槐花　青皮　荆芥穗　熟地黄　白术（各六钱）　川芎（四钱）

【用法】为末，每服三钱，米饮汤调下，不拘时服。

【功用】清肠理血，宽肠疏风。

【主治】肠澼下血。

凌霄花散（卷六十三）

【组成】凌霄花（二钱半）　硇砂　桃仁（另研）　延胡索　红花　当归　官桂（去皮各一钱）　红娘子（十一个）　血竭　紫河车　赤芍药　山栀子仁　没药

地骨皮　五加皮　牡丹皮　甘草（各二两）

【用法】为细末，每服二钱，食前温酒调服。有胃痛者禁用。

【功用】破瘀消癥。

【主治】瘀血内结，血癥血块；产后恶露不尽，儿枕疼痛；瘀血积聚，渐成劳瘵。

### （10）固涩剂

固气丸（卷三十四）

【组成】天雄　菟丝子　五味子　龙骨（各一两半）　桑螵蛸　山茱萸　干姜　巴戟（各一两）　韭子（二两）

【用法】上为细末，炼蜜和丸，如梧桐子大。每服三四十丸，空心温酒任下。

【功用】温肾涩精。

【主治】清精自下。

固真散（卷三十四）

【组成】白龙骨（一两）　韭子（一合）

【用法】为细末，每服二钱匕，空心用酒调服。

【功用】温阳固精。

【主治】初入睡即泄精者。

固脬丸（卷三十六）

【组成】菟丝子（二两制）　茴香（一两）　附子（炮，去皮，脐）　桑螵蛸（炙，各半两）　戎盐（一分）

【用法】为细末，酒煮面糊为丸，如梧桐子大，每服三十丸，空腹米饮送下。

【功用】补肾温阳，固脬缩尿。

【主治】肾阳亏虚，小便不禁。

王荆公妙香散（卷三十四）

【组成】龙骨（五色者）　益智（去皮）　人参（各一两）　白茯苓（去皮）　远志（去心）　茯神（去木，各半两）　朱砂（研）　甘草（炙，各一分）

【用法】为细末，每服二钱，空心温酒调服。

【功用】安神定心，益气涩精。

【主治】梦遗失精，惊悸郁结。

### （11）外用剂

二丁散（卷五十九）

【组成】苦丁香　丁香　粟米　赤小豆（各七粒）　石膏（少许）

【用法】为细末，吹鼻中。

【功用】清热祛湿通窍。

【主治】鼻不闻香臭，或鼻中生息肉；偏头风。

摘鼻通天散（卷一）

【组成】川芎　细辛　藜芦　白芷　防风　薄荷（各一钱）　猪牙皂角（炙，去皮，三个）

【用法】为细末，用芦筒纳药，每用少许，吹入鼻内。

【功用】通关开窍。

【主治】猝然中风倒地，牙关紧急，人事昏沉。

## 三、临床运用

### 1. 怔忡健忘动悸

《奇效良方》卷四十六中专设"怔忡健忘动悸"门，因三证关系密切，故合为一篇论述其理法方药，此处共载方30首，然第三卷风门中亦有治疗心神惊悸不宁的方剂，现就此两卷内容，整理如下。

**（1）怔忡**

1）病因病机：《奇效良方·怔忡健忘动悸门（附论）》云："《原病式》曰：夫怔忡为病，躁动烦热，扰乱而不宁，火之体也，甚于外则肢体躁扰，甚于内则神志躁动，反覆颠倒，懊憹烦心不得眠，或以烦心呕哕，而为胃冷心痰者，非也。故烦心心痛，腹空热旺而发，得食热退而减也。或逆气动躁者，由水衰火旺，而犹火之动也，故心胸躁动，谓之怔忪，此心血不足也。盖心主血，血乃心之主，心乃形之主，血富则心主自安矣。多因汲汲富贵，戚戚贫贱，又思所爱触事，不意真血虚耗，心主失辅，渐成怔忡。怔忡不已，变生诸证。舌强恍惚，善忧悲，少颜色，皆心病之候。《难经》云：损其心者益其荣，法当专补真血。血若富，心主有辅，无不愈者。又有风寒暑湿，闭塞诸经，令人怔忡。又有七情过伤，加以协饮所致，遂成五饮停蓄，埋塞中脘，亦令人怔忡。当随其证，施以治法"。

为论述怔忡之病因病机，此处引用刘完素《素问玄机原病式》与《难经》的内容，以体前人之心。刘完素为"火热论"医家，主研火热病邪，认为怔忡因多思久忧，心阴耗伤，心火偏旺，内扰心神，或因心血不足，心主失辅，渐成怔忡。《难经》亦主心血亏虚之论，又增加六淫风寒暑湿之邪闭塞经络，痰饮停蓄，阻滞心气，令人怔忡。

2）治法方药：应以补心血、滋心阴以降心火为治疗大法，因于痰饮停蓄者，兼去痰饮，因于风寒暑湿之邪阻滞心脉者，当随其证，施以治法。

治思虑过多，耗伤心血所致怔忡，症见怔忡恍惚，善悲忧，少颜色，夜不多寐，小便或浊，方用益荣汤。药用当归、黄芪、白芍药、人参养血，炙甘草、炒柏子仁、麦门冬补心，炒酸枣仁、茯神、紫石英（煅研）以安神，木香调心气，使诸药补而不滞，上作一服，水二盏，生姜三片，红枣一枚，煎一盏，不拘时服。

治痰饮蓄于心胃，症见怔忡不已，方用茯苓饮子。药用沉香、槟榔理气，赤茯苓、半夏、橘皮化痰饮，茯神、麦门冬、炙甘草养心安神，上作一服，水二盏，生姜五片，煎至一盏，不拘时服。姜术汤治虚证停饮怔忡，药用辣桂、生白姜温阳化气，白术、茯苓、半夏曲祛痰饮，炙甘草调和诸药，上作一服，水二盏，生姜三片，红枣一枚，煎一盏，不拘时服。五苓散治水气，心下怔忡。

治心血虚寒，怔忡不已，痰多恍惚，方用龙齿丹。药用官桂、附子温心阳，南星、木香、沉香理气化痰，龙齿、远志、酸枣仁、琥珀、紫石英镇惊安神，当归、熟地黄补心血，上为细末，炼蜜为丸，如梧桐子大，以朱砂为衣，每服五十丸，不拘时用枣汤送下。

**（2）惊悸**

1）病因病机：《奇效良方·怔忡健忘动悸门（附论）》云："且夫惊悸即动悸也。动之为病，惕然而惊，悸之为病，心下怯怯，如人所捕，皆心虚胆怯之所致也。且心者，君主之官，神明出焉；胆者，中正之官，决断出焉。心事安逸，胆气不怯，决断思虑得其所矣。或因事有所大惊，或闻虚响，或见异相，登高涉险，惊忤心神，气与涎郁，遂使惊悸。惊悸不已，变生诸证。或短气悸乏，或体倦自汗，四肢浮肿，饮食无味，心虚烦闷，坐卧不安，皆心虚胆怯之候也。人之所主心，心之所养血，心血一虚，神气不守，此惊气之所肇端也。曰惊曰悸，其可无辞乎？惊者恐怖之谓，悸者怔忡之谓。心虚而郁痰，则或闻大声，目击异物，遇险临危，触事丧志，心为之忤，使人有惕惕之状，是则为惊，即动悸也。此则心虚而伤肾水，则胸中渗漉，虚气流动，水即去，心火恶之，心不自安，使人有快快之状，是则为悸。惊者去之，豁痰定惊之剂，悸者去之，逐水消饮之剂，所谓扶虚不过温养心血，和平心气而已。若一概以刚燥用工，或者心火自炎，反助风热之证，可不慎乎？"

动悸即惊悸，指患者或因惊吓，或闻虚响，或见异相，登高涉险，惊忤心神，气与涎郁，致心跳不宁，其动应衣，此证皆为心虚胆怯、惊恐伤肾所致，具有突发突止的特点。若惊悸不已，则变生诸证，伤及心气，则气短、疲乏、自汗；伤及心阳，则四肢浮肿；伤及脾气，则饮食无味；伤及心阴，则心悸烦闷，坐卧不安。

2）治法方药：因"人之所主心，心之所养血，心血一虚，神气不守，此惊气之所肇端也。"故治疗以荣养心血为主，兼豁痰定惊、逐水消饮之剂，代表方剂为安神定志丸、温胆汤。

治心胆虚怯，触事易惊，梦寐不祥，异象感触，遂致心惊气郁，生痰涎，涎与气搏，变生诸证，或短气悸乏，或复自汗，四肢浮肿，饮食无味，心虚烦闷，坐卧不安，方选十味温胆汤。药用炒五味子、熟地黄、人参、粉甘草益气养血，酸枣仁、远志宁心安神，半夏、枳实、陈皮、白茯苓化痰祛饮。上作一服，水二盏，生姜五片，红枣一枚，煎一盏，不拘时服。治心气郁滞，豁痰散惊，方选加味四七汤。药用半夏、厚朴、茯苓、紫苏叶理气化痰，茯神、远志、石菖蒲、甘草以祛痰化饮，交通心肾。上作一服，水二盏，生姜三片，红枣一枚，煎一盏，不拘时服。此外，尚有石菖蒲丸、寿星丸、茯苓甘草汤等方。

治心虚血少多惊，方选宁志丸。药用人参、当归、白茯苓益心气，酸枣仁、柏子仁荣养心血，茯神、远志安神定志，乳香通心窍、石菖蒲祛心窍之痰，朱砂、琥珀镇惊安神。上为细末，炼蜜为丸，如梧桐子大，每服三十丸，食后用枣汤送下。此外，尚有茯神丸、茯神散、十四友丸、远志丸、养心汤、天地煎、朱雀汤等方。

治心肾水火不交，精血虚耗，痰饮内蓄，怔忡恍惚，夜卧不安，方选秘传酸枣仁汤。药用酸枣仁、茯神、远志、莲肉（去心）宁心安神，交通心肾，黄芪、白茯苓、当归（酒浸）、人参、粉草益气养血，陈皮使诸药补而不滞。上药㕮咀，每服四钱，水一盏半，生姜三片，枣一枚，以瓦器煎七分，日二服，临卧一服。

**（3）健忘**

1）病因病机：《奇效良方·怔忡健忘动悸门（附论）》云："且如健忘者，陡然而忘其事也，皆主于心脾二经。盖心之官则思，脾之官亦主思，此由思虑过矣。伤于心则血耗散，神不守舍；伤于脾则胃气衰惫，而虑愈深。二者皆令人事则卒然而遂忘也。盖心主血，因血少不能养其真脏，或停饮而气郁以生痰，气既滞，脾不得舒，是病皆由此作。然治之法，必须养其心血，理其脾土，凝神定志之剂以调理。亦当以幽闲之处，安乐之中，使其绝于忧虑，远其六淫七情，如此日渐安矣。"

健忘病在心脾两脏，由思虑太过，心脾亏损，致痰瘀阻痹所致。其治法须先养心血，理脾土，配合凝神定志之剂，且当远于六淫七情，绝于忧虑。

2）治法方药：治思虑过度，劳伤心脾，健忘怔忡，方选归脾汤。药用人参、木香、茯神、龙眼肉、黄芪、酸枣仁、白术、炙甘草，诸药合用，益气养血，健脾养心。上作一服，水二盏，生姜五片，红枣一枚，煎一盏，不拘时服。

治心神恍惚，一时健忘，方选宁志膏。药用辰砂、乳香、酸枣仁、人参。上为末，和匀，炼蜜为丸，如弹子大，每服一丸，空心用温酒或枣汤化下。

治健忘，养神定志，和血安神，外华腠理，方选二丹丸。药用天门冬、熟地黄、丹参、白茯苓、麦门冬、甘草、远志、人参。上为细末，炼蜜和丸，以朱砂半两，研极细为衣，每服五十丸，加至百丸，空心煎愈风汤送下。

治心神不定，事多健忘，心火不降，肾水不升，方选朱雀丸。药用沉香、茯神。上为细末，炼蜜为丸，如小豆大，每服三十丸，食后用人参汤送下。

治善忘恍惚，破积聚，止痛，安神定志，聪明耳目，方选菖蒲益智丸。药用菖蒲、远志、川牛膝、桔梗、人参、桂心、茯苓、附子。上为细末，炼蜜为丸，如梧桐子大，每服三十丸，食前用温酒或米汤送下。

治痰迷心胞，健忘失事，言语如痴，方选加味茯苓汤。药用白茯苓、陈皮、半夏、人参、香附子、益智、炙甘草。上作一服，水二盏，生姜三片，乌梅一个，煎一盏，不拘时服。

治心常忪悸，行险惧往，忘前失后不定，方选俞居士选奇方。药用白檀香、白茯苓、桂心、石菖蒲、天竺黄、熟地黄、苏合香、犀角、天门冬、远志、人参、甘草。上为细末，炼蜜为丸，如樱桃大，每服一丸，食后嚼化，或米饮咽下。

**2. 眩晕**

《奇效良方》卷25中专设"眩晕"门，共载方44首。通过归纳总结，眩晕之病不外乎风、火、痰、瘀、虚，病位在脑窍，与肝、肾密切相关。但诸理论中对证候要素又各有侧重，《奇效良方》保留诸医家精华内容，以此告诫学者，"当分标本，别其盛衰，用药施治，如鼓应桴，则无不效矣"。

1）病因病机：朱丹溪论述眩晕病机有二，"眩晕皆由痰火为病。以此分为二者，眩虽属痰火，未尝不由肾虚兼风邪所得；盖痰者，本流动之物，又因火动而助其愈盛，火性炎上，得风则愈炽，风火两动，痰之愈作。"即强调"无痰不作眩"，风火相扇，痰随之上逆，故而眩。

《素问玄机原病式》论述眩晕，表现为"头旋目眩，卒然恶心欲吐，眼花视物不的，如屋旋转，起则晕倒"。强调脑腑清窍喜静恶扰，而风火属阳主动，动则掉摇散乱，脑转目眩。

《灵枢》云："乃心肾不交，风火兼化而致然也。夫风者，有内外之分。风从外入者则兼化也，由内之散者，乃火之生风也，医者察审内伤外感之由。脉浮自汗，项强不仁为伤风，脉紧无汗，筋挛掣痛为感寒，脉虚烦闷者为暑，脉沉滞吐逆者为湿，寸脉俱沉，此为异耳。至于七情内伤者，使脏气不平，郁而生涎，结而为饮，随气上攻，令人头晕眉棱骨痛，目不可开。"此处提出，不仅有内风，外感邪气亦可致眩，如外风、寒邪、暑湿之邪。

《奇效良方·眩晕门（附论）》："其证妇人得之，盖妇人性多偏怒，经曰：天之气曰风，人之气曰怒。怒则致伤肝木，木动生风，令人头目旋晕，皆由此哉。妇人本阴血王之，因产难崩漏，亏损过极，使阳气无依为眩晕也。男子患此，或因金疮吐衄，便利之损，或酒醉行房，劳伤精血，肾气不能归原，而诸气逆上，是为头目眩晕也。"此处引经据典，强调"虚而作眩"，并将妇人与男子作以区分，女性多因易怒（七情）伤肝、肝风内动，或经产失血后血不上荣；男性多因外伤失血，房劳伤肾。

2）治法方药：总以补虚泻实、调整阴阳为治则。因于痰火者清火化痰，因于风者祛外风、息内风，因于肝者平肝，因于肾者滋肾，因于血者补虚。

①痰涎致眩：半夏白术天麻汤，治头旋恶心烦闷，气喘短促，心神颠倒，兀兀欲吐，目不敢开，如在风云中。苦头痛眩晕，身重如山，不得安卧，并皆治之。药用半夏、白术、天麻以化痰息风；茯苓、橘皮、苍术、泽泻以健脾祛湿；干姜、草果温胃止呕；炒神曲、炒麦蘖（炒麦芽）以消食和胃；人参、黄芪补元气。上作一服，水二盅，生姜三片，煎至一盅，食远服。

加味二陈汤，治痰晕，或因冷食所伤，呕吐不止。药用陈皮、白茯苓、半夏、炙甘草，加胡椒、丁香两味温胃散寒止呕。上作一服，水二盅，生姜三片，乌梅一个，煎一盅，不拘时服。

②风痰致眩：人参前胡汤，治风痰头晕目眩。药用人参、前胡、南星、半夏曲、木香、枳壳、橘红、赤茯苓、紫苏叶、甘草。上作一服，水二盅，生姜五片，煎至一盅，食后服。

防风饮子，疗风痰气，发即头旋，呕吐不食。药用防风、人参、橘皮、白术、茯神、生姜。上锉碎，以水六升，煮取三升，去滓，分温四服，一日令尽。忌醋、桃、李、雀肉、蒜、面等物。

祛痰丸，治风头旋，痰逆恶心，胸膈不利。药用生南星、生半夏、赤茯苓、陈皮、炮干姜。上为细末，面糊和丸，如梧桐子大，每服五十丸，不拘时用温米饮送下。

天南星丸，治风虚痰，头目旋运，肢节拘急。药用天南星（炮）、附子（炮，去皮、脐）、白附子（炮）、华阴细辛、旋覆花、半夏、川芎（以上各半两）、天麻（一两）。上为细末，面糊和丸，如梧桐子大，每服三十丸，加至五十丸，不拘时，用荆芥薄荷煎汤送下。

麝香天麻丸，治风痰气厥，头痛目眩旋运，四脚倦怠，精神不爽，睡卧不宁。药用麝香（二钱，研）、天麻（酒浸）、防风、川芎（以上各一两）、甘菊花（三分）、南星（一枚，重一两者，先用白矾汤浸七次，然后用水煮令软，切片，焙干）。上为细末，炼蜜和丸，如鸡头实大，每服一丸，不拘时细嚼荆芥汤送下。

③因肝致眩：芎菊散，治诸阳受风，头目旋运，目视昏暗，肝气不清。药用川芎、甘菊花、白僵蚕、细辛、防风、羌活、旋覆花、草决明、蝉蜕、天麻、蜜蒙花、荆芥穗、甘草。上为细末，每服二钱，水一盏，煎七分，食后温服，汤点亦可。

玉液汤，治七情所伤，气郁生涎，随气上逆，头目眩运，心嘈惊悸，眉棱骨痛。药用半夏（肥大者，六钱，汤泡七次，切作片），上作一服，水一盏半，生姜十片，煎至八分，去滓，入沉香末少许，不拘时温服。

④因肾致眩：增损黑锡丹，治阴阳不升降，上热下冷，头目眩晕，病至危笃，或暖上僭逾甚者。药用黑锡丹头、肉豆蔻、附子、破故纸、胡芦巴、官桂、茴香、青皮、川楝子、阳起石、木香、沉香、乌药、磁石。上为细末，酒煮糊和丸，如梧桐子大，每服五七十丸，浓煎人参茯苓生姜枣汤送下，空心服。一方无磁石。

沉香磁石丸，治上盛下虚，头目眩晕，耳鸣耳聋。药用沉香、蔓荆子、青盐、甘菊花、巴戟、胡芦巴、山药、磁石、川椒、山茱萸、阳起石、附子。上为细末，用酒煮米糊和丸，如梧桐子大，每服五十丸，加至七十丸，空心用盐汤送下。

⑤气血两虚致眩：芎归汤，治去血过多，头重目昏，眩晕不省，举头欲倒，惟脉独弱，预见崩疾。药用大川芎、大当归，每服三钱，水一盏半，煎至八分，去滓，不拘时温服。若风头眩，心肺浮热，手足无力，筋骨烦疼，言语似涩，一身动摇，以乌驴头一枚，扫洗如法，蒸令极熟，细切，更于豉汁内煮，着五味调点少酥，食之效。

⑥外邪致眩：仙术芎散，治风热壅塞，头目昏眩，消痰饮，明耳目，清神。药用川芎、连翘、黄芩、防风、大黄、藿香叶、当归、芍药、桔梗、石膏、滑石、苍术、甘草、薄荷叶、缩砂仁、荆芥。上作一服，水二盏，煎至一盏，食后服。

三五七散，治阳虚，风寒入脑，头痛，目眩运转，如在舟车之上，耳内蝉鸣，风寒湿痹、脚气缓弱等疾，并皆治之。药用天雄、细辛、山茱萸、干姜、防风、山药。上为细末，每服二钱，食前用温酒调服。

蔓荆子散，治风，头旋运闷，起则欲倒。药用蔓荆子、甘菊花、半夏、羚羊角屑、枳壳、茯神（去木）、川芎、黄芩、防风、麦门冬、石膏、地骨皮、赤箭、细辛、甘草。每服三钱，水一中盏，生姜半分，煎至六分，去滓，不拘时温服。忌热面、饴糖、羊肉。

### 3. 心痛

《奇效良方》卷二十六中专设"心痛"门，共载方42首。此门总结了心痛病的类型，论述病因病机、心痛之脉、临床症状、辨治方药、预后等，并指出病因病机与脉象的重要性，对后世医家治疗心痛具有重要的意义。

**（1）病因病机**

《内经》曰："五脏卒痛，何气使然？曰：寒气客于背俞之脉，则血脉泣，脉泣则血虚，血虚则痛，其俞注于心，故相引而痛。按之则热气至，则痛止矣，感于寒则痛久矣。"即认为寒邪致病，阴寒内盛，胸阳痹阻，心脉不通，不通则病心痛。

书中要提到，热邪、寒邪可致痛，气滞、食积等实邪可致痛，又有气血亏虚之虚痛。原文云："诸心痛者，皆少阴厥阴气上冲也。有热厥心痛者，身热足寒，痛甚烦躁而吐，额自汗出，知为热也，其脉浮大而洪……有大实心中痛者，因气而食，卒然发痛，大便或秘，久则注闷，心胸高起，按之愈痛，不能饮食，急可利之，利后以藁本汤去其邪也。有寒厥心痛者，手足逆而通身冷汗出，便溺清利，或大便利而不渴，气微力弱，急以术附汤温之……又有病久气血虚损，及素作劳羸弱之人患心痛者，皆虚痛也，故钱氏心虚者，炒盐补之。"

陈无择论心痛，又分三因，云十二经络。诸经诸俞诸腑涉外感六淫之邪所致，病属外所因；五脏内动，汩以七情，则其气痞结，聚于中脘，气与血搏，发为疼痛，属内因；饮食劳逸，触忤非类，使脏气不平，痞隔于中，食饮遁注，变乱肠胃，发为疼痛，或饮食积滞，或脏寒生蛔，皆不内外因。

除上述因机，亦有瘀血论，"《原病式》曰：若欲行温利温散，宁无助火添病耶？凡治此病，必要先问平日起居何如，假如心痛有因平日喜食热物，以致死血留于胃口作痛者，用桃仁承气汤下之。"

**（2）辨证分析**

1）辨心痛与胃痛：因心与胃的位置非常靠近，中医在更多的情况下，把心胃痛（或心脾痛）并称，泛指胸骨剑突下疼痛，但"心痛"与"胃痛"为医者必要细分。如原文曰："然心之包络，与胃口相应，往往脾痛连心，或肠虚阴厥，亦令心下疼痛。或他脏之邪，亦有客乘于心者，是则心之别脉受焉，如所谓九种心痛，一曰虫，二曰疰，三曰风，四曰悸，五曰食，六曰饮，七曰冷，八曰热，九曰来去者，皆是也。"历代医籍，有九种心痛的说法，此九心痛实为"九痛"，包括虫、风、食、饮、寒、热六种病邪，疰（多指夏季）属发病的季节特征，还包括悸心痛、来去心痛的病势特征，仔细区分发现此九种确有心痛，亦有脾胃之痛，不可混淆。

2）辨心痛脉象："心痛之脉，阴弦为痛，微急为痛，微大为心痹引背痛，短数为痛，涩则为痛，浮大弦长者死，沉细者生"。

**（3）治法方药**

"古人论诸心痛，皆因六淫七情所致，有寒厥热厥，有大实者，有内因，有外因，有不内外因，以成前证。是以古人立论置方，后之学者，当以诚心切脉，热者凉之，寒者温之，感受风邪者散之，顺气补血，逐水豁痰，此其要略耳。"

1）情志内伤：加味七气汤，治喜怒忧思悲恐惊七气为病，发则心腹刺痛不可忍者。或外感风寒湿气作痛，亦宜服之。药用半夏、桂心、延胡索、人参、乳香、甘草。上作一服，用水二盏，生姜五片，红枣二枚，煎一盏，食远服。

七气汤，治七情之气郁结，心腹痛不可忍。药用半夏、人参、肉桂、甘草。上作一服，用水二盏，生姜三片，煎一盏，不拘时服。

2）寒凝：治风冷寒邪客搏，心腹作痛，方选加味四七汤，药用桂枝、白芍药、半夏（制）、人参、紫苏、白茯苓、厚朴（制）、枳壳（炒，各一钱）。上作一服，用水二盏，生姜五片，红枣二枚，煎一盏，食前服。

治心气冷痛，不可忍者，却痛散，药用五灵脂、蒲黄、肉桂、石菖蒲、当归、木香、胡椒、川乌。上作一服，用水二盏，煎至一盏，入盐米醋少许，食前服。

治心刺痛，姜桂饮，药用良姜、辣桂（各等分）。上为细末，每服二钱，米汤调，不拘时热服。

治九种心疼，及腹胁气胀，不欲饮食，用九痛丸，药用炮附子、吴茱萸、人参、干姜、狼毒、巴豆。上为细末，炼蜜和丸，如梧桐子大，每服三丸，不拘时用热酒送下。

治冷气攻冲，心腹刺痛，亦治卒暴心痛，大沉香丸，药用沉香、干姜、姜黄、桂、檀香、甘松、白芷、天台乌药、甘草、香附、白豆蔻仁。上为细末，炼蜜和丸，如弹子大，每服一丸，食前细嚼，用生姜汤送下。另有苏合香丸，沉香降气汤加乳香。

治寒厥心痛，手足逆冷，通身冷汗，脉微气弱，方选术附汤，药用白术、附子、炙甘草。上吹咀，作二帖，每帖用水二盏煎，食前温服。

治急心疼不可忍，浑身手足厥逆，呕吐冷沫，神捷丸，药用吴茱萸、干姜、肉桂、莪术、附子、川芎。上为细末，醋煮面糊和丸，如梧桐子大，每服五十丸，食前热醋汤送下。

3）气滞：治中脘气滞，心下引痛，方选生姜枳壳汤，药用生姜、枳壳、辣桂。上作一服，用水二盏，煎至一盏，食前服。

4）血瘀：胜金散，治卒心痛。桂枝、延胡索、五灵脂、当归，上作一服，用水二盏，煎至一盏，去滓，入盐少许，食前服。

拈痛丸，治九种心痛。五灵脂、蓬莪术（煨）、木香、当归，上为细末，炼蜜和丸，如梧桐子大，每服二十丸，食前用橘皮煎汤送下。

愈痛散，治急心痛、胃痛。五灵脂、延胡索、蓬莪术、良姜、当归，上各等分，为细末，每服二钱，不拘时用热醋汤调服。

金铃子散，治热厥心痛，或发或止，久不愈者。金铃子肉、延胡索（各一两），上为细末，每服二钱，温酒调下，白汤亦可，食后服。

灵脂酒，治热气乘心作痛。五灵脂、延胡索、没药，上为细末，每服二钱，温酒调下。

5）气血亏虚：妙香散，治心气不足，精神恍惚，虚烦少睡，夜多盗汗。常服补益气血，安镇心神。山药（姜汁炙）、茯苓、茯神、远志、黄芪、人参、桔梗、甘草、木香、辰砂（三钱，别研）、麝香（一钱，别研），上为细末，每服二钱，不拘时温酒调服。

调中汤，治心掣，胸中怂气，不欲饮食。赤茯苓、当归、干姜、人参、白术、官桂、五味子、炙甘草，上锉如麻豆大，每服五钱，水一盏半，煎至八分，去滓稍热服，日二夜二。

6）虫心痛：芜荑散，治大人小儿蛔咬心痛。经云：虫贯心则杀人。欲验之，大痛不可忍，或吐青黄绿水涎沫，或吐虫出，发有休止，此是蛔心痛也，宜速疗之。芜荑、雷丸（各半两）、干漆（捶碎，炒大烟尽，一两），上为细末，每服三钱，温水七分盏，调和服，不拘时，甚者不过三服，小儿每服半钱。

雷丸鹤虱散，治心痛三十年不瘥者，月上旬日服，杀虫。雷丸、鹤虱、贯众、狼牙、桂心、当归、槟榔（各八分），上为末，空心煮蜜水半鸡子许，服方寸匕，日二服，若重不过三服瘥。忌生葱、生冷、油腻、猪、鱼、小豆、大蒜等。

## 四、后世影响

《奇效良方》为太医院医官修订的医书，其"搜奇选效"，"条分缕析，精思博究，汇萃成编"，具有一定的权威性。自刊行后，便大受读者欢迎，仅在明成化七年到成化九年短短两年间，就接连重刊数次，足见其影响之大、流传之广。其对针灸手法理论的贡献，被视为针灸学术界的瑰宝，其对中医方药、辨证的影响也皆如此类，极大地推动了祖国医学的繁荣。

## 五、现存主要版本

明成化七年辛卯（1471 年）太医院刊本；明成化九年（1473 年）重刻本；明正德六年辛未（1511 年）刘氏日新堂刻本；明正统间刻本；商务印书馆 1959 年铅

印本等。

## ◎ 参考文献

［1］董宿，方贤. 奇效良方［M］. 北京：中国中医药出版社，1995.

［2］郑伟峰. 明代医家针刺补泻手法的文献研究［D］. 长春中医药大学，2009.

［3］吴耀.《奇效良方》综合针刺手法理论源与流的考析［J］. 针灸临床杂志，1998，（5）：3－5.

［4］卢承顶，田思胜，张永臣.《奇效良方》针灸学术思想探讨［J］. 针灸临床杂志，2017，33（1）：59－61.

［5］郭玉晶，陈居伟，刘更生.《奇效良方》胃之"势"浅解［J］. 世界中西医结合杂志，2012，7（12）：1067－1069＋1093.

［6］马骏. 胸痹心痛病证的古代文献研究与学术源流探讨［D］. 北京中医药大学，2003.

［7］吴耀.《奇效良方》对针刺手法理论学术的贡献［J］. 上海针灸杂志，1991，（2）：39－40.

# 《种杏仙方》（龚廷贤）

## 一、宫廷渊源

### 1. 提要

《种杏仙方》，约成书于明万历九年（1581年），系明代龚廷贤根据临床经验选方择味而成的一部简便验方集。该书内容丰富，按病证分类，汇辑内、外、妇、儿诸科的民间偏方、秘方、单验方1000余首。每门首为歌括，概述疾病病因病机、临床表现、治则治法等，便于记忆，收方多"类似一二易致者，动疗巨疴"，且简便易求。全书采撷精要，切于实用，是珍贵的医学文献资料。

### 2. 著者传记

龚廷贤（1522—1619），字子才，号云林，又号悟真子，江西金溪人。江西十大名医之一。廷贤承家学，访贤师，勤实践，多临床，博采众家之长，贯通医理，学识渊博，精通内、外、妇、儿以及针灸等各科。在临床诊治上，尊古而不拘泥，在河南行医途中，时值疫病流行，时医医治无效，龚氏根据多年临床经验，开二圣救苦丸（牙皂、大黄）药方，其效甚佳，救治一方百姓，小有声望，因此被尚书荐为太医院吏目。

万历二十一年（1593年），鲁王妃患膨胀病，腹大如鼓，坐卧不宁，经太医多方治疗不效，后鲁王召龚廷贤诊治，病情痊愈。鲁王大喜，称龚氏为国手，赞为"天下医之魁首"，并赠以"医林状元"匾额。其一生著述颇多，有《小儿推拿秘旨》《万病回春》《寿世保元》《种杏仙方》等，其著作在国内广为流传，且有不少翻刻、印行并收藏于日本、美国。

## 二、内容精要

### 1. 各卷概要

《种杏仙方》全书共4卷。

卷一、卷二以内科病证为主，列中风、伤寒、瘟疫、中暑、中湿、脾胃、伤食、痰饮等64篇。

卷三、卷四以妇、儿、外科病证为主，列经闭、崩漏、带下、种子、妊娠、产育等35篇。

书末附经验秘方、日用杂方、续劝善良规四十歌（即十劝歌、十戒歌、十莫歌、十要歌）及《万历癸末仲春金溪云林山人龚廷贤书》。

**2. 内容精选**

**（1）头痛论治**

头痛须详十二经，各经用药要分明。头脑尽痛手足冷，此为真痛命当倾。（《种杏仙方·卷二·头痛》）

按：此歌括强调治疗头痛应进行经络辨证，并与真头痛相鉴别。头为诸阳之会，手足阳经均循头面，厥阴经上会颠顶，"太阴、少阴二经，虽不上头，然痰与气逆壅于膈，头上气不得畅而亦痛"（《冷庐医话》）。十二经均与头痛密切相关，治疗时应详辨十二经，按经络辨证用药。真头痛病情危急，临床表现常为头脑尽痛，手足厥冷，临证时应注意头痛与真头痛鉴别，以免延误诊断治疗。

**（2）诸气论治**

诸气能令百病生，要知九气不同名。男宜调气兼和血，女要调经气顺行。

治膈气、风气、寒气、忧气、惊气、喜气、怒气、山岚瘴气、积聚痞气，心腹刺痛，不能饮食，时止时发，攻则欲死。用香附、郁金、甘草，锉一剂，生姜煎服。（《种杏仙方·卷一·诸气》）

按：该部分内容论治诸气。该书将病气分为膈气、风气、寒气、忧气、惊气、喜气、怒气、山岚瘴气、积聚痞气九种气。治疗上，提出根据男女不同生理特点，采用不同的治疗方法。男性宜调气兼和血，而女性则尤重调经，经调则气顺。其中九气病，表现为心腹刺痛，不能饮食，时止时发者，不可攻下，可"用香附、郁金、甘草，锉一剂，生姜煎服"。

**（3）腹痛论治**

腹痛有热亦有寒，死血食积并湿痰。时痛时止应是热，绵绵不止作寒看。（《种杏仙方·卷二·腹痛》）

按：该歌括指出治疗腹痛须辨寒热，热者多为"时痛时止"，寒者多"绵绵不止"。其病理因素概括起来主要有瘀、食、湿、痰。

**（4）消渴论治**

消渴要分上中下，上属肺经中胃者，下消属肾共三消，能食不食分治也。（《种杏仙方·卷二·消渴》）

按：该歌括指出消渴病分上、中、下三焦，分属肺、胃、肾。临床治疗时，根据其"能食"或"不能食"分别采用不同治法。虽未言明具体治疗方法，亦为临床治疗消渴病提供一种新的思路。

## （5）癜风论治

白癜紫癜一般风，更有汗斑亦相同。内服败风丸散药，外将末剂擦其容。（《种杏仙方·卷三·癜风》）

按：该歌括指出白癜、紫癜、汗斑三种皮肤病的共同病因病机——风。治疗上强调内外通治，内服祛风剂，以治其本，加上局部外用药，效更佳。此法，至今仍为皮肤科医者常用。

## 三、临床运用

### 1. 内科

#### （1）眩晕

《种杏仙方·眩晕》云："眩晕多属痰与火，六淫七情皆能作。眼暗身转及耳聋，要分虚实方下药。"该歌括朗朗上口，短小而精，概述眩晕病因、病机、临床表现、治则。外感六淫或七情过极均可致眩晕，其病机归纳起来主要为痰、火，常表现为眼暗、身转、耳聋，强调辨证治疗时应分虚实两端。而该书所载疗眩晕之方以治疗实证为主。

1）痰火上犯：该书云："治眩晕不可当，皆痰火所致。用大黄，酒拌，九蒸九晒，水丸如梧桐子大，每五七十丸，白水下。"火邪炽盛，炼液成痰，痰随火升，蒙蔽清窍，发为眩晕。大黄可"破痰实"，通腑泻热，从而治疗痰火上犯之眩晕。

2）痰涎壅盛：痰涎壅盛，上蒙清窍，发为眩晕。该书云"用枯矾为末，姜汤调服"，可燥湿祛痰。枯矾，又名"煅白矾"，为白矾加热融化并煅至枯干而成。白矾性寒，味酸、涩，《本草纲目》言："矾石之用有四。吐利风热之痰涎，取其酸苦涌泄也；治诸血痛、脱肛、阴挺、疮疡，取其酸涩而收也；治痰饮、泄痢、崩带、风眼，取其收而燥湿也；治喉痹、痈疽、蛇虫伤螫，取其解毒也。"煅制为枯矾后其燥湿祛痰功效更著。佐以姜汤，助其化痰。

3）痰气郁结：该书云："治七情感动，气郁生涎，随气上冲，头目眩晕，心嘈怔悸，眉棱骨痛。用大半夏，汤泡七次，切片，每四钱，生姜十片煎，入沉香磨水一呷，温服。"七情过极，肝气郁结，疏泄失职，津液运行不畅，痰涎内生，痰气郁结，上犯清窍，发为眩晕。半夏为燥湿化痰要药，佐以生姜温化痰饮，《本草经疏》云："沉香治冷气、逆气、气结，殊为要药。"三药合用，共奏理气化痰之功，眩晕得止。

#### （2）头痛

该书治疗头痛，非仅限于药物内服，疗法灵活多样，可供临床参考。有滴鼻，如"用生萝卜汁一蚬壳，仰卧，注鼻中，左痛注左，右痛注右"；有热敷，如"用麦麸炒熟，入好醋拌匀再炒，乘热缝袋盛之，贴痛处，外以手帕包裹，被盖，出汗立止"；有穴位贴敷，如"用南星、川芎等分，为细末，用连须葱捣成饼，贴太阳穴，手帕勒之"；有艾灸，如"用黄蜡一二两，放铁勺内熔化，将白纸蜡面上拖过如蜡纸样，每纸要阔二寸，长五寸。将真蕲艾揉软，摊蜡上，以箸卷为筒，插耳孔内，一头用火燃之，令烟气入耳内，热气入脑内，其痛即止，再不发矣。右边疼插耳左边，左边疼插耳右边，熏不过二次而已"。而内服中药，有"用香附二钱，川芎一钱，细茶一钱，水煎服"，可理气止痛，有"用大黄，酒拌炒，如此三次，为细末，清茶调服"，可清火祛痰止痛。

**（3）心悸**

该书论述心悸，散见于卷二《不寐》《眩晕》篇。心悸病证，有虚实两端。痰气郁结，阻滞心脉，或心血亏虚，均可致心失濡养，心脉运行不畅，发为心悸。痰气郁结者，"用大半夏，汤泡七次，切片，每四钱，生姜十片煎，入沉香磨水一呷，温服"，理气化痰；心血亏虚，热扰心神者，"用酸枣仁一两，炒香为末，每二钱，不拘时，竹叶汤调下"，养心安神，清心泻火；心虚胆怯者，"用猪心，劈开，入朱砂末于内，纸包火煨熟食之"。猪心，血肉有情之品，可养血安神；朱砂，可镇惊安神。二药合用，可镇惊定志，养心安神。

**（4）喘证**

该书卷一《喘急》篇专论喘证治疗。其指出，喘证辨证须辨明寒热、虚实，病理因素主要有痰、火等。治疗上，则多取药食同源者或单味药方。如治疗气喘者，"用韭菜汁，饮一杯，效"；上气喘嗽，烦热，不下食，食即吐逆腹胀者，"用生姜五合、砂糖四两相合，慢火熬二十沸，每用半匙含咽"；积年上气喘促，咳嗽，唾脓血者，"用萝卜子一合，煎汤，食后服"，降气化痰；喘证兼身浮肿者，"用甜葶苈一升炒，捣如膏，弹子大。每一丸，水一盏，枣四枚，煎五分，去渣温服"，泻肺平喘，利水消肿。

**2. 儿科**

小儿咳嗽论治，主要见于该书卷三《小儿杂病》篇。其用药简便效廉，且口感较佳，适宜小儿服用。小儿咳嗽痰喘，燥热伤肺者，"用甜梨一个，刀切勿断，入蜜于梨内，面裹，火煨熟，去面吃梨"。梨性凉液多味甜，可清热润燥，止咳化痰，治咳嗽发热，气喘，吐红。属气阴两虚者，"用人参、天花粉等分为末，每服五分，蜜水调服"。人参补益肺气，天花粉清热养阴，蜜水调服，味甜而润肺，全方益气养阴而止咳平喘。

**3. 耳鼻喉科**

该书对耳鼻喉科常见疾病耳聋、脓耳、耵耳、鼻塞、喉痹、喉暗、乳蛾、骨鲠等病证均有述及，内服、外治兼有，重视局部用药，对现今临床治疗耳鼻咽喉疾病有着重要的启示作用。

**（1）耳病**

1）内治法：肾虚耳聋者，"用全蝎（至小者）四十九枚，生姜（如蝎大）四十九片。二件铜器内炒至生姜干为度，作一服。初夜，温酒下，至二更，尽量饮，醉不妨。次日，耳如竺簧即效"，另外，还可"以酒煎前药，送下六味地黄丸一百，治耳鸣效"。

2）外治法

①滴耳法：如治耳聋，"用葱叶一根，入蚯蚓一条，头向上，入麝少许，盐一捻，须臾化水，滴一二珠入耳孔内，立通"。

②塞耳法：如治耳聋，"用九节菖蒲为末，入蓖麻子为膏，如鼠粪大，绵裹塞耳中"，或"用麝香一分，斑蝥一双，为细末，蜜丸绿豆大，以丝绵包裹塞耳，如热取出即通"。

③吹药法：如治脓耳疼痛，或出水者，"用枯矾末吹之"，收湿敛疮；治耵耳出脓者，"用五倍子，烧存性，为末吹耳"。

④涂敷法：如治冻耳，"用橄榄，烧灰存性，清油调敷。雀脑亦可。如耳烂，用贝母末干掺"。

**（2）鼻病**

1）内治法：该书云："治鼻塞不通，或流清涕，用牙皂末，每一匙，临卧黄酒调服。忌风。出微汗。"猪牙皂性温为辛、咸，归肺、大肠经，可祛痰开窍；黄酒调服，温通经络，可助猪牙皂开通鼻窍。

2）外治法

①塞鼻法：如治瓮鼻塞肉，肺气盛者，"用枯矾末绵裹塞鼻中，数日自清"；鼻塞不通者，"用菖蒲、皂角等分为末，每一钱，绵裹塞鼻内，仰卧少顷效"。

②吹药法：如治鼻中有肉赘者，"用藕节有毛处一节，烧灰存性，为末，吹患处"。

③敷贴法：如治老年人鼻流清涕不止，"用独蒜四五个捣如泥，贴脚底心下，用纸贴之，其清涕再不发"；治鼻红者，"治鼻红如神，用硫黄化开，入好烧酒内淬三次，为末，用茄汁调敷三次，效"。

**（3）咽喉病**

1）内治法：口服药物治疗咽喉病证，该书强调频服，至今仍为耳鼻喉科所推崇。如治喉痹及喉中热痛者，"用好消梨杵汁，频频饮之"；治咽喉肿痛，"用桔梗一两，甘草三钱，水煎，频服"；治失音者，"用槐花，新瓦上炒熟，怀之，随处细嚼一二粒，久久自愈"。

2）外治法：治疗咽喉病证，外治法该书载有吹药法。如治疗喉痹，"用茧孔三个，烧存性，蛇退皮一寻长（分四份，只用一份，烧存性），枯矾、硼砂各一钱，朱砂五分，为末，少许，吹喉中"。

## 四、后世影响

《种杏仙方》汇集了龚廷贤从医期间搜集积累的经验效方，多数方药具备简、便、效、廉的特点，切合实用，其中还含有大量珍秘的药方，对研究龚廷贤临床经验及古代医药学有着重要的参考价值。书中歌括词浅句俗，易诵易记，治法灵活多样，为后世医家提供了借鉴与参考。

## 五、现存主要版本

明万历九年辛巳（1581年）金陵周氏原刊本；日本庆安三年小鸿弥佐卫门刻本等。

◎ **参考文献**

[1] 龚廷贤撰. 种杏仙方　内府药方　药性分类 [M]. 海口：海南出版社，2002.

[2] 王君. 龚廷贤学术思想研究 [D]. 中国中医科学院，2009.

[3] 徐春娟，何晓晖. 盱江医学方书拾粹 [J]. 江西中医药，2016，47（3）：7－10.

[4] 陶波，曾冰沁，谢强，等. 盱江名著《种杏仙方》耳鼻咽喉科应用初探 [J]. 中国中医基础医学杂志，2018，（11）：1509－1513.

# 《鲁府禁方》（龚廷贤）

## 一、宫廷渊源

### 1. 提要

《鲁府禁方》又名《鲁府秘方》，成书于明万历二十二年（1594年），是由明龚廷贤奉鲁王朱颐坦之命，就鲁王府、龚廷贤所藏秘方编辑而成。是书首载《禁方括曰》以颂鲁王，正文分为福集、寿集、康集、宁集4卷以分类隶方，卷末附有延年、劝世等箴言。其内容包括临床妇、儿、内、外各科，涉及美容养生内容，间有医论歌诀及临床治验，共列病证治法113类，廷贤搜集了大量的丸、散、膏、丹、汤方，选方600余首，具有很高的临床实用价值。研读此书不仅可窥王府用药之概况，亦能反映龚氏治病之经验。

### 2. 著者传记

见《种杏仙方》。

## 二、内容精要

### 1. 各卷概要

全书4卷，按病证分为112门，按方剂性质分为通治、膏方、杂方3门，合计115门。

首载万历甲午鲁王《序》说明编撰缘由，正文开篇载《禁方括曰》歌颂鲁王贤德。

卷一为福集，主要为内科病证，包括中风、伤寒、瘟疫、中暑、内伤、伤食、痰火、咳嗽、齁喘等31类。

卷二为寿集，除内科疾病外有少部分五官、外科疾病，包括鼓胀、水肿、积聚、五疸、补益、痼冷、头痛、须发、鼻病、口舌、面斑、牙齿、眼目、咽喉、大小便闭、痔漏、肠澼、脱肛、诸虫等35类。

卷三为康集，主要为妇人、小儿疾病，包括经闭、血崩、带下、求嗣、妊娠、产育、产后、乳病、妇人杂症、小儿惊风、疳疾、吐泻、痢疾、疟疾、咳嗽、牙疳、口疮、预解胎毒、痘疮、小儿杂症21类。

卷四为宁集，主要为外科疾病，包括痈疽、瘰疬、疔疮、便毒、下疳、鱼口、杨梅疮、臁疮及救急、通治、膏药、杂方等 26 类。

末附《人有百病》《医有百药》《延年廿箴》《劝世百箴》。

**3. 内容精选**

**（1）龚氏治鲁王妃臌胀**

鲁藩贤国母，年近五旬，于癸巳秋，因惊风恼怒过度，患腹胀如鼓，左胁积块刺痛，上壅夯闷，坐卧不宁，昼夜不寐，身痒时热，痰嗽喘促，二便涩滞，间或作泻，四肢羸瘦，腹大如蛛，饮食不进，苦楚难禁，诸医罔效。……诊其脉，六部虚浮散乱急促，气口紧盛，脉无至数，病已垂危。细察其原，乃为前医误投攻击杀伐之过，以致元气脾胃亏损之极，由是肾水枯竭，心血干耗，肝木太旺，湿热壅盛。治之宜大补脾土，养肺金以制木，滋肾水、生心血以制火，平肝木，清湿热，升提下陷之气。……于是先进补中益气，倍用参、术，至三十余剂。后复诊其脉，左三部弦数，右三部洪数，气口紧盛，脉来七至，似有可生之机。每日五更，进六味地黄丸一服；辰时进汤药一剂，内加参术膏调服；午间进太和丸，或瑞莲丸一剂；晚上又汤药一剂。日日如斯，未少间焉。服至五十剂，诸症稍减。至百剂，苦楚全无。奈病者不能戒气节食慎劳，三者屡屡犯之。又时值春令，肝气愈盛，脾气愈惫，深为可虑。因循至此，病难脱体。幸天相吉人，阴骘可以延寿。后调治半年余，人参服至六七斤许，始获全安。我仁恩国主，喜而羡曰：真天下夺魁之国手也。遂题之匾曰：医林状元。众皆欣服。第予惭谫陋，何敢当此宠渥哉。后之医斯病者，可不以补虚为主耶。（《鲁府禁方·卷二·寿集·鼓胀》）

按：这部分讲述的是鲁恭王母妃鼓胀一案。王妃腹胀如鼓，饮食不进，四肢羸瘦，鲁敬王遍访名医，诸医罔效，药屡至而屡试，病愈久而愈剧，寻至龚氏，诊其六部脉象虚浮散乱，气口紧盛（左手关前一分为人迎，右手关前一分为气口。《脉经》曰："人迎紧盛伤于风寒，气口紧盛伤于饮食"），脉无至数，辨为前医攻伐太过，致脾胃元气亏损所致，"由是肾水枯竭，心血干耗，肝木太旺，湿热壅盛"，"治之宜大补脾土，养肺金以制木，滋肾水、生心血以制火，平肝木，清湿热，升提下陷之气。"先进补中益气汤倍用人参、白术以补元气，健脾胃，继用益气补脾、养心平肝、清火消胀之剂，后配合止泻、进饮食、顺气解郁、消鼓胀、化积滞之品调理半年余而愈。鲁王欣服，问及龚氏如何药到病除，龚氏指出：此鼓胀乃"内伤不足"之证，脉象已证，治疗应本《内经》"塞因塞用"之旨，以人参、白术健脾。至于病胀日久，脾胃虚，虽有大小便不利，亦属气虚不运，血虚失养，"当大补气血为主"，"慎不可用下药也"。

**（2）小便闭内治与外治**

治小便不通樊进忠经验：用蟋蟀，一名促织，大者三个，焙干为末，煎竹叶汤调服，神验。

治小便不通：麝香、半夏末，填脐中，上用葱白、田螺捣成饼，封脐上，用布带缚住，下用皂角烟熏入马口，自通。女人用皂角煎汤，洗阴户内。

治小便不通：用皮硝一合，连葱须一根，捣为一处，用青布摊在上，似膏药样，用热瓦熨之即出。

治小便不通，腹胀疼痛欲死：野地蒺藜子，不拘多少，焙黄色为末，温黄酒调服，立通。

神灰散治小便不通，登时见效，用苘麻烧灰，黄酒调服。（《鲁府禁方·卷二·寿集·小便闭》）

按：小便闭是以小便滴沥不畅甚或不通为表现的疾病，中医称为癃闭，相当于西医各种原因引起的尿潴留和无尿症，如膀胱括约肌痉挛、尿路结石、急性肾功能衰竭的少尿及无尿期、老年人前列腺增生、产后尿潴留等疾病。《鲁府禁方》专设小便不通一篇，载有验方5首，涉及药味十余种，包括内服法、脐疗法。其中内服法以蟋蟀（又称促织）入药，其性辛、咸、温，有毒，入膀胱、大肠经，能散水寒之气，具利尿通淋之功，现代药理研究证实其有兴奋膀胱括约肌神经及舒缓输尿管痉挛的作用，与淡竹叶汤调服，利尿作用倍增。有以蒺藜子（又称刺蒺藜）入药，性辛苦温，入肺肝经，善行善破。《本草汇言》云："刺蒺藜，去风下气，行水化癥之药也。其性宣通快便，能运能消，行肝脾滞气，多服久服，有去滞之功。"用黄酒以增温通止痛之效，故可用于小腹胀满气急甚者。神灰散以苘麻灰调黄酒服，苘麻的种子称"冬葵子"，具利尿、通经下乳之效，全草也作药用。

脐（神阙）位于任脉上，为五脏六腑之根，十二经、奇经八脉均直接或者间接通于脐，且现代医学认为，脐为腹壁最薄之处，利于药物的渗透和吸收。龚氏所著医书中收集大量脐疗法以治疗大小便闭、㿉冷、腹痛等脾胃病及月经不调、痛经、阳痿、早泄等下焦病证，疗效确切，极具研究价值。此处载有两种方法：一是先将麝香、半夏填入脐中，再用葱白、田螺，各捣烂成饼，封于脐上，布带缚住，男性用皂角烟熏尿道口，女性用皂角煎汤熏洗阴户，适应于寒痰湿邪阻滞胞中，气不得化出，故胞满而小便不通者；二是用皮硝、葱须捣为一处，似膏药样贴于脐上，用热瓦熨之即出。

**（3）论青筋**

白虎丸：治青筋初觉，头痛恶心，或心腹、腰背、遍身疼痛，憎寒壮热，不思饮食。此瘀血上攻，即进一服，当时血散。若遇三五日，青筋已老，多服亦效。及妇人崩漏带下，久患赤白痢疾，或打扑内损，血不能散。古矿灰（不拘多少，杂色泥土，为末，水飞晒干），上为末，水糊为丸，如梧桐子大。每服三五十丸，温烧酒送下。看病轻重，加减丸数。（《鲁府禁方·卷一·福集·青筋》）

按：龚氏将青筋归于"气逆而血不行，并恶血上攻于心也"，认为多因恼怒引起，自古以来无方可治。患有青筋多伴有头痛恶心、身痛、不思饮食等表现，认为青筋属东方肝木，于是自制一方，取名白虎丸，取西方肺金之意，以克肝木。从龚氏论青筋病的病因、病机及制方取名用意，皆可看出他将此病责之于肝。他对青筋病的论述也极大地丰富了此病的病因病机内容。

**3. 传世名方**

**（1）解表透疹剂**

复生丸（卷三）

【组成】当归身　西芎　升麻　干葛　白芍　人参　黄芪　甘草（各五钱）辰砂（一两二钱）　紫草茸（一两）

【用法】上为末，糯米粽为丸，鸡头子大。每服一丸，河水煎滚，入黄酒少许送下。

【功用】益气养血，解毒透疹。

【主治】痘疹不起胀。

**（2）治眩剂**

除眩四物汤（卷三）

【组成】当归身（酒洗）　川芎　赤芍　生地黄（各一钱）　羌活（八分）细辛（五分）　藁本（七分）　蔓荆子（一钱）　白芷（一钱）　甘草（三分）

【用法】上锉，水煎服。

【功用】活血化瘀，疏风散寒。

【主治】头目昏眩。

**（3）清热剂**

黑白散（卷四）

【组成】黑牵牛　白牵牛各一合

【用法】用布包捶碎，好酒一碗，煎至八分，露一宿，温热服。大便脓血为度。

【功用】泄泻热毒，破积通滞。

【主治】痈疽发背，无名肿毒，医所不识者，并皆治之，神效。

#### （4）补益剂

加减补中益气汤（卷二）

【组成】黄芪（二钱，炒）　人参（四钱）　白术（三钱，土炒）　当归（一钱）　白芍（一钱，酒炒）　陈皮（七分）　柴胡（五分）　升麻（三分）　黄芩（酒炒，三分）　黄连（姜炒，五分）　木香（三分）　砂仁（四分）　茯苓（五分）　甘草（五分）

【用法】上锉一剂，生姜三片，枣一枚，水二钟，煎至一钟，温服。

【功用】补元气，健脾胃，养心血，平肝火，清湿热。

【主治】鼓胀。

#### （5）理气剂

进食四物汤（卷三）

【组成】白芍（酒炒，一钱）　川芎（七分）　香附（一钱）　砂仁（八分）　陈皮（八分）　枳实（麸炒，七分）　槟榔（七分）　乌药（七分）　青皮（去瓤，七分）　莲肉（七分）　白豆蔻（去壳）　青木香（各五分）

【用法】锉末，加生姜三片，水煎温服。

【功用】健脾理气。

【主治】脾气不和，胸中饱闷。

#### （6）祛湿止痒剂

二仙扫痱汤（卷四）

【组成】枣叶　好滑石末

【用法】用水数碗，共合一处，熬二炷香，乘热浴洗。二三次即愈。

【功用】祛湿止痒。

【主治】伏热遍身痱痒。

### 三、临床运用

#### 1. 五官科

《鲁府禁方》辨治五官疾病颇具特色，方药效验，是辨治五官疾病的重要著作。是书记载了诸多切实可用的方药和治法，见解独到，且尤重外治，重视局部用药，有塞、吹、含、敷、洗等丰富的用药方法，内容较《种杏仙方》更为丰富。

#### （1）耳病

1）耳鸣：《鲁府禁方·卷一·福集·中风》载："千金不换刀圭散：治男妇小儿诸般风证，左瘫右痪……耳内蝉鸣……药用川乌、草乌（并用水泡，去皮尖）、苍术（米泔浸，各二两）、人参、白茯苓（去皮，各一钱半）、两头尖（一钱）、甘草（炙，一两半）、僵蚕（隔纸炒，三钱半）、白花蛇（酒浸三日，弃酒火炙，去皮骨）、石斛（酒洗，各五钱）、川芎、白芷、细辛、当归（酒洗）、防风（去芦）、麻黄、荆芥、全蝎（瓦上焙干）、何首乌（米泔浸，忌铁器）、天麻、藁本（各二钱半），上为细末，每服二分或五分，渐加至六七分，临卧酒调下。不饮酒者，茶亦可。服后忌多饮酒，并一切热物饮食，一时恐动药力。"

龚氏辨治耳鸣，善从风痰论治，认为可由风痰相夹，循经上扰耳窍所致，治宜祛风化痰通窍之剂。千金不换刀圭散中炮川乌、炮草乌、苍术、荆芥、藁本、防风祛风除湿；人参补气；细辛、白芷辛散温经通窍；更用白花蛇、僵蚕、全蝎、天麻搜风通络，使疗效大增；巧用麻黄，开结散瘀，取轻清上行之意，以宣肺通窍化痰。可见，龚氏从风痰论治风证耳鸣，其用药活泼，不落窠臼，无不桴鼓取效。

2）耳聋：《鲁府禁方·卷一·福集·伤寒》载："柴胡双解散：治少阳经，耳聋胁痛，寒热痛呕而口苦，脉来弦数，属半表半里，宜和解。此经有三禁，不可汗、下、利小便也。药用柴胡、黄芩、半夏、人参、甘草、茯苓、芍药、生姜、枣煎服。呕者加陈皮、竹茹、姜汁；痰多加栝蒌、贝母；口渴加知母、石膏；心中饱闷加枳壳、桔梗；心下痞满加枳实、黄连；内热甚，错语心烦不得眠，合黄连解毒汤；小便不利，大便泄泻，合四苓散；夹热而利，加炒连、白芍药。"

龚氏辨治耳聋，善从少阳经论治，认为其属半表半里之证，宜和解少阳之剂，并强调此经有三禁，不可汗、下、利小便。世人多从肾论治耳聋，殊不知在十二经脉中，尤以手足少阳经与耳窍循行之关系最为密切，故二经经气调和，经脉通畅，则耳之脉络通畅，能发挥其正常功能。龚氏独辟蹊径，重视手足少阳经病理表现，再根据有无其他兼症辨证施治，方随证定，效必旋踵。

**（2）鼻病**

1）鼻塞：《鲁府禁方·卷一·福集·伤寒》载："疏邪实表汤：治冬月正伤寒，头痛发热，恶风鼻塞，项脊强重，脉浮缓，有汗者，太阳表证也。药用桂枝、芍药、甘草、防风、川芎、羌活、白术，姜一片，枣二枚，水煎服。汗不止加黄芪，喘加柴胡、杏仁，胸中饱闷加枳壳、桔梗。"

龚氏善从营卫不和辨治鼻塞，治冬月伤寒鼻塞，多从表虚自汗、营卫不和论治，予桂枝汤为主，加以祛风解表之药，使营卫和调、卫阳升发正常，则鼻窍得养，诸症俱除。

2）鼻衄：《鲁府禁方·卷一·福集·伤寒》篇载："生地芩连汤：治鼻衄成流

不止者，或热毒入深，吐血不止者，并治。若见耳目口鼻并出血者，则为上厥下竭，不治。药用生地黄、黄芩、黄连、犀角、茅根、甘草、人参、桔梗、山栀、当归、姜、枣煎，临服入捣韭汁墨磨一匙，调之温服。"

龚氏认为，鼻衄量多是热毒入肺，灼伤血络，遂血热妄行，出现鼻衄成流不止，宜凉血滋阴清热。方中生地黄凉血滋阴清热；黄芩、黄连清热泻火；犀角、茅根、山栀凉血止血；辅以人参、当归，气血双补。诸药合用，凉血止血，气血双补，血自循经。

3）红糟鼻：《鲁府禁方·卷二·寿集·鼻病》云："治红糟鼻，用升麻、牡丹皮、生地黄、大黄（各一钱半）、黄连、当归、葛根（各一钱）、生甘草、白芍（各七分）、薄荷（五分），每帖加红小豆面一撮。上锉，水一钟半，煎至一钟，去粗渣，徐徐服之，忌蒜、椒、酒。"

龚氏多从肺胃积热论治。红糟鼻是肺经郁热，热与血相搏入鼻窍，使鼻发红；又脾胃素有积热，复食辛辣之品，生热化火，火热循经上蒸，使鼻部潮红、络脉充盈。治宜清泄肺胃积热。方中升麻、葛根升阳透疹；牡丹皮、生地黄清热凉血；大黄、黄连、薄荷、红小豆，清热解毒；当归、白芍滋阴养血；甘草解毒和中，调和诸药。全方共奏清热解毒、泄肺胃积热之功。

4）治鼻外用方："赤鼻久不瘥，用大黄、芒硝、槟榔等分，为末，调敷患处三四次，洗净，却用银杏嚼烂敷之。瓮鼻塞肉乃肺气盛，用枯矾研为末，绵裹塞鼻中，数日自消矣。"

"治鼻疮，用杏仁（去皮尖），用乳汁和之，搽疮处。"

### （3）咽喉病

1）喉痹：喉痹指以咽部红肿疼痛，或干燥、有异物感，或咽痒不适、吞咽不利等为主要临床表现的疾病。此证多为痰火壅盛，痹阻脉络，壅塞咽喉，病变迅速。龚氏针对痰火互结、壅阻喉腔的喉痹重症，擅以吹药涤痰散热消肿。如治咽喉肿痛，用吹喉散，以"牙硝、硼砂、雄黄、僵蚕、冰片共为末，吹喉"。方中硼砂、雄黄、僵蚕化痰散结；牙硝、冰片清热解毒。诸药合用，化痰散结，解毒消肿，神效立见。此外，若遇急喉闭，"于大指外边指甲下根，不问男女，左右用布针（锋针）针之，令血出即效。如大势危急，两手大指俱针之，其效尤捷。"可见，龚氏治疗喉痹重症、急症，针药并用以消肿开痹，急则治标，缓则治本，有不可胜道者。

2）喉风：喉风指咽喉部突然肿痛、音哑、喉鸣、呼吸困难等疾患。若兼见牙关紧闭、吞咽困难者，称"锁喉风"；咽喉部糜烂者，称"烂喉风"。龚氏针对风痰壅阻喉腔的喉风急危重症，擅以暴悍之药涌吐风痰，直治其本。如治诸喉风，《鲁府禁方·卷二·寿集·咽喉》载："用猪牙皂角一两，去黑皮并弦，锉碎，水二钟，煎至一钟，去滓，加蜜一匙。如无，以鸡清半个，和匀服之，随即吐出风痰。如牙关紧急，用巴豆三五粒，去壳，研油于纸上，作捻熏两鼻中，苏矣。"

3）乳蛾：乳蛾是以咽喉两侧喉核（即腭扁桃体）红肿疼痛，形似乳头，状如蚕蛾为主要症状的喉病。发生于一侧的称单乳蛾，发生于双侧的称双乳蛾。龚氏治疗乳蛾急危症颇具心得，所用方药简便易得，每投必应，活人于须臾。"治乳蛾气绝者，即时返活。单蛾，用巴豆一粒打碎，入绵茧壳内塞鼻，在左塞左，在右塞右。若双蛾者，用二粒塞两窍，立效。"

**（4）口齿病**

1）牙痛："立止牙痛方，好雄黄为末，蒜一瓣，捣烂，麻布扭汁，令患人先噙水一口，将布包蒜扭汁，滴鼻中，男左女右，弹上雄末一指甲，些须患人提气一口，将药吸上，即吐水痛止。"

"治虫牙痛方，蟾酥、朱砂、雄黄各一分，上为细末，面糊为丸，如米粒大。每用一丸，咬痛处，立止。"

"治牙痛，麝香五分，另研，胡椒、甘松各一分，雄黄半分，上为细末，研匀，炼蜜为丸，如桐子大。用新绵裹一丸，安在患处，咬定，立效。"

2）口疮

口疮多为脏腑有热所致，应以清热泄火为主、滋阴生津为辅治之。

"治口舌生疮方，黄连、细辛各等分。上为末，干掺之，效。"

"治口疮方，黄连三钱，干姜二钱，炮，甘草三分，上为末，搽患处，良久嗽吐涎出，再搽再吐涎，愈。"

"硼砂丸，治口臭口干口舌生疮。硼砂二两，风化马牙硝四两，片脑、麝香各一钱，寒水石（飞，煅）十两，上为极细末，熬甘草膏和丸，如桐子大。不拘时含一丸，咽津，妙。"

3）口臭："噙化上清丸：香口生津，止痰清热，宁嗽清头目。五倍子打碎，去内末，净一斤，为细末，用水白酒曲二两，亦为细末，二味合一处，令匀。却将细茶煎卤，冷和二味，如烙饼面样。放磁盆内，上用磁拌盖严，放木桶内。上下周围俱铺穰草，口间上用草拍盖住。次日验看，发动作热，用棍动，仍旧盖住，看盖上有水擦净。如此一日二次，看搅擦水。至二七日尝之，其味凉甜为止。后合法前制中煎，乘湿加南薄荷三两，白硼砂二两，砂仁（焙）、甘松（焙）、玄明粉各为末五钱，将前共为一处，用梨汁熬膏，捣和为丸，任意噙化。加片脑尤妙。如无梨汁，用柿霜白汤和之亦可。"

## （5）眼病

1）眼赤肿痛：龚氏辨治眼赤肿痛善以各种外用药结合洗、敷等用药手法，直接作用于患处。

治暴发眼赤肿痛，眵泪隐涩难开，用"黄连、南薄荷为末，用鸡子清调和，隔纸涂眼上良久，干则以水润之，即效"；或用"大黄末，新汲水调，涂两眉正上头两脑，水润之即愈"。治火眼赤眼暴发，肿痛不可忍者，用水煎黄连、黄柏、白矾、胶枣半钟，洗之即消；或用拜堂散（白矾、铜绿），泡水洗之，即愈。治风眼赤烂，用"黄连、黄芩、黄柏、荆芥、防风、薄荷各等分。先将各味共切，有半碗，洗净晒，略带湿入碗，加朝脑五六钱，散在上，以一碗合，着纸数重糊严，慢火在碗下三钉支，烘升灵药，些少点眼"。

2）雀目昏暗："用干菊花、黄连、夜明砂，为末，井花水为丸，桐子大，每服五七丸，盐汤送下。"

## 2. 养生

### （1）万病根源总属虚

《内经》云："正气存内，邪不可干。"龚氏提出"虚"为万病之源，与之契合。《鲁府禁方·卷二·寿集·补益》云："夫万病之源，总归于虚。虚者，人不自慎而戕之也。盖饮食失节，损伤脾胃；劳役过度，耗散元气；思虑无穷，损伤心血；房欲过度，耗伤肾水。此四者人常犯之。虽智者慎之，亦难免无一伤也。然伤之者，则内伤劳瘵，诸虚百病生焉。良工未遇，峻剂复攻，则轻病变重，重病变危，可胜叹哉。"

脾胃为后天之本，最易受损，其在治疗众多疾病中大量使用补益脾胃的药，如鲁王妃鼓胀案中的加减补中益气汤、参术膏、太和丸等。再如延年益寿方保合太和丸，以白术、当归、茯苓、白芍、人参、山药、龙眼、白蔻、甘草大补脾胃元气；陈皮、莲肉、半夏、枳实、神曲、麦芽、山楂、香附、黄连以健脾理气消积，常服补气力、增精力。

此外，忧思伤心，房欲伤肾，此人之常犯，故调摄心肾亦尤为重要，可用坎离既济丸，药用熟地黄、生地黄、天门冬、麦门冬、山茱萸、山药、甘枸杞、肉苁蓉以滋肾水；黄柏、知母清虚火，当归、白芍药、白茯苓、牡丹皮、泽泻、五味子、拣参、远志以补心血，水升而火降，水火相济，延年而益寿。

人之衰老不可避免，年过四十，气血渐衰，当重益精补血。如"制斑龙胶法，能生精养血，益智宁神，顺畅三焦，培填五脏，补心肾，美颜色，却病延年，乃虚损中之圣药也"，"全鹿丸，治诸虚百病，精血不足，元气虚弱，久无子嗣，并四肢无力，精神欠爽。常服能还精填髓，补益元阳，滋生血脉，壮健脾胃，安五脏，和六腑，添智慧，驻容颜"。

**（2）注重调摄情志**

在鲁王妃病例记载中有"奈病者不能戒气、节食、慎劳，三者屡屡犯之"，明确提出在疾病的治愈过程中，情志"不能戒气"的消极影响因素。在卷末"人有百病"文中有"喜怒偏执是一病"，显然龚氏十分注意情志对人体健康的影响。龚氏又在卷末"医有百药"中提出"思无邪僻，行宽心和，清心寡欲，心无妒忌，心无狡诈，不争是非，心平气和"等延年廿箴，"物来物应，事过心宁，悲哀喜乐，勿令过情"，强调一个人保持心气平和坦荡及不过怒暴喜对养身延年的重要性。

**3. 美容**

该著作为宫廷王室的秘典，内有大量养生保健美颜方，其中的香药治疗、内服与外用相结合、药食结合及呼吸运动引导等方法，对当前研究中医药美容及中药美容制剂具有很高的参考和借鉴价值。

**（1）须发**

1）乌发内治："乌须固本丸，生精补髓，益血补虚，乌须黑发，返老还童，延年益寿。"

"何首乌（八两，米泔水浸三宿，竹刀刮去粗皮，切片，黑豆五升同首乌滚水浸一时，蒸熟去豆）、黄精（四两，黑豆二升同煮熟，去豆，忌铁器）、生地黄（酒浸）、熟地黄（酒浸）、天门冬（去心）、麦门冬（去心）、人参、浙术（去芦）、白茯苓（去皮）、甘枸杞、五加皮、巨胜子、柏子仁、松子仁、核桃仁（各二两），上为细末，炼蜜为丸，如梧子大。每服七八十丸，加至百丸，空心温酒下，盐汤亦可。忌葱、蒜、萝卜、豆腐、烧酒等物，并房事。"

发为血之余，头发的生长取决于血液的盛衰。肝主藏血，肝经不畅则气滞血瘀，血瘀则不荣须发；肾藏精，肾精亏虚，不能滋养秀发；心藏神，心神逆乱则发燥。因此，与须发异常有关的主要脏腑为肝、肾和心。何首乌乌须发、补肝肾、益精血；熟地黄、当归、白芍、山药补血滋阴、柔肝潜阳；党参、黄芪、白术、黄精补气复元，使气血双补、气行血行；其余诸药利水渗湿，泻浊止腻，促脾统血运化，补肝养血，益肾涩精，养心安神，增进固精锁阳之力。诸药合用，共同起到乌发的作用。

2）乌发外治："牢牙乌须，养生不用炼丹砂，每日清晨只擦牙，若还用之三五日，转教须鬓黑如鸦。旱莲草、青盐、槐角子、猪牙皂、生地黄（各一两），上俱切碎，捣和一处，纸包盐泥裹，烧存性，研为细末。早晨擦牙，吐出洗须上，久则其黑如漆。"

"益牙散：补肾去脾湿热，固齿止疼，明目乌须发，大有神效。熟地黄、地骨皮、川芎、青盐（炒）、香附子、破故纸各二两，细辛、防风各二钱半，白蒺藜、五加皮、石膏各五钱，川椒、猪牙皂角各二钱，上为细末，每早蘸药擦牙，用百沸汤漱口咽下，其效不可尽述。"

"肾之华在发"，"肾在体合骨"，肾主藏精，肾气充盛，齿更发长，肾精亏虚，则发枯齿槁，齿、发常常合病。以上两方均有固齿乌发的功效，药末擦于牙上，再吐出洗发，或用热水咽下，内服与外治相结合，简便效廉，一举两得。

3）洗头法："省头香：茅香、山奈、荆芥、川芎、檀香、细辛、沉香、防风、川椒、樟脑各一两，白芷、甘松、广零陵香、香附子各二两，上为细末，掺头发内。"

"干洗头：甘松、川芎、百药煎、薄荷、白芷、五倍子、藿香、茅香、草乌各等分，上为末，不拘多少，干洗头发。"百药煎为五倍子同茶叶等经发酵制成的块状物。

**（2）面部**

1）善用芳香，活血美白："洗面沤子：茅香、藿香、零陵香、樟脑，以上为细末，小袋盛之，加梨核、红枣、享糖（量加），小磁罐盛，滚黄酒浸之，旋添旋用。"

龚氏尤善用辛散，芳香药物，配以活血之药。如上方中茅香、藿香、零陵香芳香辟秽，樟脑杀虫灭菌，梨核、大枣、享糖滋泽肌肤。诸药配以黄酒，取其温运气血之功，可促进面部血液循环，悦泽面部皮肤。

2）以香取香，以白美白：《鲁府禁方》在美容方剂的药物使用上，多用"白"字类药物，以达到以白美白之功用。代表方剂八白散，方中由白及、白丁香、白僵蚕、白丑、白蒺藜、白升麻、白蔹、白芷、白茯苓、白附子等10种白字头的中药组成，配以芳香清凉的山奈，治疗粗黑、痔疮、黑斑等，以达到美白效果，现代药理证实，山奈具有很好的防晒效果。"白"药取其色，以色治色，用白除黑。

香味药取其味，以味行气，以香送药。龚氏多用"香"类药物，以达到辛香走窜、芳香除臭之效。如麝香、藿香、檀香、甘松香、零陵香、丁香、茅香、沉香、木香等。芳香类药物不仅香气袭人，其本身的辛香走窜之性，既能开毛窍、走肌肉、通经络，又能行药入里，通行气血，畅和营卫，因而，芳香药被大量选入《鲁府禁方》美容方中。

## 四、后世影响

《鲁府禁方》精选明代鲁王府珍藏的秘方和太医院名医龚廷贤多年收集的经验

方编撰而成，其中包括较多单秘验方，且方多不见于诸书所载，十分珍贵而切合实用，是研究明代宫廷医学的重要医学文献。但因书内涉及龚氏治愈鲁敬王妃子疾病一事，为避讳恭王将原书版内容进行剜改，易书名为《鲁府秘方》，易作者为刘应泰，收入《四库全书总目》中，得以广泛流传。

## 五、现存主要版本

明抄本；日本庆安一年戊子（1648 年）小鸠弥左卫门刻本；据日本庆安一年刻本抄本；《珍本医书集成》本等。

## ◎ 参考文献

[1] 龚廷贤. 鲁府禁方 [M]. 天津：天津科学技术出版社，1999.

[2] 程学军.《四库全书总目·鲁府秘方》辨误 [J]. 图书馆工作与研究，2016，(6)：93 –95，103.

[3] 李焕荣. 中医鼓胀病论治发展源流 [J]. 中华医史杂志，1997，(1)：15 –19.

[4] 张学成，刘志顺.《万病回春》《寿世保元》脐疗法探析 [J]. 针灸临床杂志，2019，35 (1)：68 –72.

[5] 谢强，宋济，黄冰林. 盱江名著《鲁府禁方》辨治五官疾病特色探微 [J]. 实用中西医结合临床，2016，(7)：50 –51，66.

[6] 陈丽姝，孙亦农.《鲁府禁方》养生观 [J]. 长春中医药大学学报，2010，(1)：153 –154.

[7] 黄青，张佳琪，彭胜男，等. 盱江名医龚廷贤美容学术思想研究 [J]. 中医研究，2017，(8)：58 –60.

[8] 潘馨莹，蔚振宇.《鲁府禁方》美容方药探析 [J]. 河南中医，2015，(6)：1439 –1440.

# 《伤寒论类方》（徐大椿）

## 一、宫廷渊源

### 1. 提要

《伤寒论类方》，成书于清乾隆二十四年（1759 年），由清代著名医学家徐大椿所著。徐氏一改过去以经类方的模式，而是以方类证来对《伤寒论》条文重新编排。将原书 113 方按解肌发汗、攻邪散痞、清热逐水、温中祛寒等作用，分成 11 类方，外加杂方，共成 12 类。除杂方外，都以主方冠名，主方之下，列述有关类方相关条文。"每类先定主方，即以同类诸方附焉，其方之精思妙用，又复一一注明，条分而缕析之，随以论中用此方之症，列于方后，而更发明其所以然之故，使读者于病情药性一目显然，不论从何经来，从何经去，而见证施治，与仲景之意无不吻合"。徐氏探求三十年载，力求极致，书中序言曰："余纂集帙成之后，又复钻穷者七年，而五易其稿，乃无遗憾。"

### 2. 著者传记

见《难经经释》。

## 二、内容精要

### 1. 各卷概要

《伤寒论类方》把《伤寒论》113 方分为 12 类，共成 4 卷。

第 1 卷列有桂枝汤类（19 方）、麻黄汤类（6 方）、葛根汤类（3 方）、柴胡汤类（6 方）。

第 2 卷列有栀子汤类（7 方）、承气汤类（12 方）。

第 3 卷列有泻心汤类（11 方）、白虎汤类（3 方）、五苓散类（4 方）、四逆汤类（11 方）、理中汤类（9 方）。

第 4 卷列有杂法方类（22 方）和六经脉证。

## 三、后世影响

徐灵胎所著《伤寒论类方》，一改从前传统研究模式，不类经而类方，另辟新径，从方证相应的角度来阐释《伤寒论》，对后世方证学说产生了深远的影响。《四库全书总目提要》称其"使方以类从，证随方列，使人可按证以求方，而不必循经以求证。虽于古人著书本意未必果符，而于聚讼纷岐之中，芟除藤蔓之一术也"。方以类从，证随方列，将《伤寒论》诸方进行分类，并对同类诸方随证加减变化做了深入研究，方便后世学者随方求证，按证选方，极大方便临床运用。徐氏类方方法开辟一种新的学习《伤寒论》的思路，为后世医家提供借鉴，影响深远。

## 四、现存主要版本

清乾隆二十四年刻本；清光绪四年扫叶山房刻本；清光绪十八年湖北官书局刻本；《徐灵胎医学全书》本；1956 年人民卫生出版社影印本等。

### ◎ 参考文献

［1］徐大椿著，李具双、赵东丽校．伤寒论类方 ［M］．北京：中国中医药出版社，2015.

［2］崔文成，徐国仟．《伤寒论类方》编次特点 ［J］．山东中医学院学报，1990，（5）：52 － 56.

［3］黄煌．关于《伤寒论类方》与《类聚方》的思考 ［J］．医学与哲学，1994，（3）：32 － 33.

［4］左言富．从"伤寒论类方"的发展看《伤寒论》方剂的特点 ［J］．南京中医学院学报，1982，（4）：17 － 20.

# 第四章　本草类

# 《新修本草》（苏敬）

## 一、宫廷渊源

### 1. 提要

《新修本草》（又称《唐本草》）约撰成于659年，是我国古代第一部政府组织编撰并颁行的药典。该书以陶弘景《本草经集注》为蓝本，纠正陶氏纰缪，增补注文与新药，力求"本经漏功则补之，陶氏谬说则正之"。在编写体例上仍沿用陶弘景的自然属性分类结合三品分类，以玉石、草、木、兽、禽、虫鱼、果、菜、米谷等分为九类，每类分上、中、下三品。为编《新修本草》，朝廷在全国范围内收集药物标本，绘制图谱，编撰《药图》25卷，并记载药出州土、采造时月等，图文并茂，绘制考究，以实物标本描绘图形，彩色图谱与正文相对照，改变了以往本草学著作只有文字没有药图的弊端，对后世本草学著作的编撰产生了重要影响。

### 2. 著者传记

唐代国力强盛，版图辽阔，对外交流频繁，药物种类增多，陶弘景《本草经集注》已不能满足社会需求以及本草学发展需要，在这种背景下，右监门府长史苏敬上书唐高宗，请求编修本草，于是唐高宗下诏命李勣、苏敬等人主持编撰此书。

苏敬（599—674），湖北人，50岁后调入京城，时任"朝议郎右监门府长史骑都尉"，据考证此官职为太医署主司"宫人患坊药库"的人员门禁出入之事，看似与医药之事无关，但苏敬实则深解医药，曾与徐恩恭、唐临等著有《三家脚气论》一书。《新修本草》成书后不久，苏敬因年近七十致仕去官，未再升迁。

## 二、内容精要

### 1. 各卷概要

全书共分《本草》《图经》《药图》三部分，其中《本草》部分20卷，计850种药物。

第1卷为序，由孔志约、梁陶隐居所作，另有合药分剂料理法1篇。

第2卷为例，为该著总论，包括诸病通用药、解毒、服药食忌例、凡药不宜入汤酒者、畏恶七情表、药对岁物药品篇，提纲挈领，形成了较为完备的中药理论体系。

第 3 ~ 5 卷为玉石三品；第 6 ~ 11 卷为草三品；第 12 ~ 14 卷为木三品；第 15 卷为禽兽；第 16 卷为虫鱼；第 17 卷为果部；第 18 卷为菜部；第 19 卷为米谷；第 20 卷为有名未用。各卷详细论述了药物的性味、主治、用法及产地良劣、采集时间等。

《药图》部分描绘药物的形态，《图经》则是药图的说明文，此二部分已佚。

**2. 内容精选**

**（1）采造时月**

本草时月，皆在建寅岁首，则从汉太初后所记也。其根物多以二月、八月采者，谓春初津润始萌，未冲枝叶，势力淳浓故也。至秋则枝叶就枯，又归流于下。今即事验之，春宁宜早，秋宁宜晚，其华、实、茎、叶乃各随其成熟耳。岁月亦有早晏，不必都依本文矣。经说阴干者，谓就六甲阴中干之。依遁甲法，甲子阴中在癸酉，以药著酉地也。余谓不必然，正是不露日曝，于阴影处干之耳。所以亦有云曝干故也。若幸可两用，益当为善。（《新修本草·卷第一·梁陶隐居序》）

按：上文是关于"采造时月"的内容，即中药材的采收时间、季节，包括了产地药材初加工的过程，即阴干。该段指出根及根茎类宜在阴历二、八月份采收，早春新芽未萌，深秋地上部分停止生长，营养物质贮存于地下部分，有效成分含量高，产量大，"华、实、茎、叶"生长成熟具有明显的季节性，其采收时节和方法通常以入药部位的生长特性为依据。唐代中药材采收加工技术已达到了较高水平，《千金要方》和《千金翼方》中出现"药出州土""采药时节"和"药藏"等专论内容，并指出："凡药，皆须采之有时日，阴干、曝干，则有气力。若不依时采之，则与凡草不别，徒弃功用，终无益也。"《新修本草》在其"本草"部分就有讲产地、采收等内容，也很重视中药材的采收加工，指出："离其本土，则质同而效异；乖于采摘，乃物是而实非。"

**（2）合药分剂**

凡散药有云刀圭者，十分方寸匕之一，准如梧子大也。方寸匕者，作匕正方一寸，抄散取不落为度。钱五匕者，今五铢钱边五字者以抄之，亦令不落为度。一撮者，四刀圭也。十撮为一勺，十勺为一合。药以升分之者，谓药有虚实轻重，不得用斤两，则以升平之。药升合方作，上径一寸，下径六分，深八分。内散药，勿按抑之，正尔微动令平调耳。而今人分药，多不复用此。（《新修本草·卷第一·合药分剂料理法》）

按：古"合药分剂"属如今中药调剂的范畴，即根据处方用量、剂型将药调配给患者的过程。《新修本草》不仅对唐以前的中药调剂知识进行了汇总，而且在全国范围内规范了调剂方法，极大地促进了中药调剂的发展。古今药用度量衡规范了中药调剂的称量标准，有重量（铢、两、钱、斤、分等）、度量（尺、寸等）及容量（斗、升、合等）多种计量方法，用来量取不同的药物。此外还有可与上述计量方法换算的较粗略的计量方法，如"刀圭""方寸匕""撮""梧子大"等。刀圭、方寸匕、勺等是古代专门的量药器，即调剂的用具，据考证，唐代一刀圭可容0.5毫升，一方寸匕可容5毫升，一勺约20毫升，一合约为200毫升。用方寸匕抄药时指出"抄散取不落为度"，盖方寸匕扁平，而药升为斗状，故"内散，勿按抑，正尔微动令平调"，即将药装入，轻轻摇匀，说明器具形制不同，量药方法各异。

**（3）料理法则**

凡丸散药，亦先切细曝燥乃捣之。有各捣者，有合捣者，并随方所言。其润湿药，如天门冬、干地黄辈，皆先切曝，独捣令偏碎，更出细擘曝干。若逢阴雨，亦以微火烘之，既燥，小停冷乃捣之……凡汤酒中用大黄，不须细锉。作汤者，先水渍，令淹浃，密覆一宿。明旦煮汤，临熟乃以内中，又煮两三沸，便绞出，则力势猛，易得快利。丸散中用大黄，旧皆蒸，今不须尔……诸虫先微炙，亦完煮之。惟螵蛸当中破之。生姜、夜干皆薄切……犀角、羚羊角皆刮截作屑。诸齿骨并炙捣碎之。皂荚去皮子炙之。（《新修本草·卷第一·合药分剂料理法》）

按：该篇内容源自《本草经集注·序录上》合药分剂料理法，除论述了药材道地、真伪优劣鉴别的重要性，还分述了采收时节、产地加工、调配及制剂有关剂量的要求，重点论述了根据剂型要求对植物、动物、矿物各类药物及不同入药部位的炮制要求，及汤、酒、丸、散、膏药等不同剂型对药物炮制的要求，更随之列述了典型药物炮制方法的示范，这是最早的全国范围内的中药炮制规范。据原文，制备丸散药，要先切制，曝晒干燥后，捣碎。根据处方的不同要求，可以每味药分别捣碎，也可以几味药合并共同捣碎。对天门冬、地黄之类湿润黏腻的药味，要单独对处方中的这类药物、切制、曝晒、干燥。如果逢阴雨天，不能曝晒，可用微火烘干，放凉后捣碎。蒸制可使药性偏于温补，炙用可因加入辅料的不同增强不同的功效，金石、介壳、骨类药物有效成分不易煎出，宜打碎、捣粉、锉末。

**（4）解毒**

百药毒，甘草、荠苨、大小豆汁、蓝汁、蓝实。射罔毒，蓝汁、大小豆汁、竹沥、大麻子汁、六畜血、贝齿屑、蕳根屑、蚯蚓屎、藕芰汁……巴豆毒，煮黄连汁、大豆汁、生藿汁、菖蒲屑汁、煮寒水石汁。藜芦毒，雄黄、煮葱汁、温汤。雄黄毒，防己。甘遂毒，大豆汁。蜀椒毒，葵子汁、桂汁、豉汁、人溺、冷水、土浆、食蒜、鸡毛烧吸烟及水调服。半夏毒，生姜汁、煮干姜汁。礜石毒，大豆汁、白鹅膏。芫花毒，防己、防风、甘草、桂汁。乌头、天雄、附子毒，大豆汁、远志、防风、枣

肌、饴糖。(《新修本草·卷第二·解毒》)

按：人对药的认识起源于觅食活动，早期认为"药"即是"毒"，后来人们开始主动去尝药，反复观察、实践总结后，将"毒"从"药"的概念转变为"有毒的药"。经过后世医学的发展，中医对毒性认识大概分为三种：一是药毒泛指药物，张子和说："凡药皆有毒也。"二是药毒指药物的偏性，张景岳言："药以治病，因毒为能，所谓毒药是以气味之偏也。"三是指药物的毒副反应，《神农本草经》明确指出："药物有大毒，不可入口、鼻、耳、目者即杀人……一曰钩吻……五曰鸩。"并将中药分成"上、中、下三品"，"下品多毒，不可久服"。

"解毒"是伴随"毒"的认识而出现的，《本经序例》云："若用毒药治病，先起如黍粟。""若有毒宜制"，初步阐释了小剂量及炮制配伍的减毒作用。张仲景《伤寒杂病论》中大量方剂运用了炮制及配伍的解毒方法，还包括了去沫、与枣汤同服等方法。至《新修本草》专论"解毒"，除炮制、配伍、剂量、煎法、服法外，还列举临床反复验证并行之有效的解毒药、药食相忌等，提出部分矿石、草木、虫类药不宜入汤酒，使中药解毒理论初具规模。是书认为甘草、荠苨、豆汁、蓝汁具广谱解毒作用。甘草具解百草毒之功，性味甘缓，可缓解毒性峻烈，又因其有效成分可与毒性成分结合并分解，使其转化为低毒或无毒物质，绿豆（豆汁）解毒、生姜解半夏毒也是这个原理。荠苨（甜桔梗）属桔梗科沙参属，性甘寒，生用善清热解毒，适于辛热药中毒的解救，若与蓝汁同用效力加倍。蓝汁是蓝草的汁，"性苦寒，此草汁疗热毒"，属蓼蓝科，可制取靛青作染料，靛蓝的粗制浮沫即中药青黛，蓝草的根即板蓝根，其果为蓝实。

### （5）畏恶七情

伤寒赤散，吾恒不用藜芦。断下黄连丸，亦去其干姜而施之，无不效。何忽强以相憎，苟令共事乎，相反为害，深于相恶。相恶者，谓彼虽恶我，我无忿心，犹如牛黄恶龙骨，而龙骨得牛黄更良，此有以相制伏故也。相反者，则彼我交仇，必不宜合。今画家用雌黄、胡粉相近，便自黯妒，粉得黄则黑，黄得粉亦变，此盖相反之证也。药理既昧，所以不效，人多轻之。(《新修本草·卷第二·畏恶七情表》)

按：药物七情配伍理论最早见于《神农本草经》，其云："勿用相恶相反者，若有毒宜制可用，相畏相杀者不尔，勿合用也。"强调相恶相反者不可用。《本草经集注》则谓："今检旧方用药，并亦有相恶、相反者，服之不乃为忤。"陶氏对《本经》提出质疑，认为有些包含相恶、相反的方药反而是取其互相制约的作用，并非完全不可同用。《新修本草》云："相反为害，深于相恶。相恶者，谓彼虽恶我，我无忿心……相反者，则彼我交仇，必不宜合。"在陶氏基础上阐发，相恶药可同用，相反药会增毒损害机体，不宜同用，这一观点为丰富发展配伍理论做出了贡献。至于反药是否可以同用，历代医家众说纷纭，《医学正传》谓："是盖贤者真知灼见，方可用之，昧者不可妄试以杀人也。"

### 3. 本草精粹

梁陶隐居序云：其十八卷中，药合 850 种，361 种《本经》，181 种《别录》，115 种新附，193 种有名未用。凡是在本书中新增加的药物，都记以"新附"的字样，以下收录内容均为《新修本草》首载药物。

**（1）草部（第 6~11 卷）**

郁金

味辛、苦，寒，无毒。主血积，下气，生肌，止血，破恶血，血淋，尿血，金疮。

此药苗似姜黄，花白质红，末秋出茎，心无实，根黄赤，取四畔子根，去皮，火干之。生蜀地及西戎，马药用之，破血而补。岭南者有实似小豆蔻，不堪啖。（新附）

刘寄奴

味苦，温。主破血，下胀，多服令人痢。生江南。茎似艾蒿，长三四尺，叶似兰草，尖长，子似稗而细，一茎上有数穗。

鹤虱

味苦，平，有大毒。主蛔、蛲虫，用之为散，以肥肉臛汁，服方寸匕。亦丸散中用。生西戎。子似蓬蒿子而细，合叶、茎用之，胡名鹄虱。（新附）

茴香（怀香子）

怀香子味辛，平，无毒。主诸瘘，霍乱，及蛇伤。叶似老胡荽，极细，茎粗，高五六尺，丛生。（新附）

墨旱莲（鳢肠）

味甘、酸，平，无毒。主血痢，针灸疮发，洪血不可止者，敷之立已。汁涂发眉，生速而繁。生下湿地。苗似旋蕧，一名莲子草，所在坑渠间有之。（新附）

**（2）木部（第 12~14 卷）**

胡椒

味辛，大温，无毒。主下气，温中，去痰，除脏腑中风冷。生西戎，形如鼠李子。调食用之，味甚辛美，而芳香不及蜀椒。（新附）

龙脑

味辛、苦，微寒，一云温，平，无毒。主心腹邪气，风湿积聚，耳聋，明目，去目赤肤翳。出婆律国，形似白松脂，作杉木气，明净者善。久经风日，或如雀屎者不佳。云合粳米炭、相思子贮之，则不耗。膏主耳聋。树形似杉木，言婆律膏是树根下清脂，龙脑是树根中干脂。子似豆蔻。皮有甲错，香似龙脑，味辛，尤下恶气，消食，散胀满，香人口。旧云出婆律国，药以国为名也。亦言即杉脂也。江南有杉木，未经试造，或方土无脂，尤甘蕉比闻花而无实耳。（新附）

安息香

味辛、苦，平，无毒。主心腹恶气鬼疰。出西戎。似松脂，黄黑色为块，新者亦柔韧。（新附）

诃黎勒

味苦，温，无毒。主冷气，心腹胀满，下宿物。生交、爱州。树似木梡，花白，子形似栀子，青黄色，皮肉相着。水磨或散水服之。（新附）

茗、苦荼

茗，味甘、苦，微寒，无毒。主瘘疮，利小便，去痰热渴，令人少睡。秋采之。苦荼（荼作今茶字），主下气，消宿食，作饮加茱萸、葱、姜等，良。《尔雅·释木》云：槚苦荼注：树小如栀子，冬生叶，可煮作羹饮。今呼早采者为荼，晚取者为茗。一名荈，蜀人名之苦荼，生山南汉中山谷。（新附）

**（3）虫鱼部（第16卷）**

紫贝

明目，去热毒。形似贝，圆，大二三寸，出东海及南海，上有紫斑而骨白。（新附）

蛇黄

主心痛，疰忤，石淋，产难，小儿惊痫，以水煮研服汁。出岭南。蛇腹中得之，圆重如锡，黄黑青杂色。（新附）

**（4）菜部（第18卷）**

薄荷

味辛、苦，温，无毒。主贼风伤寒，发汗，恶气心，腹胀满，霍乱，宿食不消，下气，煮汁服，亦堪生食。人家种之，饮汁发汗，大解劳乏。茎方，叶似荏而尖长，根经冬不死，又有蔓生者，功用相似。（新附）

## 三、临床应用

### 1. 皮肤用药

唐朝时期国力强盛，内外太平，经济迅速发展，从宫廷至民间，人们愈加重视容貌的美丽。据史料记载，长寿女皇武则天（624—705），在位 15 年（690—705），日理万机，年届八十仍保有娇美的容貌，与其信奉医药、美容有术密切相关，御医们为武则天量身定制"面脂"秘方、"益母草泽面方"，使她保持容颜不老，至每年年节朝廷会向大臣赏赐面膏、口脂、澡豆等美容用品，中医皮肤美容得以繁荣发展。有学者将《新修本草》中药物进行归纳整理，明确记载皮肤用药共计 141 味，以植物药物为主。一类是治疗头面部及四肢躯干部损美性疾病的药物，因其病因病机多与热邪有关，药性大多苦寒，具有清热泻火的功效；另一类是美容保健类药物，因驻颜之术多与脏腑气血是否充盛相关，故药性多甘，以补益虚损，另药性平和，以保证用药的安全。

**（1）损美性皮肤病**

1）头面部：《新修本草》记载头面部损美性疾病包括面皯疱、发秃落、瘢痕等。面皯疱即今"痤疮"，外用治疗有菟丝子以汁涂面、藁本作沐药面脂、紫草以合膏可疗面皶等，内调有栀子"苦寒，用于面赤、酒疱、皶鼻、白癞、赤癞、疮疡"，女萎（葳蕤）"久服去面黑，好颜色润泽，轻身不老"等；发秃落治疗药物有桑寄生、秦椒、桑根白皮、麻子、桐叶、猪膏、雁肪（雁的脂肪）、马鬐膏（为马项上的皮下脂肪）、松叶、枣根、鸡肪等，包括补肝肾、清湿热、通经络、祛风、养血润燥类；鹰屎白（夜莺粪便）治疗瘢痕，"主伤挞，灭瘢"，现代研究认为其中含有某种能去除角质细胞的酶，具一定的柔嫩肌肤、美白作用，因酶的不稳定性，制膏不宜加热；白僵蚕"灭诸疮瘢痕"；另有银膏补牙齿缺损的记载，满足了人们对五官健康完美的追求。

2）四肢躯干部：四肢躯干部损美性疾病以痈疽、漆疮、瘘疮为例。

疽者，阻也，气血为毒邪所阻，阻滞于里而发。《诸病源候论》认为痈为阳证，热气蕴积于表，伤肉而败肌；疽为阴证，寒热毒邪在里，积聚不散，久则伤血肉。《新修本草》并未严格区分痈与疽的用药不同，总以内治清热解毒、活血化瘀、散结、托里排脓，外敷消散、去腐生肌为主，包括白蔹、败酱、土蜂子清热解毒消痈，大黄、白及、通草、络石等凉血消肿、通瘀止痛，乌喙、半夏解毒散结，玄参、黄芪、蔷蘼、伏龙肝解毒透脓生肌。土蜂子"主痈肿，嗌痛。蜂子，即应是蜜蜂子也，取其未成头足时炒食之。又酒渍以敷面，令面悦白"。乌喙"味辛，微温，有大毒。主风湿，丈夫肾湿，阴囊痒，寒热历节，掣引腰痛，不能步行，痈肿脓结。又堕胎。"蔷蘼（蔷薇子）"诸恶疮，金疮伤挞，生肉复肌"。

漆疮由禀赋不足、感受漆毒所生。漆毒为一种树木的黏液。漆疮初发面痒而肿，抓之渐似瘾疹，色红，遍传肢体焮痛，皮破烂斑，流水，甚者寒热交作。《诸病源候论》认为："人有禀性畏漆，但见漆便中其毒。"《新修本草·漆疮》曰：蟹、吴茱萸、苦芙、鸡子白、鼠查、井中苔萍、秫米、杉材可治。蟹"杀莨菪毒、漆毒"，杉材"微温，无毒。主疗漆疮。削作柿，煮以洗漆疮，无即瘥。又有鼠查，生去地高尺余许，煮以洗漆，多瘥。"

"瘘"有"漏"之意，指溃疡疮孔处脓水外流，淋沥不断，久不收口者。又可指"窦道"，指体表与脏腑之间形成的病理性管道，缠绵难愈，极易复发，仍是外科临床治疗的难题。中医对本病的治疗已有几千年的历史，治疗药物以拔毒、祛腐、生肌为主，《新修本草》例举的如雄黄、礜石、常山、狼毒、侧子、连翘、昆布、狸骨、王不留行、斑蝥、地胆、鳖甲等。

**（2）皮肤美容**

在《新修本草》中除了有多种多样的损美性疾病治疗药物外，还有很多美容保健药物，它们有悦泽人面、延年益寿的功用。如旋花能够去面黑，媚好；菌桂久服能够轻身不老，面生光华，媚好；赤铜屑（煅铜时打落的铜屑）调醋攻腋臭神效；天门冬、麦门冬养肌肤，令人肥健；樱桃美颜色；白芷可做膏药面脂，润颜色；醴肠（墨旱莲）汁涂发眉，生速而繁；橘柚久服去臭，下气通神，轻身长年；白僵蚕灭黑，令人面色好；大豆黄卷去黑，润泽皮毛；蘘米以其米脂和敷面，亦使皮肤悦泽。

**2. 骨伤用药**

《新修本草》中治疗骨伤的药物作用全面、来源广泛，据统计，来源有玉石类、草类、木类、禽兽类、虫鱼类、米类、有名无用类。所用药物包含上、中、下三品。上品植物类药物居多，具散瘀止痛、温经除痹、强筋骨利关节之功效，久服不伤人；中品以疗伤止血、散瘀止痛为主；下品以疗髓骨疽、疗金疮刃不出为主，药性峻烈，多毒，不可久服。《新修本草》中的药物应用与骨伤治疗原则"三期分治"相对应，即早期以"消"为主，中期以"和"为主，后期以"补"为主，早、中期以上、中品为主，晚期以中、下品为主。该著还提出了骨伤服药禁忌，认为有骨伤疾患的患者不宜服用猪肉。

**（1）接骨续筋药**

雄黄"疗绝筋、破骨"，现今多用其杀虫辟秽的功效；龙胆"味苦，寒、大寒，无毒。主骨间寒热，惊痫，邪气，续绝伤，定五脏，杀蛊毒"，现多用清热燥湿、泻肝火的功效；续断"主伤寒，补不足，金疮，痈伤，折跌，续筋骨"；干漆（漆树的树脂）"主绝伤，补中，续筋骨"；接骨木"主折伤，续筋骨，除风痒龋齿，可为浴汤"；蛴螬（金龟子的幼虫）"主恶血，血瘀痹气，破折血在胁下坚满痛，月闭，目中淫肤、青翳白膜。疗吐血在胸腹不去，及破骨跻折，血结，金疮内塞，产后中寒，下乳汁"。

**（2）疗伤止血药**

石灰"《别录》及今人用疗金疮、止血大效"；草蒿"生挪敷金疮，大止血、生肉，止疼痛良"，"主留热在骨节间"；景天"叶可疗金疮止血"；野猪黄"主金疮，止血，生肉，疗癫痫"。

**（3）散瘀止痛药**

每始王木（藤茎）"味苦，平，无毒。主伤折，跌筋骨，生肌破血，止痛，酒水煮浓汁饮之"；折伤木（藤茎）"主伤折，筋骨疼痛，散血"；卖子木（茜草科仙丹花）"主折伤，血肉结，续绝，补骨髓，止痛，安胎。"以上均始载于《新修本草》。丹雄鸡（羽毛带红色的公鸡）"主跻折，骨痛及痿痹"；栗"栗作粉，胜于菱芰。嚼生者涂疮上，疗筋骨断碎，疼痛，肿，瘀血有效"；李核仁（李的种子）"主僵仆跻，瘀血，骨痛"。

**（4）温经除痹药**

薏苡仁"主筋急拘挛，不可屈伸，风湿痹，下气。除筋骨邪气不仁"；天雄主"大风，寒湿痹，历节痛，拘挛缓急，破积聚，邪气，金创，强筋骨，轻身，健行"。

**（5）强筋骨利关节药**

玉泉（蓝田玉）"柔筋强骨，安魂魄，长肌肉，益气，利血脉"；磁石"养肾脏，强骨气，益精，除烦，通关节"；戎盐"益气，坚肌骨"；干地黄"主折跌、绝筋、伤中，逐血痹，填骨髓，长肌肉"；牛膝"味苦、酸，平，无毒。主寒湿痿痹，四肢拘挛，膝痛不可屈伸，逐血气"，"补中续绝，填骨髓，除脑中痛及腰脊痛"；其他如菟丝子、巴戟天、络石、狗脊、淫羊藿、蠡实、杜仲、五加、枸杞等坚筋骨。

**（6）疗髓骨疽药**

石灰"疗髓骨疽"；乱发（血余炭）"骨疽，杂疮，古方用之"；鹿茸"痈肿，骨中热，疽痒"；露蜂房"《别录》：乱发、蛇皮三味，合烧灰，酒服方寸匕，日二，主诸恶疽，附骨痈，根在脏腑，历节肿出疔肿，恶脉诸毒皆瘥"；蝮蛇胆"皮灰，疗疔肿、恶疮、骨疽"。

**（7）疗金疮刃不出药**

甄带灰"主腹胀痛，脱肛。煮汁服，主胃反，小便失禁不通，及淋，中恶，尸疰，金创刃不出"。江南以蒲为甄带，即捆绑陶器的带子，取久用者烧灰入药，味辛，温，无毒。甄带久被蒸熏，故能散气、通气。以灰封金疮，止血止痛，出刃。

最早见于孙思邈《千金方》，现今已很难觅到。

## 四、后世影响

《新修本草》是我国首部官方药典，在本草学史上具有十分重要的地位。是书较《本草经集注》新增药物一百余种，其中还颇多海外药，均为首次记载。书中配以药图，解释药物更加生动，这也是本草学史上的一大创举，宋朝遵循此编撰方法，编成中国第一部药物图谱《本草图经》。《新修本草》一经问世，立刻广泛传播，对古日本影响很大，不久又传到朝鲜等国，自 659 年开始直至宋代，日本和我国的医家都把它列为临床必读之书。日本律令《延喜式》记载："凡医生皆读苏敬《新修本草》。"又说："凡读医经者，《太素经》限四百六十日，《新修本草》三百一十日。"足见日本医家对本书的重视。

## 五、现存主要版本

日本文久二年壬戌（1862 年）刻本；清光绪十五年己丑（1889 年）德清傅云龙据日本仁和寺籑喜庐丛书卷子本影刻本；1922 年唐济时抄本；1936 年日本大阪本草图书刊行会据仁和寺本影印本（存卷四、五、十二、十七、十九，附日文唐新修本草之解说一卷）；日本据卷子本影抄本；1955 年群联出版社据清傅氏影刻籑喜庐丛书本影印本；1959 年上海科学技术出版社影印本；1981 年上海古籍出版社据森立之影写卷子本影印本等。

## ◎ 参考文献

[1] 苏敬撰，尚志钧校注. 新修本草 [M]. 合肥：安徽科学技术出版社，1981.

[2] 张新悦，王莹.《新修本草》的现代研究进展 [J]. 中国现代中药，2019，21（3）：399 – 403，408.

[3] 龙全江. 论中药材加工的历史渊源与现代研究 [J]. 中国中医药信息杂志，2005，（7）：1 – 3.

[4] 赵学敏，张小娟，翟华强，等. 浅析中药调剂发展的学术源流 [J]. 中国中药杂志，2014，39（8）：1530 – 1533.

[5] 程磐基. 中国古代量药器探讨 [J]. 中华医史杂志，2000，（2）：41 – 45.

[6] 张世臣，董玲. 从中药炮制立法的历史沿革寄语炮制法规建设 [J]. 中国中药杂志，2018，（22）：4365 – 4369.

［7］郭伟.关于《名医别录合药分剂法则》中调剂相关问题的解读与探讨［J］.天津中医药，2017，（9）：610－612.

［8］陈清阳.解"药毒"方药治则治法与配伍规律研究［D］.福建中医药大学，2014.

［9］陶丽华，程颜彬，洪观银.中药的"十九畏与十八反"与中药的配伍禁忌［J］.人参研究，2004，（4）：18－22.

［10］孙晓生.《新修本草》学术贡献及其养生蔬果［J］.新中医，2011，43（7）：145－147.

［11］林乾良.中唐《新修本草》首载茶［J］.中国茶叶，2013，35（7）：32－33.

［12］沈尔安.武则天的健身美容秘诀［J］.长寿，2017，（7）：48－49.

［13］张小卿，吴景东.《新修本草》中医美容药物特色研究［J］.中华中医药学刊，2018，（7）：1660－1663.

［14］孙朋玉，崔炳南，于彬.唐朝面部美容方特色浅析［J］.北京中医药，2016，（12）：1158－1160.

［15］陆延，周红海.从唐《新修本草》看唐代骨伤用药特点［J］.中国中医骨伤科杂志，2014，（3）：11－14.

［16］赵国平，钱三旗.《新修本草图经》佚文及其学术价值［J］.中国医药学报，1998，（1）：9－11，79.

［17］傅维康.世界药学史上之创举——唐代药物大普查和《新修本草》［J］.医古文知识，2000，（4）：28－29.

［18］谢新年，郑岩，谢剑鹏.《新修本草》成书概要及其学术价值［J］.中医学报，2010，（6）：1235－1236.

# 《绍兴本草》（官修）

## 一、宫廷渊源

### 1. 提要

《绍兴校订经史证类备急本草》（简称《绍兴本草》）系绍兴二十九年（1159年）南宋惟——部政府修订刊行的本草学著作，是继《经史证类大观本草》（简称《大观本草》）后，对唐慎微《经史证类备急本草》（简称《证类本草》）的又一个校订整理本。全书32卷，释音1卷，共载药1748种，新添6种，附药图801幅。其内容以《大观本草》为底本，根据临床实践和实际观察进行补充更正，新增内容冠以"绍兴校订"者，为新增评述；赘以"绍兴新添"者，为新增药物；所附药图更为精细，添补了《政和本草》《大观本草》的不足。《绍兴本草》以校订药性为主旨，对药物的毒性尤其重视，使宋金元时期本草学著作的重点逐渐由辨证药物来源转向探求药性理论，反映了宋代学术的临床实用性、创新性。

### 2. 著者传记

绍兴二十七年（1157年），宋高宗发布诏令，命翰林医官王继先、张孝直、柴源、高绍功等修撰本草，其编撰以王继先领衔，余宫廷医官进行实际校勘工作。

王继先，开封人，建炎初年以医得幸，深受宋高宗恩宠，其祖父以用"黑虎丹"著称，因号"黑虎王家"。继先之权势与当时权相秦桧相埒，世号"王医师"，后因结党营私，干预朝政，为侍御史杜莘老劾其十罪，于绍兴末（约1160年）诏黜福州居住，至淳熙八年（1181年）卒于闽。

## 二、内容精要

### 1. 各卷概要

原书32卷已佚，本文参照影印版神谷抄本，计19卷，其编排与《绍兴本草》有所不同。

第1~3卷为矿物药，按水、土、金、石次序编排。

第4~15卷为植物药，按草、米谷、果、菜、木次序编排。

第16~19卷为动物药，按鱼、虫、禽、兽次序编排。

药物后所附"绍兴校订"文，首列药物名称或形态特征，次述药物在当时实际应用情况，或述《本经》对该药主治应用得失，有效者予以肯定，如"有验""有据""验据"；对无效者，予"未闻其效""无验据"；末述药味性味良毒，兼言产地。

**2. 内容精选**

**（1）校订药物性味**

虎杖条：《别录》云其"微温"。"绍兴校订"论曰："俗名苦杖是也。《本经》止云微温，而不云其味及有无毒。大抵破血、除热诸方多用之，即非性温。今当作味苦、甘，微寒，无毒为定。"（《绍兴本草·卷九》）

器子棸条："绍兴校订"云："其壳炒而断泄利，诸方颇用之，盖有收涩之性。"（《绍兴本草·卷十二》）

荔枝子条：《本经》云"平"。"绍兴校订"云："过多喜作热疾，当云温是矣。"（《绍兴本草·卷十三》）

葡萄条：《本经》云"平"。"绍兴校订"云："多食生疮疹，当云温。"（《绍兴本草·卷十四》）

按：《大观本草》及其以前的诸家本草，对前人所载药性亦有少数改订，但大多不言其依据。更为多见的是原封不动地保留前人所载药性，再补充后世诸家的意见。因此一药之中，可有多种不同的药性记载。这些药性记载哪些来自实际经验，哪些属于陈陈相因，从无人系统予以考察。《绍兴本草》作者认为，古今药性注说异同，若不能断其是非，则"执而用之，所误至大；天下后世，何所折衷？"因此该著对矛盾的药性记载多方进行比较甄别，并运用当时的理念及用药实践，对药性成因进行推导。其中最主要的方法是根据临床实际效应来判断或推导药性，帮助后世判断前人记载性效是否有实际价值。

**（2）校订药物良毒**

绿青条：《本经》云"无毒"。"绍兴校订"云："既能取吐者，宜当有小毒矣。"

白青条：《本经》云"无毒"。"绍兴校订"云："又以取吐为用，当以小毒为定。"（《绍兴本草·卷二》）

河豚条：《本经》云"无毒"。"绍兴校订"云："有误食肠胃物，则可以杀人，当作有毒者是矣。"（《绍兴本草·卷十七》）

五灵脂条：《本经》云"无毒"。"绍兴校订"云："破血之性极猛利，固非无毒之物。当云有毒是矣。"（《绍兴本草·卷十九》）

按：《绍兴本草》校订药物有毒无毒，是根据临床实际药物作用定的，不迷信古人，不拘泥书本。界定为有毒：具有取吐功效的药物毒性当为小毒，绿青（碳酸盐类矿物孔雀石的矿石）、白青（碳酸盐类矿物蓝铜矿）均能取吐，故为有小毒。通过总结各种不良反应，如河豚食后可杀人为有毒，杏核仁"以食之戟人喉咽，当云有小毒也"等，还提出"但未能起疾而致伤人者有之，云有毒是矣"。当今多认为破留血坚积的药物药性峻烈，而《绍兴本草》则多认为有毒或有小毒。界定为无毒：作为食品的药物多无毒；咽喉口齿用药、外用眼药多无毒；初生儿所用药无毒；渍服或淬而用之者多为无毒；若药物来源为无毒之物，则该药物即为无毒之物。

**（3）指出药物宜忌**

梨条："绍兴校订"云："其乳妇未满百日，切不可食，若食之生疾，而必使不起，当宜谨畏之也。"（《绍兴本草·卷十三》）

蟹条："绍兴校订"云："其肉与壳中黄，但食之发风，动痼疾，显有验据，即非起疾之物。"（《绍兴本草·卷十七》）

按：《大观本草》云："梨性味甘寒，多食令人寒中、萎困。金疮、乳妇血虚者，尤不可食。"绍兴校订中予以肯定，梨子属寒凉之品，易伤人脾胃，若体质虚寒者食之则寒上加寒。中医认为产后妇人多虚，脾胃尤甚，且脾胃喜温恶寒，加之乳汁皆为气血所化，故伤之必生疾。

蟹属咸寒腥物，《大观本草》言其有所主治，但绍兴校订则表示其"非起疾之物"，建议身有疾患之人不宜食之。

**3. 本草精粹**

**（1）矿物药（第1卷）**

炉甘石，味辛，微寒，有毒。主眼睑眦赤烂、痒痛、多泪，消瘀肉，退翳晕，能制铜为输石，采无时。用之烧赤，以黄连水淬七遍，净地上去火毒一宿，次细研如粉，点目眦良。本草并不载此一种，今宜添入。生河东山谷，然江淮亦产，惟太原者佳。（绍兴新添）

锡蔺脂，味甘，微咸，有小毒。镇坠风痰邪实，通利经络，消散癖结，诸方中颇用之。其形块大小不定，重紫黑色。表亦有如涂金，破之者有墙壁，产铅锡处皆有之，乃锡之矿也。入药当煅淬为用。本草不载，今宜添入。（绍兴新添）

**（2）植物药（第12卷）**

豌豆，味甘，平，无毒。调顺营卫，益中平气。其互如梧桐子，小而圆，其花青红色，引蔓而生，四月、五月熟。世之有以为酱者。南人呼为蚕豆，又呼为寒豆，处处种产之。亦可代粮，固非专起疾之物矣。《经注》皆不载，今附米谷部中品之末。（绍兴新添）

胡萝卜，味甘，平，无毒。主下气，调利肠胃，乃世之常食菜品矣。然与芜菁相类，固非一种。处处产之。以本经不载，今当收附菜部。（绍兴新添）

香菜，味辛，平，无毒。乃世之菜品矣，然合诸菜食之气香，辟腥。多食即使人口爽。又呼为茵陈蒿，处处种产之。以本经不载，今当收附菜部。（绍兴新添）

### （3）动物药（第19卷）

麝香，味辛，温，无毒。主辟恶气，杀鬼精物，去三虫，蛊毒，温疟，惊痫。疗诸凶邪，鬼气中恶，心腹暴痛，胀急痞满，风毒。去面黑，目中肤翳，妇人产难，堕胎。久服除邪，不梦寤魇寐，通神仙。生中台山谷及益州、雍州山中。春分取香，生者益良。

绍兴校订：麝香，性味、主治载于《经注》，然理痛散诸恶气用之颇验。其云堕胎，盖为有通行血脉之性，即非有毒之药。当作味苦、辛，温，无毒。产文州者佳，其中作伪者甚多，但别之皮毛圆备，取之色紫黄明，嚼而聚于手指，摊于肌肉上，随指而起者，即无伪物矣。入药当宜审详之。

## 三、临床应用

### 1. 校订药物主治功用

黄药条："绍兴校订"云："根世呼为黄药子是也。性味主疗虽具本经，但治瘰疬及瘿气，外用颇验。"查《大观本草》卷十四黄药根条，正文大字，不言治瘰疬及瘿气，而《绍兴本草》校订者，根据当时用药经验，提出自己的看法，把黄药治疗瘰疬经验，写入"绍兴校订"文中。

### 2. 纠谬前人无效验无根据用药

鲍鱼条："绍兴校订"云："《素问》有治血枯，但今未闻用验之据。"

自然铜条："绍兴校订"云："雷公说若误饵之，吐杀人。窃详本草不见有吐人之说，雷公之论，似无考据。"

鮧鱼条："绍兴校订"云："食之过多，发瘤疾即有之。《本经》云主百病，颇无据矣。"

樗鸡条："绍兴校订"云："此物性毒，破血颇验。《本经》云补中益精，实非所宜。"

豆蔻条："绍兴校订"云："虽云消酒毒，亦未闻的验之据。"

冬葵子条："绍兴校订"云："其根与苗叶虽功用不远，但用未闻验据。"

丹黍米条："绍兴校订"云："《本经》虽具主治，亦未闻诸方用验。"

黍米条："绍兴校订"云："《本经》及诸方虽各具主治，皆未闻验据。"

栗子条：“绍兴校订”云：“若恃此起疾者，即未闻验据。”

鸬鹚条：“绍兴校订”云：“头疗哽及喳，烧服，盖借意为用，亦无验矣。”

鹧鸪条：“久病欲死者，生捣汁服最良。”“绍兴校订”云：“及云生捣取汁服最良，尤不可为据矣。”

**3. 批判神仙不老之说**

蜜条：“绍兴校订”云：“云久服不饥不老，延年神仙，未见的验。”

## 四、后世影响

这部药典在编修过程中排斥儒臣，专用医家，因此药物的解释缺乏文辞，言语晦涩，南宋陈振孙认为：“每药为数语，辨说浅俚，无高论。”加之著者王继先因政治原因被弹劾贬逐，所校之书被世人贬低，也因此限制了其应用及流传，清四库馆臣言：“南宋且有官本，然皆未见。”该著在国内未见重刊，但曾流传于日本，现存有节录《绍兴本草》的多种日本抄本。现代研究者，观其校语中对药物功效的评述，认为著者具有丰富的临床经验，编撰突出了当时常用的有效药物，并善于用药性理论解释药物的功效和宜忌，可见陈振孙之评论并不全面。《绍兴本草》对指导临床用药及了解宋代宫廷医官用药特点，应该说是有所帮助的。

## 五、现存主要版本

原书今已佚，日本尚存抄本残卷多种。日本天保七年丙申（1836 年）神谷克桢抄本，1999 年由华夏出版社据北京中医药大学图书馆所藏影印出版；1933 年日本春阳堂的影印本（残存图卷一至五卷），称大森本；2007 年，尚志钧以神谷克桢抄本为底本，出版了《绍兴本草校注》。

◎ **参考文献**

[1] 王继先撰，尚志钧，校注．绍兴本草校注 [M]．北京：中医古籍出版社，2007．

[2] 郑金生，马继兴．神谷本《绍兴本草》的初步研究 [J]．中医杂志，1981，（2）：59 - 61．

[3] 高晓山．《绍兴校订经史证类备急本草》评价 [J]．中医杂志，1985，（5）：66 - 69．

[4] 刘悦，郑金生．《绍兴本草》对药性的校订 [J]．中华医史杂志，2011，41（1）：40 - 44．

［5］王全利.《绍兴本草》对中药毒性界定探析［J］.云南中医学院学报，2014，37（2）：87-89.

［6］万方.关于《绍兴本草》的几个问题［J］.湖南中医学院学报，1987，（4）：49-50.

［7］刘雅芳，闫冠韫.中国官修本草的历史考证［J］.西部中医药，2018，31（2）：44-47.

# 《本草品汇精要》（刘文泰）

## 一、宫廷渊源

### 1. 提要

《本草品汇精要》是由明政府组织编写的一部药物专著，由太医院判刘文泰等40余人编辑而成，成书于1505年。该书是在《证类本草》一书基础上改编添补而成，凡四十二卷，共收药物1815种。1700年，清代太医院吏目王道纯等增补约480余条，成为续集10卷。此书论药，先引《本经》等历代本草著作，详论功能、主治，后按名、苗、地、时、收、用、质、味、色、性、气、臭、主、助、反、制、治、解、合、代、禁、忌等24项，叙述药材别名、产地、鉴别、炮制、真伪等。正文用朱墨两色分写，配有彩色写生图谱，收图1367幅，由8位宫廷画师画就，是本草史上最精美的药物图谱。全书图文精美，内容丰富，对于本草的学习、研究、教学、整理工作来说，有重要的参考价值。

### 2. 著者传记

刘文泰，明代江西上饶人。弘治间（1488—1505）任承德郎太医院判。明弘治十六年（1503年）奉孝宗命任总裁修本草，两年后成《精要》四十二卷。刘文泰醉心权术，企踵权豪，以求迁官，其事为吏部尚书王恕所阻，刘氏怀恨在心，诬恕变乱。

明弘治十八年（1505年）《精要》的编撰基本完成。同年4月28日，孝宗患热疾，刘文泰等御医误投大热之剂，皇帝烦躁不安而殁。法司奏文泰药不对证，请斩之，后文泰免死遣戍。《精要》编纂完成后，因为适值孝宗驾崩，文泰获罪，故此书藏于府内，束之高阁，未获刊行。清康熙三十九年（1700年），弘治《本草品汇精要》原本于秘库中被发现，次年，朝廷命太医院吏目王道纯等校正原本，王氏在此基础上补续集10卷。

## 二、内容精要

### 1. 各卷概要

原书计有玉石、草、木等10部，分上、中、下三品，共收载药品1815种。续集编写体例同原书，仍分为10部，未分上、中、下三品。

第 1 ~ 6 卷为玉石部，载丹砂、云母石等 260 种。

第 7 ~ 15 卷为草部，载黄精、菊花等 446 种。

第 16 ~ 21 卷为木部，载桂枝、地骨皮等 267 种。

第 22 卷为人部，载人乳汁、人溺等 26 种。

第 23 ~ 25 卷为兽部，载麝香、牛黄等 62 种。

第 26 ~ 28 卷为禽部，载白鹅膏、鸱鸺等 65 种。

第 29 ~ 31 卷为虫鱼部，载石决明等 187 种。

第 32 ~ 34 卷为果部，载大枣、覆盆子等 67 种。

第 35 ~ 37 卷为米谷部，载胡麻、粳米等 52 种。

第 38 ~ 40 卷为菜部，载冬葵子、瓜蒂等 74 种。

第 40 卷为本草图经本经外草类总 75 种，本草图经本经外术蔓类 28 种。

第 42 卷为有名未用总 194 种。

**2. 内容精选**

**（1）例论药二十四则**

分二十四则：一曰名，纪别名也；二曰苗，叙所生也；三曰地，载出处也；四曰时，分生采也；五曰收，书蓄法也；六曰用，指其材也；七曰质，拟其形也；八曰色，别青黄赤白黑也；九曰味，着酸辛甘苦咸也；十曰性，分寒热温凉、收散缓坚软也；十一曰气，具厚薄、阴阳、升降之能也；十二曰臭，详腥膻香臭朽也；十三曰主，专某病也；十四曰行，走何经也；十五曰助，佐何药也；十六曰反，反何味也；十七曰制，明炮燔炙煿也；十八曰治，陈疗疾之能也；十九曰合治，取相与之功也；二十曰禁，戒轻服也；二十一曰代，言假替也；二十二曰忌，避何物也；二十三曰解，释何毒也；二十四曰赝，辨真伪也。亦以朱书于上，而各墨书著于其下。（《本草品汇精要·凡例》）

按：本段为《精要》论述药物体例，以名、苗、地、时、收、用、质、味、色、性、气、臭、主、助、反、制、治、解、合、代、禁、忌等 24 项，叙述药物别称、外形、颜色、产地、产时、储存方法、使用部位、性味、主治、归经、反佐、炮制、替代之品、避忌、服法、真伪，内容详备，图文对照，简洁明快，颇具特色。

**（2）草木特性**

草木之生不一，今以特然而起者为特生，散乱而生者为散生，植立而生者为植生，牵藤而缘者为蔓生，寄附他木者为寄生，依丽墙壁者为丽生，自泥淖中出者为泥生，各状其形，以便采用。（《本草品汇精要·凡例》）

按：本段论述草木特性。《精要》以植物生长形态对其进行分类，单株而生者为特生，散乱生长者为散生，直立生长者为植生，以藤蔓延生长者为蔓生，寄附于其他植物而生者为寄生，依附墙壁而生者为丽生，由泥沼中长出者为泥生，书中描述植物生长状态，以方便采用。本段中的内容为植物生态学的初步概念，《精要》除本草之外，亦包含丰富的植物学内容，对其发展有一定贡献。

### （3）采用斤两制度例

古秤惟有铢两而无分名，今则以十黍为一铢，六铢为一分，四分成一两，十六两为一斤。虽有子谷矩黍之制，从来均之已久，正尔依此用之。今方家所云等分者，非分两之分，谓诸药斤两多少皆同尔。先视病之大小轻重所须，乃以意裁之。凡此之类皆是丸散，丸散竟依节度用之，汤酒之中无等分也。（《本草品汇精要·采用斤两制度例》）

按：本段为药物重量衡量标准。中国历代重视修缮药典，药典为国家药物品质、规格的最高法典，是药品使用、流通、生产的重要衡量标准，故本段篇首论述斤两制度及丸散膏丹制剂统一规格，以规范使用。当时以十黍为一铢，六铢为一分，四分成一两，十六两为一斤。《中国科学技术史·度量衡卷》考证，明代 1 斤为 16 两，约合今 596 克，则 1 两约为 37 克。而方书中所言药物等分者，多为丸散之类，并非规定使用剂量，而是制药时诸药不论斤两皆等分用之，用药时视病情轻重酌情加减。

### （4）煎煮方法

凡煮汤欲微火令小沸，其水数依方多少，大略二十两药，用水一斗，煮取四升，以此为准。然则利汤欲生，少水而多取汁，补汤欲熟，多水而少取汁，不得令水多少。用新布，两人以尺木绞之，澄去雾浊，纸覆令密，温汤，勿用铁器。或如熟汤上煮令暖，亦好。服汤宁令小沸，热易下，冷则呕涌。（《本草品汇精要·神农本经例》）

按：本段介绍诸药煎煮及储存方法。药效不仅取决于药材本身，还与煎煮方法有很大关系，煎药水量、火候均会影响药效。《精要》作为官修本草，统一规定了汤药煎煮方法：大约二十两药材，对应一斗水，煮取四升，以此为标准。泻下剂不宜煮时过久，补益剂应煮时稍久。煮好之后应以新布滤去药渣，储存时应覆一张纸密封。加热汤药时，勿用铁器。汤药之煎煮、储存、加热，均有依据的准则，如此才能最大程度地保证药效。

### （5）药品修制

凡用麦门冬皆微润，抽去心。杏仁、桃仁汤柔挞去皮。巴豆打破，剥去皮，刮去心，不尔令人闷。石韦刮去毛。辛夷去毛及心。鬼箭削取羽皮。藜芦剔取根，微炙。枳实去其瓤，亦炙之。椒去实，于铛中微熬，令汗出，则有势力。矾石于瓦上若铁物中熬，令沸汁尽即止。凡石皆以黄土泥包，使燥，烧之半日，令熟而解散。犀角、羚羊角皆镑刮作屑。诸齿骨并炙捣碎之。皂荚去皮子，炙之。(《本草品汇精要·神农本草经例》)

按：本段论述药品修制及炮制法。修制包括对药物进行整理、清洁、切削等过程。药品未经修制会影响药效，如《别录》中谓："麦冬如不去心，可令人心烦。"炮制药物则会最大限度地使药物发挥药效，如九蒸九晒熟地黄补益精血，而不过于滋腻。《精要》于开篇规定药物修制方法：麦门冬用时应当微微湿润，抽取其心；杏仁、桃仁应去皮；巴豆应打碎，去皮去心；用石韦时应刮去其毛；犀角、牛角应镑刮取屑。同时，亦介绍药物炮制方法，如枳实应去其瓤炙之；文火炒制花椒，令其呈油亮光泽（出汗），可使药力增加。其制药细致，用药严谨，对后世中药炮制方法有借鉴意义。

### 三、后世影响

2002 年，在国内多方有志人士的不懈努力下，意大利罗马维多里奥·纽曼卢勒二世国立图书馆，终于同意我方拍摄流失海外百余年的、明代大型彩绘国家药典《御制本草品汇精要》，自此这本珍贵中医药典籍终于回到了故土。该书为我国封建时期最后一部官修本草，宗孝宗旨"删《证类》之繁以就简，去诸要之讹以从正。天产、地产、煎成、煅成，一按图而形色尽知，载考经而功效立见"。全书编撰恭谨严整，阐述药物承《神农本草经》之分类风格、《唐本草》图文对照之格式、《证类本草》之体例，除本草功效、炮制、制药等知识、彩色药物图谱之外，还包括了药理学、物候学、动物学、农业农艺、矿物冶炼等各方面的知识。东方文化学者卡罗·罗伦泽亚在《罗马国立中央图书馆近藏和汉图书目录》中评价到："《御制本草品汇精要》不仅是一部关于医疗艺术的书籍，而且也可以认为是一部关于自然史的百科全书。它是一种在中国都罕见的精美手抄本。原装 36 册、6 开纸张的彩色图谱，描绘有动物、树木、花卉和金属器皿。"李约瑟对此评价说："16 世纪中国有两大天然药物著作：一是世纪初（1505 年）的《本草品汇精要》，一是（世纪末 1595年）的《本草纲目》。两者都非常伟大，但前者的名声和影响之所以低于后者，只是因为它从未出版过。"《御制本草品汇精要》是后人研究本草学及古代各学术领域的一部珍贵文献，在世界范围内亦有深远影响。

### 四、现存主要版本

彩色精抄本；1936 年商务印书馆据故宫旧抄本铅印本；1955 年商务印书馆影印

本；1982 年 11 月人民卫生出版社影印本等。

◎ **参考文献**

[1] 刘文泰．本草品汇精要 [M]．北京：中国中医药出版社，2013．

[2] 杨奕望，吴鸿洲．《本草品汇精要》明清不传之秘 [J]．中医文献杂志，2008，(4)：19－20．

[3] 郝保华，张寒．明代《御制本草品汇精要》的学术价值 [J]．西北大学学报（自然科学版），2005，(4)：484－486．

[4] 徐治国．浅谈《本草品汇精要》的成就 [J]．云南中医杂志，1984，(6)：53－54．

[5] 高晓山．《本草品汇精要》再评价 [J]．湖南中医学院学报，1986，(1)：45－47，58．

[6] 曹晖，谢宗万，章国镇．《本草品汇精要》研究概述 [J]．中医药学报，1988，(3)：53－56，27．

[7] 甄雪燕，梁永宣．流失海外的宫廷彩绘药图 [J]．中国卫生人才，2016，(8)：90－91．

[8] 宋佳，傅延龄．从明代医家临床用药剂量谈经方剂量变化趋势 [J]．中医杂志，2012，(18)：1531－1533．

# 《本草约言》（薛己）

## 一、宫廷渊源

### 1. 提要

《本草约言》原题薛己所辑，成书年代不详，薛氏在自序中提到："余生也晚，幸秘笈无不发之藏，故余得游息其间，积有年所，时就本草中辑其日用不可缺者分为二种，且别以类志，约也。"是故题名《约言》。本书由药性本草和食物本草两部分组成，该书条分缕析，无不具备，对后世研究本草有启发意义。

### 2. 著者传记

薛己（约1487—1559），字新甫，号立斋，明代吴郡（今江苏苏州）人，明代著名医学家。其父薛铠亦为当时名医，薛己幼承庭训，精研医术，初为疡医，以外科闻名，后通晓内、外、妇、儿诸科，名著一时。于正德年间（1506—1521年）被征为御医，后升为南京太医院院判。嘉靖七年（1528年），皇太后蒋氏有消渴之状，薛己以凉瓜、山药等入药，辅以玉竹、葛根煎之，获效甚佳，皇帝龙颜大悦。嘉靖九年以太医院院使致仕归乡，潜心著书，常出诊于嘉兴、苏州一带。薛氏一生著述极多，有《外科枢要》《内科摘要》《女科撮要》《疠疡机要》《正体类要》《口齿类要》，并校注了前人医著多部，如《妇人良方大全》《小儿药证直诀》等数十种。

是时，丹溪学说盛行，医家多以火邪为病，治疗多用寒凉，克伐生气，损害脾胃，由此产生弊端。薛氏潜心研究经典，结合其临床经验，将东垣脾胃之说及王冰、钱乙肾命水火之说融于一炉，重视培养先后二天，用药温补，为后世温补学派的创始人。

## 二、内容精要

### 1. 各卷概要

卷1～卷2介绍药性本草，分草、木、果、菜、米谷、金石、人、禽兽、虫鱼等九部，收药285种，记述每种药之功效及用法。

卷3～卷4介绍食物本草，分水、谷、菜、果、禽、兽、鱼、味八部，收物品391种，多为日常食物，每一物介绍其性、味、功效、产地，与元代贾铭《饮食须知》、元代李杲《食物本草》等多种本草文献内容有雷同之处。

**2. 内容精选**

**（1）参芪补气之别**

参、芪甘温，俱能补益，但参惟益元气补中，芪兼补卫实表，所补既略异，共剂岂无分？如内伤，脾胃衰弱，饮食怕进，怠惰嗜卧，发热恶寒，呕吐泄泻，及胀满痞塞，力乏形瘦，脉微，神短等症，宜补中益气，当以人参加重为君，黄芪减轻为臣。若表虚腠理不密，自汗盗汗，渐至亡阳，并诸溃疡，多耗脓血，婴儿痘疹，未灌全浆，一切阴毒不起之症，又宜益卫固荣，须让黄芪倍用为主，人参少入为辅。（《本草约言·草部》）

按：参、芪二者性味甘温，均有补益之功，然参"益元气而和中"，运用之性缓而补益之性充，多适用于元气虚弱之脾胃衰弱，怠惰懒言，气虚胀满，脉微神衰之人，故补中益气时应当重用。黄芪"温分肉而肥腠理，益元气而补三焦"，能托疮疡肿毒，亦可固表止汗。表虚之自汗盗汗、诸溃疡、婴儿痘疮发之不全、一切阴毒难起之证候，均可以其固营护卫，托邪而出，是故此时当重用黄芪，少佐人参。

**（2）甘草和缓之力**

凡用纯寒、纯热之药，必用甘草以缓其力。寒热相杂药亦用甘草调和其性。如附子理中用甘草，恐其僭上。调胃承气用甘草，恐其速下。是皆缓之，非谓和也。小柴胡有柴胡、黄芩之寒，人参、半夏之温，内用甘草，此却调和之意，非谓缓也。（《本草约言·草部》）

按：甘草味甘，气平，生用则性寒，炙用则性温，解百毒而有效，协诸药而无争，以其味甘能缓急，故有"国老之称"。本段为运用甘草之法，凡是纯寒、纯热之药，须佐以甘草缓其药性，使其性缓缓发挥，如附子理中丸中运用甘草缓附子之热性，以防炎上，调胃承气汤中运用甘草缓硝、黄之力，以防峻下伤阴，此皆运用甘草之甘缓之性，而非调和之力。若方中既有寒药，又有热药，则需甘草调和其性，如小柴胡汤，以甘草调和柴胡、黄芩之寒，人参、半夏之温，使诸药合作，共奏和解之功。

**（3）天麻根苗之用**

东垣曰：眼黑头旋，乃风虚内作，非天麻不能除。其苗名定风草，独不为风所动，乃治内风之神效也。又名赤箭。赤箭、天麻本一物，然赤箭则言苗，有自表入里之功，天麻则言根，有自内达外之用。根则抽苗，径直而上，苗则结子，成熟而落，从干中而下至土而生，以此推之，可识其内外主治之理。（《本草约言·草部》）

按：本段引用东垣所言，以取象比类之法论述天麻、天麻苗之药性不同。植物之根、苗、皮、骨本出一体，然药性不同，如麻黄根、节药性相差甚远，当归头、尾活血补血之力亦不相同。古人总结其功效时往往以其象比其类，天麻多以根入药，其苗名赤箭，盖其苗生发结子，成熟而落，故有自表入里之功；天麻根长而抽苗，径直向上，故其有自内达外之力。观其生长之性，可测其内外主治之理。

### （4）赤白茯苓

茯苓味甘、淡，气平，无毒，阳中之阴，降也。白者入手太阴，足太阳、少阳经；赤者入手少阳、少阴，足太阴经。利小便，有除留饮之效，伐肾邪，有生新血之功，故除口舌之干燥，神志之怔忡。赤者破结血而泻火，白者调脾气而和中。忌醋及酸物。中有赤筋最损目，用宜去之。淡利窍，甘助阳，乃除湿行水之圣药也。又赤者能利水，白者能补脾，是知赤泻小肠之火，固能分利，不知白者润肺生津，亦能分利也，故此剂以分利为主，莫如用白。或谓阴虚未为相宜，以其渗淡也，不知气重者主气，味重者助血，茯苓虽渗淡，而其味尚甘，于阴虚者亦无害也。况佐人参等补剂下行，亦能补虚而固肾矣。特猪苓一剂诚为渗淡，而阴虚者为当忌也。（《本草约言·木部》）

按：本段介绍赤、白茯苓之药性。其中，白茯苓善补益脾气而和中，赤茯苓入血，善破结血而泻阴分之火。茯苓味甘、淡，淡渗利窍，甘能助阳，故茯苓为利湿行水之要药。二者皆为分利之药，有调节水液代谢之功，然赤茯苓泻小肠经之火热，白茯苓善润肺生津。茯苓淡渗利湿，人皆以其有伤阴之弊，然其味甘，补脾生津，阴虚之人服之亦不为过，与人参、地黄等补药同用，能引药下行，补虚固肾。然而猪苓淡渗太过，补益之性不及茯苓，阴虚之人宜当忌之。

### （5）桃仁、杏仁疗便秘

杏仁下喘，治气也；桃仁疗狂，治血也。俱治大便秘，当以气血分之。昼便难，阳气也；夜便难，阴血也。年高人便秘不泄者，脉浮在气，杏仁、陈皮，脉沉在血，桃仁、陈皮。陈皮入肺与大肠，为表里，故用为使。（《本草约言·果部》）

按：本段论述杏仁与桃仁所治便秘之不同。白天便秘，为阳虚无力推动所致，夜晚便秘，由阴血不足肠道干涩引起。年事高者便秘，若脉浮则病在气分，用药以杏仁下气，杏仁入肺经，肺与大肠相表里，肺气降则大便得下；若脉沉则病在血分，则以桃仁养阴行血，阴血足则便秘得解。陈皮入肺、大肠二经，二者相为表里，故用之引药入经。

### （6）桃之用

桃仁味苦、甘，气平，苦重于甘，阴中阳也，无毒，入手足厥阴经，主瘀血血闭，血结血燥，癥瘕邪气，杀小虫，通润大便，除卒暴击血，通月水，止痛。苦以破滞血，甘以生新血。花味苦，杀疰恶鬼，令人好颜色，除水肿石淋，利大小便，杀虫，酒浸服之，除百病。桃枭即桃实，着树不落实中者，正月采之，主杀百鬼精物，五毒不祥，疗中恶腹痛，破血。有人吐血，诸药不效，取此烧灰存性，米汤调服，立愈。桃虫杀鬼邪恶不祥。叶味苦，主除尸虫，出疮中虫。桃胶下石淋破血，炼之保中不饥，轻身，忍风寒。茎与皮味苦、辛，除邪鬼中恶腹痛，去胃中热。盖桃乃五木之精，仙木也，少则华盛，实甘且大，蟠桃之说有自来矣。（《本草约言·果部》）

按：本段介绍桃各部位之功效。桃仁、桃花、果实、桃胶、桃叶之性味不同，功效亦不相同。桃仁味苦、甘，苦味破滞血，甘味生新血，能治疗妇人月水不下、瘀血腹痛、阴血不足之便秘。桃花味苦，能通利大小便，使人气色红润。桃枭为经冬不落的干桃子，正月采之，可治疗腹中恶痛及瘀血，其煅炭存性，以米汤调服，可治疗吐血。桃胶为桃树皮分泌出来的油脂，味苦，性平，服之可破瘀血，下石淋。桃有仙木之誉，其果味甘而多汁，其仁、花等亦有极高的药用价值。

### （7）茶

茶：晚采粗者曰茗，味甘、苦，微寒，无毒。主瘘疮，利小便，去痰热渴，令人少睡。早采细者曰茶，主下气消食。已上《本草》所载。后代诸家及《茶经》《茶谱》《茶录》等书论悉备矣。近世人所用蒙山茶，性温治病，因以名显。其他曰宜兴茶、陆安茶、东白山茶、神华山茶、龙井茶、闽蜡茶、蜀苦茶、宝庆茶、庐山云雾茶，俱以味佳，得名品类。土产各有所宜，性味不能无少异。大抵茶能清热止渴，下气除痰，醒睡，消食解腻，清头目，利小便。热饮宜人，冷饮聚痰。久饮损人，去人脂，令人瘦。又尝闻一人好食烧鹅，日常不缺，医者谓其必生脾肺痈疽，后卒不病。访知此人，每夜必啜凉茶一碗解之故也。茶能解炙炒之毒，于此可见。（《本草约言·味部》）

按：这部分讲述茶之性味功用。采撷时间靠后，芽粗者为茗；采撷时间靠前，芽细者为茶。茶种类繁多，以其味佳得名。其味甘、苦，性微寒，不仅可作饮品，也常作药用。茶作药可清热止渴，下气除痰，清利头目，消食解腻。然茶宜热饮，冷服之易聚痰，久饮之去人膏脂，令人瘦。

## 三、临床运用

### 1. 药性市草

《约言》尽述本草之性味、功用、配伍、禁忌，不仅论述药物之何用，更援引经典，论述其为何而用；对相似性味功效之药物，并列而比较之，使人一目了然。

**（1）用药之理**

其论川芎，芎味辛而性温，为血中之气药，性升散而不下守，四物汤之补血剂缘何用之？川芎性升散，特以其辛味散血中之滞，瘀血去而新血自生，奏推陈出新之功。其论半夏，半夏味辛，性燥，能化脾胃之湿痰，脾土喜燥而恶湿，湿痰去则脾土自安，然仅湿痰者可用之，以其性燥，恐有伤血耗阴之虞，失血、亡津、消渴之人当忌之。

**（2）配伍禁忌**

《约言》注重药物之间配伍及使用禁忌，介绍药物时多有描述。《本经》云："药有阴阳配合……有单行者，有相须者，有相使者，有相畏者，有相恶者，有相反者，有相杀者，凡此七情，合和视之。"药物配合使用能增加疗效，引药入经，使用不当亦能伤人。如当归与白术、芍药、生熟地黄同用可滋阴补肾，与川芎同用可上行头角，与芍药、木香同用可生肝血而养心血，与牛膝、薏苡仁同用可下行至足膝，与人参、薏苡仁、川乌、乌药同用可营一身之表，治疗一身之筋寒湿痛。如附子味辛大热，行而不守，仲景八味丸用之，为少阴肾经之向导，有引经之功，与人参、干姜、白术等气分之药同用则引气而行，与熟地黄、丹皮等血分之药同用则引血而走。又如威灵仙为祛风寒湿之要药，与茗、牛乳、黑豆不可同食。石菖蒲恶麻黄，用之忌饴糖、羊肉。

**（3）药物比较**

《约言》常并列比较性味、功用相似之药物，论其不同之处。

如苍术、白术，白术味苦、甘，气温，在表可祛诸经风湿，在中可祛湿健脾，利腰脐间血；苍术味苦、甘、辛，气温，性燥，为发表之品，尤善祛上焦之湿。二者功用相似，然祛中焦之湿苍术不及白术，发汗之力白术不及苍术；白术偏补，有敛汗之功，苍术偏泻，专发汗之能。当发挥其优势，根据病情选用。

又如赤芍性味与白芍相似，味苦、酸，气微寒，然赤芍长于泻热，白芍善于补虚。故白芍多用补阴血、收肺气、抑肝邪，赤芍多用于活血，泻血中热火，清利小便。

**2. 食物本草**

食物本草分水、谷、菜、果、禽、兽、鱼、味八部，其中食物药性功用、同食禁忌、产地种类等内容对于当今食疗养生仍有重要的研究价值。

**（1）食物偏性**

食物虽性味平和，然而其性味不同，产地不同，均有其寒热偏性，不可过食，过食则容易致病。日常饮食宜品种丰富，能以其偏性纠其偏性，经云："五谷为养，五果为助，五畜为益，五菜为充。"以其气味合则服之，方能补精益气。然而古人发现一些食物之间气味相克，同服之亦会伤人，日常饮食需要注意。

《约言》每种食物均先载其性味、功用，后强调过食之危害。如小麦，其性温，味甘，具四时之气，为五谷之贵，能厚肠胃，长气力，然久服容易生热动风，而萝卜解面毒，与其同服之能更好地消化。如螃蟹味甘，性寒，有毒，能解胸中热，解结散血，然而有风疾之人和孕妇不能服用，与藕、蒜汁、冬瓜汁、紫苏同服可解其毒。又如大蒜，久服损人目，易伤肝气。大病初愈者不宜服食薄荷，服之令人汗出不止。知食物之偏性、同食宜忌，方能强身，防病于未然。

#### （2）食疗治病

食物亦可用来治疗一些疾病，疗效不输于药物，具有简、便、廉、验的优点。《约言》中就有相关记载。如以鲫鱼和莼菜作汤，调中下气，治疗中气不足，胃弱不下食。又如痈疽发背，恶核初发者，可以独头紫皮大蒜外敷患处，艾炷灸于其上，觉痛者灸至不痛，不痛者灸至觉痛，使气血津液畅通，痈疽得散。口疮者以醋渍黄柏，含之则愈。田螺壳烧灰，服之可治疗反胃。其中妙法，不胜枚举。

### 四、后世影响

《本草约言》不仅介绍了药性本草，更载日常食品之性味功用。其文字简练实用，流传颇广，对后世有深远影响。

### 五、现存主要版本

明刊本；日本万治三年（1660年）刊本。

#### ◎ 参考文献

[1] 薛己. 本草约言 [M]. 北京：中国中医药出版社，2015.

# 《药性歌括四百味》（龚廷贤）

## 一、宫廷渊源

**1. 提要**

《药性歌括四百味》是明代医家龚廷贤所著，成书于万历四十三年（1615 年），载于《寿世保元》甲集一卷之末，为一部药性歌诀汇总。此书以四言韵语文体介绍了近 400 味常用中药的性味、功能、主治，并在注释中注明炮制方法和配伍禁忌，内容简单翔实，文体对仗工整，朗朗上口，便于理解背诵。该著不仅是中医初学者的重要参考书之一，也是重要的中医古籍文献，在我国医学史上占有重要地位。

**2. 著者传记**

见《种杏仙方》。

## 二、后世影响

《药性歌括四百味》是一本中医启蒙教材，易诵易读，不存在高深理论性与实际应用不可逾越的鸿沟，《中国医籍考》云："不为艰深语，即穷陬嗇入，读易解"，能卒然辨。中医历史长河中出现过很多种类似药性歌括，但只有该书历经四百年而不衰，至今为止仍有着鲜活的生命力，是中医教材中不可或缺的品种。该著流传广泛，朝鲜、日本等国的药性歌也多抄自这里。

## 三、现存主要版本

因载于《寿世保元》第一卷本草门后，故版本亦同。1957 年上海卫生出版社单独铅印。

## ◎ 参考文献

[1] 龚廷贤著，闫桂银校注 . 药性歌括四百味 [M]. 上海：上海中医药大学出版社，2006.

[2] 闫桂银 .《药性歌括四百味》校勘一得 [J]. 长春中医药大学学报，2007，23（4）：109

[3] 张蕾 . 药性歌括四百味白话解 [M]. 北京：中国医药科技出版社，2016.

# 《本草纲目》（李时珍）

## 一、宫廷渊源

### 1. 提要

《本草纲目》撰成于1578年，是明代嘉靖年间由李时珍编写的一部本草类著作。全书共52卷，载药1892种（新增药374种），附图1109幅，方剂11096首，约190万字，集中国药学之大成，可谓东方医药巨典、中国古代的百科全书。其内容采用"析族区类，振纲分目；物以类从，目随纲举"的编写体例，每种药物分列释名、集解、正误、修治、气味、主治、发明、附方等项，总结了明代以前我国在药学上的丰富知识，修正历代本草学上的谬误，补充了修治、鉴定、民间方剂等大量内容，庞大多元的知识体系犹如一片浩瀚之海。这部划时代的巨著极大促进了中医药学的进步和发展，对植物学、动物学、矿物学、地质学等多种学科亦产生了深远的影响。

### 2. 著者传记

见《奇经八脉考》。

## 二、内容精要

### 1. 各卷概要

《本草纲目》全书52卷，图2卷，190万字，分16部。

第1卷为序，由王世贞作序，为本书的前言。

第2卷为序例，总结以前著作中的药名同异、药食宜忌、用药凡例、《神农本草经》目录及宋本草旧目录。

第3~4卷，详细地整理了各种疾病的主治药，并附有功效，内容翔实。

第5卷为水部，第6卷为火部，第7卷为土部，第8~11卷为金石部，第12~21卷为草部，第22~25卷为谷部，第26~28卷为菜部，第29~33卷为果部，第34~37卷为木部，第38卷为服器部，第39~42卷为虫部，第43~44卷为鳞部，第45~46卷为介部，第47~49卷为禽部，第50~51卷为兽部，第52卷为人部。

### 2. 内容精选

#### （1）用药法度

疗寒，以热药；疗热，以寒药；饮食不消，以吐下药；鬼疰蛊毒，以毒药；痈肿疮瘤，以疮药；风湿，以风湿药，各随其所宜。

弘景曰：药性一物兼主十余病者，取其偏长为本，复观人之虚实补泻，男女老少，苦乐荣悴，乡壤风俗，并各不同。褚澄疗寡妇尼僧，异乎妻妾，此是达其性怀之所致也。

时珍曰：气味有厚薄，性用有躁静，治体有多少，力化有浅深……发表不远热，攻里不远寒，不远热则热病至，不远寒则寒病至。气之胜也，微者随之，甚者制之；气之复也，和者平之，暴者夺之……又曰：诸寒之而热者取之阴，热之而寒者取之阳，所谓求其属以衰之也。此皆约取《素问》之粹言。（《本草纲目·序例上·神农本经名例》）

按：第一段为《神农本草经》中记载的用药法则，即"寒证以热药，热证以寒药"，同时包括吐下、毒药、疮药、风湿药等。第二段陶弘景则突出强调了精神心理状态对用药的影响，提出"达其性怀"，强调用药时要注重情绪的疏导。李时珍这段来源于《黄帝内经》，开头强调药之气味厚薄、躁静、用量多少、药力深浅，意为用药如用兵，治病先知药性，临床医生应明辨于此。而后讲治则，寒邪在表，非温热之气不能散，故发表不远热；热郁在内，非沉寒之物不能除，故攻里者不远寒。微者随之，和者平之，轻症本就在人体自我调节范围之内，不需要过度治疗；甚者制之，暴者夺之，当病势较盛，超出人体调节能力时，选择克制或攻夺之法。又谈到热之不热是无热，寒之不寒是无寒，故此热为"虚热"，此寒乃"虚寒"，属虚证也。以上皆体现其知常达变的思想核心。

**（2）入药部位**

根茎花实，苗皮骨肉。

元素曰：凡药根之在土中者，中半已上，气脉之上行也，以生苗者为根；中半已下，气脉之下行也，以入土者为梢。病在中焦与上焦者，用根，在下焦者，用梢，根升梢降。人之身半已上，天之阳也，用头；中焦用身；身半已下，地之阴也，用梢。乃述类象形者也。

时珍曰：草木有单使一件者，如羌活之根，木通之茎，款冬之花，葶苈之实，败酱之苗，大青之叶，大腹之皮，郁李之核，柏木之皮，沉香之节，苏木之肌，胡桐之泪，龙脑之膏是也。有兼用者，远志、小草，蜀漆、常山之类是也。有全用者，枸杞、甘菊之类是也。有一物两用者，当归头尾，麻黄根节，赤白茯苓，牛膝春夏用苗、秋冬用根之类是也。羽毛、鳞介、玉石、水火之属，往往皆然，不可一律论也。（《本草纲目·序例上·神农本经名例》）

按：植物药的根、茎、花、实、苗、皮、骨、肉皆可入药，有的只用根或茎，有的兼用根茎，亦有用全草，或以不同部位入药，一药两用，因不同部位化学成分不同，药效则不同。以当归为例，好古曰："归入手少阴，以心生血也；入足厥阴，以其肝藏血也；入足太阴，以其脾裹血也。头能破血，身能养血，尾能行血。"再如蝉蜕，时珍曰："古人用身，后人用蜕，大抵治脏腑经络当用蝉身，治皮肤疮疡风热当用蝉蜕，各从其类也。"李东垣曰："陈皮留白补脾胃，去白补肺气。"皆体现了中医象形比类的思维。张元素认为，即使是同一条根，药用部位也要与人体相对应，病在中焦、上焦者用根的上部和中部，病在下焦者用根的尾梢部，因人的上半身属天、属阳，用药要选向上生长的根，下半身属地、属阴，要选根的尾部。而这种天、人、药相互联系的理论并不适用于所有药物，只有甘草梢治茎中涩痛流传后世。

### （3）四时用药

李时珍曰：经云：必先岁气，毋伐天和。又曰：升降浮沉则顺之，寒热温凉则逆之。故春月宜加辛温之药，薄荷、荆芥之类，以顺春升之气；夏月宜加辛热之药，香薷、生姜之类，以顺夏浮之气；长夏宜加甘苦辛温之药，人参、白术、苍术、黄柏之类，以顺化成之气；秋月宜加酸温之药，芍药、乌梅之类，以顺秋降之气；冬月宜加苦寒之药，黄芩、知母之类，以顺冬沉之气。所谓顺时气而养天和也。经又云：春省酸、增甘以养脾气，夏省苦、增辛以养肺气，长夏省甘、增咸以养肾气，秋省辛、增酸以养肝气，冬省咸、增苦以养心气。此则既不伐天和，而又防其太过，所以体天地之大德也。味者，舍本从标，春用辛凉以伐木，夏用咸寒以抑火，秋用苦温以泄金，冬用辛热以涸水，谓之时药，殊背《素问》逆顺之理，以夏月伏阴，冬月伏阳，推之可知矣。虽然月有四时，日有四时，或春得秋病，夏得冬病，神而明之，机而行之，变通权宜，又不可泥一也。王好古曰：四时总以芍药为脾剂，苍术为胃剂，柴胡为时剂，十一脏皆取决于少阳，为发生之始故也。凡用纯寒、纯热之药，及寒热相杂，并宜用甘草以调和之，惟中满者禁用甘尔。（《本草纲目·序例上·四时用药例》）

按：这部分讲的是顺应四时与药性的关系，开篇引用《内经》之言"必先岁气，毋伐天和"，是指五运六气有序，四时有令，阴阳有节，皆岁气也，而人气应之以生长收藏，此为天和。即四时节气的更替会影响人体脏腑气机的升降出入，用药的药性也要适时变化。此篇主要讲了药性四气、五味及升降浮沉的时令变化。升降浮沉应顺应时令，春升夏浮，秋收冬藏，土居中化，故春用升、夏用浮、秋用降、冬用沉，长夏以顺化成之气；寒热温凉则应逆之，时令热病者，春宜辛凉、夏宜咸寒、秋宜苦温、冬宜辛热，且不应太过，恐伤脏气。五味应与四时五脏相配，"春省酸、增甘以养脾气，夏省苦、增辛以养肺气，长夏省甘、增咸以养肾气，秋省辛、增酸以养肝气，冬省咸、增苦以养心气"。最后引用王好古的经验，四时皆可用芍药调脾、苍术调胃、柴胡升发及甘草调和。对于具体用药，李时珍言："春宜加薄荷、荆芥之类，夏宜加香薷、生姜之类，长夏宜加人参、白术、苍术、黄柏之类，秋宜加芍药、乌梅之类，冬宜加黄芩、知母之类。"可见其见解较经典又进一步，使四气、五味与升降浮沉理论进一步得到丰富，成为中药药性理论中不可缺少的一部分。

### （4）五运六淫用药式

太阴司天（丑未年），湿淫所胜，平以苦热，佐以酸辛，以苦燥之，以淡泄之。湿上甚而热，治以苦温，佐以甘辛，以汗为故（身半以上，湿气有余，火气复郁，则宜解表流汗而祛之也）。热反胜之，治以苦寒，佐以苦酸。（《本草纲目·序例上·五运六淫用药式》）

按：五运六气是研究气候变化对疾病发展产生影响的学说，其中五运指木、火、土、金、水，六淫即六气，指厥阴风木、少阴君火、少阳相火、太阴湿土、阳明燥金、太阳寒水，自然界有五运六气，人有五脏六经之气，用药则要适其变化。干支六十甲子是运气规律的一个循环周期，天干代表五运，地支代表六气。本篇理论来源于《内经》，《素问·至真要大论》曰："太阴司天，其化以湿……湿淫于内，治以苦热，佐以酸淡，以苦燥之，以淡泄之。"李时珍认为，丑未年行土运，气候以湿为主，宜用苦热燥湿之品，或佐以淡渗水湿。若天暑下迫，地湿上蒸，则以苦温甘辛之品，配合汗法，祛除湿热之邪。热反胜湿，则以苦寒之品，土胜反侮木，故应佐以酸味。

### （5）百病主治药举隅

各经发热药：肝：气，柴胡；血，当归。心：气，黄连；血，生地黄。脾：气，芍药；血，木瓜。肺：气，石膏；血，桑白皮。肾：气，知母；血，地黄。胆：气，柴胡；血，栝蒌。小肠：气，赤茯苓；血，木通。大肠：气，芒硝；血，大黄。膀胱：气，滑石；血，泽泻。胃：气，石膏；血，芒硝。三焦：气，石膏；血，竹叶。包络：气，麦门冬；血，牡丹皮。（《本草纲目·主治第三卷·百病主治药·火热》）

按：该段选自第 3 卷（百病主治药），这部分不是以药为单元，而是以疾病为纲对药物进行分类总结，具有提纲挈领的作用。在这篇火热论中，李时珍认为火热证有郁火、实火、虚火之分，辨证可分为气分热、血分热、五脏热、十二经热，治则为火郁发之、实火泻之、阴火降之、气分火清气、血分热凉血、五脏之热清五脏、十二经热辨归经，时珍精研火热治法，另附代表药物，丰富了以发热为主症的温病学临床证治用药，熟悉掌握这部分有利于发挥其临证用药的便利。李时珍以药对症，证治分明，对中药进行分门别类，自成体系，可谓历代医家的经验总结，集千年用药之精华，时至今日对我国临床医药学的发展仍产生深远的影响。

### （6）药食养生

时珍曰：按：罗天益《宝鉴》云：粳、粟米粥，气薄味淡，阳中之阴也。所以淡渗下行，能利小便。《医通》云：一人病淋，素不服药。予令专啖粟米粥，绝去他味，旬余减，月余痊。此五谷治病之理也。又张耒《粥记》云：每晨起，食粥一大碗。空腹胃虚，谷气便作，所补不细。又极柔腻，与肠胃相得，最为饮食之良。妙齐和尚说：山中僧，每将旦一粥，甚系利害。如不食，则终日觉脏腑燥涸。盖粥能畅胃气，生津液也。大抵养生求安乐，亦无深远难知之事，不过寝食之间尔。故作此劝人每日食粥，勿大笑也。又《苏轼帖》云：夜饥甚，吴子野劝食白粥，云能推陈致新，利膈益胃。粥既快美，粥后一觉，妙不可言也。此皆著粥之有益如此。诸谷作粥，详见本条。古方有用药物、粳、粟、粱米作粥，治病甚多。今略取其可常食者，集于下方，以备参考云。（《本草纲目·谷部第二十五卷·谷之四·粥》）

按：这部分讲的是食粥养生，主要体现了李时珍的药食养生观。书中收载许多从宫廷到民间的药膳方，如药粥、药酒等，诸多养生方法中李时珍特别推崇食粥养生，认为粥得谷物之精华，能畅胃气，生津液，与肠胃相得，如上文所说"故作此劝人每日食粥，勿大笑也""世间第一补人之物，乃粥也"。若在粥中再加入几味药物，则可以达到由养生到治病的效果，如原文载：赤小豆粥利小便，消水肿脚气，辟邪疠；绿豆粥解热毒，止烦渴；御米粥治反胃，利大肠；薏苡仁粥除湿热，利肠胃；莲子粉粥健脾胃，止泄利；芡实粉粥固精气，明耳目等。时珍以其毕生精力，亲身实践，广收博采，格物穷理，于《本草纲目》中明确记载了数百条有关轻身延年的药物，收载轻身、延年、增寿的医论7390余条，使后世汲取了诸多养生智慧。《内经》云："药以去之，食以随之，谷肉果菜，食养尽之。"李时珍据此提出治未病、药补不如食补、药食同源的养生观念，强调"寓医于食"，食与药互为辅佐，以达到防病治病、延年益寿的目的，这些见解淋漓尽致地体现在这部巨典之中。

### （7）论麻黄桂枝

[发明] 时珍曰：麻黄微苦而辛，性热而轻扬，乃肺经专药，故治肺病多用之；桂枝甘、辛，大热，透达营卫，故能解肌而风邪去，脾主营，肺主卫，甘走脾，辛走肺也。时珍与昔人所解不同云。风寒之邪，皆由皮毛而入。皮毛者，肺之合也。肺主卫气，包罗一身，天之象也。是证虽属乎太阳，而肺实受邪气。其证时兼面赤怫郁，咳嗽有痰，喘而胸满诸证者，非肺病乎？盖皮毛外闭，则邪热内攻，而肺气

腠郁。故用麻黄、甘草同桂枝，引出营分之邪，达之肌表，佐以杏仁泄肺而利气。汗后无大热而喘者，加以石膏。(《本草纲目·草部第十五卷·草之四·麻黄》)

[发明] 好古曰：或问：本草言桂能止烦出汗，而张仲景治伤寒有当发汗，凡数处，皆用桂枝汤。又云无汗不得服桂枝。汗家不得重发汗，若用桂枝是重发其汗。汗多者用桂枝甘草汤，此又用桂枝闭汗也。一药二用，与本草之义相通否乎？曰：本草言桂辛甘大热，能宣导百药，通血脉，止烦出汗，是调其血而汗自出也。又云太阳病发热汗出者，此为营弱卫强，阴虚阳必凑之，故皆用桂枝发其汗。此乃调其营气，则卫气自和，风邪无所容，遂自汗而解。非桂枝能开腠理，发出其汗也。汗多用桂枝者，以之调和营卫，则邪从汗出而汗自止，非桂枝能闭汗孔也。昧者不知出汗、闭汗之意，遇伤寒无汗者亦用桂枝，误之甚矣。(《本草纲目·木部第三十四卷·木之一·桂》)

按：在《本草纲目》中"发明"二字经常出现，这里的"发明"是解释阐发的意思，就是解释其中的义理，实则为李时珍在药学方面所提出的新内容和新见解。历代医家都认为"麻黄汤"为伤寒太阳病解表发汗之剂，而李时珍结合麻黄汤方的主证及病因病机，提出自己的新见解，认为是证虽属乎太阳，而肺实受邪气，麻黄汤实为发散肺经火郁之药，而麻黄为肺经之专药。又有医家王好古提出：本草言桂可止汗，而仲景治伤寒桂当发汗，一药二用，机理是否相通？时珍给出解释：卫实营虚则发热汗出，桂枝通血脉，调和营气，则卫气自和，风邪无所容，遂自汗而解，而不是开腠理而发汗。止汗亦是调其营卫，使邪从营出而汗自止，而不是收敛止汗之意，二者机理同是调其营弱。可见"发明"项不只论药，更论病机病理，"实性理之精微，格物之通典"，最能体现其对创新思维的追求。

**3. 市草精粹**

李时珍共将药物划分为 16 部，水、火为万物之先，土为万物之母，所以排在最前面，其次是草木，再次是动物类，终是人，从微至巨。诸药之下，常有"发明"一项，探讨药理药效、医学理论及新技术，以李时珍本人见解为多，亦有名家集解，以下节选精粹内容，以见一斑。

**(1) 水部（第 5 卷）**

千里水　东流水　甘澜水（一名劳水）

气味甘，平，无毒。主治病后虚弱，扬之万遍，煮药禁神最验（藏器）。主五劳七伤，肾虚脾弱，阳盛阴虚，目不能瞑，及霍乱吐利，伤寒后欲作奔豚（时珍）。

[发明] 时珍曰：劳水即扬泛水，张仲景谓之甘澜水。用流水二斗，置大盆中，以勺高扬之千遍，有沸珠相逐，乃取煎药。盖水性本咸而体重，劳之则甘而轻，取

其不助肾气而益脾胃也。虞抟《医学正传》云：甘澜水甘温而性柔，故烹伤寒阴证等药用之。顺流水性顺而下流，故治下焦腰膝之证，及通利大小便之药用之。急流水湍上峻急之水，其性急速而下达，故通二便风痹之药用之。逆流水，洄澜之水，其性逆而倒上，故发吐痰饮之药用之也。

**（2）火部（第6卷）**

芦火　竹火

主治宜煎一切滋补药（时珍）。

［发明］时珍曰：凡服汤药，虽品物专精，修治如法，而煎药者卤莽造次，水火不良，火候失度，则药亦无功。观夫茶味之美恶，饭味之甘馏，皆系于水火烹饪之得失，即可推矣。是以煎药须用小心老成人，以深罐密封，新水活火，先武后文，如法服之，未有不效者。火用陈芦、枯竹，取其不强，不损药力也；桑柴火取其能助药力；栎炭，取其力慢；栎炭，取其力紧；温养用糠及马屎、牛屎者，取其缓而能使药力匀遍也。

**（3）金石部（8~11卷）**

丹砂

气味甘，微寒，无毒。主治身体五脏百病，养精神，安魂魄，益气明目，杀精魅邪恶鬼。久服通神明不老。能化为汞（《本经》）。通血脉，止烦满消渴，益精神，悦泽人面，除中恶腹痛，毒气疥瘘诸疮。轻身神仙（《别录》）。镇心，主尸疰抽风（甄权）。润心肺，治疮痂息肉，并涂之（大明）。

［发明］时珍曰：叶石林《避暑录》云：林彦振、谢任伯皆服伏火丹砂，俱病脑疽死。张杲《医说》云：张悫服食丹砂，病中消数年，发鬓疽而死。皆可为服丹之戒。而周密《野语》云：临川周推官平生羸弱，多服丹砂、乌、附药，晚年发背疽。医悉归罪丹石，服解毒药不效。疡医老祝诊脉曰：此乃极阴证，正当多服伏火丹砂及三建汤。乃用小剂试之，复作大剂，三日后用膏敷贴，半月而疮平，凡服三建汤一百五十服。此又与前诸说异。盖人之脏腑禀受万殊，在智者辨其阴阳脉证，不以先入为主。非妙入精微者，不能企此。

**（4）草部（12~21卷）**

甘草

气味甘，平，无毒。主治五脏六腑寒热邪气，坚筋骨，长肌肉，倍气力，金疮䐔，解毒。久服轻身延年（《本经》。䐔，音时勇切，肿也）。温中下气，烦满短气，伤脏咳嗽，止渴，通经脉，利血气，解百药毒，为九土之精，安和七十二种石，一千二百种草（《别录》）。主腹中冷痛，治惊痫，除腹胀满，补益五脏，养肾气内伤，令人阴不痿，主妇人血沥腰痛，凡虚而多热者，加用之（甄权）。安魂定魄，补五劳七伤，一切虚损，惊悸烦闷健忘，通九窍，利百脉，益精养气，壮筋骨（大明）。生用泻火热；熟用散表寒，去咽痛，除邪热，缓正气，养阴血，补脾胃，润肺（李杲）。吐肺痿之脓血，消五发之疮疽（好古）。解小儿胎毒惊痫，降火止痛（时珍）。甘草梢生用治胸中积热，去茎中痛，加酒煮玄胡索、苦楝子尤妙（元素）。

［发明］时珍曰：甘草外赤中黄，色兼坤离，味浓气薄，资全土德。协和群品，有元老之功；普治百邪，得王道之化。赞帝力而人不知，敛神功而己不与，可谓药中之良相也。然中满、呕吐、酒客之病，不喜其甘，而大戟、芫花、甘遂、海藻，与之相反。是亦迂缓不可以救昏昧，而君子尝见嫉于宵人之意欤？

颂曰：按：孙思邈《千金方》论云：甘草解百药毒，如汤沃雪。有中乌头、巴豆毒，甘草入腹即定，验如反掌。方称大豆汁解百药毒，予每试之不效，加入甘草为甘豆汤，其验乃奇也。

## （5）谷部（12～21卷）

### 红曲

气味甘，温，无毒。瑞曰：酿酒则辛热，有小毒，发肠风、痔瘘、脚气、哮喘、痰嗽诸疾。主治消食活血，健脾燥胃，治赤白痢下水谷（震亨）。酿酒，破血行药势，杀山岚瘴气，治打扑伤损（吴瑞）。治女人血气痛，及产后恶血不尽，擂酒饮之，良（时珍）。

［发明］时珍曰：人之水谷入于胃，受中焦湿热熏蒸，游溢精气，日化为红，散布脏腑经络，是为营血，此造化自然之微妙也。造红曲者，以白米饭受湿热郁蒸变而为红，即成真色，久亦不渝，此乃人窥造化之巧者也。故红曲有治脾胃营血之功，得同气相求之理。

## （6）果部（29～33卷）

### 山楂

气味酸，冷，无毒。时珍曰：酸、甘，微温。生食多，令人嘈烦易饥，损齿，齿龋人尤不宜也。主治煮汁服，止水痢。沐头洗身，治疮痒（《唐本》）。煮汁洗漆疮，多瘥（弘景）。

治腰痛有效（苏颂）。消食积，补脾，治小肠疝气，发小儿疮疹（吴瑞）。健胃，行结气。治妇人产后儿枕痛，恶露不尽，煎汁入砂糖服之，立效（震亨）。化饮食，消肉积癥瘕，痰饮痞满吞酸，滞血痛胀（时珍）。化血块气块，活血（宁原）。

［发明］震亨曰：山楂大能克化饮食。若胃中无食积，脾虚不能运化，不思食者，多服之，则反克伐脾胃生发之气也。时珍曰：凡脾弱食物不克化，胸腹酸刺胀

闷者，于每食后嚼二三枚，绝佳。但不可多用，恐反克伐也。按：《物类相感志》言：煮老鸡、硬肉，入山楂数颗即易烂，则其消肉积之功，盖可推矣。珍邻家一小儿，因食积黄肿，腹胀如鼓，偶往羊枇树下，取食之至饱，归而大吐痰水，其病遂愈。羊枇乃山楂同类，医家不用而有此效，则其功应相同矣。

### （7）虫部（39～42卷）

**蝉蜕**

气味咸、甘，寒，无毒。主治小儿惊痫，妇人生子不下。烧灰水服，治久痢（《别录》）。

小儿壮热惊痫，止渴（《药性》）。研末一钱，井华水服，治哑病（藏器）。除目昏障翳。以水煎汁服，治小儿疮疹出不快，甚良（宗奭）。治头风眩晕，皮肤风热，痘疹作痒，破伤风及疔肿毒疮，大人失音，小儿噤风天吊，惊哭夜啼，阴肿（时珍）。

［发明］好古曰：蝉蜕去翳膜，取其蜕义也。蝉性蜕而退翳，蛇性窜而祛风，因其性而为用也。时珍曰：蝉乃土木余气所化，饮风吸露，其气清虚。故其主疗，皆一切风热之证。古人用身，后人用蜕。大抵治脏腑经络，当用蝉身，治皮肤疮疡风热，当用蝉蜕，各从其类也。又主哑病、夜啼者，取其昼鸣而夜息也。

**蝎**

气味甘，辛，平，有毒。主治诸风瘾疹，及中风半身不遂，口眼㖞斜，语涩，手足抽掣（《开宝》）。小儿惊痫风搐，大人痎疟，耳聋疝气，诸风疮，女人带下阴脱（时珍）。

［发明］宗奭曰：大人、小儿通用，惊风尤不可阙。颂曰：古今治中风抽掣，及小儿惊搐方多用之。《箧中方》，治小儿风痫有方。时珍曰：蝎产于东方，色青属木，足厥阴经药也，故治厥阴诸病。诸风掉眩搐掣，疟疾寒热，耳聋无闻，皆属厥阴风木。故东垣李杲云：凡疝气、带下，皆属于风。蝎乃治风要药，俱宜加而用之。

### （8）介部（45～46卷）

**龟甲**

气味甘，平，有毒。甄权曰：无毒。时珍曰：按：经云：中湿者有毒，则不中湿者无毒矣。之才曰：恶沙参、蜚蠊，畏狗胆、瘦银。主治：治漏下赤白，破癥瘕痎疟，五痔阴蚀，湿痹，四肢重弱，小儿囟不合。久服，轻身不饥（《本经》）。惊恚气，心腹痛，不可久立，骨中寒热，伤寒劳复，或肌体寒热欲死，以作汤，良。久服，益气资智，使人能食。烧灰，治小儿头疮难燥，女子阴疮（《别录》）。溺：主久嗽，断疟（弘景）。壳：炙末酒服，主风脚弱（萧炳）。板：治血麻痹（《日华》)。烧灰,治脱肛(甄权)。下甲:补阴,主阴血不足,去瘀血,止血痢,续筋骨,治劳倦,四肢无力(震亨)。治腰脚酸痛,补心肾,益大肠,止久痢久泄,主难产,消痈肿。烧灰,敷臁疮(时珍)。

〔发明〕震亨曰:败龟板属金、水,大有补阴之功,而本草不言,惜哉!盖龟乃阴中至阴之物,禀北方之气而生,故能补阴、治血、治劳也。时珍曰:龟、鹿皆灵而有寿。龟首常藏向腹,能通任脉,故取其甲以补心、补肾、补血,皆以养阴也。鹿鼻常反向尾,能通督脉,故取其角以补命、补精、补气,皆以养阳也。乃物理之玄微,神工之能事。观龟甲所主诸病,皆属阴虚血弱,自可心解矣。又见鳖甲。

### (9)兽部(50~51卷)

#### 阿胶

气味甘,平,无毒。《别录》曰:微温。张元素曰:性平味淡,气味俱薄,浮而升,阳也。入手太阴、足少阴、厥阴经。得火良。薯蓣为之使。畏大黄。主治心腹内崩,劳极洒洒(音藓),如疟状,腰腹痛,四肢酸痛,女子下血,安胎。久服,轻身益气(《本经》)。丈夫小腹痛,虚劳羸瘦,阴气不足,脚酸不能久立,养肝气(《别录》)。坚筋骨,益气止痢(《药性》)。颂曰:止泄痢,得黄连、蜡尤佳)。疗吐血衄血,血淋尿血,肠风下痢。女人血痛血枯,经水不调,无子,崩中带下,胎前产后诸疾。男女一切风病,骨节疼痛,水气浮肿,虚劳咳嗽喘急,肺痿唾脓血,及痈疽肿毒。和血滋阴,除风润燥,化痰清肺,利小便,调大肠,圣药也(时珍)。

〔发明〕藏器曰:诸胶皆主风、止泄、补虚,而驴皮主风为最。宗奭曰:驴皮煎胶,取其发散皮肤之外也。用乌者,取乌色属水以制热,则生风之义,如乌蛇、乌鸦、乌鸡之类皆然。时珍曰:阿胶大要只是补血与液,故能清肺益阴而治诸证。按陈自明云:补虚用牛皮胶,去风用驴皮胶。成无己云:阴不足者补之以味,阿胶之甘以补阴血。杨士瀛云:凡治喘嗽,不论肺虚肺实,可下可温,须用阿胶以安肺润肺。其性和平,为肺经要药。小儿惊风后瞳仁不正者,以阿胶倍人参煎服最良,阿胶育神,人参益气也。又痢疾多因伤暑伏热而成,阿胶乃大肠之要药。有热毒留滞者,则能疏导,无热毒留滞者,则能平安。数说足以发明阿胶之蕴矣。

## 三、临床运用

### 1. 心悸

#### (1)惊悸

惊悸是指无故自惊而悸动不宁之证,因惊而悸,甚至突然心跳欲厥。李时珍认为本病多由外因引起,与心胆关系密切,病机为本虚标实,原文云"多属有火、有痰、兼虚"。由脏腑气血阴阳亏虚、心神失养所致者，治当补益气血，调理阴阳，配合养心安神之品，促进脏腑功能的恢复；因于心肝火旺、痰饮等实邪所致者，治当清心泻火，化痰除饮，配合镇惊安神之品，以求邪去正安。

1）补虚养心：《本草纲目·百病主治药》中记载的人参、黄芪、胡麻、柏实、茯神、茯苓、酸枣仁、甘草、麦门冬等，均具有补益气血、养心安神的功效。柏子仁在《本经》被列为上品，具有养心安神的奇效。《本草纲目·木部》云："柏子仁（柏实），肝经气分药也，又润肾，古方十精丸用之。""柏子仁性平而不寒不燥，味甘而补，辛而能润，其气清香，能透心肾，益脾胃，盖仙家上品药也，宜乎滋养之剂用之。"茯苓具有益脾和胃、宁心安神之功，《本草纲目·木部》云："善安心神，开心益智。"酸枣仁养肝、宁心、安神、敛汗。时珍曰："酸枣实，味酸性收，故主肝病，寒热结气，酸痹久泄，脐下满痛之症。其仁甘而润，故熟用疗胆虚不得眠、烦渴虚汗之症，生用疗胆热好眠，皆足厥阴、少阳药也。今人专以为心家药，殊昧此理。"

2）清心泻火：《本草纲目·百病主治药》记载的清心肝火之品有黄连、柴胡、龙胆、玄参、知母等，现代临床应用如龙胆泻肝汤加减可以用于心肝火旺之心悸不宁，而小柴胡汤发越肝胆郁火，而心神自宁。

《本草纲目·草部》云：黄连"泻心肝火，去心窍恶血，止惊悸"，"泻心者，其实泻脾也，实则泻其子也"。《本草纲目·草部》云：柴胡"除烦止惊，平肝胆包络相火"。龙胆"退肝胆邪热，止惊悸"。"肾水受伤，真阴失守，孤阳无根，发为火病，法宜壮水以制火，故玄参与地黄同功"，可治"心下懊憹，烦不得眠，心神颠倒欲绝者"。知母"凉心去热，治阳明火热，泻膀胱、肾经火，热厥头痛，下痢腰痛，喉中腥臭"，"知母治诸热劳，患人虚而口干者，加用之"。

3）化痰祛饮：痰饮阻滞心气会出现心悸、胸闷、气短。这部分记载的半夏、天南星、远志具有理气化痰、宁心安神之功，以这些药物为主的组方有导痰汤、黄连温胆汤等。《百病主治药·惊悸》云：半夏治"心下悸忪，同麻黄丸服"。天南星治"心胆被惊，神不守舍，恍惚健忘，妄言妄见，同朱砂、琥珀丸服"。远志，"入足少阴肾经，非心经药也。其功专于强志益精，治善忘。盖精与志，皆肾经之所藏也。肾经不足，则志气衰，不能上通于心，故迷惑善忘"，"远志利丈夫，定心气，止惊悸，益精，去心下膈气，皮肤中热，面目黄"。

4）镇惊安神：这部分记载的镇惊安神之品有龙骨、龙齿、夜明砂、龟甲、牛黄、羚羊角、犀角、醍醐等，现大多仍为临床治疗惊悸必用之品，如安神定志丸、桂枝甘草龙骨牡蛎汤等。一些临床研究也表明以柴胡加龙骨牡蛎汤作为主方进行加减治疗心脏神经官能症取得了较好的疗效。

**（2）怔忡**

怔忡是心悸的一种，是指因久病体虚，心脏受损，或邪火扰心、痰饮阻滞心脉，日久导致心失濡养，心脉不畅，从而引起的心中惕惕不安，不能自控的一种病证。多由惊悸缠绵不愈发展而来，病情较重，持续发作。李时珍认为："多属血虚，有火，有痰。"由禀赋不足，素体亏虚或久病失养所致的气血不足，血不荣心，治当补血养心安神。若在心血不足的基础上出现痰、火等实邪扰乱心神，当分清虚实的程度，灵活运用化痰益气、养血清神、理气解郁之法。

1）养血安神：《本草纲目》中记载的养血安神之品有人参、当归、地黄、黄芪、远志、麦门冬、茯神、茯苓、酸枣、柏实等，具有补血滋阴、安神定魄的功效。大多与惊悸补虚养血主治药相同，此处不再赘述。

2）泻火除烦：这部分记载有黄芩、黄连、牡丹皮等，黄连、黄芩具有泻火清心之功，去实火则神自清，而虚火内蒸所致的心神不宁则以牡丹皮清泄伏火。《本草纲目·草部》云：牡丹皮可泻包络之火，"心虚，肠胃积热，心火炽甚，心气不足者，以牡丹皮为君。"时珍曰："牡丹皮治手足少阴、厥阴四经血分伏火。盖伏火即阴火也，阴火即相火也。古方惟以此治相火，故仲景肾气丸用之。后人乃专以黄柏治相火，不知牡丹之功更胜也。"

3）祛痰益气：这部分仅记载一味巴戟天。巴戟天是茜草科植物的根，用治肾虚腰脚无力，痿痹瘫痪，风湿骨痛，神经衰弱，阳痿遗精，早泄，失眠，亦有壮阳作用。《本草纲目·草部》："治脚气，去风疾，补血海。"

4）理气解郁：香附是血中之气药，性平，辛而不燥，具疏肝解郁、行气止痛之功。《百病主治药·惊悸》云：香附"治忧愁心忪，少气疲瘦"。

**2. 眩晕**

临床上以头晕、眼花为主症的一类病证称为眩晕。早在《内经》中就出现眩晕的病证并提出因虚致眩的理论，认为病机为髓海不足，清窍失养，上虚致眩。随着后世医学的发展，进一步丰富了对眩晕的认识，汉代张仲景提出痰饮是导致发病的原因之一，为元代朱丹溪提出的"无痰不作眩"提供了理论基础。李时珍继承发展了朱丹溪的"眩晕主痰"学说，在眩晕主治章节中收录了大量具有去除风痰、热痰、痰火、痰涎功效的药物，均为现代中医治疗此症的常用药物，从药物学的角度补充完善了眩晕病的治疗。

《本草纲目》提出："眩是目黑，晕是头旋。病机多属气虚夹痰、夹火、夹风，或夹血虚，或兼外感四气。"即本病病机有虚有实，或虚实夹杂，治疗原则以虚补实泻、调整阴阳为主。精气虚者填精生髓，气血虚者益气养血，夹痰者燥湿祛痰，肝风痰火者清火滋阴潜阳，风邪湿气外犯者疏风散寒祛湿，瘀血闭窍者通窍活络。

### （1）风虚

"风虚"是指体内虚弱，而外感风邪。《宋书·王僧达传》云："兼比日眩更甚，风虚渐剧，腠理合闭，荣卫惛底。"宋叶适《胡尚书奏议序》云："今日之病名风虚。虚，内也；风，外也。"而李时珍认为体内虚弱包括气虚、脾肾亏虚、肝肾不足等，故气虚者应补气、肝脾肾亏虚应培补，祛除风邪。

天麻具有息风止痉、平抑肝阳、祛风通络的功效，"主肝气不足，风虚内作，头晕目旋，麻痹不仁，语言不遂，为定风神药。"《百病主治药·眩晕》云："目黑头旋，风虚内作，非此不能除，为治风神药，名定风草。首风旋运，消痰定风，同川芎，蜜丸服。"《草部·第十二卷》云："时珍曰：此乃治风痹药，故如此修事也。若治肝经风虚，惟洗净，以湿纸包，于糠火中煨熟，取出切片，酒浸一宿，焙干用。"指出天麻经酒浸炮制后可增消痰定风之效。

白术功善运脾，具有理胃益脾之效。《百病主治药·眩晕》云："头忽眩晕，瘦削食土，同曲丸服。"述其补脾健胃之功。《草部·第十二卷》谓"非白术不能祛湿"，具有燥湿、逐水、益脾之功，湿气去则脾胃强，气得周流而津液生。此外，补气升提类中药也具有补虚止眩之功，如《百病主治药·眩晕》列举的"地黄、人参、黄芪、升麻、柴胡、山药（并治风虚眩晕）"。

鹿茸能补骨血、坚阳道、益精髓，《兽部·第五十一卷》云："鹿茸生精补髓，养血益阳，强筋健骨，治一切虚损，耳聋目暗，眩晕虚痢（时珍）。"鹿茸有益于男女之阳气虚损，临床多用酒制，"补男子腰肾虚冷，脚膝无力，夜梦鬼交，精溢自出，女人崩中漏血，赤白带下，炙末，空心酒服方寸匕"，且不适于阴虚之人，"不可近丈夫阴，令痿"。此外，《百病主治药·眩晕》还提到其他血肉有情之品，如"驴头（中风头眩，身颤，心肺浮热，同豉煮食）""兔头骨及肝、羚羊角、羊头蹄及头骨、羊肉、牛胃、猪脑、猪血、熊脑（并主风眩瘦弱）"。

### （2）外感风邪

南宋时期严用和提出眩晕发病当分为外感和内伤两方面，致病因素包括内生风火与外生风热，但外感风、寒、暑、湿、热所致的眩晕实为外感病的一个症状表现，并非主要证候。外感风邪为首，与四时之气相合，夹湿夹热夹寒上扰清窍而致眩晕，因邪搏而动者治其邪，时珍选用祛外风、散寒、除湿热之品，祛除外邪，则眩晕即愈。《本草纲目·百病主治药》云菊苗治"男女头风眩晕，发落有痰，发则昏倒，四月收，阴干为末，每酒服二钱。秋月收花浸酒，或酿酒服"；荆芥治"头旋目眩，产后血晕欲死，童尿调服"；白芷治"头风、血风眩晕，蜜丸服"；辛夷治"眩冒，身兀兀如在车船上"；蔓荆实治"脑鸣昏闷"；苍耳子治"诸风头晕，蜜丸服；女人血风头旋，闷绝不省，为末酒服，能通顶门"；另如附子、乌头、薄荷、细辛、木香、紫苏、水苏、白蒿、卷柏、蘼芜（川芎苗）、羌活、藁本等。

### （3）夹火

《素问玄机原病式·五运主病》云："所谓风气甚，而头目眩运者，由风木旺，必是金衰不能制木，而木复生火，风火皆属阳，多为兼化，阳主乎动，两动相搏，则为之旋转。"平素性急，多恼怒焦虑，致气郁化火，灼伤肝阴，阴不制阳，肝阳失潜，生风化火，发为眩晕，治宜清肝火，潜肝阳。《百病主治药·眩晕》云钩藤"平肝风心火，头旋目眩"。《草部·第十八卷》云钩藤治"大人头旋目眩，平肝风，除心热，小儿内钓腹痛，发斑疹（时珍）"。"时珍曰：钩藤，手足厥阴药也。足厥阴主风，手厥阴主火。惊痫眩晕，皆肝风相火之病。钩藤通心包于肝木，风静火息，则诸证自除。"说明钩藤既能够清肝热，又能够平肝阳，作用和缓，有凉肝止惊之功。《木部·第三十六卷》云栀子"泻三焦之火，及痞块中火邪，最清胃脘之血。其性屈曲下行，能降火从小便中泄去。凡心痛稍久，不宜温散，反助火邪。故古方多用栀子以导热药，则邪易伏而病易退"。

### （4）夹风痰

风痰为眩，多为湿聚生痰，痰聚化火，痰火引动肝风，风痰上扰所致。天南星、白附子半夏、僵蚕、白芥子等为祛风痰要药，天南星、白附子气味燥烈，且有毒，临床上要慎用。李时珍喜将天南星、白附子与半夏合用且多入丸剂，以减毒增其祛风痰之功。《百病主治药·眩晕》云："天南星（风痰眩晕吐逆，同半夏、天麻、白面煮丸）、半夏（痰厥昏晕，同甘草、防风煎服；风痰眩晕，研末水沉粉，入朱砂丸服；金花丸：同南星、寒水石、天麻、雄黄、白面，煮丸服）、白附子（风痰，同石膏、朱砂、龙脑丸服）、白僵蚕（并风痰）。"其中白僵蚕治风祛痰，散结行经，更适于眩晕兼头痛者。

### （5）夹痰热

这部分记载的硝石、竹沥、贝母用于痰热所致的眩晕。痰浊结聚，郁久化火，痰热阻滞气机，火热生风，风火夹痰，痰邪借火热的力量，方能上冲于清窍，痰火相加，发为眩晕，治宜清火豁痰。《本草纲目·百病主治药》云：竹沥治"头风旋晕目眩，心头漾漾欲吐"；贝母治"洗洗恶风寒，目眩项直"；硝石"并除上盛下虚，痰涎眩晕"。

### （6）血虚眩晕

《本草纲目·百病主治药》云当归治"失血眩晕，与川芎煎服"，川芎治"首风旋晕",红药子治"产后血晕"。

### 3. 心腹诸痛

心腹诸痛大致包括心痛、胃脘痛、腹痛及少腹痛,《百病主治药·心腹痛》云病机有"寒气,热气,火郁,食积,死血,痰澼,虫物,虚劳,中恶,阴毒"。心腹痛发作多属急性起病,李时珍认为其治疗不仅与剂型、给药方式关系密切,与药物的炮制及选择炮制辅料同样密切相关,酒制、醋制、淬制可以增强温通、止痛、活血之功,提高药物的疗效,故在主治药中均有体现,这一理念对指导后世治疗起到至关重要的作用。

心腹痛属急危重症,发作首先要救急,病情稳定后再辨证论治。祛邪治标常以温散、通阳、活血、祛痰为主,扶正固本常以温阳、补虚等为法。总的治则不外补、通二义。

#### (1) 温中散寒

附子、薤白、葱白、桂多用于胸痹心痛,附子及桂辛温,薤白、葱白通阳,均具有开痹散寒止痛之功。《百病主治药·心腹痛》言:附子治"心腹冷痛,胃寒蛔动,同炒栀子,酒糊丸服;寒厥心痛,同郁金、橘红,醋糊丸服";薤白治"胸痹刺痛彻心背,喘息咳唾,同栝蒌实,白酒煮服";桂治"秋冬冷气腹痛,非此不除。九种心痛,及寒疝心痛,为末酒服;心腹胀痛,水煎服;产后心痛,狗胆丸服"。临床应用如瓜蒌薤白白酒汤、枳实薤白桂枝汤、乌头赤石脂丸、九痛丸等。而艾叶、高良姜、生姜、干姜、茱萸、胡椒等则常用于脘腹冷痛,临床表现为疼痛急迫,剧烈拘急,遇冷痛剧。若为寒邪入侵胞宫可予艾叶,寒伤中阳可予高良姜、生姜、干姜、胡椒,寒凝肝脉可予茱萸。《百病主治药·心腹痛》云:艾叶治"心腹一切冷气、鬼气,捣汁饮,或末服;同香附,醋煮丸服,治心腹、小腹诸痛";高良姜治"腹内暴冷久冷痛,煮饮。心脾痛,同干姜丸服。又四制丸服";乌药治"冷痛,磨水入橘皮、苏叶煎服";茱萸治"心腹冷痛,及中恶心腹痛,擂酒服。叶亦可"。临床应用如理中丸、暖肝煎、良附丸、乌梅丸等。

此外,还包括芳香温通类,如《百病主治药·心腹痛》言:木香治"心腹一切冷痛、气痛,九种心痛,妇人血气刺痛,并磨酒服;心气刺痛,同皂角末丸服";乳香治"冷心痛,同胡椒、姜、酒服。同茶末、鹿血丸服";丁香治"暴心痛,酒服";安息香治"心痛频发,沸汤泡服";"沉香、檀香、苏合香……并主冷气心腹痛"。

#### (2) 宣散郁火

热邪客于肠胃可引起腹痛,火热之邪入心可引起热厥心痛,或病邪久客,郁而化热，以致郁热内结可引起心腹诸痛，治当宣散郁火，泄热通腑。黄芩、黄连、苦参可用于湿热壅滞所致的腹痛。《百病主治药·心腹痛》言：黄连治"卒热，心腹烦痛，水煎服"；苦参治"大热，腹中痛，及小腹热痛，面色青赤，煎醋服"；黄芩治"小腹绞痛，小儿腹痛。得厚朴、黄连，止腹痛"；青黛、川楝子、栀子可用于心肝火旺所致的热厥心痛，《百病主治药·心腹痛》言：青黛治"心口热痛，姜汁服一钱"；川楝子治"入心及小肠，主上下腹痛，热厥心痛，非此不除。同延胡索末，酒服"；栀子治"热厥心痛，炒焦煎服；冷热腹痛，同附子丸服"；犀角则用于热毒所致的心腹痛，主"热毒痛"。

**（3）理气散结**

人体的某一脏腑或某一部位的气机阻滞、运行不畅就会出现胀闷疼痛的症状，可以是因情志不畅、肝失疏泄引起的气机郁滞，也可以是痰浊、瘀血、宿食等病理产物的阻塞导致气的运行障碍，或是脏腑本身气阳不足推动无力导致气的壅滞。若情志失调，肝气郁滞，横逆犯胃，可导致肝胃气滞，临床表现为胃脘胀痛，连及两胁，兼有不思饮食，夜寐不安，治以疏肝理气和胃。李时珍总结的药物有：香附子治"一切气，心腹痛，利三焦，解六郁，同缩砂仁、甘草末点服；心脾气痛，同高良姜末服；血气痛，同荔枝烧研，酒服"；芍药"止痛散血，治上中腹痛。腹中虚痛，以二钱同甘草一钱煎服。恶寒加桂；恶热加黄芩"；延胡索"活血利气。心腹、少腹诸痛，酒服二钱，有神；热厥心痛，同川楝末二钱服；血气诸痛，同当归、橘红丸服"；木瓜、枸橼主"心气痛"。若为痰浊阻滞所致的气滞不通，临床表现则为心胸闷痛，治以化痰散结理气，如苍术治"心腹胀痛，解郁宽中"；苏子治"一切冷气痛，同高良姜、橘皮等分，丸服"；芥子"酒服，止心腹冷痛；阴毒，贴脐"；荔枝核治"心痛、脾痛，烧研酒服"。

**（4）活血化瘀行气**

气为血之帅，气机郁滞不通，日久必致血瘀，瘀血阻于心脉则心痛，阻于胃脘则胃痛，阻于少腹则腹痛，临床多表现为刺痛，痛有定处，舌紫暗，脉涩结等。当气血同治，活血化瘀兼理气以止痛。

《百病主治药·心腹痛》云：川芎"开郁行气。诸冷痛中恶，为末，烧酒服"；当归"和血，行气，止疼。心下刺疼，酒服方寸匕；女人血气，同干漆丸服；产后痛，同白蜜煎服"；桃仁治"卒心痛，疰心痛，研末水服。桃枝，煎酒"；蓬莪术"破气，心腹痛，妇人血气，丈夫奔豚。一切冷气及小肠气，发即欲死，酒、醋和水煎服。一加木香末，醋汤服。女人血气，同干漆末服；小儿盘肠，同阿魏研末服"；郁金治"血气冷气，痛欲死，烧研醋服，即苏"；姜黄治"产后血痛，同桂末，酒服，血下即愈"；没药治"血气心痛，酒、水煎服"；蒲黄治"血气，心腹诸疼，同五灵脂煎，醋或酒服"；五灵脂治"心腹、胁肋、少腹诸痛，疝痛，血气，同蒲黄煎醋服，或丸，或一味炒焦，酒服"。

### （5）祛痰

痰为阴邪，重浊黏滞，阻滞心之络脉，则心胸闷痛如窒。痰浊盘踞日久，若素体阳虚，阴寒凝滞，阳气不运，则心痛如绞，甚则彻背；若为痰瘀互结，则心胸憋闷刺痛，治宜宣痹涤痰。半夏化痰降逆，枳实、枳壳宽胸理气，兼留饮选椒目、矾石，痰结难化配牡蛎粉、蛤粉。半夏治"湿痰心痛，油炒丸服"；枳实治"胸痹痰水痛，末服"；枳壳治"心腹结气痰水"；椒目治"留饮腹痛，同巴豆丸服"；矾石治"诸心痛，以醋煎一皂子服。同半夏丸服。同朱砂、金箔丸服"；牡蛎粉治"烦满心脾痛，煅研酒服"；蛤粉治"心气痛，炒研，同香附末服"。

### （6）补虚缓急

痛证有虚实之分，虚者"不荣则痛"，实者"不通则痛"，前者宜补，后者宜泻。根据"虚者补之""损者益之"的治则，虚证疼痛当用补益法，包括补气、补血、补阴、补阳及气血双补、阴阳双补、调和营卫等法，临床代表方剂如小建中汤、大建中汤、黄芪建中汤、理中汤等。有些医者把"通则不痛"理解为"痛者无虚"，属虚痛证仍以攻伐之剂，实为大谬。《医学真传》说："夫通则不痛，理也。但通之之法，各有不同，调气以和血，调血以和气，通也；下逆者使之上行，中结者使之旁达，亦通也；虚者助之使通，寒者温之使通，无非通之之法也。"临床上应结合实际病机，辨证施治，方能收获良效。书载大枣治"急心疼，同杏仁、乌梅丸服；陈枣核仁，止腹痛"，甘草"去腹中冷痛"，蜂蜜治"卒心痛"。

### （7）驱虫

虫积腹痛多是因饮食不洁，吞食虫卵所致。如蛔虫病症见脐腹阵痛，腹部虫瘕，泛吐清涎，面部白斑。如果上窜胆道则出现胁腹剧痛，发为蛔厥。治以杀虫导滞消积，常以驱虫之品酌加通便类药物，如化虫丸、木香槟榔丸、乌梅丸等。书载乌梅治"胀痛欲死，煮服"；槟榔治"虫痛"。

### （8）消食化积

暴饮暴食可导致饮食停滞肠胃，脘腹满痛，嗳腐吞酸，治宜消食导滞。神曲能够消积滞，治"食积心腹痛，烧红淬酒服"；茴香、芥子具有消食理气之功，芥子"酒服，止心腹冷痛；阴毒，贴脐"，茴香"并主一切冷气，心痛、腹痛、心腹痛"。

### （9）祛湿畅中

伤于暑热，湿热郁滞，腑气不通则腹痛，治宜祛湿畅中，如香薷饮。书载苍术治"心腹胀痛,解郁宽中";香薷治"暑月腹痛"。

### 4. 瘿瘤

瘿瘤是指颈前喉结两旁结块肿大的病证主要由情志内伤、饮食及水土失宜引起,基本病机为气滞、痰凝、血瘀壅结颈前,相当于现代医学的甲状腺肿大。李时珍提出瘿病的发生与地理环境、饮水密切相关,"两山夹水,其人多瘿。流水有声,其人多瘿","凡瀑涌漱湍之水,饮之令人有颈疾"。现代研究也发现,地方性甲状腺肿病区的饮用水中缺乏碘、锰、硒等元素。李时珍在明确地理环境、饮水为瘿病的重要致病因素的基础上提出了预防瘿病的方法。以金石药物沉于水中防治瘿病,如"沉锡井中";多食富含碘的海产品能"消瘿瘤结气,散项下硬核痛";喜用酒剂,如海藻酒、黄药子酒等,取其通行的作用;动物甲状腺治疗瘿病等,至今仍指导着临床甲状腺疾病的防治。

瘿瘤的发生除了与饮食水土相关,也与情志失调有关,精神抑郁,情志不畅,肝气不舒,气郁化火,灼伤肝阴,炼津为痰,痰火交结,凝聚于颈前,则为肿块。治疗以化痰散结、疏肝理气、活血消肿、扶正祛邪为法。

#### (1)化痰散结

贝母性甘寒,能够清热解郁,化痰散结,治痰火郁结之瘿瘤瘰疬,"同连翘服,主项下瘿瘤"。海藻咸以润下,寒以泄热引水,故能消瘿瘤、结核之坚聚,用海藻以清酒浸之,制成海藻酒,"消瘿瘤结气,散项下硬核痛。初起,浸酒日饮,滓涂之"。昆布功效同海藻,盖海中诸菜性味相近,主疗一致,虽稍有不同,亦无大异。半夏、瓜蒂、常山消痰散结,牡蛎、海蛤、蛤蜊能够化痰饮、消积聚,皆取化痰散结之效。

#### (2)解毒散结

黄药子凉血降火,消瘿解毒,对治疗瘿病有一定的功效。《百病主治药·瘿瘤疣痣》记载黄药子"消瘿气,煮酒服……甚神效"。临床上常配白头翁、牛蒡根、连翘、夏枯草、玄参、射干、漏芦等随症加减,以增解毒散结之功。

#### (3)理气消瘿

瘿瘤初起,病机属气郁痰结化火,治宜理气、化痰、清火、消瘿。香附具有疏肝解郁、理气散结之功;荔枝核行散滞气;小麦养心气、理肝气,用于妇人脏躁,与海藻同浸酒服可消瘿,"消瘿,醋浸,同海藻末,酒服"。

#### (4)活血利水

瘿瘤已成,日久肿大难消,为瘀血壅结颈前,治以活血散结消瘿。仲景云:"血不利则为水",瘀血停留日久会致水道不通,故应在消瘿散结的基础上酌情加入利水之品。消瘀选丹参、当归、三棱、土瓜根、川芎、自然铜等,利水选木通、瞿麦、通草根、芫花、赤小豆、柳根等。

**（5）以脏补脏**

《本草纲目》记载"靥"可治瘿。靥即动物的甲状腺，根据"以脏补脏"的理论，这一时期已经开始使用动物甲状腺治疗人类的甲状腺疾病，如羊靥、猪靥、牛靥。李时珍提出"靥属肺，气瘿从肺论治"的学术观点，"然瘿有五，气、血、肉、筋、石也。夫靥属肺，肺司气，故气瘿之证，服之或效。他瘿恐亦少力。"并指出羊靥治疗气瘿的效果最好，这为后世从肺论治瘿病奠定了基础。

**5. 痛风**

痛风属中医"痹证"范畴，痹证指机体正气不足，卫外不固，风、寒、湿、热邪气乘虚而入，脏腑经络气血为之痹阻而引起的病证，临床症状可见疼痛、麻木、重着、屈伸不利，甚至关节肿大。《百病主治药·痛风》云其"病机多属风、寒、湿、热、夹痰及血虚、污血"。对于痹证的治疗，以补益正气、祛邪活络为法，李时珍善于用"酒"及"熨"。酒性温，能去一切风痹湿气，有壮筋骨、通血脉之效，可治风湿周痹、历节作痛等多种痹证；并注重内外合治，人是一个有机的整体，既要用内服药调节全身气血阴阳，又要重视疏通局部气血，以使药物直达病所。

**（1）温阳散寒，祛风胜湿**

风寒湿邪侵袭肌表，留滞经络，气血运行不畅，不通则痛，治以温阳散寒，祛风除湿。麻黄、桂枝功在散表寒，防风、羌活功在祛风，乌头、附子功在温阳，青风藤、海桐皮、五加皮、石南藤、白花蛇功在胜湿，并治风寒湿痹。威灵仙"治风湿痰饮，为痛风要药，上下皆宜。腰膝积年冷病诸痛，为末酒下，或丸服，以微利为效"，"治诸风，宣通五脏，去冷滞痰水，利腰膝"。

**（2）清利湿热**

感受风湿热邪，或风寒湿邪郁而化热，湿热留滞经络，流注肢节，气血郁滞不通，致关节红肿热痛，不可屈伸，治宜清热通络，祛风除湿。根据《百病主治药·痛风》的记载，秦艽、防己、薏苡仁、大黄、黄芩、龙胆草、木通、萆薢、土茯苓等具有祛风湿、清湿热、利关节的功效。如秦艽"除阳明风湿、湿热，养血荣筋"；薏苡仁治"久风湿痹，筋急不可屈伸。风湿身痛，日晡甚者，同麻黄、杏仁、甘草煎服"；大黄"泄脾胃血分之湿热，酥炒煎服，治腰脚风痛，取下冷脓恶物，即止"；黄芩、龙胆草、木通治"三焦湿热风热，历节肿痛"；防己、木鳖子"并主湿热肿痛，在下加之"；萆薢、土茯苓"治疮毒筋骨痛，去风湿，利关节"。

**（3）祛风痰**

痹证迁延日久不愈，风寒湿热之邪夹杂，正气亏虚，郁热灼津生痰流注关节，致关节肿大、僵硬、变形，治以祛风除痰。半夏、天南星具有涤痰散结之功，"并治风痰、湿痰、热痰凝滞，历节走注。右臂湿痰作痛，南星、苍术煎服"；白芥子治"暴风毒肿，痰饮流入四肢、经络作痛"。

### （4）活血通络，调补气血

邪气壅塞，气血凝滞，脉络不通，痰瘀交结，痹阻关节，致疼痛麻木，半身不遂，治宜活血通络，调补气血。这部分记载的活血之品有蚯蚓、桃仁、穿山甲、五灵脂、姜黄、当归、川芎、芍药、地黄、丹参、没药、乳香等，并有"养新血、破宿血、止痛之功"。

### （5）滋补肝肾

痹证后期，气血俱虚，肝肾亏损，治以补益肝肾，强筋壮骨。药如牛膝、天麻、石斛、狗脊、锁阳等。牛膝"补肝肾，逐恶血，治风寒湿痹，膝痛，不可屈伸，能引诸药下行，痛在下者加之"；天麻治"诸风湿痹不仁，补肝虚，利腰膝。腰脚痛，同半夏、细辛袋盛，蒸热互熨，汗出则愈"；石斛治"脚膝冷痛痹弱，酒浸酥蒸，服满一镒，永不骨痛"；狗脊治寒湿膝痛腰背强，可补肝肾；锁阳可"润燥养筋"。

### 6. 皮肤瘙痒

皮肤瘙痒是指仅有自觉皮肤瘙痒而无皮肤原发性损害的症状，病机多为风、湿、热、虫邪客于肌表致气血失和，或阴血不足，生风化燥所致。《本草纲目》中有关皮肤瘙痒的处方内容丰富，包括内治、外治两方面。具体有药物内服以祛除风、湿、热邪，外治法包括煎水外洗、制膏外涂、鲜药捣烂外敷、油剂调涂或研末调涂等。对于本病的治疗，李时珍更加重视外治，"外科之法，最重外治"，因药物可以直达病所，迅速发挥疗效，这对今天的临床仍然有着现实的指导意义。

### （1）内服

内服法总的治法为祛风、清热、燥湿、杀虫、止痒、调血。中医认为，瘙痒多由痒风作祟，痒自风中来，临床常用祛风止痒之品，如蜂房，具有祛风杀虫止痒之功。辛味药能散、能行、能通，苦味药能降、能泄、能燥，故李时珍治疗瘙痒时多选辛、苦味药，具有祛风、清热、燥湿、止痒的功效，如苍耳子、苦参。本病的病因病机，风与血有着紧密的联系，"治风先治血，血行风自灭"，故治疗血虚生风时应以治血为重。其次疏风，僵蚕、全蝎具有活血通络之功，又能息内风，临床常用于治疗皮肤瘙痒。"僵蚕性微温，味微辛，气味俱薄，轻浮而升，阳中之阳，故能去皮肤诸风如虫行"。"时珍曰：僵蚕，蚕之病风者也。治风化痰，散结行经，所谓因其气相感，而以意使之者也。又人指甲软薄者，用此烧烟熏之则厚，亦是此义。盖厥阴、阳明之药，故又治诸血病、疟病、疳病也"。关于全蝎，"时珍曰：蝎产于东方，色青属木，足厥阴经药也，故治厥阴诸病。诸风掉眩搐掣，疟疾寒热，耳聋无闻，皆属厥阴风木。故东垣李杲云：凡疝气、带下，皆属于风。蝎乃治风要药，俱宜加而用之"。

**（2）外用**

运用外治法治疗皮肤瘙痒症具有良好的临床疗效和优势，能够直达病所，药到病除。《本草纲目》中收录大量外治方法，依据患者的情况辨证选药，并根据皮损的状态选择适当的剂型，多选用具有祛风除湿、解毒杀虫、养血活血、凉血润燥作用的药物，如藿香叶、细茶、枳壳、白芷、滑石、景天汁、石南汁等，剂型主要包括煎水外洗、制膏外涂、鲜药捣烂外敷、油剂调涂及研末调涂等。原文载："冷露疮烂：藿香叶、细茶等分，烧灰，油调涂叶上，贴之。""景天汁、石南汁、枳实汁、芒硝汤、矾汤（并拭摩）"，"枳壳（炙，熨风疹，肌中如麻豆）"。

**7. 小儿诸病**

李时珍认为，小儿脏腑娇嫩，血少气弱，经脉未盛，神气怯弱，筋骨未坚，小儿之病易虚易实，易寒易热，治疗应及时，用药应简便，峻烈攻伐之剂皆须慎用。为配合小儿疾病的治疗，李时珍广泛搜集了各种各样的民间经验疗法，给药途径有内服、洗浴、烟熏、饮食疗法等，且注重辨病辨证用药，总结大量方药，对中医儿科学做出了巨大的贡献。

**（1）小儿初生诸病**

《本草纲目·百病主治药》下列数条针对初生儿解毒的经验。如"益母草、虎骨，并煎汤，浴儿，不生疮疥诸病"；"韭汁并灌少许，吐出恶水、恶血，永无诸疾"；"豆豉浓煎，喂三五口，胎毒自散"；"胡麻生嚼，绢包与咂，其毒自下"；"粟米粥日嚼少许，助谷神"；"朱砂蜜和豆许"，"牛黄蜜和豆许"，"黄连灌一匙，并解胎毒及痘毒"；"脐带初生下三日，以本带烧灰，乳服，可免痘患"。有些经验目前民间仍有应用。

**（2）诸疳**

李时珍对本病的辨证分型简明扼要，直接指出为"虚热有虫"，治以退热杀虫。如"胡黄连主骨蒸疳痢。潮热，同柴胡服；疳热肚胀，同五灵脂，丸服；肥热疳，同黄连、朱砂，安猪胆内煮熟，入芦荟、麝香丸服"；"使君子主五疳虚热，杀虫健脾胃，治小儿百病"；"青黛水服，主疳热疳痢，杀虫"；"蚕蛹煮食，治疳气，退热杀虫"；"橘皮，疳瘦，同黄连、麝香、猪胆丸服"；"楝实五疳，同川芎、猪胆丸服"。

**（3）痘疮**

本病下列有预解、内托、外治三项，提倡内治与外治相结合。预解项下列"黑大豆同绿豆、赤小豆、甘草煮食，饮汁";"胡麻油煎浓，食；外同葱涎掺周身"等法。内托项下用药包括升麻、柴胡、牛蒡子、贯众、胡荽、黄芪、甘草、川芎、芍药、麻黄、紫草、犀角、玳瑁、牛黄、丹砂、山豆根等，含解毒透疹、补气透脓、活血补血、清热凉血、收敛生肌等法。外治法下记载有"荞麦、大豆、赤小豆、豌豆、绿豆并研，敷烂痘及痈";"枇杷叶洗烂痘";"蜂蜜、酥油并润痘痂欲落不落，且无瘢痕";"白僵蚕用雄鸡尾浸酒和，涂痘瘢"。以上方法大多对瘢痕有效，说明李时珍非常重视后遗症的防治。

### （4）小儿惊痫

本病下分阴、阳二证。属阳证者，惊痫瘈疭，用钩藤"同甘草煎服，主小儿寒热，十二惊痫，胎风";黄连"平肝胆心风热";黄芩治"肺虚惊啼，同人参末服";青黛"水服止面青惊痫";"磁石炼汁，地黄、玄石并主养肾定惊";龙骨、龙齿、牛胆、羚羊角"平肝风，定惊痫";小儿夜啼惊痫用柏子仁；痰热惊痫用竹沥等。

属阴证者，胃虚而成慢惊，用人参、黄芪、甘草，"同黄芪、甘草，治小儿胃虚而成慢惊，乃泻火补金、益土平木之神品"。吐泻后慢惊风，用麻黄、全蝎、白术、薄荷末服等。麻黄治"吐泻后慢惊脾风，同白术、全蝎、薄荷末服";天南星治"慢惊，同天麻、麝香服，或丸服，坠痰。暑毒入心，昏迷搐搦，同白附子、半夏生研，猪胆丸服";附子治"慢惊，同全蝎煎服。尖，吐风痰。吹鼻，治脐风";蜀椒"同牡蛎煎醋服";胡椒治"慢脾风，同丁香、羊屎末服"。

### 8. 妇人经水

李时珍在编写《本草纲目》的过程中，书考八百余家，并在书中引用大量现已散佚的妇产科专著，为中医妇产科的发展提供了宝贵的资料。妇人经水篇包括经闭和不调，其中经闭有血滞、血枯之分；不调包括过期、先期和痛经。妇人经水的病因病机，李时珍认为以血虚、血热、气滞血瘀为主，分别采用了益气、凉血、活血行气、温通、利水、消癥的治疗方法。

### （1）益气养血

气血是人体生命活动的物质基础，女子以血为本，经、带、产、乳皆以血为用，若气血不足，则在妇科方面容易产生气血虚弱之病。若为气虚不能摄血，则为月经先期；气血不足，胞脉空虚，可致月经延期，血量少，色浅淡；甚者，经水无所生化，数月不通，则为血枯经闭；气血虚弱，胞脉失于濡养，不荣则痛，发为痛经。治宜益气养血，先损于气后损于血者，可选用人参、白术等补气药物为主，人参"血虚者益气，阳生则阴长也"，白术"利腰脐间血，开胃消食";先损于血后伤于气者，可选用当归、熟地黄、阿胶等滋补之品为主。当归，"一切气，一切劳，破恶血，养新血，补诸不足。头止血；身养血；尾破血。妇女百病，同地黄，丸服；月经逆行，同红花，煎服；血气胀痛，同干漆，丸服；室女经闭，同没药末，红花酒调服。"熟地黄，"伤中胞胎，经候不调，冲任伏热，久而无子，同当归、黄连，丸服。"阿胶"女人血枯，经水不调，无子，炒研，酒服。"

### （2）活血行气

气滞血瘀多因情志、脏腑功能失调等多种因素所致。情志不畅，抑郁忿怒，致气逆气结，气无法推动血液运行，血液停滞不前，气滞血瘀，或肝气郁结，血为气滞。胞宫气血运行不畅，经血运行阻滞，可引起痛经、月经延期，治宜活血行气，如香附、丹参、延胡索、川芎、茺蔚子、荜茇等。香附，"血中之气药。生用，上行；熟用，下行；炒黑，则止血；盐水制，入血分润燥；酒炒行经络；醋炒，消积聚；姜炒，化痰饮。乃气病之总司，为女科之仙药。"川芎，"一切气，一切血，破宿血，养新血，搜肝气，补肝血，润肝燥，女人血闭无子，血中气药也。"延胡索，"月经不调，结块淋露，利气止痛，破血，同当归、橘红丸服。"

### （3）凉血

女性房劳多产，易耗伤阴血，阴虚火旺，或素体阳盛，或七情过极，或外感热邪，使血分伏热，热伤冲任，迫血妄行，致月经先期。法宜滋阴清热，凉血调经，如芍药、生地黄、柴胡、黄芩等。生地黄，"凉血生血，补真阴，通月水。"芍药，"女子寒血闭胀，小腹痛，诸老血留结，月候不调。"

### （4）活血利水

血不利则为水，瘀血停留日久会阻碍津液正常运行，致水道不通，仲景云："经水前断，后病水，名曰血分，此病难治；先病水，后经水断，名曰水分，此病易治。何以故？去水，其经自下。"指出血水互结之闭经，法当活血利水，血水同治，这部分记载的药物包括益母草、泽兰、牛膝、葶苈子、白茅根、土瓜根等。泽兰，"养营气，破宿血，主妇人劳瘦，女科要药也。"土瓜根，"经水不利，同芍药、桂枝为末，酒服。"茅根，"月水不匀，淋沥，除恶血。"葶苈，"纳阴中，通月水。"

### （5）温通经脉

经期感受风寒，或经期涉水，或嗜食生冷，或坐卧湿地，寒邪客于冲任、胞中，以致经血凝滞不畅；或素禀阳虚，阴寒内盛，冲任虚寒，致使经水运行迟滞，血滞不行，发为痛经或月经延期，甚则闭经。治以温经散寒、通脉止痛为法，如补骨脂、附子、阳起石、紫石英、石菖蒲等。"补骨脂、阳起石、紫石英，并主子宫虚冷，月水不调，绝孕。"石菖蒲主"女人血海冷败"。

**（6）散结消癥**

妇人寒气与瘀血之邪留滞，渐以成积，久必癥瘕，表现为经期延长、痛经或闭经，治宜破瘀、消癥、散结，如蓬莪术、三棱、桃仁、姜黄、郁金、瞿麦、蒲黄、刘寄奴、虎杖、荔枝核、牛膝、虎杖、蚕砂等。蚕砂，"月经久闭，炒，煮酒饮一盏即通。"牛膝，"血结，经病不调，同干漆、地黄汁丸服。"

## 四、后世影响

《本草纲目》是享誉世界的博物学巨著，内容丰富，分类严谨，不厌详悉。他对 16 世纪前的本草著作进行整理、厘正、补充和发明，应用科学的药物分类方法，采用全新的编写模式。该书条理清晰，内容丰富，学者王世贞高度评价此书"博而不繁，详而有要，综核究竟，直窥渊海……实性理之精微，格物之通典"。郭沫若评价李时珍是"医中之圣，集中国古代药学之大成"。《本草纲目》不仅在国内家喻户晓，在东瀛和西方都引起了巨大的反响。成书不久后传入朝鲜，成为朝鲜宫中医官研读效仿不可或缺的医书。明末传入西方，极大促进了世界科技的进步。时至今日，仍是传承中医药发展的必读经典。

## 五、现存主要版本

《本草纲目》现存版本有百种之多。历来除公认的祖本金陵本外，均分为三个版本系统，分别是江西本、杭州本（又称钱本）及合肥本（又称张本，味古斋本）。后世又出现许多《本草纲目》的简编本改编本及补编本。《本草纲目》还被大量译为外文，流传于多个国家。

◎ **参考文献**

[1] 李时珍著，钱超尘、温长路、赵怀舟、温武兵校．金陵本《本草纲目》新校正（上下册）[M]．上海：上海科学技术出版社，2012.

[2] 郑金生，张志斌．《本草纲目》导读 [M]．北京：北京科学出版社，2016.

[3] 绳建敏，周建新．《本草纲目》东传朝鲜及其影响 [J]．医学与哲学（A），2018，39（5）：84-86.

[4] 杨芙蓉，王平，曾兰，等．从脾肾归经角度探析《本草纲目》轻身延年药物 [J]．时珍国医国药，2018，29（1）：223-225.

[5] 马青云．跟《本草纲目》学养生 [M]．北京：中国医药科技出版

社，2014.

[6] 刘伟，凌云，周春祥.《本草纲目》中泉水的类型及其现代医用价值的探讨 [J]. 时珍国医国药，2017，28（7）：1767 - 1768.

[7] 丁慧芬，张炳立，常淑枫，等. 李时珍《本草纲目》对温病学的贡献探析 [J]. 时珍国医国药，2017，28（4）：1025 - 1026.

[8] 曾明星，向楠，陈继东. 李时珍《本草纲目》对瘿病的贡献 [J]. 湖北中医药大学学报，2016，18（4）：44 - 48.

[9] 程志立，周彭，程志强.《本草纲目》对水的认识与应用 [J]. 中华中医药杂志，2015，30（4）：1191 - 1193.

[10] 游卉，尤昭玲. 论述《本草纲目》对中医妇科的贡献 [J]. 湖南中医药大学学报，2012，32（6）：5 - 6 + 17.

[11] 杨军，王振国.《本草纲目》"发明"项药物作用机制阐发 [J]. 山东中医药大学学报，2011，35（2）：157 - 158.

[12] 田航周，赵晓睿.《本草纲目》的儿科成就 [J]. 中国民族民间医药，2010，19（13）：83.

[13] 辛桂英.《本草纲目》痔瘘病外治撷菁 [J]. 时珍国医国药，2007（7）：1757 - 1758.

[14] 潘定举，王丽颖.《本草纲目》中瘙痒症外用治疗药物初探 [J]. 时珍国医国药，2018，29（1）：227 - 228.

[15] 程静，郭岚. 李时珍《本草纲目》痰邪致病理论探析 [J]. 时珍国医国药，2018，29（7）：1757 - 1759.

[16] 刘英杰，李欣，文卉，等. 从《本草纲目》管窥李时珍之医学精神 [J]. 时珍国医国药，2018，29（7）：1760 - 1761.

# 《神农本草经百种录》（徐大椿）

## 一、宫廷渊源

### 1. 提要

《神农本草经百种录》（简称《百种录》）成书于清乾隆元年（1736 年），是由徐大椿（字灵胎）编撰的一部本草专著。全书共收录《神农本草经》中临床常用药物一百种，内容包括《本经》经文及徐灵胎释文，旨在探本溯源，揭示"古圣"立本草之所以能治百病之机理。全书注解紧系经典，师古而不泥古，运用《内经》五行理论，融合《易经》取类比象思维，通过把握形、色、质、气、味、生境、产地综合分析药物功效，以解释《伤寒论》《金匮要略》诸方用药之理。是书正本求源，经世致用，为吾辈正确解读本草之义提供了指南。

### 2. 著者传记

见《难经经释》。

## 二、内容精要

### 1. 各卷概要

全书共 1 卷。首录徐氏自序，表述撰写的背景缘由。次列《凡例》八条，说明该著编撰的内容及编写体例。正文药物共计上品 63 味，中品 25 味，下品 12 味，每味药名后为《神农本草经》原文，后附徐氏注文及附论。注文主要内容包括释字、释词、释句，重在解释经文本身的含义，附论的内容重在本草解读、评论以及总结临床用药规律。

### 2. 内容精选

百物与人殊体，而人藉以养生却病者，何也？盖天地亦物耳，惟其形体至大，则不能无生。其生人也得其纯，其生动物也得其杂，其生植物也得其偏。顾人之所谓纯者，其初生之理然耳。及其感风寒暑湿之邪，喜怒忧思之扰，而纯者遂漓，漓则气伤，气伤则形败。而物之杂者、偏者，反能以其所得之性补之、救之。

汉末张仲景《金匮要略》及《伤寒论》中诸方，大半皆三代以前遗法，其用药之义，与《本经》吻合无间。审病施方，应验如响。……是以但择耳目所习见不疑，而理有可测者，共得百种，为之探本溯源，发其所以然之义。（《神农本草经百

种录·序》)

知所当然，则用古之方，能不失古人之意；知所以然，则方可自制，而亦能合古人制方之义也。故此解皆著其所以然之故，而浅近易晓者则略焉。(《神农本草经百种录·凡例》)

按：第一段为徐氏论述本草能够治疗疾病的原因。人初生体纯，外感六淫、内伤七情则气伤形败，而动物也有其杂，植物禀天地之气也得其偏，所以能以其杂性、偏性纠正人体之寒热虚实。第二段为著书之义，古论本草，必以神农为本，医圣仲景之方，用药以《本经》为依据，辨证施治，其应若响。宋金元以后简化性药物功效逐渐流行，当时社会忽视对经典的研究，致本草之精微妙义多有遗漏，"是以方不成方，药非其药，间有效用，亦偶中而非可取。"故作《百种录》以阐发本草的药性机理，发其所以然义。知古方用药义理，则方药不致误用，因此悟彼，则可自行遣方用药，该著重在解读其所以然，简单易明之药理则略。

## 三、临床运用

朱砂篇载："凡药之用，或取其气，或取其味，或取其色，或取其形，或取其质，或取其性情，或取其所生之时，或取其所成之地，各以其所偏胜而即资之疗疾，故能补偏救弊，调和脏腑，深求其理，可自得之。"故据此分类，试对如下药物主治功效进行精析。

### 1. 观其形

《神农本草经百种录·牛膝》云："味苦酸，主寒湿痿痹，四肢拘挛，膝痛不可屈伸，皆舒筋行血之功。逐血气，破瘀血也。伤热火烂，清血热也。坠胎，降血气也。久服，轻身耐老，血和之功。此乃以其形而知其性也。凡物之根皆横生，而牛膝独直下，其长细而韧，酷似人筋，所以能舒筋通脉，下血降气，为诸下达药之先导也。筋属肝，肝藏血，凡能舒筋之药，俱能治血，故又为通利血脉之品。"

按："形同而性亦近，物理盖可推，因形以求理，则其效可知矣。"即因其形可知其性。牛膝以根入药，其形酷似人筋，故能舒筋通脉，治疗四肢拘挛，止筋骨疼痛；因其根部笔直向地下生长的特性，故能引火、血、药下行；因筋属肝，肝藏血，则舒筋之药俱治血，故又可通利血脉，破瘀堕胎。通过观其形状得其舒筋活血、通利降泄的特点，用以治疗痹证、腰膝酸软、妇人经产血瘀之证、肝阳上亢、火热上炎等。

### 2. 查其色

《神农本草经百种录·丹参》云："丹参，味苦微寒，主心腹邪气，赤走心，故能逐心腹之邪。肠鸣幽幽如走水,心与脾不和则鸣。寒热积聚,破癥除瘕,赤走血,凡血病凝结者无不治之。止烦满,心气不舒。益气,益心气。此以色为治也。赤走心,心主血,故丹参能走心以治血分之病。又辛散而润泽,故能通利而涤邪也。"

按:色有青赤黄白黑,分属肝心脾肺肾。丹参,又名紫丹参、血参根,色赤走心,心主血,故走心以治血分之病。药性辛散,故能通利而涤邪,治疗寒热积聚,破癥除瘕,为活血化瘀要药,如活络效灵丹用丹参除一切脏腑癥瘕积聚。古言丹参功同四物,为其祛瘀生新不伤正而非补血之力。加之其微寒之性,用于胸腹烦热懊恼,止烦而治心邪,止满而治腹邪,益正气所以治邪气。

**3. 探其气**

《神农本草经百种录·木香》云:"味辛,主邪气,辟毒疫温鬼。气极芳烈,能除邪秽不祥也。强志,香气通于心。主淋露,心与小肠为表里,心气下交与小肠,则便得调矣。久服,不梦寐、魇寐,心气通则神魂定。木香以气胜,故其功皆在乎气。《内经》云:心主臭。凡气烈之药皆入心。木香,香而不散,则气能下达,故又能通其气于小肠也。"

按:所谓"同气相求",万物之生于天地间,其气性入于人身,奏效亦应相似。"盖人者得天地之和气以生,其气血之性,肖乎天地,故以物之偏性投之,而亦无不应也。"木香"以气胜,故其功皆在乎气",气分之药,治疗气滞诸痛;气芳烈,振奋精神,故强志;辟除秽浊之气,故除淋露;香气下达,通于小肠,故便调。

**4. 求其味**

《神农本草经百种录·苦参》云:"苦参,味苦寒,主心腹结气,苦入心,以散热结之气。癥瘕积聚,苦极则能泄。黄疸,寒能除郁热。溺有余沥,心通于小肠,心火除则小肠郁塞之气通矣。逐水,小肠通则水去。除痈肿,诸疮皆属心火,心火清则痈肿自去也。补中,《内经》云:脾苦湿,急食苦以燥之,即此义也。明目止泪,寒清肝火,苦除肝湿。此以味为治也,苦入心,寒除火,故苦参专治心经之火,与黄连功用相近。但黄连似去心脏之火为多,苦参似去心腑小肠之火为多,则以黄连之气味清,而苦参之气味浊也。"

按:味有酸苦甘辛咸,即"五味",分属肝心脾肺肾。苦参大苦大寒,为中药三大苦寒药之一,苦入心,寒除火,专治心经之火。苦参清心火,功似黄连,然心与小肠相表里,黄连气味清则多去心火,苦参气味浊则多去小肠火,心与小肠之邪俱除,则心腹结气、尿有余沥、腹中有水可治;性苦寒,则清热燥湿之力甚强,临床上常用于治疗湿热证,如黄疸、痈肿。补中则应理解为湿热困脾,脾胃不适,湿热除,则脾胃运化正常而补中。清肝热则可明目。

**5. 知时令**

凡中药皆禀天地四时之气而生，故时令不同，药性亦有所别。芍药："花大而荣，得春气为盛，而居百花之殿，故能收拾肝气，使归根反本，不至以有余肆暴，犯肺伤脾，乃养肝之圣药也。"夏枯草："凡物皆生于春，长于夏，惟此草至夏而枯。盖其性禀纯阴，得少阳之气勃然兴发，一交盛阳，阴气将尽，即成熟枯槁。故凡盛阳留结之病，用此为治，亦即枯灭，此天地感应之妙理也。凡药之以时候荣枯为治者，俱可类推。"决明子："生于秋，得金气之正……其功专于明目。"柏实："柏得天地坚刚之性以生，不与物变迁，经冬弥翠，故能宁心神、敛心气，而不为邪风游火所侵克也。"

**6. 晓环境**

中药所生环境不同，其药性亦大不相同。菖蒲生在流水中，根茎络石，其性辛温，又禀寒水之精，功以开窍豁痰。《神农本草经百种录·菖蒲》云："味辛温，主风寒，辛能散风，温能驱寒。湿痹，芳燥能除湿。咳逆上气，开窍下逆。开心孔，香入心。补五脏，气通和，则补益。通九窍，明耳目，出音声。芳香清烈，故走达诸窍而和通之，耳目喉咙皆窍也。久服轻身，气不阻滞则身体通利。不忘，不迷惑，延年，气通则津液得布，故不但能开窍顺气，且能益精养神也。菖蒲能于水石中横行四达，辛烈芳香，则其气之盛可知，故入于人身，亦能不为湿滞痰涎所阻。凡物之生于天地间，气性何如，则入于人身，其奏效亦如之。盖人者得天地之和气以生，其气血之性，肖乎天地，故以物性之偏者投之，而亦无不应也。余可类推。"

**7. 特殊药物之专长**

同是散邪，桂枝专散太阳之邪，柴胡专散少阳之邪；同是滋阴，麦冬滋肺阴，生地黄滋肾阴；同是解毒，雄黄解蛇虫之毒，甘草解饮食之毒；再如鳖甲专消痞块，使君子之杀蛔虫，赤小豆之消肤肿，菟丝子之去面黑等。此乃药性之专长，得其药之专能也。后人或不知而不用，或用而忽视，皆不能尽收药之功效。

## 四、后世影响

是书篇幅短小，语言精练，解读透彻，善于用每药的基本作用说明主治多种证候的机理，触类旁通，具有一定的理论性和临床实用性。《四库全书》对其高度评价，称赞该书："凡所笺释，多有精意，较李时珍《本草纲目》所载发明诸条，颇为简要。"自乾隆元年丙辰初刊问世后，临床各家对此书推崇备至，中外多有翻刻，流传甚广。后世本草学家评论："字字精确，非若后人推测而知之者，故对证施治，其应若响。仲景诸方之药，悉本此书。药品不多，而神明变化，亦无病不治矣。"

《神农本草经百种录》将传统中医药理论及古圣思维方式体现得淋漓尽致，为继承发扬中医传统文化提供了极为宝贵的资料和考察依据。

## 五、现存主要版本

单行本有清乾隆元年丙辰（1736 年）吴江徐氏刻本、清乾隆元年丙辰（1736 年）半松斋刻本、清乾隆刻本、清咸丰坊刻本、清同治三年（1864 年）彭树萱成堂刻本、清同治十三年甲戌（1874 年）湖北崇文书局刻本、清光绪三十三年丁未（1907 年）陇右乐善书局刻本、清抄本、清刻本、日本跻寿馆活字本、石印本、1956 年人民卫生出版社依据清刻本影印本。丛书本有徐灵胎医书集、陈修园医书集、《四库全书》。此外，还现存湖北官书局重刊本、清和月医学社重校本。

## ◎ 参考文献

［1］徐灵胎．神农本草经百种录［M］．北京：中国医药科技出版社，2011.

［2］耿尊恩．《神农本草经百种录》的文献研究［D］．山东中医药大学，2017.

［3］王丽华，单兆伟，孙丽霞．从《神农本草经百种录》谈中药的学习及运用［J］．四川中医，2014，32（9）：13－14.

［4］范磊．从《神农本草经百种录》探析徐大椿之辨证思想［A］．中华中医药学会第十六次医史文献分会学术年会暨新安医学论坛论文汇编［C］．中华中医药学会，2014.

［5］祝之友．解读神农本草经：从药性到临床［M］．北京：人民军医出版社，2016.

［6］邱浩．《神农本草经百种录》初探［J］．中医文献杂志，2003，（1）：4－6.

# 《本草崇原集说》（仲学辂）

## 一、宫廷渊源

### 1. 提要

《本草崇原集说》由清代御医仲学辂所撰，刊于1909年。本书援引清张隐庵《本草崇原》为纲，附载《本草经读》《本草经解》《神农本草经百种录》以及《医学真传》《侣山堂类辩》之精辟注语，参酌己见，撰集成编，以阐明药性，穷本草之理。

### 2. 著者传记

仲学辂（？—1900），字昂庭，清代医家，清钱塘（今浙江杭州）人。同治元年举人。其博览群书，博学多识，于天文、地理、历史、哲学等均有涉猎，为人正直清廉，因当时朝廷腐败，不得志而弃官从医。其善用古方，临证变通，疗效显著。章炳麟曾评价他："先生独祖述仲景，旁及孙思邈、王焘之长，以近世喻、张、柯、陈四家语教人。病应汤辄效，人以为神。"一次慈禧患病，太医治疗均无效，浙江巡抚荐仲与薛宝田晋京诊治，慈禧服药后不久即愈。朝廷欲挽留其在太医院供职，仲婉言请辞。后于钱塘开设杭垣医局，救死扶伤，论医讲学。撰有《本草崇原集说》3卷，附录1卷。清末动乱之际，他组织同道、弟子，将濒临失传的张志聪、高世栻的重要医著如《内经集注》《素问直解》等，搜集整理，付请浙江官医局重刊，让"钱塘医派"之学术著作得以传世。

## 二、内容精要

### 1. 各卷概要

《本草崇原集说》全书4卷，分别为卷上、卷中、卷下及附录。

卷上为上品125种，数与《神农本草经》相合，删《本经》原品32种，附载32种。

卷中为中品130种，其中删《本经》32种，附载15种。

卷下为下品61种，其中删《本经》63种，附载4种。

附录载药43种。

全书编次品数按张氏《本草崇原》之旧，引文以《崇原》为主，诸家为辅，列仲氏所说于其后。

**2. 内容精选**

**（1）白术**

《崇原》：白术气味甘，温，质多脂液，乃调和脾土之药也。主治风寒湿痹者，《素问·痹论》云：风寒湿三气杂至，合而为痹。白术味甘，性温，补益脾土，土气运行，则肌肉之气，外通皮肤，内通经脉，故风寒湿之痹证皆可治也。夫脾主肌肉，治死肌者，助脾气也。又脾主四肢，痉者，四肢强而不和；脾主黄色，疸者，身目黄而土虚，白术补脾则痉疸可治也。止汗者，土能胜湿也，除热者，除脾土之虚热也。消食者，助脾土之转运也。作煎饵者，言白术多脂，又治脾土之燥，作煎则味甘温而质滋润。土气和平矣，故久服则轻身延年不饥。

愚按：太阴主湿土而属脾，为阴中之至阴，喜燥恶湿，喜温恶寒。然土有湿气，始能灌溉四旁，如地得雨露，始能发生万物。若过于炎煽，则止而不行，为便难脾约之证，白术作煎饵则燥而能润，温而能和。此先圣教人之苦心，学者所当体会也。（《本草崇原集说·上品》）

按：本段先引《本草崇原》原文，后附仲氏按语，介绍白术之性味功用。《崇原》一书为张隐庵于《本经》基础上删定药品，并加注释而成，旨在探明药性五运六气之原，阴阳消长之理。其论述药性时常引《素问》《伤寒论》之理，以经解经，备受仲氏推崇。白术一药，其味甘、性温而多脂液，能祛风寒湿痹，补益脾土，运化水湿气，为脾经之要药，治疗脾土不化之痉、疸、虚热、积食，以其质润，还能令土气和平。仲氏在《崇原》基础上补充，虽然太阴脾土喜燥而恶湿，然而地得雨露，不过于炎煽，方能生化万物，否则或发展为脾约之证，白术燥湿而能润，故为脾经之要药。

**（2）丹参、玄参**

丹参气味苦，微寒，无毒。主心腹邪气，肠鸣幽幽如走水，寒热积聚，破癥除瘕，止烦满，益气。

《崇原》：丹参、玄参皆气味苦寒，而得少阴之气化。但玄参色黑，禀少阴寒水之精，而上通于天。丹参色赤，禀少阴君火之气，而下交于地。上下相交，则中土自和。故玄参下交于上，而治腹中寒热积聚；丹参上交于下，而治心腹邪气，寒热积聚。君火之气下交则土温而水不泛溢，故治肠鸣幽幽如走水。破癥除瘕者，治寒热之积聚也；止烦满益气者，治心腹之邪气也。夫止烦而治心邪，止满而治腹邪，益正气所以治邪气也。

《经读》：今人谓丹参一味，功兼四物，共认为补血行血之品，为女科之专药，

而丹参之真功用掩矣。（《本草崇原集说·中品》）

按：本段仲氏引《崇原》《经读》之论，述丹参之功用。玄参、丹参均气味苦寒，得少阴寒水之气化。而玄参色黑，禀少阴之精，上通于天，由下交于上，故治疗腹中寒热积聚。丹参色赤，禀少阴君火之气，下交于地，故治疗心腹邪气，寒热积聚。由寒热积聚引起气血运行不畅，久而形成癥瘕等实性病理产物，丹参、玄参可分部位而用之。

### （3）附子

《本经》谓"气味辛温有大毒"七字，仲景即于此悟出附子大功用。温得东方风木之气，而温之至则为热，《内经》所谓少阴之上君火主之是也。辛为西方燥金之味，而辛之至则反润，《内经》所谓辛以润之是也。凡物性之偏处则毒，偏而至于无可加处则大毒。因"大毒"二字，知附子之温为至极，辛为至极也。仲景用附子之温有二法，杂于苓、芍、甘草中，杂于地黄、泽泻中，如冬日可爱，补虚法也；佐以桂、姜之热，佐以麻、辛之雄，如夏日可畏，救阳法也。用附子之辛，亦有三法：桂枝附子汤、桂枝附子去桂加白术汤、甘草附子汤，辛燥以祛除风湿也；附子汤、芍药甘草附子汤，辛润以温补水脏也；若白通汤、通脉四逆汤加人尿猪胆汁，则取西方秋收之气，保复元阳，则有大封大固之妙矣。后世虞天民、张景岳，亦极赞其功，然不能从《本经》中细绎其义，以阐发经方之妙，徒逞臆说以赞之，反为蛇足矣。（《本草崇原集说·下品》）

按：这部分论述附子之功用及仲景运用附子之法。仲景运用附子，以其性温极能通，与茯苓、芍药、甘草合用为真武剂，如冬日阳光，补真阳亏虚，起沉疴之寒。附子味辛极，《内经》谓"辛以润之是也"，仲景以其味辛燥以祛除风湿如桂枝附子汤、桂枝附子去桂加白术汤、甘草附子汤；辛润以温补水脏如附子汤、芍药甘草附子汤；味辛取西方秋收之气，保复元阳，大封大固，如白通汤、通脉四逆汤加人尿猪胆汁。仲景用药皆以《本经》为旨，从《本经》的角度细细分析，方能阐发经方之妙。

### （4）补骨脂

补骨脂气味辛，温，无毒。主五劳七伤，胃虚冷，骨髓伤败，肾冷精流，及妇人血气堕胎。

陈修园曰：堕胎者，言其人素有堕胎之病，以此药治之，非谓以此药堕之也。上文主字，直贯至此。盖胎藉脾气以长，藉肾气以举，此药温补脾肾，所以大有固胎之功。数百年来，误以黄芩为安胎之品，遂疑温药碍胎，见《开宝》有堕胎二字，遽以堕字不作病情解，另作药功解，与上文不相连贯。李濒湖、汪切庵、叶天

士辈因之，贻害千古。或何《本经》牛膝本文，亦有堕胎二字，岂非以堕字作药功解乎？（《本草崇原集说·附载》）

　　按：本段述补骨脂之功效性味。补骨脂气味辛，温，无毒。《本经》记载其主治五劳七伤，胃虚冷，骨髓伤败，肾冷精流，及妇人血气堕胎。此处引用陈修园之语，认为补骨脂有治疗妇人堕胎的功效，而非令妇人堕胎，因其温补脾肾，胎儿藉脾气生长，藉肾气抬举，故有固胎之功。后世或错解经义，认为补骨脂服之有堕胎之效，实为错矣。

### 三、临床运用

　　本书以《本草崇原》为纲，纳诸家之精粹，对本草药性解释详备，并附有仲氏之独到见解，为影响深远的清朝本草学专著，本部分试探讨其临床及学术成就。

　　**1. 从运气角度阐明药性**

　　《崇原》作者张志聪精研《内经》，首创从运气之角度阐明药性，他在原序中说："运气之理，炳如日星，为格物致知，三才合一之道。"仲氏认为："《本经》各药气味主治，俱从运气之所以然者发端，却不执定某药入某脏某腑。脏腑系有形之物，运气无形，无形生化有形，合著运气，实与天地之运气相感通，天地有三阴三阳，人身亦有。故《伤寒论》以六经作主，而脏腑则或言或不言。《崇原》坐实运气，而主治之经脉脏腑，自然融洽分明，此深得所以然之妙者也。"他于该书中引用大量《崇原》原文，并将字句间烦冗处加以删改。

　　《本经》中记载黄芪"主痈疽，久败疮"，《集说》中论黄芪云："黄芪色黄，味甘，微温，察火地相生之气化，土主肌肉，火主经脉，故主肌肉之痈，经脉之疽也。"认为其色黄、味甘通于土气，性微温同火性，二者相生气化，故能走行于肌肉、经脉之间，疗其痈疽。

　　《崇原》中记载酸枣仁："枣肉味酸，肝之果也，禀东方木味，能达肝气上行，食之能主醒睡；枣仁形圆，色赤，禀火土之气化，火归中土，则神气内藏，食之主能癒寐。"认为其味酸通于东方木气，能疏达肝气；色红，禀火土之气，能收敛虚火，使神气内藏，服食之可以主癒寐。从其气味联系至五运六气之气化，阐发本草在《本经》中记载的功效。

　　**2. 集诸家言论之精粹**

　　仲氏除大量引用《崇原》原文外，还纳入了陈修园、李时珍、徐忠等诸位医家的精辟言论。如李时珍曰："补益上药，天麻第一，世人只用之治风，良可惜也。"陈修园言："长沙诸方，皆上古相传之经方，至斯益信。修园以百合一两，乌药三钱，名百合汤，治气郁心口痛多验。又以百合半剂，加蒌皮、贝母各三钱，燕白八钱，白蔻一钱五分，治胸痹而痛亦验。"论述防风时，载李东垣之语："防风治一身尽痛，随所引而至，乃卒伍卑贱之职也。"

仲氏在论述药物性味时，引用诸家言论，让读者深入比较，以探究本草药理。如论续断，《本经》记载其"气味苦，微温，无毒。主治伤寒，补不足，金疮痈疡折跌，续筋骨，妇人乳难。久服益气力。"《崇原》认为其"气味苦温，根色赤黄，晒干微黑，折有烟尘。禀少阴阳明火土之气化，而治经脉三因之证。"续断"气味苦温，为少阴、阳明火土之气化。故寒伤于经络而能散之，痈疡结于经络而能疗之，折跌筋骨有伤，而能补不足，续其断绝，以及妇人乳难，而能通其滞而为乳。"故能治疗经脉受邪、金创成疮、妇人经脉不足而乳难等一系列由内因、外因、不内外因所致的经脉病证。《本草经读》参《百种录》之所解，以形为治，认为续断有肉有筋，而色紫黑，为肝肾之象，故能补益肝肾，治疗肝肾不足，筋脉失养。

### 3. 擅质疑而不泥古

仲氏大量篇幅引用《崇原》及诸家言论，但也擅于总结，擅于质疑，格物致知，常于最后提出自己的见解和临床经验。如论细辛，《本经》中列为上品，主咳逆上气，风湿痹痛，头痛脑痛。仲氏云："以宋元祐陈承谓：细辛单用末，不可过一钱，多则气闭不通而死。后世医家医多以此语忌用。嗟嗟！凡药所以治病也，有是病，服是药。岂辛香之品，而反能闭气乎！"他提出："经方对症发药，药味分两搭配及煎法、服法，具有准绳。惟古今权度不同，须折算，大约古之一两，抵今日二三钱。如麻黄附子细辛汤、大黄附子汤、桂甘姜枣麻辛附子汤内，将细辛折算，何止一钱。即欲从轻，亦须力能中病。苟折衷于长沙方治，则疑忌胥损矣。《崇原》所以教人详察。"他认为经方药量、服法均有其准则，若细辛用量过小，可能无法达到预期的疗效，仲氏仔细推敲、擅于思考的精神值得后人学习。现代药理学研究，细辛煎煮液中有毒挥发油甲基丁香酚等，其含量会随煎煮时间的延长而显著下降，而有效成分细辛脂素则随煎煮时间的延长而增加。"细辛不过钱"的本意为在细辛单用入散剂的情况下宜小于一钱，以避免中毒或危及生命。而只要辨证准确，久煎的复方汤剂中细辛不仅可以过钱，必要时还可加大剂量，以达到治愈疾病的效果。

时医以桂辛温，往往忌用，遇适用病证亦不敢加量，仲氏云："经方不论有桂无桂，总与病情丝丝入扣，所以药到病除。市医疑桂枝过温，绝不试用，间或试用，而所配君、臣、佐、使，又甚离奇，反以败事，经论不熟，药不为之用也。然市医利在行道，何暇知道，不知道则医者如瞎马，就医者，亦如盲人骑瞎马而已矣。"

仲氏还结合自己的临床经验提出枳实与枳壳的区别，他认为："枳实取其小而实，大则气散而力薄，故曰壳。《本经》与经方皆用实无壳。《开宝本草》始以壳之，主治分别标题。积在时方，可壳可实；积在经方，宜实不宜壳也。"

## 四、后世影响

《本草崇原集说》所集均为诸家之精华，且并非人云亦云，亦有仲氏独到见解，使读者从诸位医家的角度更好地理解本草药性，为清朝影响深远的本草学著作，对后世临床用药有极大的指导意义。

## 五、现存主要版本

清宣统二年庚戌（1910年）钱塘仲氏刻本；1927年上海锦文堂石印本。

### ◎ 参考文献

［1］仲昂庭. 本草崇原集说［M］. 北京：人民卫生出版社，1997.

［2］孙多善，周学胜. 仲学辂《本草崇原集说》的学术成就［J］. 北京中医药大学学报，1995，（3）：30-32.

［3］王莉，吴波，王绍印. 正确认识"细辛不过钱"［J］. 天津中医药大学报，2018，（5）：366-368.

# 第五章　临证各科类

# 《小儿药证直诀》（钱乙）

## 一、宫廷渊源

### 1. 提要

《小儿药证直诀》，又名《钱氏小儿药证直诀》，约成书于宋宣和年间（1119—1125）。该书系由钱乙门人阎季忠（《永乐大典》作孝忠）整理其有关儿科著述而撰成，是我国现存的以原版形式流传下来的最早的儿科专著。该书体系较为完整，理论结合实践，不仅涉及小儿生理病理特点，论述小儿咳嗽、吐泻、腹痛、惊风等多种疾病证治，还专载典型病案，详载诸多至今临床仍广泛应用的方剂，从理、法、方、药等方面较为全面地揭示了钱乙的学术思想和临床经验。该书是一部中医儿科学的奠基之作，被奉为"儿科之圭臬"，在儿科发展史上占有重要地位，对后世影响深远。

### 2. 著者传记

钱乙（约1032—1113），字仲阳，北宋郓州人。钱乙3岁丧母，其父东游海上不返，跟随姑夫学医，精勤好学，"于书无不窥"，从不靳靳守古，灵活辨证施治，终为"儿科之圣""幼科之鼻祖"。宋神宗元丰年间（1078—1085），长公主之女患泄利将殆，召钱乙诊治，疗效甚佳，授予翰林医学，特例赐予六品官服大红色丝帛。第二年，神宗皇帝第九子仪国公病瘛疭，国医皆不能治愈，长公主便举荐了钱乙，其妙用黄土汤将皇子治愈。神宗皇帝召见褒谕，又提拔其为太医丞，并赐予紫衣官服及金鱼袋。此后声誉卓著，门庭若市，同时也积累了丰富的诊疗经验。后来哲宗皇帝又召令其在宫中轮流值宿侍奉。最后，因患周痹而辞官返里。

钱乙博览群书，精通儿科，亦通各科，还精研本草，识物理，观气象。一生著作颇多，有《伤寒论发微》五卷，《婴孺论》百篇，《钱氏小儿方》八卷，《小儿药证直诀》三卷，现仅存《小儿药证直诀》，余书均已遗佚。他妙手仁心，一生旨在使"幼者无横夭之苦，老者无哭子之悲"。刘跂赞云："（钱）乙非独其医可称也，其笃行似儒，其奇节似侠，术盛行而身隐约，又类夫有道者。"

## 二、内容精要

### 1. 各卷概要

《小儿药证直诀》全书共三卷。

卷一为《脉证治法》，专论小儿脉、因、证、治，载列 81 篇，其中涉及小儿生理、病理等特点，在反映钱乙学术观点方面最为全面。

卷二为《记尝所治病二十三证》，记载典型病案 23 则，涉及咳嗽、吐泻、腹痛、惊风等儿科常见病、多发病。

卷三为《诸方》，载列方剂百余首，丸散膏方居多，简便实用，其中不少已成为流传后世的千古名方，至今仍广泛应用于临床。

**2. 内容精选**

**（1）小儿生理病理特点**

"小儿在母腹中，乃生骨气，五脏六腑，成而未全。自生之后，即长骨脉，五脏六腑之神智也……计三百二十日生骨气，乃全而未壮也。"（《小儿药证直诀·变蒸》）

小儿易虚易实，下之既过，胃中津液耗损，渐令疳瘦……小儿之脏腑柔弱，不可痛击，大下必亡津液而成疳。（《小儿药证直诀·诸疳》）

小儿易为虚实，脾虚不受寒温，服寒则生冷，服温则生热，当识此勿误也。（《小儿药证直诀·虚实腹胀》）

按：本书将小儿生理特点高度概括为"五脏六腑，成而未全，全而未壮"，由于小儿脏腑娇嫩，形气未充，"邪气盛则实，精气夺则虚"，故小儿患病后"易虚易实，易寒易热"，传变迅速。根据小儿生理病理特点，治疗上力戒妄攻误下，不可滥用寒药热药。纵然有实证要下，寒热需调，选方用药亦需谨慎细微。

**（2）小儿望诊**

左腮为肝，右腮为肺，额上为心，鼻为脾，颏为肾。（《小儿药证直诀·面上证》）

赤者，心热，导赤散主之。

淡红者，心虚热，生犀散主之。

青者，肝热，泻青丸主之。浅淡者补之。

黄者，脾热，泻黄散主之。

无精光者，肾虚，地黄丸主之。（《小儿药证直诀·目内证》）

吐乳，泻黄，伤热乳也。吐乳，泻青，伤冷乳也。（《小儿药证直诀·吐乳》）

吐泻乳不化，伤食也。下之。

吐沫及痰或白、绿水，皆胃虚冷。

吐稠涎及血，皆肺热，久则虚。

泻黄、红、赤、黑皆热，赤亦毒。

泻青白，谷不化，胃冷。(《小儿药证直诀·杂病证》)

按：《小儿药证直诀》详细论述了面上诊、目上诊等儿科望诊方法。小儿疾病的诊断，由于患儿"骨气未成，形声未正，悲啼喜笑，变态不常"，"多未能言，言亦未足取信"，"脉微难见"，闻、问、切诊均较成人要难，造成了临床诊治的困难，故"必资外证"。钱乙在诊断儿科疾病过程中四诊合参，首重望诊，提出面上诊和目上诊。根据面部不同部位的色泽变化来推断脏腑疾病，目内证亦以五色、光泽辨别五脏虚实。另外钱氏还注意望吐泻物，从而判断内脏之寒热虚实。以望诊为主的诊察方法，解决了儿科诊疗上的难题。

### (3) 小儿五脏辨证

心主惊。实则叫哭发热，饮水而搐；虚则卧而悸动不安。

肝主风。实则目直，大叫，呵欠，项急，顿闷；虚则咬牙，多欠，气热则外生气，气温则内生气。

脾主困。实则困睡，身热，饮水；虚则吐泻，生风。

肺主喘。实则闷乱喘促，有饮水者，有不饮水者；虚则哽气，长出气。

肾主虚，无实也。惟疮疹，肾实则变黑陷。

更当别虚实证。假如肺病又见肝证，咬牙多呵欠者，易治，肝虚不能胜肺故也。若目直、大叫哭、项急、顿闷者，难治。盖肺久病则虚冷，肝强实而反胜肺也。视病之新久虚实，虚则补母，实则泻子。(《小儿药证直诀·五脏所主》)

按：该部分内容为五脏辨证纲领，阐明"五脏所主"，以使人知其常，立"五脏病"，而使人知其变，从而执简驭繁。将心、肝、脾、肺、肾与惊、风、困、喘、虚密切联系起来，用虚实来判断脏腑的病理变化，既充分运用五脏五行的一般规律，又赋予儿科学特色。

### 3. 传世名方

### (1) 解表剂

*百部丸（卷下）*

【组成】百部（炒）　麻黄（去节，各二分）　杏仁（四十个，去皮、尖，微炒，煮三五沸）

【用法】为末，炼蜜丸，如芡实大，热水化下。

【功用】宣肺散寒，止咳平喘。

【主治】小儿肺寒壅嗽，微喘。

*败毒散（卷下）*

【组成】柴胡（洗，去芦）　前胡　川芎　枳壳　羌活　独活　茯苓　桔梗

（炒）　人参（各一两）　甘草（半两）

【用法】上为末，每服二钱，入生姜、薄荷煎，加地骨皮、天麻，或㕮咀，加蝉蜕、防风。

【功用】益气解表，散风祛湿。

【主治】治伤风、瘟疫、风湿，头目昏暗，四肢作痛，憎寒壮热，项强睛疼，或恶寒咳嗽，鼻塞声重。

### （2）清热剂

二圣丸（卷下）

【组成】川黄连（去须）　黄芩（去粗皮，各一两）

【用法】为细末，将药末入猪胆内，汤煮熟，丸如绿豆大，每服二三十丸，米饮下。量儿大小加减，频服，无时。

【功用】清热燥湿，厚肠止泻。

【主治】小儿脏腑不调，时或泄泻，日久不愈，赢瘦成疳。

五福化毒丹（卷下）

【组成】生熟地黄（焙，秤，各五两）　元参　天门冬（去心）　麦门冬（去心，焙，称，各三两）　炙甘草　甜硝（各二两）　青黛（一两半）

【用法】为细末，后研入硝、黛，炼蜜为丸，如鸡头子大，每服半丸或一丸，食后，水化下。

【功用】养阴清热，泻火解毒。

【主治】疮疹，余毒上攻口齿，躁烦，咽干，口舌生疮，及治蕴热积毒，惊惕狂躁。

玉露丸（卷下）

【组成】寒水石（软而微青黑，中有细纹者是好）　石膏（坚白如墙壁，手不可折者是好，各半两）　生甘草（一钱）

【用法】同为细末，每服一字，或半钱、一钱，食后温汤调下。

【功用】清热除烦，和中止泻。

【主治】伤热吐泻，黄瘦。

地骨皮散（卷下）

【组成】地骨皮　知母　银州柴胡（去芦）　炙甘草　半夏（汤洗十次，切，焙）　人参（去顶，焙）　赤茯苓（各等分）

【用法】为细末，每服二钱，姜五片，水一盏，煎至八分，食后温服，量儿大小加减。

【功用】益气阴，降虚火。

【主治】虚热潮作，亦治伤寒壮热及余热。

导赤散（卷下）

【组成】生地黄　甘草（生）　木通（各等分）

【用法】为末，每服三钱，入竹叶水煎，食后温服。

【功用】清心凉血，利水通淋。

【主治】小儿心热，视其睡口中气温，或合面睡，及上窜咬牙。

泻白散（卷下）

【组成】地骨皮　桑白皮（炒，各一两）　炙甘草（一钱）

【用法】锉散，入粳米一撮，水煎，食前服。

【功用】清泻肺热，平喘止咳。

【主治】小儿肺盛气急喘嗽。

泻青丸（卷下）

【组成】当归（去芦头，切，焙）　龙胆草（焙）　川芎　山栀子仁　川大黄（湿纸裹，煨）　羌活　防风（去芦头，切片，焙，各等分）

【用法】为末，炼蜜为丸，鸡头子大，每服半丸或一丸，煎竹叶汤，同砂糖温水化下。

【功用】清泻肝火。

【主治】肝热搐搦，脉洪实者。

泻黄散（卷下）

【组成】藿香叶（七钱）　山栀子仁（一钱）　石膏（五钱）　甘草（三两）防风（四两去芦切焙）

【用法】上锉，同蜜酒微炒香，为细末，每服一钱至二钱，水一盏，煎至五分，温服清汁，无时。

【功用】泻脾胃伏火。

【主治】脾热弄舌。

甘桔汤（卷下）

【组成】桔梗（一两）　甘草（二两）

【用法】以水三升，煮取一升，去滓，温分再服。

【功用】清热解毒，利咽排脓。

【主治】风邪热毒客于少阴，上攻咽喉，咽痛，喉痹；风热郁肺，致成肺痈，咳嗽，胸满振寒，咽干不渴，时唾腥臭浊痰，久则吐脓，状如米粥。

### （3）补益剂

地黄丸（卷下）

【组成】熟地黄（八钱）　山萸肉　干山药（各四钱）　泽泻　丹皮　白茯苓（去皮，各三钱）

【用法】上为末，炼蜜为丸，如梧桐子大，空心温水化下三丸。

【功用】滋肾阴，补肝血。

【主治】肝肾阴虚，腰膝酸软，头晕眼花，耳鸣耳聋，盗汗遗精，或骨蒸潮热，或足心热，或消渴，或虚火牙痛，舌燥喉痛，舌红少苔，脉细数者。

异功散（卷下）

【组成】人参（切，去顶）　茯苓（去皮）　白术　陈皮（锉）　甘草（各等分）

【用法】为细末，每服三钱，水一盏，生姜五片，枣两枚，同煎至七分，食前温服。

【功用】温中和气。

【主治】吐泻，不思乳食，小儿虚冷病。

白术散（卷下）

【组成】人参（二钱五分）　白茯苓（五钱）　白术（五钱炒）　藿香叶（五钱）　木香（二钱）　甘草（一钱）　葛根（五钱，渴者加至一两）

【用法】上㕮咀，每服三钱，水煎，热甚发渴，去木香。

【功用】健脾益气，养胃生津。

【主治】脾胃久虚，呕吐泄泻，频作不止，精液苦竭，烦渴躁，但欲饮水，乳食不进，羸瘦困劣，因而失治，变成惊痫，不论阴阳虚实。

益黄散（卷下）

【组成】陈皮（去白，一两）　丁香（二钱，一方用木香）　诃子（炮，去核）　青皮（去白）　甘草（炙，各五钱）

【用法】上为末，三岁儿一钱半，水半盏，煎三分，食前服。

【功用】补脾和胃。

【主治】脾胃虚弱，脾疳，腹大，身瘦。

### （4）理气剂

乌药散（卷下）

【组成】天台乌药　香附子（破，用白者）　高良姜　赤芍药（各等分）

【用法】研为末，每服一钱，水一盏，同煎六分，温服。如心腹疼痛，入酒煎；

水泻，米饮调下，无时。

【功用】理气和血。

【主治】乳母冷热不和，及心腹时痛，或水泻，或乳不好。

## 三、临床运用

### 1. 肺系病证

#### （1）咳嗽

《小儿药证直诀》提出治疗咳嗽总则为"盛即下之，久即补之，更量虚实，以意增损"，临证首辨虚实，主张新病多实，久病多虚，从咳嗽的发病时间、临床症状、病程长短等方面综合考虑论治。

八九月间，多为肺实咳嗽，表现为面赤、痰盛、身热，以葶苈丸（葶苈子、黑牵牛、防己、杏仁）下气肃肺；十一月、十二月间，为伤风嗽者，以麻黄汤散寒宣肺；面赤、饮水、涎热、咽喉不利，或嗽而咯脓血者，为肺热证，以甘桔汤（桔梗、甘草）泄热宁肺；"身热，痰盛，唾黏"，或"咳而痰实，不甚喘，而面赤，时饮水"之痰涎壅盛者，或"乳食不消，腹胀喘粗"之夹有乳食结滞者，以褊银丸（巴豆、水银、黑铅、麝香、好墨）通腑泻肺；"嗽而吐水，或青绿水"之饮邪贮肺者，以百祥丸（大戟、赤石脂）通腑泻热；"嗽而吐痰涎、乳食"之肺胃痰食交壅者，以白饼子（滑石末、轻粉、半夏、南星、巴豆）通腑泻热；"咳而后喘，面肿，欲饮水，有不饮水者，其身即热"，肺热炽盛者，予泻白散清泄肺热；"咳而哽气，时时长出气，喉中有声"，久病，肺脏虚损者，或"久嗽，肺亡津液"者，以阿胶散（阿胶、黍黏子、甘草、马兜铃、杏仁、糯米）养阴润肺；"面青而光，嗽而喘促哽气，又时长出气"之木盛侮金者，急与泻青丸（当归、龙胆、川芎、山栀子仁、川大黄、羌活、防风），泻后与阿胶散，制肝实肺；病嗽而胸满短气，肺气不足者，当补脾益肺。

以上钱氏圆机活法治咳嗽，充分体现了五脏辨证及发病时间与脏腑关系，对小儿咳嗽的认识和治疗进入了一个较深刻、全面的阶段，多为后世所借鉴。

#### （2）肺炎喘嗽

肺炎喘嗽，又称肺炎，为客邪郁闭于肺所致，临床以发热、咳嗽、气急、鼻扇为特征，是我国小儿住院死亡的第一位原因，被卫生部列为威胁婴幼儿生命的四病之一。肺炎喘嗽病名首见于清谢玉琼《麻科活人全书·气急发喘鼻扇胸高》，但《小儿药证直诀》对该病的病因病机及辨证论治已有诸多论述，对诊治肺炎喘嗽有重要的启示意义。

1）肺实热：《小儿药证直诀·肺热》曰："手掐眉目间，甘桔汤主之。"因小儿"体禀少阳"，阳气偏亢，极易化火化热，邪热闭肺，可致肺炎喘嗽，典型表现为热、咳、痰、喘、扇。肺实热证为临床小儿肺炎喘嗽最常见证型，临床见患儿手掐眉目间者，可考虑为肺实热证。对于肺实热，钱乙主张用甘桔汤治疗。本方乃钱氏化裁古方而成，与仲景桔梗汤的药物组成虽同，但用量互易。桔梗汤桔梗、甘草剂量之比为1∶2，本方则为2∶1。甘桔汤以桔梗倍于甘草，重在宣通肺气，使肺气通而热自解。

2）肺盛复有风冷：《小儿药证直诀·肺盛复有风冷》曰："胸满短气，气急喘嗽上气，当先散肺，后发散风冷。散肺，泻白散、大青膏主之。肺不伤寒则不胸满。"肺盛复有风冷者，治疗上宜先以泻白散、大青膏（天麻、白附子、青黛、蝎尾、乌蛇梢肉、朱砂、天竺黄）清泄肺脏之实热。

3）肺虚热：《小儿药证直诀·肺虚热》曰："唇色深红，治之散肺。虚热，少服泻白散。"肺炎日久，余热内扰，耗伤肺津，津液不足，形成肺阴虚之证，故见唇色深红。"小儿多未能言，言亦未足取信"，察唇可为诊疗提供有意义线索。泻白散，钱氏认为肺之虚实热证皆可治之。虚热证之肺炎喘嗽，亦可选用泻白散以退虚热。

4）肺脏怯：《小儿药证直诀·肺脏怯》曰："若闷乱气粗，喘促哽气者，难治，肺虚损故也……脾肺病久，则虚而唇白。脾者，肺之母也。母子皆虚，不能相营，故名曰怯。"认为肺炎喘嗽之患儿出现闷乱气粗、喘促哽气，病情复杂，难治，多为肺脏虚损。小儿素体亏虚，肺脾本虚，或肺炎迁延日久，子病及母，或母病及子，均可形成肺脾皆亏的母子两虚证。五脏相生相克，相辅相成，此证常见于肺炎喘嗽恢复期，提示治疗上应兼顾脾肺两脏，培土生金。

**2. 脾胃病证**

**（1）腹痛**

《小儿药证直诀》从辨寒热、明先后、标本论治、诊虚实、断病性、温清通补等方面，系统阐述了脘腹痛的辨证论治。将腹痛病因大致分为素体虚弱、寒热所伤及饮食失宜，主要论述寒痛、热痛、寒热错杂、食积腹痛、虫积腹痛等证型，多以消导、补益、清热为法，对于后世医家认识本病具有重要的指导意义。

寒痛，"面㿠白色弱，腹痛不思食"，以益黄散补脾，若下利者，调中丸（人参、白术、干姜、甘草）温中健脾；"胃寒泻白，腹痛肠鸣，吐酸水，不思食，及霍乱吐泻"者，温中丸（人参、白术、姜汁、甘草）健脾。热痛，啼哭，夜间发作，面赤唇焦，小便黄赤者，予三黄丸（黄芩、大黄、黄连）清热通腑，同时予人参汤固护脾胃。寒热错杂型腹痛，予小香连丸（木香、诃子肉、黄连）、没石子丸（木香、黄连、没石子、豆蔻仁、诃子肉）等平调寒热。食积腹痛，"口中气温，面黄白，目无精光，或白睛多，及多睡，畏食，或大便酸臭者"，予消积丸（丁香、砂仁、乌梅肉、巴豆）、白饼子下之通腑止痛；虫积腹痛，"面㿠白，心腹痛，口中沫及清水出，发痛有时"，予安虫散（胡粉、槟榔、川楝子、鹤虱、白矾）杀虫止痛。

**（2）泄泻**

泄泻亦是儿科常见病证。早在《小儿药证直诀·五脏病》即有"泄泻"病名的记载，其云："脾病，困睡，泄泻，不思饮食。"强调脾失健运是泄泻发生的根本环节。钱乙根据小儿泄泻发病情况，常常吐泻相提并论，分为初生吐泻、伤风吐泻、夏秋吐泻三种，辨证注重脏腑虚实，确定轻重先后，并且善于审时调治。

1）初生吐泻：《小儿药证直诀·初生三日内吐泻壮热》曰："不思乳食，大便乳食不消或白色，是伤食。当下之，后和胃。下用白饼子，和胃用益黄散主之。"认为小儿脏腑娇嫩，脾胃薄弱，初生吐泻多为内伤乳食，宜通因通用，予白饼子通腑止泻，但下后尚需益黄散（陈皮、丁香、诃子、青皮、甘草）健脾和胃。

2）伤风吐泻：伤风，表现为"昏睡口中气热，呵欠顿闷"。若伤风兼脾肺虚寒，"乍凉乍热，睡多气粗，大便黄白色，呕吐，乳食不消，时咳嗽"者，先服大青膏发散，后服益黄散补脾；若伤风兼胃虚热渴，"多睡，能食乳，饮水不止，吐痰，大便黄水"，先服白术散（人参、白茯苓、白术、藿香叶、木香、甘草、葛根）止渴，后用大青膏发散；若伤风荏苒轻怯，"吐沫，泻青白色，闷乱不渴，哽气，长出气，睡露睛"者，先以益黄散补脾，后用大青膏发散。伤风吐泻实为表里同病，临证治当分清表里先后。

3）夏秋吐泻：《小儿药证直诀·夏秋吐泻》中，钱氏认为五月二十五日以后，脏腑十分中九分热，表现为"因伤热乳食，吐乳不消，泻深黄色"，或"吐泻，身壮热"，玉露散（寒水石、石膏、甘草）主之；六月十五日以后，脏腑六分热四分冷，表现为"吐呕，乳食不消，泻黄白色，似渴，或食乳或不食乳"，身温似热，食前少服益黄散，食后多服玉露散；七月七日以后，三分热七分冷，表现为"不能食乳，多似睡，闷乱哽气，长出气，睡露睛，唇白多哕，欲大便，不渴"，身温凉，食前多服益黄散，食后少服玉露散；八月十五日以后，表现为"不能食乳，干哕，泻青褐水"，身冷无阳，当补脾，益黄散主之。钱氏治疗夏秋吐泻，十分重视发病的时令季节与病情的关系，并根据脏腑的寒热虚实程度确定温清治法与比例，以玉露散清热，益黄散温补脾胃，寒热并用，补泻兼施。

### （3）疳证

疳证是由于积滞、厌食等多种疾病的影响，使脾胃受损加重，气液耗伤而引起的一种慢性病证，临床以形体消瘦、面黄发枯、精神萎靡或烦躁、饮食异常为特征。疳证被古代医家视为恶候，被列为小儿四大要证"麻、痘、惊、疳"之一。《小儿药证直诀·脉证治法》云："疳皆脾胃病，亡津液之所作也。"高度概括了本病的病机：脾胃受损，阴液耗伤。

钱乙治疗疳证，根据本病"脾胃亡津"之基本病机，提出"初病津液少者，当生胃中津液，白术散，惟多则妙"。白术散由人参、白茯苓、白术、藿香叶、木香、甘草、葛根组成，全方养胃生津，健脾消疳。

另外，临证时首辨冷热。冷疳，表现为"疳在内，目肿，腹胀，利色无常，或沫青白，渐瘦弱"，予木香丸温中理气消疳；热疳，表现为"疳在外，鼻下赤烂，自揉鼻，头上有疮不著痂，渐绕耳生疮""唇赤""喜卧冷地"者，予胡黄连丸（川黄连、胡黄连、朱砂）清热解毒消疳，而治鼻疮烂，还可予兰香散（兰香叶、铜绿、轻粉）外用，疳疮，白粉散（海螵蛸、白芨、轻粉）外用。

其次辨五脏，认为"诸疳，皆依本脏补其母及与治疳药"。脾疳，表现为"体黄腹大，食泥土"，以益黄散补脾；肺疳，表现为"气喘，口鼻生疮"，以益黄散补益脾肺；肝疳，表现为"白膜遮睛"，以地黄丸（熟地黄、山萸肉、干山药、泽泻、牡丹皮、白茯苓）补肝；心疳，表现为"面黄颊赤，身壮热"，以安神丸（芒硝、白茯苓、麦门冬、干山药、龙脑、寒水石、朱砂、甘草）补心；肾疳，表现为"极瘦，身有疮疥"，以地黄丸补肾；肾主骨，骨疳，表现为"喜卧冷地"，以地黄丸补肾；肝主筋，筋疳，表现为"泻血而瘦"，以地黄丸补肝。

### 3. 心系病证

### （1）心悸

《小儿药证直诀》虽未列专篇论述心悸病证，但因其常与惊风、伤风、吐泻、疱疹等证兼见，对本证的描述散见于各篇，临证可供参考。

心悸虚实证均可见，钱乙认为小儿心悸以虚证居多，《小儿药证直诀》言"心主惊……虚则卧而悸动不安""心病……惊悸"。《内经》云："心主身之血脉"，"其充在血脉"。气血亏虚，致心失濡养，心脉不畅，心神不宁，故心中悸动不安。

1）心虚又外感风热：《小儿药证直诀·伤风兼脏》言"兼心则惊悸"。小儿心气虚又外感风热见心悸者，可与人参生犀散。《小儿药证直诀·卷下》记载："人参生犀散：解小儿时气，寒壅咳嗽，痰逆喘满，心忪惊悸，脏腑或秘或泄，调胃进食。

又主一切风热，服寻常凉药即泻而减食者。"该方由人参、前胡、甘草、桔梗、杏仁组成，全方扶正祛邪，共奏补益心气、祛风清热之功。

2）心虚又伤食：《小儿药证直诀·初生三日以上至十日吐泻身温凉》言："不思乳食，大便青白色，乳食不消，此上实下虚也。更有兼见证……心惊悸、饮水……当泻，见儿兼脏，补脾，益黄散主之。"小儿心脾两虚，内伤乳食，发为吐泻，可兼见心悸。治疗上可予益黄散补脾和胃。

3）心经火热：《小儿药证直诀·日午发搐》言："因潮热，巳、午、未时发搐，心神惊悸，目上视，白睛赤色，牙关紧，口内涎，手足动摇。此心旺也，当补肝治心。治心，导赤散、凉惊丸（龙胆草、防风、青黛、钩藤、黄连、牛黄、麝香、龙脑）；补肝，地黄丸主之。"心经火热亢盛，热扰心神，耗气伤阴，心脉失养，可致心悸，予导赤散清心火热，兼顾养阴。

**4. 小儿急症**

**（1）惊风**

惊风又称"惊厥"，俗称"抽风"，是小儿时期常见的一种危重病证，由多种原因及多种疾病引起，临床以颈项强直、四肢抽搐甚则角弓反张、意识不清为特征。惊风亦是一种恶候，被列为小儿四大要证之一。惊风病名首见于《幼幼新书》，宋初王怀隐《太平圣惠方》提及惊风分类，但对急慢惊风的病因病机、症状混淆不清。钱乙认为"世间俗方，多不分别，误小儿甚多"，在《小人药证直诀》中进一步明确了急慢惊风病因证治，指出"凡急慢惊阴阳异证，切宜辨而治之"，提出"急惊合凉泻，慢惊合温补"之治疗准则。

1）急惊风：急惊风属阳，乃因"小儿痰热内蕴，或湿热客于心胃，或闻异声，则动而惊搐矣"，表现为"身热面赤引饮，口中气热，大小便黄赤，剧则搐也"，治宜凉泻，常用方剂有泻青丸、泻心汤（黄连）、导赤散、利惊丸（青黛、轻粉、牵牛末、天竺黄）、抱龙丸（天竺黄、雄黄、辰砂、麝香、天南星）等。

2）慢惊风：慢惊风属阴，乃为"因病后，或吐泻脾胃虚损"，治宜温补，常用方剂有使君子丸（厚朴、甘草、诃子肉、青黛、陈皮、使君子）、益黄散、白术散、调中丸等。另外，慢惊风常以栝楼汤（栝楼根、白甘遂）、宣风散（槟榔、陈皮、甘草、牵牛）、钩藤饮子（钩藤、蝉壳、防风、人参、麻黄、白僵蚕、天麻、蝎尾、甘草、川芎、麝香）、羌活膏（羌活、川芎、人参、赤茯苓、白附子、天麻、白僵蚕、干蝎、白花蛇、川附子、防风、麻黄、豆蔻肉、母丁香、藿香叶、木香、轻粉、珍珠、麝香、牛黄、龙脑、雄黄、辰砂）等解毒生津、豁痰开窍、祛风镇惊以治标。临证时因病而异，对症下药，标本兼顾。

## 四、后世影响

《小儿药证直诀》第一次系统地总结了对小儿的辨证施治法，对小儿病理、生理特点进行精辟描述，重视面上诊、目上诊等望诊，创立"五脏证治"法则，为儿科辨证论治打下了专业性的基础，标志着中医儿科学理论体系的形成，中医儿科学自此发展成为独立的一门学科。后人视《小儿药证直诀》为儿科的经典著作，称其为"活婴之真谛""全婴之轨范"，《四库全书总目提要》赞誉："小儿经方，千古罕见，自乙始为专门，而其书亦为儿科之鼻祖。后人得其诸论，往往有回生之功。"

书中理、法、方、药齐备，发前人之未发，理论与实践相结合，在中医诊断学、中医治疗学和临床方剂学等方面均做出了突出贡献，丰富了中医儿科学的内容，推动了儿科学的发展。

该书虽为儿科专著，但其主治适应证已远远超出儿科范围，扩展到中医临床各科，是一部具有很高临床价值的医书。后世的河间学派、易水学派、温补学派、温病学派等在形成与发展中，也都从钱乙的思想中汲取了营养。

《小儿药证直诀》奠定了中医儿科学的基础，在儿科发展史上占有重要地位，对后世影响深远。

## 五、现存主要版本

明嘉靖刻本；明崇祯元年戊辰（1628 年）真定梁维本刻家居医录本；明庆安元年（1648 年）刻本；清康熙起秀堂影宋刻本；清乾隆武英殿聚珍本；1939 年上海商务印书馆铅印本；1955 年人民卫生出版社据《周氏医学丛书》的影印本；1955 年及 1957 年上海卫生出版社影印本等。

◎ **参考文献**

[1] 钱乙. 小儿药证直诀 [M]. 北京：人民卫生出版社，2006.

[2] 徐荣谦. 中医儿科学 [M]. 北京：中国中医药出版社，2010.

[3] 屈强. 钱乙《小儿药证直诀》学术思想浅探 [J]. 光明中医，2013，28（11）：2253 - 2254.

[4] 翟文敏.《小儿药证直诀》诊疗学术思想探析 [J]. 时珍国医国药，2010，11：3035.

[5] 殷越，胡晓阳，徐慧馨，等. 钱乙及《小儿药证直诀》学术成就述评 [J]. 中医药信息，2013，30（2）：110 - 112.

［6］孙浩.《小儿药证直诀·咳嗽》篇治咳浅析［J］. 北京中医，1986，（5）：50－51.

［7］周婧媛，韩新民.《小儿药证直诀》对肺炎喘嗽诊治的启示［J］. 浙江中医药大学学报，2018，（8）：613－615，635.

［8］王晓棣.《小儿药证直诀》脘腹痛病症诊治思想研究［J］. 大家健康（学术版），2014，8（1）：45.

［9］牛溪苑，邢玉瑞. 钱乙论治小儿泄泻经验探析［J］. 陕西中医学院学报，2013，36（6）：19－21.

［10］刘敏，闫军堂，刘晓倩，等. 钱乙辨治儿科4种常见病的学术经验探析［J］. 浙江中医药大学学报，2014，38（12）：1384－1386.

［11］聂江，侯江红. 浅谈钱乙对小儿惊风的辨治［J］. 内蒙古中医药，2016，35（6）：59.

［12］郭锦章. 钱乙对小儿惊风辨治的认识和经验［J］. 安徽中医学院学报，1990，（2）：15－16.

# 《内科摘要》(薛己)

## 一、宫廷渊源

### 1. 提要

《内科摘要》成书于明嘉靖八年（1529 年），为薛己诊治内科杂病的经验实录。该著是从《薛氏医案》中选摘而成，分为上、下两卷，上卷记载了薛氏所治的内科验案 126 个，载方 19 首，下卷共收集了 84 个医案，载方 93 首。全书采用医话体例来叙述证治经验，在医案之后附有按语，辨析深刻，说理清晰，文字精练。所列的 200 多个医案中，以虚证为多，见解独特，强调医者临证应治病求本，滋取化源，倡用甘温之品，驳斥医家滥用寒凉之弊，重视脾肾，为后世医家所推崇。通观这部著作，尽显薛氏之学术思想，对现今临床辨证施治有一定的指导意义。

### 2. 著者传记

见《本草约言》。

## 二、内容精要

### 1. 各卷概要

全书分两卷，上卷 11 篇，下卷 10 篇。

上卷篇名分别为元气亏损内伤外感等症、饮食劳倦亏损元气等症、脾胃亏损心腹作痛等症、脾肾虚寒阳气脱陷等症、命门火衰不能生土等症、肾虚火不归经发热等症、脾胃亏损吞酸嗳腐等症、脾肾亏损停食泄泻等症、脾胃亏损停食痢疾等症、脾胃亏损疟疾寒热等症、脾肺亏损咳嗽痰喘等症。

下卷篇名分别为脾肾亏损头眩痰气等症、肝肾亏损血燥结核等症、脾肾亏损小便不利肚腹膨胀等症、脾胃亏损暑湿所伤等症（附食生冷入房）、肝脾肾亏损头目耳鼻等症、脾肺肾亏损小便自遗淋涩等症、脾肺肾亏损虚劳怯弱等症、脾肺肾亏损遗精吐血便血等症、肝脾肾亏损下部疮肿等症、脾肺肾亏损大便秘结等症。

两卷末各有一篇"各症方药"，介绍该著所记述的内科杂病的治疗方药，及薛氏运用这些方药的心得体会。

**2. 内容精选**

**（1）重视预后**

外舅，年六十余，素善饮，两臂作痛，恪服祛风治痿之药，更加麻木发热，体软痰涌，腿膝拘痛，口噤语涩，头目晕重，口角流涎，身如虫行，搔起白屑，始信。谓余曰：何也？余曰：臂麻体软，脾无用也；痰涎自出，脾不能摄也；口斜语涩，脾气伤也；头目晕重，脾气不能升也；痒起白屑，脾气不能营也。遂用补中益气加神曲、半夏、茯苓三十余剂，诸症悉退，又用参术煎膏治之而愈。（《内科摘要·卷上·元气亏损内伤外感等症》）

按：薛氏云："故《内经》千言万语，只在人有胃气则生，又曰四时皆以胃气为本。"后又受到李杲《脾胃论》的影响，强调在疾病后期调补脾胃，成为薛己治疗疾病的一大特点，体现了中医的疾病预后观。薛己云："若外邪去而不实其表，或过用发表，亏损脾胃，皆致绵延难治。"正如此案中，运用参术煎膏以补脾，顾护正气，不仅促使疾病向愈，更能调补正气，预防复发。

**（2）倡用甘温，慎用寒凉**

大尹徐克明因饮食失宜，日晡发热，口干体倦，小便赤涩，两腿酸痛，余用补中益气汤治之。彼知医，自用四物、黄柏、知母之剂，反头眩目赤，耳鸣唇燥，寒热痰涌，大便热痛，小便赤涩。又用四物、芩、连、枳实之类，胸膈痞满，饮食少思，汗出如水；再用二陈、芩、连、黄柏、知母、麦门、五味，言语谵妄，两手举拂，屡治反甚；复求余，用参、芪各五钱，归、术各三钱，远志、茯神、酸枣仁、炙草各一钱，服之熟睡良久，四剂稍安；又用八珍汤调补而愈。（《内科摘要·卷上·饮食劳倦亏损元气等症》）

按：由该案可知，患者属于气虚发热，而且因饮食失宜所致，可知脾胃受损，虽有热象，但不可投寒凉药攻伐脾胃，故薛氏欲投补中益气汤，可无奈患者仗自己懂医术，擅自服用寒凉药物，以致病情加重，且执迷不悟，直至"屡治反甚"才信薛氏所言，服补益之剂而愈。薛氏提出："夫阴虚乃脾虚也，脾为至阴，因脾虚而致前症。盖脾禀于胃，故用甘温之剂以生发胃中元气，而除大热，胡乃反用苦寒，复伤脾血耶？若前症果属肾经阴虚，亦因肾经阳虚不能生阴耳。经云：无阳则阴无以生，无阴则阳无以化。又云：虚则补其母。当用补中益气、六味地黄以补其母，尤不宜用苦寒之药。世以脾虚误为肾虚，辄用黄柏、知母之类，反伤胃中生气，害人多矣。"由此足见薛氏对于滥用寒凉药物的批判态度。

**（3）朝夕补法**

一儒者，失于调养，饮食难化，胸膈不利。或用行气消导药，咳嗽喘促；服行气化痰药，肚腹渐胀；服行气分利药，睡卧不能，两足浮肿，小便不利，大便不实，脉浮大，按之微细两寸皆短。此脾肾亏损，朝用补中益气加姜、附，夕用金匮肾气加骨脂、肉果各数剂，诸症渐愈，再佐以八味丸，两月乃能步履，却服补中、八味，半载而康。（《内科摘要·卷下·脾肾亏损小便不利肚腹膨胀等症》）

按：薛己认为，脾肾之间关系密切，相互滋生，如脾肾亏损，气虚与阴虚并见，或脾土久虚而致肾亏，或肾亏不能生土，故治疗时经常脾肾同治，并提出脾肾论治存在朝夕的不同，据人体一天中气血阴阳的消长进退，将补脾药与补肾药早晚分开使用，以达到调补脾肾的目的。据经络气血的子午流注，辰时即早上 7 点至 9 点，胃经最旺，巳时即 9 点至 11 点，脾经最旺，人体在这一时间段脾胃气血旺盛，调治起来最有力度，故脾胃虚者适于此时补益。酉时即 17 点至 19 点，肾经最旺，肾虚者酉时补肾最为有效。若有脾肾亏损并见，则视具体情况而定。

薛氏朝服方剂多为补中益气汤、四君子汤、六君子汤之类的方剂，这些方剂具有补益脾胃的功效，夕服方剂多为六味地黄丸、八味丸、加减八味丸之类，具有补肾的功效。正如上述案例中，患者辨证属脾肾亏虚，故朝服补中益气汤，朝为人体阳气升发之时，故朝服此汤可助阳气升发，夕用金匮肾气丸固肾，达到脾肾双补，大大增加药物的疗效。

**（4）嗳腐从肝**

阳山之内素善怒，胸膈不利，吐痰甚多，吞酸嗳腐，饮食少思，手足发热十余年矣。所服非芩、连、枳实，必槟、苏、厚朴。左关弦洪，右关弦数。此属肝火血燥，木乘土位，朝用六味地黄丸以滋养肝木，夕用六君加当归、芍药以调补脾土，不月而愈。乙巳夏，因大怒，吞酸嗳腐，胸腹胀满。余以他往旬日，或用二陈、石膏治之，吐涎如涌，外热如灼，将用滚痰丸下之。余到诊之，脉洪大，按之如无。余曰：此乃脾胃亏损而发热，脾弱而涎泛出也。余用六君加姜、桂一钟，即睡觉而诸症如失，又数剂而康。（《内科摘要·卷上·脾胃亏损心腹作痛等症》）

按：嗳腐指嗳气而气味酸腐而臭，世医认为此症多因饮食不节，食物不化，停积肠胃所致，治疗皆以消食化滞之品，然薛氏则发现患者的病因就是其"善怒"的情志特点，辨证属木乘土位，予滋养肝木、调补脾土之品而愈。薛氏提出：善怒之人，肝失条畅，横逆犯脾犯胃，脾胃气机郁滞则胸膈不利，脾不运化则生痰，木郁作酸则吞酸，胃气上逆则嗳腐，胃不受纳则饮食少思，气郁化火，煎熬阴血，阴虚则手足发热。诸般症状，皆由肝失条畅、肝郁乘脾土所致，且其后病证的复发亦由大怒直接导致。

**3. 传世名方**

**（1）补益剂**

六君子汤（各症方药）

【组成】四君子加半夏、陈皮。

【用法】上水煎服。

【功用】益气健脾。

【主治】治脾胃虚弱，饮食少思，或久患疟痢。

十全大补汤（各症方药）

【组成】八珍加黄芪、肉桂。

【用法】为末，炼蜜和丸，梧子大，酒下十五丸，加至二十五丸，日再服。

【功用】益气养血。

【主治】治气血虚弱，又治遗精、白浊、自汗、盗汗；或内热、晡热、潮热、发热；或口干作渴，喉痛舌裂；或胸乳膨胀，胁肋作痛；或脐腹阴冷，便溺余滴；或头颈时痛，眩晕目花；或心神不宁，寤而不寐；或形容不充，肢体作痛；或鼻吸气冷，急趋气促。此皆是无根虚火，但服此药，诸症悉退。

六味地黄丸（各症方药）

【组成】熟地黄（八两，杵膏）　山茱萸肉　干山药（各四两）　牡丹皮　白茯苓　泽泻（各三两）

【用法】上各另为末，和地黄加炼蜜，丸桐子大，每服七八十丸，空心食前滚汤下。

【功用】填精滋阴补肾。

【主治】治肾经不足，发热作渴，小便淋秘，气壅痰嗽，头目眩晕，眼花耳聋，咽燥舌痛，齿牙不固，腰腿痿软，自汗盗汗，便血诸血失音，水泛为痰，血虚发热等症。

肾气丸（各症方药）

【别名】八味肾气丸（《金匮要略》）、崔氏八味丸（《金匮要略》）、金匮肾气丸（《内科摘要》卷下）、桂附八味丸（《医方集解》）、桂附地黄丸（《医宗金鉴》卷四十三）。

【组成】干地黄（八两）　山药　山茱萸（各四两）　泽泻　牡丹皮　茯苓（各三两）　桂枝　附子（炮）（各一两）

【用法】为末，炼蜜和丸，梧子大，酒下十五丸，加至二十五丸，日再服。

【功用】温补肾气。

【主治】肾气不足，腰酸脚软，肢体畏寒，少腹拘急，小便不利或频数，舌质淡胖，尺脉沉细；及痰饮喘咳，水肿脚气，消渴，久泄，妇人转胞。现用于糖尿病、甲状腺功能低下、慢性肾炎、肾上腺皮质功能减退及支气管哮喘等属于肾气不足者。

七味白术散（各症方药）

【组成】人参　白术　木香　白茯苓　甘草　藿香（各五分）　干葛（一钱）

【用法】上水煎服。

【功用】健脾益气，和胃生津。

【主治】治中气亏损，津液短少，口舌干渴，或口舌生疮，不喜饮冷，或吐泻后口干，最宜服。

升阳益胃汤（各症方药）

【组成】羌活　独活　防风（各五钱）　柴胡　白术　茯苓（渴者不用）　泽泻（各三钱）　人参　半夏　甘草（炙，各一两）　黄芪（二两）　芍药　黄连　陈皮（各四钱）

【用法】上每服三五钱，姜、枣水煎，早温服。如小便愈而病益加，是不宜利小便也，当少减茯苓、泽泻。

【功用】助阳益胃，补脾胃。

【主治】治脾胃虚弱，肢体怠惰，或体重节痛，口舌干渴，饮食无味，大便不调，小便频数，饮食不消，兼见肺病，洒淅恶寒，凄惨不乐。

调中益气汤（各症方药）

【组成】黄芪（一钱）　人参（去芦）　甘草　苍术（各五分）　柴胡　橘皮　升麻　木香（各二分）

【用法】上水煎，空心服。

【功用】益气健脾，和中祛湿。

【主治】治湿热所伤，体重烦闷，口失滋味，二便清数，或痰嗽稠黏，热壅头目，体倦，少食等症。

愈风丹（各症方药）

【组成】天麻　牛膝（同酒浸，焙干）　萆薢（另研细）　玄参（各六两）　杜仲（七两）　羌活（十四两）　当归　熟地黄（自制）　生地黄（各一斤）　独活（五两）　肉桂（三两）

【用法】上为末，炼蜜丸桐子大。常服五七十丸，病大至百丸，空心食前温酒或白汤下。

【功用】益气活血，疏风通络。

【主治】治诸风肢体麻木，手足不遂等症。

**（2）祛痰剂**

桔梗汤（各症方药）

【组成】苦梗（三钱）　甘草（六钱）

【用法】上水煎服。

【功用】止咳祛痰。

【主治】治心脏发咳，咳而喉中如梗状，甚则咽肿喉痹。

**（3）清热剂**

芍药清肝散（各症方药）

【组成】白术　甘草　川芎　防风　荆芥　桔梗　羌活（各三分）　芍药　柴胡　前胡　薄荷　黄芩（各二分半）　山栀　知母　滑石　石膏（各二分）　大黄（四分）　芒硝（二分半）

【用法】上水煎，食后热服。

【功用】疏散风热。

【主治】治眵多眊燥，紧涩羞明，赤脉贯睛，脏腑秘结。

清心莲子饮（各症方药）

【组成】黄芩（炒）　麦门冬　地骨皮　车前子（炒）　甘草（各一钱半）　石莲肉　茯苓　黄芪　柴胡　人参（各一钱）

【用法】上每服五钱，水煎服。

【功用】清心泻火。

【主治】治热在气分，口干作渴，小便白浊，夜安昼热，或口舌生疮，咽干烦躁作渴，小便赤淋。


## 三、临床运用

薛氏治疗内伤杂病，重视病因，强调辨证并精于辨证，善于运用藏象、气血、阴阳及五行生克制化等理论，综合论治，五脏并调，纠误弊，起沉疴，并将临床心得、医案记录于《内科摘要》之中，本部分试将其学术思想展示如下。

**1. 病因病机**

**（1）医药之过**

《内科摘要·卷下·脾肺肾亏损大便秘结等症》云："一男子，所患同前，不信余言，服大黄等药，泄泻便血，遍身黑黯，复求治。余视之曰：此阴阳二络俱伤也。经曰：阳络伤则血外溢，阴络伤则血内溢。辞不治，后果然。"《内科摘要·卷下·

肝肾亏损血燥结核等症》云："举人江节夫，颈、臂、胁肋各结一核，恪服祛痰降火软坚之剂，益甚。余曰：此肝胆经血少而火燥也。彼执前药，至明年六月各核皆溃，脉浮大而涩。余断以秋金将旺，肝木被克，必不起，后果然。"

《内科摘要》中所载医案，大多为患者在薛氏诊治之前曾被其他医生诊治失误或者病家刚愎自用，不信薛氏良言，乱服某些药物，以致病情加重甚至死亡。因此，医药之过可谓薛氏诊治患者的主要病因，其中以误服寒凉药损伤脾胃、误服温燥药伤及精血最多。

**（2）饮食劳倦**

《内科摘要·卷上·饮食劳倦亏损元气等症》云："光禄高署丞，脾胃素虚，因饮食劳倦，腹痛胸痞，误用大黄等药下之，谵语烦躁，头痛喘汗，吐泻频频，时或昏愦，脉大而无伦次，用六君子加炮姜四剂而安。"

劳倦过度，耗伤元气，气虚则脾胃亦受影响而运化无力；饮食失宜，直接损伤脾胃。两者皆可导致脾胃运化失职，水谷精微不能正常运化，气血生化乏源，正气虚损，脏腑功能失调而为病。

**（3）情志失调**

《内科摘要·卷上·脾胃亏损心腹作痛等症》云："太守朱阳山，因怒腹痛作泻，或两胁作胀，或胸乳作痛，或寒热往来，或小便不利，饮食不入，呕吐痰涎，神思不清，此肝木乘脾土。"《内科摘要·卷上·脾胃亏损心腹作痛等症》云："阳山之内，素善怒……此属肝火血燥，木乘土位……乙巳夏，因大怒，吞酸嗳腐，胸腹胀满。"《内科摘要·卷下·肝肾亏损血燥结核等症》云："一男子，素善怒，左项微肿，渐大如升。"

由此可见，薛氏强调情志致病，且多为因怒发病。恼怒过度，肝火内盛，木旺乘土，可导致脾胃亏虚，运化失职，进而产生心腹痛、泄泻、嗳腐等症，或为伤及肝血，血燥筋挛，导致瘿瘤。

**（4）房劳过度**

《内科摘要·卷下·肝脾肾亏损头目耳鼻等症》云："一男子房劳兼怒，风府胀闷，两胁胀痛，余作色欲损肾，怒气伤肝，用六味地黄丸加柴胡、当归，一剂而安。"房劳最易伤肾，尤损肾阴，肾水虚则相火旺，易患虚热、头眩等症。

**（5）外感风邪**

《内科摘要·卷上·元气亏损内伤外感等症》云："一男子，卒中，口眼㖞斜，不能言语，遇风寒四肢拘急，脉浮而紧，此手足阳明经虚，风寒所乘，用秦艽升麻汤治之，稍愈，乃以补中益气加山栀而痊。"《内科摘要·卷上·脾胃亏损心腹作痛等症》云："儒者沈尼文，内停饮食，外感风寒，头痛发热，恶心腹痛，就治敝止。"

正气亏虚，风邪所乘，中于脏腑经络，可致口眼㖞斜，不能言语，或遇风头晕欲仆，半身不遂等症。外感风寒可致头痛发热。另提到外感风热可致目赤不明，两目作痛，风性善行而数变，可致皮肤瘙痒，时作时止，时隐时现。

### （6）先天不足

《内科摘要·卷上·饮食劳倦亏损元气等症》云："凡人元气素弱，或因起居失宜，或因饮食劳倦，或因用心太过，致遗精白浊，自汗盗汗，或内热、晡热、潮热、发热，或口干作渴，喉痛舌裂，或胸乳膨胀，胁肋作痛，或头颈肘痛，眩晕目花，或心神不宁，寤而不寐，或小便赤涩，茎中作痛，或便溺余滴，脐腹阴冷，或形容不充，肢体畏寒，或鼻气急促，或更有一切热证，皆是无根虚火，但服前汤固其根本，诸症自愈，若攻其风热则误矣。"肾为先天之本，脾为后天之本，薛氏认为先天不足可以通过后天健脾补肾、益气养血来治疗。

### 2. 辨证分析

薛氏善于运用脏腑辨证，其辨证结果常是某脏腑或虚或实、或寒或热，《内科摘要》中的病证多由脾胃亏损和肾虚所致，其中尤以脾胃居多，另有肝、肺，但没有涉及心。

### （1）脾胃亏虚

脾胃方面是薛氏论述病机的主要部分，这于书中各篇名可见一斑。脾胃为人体气血生化之源，濡养五脏六腑，四肢百骸，对人体至关重要。薛氏对于脾胃格外重视，在《内科摘要》中明言："人以脾胃为主"，"胃为五脏之根本"。若脾胃亏虚，则气血亏虚，正气不足，以致内伤外感，诸证蜂起。

其对脾胃亏损的诊断思路为：病因有劳倦过度、饮食失宜，既往有服用寒凉药物史；全身症状可见倦怠乏力，系统症状多见纳呆食少、腹痛腹胀、吞酸嗳腐、泄泻、痢疾、便秘等。

### （2）肾脏亏虚

肾内寄元阴元阳，为一身阴阳之根本，若肾虚，可导致人体阴阳的虚损。另外，肝肾同源，肾虚可导致肝虚；肾藏命门之火，肾虚则命门火衰，不能生土，使脾胃失其温煦，功能降低，"命门火衰不能生土等症"中所载医案即为这种病变。总之，肾虚亦是人体虚损的重要病机。

其对肾虚的诊断思路为：病因亦多见劳倦过度，或有房劳过度；全身症状可见倦怠乏力，肾阴虚多见口干、日晡发热，系统症状多见、小便自遗、淋涩、尿浊等症。

### （3）肝郁乘脾

《内科摘要·卷上·元气亏损内伤外感等症》云："一妇人，脾胃虚弱，饮食素少，忽痰涌气喘，头摇目札，手扬足掷，难以候脉，视其面色，黄中见青，此肝木乘脾土。"《内科摘要·卷上·脾胃亏损心腹作痛等症》云："太守朱阳山，因怒腹痛作泻，或两胁作胀，或胸乳作痛，或寒热往来，或小便不利，饮食不入，呕吐痰涎，神思不清，此肝木乘脾土。"

郁怒伤肝，肝失条达，肝经布两胁，过阴器，抵小腹，肝气不疏，则两胁作胀、小便不利；肝气横逆犯胃，乳房属胃，乳头属肝，故胸乳作痛；肝木乘土，致胃虚不纳，脾虚不能运化，饮食不能化生精微反凝结为痰，致呕吐痰涎、痰涌气喘；脾虚则清阳不升，浊阴难降，痰浊蒙蔽清窍，而致头摇目札、手扬足掷、神思不清。此皆为肝木乘土。

### （4）肝血亏虚

《内科摘要·卷下·肝肾亏损血燥结核等症》云："儒者杨泽之，性躁嗜色，缺盆结一核，此肝火血燥筋挛，法当滋肾水生肝血。不信，乃内服降火化痰，外敷南星、商陆，转大如碗。余用补中益气及六味地黄，间以芦荟丸，年余元气渐复而肿消。"

此案患者素性急躁伤及肝血，嗜色伤及肾精，薛氏认为精血同源，肾水不足则肝血无以化生，再予温燥之品，致肝火血燥筋挛，发为瘿瘤。

### （5）肺脏亏虚

《内科摘要·卷上·脾肺亏损咳嗽痰喘等症》云："上舍陈道复长子，亏损肾经，久患咳嗽，午后益甚。""大参李北泉，时吐痰涎""鸿胪苏龙溪，咳嗽气喘，鼻塞流涕""金宪阮君聘，咳嗽面白，鼻流清涕""锦衣李大用，素不慎起居，吐痰，自汗，咳嗽，发热"，薛氏对肺虚的诊断多依据咳嗽、痰、喘、自汗、面白等症状。

### 3. 治法方药

### （1）补益脾土

《内科摘要·卷上·命门火衰不能生土等症》云："一妇人，饮食无过碗许，非大便不实，必吞酸嗳腐，或用二陈、黄连，更加内热作呕。余谓：东垣先生云，邪热不杀谷，此脾胃虚弱，末传寒中。以六君加炮姜、木香数剂，胃气渐复，饮食渐进。又以补中益气加炮姜、木香、茯苓、半夏数剂痊愈。"即对于脾胃气虚阳虚者，主张以温补之法补益脾胃阳气，多投以补中益气汤。

## （2）滋养肾水，补益命门

《内科摘要·卷上·肾虚火不归经发热等症》云："一儒者，口干，发热，小便频浊，大便秘结，盗汗，梦遗，遂致废寝，用当归六黄汤二剂，盗汗顿止，用六味地黄丸，二便调和，用十全大补汤及前丸，兼服月余悉愈。"即对于肾阴亏虚者，主张以滋补之法滋阴补肾，多投以六味地黄丸。

《内科摘要·卷上·脾肾虚寒阳气脱陷等症》云："一男子，食少胸满，手足逆冷，饮食畏寒，发热吐痰，时欲作呕，自用清气化痰及二陈、枳实之类，胸腹膨胀，呕吐痰食，小便淋沥，又用四苓、连、柏、知母、车前，小便不利，诸病益甚。余曰：此脾胃虚寒无火之症，故食入不消而反出。遂用八味丸补火以生土，用补中益气加姜、桂培养中宫，生发阳气寻愈。"即对于肾阳亏虚者，主张以阴中求阳之法补益命门，多投以八味丸。

## （3）脾肾双补

《内科摘要·卷上·元气亏损内伤外感等症》云："州判蒋大用，形体魁伟，中满吐痰，劳则头晕，所服皆清痰理气。余曰：中满者，脾气亏损也；痰盛者，脾气不能运也；头晕者，脾气不能升也；指麻者，脾气不能周也。遂以补中益气加茯苓、半夏以补脾土，用八味地黄以补土母而愈。"该著中的医案多以脾虚、肾虚为主，依据"虚则补之"的原则，故其治法为补脾、益肾。对于脾肾两虚者，单脏治疗难以奏效时多培补元气，滋其化源，脾肾双补，诸方合用。

## （4）调肝补脾

《内科摘要·卷上·元气亏损内伤外感等症》云："一妇人，善怒，舌本强，手臂麻。余曰：舌本属土，被木克制故耳，当用六君加柴胡、芍药治之。"《内科摘要·卷上·脾胃亏损心腹作痛等症》云："太守朱阳山，因怒腹痛作泻，或两胁作胀，或胸乳作痛，或寒热往来，或小便不利，饮食不入，呕吐痰涎，神思不清，此肝木乘脾土。用小柴胡加山栀、炮姜、茯苓、陈皮、制黄连（吴茱萸制），一剂而愈。"对于肝气乘脾，脾失健运者，治当调肝补脾，补泻兼施，方用四君柴胡散、左金丸、异功散等。

## （5）滋补肝肾

《内科摘要·卷下·肝肾亏损血燥结核等症》云："儒者杨泽之，性躁嗜色，缺盆结一核，此肝火血燥筋挛，法当滋肾水生肝血。不信，乃内服降火化痰，外敷南星、商陆，转大如碗。余用补中益气及六味地黄，间以芦荟丸，年余元气渐复而肿消。"又云："一男子，颈间结核，大溃年余。一男子眉间一核，初如豆粒，二年渐大如桃。悉用清肝火、养肝血、益元气而愈。"对于肝血亏虚者，薛氏认为，肝肾母子相生，互相滋养，精血同源，故肝血亏虚治当滋肾水生肝血，方选六味地黄丸加减。

**（6）补脾肾以益肺**

《内科摘要·卷上·脾肺亏损咳嗽痰喘等症》云："金宪阮君聘，咳嗽面白，鼻流清涕，此脾肺虚而兼外邪，用补中益气加茯苓、半夏、五味治之而愈，又用六君、芎、归之类而安。"又云："上舍陈道复长子，亏损肾经，久患咳嗽，午后益甚。余曰：当补脾土，滋化源，使金水自能相生。时孟春，不信，乃服黄柏、知母之类，至夏吐痰引饮，小便频数，面目如绯，余以白术、当归、茯苓、陈皮、麦门、五味、丹皮、泽泻四剂，乃以参、芪、熟地、山茱为丸，俾服之，诸症顿退。后请视，余以为信，遂用前药，如常与之，彼仍泥不服，卒致不起。"

针对肺虚咳嗽，薛氏根据脾肺之间的生化关系，从脾胃进行论治，通过补益脾胃，资其化源，以生肺金，使得肺气充足，驱邪外出，同时腠理密实，不易被外邪侵袭。或补肾水滋其源。常选补中益气汤、六味地黄丸、金匮肾气丸、六君子汤、八珍汤、二陈汤、参苏饮、桔梗汤等。

## 四、后世影响

《内科摘要》为明代医家薛己的代表作，是我国最早用"内科"命名的医书。是书以医案的形式叙述，言简意赅，所叙内伤杂症，有虚损等貌似实证、内伤而状似外感，或病因误治而成危候，时医遇此，多犯虚虚之弊，薛氏皆以其慧见卓识，剖判疑似，颇中肯綮。薛己精于辨证，书中没有强力攻伐之剂，而皆以补脾、补肾见长，审证求因，机圆灵活，堪称治疗内伤杂症的经典教材。

## 五、现存主要版本

明万历十九年辛卯年（1591 年）序刻版；明崇祯元年戊辰（1628 年）朱明刻本；清嘉庆十四年己巳年（1869 年）书业堂刻本；清东溪堂刻本；1926 年大成书局《薛氏医案》石印本；见薛氏医案二十六种；见薛氏医案二十四种；见家居医录；见《十竹斋刻袖珍本医书》。

### ◎ 参考文献

[1] 薛己著，申纬红校注. 内科摘要 [M]. 北京：中国医药科技出版社，2012.

[2] 刘非. 薛己《内科摘要》医案研究 [D]. 济南：山东中医药大学，2012.

［3］王富莉，杜雪源，王磊，等．薛己活用补中益气汤浅析［J］．光明中医，2015，（7）：1403－1404.

［4］康玉华，屈杰，王宝家．薛己《内科摘要》脾胃病思想探析［J］．亚太传统医药，2015，（17）：70－71.

［5］韩向东，赵莉．薛己《内科摘要》学术思想探析［J］．辽宁中医学院学报，2005，（4）：351－353.

［6 董兴武，刘惠．《内科摘要》学术思想浅析［J］．陕西中医函授，1992，（5）：43－45.

［7］马增玉，吕建卫．浅析薛己《内科摘要》的补法特点［J］．河北中医，2013，（3）：431－432.

［8］李成文，刘桂荣，李建生．易水学派薛己辨治内伤咳嗽特色［J］．中医药学报，2012，（1）：4－6.

# 《外科枢要》（薛己）

## 一、宫廷渊源

### 1. 提要

《外科枢要》是明代著名医家薛己的一部外科学著作。全书共四卷，内容包括常见外科疾病的脉证并治及验案、附方、针灸治疗方法，为薛氏的外科临床思想、治验之荟萃。

### 2. 著者传记

见《本草约言》。

## 二、内容精要

### 1. 各卷概要

共 4 卷。

第 1 卷总论疮疡之脉证、治法，内容包括论疮疡二十六脉所主、论疮疡五善七恶主治、论疮疡当明本末虚实、论疮疡用针宜禁等 21 论。

第 2~3 卷主要论述外科临床常见之疮疡、痈、瘤等 40 余种病证的辨证论治及验案。卷 2 列脑疽、耳疮、鬓疽、瘰疬、时毒、痄腮等 23 种病的证治。卷 3 列臀痈、囊痈、悬痈、便痈、下疳疮等 17 种病的证治。

第 4 卷为外科用方和针灸方法。包括汤剂 73 首、散剂 44 首、丸剂 22 首、膏剂 7 首。同时介绍了神仙隔蒜灸法、神效葱熨法等多种外治方法。

### 2. 内容精选

#### （1）论疮疡二十六脉所主

脉者，人身之造化，病机之外见，医家之准绳，不可不精究而熟察。至于太溪、冲阳，又为诊法之要，生死之机也。故十二经脉，皆系于生气。是气者，人之根本。寸口脉平而死者，生气独绝于内也。《难经》云：上部有脉，下部无脉，其人当吐，不吐者死；上部无脉，下部有脉，虽困，无能为害。是脉有根本，人有元气也。夫人受气于谷，乃传于脏腑，清者为荣，浊者为卫，荣行脉中，卫行脉外，阴阳相贯，如环无端，周流一身，昼夜各有常度，其不相应者病也。病至于甚，脉道乃乖抑。尝治雀啄、屋漏之类，若因药饵克伐所致，急用参、芪、归、术、姜、附之剂，多

有复生者，不可遂弃而不治也。(《外科枢要·卷一》)

按：薛氏将《论疮疡二十六脉》所主放于首篇，突出脉诊在疮疡辨证治疗中的重要性。脉为病机之外见，医者可通过脉诊探其阴阳寒热、表里虚实，故不可不精查细究。寸口脉的变化与疮疡之病机息息相关，如原文中提到"脉数不时见，则生恶疮也"，"涩脉之诊，按之则散而复来，举之则细而不足，脉涩则气涩也。亦主血虚疮肿，溃后得之无妨也"。除寸口脉之外，太溪、冲阳亦为诊法之要。《难经》云："上部有脉，下部无脉，其人当吐，不吐者死；上部无脉，下部有脉，虽困，无能为害。"若太溪、冲阳等下部脉有根，则人有元气，预后良好。

**（2）论疮疡五善七恶主治**

疮疡之症，有五善，有七恶。五善见三则瘥，七恶见四则危。夫善者，动息自宁，饮食知味，便利调匀，脓溃肿消，水鲜不臭，神彩精明，语声清朗，体气和平是也。此属腑症，病微邪浅，更能慎起居，节饮食，勿药自愈。恶者，乃五脏亏损之症，多因元气虚弱，或因脓水出多，气血亏损，或因汗下失宜，荣卫消铄，或因寒凉克伐，气血不足，或因峻厉之剂，胃气受伤，以致真气虚而邪气实，外似有余而内实不足，法当纯补胃气，多有可生。不可因其恶，遂弃而不治。(《外科枢要·卷一》)

按："五善七恶"学说最早见于宋代《圣济总录》，为中医外科学特有的判断疮疡预后的重要临床指征。薛氏总结五善为：饮食知味；起卧安宁；二便调和；疮疡渗液少、无异味；脓液溃破而出，肿痛范围缩小；神清气明；语声清朗；体气和平。五善者病情平和，饮食有节，起居有常，则不需服药也可自愈。恶证为五脏亏虚之候，常因元气亏虚，脓水淋沥不断，气血亏虚导致，亦有因汗下失宜，荣卫失损引起。妄用寒凉峻厉之剂，胃气损伤，正虚邪盛，也会出现恶证。恶证外有余而内不足，应纯补胃气，正气有源，能与外邪相争，方有生机。

**（3）疮疡去腐肉**

疮疡之症，脓成者，当辨其生熟浅深，肉死者，当验其腐溃连脱。丹溪先生云：痈疽因积毒在脏腑，当先助胃壮气为主，使根本坚固，而行经活血佐之，令其内消。余尝治脉症虚弱者，用托里之药，则气血壮而肉不死。脉证实热者，用清热之剂，则毒气退而肉自生。凡疮聚于筋骨之间，肌肉之内，皆因血气虚弱，用十全大补汤，壮其脾胃，则未成自散，已成自溃，又何死肉之有。若不大痛，或木痛，或不赤，或内脓不溃，或外肉不腐，乃气血虚弱，宜用桑枝灸，及十全大补加姜、桂，壮其阳气，则四畔即消，疮头即腐，其毒自解，又何待于针割！若脾胃虚弱，饮食少思，用六君倍加白术，壮其荣气，则肌肉受毒者自活，已死者自溃，已溃者自敛。若初

起，或因克伐，或犯房事，以致色黯而不痛者，乃阳气脱陷，变为阴证，急用参附汤，温补回阳，亦有可生。（《外科枢要·卷一》）

按：疮疡之进展，若成脓，当辨其生、熟、浅、深；若肉坏，当辨其腐、溃、连、脱。丹溪将疮疡之病机归为脏腑毒邪，认为治疗当壮复胃气，坚固其根本，佐以活血行气之品，令其消散。薛氏则认为不应仅扶正气，需分情况论之，辨证施治，脉症虚弱者，以托里之药温之，使气血壮而肉不死；脉实而洪大有热者，以清热之剂解其热毒则疮疡消散，新肉内生；若疮疡病位偏深，在筋骨、肌肉之间，为脾胃气虚，气血不足，治疗应用十全大补汤壮其脾胃；红、肿、热、痛症状不显，脓不溃，肉未腐者，为气血虚弱，宜用桑枝外灸，内服十全大补汤壮其阳气；疮疡色黯而不痛者，为阳气脱陷，转为阴证之兆，急用参附汤温补回阳。薛氏治疗疮疡，宗内经"虚则补之，实则泻之""寒因热用，热因寒用"之理，抓其病机，治病求本，而非见脓治脓、见肿治肿，审病溯源，对症下药，则疮疡自愈。

**（4）论疮疡未溃用败毒之药**

疮疡之症，当察经之传受，病之表里，人之虚实，而攻补之。假如肿痛热渴，大便秘结者，邪在内也，疏通之。肿焮作痛，寒热头疼者，邪在表也，发散之。焮肿痛甚者，邪在经络也，和解之。微肿微痛而不作脓者，气血虚也，补托之。漫肿不痛，或不作脓，或脓成而不溃者，气血虚甚也，峻补之。色黯而微肿痛，或脓成不出，或腐肉不溃者，阳气虚寒也，温补之。若泥其未溃，而概用败毒，复损脾胃，不惟肿者不能成脓，而溃者亦难收敛。七恶之症蜂起，多致不救。丹溪先生云：肿疡内外皆壅，宜以托里表散为主，如欲用大黄，宁无孟浪之非。溃疡内外皆虚，宜以托里补接为主，如欲用香散，未免虚虚之失，治者审之。（《外科枢要·卷一》）

按：本段论述疮疡证治。论治疮疡当辨其表里、虚实，分经而攻补之。疮疡红、肿、热、痛症状明显，大便秘结，邪气蕴结于内者，当疏通之，给邪气以出路；肿痛明显，寒热头痛，邪气困表者，当发散之，使邪气从表出；患处肿痛不甚明显，不成脓者，为气血虚弱，治疗应托补；漫肿不痛、久不成脓、脓成不溃者，为气血虚甚，当峻补之。如若疮疡未见热象，概用清火败毒之品，损伤胃气，正气内亏，使肿大者不能成脓，溃破者难以收敛，甚至出现七恶症状，失去救治的最佳时机。故应辨证论治，不贸用寒凉、香散之品，以防犯虚虚实实之过。

**（5）论疔疮**

《内经》曰：膏粱之变，足生大疔。多由膏粱厚味之所致，或因卒中饮食之毒，或感四时不正之气，或感蛇虫之毒，或感死畜之秽，各宜审而治之。其毒多生于头面四肢，形色不一，或如小疮，或如水泡，或疼痛，或麻木，或寒热作痛，或呕吐恶心，或肢体拘急，并用隔蒜灸，并服解毒之剂。若不省人事，或牙关紧急者，以夺命丹为末，葱酒调灌之。若生两足者，多有红丝至脐；生两手者，多有红丝至心；生唇面口内者，多有红丝入喉。皆急用针挑破其丝，使出恶血，以泄其毒。若患于偏僻之处，药所难导者，惟灸法大有回生之功。然疔之名状，虽有十三种之不同，而治法但审其元气虚实，邪之表里，而庶无误人于夭札也。若专泥于疏利表散，非惟无益，而反害之。凡人暴死，多是疔毒，急取灯遍照其身。若是小疮，即是其毒，宜急灸之，并服夺命丹等药，亦有复苏者。（《外科枢要·卷二》）

按：本段介绍疔疮病因、病机及其治法。疔疮是好发于颜面、四肢的感染性疾患，其初起有粟米样脓头，根盘坚固，发病迅速，治疗不及时常伴有严重全身并发症。《内经》云："膏粱之变，足生大疔。"薛氏总结疔疮多由平素过食膏粱厚味，感受四时邪气、蛇虫之毒、死畜之秽引起，治疗因部位、表里、虚实之不同各有不同，不应拘泥于疏散表邪，因审其元气虚实、毒邪表里辨证治疗。疔疮有红丝者：若生于两足，多蔓延至脐；若生于两手者，多蔓延至心；生于唇、口内者，多蔓延至喉。治疗应急用针挑破其红丝，放出恶血以泻其毒。若疔疮生于药力难及之处，可灸其患处，方有回生之功。

### 3. 传世名方

#### （1）内服剂

托里消毒散（卷四）

【组成】人参　黄芪（盐水拌炒）　当归（酒拌）　川芎　芍药（炒）　白术（炒）　茯苓（各一钱）　金银花　白芷（各七分）　甘草（炙，五分）　连翘（五分）

【用法】水煎服。

【功用】托补解毒。

【主治】治胃气虚弱，或因克伐，不能溃散，服之未成即消，已成即溃，腐肉自去，新肉自生。

内疏黄连汤（卷四）

【组成】黄连　芍药　当归　槟榔　木香　黄芩　栀子　薄荷　桔梗　甘草（各一钱）　连翘　大黄（各一钱五分）

【用法】每姜水煎，仍量虚实治之。

【功用】疏解气机，清热解毒

【主治】治疮疡，发热而呕，大便秘结，脉洪而实。

冲和汤（卷四）

【组成】人参（二钱）　黄芪　白术　当归　白芷（各一钱半）　茯苓　川芎　皂角刺（炒）　乳香　没药（各一钱）　金银花（一钱）　陈皮（二钱）　甘草节（一钱）

【用法】上水酒各半煎服。

【功用】补气托里，调和阴阳。

【主治】治疮属半阴半阳，似溃非溃，似肿非肿。此因元气虚弱，失于补托所致。

益气养荣汤（卷四）

【组成】人参　茯苓　陈皮　贝母　香附　当归（酒拌）　川芎　黄芪（盐水拌炒）　熟地黄（酒拌）　芍药（炒，各一钱）　甘草（炙）　桔梗（各五分）　白术（炒，二钱）　柴胡（六分）

【用法】上姜水煎服。

【功用】益气养血散结。

【主治】治怀抱抑郁，或气血损伤，四肢颈项等处患肿，不问软硬赤白肿痛，或溃而不敛。

散肿溃坚汤（卷四）

【组成】柴胡（四分）　升麻（三分）　龙胆草（酒炒，五分）　连翘（三分）　黄芩（酒炒，四分）　甘草（炙，二分）　桔梗（五分）　昆布（五分）　当归尾（酒拌）　白芍药（炒，各三分）　黄柏（酒炒，三分）　知母（酒炒，五分）　葛根　三棱（酒拌微炒）　广木香（各三分）　栝蒌根（五分）

【用法】上水煎服。

【功用】软坚散结。

【主治】治瘰疬坚硬，气血无亏，宜用之。

## 三、临床运用

### 1. 疮疡论治

疮疡是由各种致病因素侵袭人体导致的体表化脓感染的总称，包括体表肿疡及溃疡、痈、疽、疔疮、疖肿、流注、流痰、瘰疬等疾病，部分疾病转化迅速，病情严重。薛氏于本书首卷论述疮疡之病机脉症、治则治法，本部分试将其临床思想总结如下。

**（1）重视脉诊，整体辨证**

薛氏在首篇论述疮疡二十六脉，详细描述了与疮疡相关脉象的指尖触感、部位、脉形、迟数及所代表的病机及疮疡分期。论浮脉，"浮于指下，按之不足，举之有余，再再寻之，状如太过，瞥瞥然见于皮毛间"。其主表证，外感风邪、表虚者常见此脉。论洪脉，"似浮而大，按举之则泛泛然满三部，其状如水之洪流，波之涌起"。其主血实、积热、疮肿，提示疮疡疾病进展。若未成脓者，宜泻实邪；若脓已溃，见脉洪大，则为难治；若伴随自利者，则预后不佳。论细脉，"按之则萦萦如蛛丝而欲绝，举之如无而似有"。其为阳气衰亡之象。疮疡者脉来细而沉，为气血内虚，欲变生他症的征象。薛氏云："虽疮疡为有形之症，然亦必先审乎脉。脉也者，气血之运也。"其重视脉诊，通过脉象来判断疾病进展、疮疡之良恶预后。

**（2）辨证论治，重视脾胃**

"疮疡之作，皆由膏粱厚味，醇酒炙爆，房劳过度，七情郁火，阴虚阳辏，精虚气节，命门火衰，不能生土，荣卫虚弱，外邪所袭，气血受伤而为患。"薛氏认为疮疡之病因不外乎过食厚味、酗酒过度、房劳不节、七情郁火，使阴液耗伤，命门火衰，气血受伤而郁结而成。在诊断、治疗疮疡时，薛氏常观察病人整体状况、症状、患处肿胀溃烂情况，结合脉诊，判断其寒热虚实、疮疡分期。

在治疗上，薛氏重视脾胃，善用温补，反对不辨寒热虚实即贸用寒凉、发散之剂。薛氏云："疮疡之症，当察经之传受，病之表里，人之虚实，而攻补之。"治疗时当根据病邪性质、正气强弱、阴阳虚实辨证用药。用药前应辨其标本虚实，"若病急而元气实者，先治其标；病缓而元气虚者，先治其本；或病急而元气又虚者，必先于治本，而兼以治标。"当症状与季节矛盾时，当舍时从症，若肿赤烦躁，脉洪数实，虽在严寒之时，也当以大苦寒之剂泻热毒；若脉细皮寒，手足逆冷，为变证，虽在盛暑之时，也当以大辛温之剂助阳气。《内经》曰："用寒远寒，用热远热。有假者反之，虽违其时，必从其症。"

**（3）外治法的运用**

薛氏在治疗疮疡时，注重内治法与外治法的结合，辨证施治，如首卷中，对不同证候的疮疡内外结合治法进行了论述："设使肿痛热渴，脉滑数而有力，属纯阳，宜内用济阴丹，外用益阳散，则热毒自解，瘀滞自散。若似肿非肿，似痛非痛，似溃不溃，似赤不赤，脉洪数而无力，属半阳半阴，宜内用冲和汤，外用阴阳散，则气血自和，瘀滞自消。若微肿微痛，或色黯不痛，或坚硬不溃，脉洪大，按之微细软弱，属纯阴，宜内服回阳汤，外敷抑阴散，则脾胃自健，阳气自回。"

**2. 常见外科疾病论治**

**（1）乳痈、乳岩、结核**

乳痈以乳房红肿疼痛，乳汁排出不畅为表现，是乳房结脓成痈的急性化脓性病证。多发于产后哺乳的产妇，尤其初产妇更加多见。乳岩主要表现为乳房痈疽牢固坚硬如石，相当于现代医学中的乳腺癌。结核为乳房中的结块。乳房属足阳明胃经，乳头属足厥阴肝经。薛氏认为，男子乳房病证病因多为房劳过度、七情过激损伤肝肾；女子则多由胎产忧郁，损伤肝脾引起。治疗上若焮痛寒热，当发散表邪。肿焮痛甚者，当清肝消毒，外治宜隔蒜灸。久不作脓，或脓成不溃者，以托里散扶正气，托毒外出为主。伤口不收敛，或脓清稀者，为气血虚弱之兆，以补脾胃为主。若脓溃出创口反痛，恶寒发热者，为气血亏虚，应用十全大补汤。体倦口干者，为中气虚，无力载津液上行，补中益气汤主之。若因肝火血虚而结核者，四物汤加参、术、柴胡、升麻主之。若肝脾气血虚而结核者，四君子加芎、归、柴胡、升麻主之。郁结伤脾而结核者，归脾汤兼栝蒌散主之。若情绪低沉，郁怒日久，肝脾损伤而结核，不痒不痛，坚硬牢固者，为乳岩，治疗起来困难，预后欠佳。调护上，乳房类病证须调情志，远厚味，解郁结，养气血，不妄作劳，方能保全。

**（2）痔疮**

《内经》云："因而饱食，筋脉横解，肠澼为痔。"薛氏认为痔疮为肝、脾、肾三经病证。肝肾阴血亏虚者，筋脉横解松懈，精气脱泄，故生痔疮，常由醉饱入房，热毒乘虚流注引起。痔疮初起，焮痛便秘，或小便不利者，治疗上宜以清热凉血、润燥疏风为大法。若气血虚而寒凉伤损者，当调养脾胃，滋补阴精为主。若痔疮破溃而久不愈合者，多发展成肛瘘，治疗上应以养元气、滋补阴精为主。

## 四、后世影响

《外科枢要》总结了薛氏治疗常见外科疾病的临床思想、治法方药，并附有验案。薛氏作为温补学派的开创者，治疗外科疾病时虽注重辨证论治，但细究之，也以补益居多，重视培补先后天，为后世治疗外科疾病提供了新思路，有重要的临床参考价值。

## 五、现存主要版本

明隆庆五年刻本；见《薛氏医案》本；1926 年大成书局石印本；见《十竹斋刻袖珍本医书》本；1983 年 4 月人民卫生出版社铅印本。

◎ **参考文献**

［1］薛己. 薛氏医案［M］. 北京：中国中医药出版社，1997.

［2］李廷保. 明代医籍《外科枢要》临证用药配伍规律的数据挖掘研究［J］. 中医研究，2015，（4）：60 － 61.

［3］蔚晓慧. 薛己外科学术思想与临证特色研究［D］. 山东中医药大学，2014.

［4］江玉，和中浚，周兴兰，等. 薛立斋外科学术成就与特色［J］. 四川中医，2009，（4）：40 － 42.

# 《外科心法》 (薛己)

## 一、宫廷渊源

### 1. 提要

《外科心法》是明代著名医家薛己的一部外科学著作，成书并约刊于 1528 年。是书共七卷，以医论及医案为主要内容，其中医论多以诸家为主，属薛己论者，仅"疮疡用药总论""脓溃论"等数条，主要以医案述本人见解。所载医案，辨证准确，条分缕析，理法方药，无不具备，内服外用，运用精熟，体现了薛氏外科临床精妙心得。纵览全书，集前人外科理论之大成，又有薛己临床治验及独到见解，实为外科临床工作者必读之佳作。

### 2. 著者传记

见《本草约言》。

## 二、内容精要

### 1. 各卷概要

全书共七卷。

第 1~2 卷集录各家外科医论。

第 3~6 卷多为薛氏治疗各种外科病证的医案，外科针法、灸法之总论等。

第 7 卷收录验方，共约 130 余首。

### 2. 内容精选

### (1) 脉相类二十四首

脉浮犹如水漂木，表有余兮里不足。浮而无力则为芤，旁实中空应涫涫。

洪脉荡荡浮泛泛，力薄为浮厚者洪。浮洪二象由来异，迷于专言易拙工。

弦似张弓紧似经，经方体験十分精。紧言其力弦言象，识见超然付老成。(《外科心法·卷一》)

按：本段引用《医经小学》内容，论述容易混淆脉象之细微差别。薛氏在《外科枢要》中提到："脉者，人身之造化，病机之外见，医家之准绳，不可不精究而熟察。"在辨证治疗外科疾病时，他极为重视脉诊，认为通过脉诊可探查病机，故不可不精查细究。因此，鉴别相似脉象也尤为重要，如原文中论浮脉与芤脉，浮脉

"犹如水漂木"，浮取有余而沉取不足，而"浮而无力则为芤，旁实中空应淖岨"，芤脉与浮脉相比，脉象更弱，浮大而软，按之中间空，两边实。洪脉浮取可得，但较浮脉更为充实有力，状若波涛汹涌。弦脉如张弓之弦，端直而长；紧脉如牵绳转索，绷急弹指。其中细微之处不可不细细品鉴。

### （2）辨疮肿浅深法

夫疮候多端，欲辨浅深，直须得法。若不素知方论，而妄生穿凿者，如大匠舍其绳墨，以意度量，安能中于规矩哉。尝闻古人有言曰：多则惑，少则得。简而论之，则疮疽概举有三：肿高而软者，发于血脉。肿下而坚者，发于筋骨。肉皮色不相辨者，发于骨髓。又曰：凡疗疮疽，以手按摇疮肿，根平而大者深也，根小而浮者浅也。又验其人，初生疮之时，便觉壮热恶寒，拘急头痛，精神不宁，烦躁饮冷者，其患疮疽必深也。若人虽患疮疽，起居平和，饮食如故，其疮浮浅也。（《外科心法·卷二》）

按：本段论述如何辨疮肿治浅深轻重。如何判断疮肿深浅？薛氏认为主要有三：首先，观其外形，触其质地，若红肿而高，触之柔软者，发于血脉；若红肿不显，患处下方触之坚硬者，发于筋骨；若患处皮肉颜色如常，则发于骨髓。其次，触其患处，手摇疮肿，若根平而大者，病位较深；根小而浮者，病位较浅。再者，患疮疽者，若起居如常，饮食如故，则病情较浅。根据疮肿之外观、触感、根之深浅，患者精神、饮食状况来综合判断病情轻重。

### （3）疮疡舍时从证

张通北友人，年逾四十，夏月腋下患毒，溃后不敛，脓出清稀，皮寒脉弱，肠鸣切痛，大便溏泄，食下则呕。此寒变而内陷也，治法宜以大辛温之剂。遂投以托里温中汤二帖，诸症悉退。更以六君子汤加炮干姜、肉桂数剂，再以十全大补汤而愈。

陈挥使年逾五十，冬月腿患痈，脉数烦躁，引冷便秘，肿痛焮甚。此热淫于内也，法当以苦寒之药。投以清凉饮倍加黄芩治之，其势顿退，更以四物汤加黄芩而痊。

又胡生耳后患毒，脉证俱实，以内疏黄连汤治之。彼以严冬，不服寒剂，竟至不起。殊不知罗谦甫曰：用寒远寒，用热远热，有假者反之，虽违其时，以从其证。又云：凡治病必察其下，谓察时下之宜而权治之。故曰经者常也，法者用也，医者意也。随其所宜而治之，可收万全之功矣。（《外科心法·卷三》）

按：本段为薛氏治疗疮疡时辨证论治，舍时从症三则脉案。一人夏季腋下生毒疮，溃破后久不愈合，脓出清稀，身寒脉弱，腹痛泄泻，食物则呕，一派寒虚之象，治宜辛温之法，遂投托里温中汤，服后诸症缓解。一人冬季腿部疮痛，红肿热痛，脉数烦躁，喜冷饮而便秘，此为热淫于内，以凉药治之则瘥。虽经有用寒远寒、用热远热之说，然有假者反常，临证之时当仔细辨证，用药时若对证，并无冬不用寒药、夏不用热药之避忌。

**（4）瘰疬验案**

一妇人，患瘰疬不消，脓清不敛，予以八珍汤，治之少愈。忽肩背痛，不能回顾，此膀胱经气郁所致，当以防风通气汤治之。盖膀胱之脉，始于目内眦，上顶颠，下耳角，复上顶，至脑后，过风府，下项，走肩膊，一支下腰脊。是经气动则脊痛，项强，腰似折。按此非膀胱经证而何？彼乃云：瘰疬，胆经病也。其脉主行项侧，即是经火动而然。遂自服清肝降火之药，反致不食痛盛。复请予，诊其脉，胃气愈弱。先以四君子汤加陈皮、炒芍药、半夏、羌活、蔓荆子，四剂食进痛止。继以防风通气汤，二剂而愈。（《外科心法·卷四》）

按：本段为薛氏治疗瘰疬验案一则。一妇人患瘰疬，流脓清稀，伤口不敛，薛氏以八珍汤扶其气血，妇人稍有好转，却肩背疼痛，不能转身。膀胱经循行走肩膊而下腰脊，经气动则"脊痛，项强，腰似折"。薛氏以其症状，辨其为膀胱经气机不利。妇人以瘰疬生于颈部两侧，认为是胆经火动使然，自服清肝降火之药，反而病情加重。薛氏以四君子汤加陈皮、芍药、半夏祛湿和中，蔓荆子、羌活疏利膀胱经经气，四剂而痛止，继以防风通气汤解肌表而和膀胱，两剂而痊愈。

**3. 传世名方**

*乳香定痛散（卷七）*

【组成】乳香　没药（各二钱）　滑石　寒水石（煅，各四钱）　冰片（一分）

【用法】上为细末，搽患处，痛即止。

【功用】活血化瘀止痛。

【主治】治诸疮溃烂疼痛，诸药不应，有效。

*蛇床子散（卷七）*

【组成】蛇床子　独活　苦参　防风　荆芥　枯矾　铜绿（各一两）

【用法】各另为末，麻油开搽。

【功用】清热解毒燥湿。

【主治】治一切风癣疥癞。

*回阳玉龙膏（卷七）*

【组成】草乌（三两，炒）　南星（一两，煨）　军姜（二两，煨）　白芷（一两）　肉桂（半两）　赤芍药（一两，炒）

【用法】为末，葱汤调搽。

【功用】温里活血散结。

【主治】治痈肿坚硬不痛，肉色不变，久而不溃，或溃而不敛，或骨挛骨痛，及一切冷症。

### 三、临床运用

薛氏认为，疮疡之病机为喜怒不节、饮食失常、房事过度导致脏腑不和，气血不调，邪气客于经络。在治疗疮疡时，薛氏注重内治，认为"不知外科者，无以通经络之原委；不精《内经》者，无以究阴阳之变"。处方用药时"当推《内经》本旨，而虚者补之，实者泻之，热者清之，寒者温之，随证用药，临机应变，庶不误耳"。

正气不足者，当补而温之。如其治一妇人患瘰疬，久而不消，自汗恶寒，此为气血俱虚也，遂予十全大补汤，月余而溃。湿热下注者，以祛湿清热为法。如治一男子湿热下注，两腿生疮，以人参败毒散加苍术、黄柏治之，外以金黄膏敷贴，增强清热之力。感触寒邪，腠理阳气不能发越者，以发表之剂治之。其治一男子，每至秋冬，遍身发红点，如斑作痒，薛氏认为其病机为寒气收引，腠理阳气不能发越，治疗以人参败毒散解表散邪，又以补中益气汤益气实表，彼以为热，自服寒药而愈甚，复来诊，薛氏以补中益气汤加减数剂进之而愈。

除内治法外，薛氏治疗疮疡时亦会用针砭、艾灸、敷膏等外治方法。关于针砭之法，其在书中论："且疮疡一科，用针为贵。用之之际，虽云量其溃之浅深，尤当随其肉之厚薄。"薛氏亦重视灸法："夫疮疡之症，有诸中必形诸外，在外者引而拔之，在内者疏而下之。灼艾之功甚大，若毒气郁结，瘀血凝滞，轻者或可药散，重者药无全功矣。"

### 四、后世影响

《外科心法》总结了前人治疗外科疾病的治法、方论，更集录了薛氏治疗验案，反映出其外科疾病的治疗思想。薛氏深研医理，提倡温补，改变了过去外科学领域重技巧轻理论的状况，对后世外科学的发展具有深远影响。

### 五、现存主要版本

明嘉靖七年戊子（1528年）日新书堂刻本（存卷一、二、六、七）；明嘉靖十七年戊戌（1538年）蔡经刻本（五卷）；明嘉靖刻本；清乾隆四十一年丙申（1776年）贻经堂刻本；清东溪堂刻本；清刻本；1921年上海大成书局石印本；见薛氏医案二十四种；见《医学集览》。

◎ 参考文献

[1] 薛己. 薛氏医案 [M]. 北京：中国中医药出版社，1997.

[2] 蔚晓慧. 薛己外科学术思想与临证特色研究 [D]. 山东中医药大学，2014.

[3] 江玉，和中浚，周兴兰，等. 薛立斋外科学术成就与特色 [J]. 四川中医，2009，(4)：40 – 42.

# 《疠疡机要》（薛己）

## 一、宫廷渊源

### 1. 提要

《疠疡机要》为明代著名医家薛己所著的一部麻风专著，成书于 1529 年。疠疡，即麻风病，为一种慢性传染性疾病，影响皮肤、周围神经，严重者甚至容貌毁损，肢体残疾。在我国历史文献中有过"厉""大风""风癞""天刑""病疠"等不同名称。薛氏总结其麻风病治疗经验，编而成册，是为该书。是书共三卷，对麻风病机论述及其辨证论治，卓然成一家之言。全篇主要论述麻风本症、类症、兼症治疗经验，条目清晰，验案众多，于麻风病的治疗有极大的借鉴意义。

### 2. 著者传记

见《本草约言》。

## 二、内容精要

### 1. 各卷概要

全书共三卷。

上卷主要论疠疡之本症、变症、兼症、类症之临床表现与治法，并于各证之末附载治疗经验。

中卷为续治诸证，为薛氏治验病案 71 例，男女老幼皆有记录，列举甚详。

下卷为各证所用诸方，包括内服之汤、丸、丹、散剂型，和外用膏剂和灸砭法。

### 2. 内容精选

#### （1）本症治法

疠疡所患，非止一脏，然其气血无有弗伤，兼症无有弗杂，况积岁而发现于外，须分经络之上下，病势之虚实，不可概施攻毒之药。当先助胃壮气，使根本坚固，而后治其疮可也。经云：真气夺则虚，邪气胜则实。凡云病属有余，当认为不足。

疠疡当知有变有类之不同，而治法有汗有下有砭刺攻补之不一。盖兼症当审轻重，变症当察后先，类症当详真伪，而汗下砭刺攻补之法，又当量其人之虚实，究其病之源委而施治之。盖虚者形气虚也，实者病气实而形气则虚也。（《疠疡机要·上卷》）

按：薛氏认为，治疗麻风病须先辨脏腑之虚实、经络之定位，先顾护中焦胃气，使正气根固，不可一概施以攻伐之品。凡是疾病有所进展，则必伴随着正气不足，无力抗邪。疠疡有本症、变症、兼症，治法有汗、下、针、砭之不同。临证时，应当量人之虚实，查病之原委，辨其轻重真伪，虚则补之，实则泻之。

**（2）兼症治法**

发热在午前，脉数而有力者，气分热也，用清心莲子饮。脉数而无力者，阳气虚也，用补中益气汤。午后脉数而有力者，血分热也，用四物汤加牡丹皮。脉数而无力者，阴血虚也，用四物汤加参、术。热从两胁起者，肝虚也，用四物汤加参、术、黄芪。从脐下起者，肾虚也，用四物汤加参、术、黄柏、知母、五味、麦门、肉桂，或六味丸。其热昼见夜伏，夜见昼止，或去来无定时，或起作无定处，或从脚起者，此无根虚火也，须用加减八味丸，及十全大补汤加麦门、五味，更以附子末唾津调搽涌泉穴。若形体恶寒，喜热饮食者，阳气虚寒也，急用八味丸。（《疠疡机要·上卷》）

按：疠疡兼症之一为发热。午前发热属气分，其脉数而有力者，以清心莲子饮清其热，脉数而无力者，以补中益气汤扶正退热；午后发热属血分，以四物汤加牡丹皮治之，脉数而无力属阴血虚，以四物汤加参、术补养之；热从两胁下起为肝血虚，治疗以四物汤加参、术、芪补气生血；热从脐下起为肾虚，以四物汤合知、柏之类治之，或以六味丸养其肾阴；发热昼见夜止，夜见昼伏，来去无定时，为虚火上炎，治疗宜加减八味丸及十全大补汤，加麦冬、五味子养阴，外治以唾液和附子粉，敷于涌泉穴。

**（3）本症治验**

一男子面发紫疙瘩，脓水淋沥，睡中搐搦，遍身麻木，渐发赤块，劳怒则痒，肝脉洪大，砭刺臂腿腕各出血，用清胃汤加大黄、皂角刺四剂，煎下泻青丸，肝木少退；以升麻汤数剂，下前丸，诸症少愈；却用《宝鉴》换肌散斤许，又用小柴胡合四物汤加参、术、天麻、角刺百余剂，及六味地黄丸，半载而愈。（《疠疡机要·上卷》）

按：上为疠疡验案一则。薛氏治疗疠疡，常以内服汤药和外治法并用。外治法又包括针刺法及放血法。他认为放血法"表里俱受毒者，非外砭内泄其毒，决不能退"。上体患多，应放齿缝、手指缝并臂腕之恶血；下体患多，宜放足趾缝并腿腕处血液，隔一二日再放，以血赤为度。本案中一男子面发紫疙瘩，遍身麻木，睡中抽搐，肝脉洪大，薛氏以清胃汤加大黄、皂角刺治之，又以泻青丸平其肝木，升麻汤送服，外用放血疗法及《宝鉴》换肌散，后以小柴胡汤加减及六味地黄丸徐徐调之，半年后痊愈。

### （4）类症治验

一儒者怀抱久郁，先四肢如疬，恪祛风消毒，气血愈虚，延及遍身，寒热作渴，肢体倦怠，脉洪大而虚，谓余何也。余曰：始因脾郁血虚，阴火妄动，后因药伤脾胃，元气下陷。遂用补中益气汤，培补脾胃，升举元气；用归脾汤解散郁火，生发脾血；更以六味丸益肾肝精血，引虚火归原，不两月诸病悉愈。（《疬疡机要·上卷》）

按：上为疬疡类症验案一则。临床上需仔细分辨疬疡类症之病因，以防以疬疡论治，久久不愈。一儒者心情久郁，起初四肢皮损如疬疡，以祛风解毒治法治之，气血愈虚，延及全身，恶寒发热，口干疲倦，脉洪大而虚，薛氏辨为脾虚血郁，相火妄动，因寒凉之品克伐脾胃，以致中气下陷，治疗遂用补中益气汤补益脾胃，升举元气，以归脾汤解其郁火，六味地黄丸益其肝肾之阴，使虚火归原，两月后痊愈。

### （5）类症误治

一男子善怒面青，腿内臁患癣类，色赤作痒，或为砭刺出血，发热，焮肿作痛，服消风散而益甚，服遇仙丹，愈加皮热作渴，仍服之，脓水淋沥，其脉洪数，左关为甚。余谓肝经血虚，火内动复伤其血而疮甚耳。先用柴胡清肝散数剂，又用四物、山栀治之，诸症渐愈；用八珍汤、地黄丸，两月余而痊。（《疬疡机要·中卷》）

按：《素问·风论》云："疬者有荣气热胕，其气不清，故使其鼻柱坏而色败，皮肤疡溃。风寒客于脉而不去，名曰疬风。"疬疡伴随皮肤破损、溃疡，然而并非所有类似疾病，都要以疬疡之法治疗。一男子善怒，面色青，两腿内侧皮损如癣，以针砭之法放血则发热肿痛，服消风散则加重，以疬疡论治，服遇仙丹则发热口渴、脓水淋沥，薛氏辨证为肝经血虚，治疗以柴胡清肝散合四物、山栀之类治之，逐渐好转，后以八珍汤、地黄丸补其阴血，两月后痊愈。

### 3. 传世名方

### （1）内服剂

通天再造散（下卷）

【组成】郁金（五钱） 大黄（煨） 皂角刺（炒黑，各一两） 白牵牛（六钱，半生半炒）

【用法】上为末，每服五钱，日未出时面东，以无灰酒调下。

【功用】祛风解毒。

【主治】治疬风恶疾。

《宝鉴》换肌散（下卷）

【组成】白花蛇　黑花蛇（各三两，酒浸）　地龙（去土）　当归　细辛　白芷　天麻　蔓荆子　威灵仙　荆芥穗　菊花　苦参　紫参　沙参　木贼草　白蒺藜（炒）　不灰木　甘草　天门冬（去心）　赤芍药　九节菖蒲　定风草　何首乌（不犯铁）　胡麻子（炒）　草乌（炮，去皮、脐）　川芎　苍术　木鳖子（各一两）

【用法】上各另为末，每服五钱，温酒调下，食后酒多尤妙。

【功用】祛风解毒换肌。

【主治】治疬风久不愈，或眉毛脱落，鼻梁崩坏，不月奏效如神。

补气泻荣汤（下卷）

【组成】升麻　连翘（各五分）　苏木　当归　黄连　黄芪　全蝎　地龙（去土，各五分）　生地黄　荆芥（各四分）　人参（二分）　甘草（一分半）　桔梗　梧桐泪（各一分）　麝香（少许）　桃仁（三个）　虻虫（去翅足，炒，三个）　白蔻仁（二分）　水蛭（炒烟尽，三个）

【用法】上先将豆蔻、麝香、水蛭、虻虫各另为末和匀，却将前药用水二钟煎至一钟，去粗，入桐泪，前末再煎，至七分，空心热服。

【功用】祛风解毒，补气泻荣。

【主治】治疬风。

羌活白芷散（下卷）

【组成】羌活　白芷　软柴胡　荆芥　蔓荆子　防风　猪牙皂角　甘草　黄芩　黄连（酒炒，各一钱）

【用法】上水煎服。

【功用】祛风解毒，泻血中风热。

【主治】治风热血燥，手掌皱裂，或头面生疮，或遍身肿块，或脓水淋沥。

升麻汤（下卷）

【组成】升麻（三分）　茯苓　人参　防风　犀角（镑）　羌活　官桂（各二钱）

【用法】上每服四钱，水煎，下泻青丸。

【功用】祛风泻热。

【主治】治风热身如虫行，或唇反纵裂。

**（2）外用剂**

解毒散（下卷）

【组成】黄柏（炒）　山栀（等分）

【用法】上为末，水调搽，若破而脓水淋沥，用当归膏或烛油调搽。

【功用】祛风解毒泻热。

【主治】治一切疮毒风疹痒痛。

黄金散（下卷）

【组成】滑石　甘草（等分）

【用法】上为末，挑破，去水敷之。

【功用】止痛消毒。

【主治】治天疱疮。

乳香定痛散（下卷）

【组成】乳香　没药（各三钱）　滑石（七钱）　寒水石（一两，煅）　冰片（二钱）

【用法】上为细末，搽患处，痛即止，甚效。

【功用】活血止痛。

【主治】治疮疡溃烂疼痛。

## 三、临床运用

疠疡即麻风病，是由麻风杆菌引起的一种慢性接触性传染病，主要影响皮肤及外周神经，如果不治疗可引起容貌损毁乃至肢体残疾。我国有两千多年的疠疡病流行史。《诸病源候论·卷一·恶风须眉堕落候》中有关于麻风病的记载："夫风病，须眉堕落者，皆从风湿冷得之……或体痒搔之，渐渐生疮，终年不瘥，即成风疾。八方之风，皆能为邪。邪客于经络，久而不去，与血气相干，则使荣卫不利，淫邪散溢，故面色败，皮肤伤，鼻柱坏，须眉落。"论述了麻风病是由感受恶风引起，晚期有"皮肤伤，鼻柱坏，须眉落"的症状。唐代《千金要方·恶疾大风第五》云："论曰：恶疾大风有多种不同，初得虽遍体无异而眉须已落，有遍体已坏而眉须俨然，有诸处不异好人而四肢腹背有顽处……有直置顽钝不知痛痒者。"并且在书中记载了麻风病的隔离与治疗。薛氏在长期疡科临床经验中总结，内因为患麻风病之决定性因素，"劳伤气血，腠理不密"，内虚无力抗争外邪故得之。他还发现，发病亦与地域相关，以岭南、闽间为最，并且认为房劳、厚味、七情亦可加重病情、引起复发。他认为，麻风之类症如肾脏风、赤游风等，虽与麻风症状相似，然而病因、治法不尽相同，临床应谨慎辨之。其关于麻风及其类症、兼症之论述、验案，为后世治疗相关疾病留下了宝贵的临床经验。本部分试将其治疗麻风本症、类症之特色总结如下。

**1. 疠疡本症证治**

薛氏认为，"（疠疡）多有劳伤气血，腠理不密，或醉后房劳沐浴，或登山涉水，外邪所乘，卫气相搏，湿热相火，血随火化而致"，"凡云病属有余，当认为不足"，内因为感触外邪之决定性因素。治疗上因辨其寒热虚实，不可过用攻伐、寒凉、辛燥之药，遵《内经》"虚虚实实"之法，以防产生其他变症，加重病情。

在治疗过程中，薛氏善用外治法。他认为，麻风有汗、下、针、砭、攻、补之治法，治疗时"兼症当审轻重，变症当察后先，类症当详真伪"，"当量其人之虚实，究其病之原委而施治之"。《素问·风论》有"风寒客于脉而不去，名曰疠风"，其治法"当刺肌肉骨髓，以泻荣卫之沸热"的论述，薛氏亦常用放血疗法泻其表邪，并且根据病情的严重程度，采取不同部位放血。如"若恶血凝滞，在肌表经络者，宜刺宜汗，取委中出血则效……若毒在外者，非砭刺遍身患处，及两臂腿腕两手足指缝各出血，其毒必不能散。若表里俱受毒者，非外砭内泄其毒，决不能退。若上体患多，宜用醉仙散，取其内蓄恶血于齿缝中出，及刺手指缝并臂腕，以去肌表毒血；下体患多，宜用再造散，令恶血陈虫于谷道中出，仍针足趾缝并腿腕，隔一二日更刺之，以血赤为度。"

薛氏在学术上推崇李东垣之脾胃学说，认为脾胃为"后天之本""气血生化之源"，治疗过程中，时时注重固护胃气，凡是内伤劳倦、脾胃虚弱之证候，先考虑温补脾胃，使气血生化有源，正气充实以抗邪，开创了以温补法治疗疠疡之先河。

**2. 疠疡类症治疗**

薛氏观察到，临床上一些疾病症状与疠疡类似，然病因不同，按疠疡治法治之则加重病情，他将其总结为疠疡类症，一一介绍之，并附有治疗验案，以裨益后人。

疠疡症状包括皮损、斑疹等，疠疡类症症状与疠疡相似，但病因不同，临床上应仔细区分。疠疡类症如肾脏风，两侧胫骨内侧瘙痒、破损，抓挠则起白皮、流脓水，治疗应以四生散（白附子、独活、黄芪、白蒺藜各等分）祛风邪，六味地黄丸滋补肾水。若头目不清，口干潮热，易疲倦，秋季加重，治疗应以羌活白芷散、加味逍遥散之类。气血虚弱者，以补中益气类、八物汤类随证治之。腿、臂内侧起皮疹，游走不定者，红色为赤游风，白色为白游风，为血虚阴火内动，外邪侵犯所致，治疗上白游风宜用消风散，赤游风宜用加味逍遥散，气血俱虚者，应用八珍汤治疗。

疠疡类症如错辨为疠疡，未解其寒热虚实就以疠疡论治，服遇仙丹、消风散之类治疗，会加重病情，如《中卷·续治诸症》载："一男面生粉刺，或生小疮，服消风散疮益甚；服遇仙丹，加遍身赤痒。""一男子嗜膏粱炙爆、醇酒辛辣之物，遍身生疮，甚为作痒，服消风散之类，更起赤晕，又砭出血，其痒益甚，敷败毒之剂，遂各成疮，脓水津淫，眉毛渐脱，赤痒益甚。"故临床不可不仔细辨之，审病求因，谨慎用药。

## 四、后世影响

《疠疡机要》总结了薛氏多年治疗麻风之验案，系统论述了麻风病之辨证论治及其方药，对麻风病形成完整的辨证论治理论做出了极大的贡献。张景岳曾评价曰"薛立斋《疠疡机要》论列已全"。该书作为后世论治疠疡之准绳，一直被后世医家所重视。

## 五、现存主要版本

明刻本；《薛氏医案》本；1921~1926年大成书局石印本；1983年4月人民卫生出版社铅印本。

### ◎ 参考文献

[1] 薛己. 薛氏医案 [M]. 北京：中国中医药出版社，1997.

[2] 王泷，张保春. 薛己论治疠疡特色 [J]. 山东中医杂志，2018，(1)：12-14.

[3] 艾儒棣，方明，艾华. 云梦秦简及唐以前关于疠疡（麻风病）的资料记载对中医外科学的意义 [J]. 成都中医药大学学报，2013，(2)：4-5.

[4] 赵石麟. 麻风病专书《解围元薮》《疠疡机要》《疯门全书》的学术成就 [J]. 陕西中医，1984，(11)：31-32.

[5] 蔚晓慧. 薛己外科学术思想与临证特色研究 [D]. 山东中医药大学，2014.

# 《女科撮要》(薛己)

## 一、宫廷渊源

### 1. 提要

《女科撮要》为明代医家薛己所著，成书于明嘉靖二十七年（1548 年）。薛己幼承家训，随父业医，以内科、妇科誉满吴中。《女科撮要》系从其著作《校注妇人良方》整理而出，其所论在《校注妇人良方》中均有出处，所载 183 则医案中仅10 则为整理时新增附。全书分为上下两卷，论经、带、诸疾及妇人杂病、胎产诸疾，释其病因病机及用药，后附验案，遣用诸方罗列卷末。全书条分缕析，施治得当，切合临床实用，是薛氏妇产科临床经验的荟萃。

### 2. 著者传记

见《本草约言》。

## 二、内容精要

### 1. 各卷概要

全书共两卷。

上卷所论多是妇科临床常见病的证治，包括经候不调、经漏不止、经闭不行、带下、血分水分、小便出血、热入血室、阴挺、阴痒等，共载治方 34 首，附方并注2 法。

下卷所论多是产前、产后诸疾的证治，包括保胎、小产、保产、子死腹中、胎衣不下、产后血晕并失血、产后发痉、产后便血、产后大便不通等，附方并注81 方。

### 2. 内容精选

#### （1）经闭不行

夫经水阴血也，属冲任二脉主，上为乳汁，下为月水，其为患有因脾虚而不能生血者，有因脾郁伤而血耗损者，有因胃火而血消烁者，有因脾胃损而血少者，有因劳伤心而血少者，有因怒伤肝而血少者，有因肾水不能生肝而血少者，有因肺气虚不能行血而闭者。（《女科撮要·卷上》）

按：阴血为经血的物质基础，且与冲、任二脉密切相关。月经闭而不能如期而至，有因脾虚而不能生血化源者，有因脾郁伤而阴血耗损者，有因胃火而消烁阴血者，有因脾胃损伤而血少者，有因过度思虑耗伤心血而血少者，有因暴怒伤肝而血少者，有因肾水不能生肝（水不涵木）而血少者，有因肺气虚不能行血而闭经者。临证时应悉心分辨，"审而治之，庶无误矣"。

**（2）论自然之理**

宋褚氏疗师尼寡妇，别制方药，谓独阴无阳，致血气交争，午寒午热如疟，或腰背作痛而寒热，其肝脉弦出寸口，是其症也。若室女出嫁，愆期而寒热亦然。盖男子精盛，则思室，女子血盛以怀胎，此天地自然之理也。治以小柴胡加生地；久而血虚，佐以四物。（《女科撮要·卷上》）

按：薛己认为，女子适龄婚育符合自然之理，"盖男子精盛，则思室，女子血盛以怀胎，此天地自然之理也"，而师尼寡妇及适龄未婚女性多思虑抑郁，由此七情气血损伤，衍生出多种妇科疾病。治疗时薛己多使用小柴胡加生地黄理气和血，在此基础上随证治之。

**（3）小产**

小产重于大产，盖大产如栗熟自脱，小产如生采，破其皮壳，断自根蒂，岂不重于大产？但人轻忽致死者多矣。治法宜补形气，生新血，去瘀血。若未足月，痛而欲产，芎归补中汤，倍加知母止之。若产而血不止，人参黄芪汤补之。（《女科撮要·卷下》）

按：薛氏认为，自然顺产如瓜熟蒂落，栗熟自脱，符合自然过程，而小产如生采其实，破其皮壳，断其根蒂，故小产对身体造成的损伤比自然生产要大。小产后应补其形气，生新血而化瘀血。若未足月而欲产者，以芎归补中汤倍知母补其气血，止其进程。若产后出血不止者，以人参黄芪汤大补其气，以固摄止血，化生新血。

**（4）产后发痉**

余在吴江史万湖第，将入更时，闻喧嚷云：某家人妇忽仆，牙关紧急已死矣。询云是新产妇出直厨，余意其劳伤血气而发痉也。急用十全大补加附子煎滚，令人推正其身，一人以手夹正其面，却挖开其口，将药灌之，不咽，药已冷，令侧其面出之，仍正其面复灌以热药，又冷又灌，如此五次，方咽下，随灌以热药遂苏。（《女科撮要·卷下》）

按：本段为薛氏治疗产后发痉病案一则。产后发痉为病证名。痉同痉，即产后痉病。薛氏认为，产后发痉病机为亡血过多，元气亏极，筋无所养，乃败症。治疗当大补血气，则多保无虞。若以风邪论之，治以攻法，则预后极差。该案中产妇突然角弓反张，牙关紧闭，薛氏以十全大补汤加附子煎沸灌其口，若妇人不咽，药已冷，侧其头面令吐出，复灌以热药，如此重复五次，产妇方苏醒。产后发痉为气血大虚之恶候，病情急迫凶险，故薛氏以十全大补汤加附子峻补其元气，温通其经脉气血，令其吐出冷药，复灌热药，以防气血凝滞。

**3. 传世名方**

**（1）调经剂**

乌贼鱼骨丸（卷上）

【组成】乌贼鱼骨（去甲，四两）　芦茹（一两）

【用法】上为末，以雀卵和成剂，丸如小豆大。每服五丸，加至十丸，以鲍鱼煎汤下，以饭压之。

【功用】调经止血。

【主治】治妇人血枯，胸膈四肢满，妨于食饮，病至闻腥、臊、臭气先唾血，出清液，或前后泄血，目眩转，月事衰少不来。

柏子仁丸（卷上）

【组成】柏子仁（炒）　牛膝（酒拌）　卷柏（各半两）　泽兰叶　续断（各二两）　熟地黄（用生者三两，酒拌蒸半日，忌铁器，杵膏）

【用法】上为末，入地黄膏，加炼蜜丸，桐子大。每服三十丸，空心米饮下。

【功用】清热养血调经。

【主治】治血虚有火，月经耗损，渐至不通，日渐羸瘦，而生潮热，慎毋以毒药通之，宜柏子仁丸、泽兰汤主之。

**（2）补虚剂**

圣愈汤（卷上）

【组成】地黄（酒拌，蒸半日）　生地黄（酒拌）　川芎　人参（各五钱）当归（酒拌）　黄芪（炒，各一钱）

【用法】上水煎服。

【功用】补气养血安神。

【主治】治血虚心烦，睡眠不宁，或五心烦热。

**（3）安胎剂**

胶艾汤（卷下）

【组成】胶（一两，炙）　艾叶（数茎）

【用法】上二味，以水服一钱，取二升，分三服。

【功用】养血安胎。

【主治】治妊娠顿仆，胎动不安，腰腹疼痛，或胎上抢，或去血腹痛。

阿胶散（卷下）

【组成】熟地黄 艾叶 白芍 川芎 黄芪 阿胶 当归 甘草（炙，各一两）

【用法】上每服四钱，姜、枣水煎。

【功用】养血安胎。

【主治】或顿仆，或因毒药，胎动不安，或胁痛腹痛，上抢短气。

### 三、临床运用

#### 1. 经漏不止

崩漏，又称漏下、崩中，是指妇女非周期性、非正常行经而阴道下血如崩或淋沥不尽，以月经周期紊乱，子宫出血如崩似漏为主要表现。经云："阴虚阳搏，谓之崩。"薛氏将其病机总结为脾胃虚损，不能摄血归原；肝经有火，血得热而下行；肝经有风，血得风而妄行；怒动肝火，血热而离经妄行；脾经郁结，气机郁滞，血伤而不归经；悲哀太过，胞络伤而下崩。治疗上，脾胃虚弱者以六君子汤加当归、川芎、柴胡；脾胃虚陷者以补中益气汤加酒炒芍药、山栀；肝经血热者以四物汤加柴胡、山栀、苓、术；肝经怒火者以小柴胡汤加山栀、芍药、丹皮；脾经郁火者以归脾汤加山栀、柴胡、丹皮；哀伤胞络者以四君子汤加柴胡、升麻、山栀。薛氏重视温补，他认为此等证候，无不由脾胃先损而引起，若胃气受补则可救，若过用寒凉之药，复伤脾胃生气，则离经之血更加难以归原。

薛氏治疗一妇人因发怒崩漏久久不已，面色青黄或赤，判断其病机为肝木制约脾土，气血生化乏源，故血虚也，治疗用小柴胡合四物，以清肝火、生肝血，又以归脾、补中二汤益脾气、生肝血而瘥。

#### 2. 带下

带下病是指带下量明显增多，色、质、气味异常，或伴有全身或局部症状。薛氏总结其病因多为六淫七情、醉饱房劳、过食膏粱厚味，或服燥剂，导致脾胃亏损，阳气下陷，或湿痰下注，蕴积而成。治疗当以壮脾胃、升阳气为主，佐以各经引经之药。若带下色青则属肝，治以小柴胡汤加山栀；若小便赤涩，湿热壅滞，以龙胆泻肝汤治之；若带下色赤则属心，小柴胡加黄连、山栀、当归治之；带下色白则属肺，以补中益气加山栀治之；带下色黄则属脾，六君子加山栀、柴胡治之，不应者，以归脾汤治之；带下色黑则属肾，六味地黄丸治之；气血俱虚者，以八珍汤治之；阳气下陷者以补中益气汤治之；湿痰下注者以前汤加茯苓、半夏、苍术、黄柏；气虚痰饮下注者，四七汤送肾气丸治之。

薛氏治疗一妇人带下，四肢无力倦怠，他认为"四肢者土也"，此属脾胃虚弱，湿痰下注，治疗以补中益气、归脾二汤，治之而愈。

**3. 产后腹痛**

产后小腹作痛，俗名"儿枕块"，多因产后败血未尽，或风寒乘虚侵袭胞脉，血被寒凝，瘀血内停所致。产后多虚，治疗时不可汗，不可下，不可利小便。丹溪云："产后当大补气血为先，虽有杂症，从本治之，一切病多是血虚，皆不可发表。"若恶露不去者，用失笑散行散之。若恶露既去仍痛者，用四神散调补之；若仍不应，为气血虚弱，用八珍汤治之。若痛而恶心，或欲作呕，用六君子汤补其脾胃。若痛而泄泻者，用六君子汤送四神丸补中温下。若泄泻痛而或后重，用补中益气汤送四神丸。若胸膈饱胀，或恶食吞酸，或腹痛手不可按，为有食滞，当用二陈加山楂、白术以消导。若食滞已去而仍痛，或按之不痛，或有更加头痛，烦热作渴，恶寒欲呕等症，乃是中气被伤，宜补脾胃为主。若发热腹痛，按之痛甚，不恶食，不吞酸，为瘀血停滞，用失笑散祛其瘀血。若见发热头痛，或兼腹痛，按之却不痛，此是血虚，用四物加炮姜、参、术以补之。

薛氏治疗一妇人产后，小腹患痛，辨其为瘀血，服瓜子仁汤下瘀血而痊。其认为瘀血停滞，宜急治之，延误病情则腐化为脓，最难治疗。若流注关节，则患骨疽，多预后不佳。

## 四、后世影响

薛氏治疗妇产疾病最显著的特点是注重温补脾肾，并且遵守辨证论治的原则，强调精神因素在妇产科疾病中的作用。研究《女科撮要》的学术思想，对现代妇科临床工作具有指导和借鉴意义。

## 五、现存主要版本

《薛氏医案》本；《家居医录》本；《十竹斋刊袖珍本医书》本；大成书局石印本。

### ◎ 参考文献

[1] 薛己. 薛氏医案 [M]. 北京：中国中医药出版社，1997.

[2] 王英.《宋氏女科撮要》版本及学术思想探要 [J]. 中国中医药图书情报杂志，2015，(2)：50-53.

[3] 毛文静，沈劼. 从《女科撮要》论薛己的妇科学术特色 [J]. 新中医，2017，(9)：157-159.

［4］王勇，俞欣玮.《女科撮要》学术思想浅析［J］. 内蒙古中医药，2012，(10)：116.

［5］陆海峰，王勇，李晓寅，等. 从《女科撮要》看薛己的妇产科学术特点［J］. 浙江中医药大学学报，2012，(10)：1071－1073.

［6］姜燕.《女科撮要》运用补中益气汤评析［J］. 山西中医，2008，(1)：43－44.

# 《保婴撮要》（薛己）

## 一、宫廷渊源

### 1. 提要

《保婴撮要》，又名《保婴全书》，约成书于 1556 年，是薛铠、薛己父子共同完成的一部儿科专著。此书共 20 卷，前 10 卷为薛铠所作，后 10 卷为薛己所著。该书引述资料丰富，病证辨证详尽，施治得当，选方精良，病案记录翔实，并加以按语阐释其机理，有薛氏独到的见解。全书系统收集整理了明代以前有关儿科的资料，详细阐述小儿内科杂病证治，记录了较全的儿科病种，并附有大量完整生动的医案，是一部理论与实践相结合，具有较高价值的儿科临床参考书。

### 2. 著者传记

见《本草约言》。

## 二、内容精要

### 1. 各卷概要

《保婴撮要》全书共 20 卷，分为 216 目，共列病证 221 种，载方 780 余首。

前 10 卷论述婴儿初生护养法、儿科疾病诊法、变蒸五脏主病以及幼儿内科杂病的证治，系薛铠原作，其中临床医案由其子薛己补入。

后 10 卷论述小儿外科、伤科、皮肤科及痘疹等的证治及有关医案，均为薛己所撰。

### 2. 内容精选

#### （1）小儿养护

巢氏云：小儿初生，肌肤未实，宜用旧絮护其背，不可太暖。更宜数见风日，则血气刚强，肌肉致密。若藏于重帏密室，或厚衣过暖，则筋骨软脆，不任风寒，多易致病。衣服当随寒热加减，但令背暖为佳。亦勿令出汗，恐表虚风邪易伤。乳哺亦不宜过饱。若宿滞不化，用消乳丸治之。陈氏所谓：忍三分寒，吃七分饱，频揉肚，少洗澡，要肚暖头凉心胸凉。皆至论也。须令乳母预慎七情六淫，厚味炙煿，则乳汁清宁，儿不致疾。否则阴阳偏胜，血气沸腾，乳汁败坏，必生诸症。若屡用药饵，则脏腑阴损，多变败症，可不慎欤！大抵保婴之法，未病则调治乳母，既病

则审治婴儿，亦必兼治其母为善。(《保婴撮要·卷一·护养法》)

按：该部分内容主要论述了初生婴儿的日常调养方法和母乳喂养时其母应注意的事项。小儿初生，脏腑娇嫩，形体未充，其形体结构、四肢百骸、筋骨肌肉、精血津液、气化功能等都相对不足。一方面需要避风寒，故用旧棉絮固护其背部，既可以保暖，又可以给新生儿营造一个像在母体中柔软温暖的环境。另一方面，也要让小儿适当沐浴阳光，增强机体免疫力。衣服要随寒热适当加减，尤其顾护背部，因背部有督脉和足太阳经循行，督脉主一身之阳，太阳经为一身之表。若背部护理不周，外寒侵袭，则导致小儿生寒热咳喘等疾病。此外，小儿不可过于保暖，也不宜吃得太多，临床上小儿经常食多而食积不化，可通过腹部按摩手法来治疗。

《小儿病源方论》强调，养儿须肚暖头凉心胸凉。肚腹为脾胃所在，脐周是元气之处，这个区域容易受凉，古代乃至现代一般给小儿穿一个肚兜。头为诸阳之会，阳气最为旺盛，一般保持头凉，可让小儿神清气爽。至于心胸凉，心在内属火，小儿为纯阳之体，若心胸部太热则出现火热症状。要尤为注意的是，婴儿病患大多因乳母饮食、七情、外感等有关，并且薛氏在四百多年以前已经注意到乳汁对婴儿的影响。所以，在提倡母乳喂养的现代，薛氏的思想值得借鉴。

### （2）心为君主之官

钱仲阳云：心主惊，实则叫哭，发热，饮水而搐；虚则困卧，惊悸不安。又云：热则睡中口气温及上窜咬牙，而合面卧有就冷之意，皆心热也，导赤散主之。若仰面卧者，乃心气实，气不得上下流通也，泻心散主之。心病冬见，火胜水也，当补肾治心，轻者病自愈。下窜不语者，肾虚怯也。

又张洁古云：心主热，若肺乘心为微邪，肝乘心为虚邪，脾乘心为实邪，肾乘心为贼邪。凡心脏得病，必先调其肝肾，肝气通则心气和，肝气滞则心气乏，此心病先求其肝，清其源也。五脏受病必传其所胜，肾之邪必传于心，故先治其肾，逐其邪也。若肝肾脉俱和，然后察其心家虚实治之。窃谓仰面卧者，因其心胸实热，故喜仰面而向虚也。合面卧者，因心胸虚热，故喜合卧而就实也。实则调治心肝，虚则调补脾肺，二者别之，尽其状矣。其咬牙等症，多有雷同，不必拘泥。如用泻心、导赤等剂，邪气虽去而病仍作，当调补元气，或反甚，急温补元气。其心气冬见，或亥、子时病益甚，或下窜不语者，乃肾水虚而心火甚也，用地黄丸。其乳下婴儿，须母服之。(《保婴撮要·卷一·心脏》)

按：该部分主要介绍心的生理特性及其与之相关脏腑的生克变化关系。心在五行中属火，心实则火旺，火性炎上，则哭叫不宁；火盛伤阴，则阴伤虚热内生，发热饮水，阴不足则筋脉失养，故而抽搐。心气虚，则五脏六腑皆不能安，肾为其臣，其主恐，故而惊悸不安。心为君主之官，打个比喻就像古代的皇帝，突然得病不上朝，底下的臣子是惶恐不安的。上文还区分了合面卧和仰面卧的病因病机，并举出相关治法方药。钱氏在《幼科折衷》中亦言："心气热则心胸亦热……有就凉之意，故合面卧。心气实则气上滞，合卧则气不通，故喜仰卧。"亦举例说明其他四脏对心相乘所产生的四种变化，有微邪、虚邪、实邪、贼邪，亦有相对应的方剂。如肺乘心也，用泻白散；肝乘心也，用柴胡清肝散；脾乘心也，用泻黄散；肾乘心也，用安神丸。值得注意的是，《证治准绳·幼科》中论五脏五邪相乘补泻大法与肝乘心所用的方子不同。如提到"肝乘心，虚邪，风热，煎大羌活汤下大青丸主之"。也阐释了治疗大法："实则调治心肝，虚则调补脾肺。"关于心的治法中，心肾密切相关，重视调补元气，肾水虚而心火旺时，用地黄丸来滋阴降火。在最后又指出，小儿饮其母乳，或因其母致病，亦用同样的治法来调理。

**（3）积滞**

经曰：五脏之积曰积，六腑之积曰聚。

凡小儿积滞或作痛，皆由乳哺不节，过餐生冷，脾胃不能克化，停滞中脘，久而成积。或因饱食即卧，脾失运化，留而成积。

其症面目黄肿，腹痛膨胀，壮热足冷，嗜卧不思乳食，大便馊臭或秘涩，小便如油。

若吐乳泻乳所出酸臭者，为乳积。腹胀作泻，呕吐哕气者，为食积。

初患元气未损之时，或腹胀作痛，大小便不利者，先用白饼子或木香槟榔丸下之。下后以白术散或五味异功散和之，渴加干葛，吐加半夏。下而热不退，或作呕作泻，饮食不思，此脾胃俱伤也，用六君子汤。

手足指冷，喜饮热汤，此脾胃虚寒也，前方加炮姜、木香。面色黄白，目无精光，脾肺俱虚也，用四君子加柴胡、升麻。

腹痛泄利下重，或小便不利者，用四逆散。

发热晡热，或泻不已，脾气下陷也；潮热口渴，大便不调，欲变疳症也。并用补中益气汤，佐以肥儿丸。

经云：邪之所凑，其气必虚。留而不去，其病乃实。必以调脾为主，而以消导佐之。古人所谓养正积自除，正此意也。（《保婴撮要·卷五·积滞》）

按：该部分主要介绍小儿积聚，五十五难曰："病有积、有聚，何以别之。然积者，阴气也。聚者，阳气也。"积有定形，聚无定处。选取篇目主要论述小儿因食积造成的脾胃积聚。病因多由乳食不节，过饥过饱，过食生冷，从而造成脾胃不能运化，久留成积。其症状常常面目黄肿，腹部膨隆而痛，不思饮食，身体发热不退，大便臭秽。临床上小儿过食尤为常见，大人总担心宝宝吃不饱，小儿也不会拒绝，所以造成积食的结局。一小儿身上发热，手足凉，其母甚是担心，特来询问。察看小儿病情，无表证，其脉洪数，舌黄腻。问其母，小儿饮食如何，大便臭否。答曰：胃口极佳，大便臭秽难闻。虽小儿亦有情志，但尚未成熟，主要考虑饮食造成的发热。嘱其母，减其饮食，揉其腹部以助消导。一日后，其母曰热以退。故此养护小儿切不可过饱过暖，有道是：要得小儿安，三分饥和寒。根据症状给出不同的方药，有木香槟榔丸、五味异功散、六君子汤、四逆散、补中益气汤等方药，供参考。

**3. 传世名方**

**（1）解表剂**

*羌活冲和汤（卷六）*

【组成】羌活　防风　苍术（各一钱半）　川芎　甘草　细辛　白芷　生地黄　黄芩（各一钱）

【用法】上水煎服。

【功用】解表散寒。

【主治】太阳无汗，发热，头痛恶寒，脊强，脉浮紧。又治非时暴寒，人中之头痛，恶寒，发热，宜此汤治之，以代麻黄汤用，太阳经之神药也。

*惺惺散（卷六）*

【组成】桔梗　细辛　人参　白术　甘草　栝蒌根　白茯苓

【用法】上为末，每服二钱，入薄荷五叶，水煎服。

【功用】解表止嗽。

【主治】外感风寒，鼻塞，痰嗽，发热。

**（2）治风剂**

*钱氏全蝎散（卷二）*

【组成】全蝎（去毒，炒）　僵蚕（直者，炒）　川芎　黄芩　甘草　桂枝　赤芍　麻黄（去节，各二钱）　天麻（六钱）　天南星（去脐，二钱）

【用法】上为末，每服二三钱，姜五片，水煎服。

【功用】祛风定惊，活血通络。

【主治】惊风，口眼歪斜，言语不正，手足偏废不举。

*人参羌活散（卷三）*

【组成】羌活　独活　前胡　柴胡　川芎　白茯苓　桔梗　枳壳　人参　地骨

皮　天麻（各等分）　甘草（减半）

【用法】上生姜、薄荷水煎。

【功用】祛风清热。

【主治】伤风惊热。

【加减】治惊热加蝉蜕。

### （3）祛湿剂

健脾渗湿饮（卷十二）

【组成】人参　白术　苍术　防己（酒拌）　黄柏（炒）　川芎　陈皮　当归
茯苓（各五分）　木瓜（不犯铁器）　柴胡梢　甘草（各三分）

【用法】上姜水煎服。

【功用】健脾利水渗湿。

【主治】疮疡初起，焮肿作痛，或湿毒下注，或环跳穴痛。

【加减】上姜水煎服，如三五剂不退，加桂少许，酒煎亦可。小便涩，加牛膝。
身痛，加羌活。

### （4）清热剂

竹叶黄芪汤（卷十五）

【组成】淡竹叶　黄芩（炒）　麦门冬　当归　川芎　甘草　黄芪　芍药　人
参　半夏　石膏（煅，各一钱）　生地黄（二钱）

【用法】上每服二钱，水煎。

【功用】清热解毒，利水，收疮。

【主治】脾胃经热毒疮疡作渴。

解毒防风汤（卷二十）

【组成】防风　地骨皮　黄芪　荆芥　白芍药（炒）　牛蒡子（各等分）

【用法】上每服四钱，水煎。或为末，白汤调下。

【功用】清热凉血解毒。

【主治】痘疮，毒气炽盛，便血。

### （5）祛痰剂

茯苓半夏汤（卷七）

【组成】半夏五钱　白茯苓二两

【用法】上每服三钱，姜水煎服。

【功用】化痰理气。

【主治】呕哕，心下坚痞，膈间有水，痰眩惊悸。

**（6）理气剂**

四七气汤（卷六）

【组成】半夏（制焙，五两）　人参　辣桂（去皮，各一两）　甘草（半两）

【用法】上每服三钱，姜枣水煎。

【功用】理气化痰。

【主治】七气所伤，痰涎结聚，心腹作痛，不能饮食。

指迷七气汤（卷五）

【组成】青皮　陈皮　桔梗　蓬术　辣桂　益智仁（各一两）　香附子（一两半）　甘草（炙，三分）　半夏（制，三分）

【用法】上每服三钱，姜枣水煎。

【功用】理气解郁。

【主治】七情相干，阴阳不升降，气道壅滞，攻冲作痛。

桔梗枳壳汤（卷二十）

【组成】枳壳（炒）　桔梗（各二两）　甘草（炙，半两）

【用法】上每服三钱，姜水煎。

【功用】理气化痰。

【主治】气壅痞结，腹胁疼痛。

**（7）理血剂**

聚金丸（卷八）

【组成】黄连（一两水浸晒干，一两炒，一两灰火煨，一两生用）　黄芩　防风（各一两）

【用法】上为末，每服二钱，水煎服。

【功用】清热除烦，凉血止血。

【主治】大便下血，发热烦躁，腹中热痛，作渴妄言，舌涩目昏，其脉弦数。

**（8）补益剂**

滋阴肾气丸（卷四）

【组成】熟地黄（三两）　当归尾　牡丹皮　五味子　干山药　柴胡（各五钱）　茯苓　泽泻（各二钱半）　生地黄（酒炒，四两）

【用法】上为末，蜜丸桐子大，辰砂为衣。

【功用】滋阴降火明目。

【主治】神水宽大渐散，昏如雾露中行，渐睹空中有黑花，视物二体，久则光不收，及内障神水淡白色者。

海桐皮散（卷五）

【组成】海桐皮　牡丹皮　当归（酒浸）　熟地黄　牛膝（酒浸，各一两）
山茱萸　补骨脂（各五钱）

【用法】上为末，每服一钱，葱白煎汤，食前服。

【功用】补肾强骨。

【主治】禀受肾气不足，血气未荣，脚趾拳缩，不能伸展。

五加皮散（卷五）

【组成】真五加皮　川牛膝（酒浸二日）　木瓜干（各等分）

【用法】上为末，每服二钱，空心，米汤调下，一日二服，服后再用好酒半盏，
与儿饮之，仍量儿大小。

【功用】补肝肾，强筋骨。

【主治】四五岁不能行。

**（9）外用剂**

羊骨同骨髓（卷十八）

【组成】羊骨髓

【用法】上入轻粉研成膏涂之。

【功用】敛疮生肌。

【主治】痘痒搔成疮及疮痂欲落不落，用上等白蜜涂之，其痂自落，亦无瘢痕。


### 三、临床运用

**1. 小儿伤科**

《保婴撮要·卷十六》主要讲述小儿伤科，是古代医籍中十分罕见的小儿伤科
专篇。分为跌仆外伤、跌仆内伤，并专列有舌断唇伤、脑骨伤损、腹破肠出、阴囊
被伤、金木所伤、破伤风等病证。由于小儿独特的生理特性加之小儿好动的天性，
在日常生活中小儿受伤尤为常见，此卷根据不同的病情一一列举主治、治法、方药
等，内容翔实，逻辑清晰，经验丰富，对小儿伤科的贡献意义尤大。

小儿调皮，嬉戏玩耍，加之家长看护不当，易于发生跌仆损伤。对于各种外伤，
薛氏在《保婴撮要》之卷十六中分为外伤和内伤。薛氏根据小儿的不同症状选择不
同的方药来进行治疗，绝非用千篇一律的治法。"若色赤肿痛而血出不止者，肝心
内热也，用柴胡栀子散。"色赤、肿痛、血不止，皆一片热象，为肝心内热，故用
清肝热凉血止血法。

"色白不痛而血出不止者，脾肺气虚也，用补中益气汤。"色白、不通而血不

止，白色属肺金，气虚不固而血出不止，故用补中益气汤来补气固脱。"黯肿不散者，瘀血凝滞也，用加味逍遥散。"皮肤黯淡肿胀，有瘀血在，用活血化瘀法治疗。"以指按肿而复起者，脓已成也，宜刺泄之。"当脓已成时，刺之使排泄出来，以免在体内淤积过久而发热。不同的情况采用不同的治法。

对于跌仆内伤来说，薛氏曰："凡伤损之症，有瘀血停滞于内者，虽裸体亦以手护腹胁。盖畏物触之而痛也，世俗概以内伤阴虚腹痛，不辨虚实，专用破血之剂以速其危，其不得死者，亦幸矣。"小儿受伤，有虚有实，要明察秋毫，辨别气血虚实。根据症状进行细微的加减。首先认为："伤损之症，若腹中作痛，按之痛甚者，瘀血在内也，用加味承气汤下之。"先活血化瘀，若下后仍痛者，因瘀血未尽，用加味四物汤调之。"血气伤也，用四物加参、芪、白术"来补气生血。"下后发热，胸胁作痛者，肝血伤也"，用四君加川芎、当归来补脾益气，行血活血，疏达肝气。"欲呕作呕者"，因胃气伤也，用六君加当归、半夏来和胃降逆。根据病情加减药味，随证处之。但薛氏善于用"四君子汤""四物汤""八珍汤""十全大补汤"等剂补益气血的方剂。例如："气血内伤也，用十全大补汤"，"气血俱伤也，用八珍汤加柴胡"。小儿年幼，受外伤后，虽生命力旺盛，但正值发育迅速时期，要及时补益气血，以助于恢复，防外伤阻碍小儿的发育成长。

**2. 小儿惊风**

惊风是小儿时期常见的一种急重病证，临床上以出现抽搐、昏迷为主要特征，又称"惊厥"。一般 1～5 岁的小儿为多见，年龄越小，发病率越高。元代曾世荣在《活幼心书》中就明确列出了"惊风八候"——搐、搦、掣、颤、反、引、窜、视八候。搐，即手臂伸缩；搦，即十指开合；掣，即肩头相扑；颤，即手足摇震颤；反，即身向后反仰；引，即手若开弓；窜，即两目发直；视，即眼露白睛而不灵活。其病情比较凶险，变化迅速，威胁小儿生命。古代医家对此研究得比较多，并认为是一种恶候。小儿惊风分为急惊风和慢惊风。薛氏在继承前人理论和经验的基础上又有所发展。

关于急惊风，薛氏在卷三中引用钱仲阳的言论："急惊者因闻大声，或惊而发搐，搐止如故，此热生于心，身热面赤引饮，口中气热，二便黄赤，甚则发搐。盖热甚生风，阳盛而阴虚也。"薛氏认为，急惊风属热属实，乃少阳相火旺，是由于热盛生风，风生痰，痰热客心，故风火相搏，故抽搐发动。肝属木，木曰曲直，肝木太过，其动掉眩颠疾是也。又引楼全善之言："急惊属木火土实。木实则搐而有力，及目上视动札频睫；土实则身热面赤，而不吐泻，偃睡合睛。"

关于慢惊风，薛氏在卷三中也引用钱仲阳的言论："慢惊因病后，或吐泻，或药饵伤损脾胃，肢体逆冷，口鼻气微，手足瘛疭，昏睡露睛，此脾虚生风，无阳之症也。"慢惊风病势缓慢，属阴属虚者，或因吐泻剧烈，肝木乘脾土，导致抽搐；或因急惊风发展而来。《保婴集》云："急惊屡发而屡用直泻之药，则脾阴愈消，而变为慢惊多矣。"故薛己认为慢惊属于阴症，属于无阳之症。

总体来说，惊风属于虚惕怔忡，气怯神散，痰涎来去，泄泻色青。乳母伤肝，或膏粱积聚，吐泻伤脾，所致清阳不升，风木陷入太阴传变皆能致此。

## 四、后世影响

《保婴撮要》引用前贤理论，加之薛氏独特学术思想，在儿科临床病证的病因病机、辨证论治、处方用药等方面皆有颇深的见解，丰富和发展了儿科的学术理论，有较高的临床实用价值，对儿科发展影响极为深远，是一部具有独特性、专门性、权威性的儿科临床必读书籍。

## 五、现存主要版本

明嘉靖三十五年薛氏刻本；明嘉靖三十八年刻本；《薛氏医案》本；1921～1926年大成书局石印本；1983年4月人民卫生出版社铅印本。

### ◎ 参考文献

［1］薛铠、薛己著. 保婴撮要［M］. 北京：中国中医药出版社，2016.

［2］王培荣，江蓉星，王翠平，等. 论《保婴撮要》对中医小儿伤科的贡献［J］. 辽宁中医药大学学报，2012，（12）：43－44.

［3］王军山. 薛氏父子儿科学术思想［D］. 山东中医药大学，2015.

［4］张靖，罗浩，张其成.《保婴撮要》心理思想探析［J］. 吉林中医药，2019，（7）：845－847.

［5］王尊旺，李奕祺. 薛己《保婴撮要》的学术思想与儿科治疗特色［J］. 福建中医药大学学报，2014，（5）：70－72.

# 《口齿类要》（薛己）

## 一、宫廷渊源

### 1. 提要

《口齿类要》，约成书于公元 1528 年，为明薛己所撰的一部口腔科专著。本书内容少而精，主要载述唇、口、齿、舌及咽喉诸证，阐明其病因病机、辨证施治，并附治验医案，书末载有附方并注，以备稽考。条分缕析，论述尽详，简明扼要。用方施药，内服为主，外用为辅，立法灵活，方法多样。总之，该书较为切于临床实际，是口腔科临床与研究的重要参考书。

### 2. 著者传记

见《本草约言》。

## 二、内容精要

### 1. 各卷概要

《口齿类要》全书共一卷。

本书主要载列茧唇、口疮、牙痛、舌疮、舌痛、喉痹等以口腔科疾病为主的常见疾患，旁及误吞水蛭、诸虫入耳、蛇入七窍等杂险急症，末附方药，载列常用方药 60 余首，含汤、丸、散、丹等不同剂型，最后附有刺少商穴法一则。

### 2. 内容精选

#### （1）审本症，察兼症

盖燥则干，热则裂，风则瞷，寒则揭。若唇肿起白皮皱裂，如蚕茧，名曰茧唇。有唇肿重出如茧者；有本细末大，如茧如瘤者。或因七情动火伤血，或因心火传授脾经，或因厚味积热伤脾。大要审本症，察兼症，补脾气，生脾血，则燥自润，火自除，风自息，肿自消。若患者忽略，治者不察，妄用清热消毒之药，或用药线结去，反为翻花败症矣。（《口齿类要·茧唇》）

按：此部分内容论治茧唇病证，强调临证治疗时应注意"审本症，察兼症"原则。茧唇病因病机包括"七情动火伤血""心火传授脾经""厚味积热伤脾"等多方面，证候繁杂，临床辨证时应审查清楚其本症、兼症，明察口腔局部症状，同时需兼顾全身症状，才能正确立法处方。茧唇之本症即为其唇部异常症状，与燥、热、风、寒之邪密切相关，是辨病的主要依据。根据其本症，薛氏主张立法"补脾气，生脾血"。指出若忽视"审本症，察兼症"原则，误用他法，便易形成"败症"。

**（2）灵活辨证**

经言舌乃心之苗，此以窍言也。以部分言之，五脏皆有所属；以症言之，五脏皆有所主。如口舌肿痛，或状如无皮，或发热作渴，为中气虚热。若眼若烟触，体倦少食，或午后益甚，为阴血虚热；若咽痛舌疮，口干足热，日晡益甚，为肾经虚火；若四肢厥冷，恶寒饮食，或痰甚眼赤，为命门火衰；若发热作渴，饮冷便闭，为肠胃实火；若发热恶寒，口干喜汤，食少体倦，为脾经虚热；若舌本作强，腮颊肿痛，为脾经湿热；若痰盛作渴，口舌肿痛，为上焦有热；若思虑过度，口舌生疮，咽喉不利，为脾经血伤火动；若恚怒过度，寒热口苦，而舌肿痛，为肝经血伤火动。病因多端，当临时制宜。（《口齿类要·舌症》）

按：此部分内容论治舌部病证，充分体现了中医整体观念，辨证方法灵活多变。舌部，虽乃方寸之地，但与脏腑经络息息相通。其不同部位，分属不同脏腑。其临床表现，与脏腑功能亦密切相关。因此，在中医整体观念指导下，脏腑辨证、三焦辨证、气血津液辨证等辨证方法均可运用于舌部病证诊疗过程中。根据其临床症状不同，灵活辨证，舌部病证可见中气虚热、阴血虚热、肾经虚火、命门火衰、肠胃实火、脾经虚热、脾经湿热、上焦有热、脾经血伤火动、肝经血伤火动等多种证型，病因病机繁多，当审因论治。

**3. 传世名方**

**（1）清热剂**

*龙胆泻肝汤（卷一）*

【组成】柴胡（一钱）　黄芩（七分）　甘草　人参　天门冬（去心）　龙胆草（酒拌，炒焦）　黄连（炒）　山栀（炒）　麦门冬　知母（各五分）　五味子（三分）

【用法】上水煎服。

【功用】清利湿热。

【主治】口苦，或生疮。

*栀子清肝散（卷一）*

【组成】茯苓　川芎　芍药　牛蒡子（炒）　当归（各七分）　柴胡　山栀　牡丹皮（各一钱）　甘草（五分）

【用法】上水煎服。

【功用】疏肝清热。

【主治】三焦及足少阳经风热，口舌生疮，或耳内作痒，出水疼痛，或胸间作痛，或寒热往来。

玄参升麻汤（卷一）

【组成】玄参　赤芍药　升麻　犀角（镑）　桔梗　管仲　黄芩（炒，各一钱）　甘草（五分）

【用法】水煎服。

【功用】清热凉血。

【主治】心脾壅热，口舌生疮，或木舌重舌，或两颊肿痛。

三黄丸（卷一）

【组成】黄芩　黄连　黄柏（各等分）

【用法】上为末，水糊丸，桐子大，每服七八十丸，白汤下。

【功用】泻火解毒。

【主治】实热口舌生疮，作渴喜冷，或齿龈肿痛等症。

犀角地黄汤（卷一）

【组成】犀角（镑）生地黄　白芍药　黄芩　牡丹皮　黄连（各一钱）

【用法】上水煎熟，入犀末服。若因怒而患，加柴胡、山栀。

【功用】清热解毒。

【主治】火盛，血妄行，或吐衄，或下血。

拔萃桔梗汤（卷一）

【组成】桔梗　甘草　连翘　山栀　薄荷　黄芩（各一钱）

【用法】上入竹叶，水煎服。

【功用】清热祛痰。

【主治】热肿喉痹。

清热化痰汤（卷一）

【组成】贝母　天花粉　枳实（炒）　桔梗（各一钱）　黄芩　黄连（各一钱二分）　玄参　升麻（各七分）　甘草（五分）

【用法】上水煎服。

【功用】清热化痰。

【主治】上焦有热，痰盛作渴，口舌肿痛。

清咽利膈汤（卷一）

【组成】金银花　防风　荆芥　薄荷　桔梗（炒）　黄芩（炒）　黄连（炒，各一钱五分）　山栀子（炒，研）　连翘（各一钱）　玄参　大黄（煨）　朴硝　牛蒡子（研）　甘草（各七分）

【用法】上水煎服。

【功用】清热利咽。

【主治】积热咽喉肿痛，痰涎壅盛，烦躁饮冷，大便秘结。

**（2）温阳剂**

人参理中汤（卷一）

【组成】人参　白术　干姜（炮）　甘草（炙，各等分）

【用法】上每服五七钱，或一两，水煎服。

【功用】温中益气，健运脾胃。

【主治】口舌生疮，饮食少思，大便不实，或畏寒恶热，作呕腹痛。

附子理中汤（卷一）

【组成】茯苓　白芍药（各二钱）　附子　人参（各二钱）　白术（四钱）

【用法】上水煎服。

【功用】温阳益气，健运脾胃。

【主治】口舌生疮，饮食少思，大便不实，或畏寒恶热，作呕腹痛，但四肢冷逆，或呕吐泄泻。

**（3）补益剂**

济阴地黄丸（卷一）

【组成】五味子　熟地黄（自制杵膏）　麦门冬　当归　肉苁蓉　山茱萸（去核）　枸杞子　山药　甘州菊花　巴戟肉（各等分）

【用法】上为末，炼蜜丸，桐子大。每服七八十丸，空心食前白汤送下。

【功用】滋阴养血，滋补肝肾。

【主治】阴虚火燥，唇裂如茧。

香砂六君子汤（卷一）

【组成】人参　白术　茯苓　半夏　陈皮（各一钱）　藿香（八分）　甘草（炒，六分）　宿砂仁（炒，八分）

【用法】上姜水煎。

【功用】益气健脾，祛痰化湿。

【主治】口舌生疮，服凉药过多，以致食少作呕，或中气虚热所致。

人参安胃散（卷一）

【组成】人参　白茯苓（各一钱）　黄芩（二钱）　甘草（炙）　陈皮（各五分）　黄连（三分）　芍药（七分）

【用法】上水煎服。

【功用】益气健脾，清热除湿。

【主治】胃经虚热，口舌生疮，喜热饮食。

安肾丸（卷一）

【组成】补骨脂（炒）　川楝子肉（炒）　胡芦芭（炒）　茴香（炒）　续断（炒）（各二两）　桃仁　杏仁（炒）　山药　茯苓（各二两）

【用法】上为末，蜜丸，桐子大。每服五十丸，空心盐汤下。

【功用】补肾散寒。

【主治】肾虚牙痛腰痛。

还少丹（卷一）

【组成】肉苁蓉　远志（去心）　茴香　巴戟（去心）　干山药　枸杞子　熟地黄　石菖蒲　山茱萸（去核）　杜仲（去皮姜制）　牛膝　楮实子（炒）　五味子　白茯苓（各等分）

【用法】上为末，枣肉并蜜丸，桐子大。每服七十丸，温酒日三服。

【功用】温肾补脾。

【主治】脾肾虚弱，齿牙作痛，或不坚固。

人参固本丸（卷一）

【组成】生地黄（酒拌）　熟地黄（用生者，酒拌，铜器蒸半日）　天门冬（去心）　麦门冬（去心，各一两）　人参（五钱）

【用法】上除人参为末，余药捣膏，加炼蜜少许，丸桐子大，每服五十丸，空心盐汤，或温酒下。中寒人不可服。

【功用】益气养阴。

【主治】肺气燥热，小便短赤，或肺气虚热，小便涩滞如淋。

元戎四物二连汤（卷一）

【组成】当归　生地黄　白芍药　川芎　黄连　胡黄连（各一钱）

【用法】上水煎服。

【功用】补血和营，清热祛湿。

【主治】血虚发热，口舌生疮，或昼寒夜热。

清热补气汤（卷一）

【组成】人参　白术　茯苓　当归（酒拌）　芍药（炒，各一钱）　升麻　五味子　麦门冬　玄参　甘草（炙，各五分）

【用法】上水煎服。如不应，加炮姜。更不应，加附子。

【功用】益气健脾，清热养阴。

【主治】治中气虚热，口舌如无皮状，或发热作渴。

清热补血汤（卷一）

【组成】熟地黄（酒拌，一钱）　黄柏　知母　五味子　麦门冬（各五分）当归（酒拌）　川芎　芍药（各一钱）　玄参（七分）　柴胡　牡丹皮（各五分）

【用法】上水煎服。如不应，用补中益气汤加五味治之。

【功用】补血和营，清热养阴。

【主治】口舌生疮，体倦少食，日晡益甚，或目涩热痛。

### （4）理气剂

越鞠丸（卷一）

【组成】苍术（炒）　神曲（炒）　香附子　山楂　山栀（炒）　抚芎　麦芽（炒，各等分）

【用法】上为末，水调神曲糊丸，桐子大。每服五七十丸，滚汤下。

【功用】理气疏郁。

【主治】六郁牙齿痛口疮，或胸满吐酸，饮食少思。

### （5）祛湿剂

羌活散（卷一）

【组成】羌活　茯苓　薏苡仁（各等分）

【用法】上每服三五钱，水煎，入竹沥一匙服。

【功用】祛风清热，健脾除湿。

【主治】风热传脾，唇口胸皱，或头痛目眩，或四肢浮肿如风状。

独活散（卷一）

【组成】独活　羌活　川芎　防风（各五分）　细辛　生地黄　荆芥　薄荷（各二钱）

【用法】上每服三五钱，水煎漱咽。

【功用】祛风除湿。

【主治】风毒牙痛，或牙龈肿痛。

羌活附子汤（卷一）

【组成】麻黄（去节）　黑附子（炮，各三分）　羌活　苍术（各五分）　黄芪（一分）　防风　甘草　升麻　白僵蚕（炒去丝）　黄柏　白芷（各二分）佛耳草（有寒嗽者用之，如无不用）

【用法】上水煎服。

【功用】温阳散寒，祛风除湿。

【主治】冬月大寒犯脑，令人脑齿连痛，名曰脑风，为害甚速，非此莫能救。

草薢散（卷一）

【组成】萆薢（一名土茯苓，又名冷饭团，五钱） 当归 白芷 皂角刺 薏苡仁（各二钱） 白鲜皮 木瓜（不犯铁器） 木通 金银花（各七分） 甘草（五分）

【用法】上水煎服。

【功用】清热利湿。

【主治】杨梅疮，不拘初起溃烂，或发于舌间喉间，并效。

## 三、临床运用

### 1. 口疮

口疮之名，最早见于《内经》。本书对口疮的论述主要见于《口疮》篇，将其病因病机高度概括为"上焦实热，中焦虚寒，下焦阴火"，强调口疮证治，需辨清寒、热、虚、实。治疗上，抓主症，察兼症，辨析入微，予以温补之剂为主，指出"若概用寒凉，损伤生气，为害匪轻"，但并未摒弃寒凉清热之法，始终不离辨证施治的基本原则。

口疮者，若午前热甚，脉数而有力者，为心火亢盛证，用清心莲子饮（黄芩、石莲、茯苓、黄芪、柴胡、人参、麦门冬、地骨皮、车前子、甘草）清心火，如"进士刘华甫，口舌生疮，午前热甚，脉数而有力，用清心莲子饮稍愈"；若口苦作呕，小便淋涩，肝脾火动者，以小柴胡加山栀、酸枣仁、远志、麦门冬清肝脾热，如"一男子唇舌生疮，口苦作呕，小便淋涩，此肝脾火动，以小柴胡，加山栀、酸枣仁、远志、麦门，诸症渐愈"；若不思饮食，大便不实，为中气虚，脾虚不运，用人参理中汤温中益气；若伴手足逆冷，肚腹疼痛，中气虚寒者，寒气凝滞，不通则痛，用附子理中汤温阳散寒；若伴"晡热内热，不时而热"，为血虚证，用八物加丹皮、五味、麦门冬养血祛热；若伴发热，口渴，唾痰，小便频数，为肾水亏证，用加减八味丸补肾水，该书载"六味丸加五味、肉桂各一两，名加减八味丸"；若伴"食少便滑，面黄肢冷"，为火衰土虚，即命门火衰，脾阳不足证，用八味丸温补脾肾；若伴"日晡发热，或从腹起"，为阴虚证，"用四物、参、术、五味、麦门（冬）"补血养阴，若不效，用加减八味丸滋补肾阴；若伴"热来复去，昼见夜伏，夜见昼伏，不时而动，或无定处，或从脚起"，乃"无根之火"，为阳虚火浮，虚火上炎口舌，发为口疮，用加减八味丸及十全大补加麦门冬、五味子，再以附子末唾津调搽涌泉穴，以温补肾阳。

## 2. 牙痛

牙痛最早见于《内经》，始称"齿痛"。本书关于牙痛病证论治，主要见于《齿痛》一篇。"齿者肾之标，口者肾之窍。诸经多有会于口者，齿牙是也。"齿痛与足少阴肾经、足阳明胃经、手阳明大肠经均密切相关。本书对其病因病机、辨证论治均有简要论述，强调其"病症多端，当临证制宜。"

牙痛的病因分外感与内伤，其病机总有虚实两端。脾胃湿热，湿热阻滞经脉，不通则痛，表现为牙痛，齿摇龈露，齿根浮肿，痛不可忍，喜冷饮食，予承气汤清泻脾胃湿热或清胃散清胃燥湿，如"王侍御齿摇龈露，喜冷饮食，此胃经湿热，先用承气汤以退火"，又如"貌云叔父芝岩先生，齿根浮肿，痛不可忍，命貌求治于立翁先生。翁曰：此痛龈浮而不动，属于坤土，乃足阳明脉所贯络也，因胃有湿热故尔。用清胃散加山栀、玄参进一服，应手而瘥"；大肠结热，热邪化火，火热炽盛，上燔齿龈，表现为牙痛伴龈肿痛者，"清胃散治之，重则调胃丸清之"；气机郁滞者，气郁化火，灼烁牙齿而牙痛者，即"六郁而痛者"，予越鞠丸理气解郁；中气不足，虚火上炎，灼烁牙齿，表现为牙痛，恶寒喜热者，予补中益气汤加减，如"宗伯毛三江，胃经虚热，齿牙作痛，用补中益气加熟地、丹皮、茯苓、芍药寻愈"；过度思虑，损伤脾气，气血生化乏源，气血两虚，经脉空虚，不荣则痛者，即"思虑伤脾而痛者"，予归脾汤益气养血；肾经虚热者，虚火上炎灼烁牙齿为病，予六味丸补肾；肾经虚寒，命门火衰，火不生土，脾失健运，牙失所养，表现为牙痛，饮食难化，大便不实者，"还少丹补之，重则八味丸主之"，如"一男子患齿痛，饮食难化，大便不实，此脾肾不足，用还少丹而愈"；风热上犯，热邪循经伤及牙齿，予独活散（独活、羌活、川芎、防风、细辛、生地黄、荆芥、薄荷）祛风清热；大寒犯脑者，寒凝经脉，不通则通，予白芷散祛风散寒；命门火衰，风寒入脑，寒凝不散，经脉痹阻，不通则痛，表现为牙痛连脑，予羌活附子汤（麻黄、黑附子、羌活、苍术、黄芪、防风、甘草、升麻、白僵蚕、黄柏、白芷、佛耳草）温肾阳、祛风寒，如"郑吏部仲冬牙痛连脑，此肾经风寒所犯。用羌活附子汤一服即愈。此症不问冬夏，肾虚者多患之，急用此药可瘥，缓则不救。"

## 3. 茧唇

茧唇，因其外形似蚕茧而得名，与现代医学唇癌的临床表现高度一致。唇癌是头颈部常见的恶性肿瘤之一，本书虽未明确提及唇癌之名，但于《茧唇》篇中有类似描述。本书治疗茧唇以内科方法为主，可供临床参考借鉴。

茧唇的病因主要有三种，即七情动火伤血、心火传授脾经、厚味积热伤脾，与脾密切相关，其治疗大纲为"补脾气，生脾血，则燥自润，火自除，风自息，肿自消"。治疗上以"养脾胃，滋化源"为主。

茧唇者，若因怒而起，唇口两耳肿痛，发寒热，肝经热盛者，予柴胡山栀散加减，清肝泻热，如"儒者杨国华，因怒，唇口两耳肿痛，寒热。余谓怒生热，热生风，用柴胡山栀散，数剂而愈"；若服寒凉药后，伴腹中阴冷，或时出血水，形体骨立，或涎水涌出，或饮食失节，体倦不食，下血如崩，中气不足者，予补中益气汤加减，补脾益气，如"一儒者因劳役感冒，唇生疮，或用四物加黄柏、知母之类而愈。后复作，彼仍用前药，益甚。腹中阴冷，余用补中益气汤加茯苓、半夏，治之而愈"，又如"一男子素善怒，唇肿胀，服清胃等药，时出血水，形体骨立。余用补中益气加半夏、茯苓、桔梗，月余唇肿渐消，元气渐复"；若时胃口嘈辣，胸膈不利，月水不调而衰少，日晡发热，食少体倦，气血两虚者，予归脾汤加减，益气养血，如"一妇人怀抱久郁，或时胃口嘈辣，胸膈不利，月水不调而衰少，日晡发热，食少体倦，唇肿年余矣。余用归脾汤如姜汁炒黄连、山栀，少佐吴茱萸"；伴盗汗如雨，阴虚内热者，予当归六黄汤，养阴清热，如"一妇人怀抱久郁，患茧唇，杂用消食降火，虚证悉具，盗汗如雨，此气血虚而有热也。用当归六黄汤，内黄芩、连、柏俱炒黑，二剂而盗汗顿止"；若伴时出血水，内热口干，吐痰，体瘦，肾阴虚者，予济阴地黄丸（五味子、麦门冬、当归、熟地黄、肉苁蓉、山茱萸、干山药、枸杞子、甘菊花、巴戟肉），壮水之主，如"州守刘克新患茧唇，时出血水，内热口干，吐痰体瘦，肾虚之症悉具，用济阴地黄丸，年许而愈。"

### 四、后世影响

《口齿类要》是我国现存最早的口腔科专著，对后世中医口腔科的发展具有深远影响。本书明析病机证治，立论言简意赅，是中医口腔科医生的必读之书。其治病求本，重视脾胃，多用温补之剂，于细微之处反映了薛己的学术思想及临床经验，不仅对中医口腔科有较高的学术指导意义和临床使用价值，对中医临床各科均有参考价值。

### 五、现存主要版本

明刻本；《薛氏医案》本；1921 年大成书局石印本等。

### ◎ 参考文献

[1] 薛己著，张慧芳校注. 薛氏医案 [M]. 北京：中国中医药出版社，1997.

[2] 龚金莲.《口齿类要》辨证论治精华浅探 [J]. 湖南中医学院学报，1995，

（1）：9－10.

　　[3] 罗冬青. 读《口齿类要·口疮》篇一得 [J]. 山东中医杂志，1991，
（4）：13.

　　[4] 韩文信. 明代薛立斋著"口齿类要"中的齿痛 [J]. 上海中医药杂志，
1958，（6）：32－34.

　　[5] 吴小明. 薛己治疗茧唇验案探析 [J]. 新中医，2016，48（1）：181－182.

# 《妇科心镜》（徐春甫）

## 一、宫廷渊源

### 1. 提要

《妇科心镜》收载于《古今医统大全》中，约成书于 1556 年（嘉靖三十五年），由明代徐春甫编纂而成。本书分门别类对妇人杂病进行病机阐述并附有方药，并认为妇人某些疾病和男子疾病处治方法大致相同，而非苟同古人治妇人别著方论。其中脚气候篇中认为治法与丈夫不同，妇人脱肛候篇中与男子同治。此书是流传较少的一本将男子和妇人病治相比较的妇科书籍，且立法方药俱全，说理翔实，分析透彻，在病因病机学说上，更是深思猛进，发挥颇多，是一本值得深入学习的妇科典籍。

### 2. 著者传记

见《内经要旨》。

## 二、内容精要

### 1. 各卷概要

《妇科心镜》全书分为上下两卷。

第一卷载入极一方总论、产宝方论、博济方论、寇宗奭论、脉候、通用方论、中风门、血风瘾疹瘙痒门、头目眩晕门、干血气痨候、痨瘵候、妇人梦与鬼交候、五心烦热候、妇人恶寒候、恶寒发热似疟非疟候、妇人伤寒候、热入血室候。

第二卷载入痃癖诸气候、妇人癥瘕候、血气心腹疼痛候、血气凝寒小腹痛、妇人心胸嘈杂候、妇人吐血候、妇人大便下血候、妇人尿血候、妇人小便频数候、妇人转脬不得小便候、妇人遗尿失禁候、妇人淋沥候、妇人阴户肿候、妇人阴痒候、妇人阴冷候、大便不通候、妇人泄泻候、妇人滞下候、腰痛候、脚气候、妇人痔漏候、妇人脱肛候、补遗方、妇人赤白带下论、崩漏方论。

### 2. 内容精选

#### （1）辨太阳病脉证并治

夫天地造端于夫妇，乾坤配合于阴阳。须清浊动静之不同，而成象效法之有类。原兹妇人之病与男子不同者，亦有数焉。古方以妇人之病，比男子十倍难治，不亦言之深乎！但三十六病，产蓐一门，男子无之（此集以胎产别编一门，名《胎产须知》），其余外伤风寒、暑湿，内积喜怒、忧思、饮食、房劳，虚实寒热，悉与丈夫一同也，处治大法亦同。宜加详察，不可因其男女而顿有殊也。（《古今医统大全·卷之八十二·妇科心镜上·极一方总论》）

古者治妇人别著方论者，以其胎妊、生产、崩伤之异，况妇人之病比之男子十分难疗。盖女子嗜欲过于丈夫，感病倍于男子，加之慈恋、爱憎、嫉妒、忧患，染着坚牢，性情窒郁，所以为病。情思偏僻，蒂固根深，治之难愈。况于妊娠而夹病也，岂不难矣！不特避其毒药，仍须审其实虚冷热而调治之，无使妄投汤剂，以致实实虚虚之误也。（《古今医统大全·卷之八十二·妇科心镜上·产宝方论》）

按：该部分主要提及天地分阴阳，"阴阳者，血气之男女也"。古书多记载妇人和男子治法各不相同，且难治程度妇人倍于男子十倍。但徐氏另辟思路，认为妇人和男子虽有不同，但有些疾病治法亦有相同之处，对于外感六淫、内伤七情六欲，妇人和男子有相同之处，处治方法亦同。但对于妇人独特的生理构造和易受情志变化的影响，对其治疗时要辨证精准，辨其寒热，调其虚实，定其血气，施以汤药。妇人和男子在疾病治疗的大方向上是一致的，没有太大出入变化，但落实到具体的治疗上要因人而异。

**（2）妇人癥瘕**

妇人癥瘕之病，多由七情不节，所伤饮食，寒温不调，气血劳伤，脏腑虚弱，凝滞不通而成癥瘕。癥者，征也，脏气结聚，推之不移，病形可验，故曰癥。瘕者，假也，结聚浮假而痛，推移乃动，故曰瘕。其发动，腹痛气壅，结滞于胞络，则月经不行，久则成癥瘕之疾也。（《古今医统大全·卷之八十二·妇科心镜下·妇人癥瘕候》）

按：该部分主要讲妇人癥瘕的病机。多因情志致病，导致气血阻滞，瘀血痰浊，形成癥瘕，在临床中十分常见。"癥属血病，瘕属气病"，"癥者有形可征，固定不移，痛有定处；瘕者假聚成形，聚散无常，痛无定处"。中医认为，气为血之帅，血为气之母，气行则血行，气滞则血瘀。气滞血瘀，气聚血凝，痰瘀互结，瘀滞不通，日久而成癥积。癥瘕积聚日久，损伤正气。癥瘕积聚的基本病机以正气亏虚为本，瘀血内结为标，但临床上往往虚实夹杂，应明辨虚实，辨证施治。关于治疗癥瘕治疗原则，《素问·至真要大论》则提出了"坚者削之""结者散之""留者攻之"。临床上狭义的癥瘕多指妇科的盆腔肿瘤，子宫肌瘤、卵巢囊肿较为常见。通常活血化瘀和化痰药并用，但不可攻伐太过，损伤正气，常兼扶助正气的药物。

### （3）女子以血为用

夫血外行于经络，内荣于脏腑。若气血损伤，经络则虚。血行失于常理，气逆者吐血，又怒则气逆，甚则呕血。然忧思、惊恐、内伤、气逆，火载血上，错经妄行，皆吐血也。与男子吐血门参看，处治用药则一也。兹惟切要数方而已。（《古今医统大全·卷之八十二·妇科心镜下·妇人吐血候》）

妇人鼻衄，亦由气血伤动而作也。凡气血调和，则循环表里经络，涩则不散。若劳伤损动，因而生热气逆，流溢入于鼻者，则成鼻衄也。产后见衄者不可治。（《古今医统大全·卷之八十二·妇科心镜下·妇人衄血候》）

脏腑损伤，风邪易入。凡热气在内，令人下血；风气在内，大便血色如豆汁，腹中疼痛。妇人面无血色，时有寒热，而脉浮弱，按之绝者，为下血也。（《古今医统大全·卷之八十二·妇科心镜下·妇人大便下血候》）

由膀胱积热，房事损伤者，多患血尿。当大忌房室，戒酒荤，薄滋味，庶可治疗而得痊也。不守禁者，十不救一也。（《古今医统大全·卷之八十二·妇科心镜下·妇人血虚尿血候》）

按：该部分内容主要论述妇人吐血候、衄血候、大便下血候、尿血候等妇人失血的病机。女子以血为用，正常生理情况下，每月有周期性的月经来潮。除此之外，更因外感六淫、劳倦过度、七情六欲、饮食不节、久病或热病等病因造成出血。如热伤血络，可因外感热邪，亦可内伤七情，郁而化火，造成损伤络脉而引起出血。上文提及"气逆者吐血"，因情志不遂，恼怒过度，肝气郁结化火，火气上逆，气随血行，引起吐血。其出血的病机可以总结为火热熏灼、破血妄行及气虚不摄、血溢脉外。出血的表现众多，也要学会鉴别。对于尿血来说，要与血淋相鉴别，两者出血均为尿道出血，鉴别尤为关键。此外，男子吐血和女子吐血其病机治法有相同之处，始终贯彻徐氏理论，妇人和男子在疾病治疗并未难于十倍。

### 3. 传世名方

### （1）解表剂

**桂枝红花汤**

【组成】桂枝 芍药 甘草（各一钱） 红花（八分）

【用法】上㕮咀，水盏半，姜二片，枣二枚，煎七分，温服。良久，汗出解。

【功用】解表活血。

【主治】妇人伤寒，发热恶寒，四肢拘急，口干舌燥，经脉凝滞，不得往来，宜服。

干地黄汤

【组成】干地黄（一钱）　大黄　黄连　黄芩　柴胡　白芍药　甘草（各七分）

【用法】上㕮咀，水一盏，煎七分。温服，取溏利，汗出解。

【功用】解表清热。

【主治】妇人伤寒瘥后，犹有余气不去，谓之遗热。

当归汤

【组成】柴胡　白术（各一钱）　人参　甘草　赤芍药　当归（各七分）　五味子　木通（各半分）

【用法】上㕮咀，水盏半，姜三片，枣二枚，煎八分，稍热服。

【功用】解表除烦。

【主治】妇人伤寒，喘急烦躁，或战而作寒，阴阳俱虚，不可下，宜服此药。

黄芩芍药汤

【组成】黄芩　白芍药　白术　生干地黄（各一钱）

【用法】上㕮咀，水盏半，煎七分，温服。寒加生姜。

【功用】解表和胃。

【主治】妇人伤寒，口燥咽干，腹满，不思饮食。

**（2）祛湿剂**

三痹汤

【组成】川续断　杜仲（姜汁炒）　防风　桂心　华阴细辛　人参　白茯苓　当归　白芍药　甘草　秦艽　生地黄　川芎　川独活（各半两）　黄芪　川牛膝（各一两）

【用法】上㕮咀为末，每服五钱，水二盏，姜三片，枣一枚，煎一盏，去渣，热服，无时，但腹稍饥服之。有人病左臂不随，后已痊平，而手指不便，无力，服此遂安。

【功用】益气活血，祛风胜湿。

【主治】妇人血气凝滞，手足拘挛。风痹、气痹等疾皆疗。

五痹汤

【组成】片子姜黄　羌活　白术　防风　甘草（炙，各一两）

【用法】上㕮咀，每服四钱，姜七片，煎。病在上，食后服；病在下，食前服。

【功用】祛风散寒，通经活络。

【主治】妇人风寒湿气客留肌肤，手足缓弱，麻痹不仁。

### （3）清热剂

**地仙散**

【组成】地骨皮（二两）　防风　麦门冬（各两）　甘草（炙，半两）

【用法】上锉，每服三钱，姜三片，水煎温服。

【功用】清虚热，养阴液。

【主治】骨蒸肌热，一切劳热烦躁，能生津液。

**秦艽散**

【组成】麦门冬　秦艽　生地黄　当归（各半两）　地骨皮　郁金　苏木（各一分）

【用法】上为末，每服二钱，水一盏，红花少许，同煎七分，温服。

【功用】清热除烦。

【主治】月经有热，血脉凝滞，五心烦倦。

### （4）祛痰剂

**麦冬二陈汤**

【组成】麦门冬　陈皮　半夏　白茯苓　白术　当归身（各一钱）　黄芩（姜炒，八分）　甘草（炙，四分）

【用法】上水盏半，生姜一片，煎七分，食远服。

【功用】祛痰清热，健脾养阴。

【主治】妇人肺火咳嗽，呕吐痰饮。

### （5）理血剂

**胜金丹**

【组成】牡丹皮　藁本　人参　白术　白茯苓　当归　川芎　白芍药　赤石脂　延胡索　肉桂　白薇（各一两）　沉香　甘草（炙，各等分）

【用法】上为细末，炼蜜为丸，弹子大。每服一丸，空心温酒下。凡妊娠临月，服此五六丸，即易产。如无子息，服二十日，当月有好。并治血风、半身不遂，种种疾病，不问年深月久，皆疗，神效。

【功用】安胎催生。

【主治】妇人月水过期不通，久无子息，血癥气痛，四肢浮肿，呕逆心痛，虚烦郁闷，面色痿黄，崩漏带下，寒热蒸劳，颊痛齿疼，血下无度。产前安胎，临产催生下瘀血。血气结块，腹中刺痛，手足顽麻，产后诸疾并治。

**牡丹煎**

【组成】牡丹皮　苦参　贝母　延胡索　赤芍药（各等分）

【用法】为末，炼蜜丸，梧桐子大，米饮吞下二十丸。

【功用】活血理气。

【主治】妇人血隔。

桂枝桃仁汤

【组成】桂枝　芍药　生地黄（各一钱）　桃仁（五枚）　甘草（五分）

【用法】上㕮咀，水二盏，姜三片，枣一枚，煎一盏，空心温服。

【功用】通经活血。

【主治】妇人血瘕，经行过期，小腹下痛。

大硝石丸

【组成】硝石（三两）　大黄（四两）　人参　甘草（各一两）

【用法】上为末，以三年苦酒三升，置铜石器中，先纳大黄，微火熬数沸，常搅不住，至七分。内余药，复熬成膏，至可丸即丸，如梧桐子大。每服三十丸，米饮下，三日用一服。妇人服此，或下鸡肝块，或下米泔、赤黑等物二三升，病即愈。忌风冷、生物、房事。

【功用】活血化瘀。

【主治】妇人七癥八瘕，结聚痞块，及妇人带下绝产，腹中有癥瘕者，当先以此药下之。此药虽下，但去癥瘕，不令人困。

四生丸

【组成】生荷叶　生艾叶　生柏叶　生地黄（各等分）

【用法】上烂研，丸如鸡子大。每服一丸，水三盏，煎一盏，无时服。

【功用】清热止血。

【主治】吐血、衄血，阳乘于阴，血热妄行，宜服此药。

加减四物汤

【组成】侧柏叶　生地黄　当归　川芎（各一钱）　枳壳　荆芥　槐花　甘草（各五分）

【用法】上㕮咀，水盏半，姜三片，枣一枚，煎七分，空心温服。

【功用】清热止血。

【主治】妇人肠风下血不已。

## （6）理气剂

乌药散

【组成】乌药　莪术　桂心　当归　桃仁　青皮　木香（各等分）

【用法】上为细末，每服二钱，热酒调下，无时。

【功用】理气止痛。

【主治】妇人血气攻心，腹胁疼痛，发歇不定。

延胡索散

【组成】延胡索　当归　川芎　桂心（各五分）　木香（磨汁）　枳壳　赤芍药　桃仁（各一钱）

【用法】上㕮咀，水盏半，姜三片，枣一枚，煎七分，热服。

【功用】理气活血止痛。

【主治】妇人血气攻注心腹痛。

**（7）补益剂**

大效内补丸

【组成】川萆薢（四两）　牛膝　五加皮　白术（各二两）　川乌（炮）　枳实　丹参（各一两）

【用法】上为细末，炼蜜丸，如梧桐子大。温酒下二十丸，空心，日午、晚食前各进一服。

【功用】补益虚损。

【主治】妇人禀气虚弱及五劳七伤，脏腑积冷、痃癖、癥块、虚胀，或经脉不调，赤白带下，口苦舌干，面色痿黄，心烦惊悸，头目旋晕，饮食不美，痰涎黏盛，百节疼痛无力，肌肉消瘦，子息不通，服药一月，必有妊，百病皆愈。

调卫养荣汤

【组成】陈皮　白术　当归　生地黄　沙参　麦门冬（各一钱）　牡丹皮　地骨皮（各八分）　桔梗　柴胡梢（各五分）　谷芽（一钱）　甘草（四分）

【用法】上水煎，加莲子、姜、枣。痰中见血，加侧柏枝煎，早晚服。

【功用】滋阴养血，疏肝清热。

【主治】妇人室女一切月经不调，或先或后，或绝闭不通，憎寒壮热，口苦无味，饮食少思，连声咳嗽，烦躁头眩，渐成痨证者，此药主之。

**（8）治风剂**

三生散

【组成】生南星（一两）　生川乌（去皮、尖）　生附子（去皮，半两）　木香（一分）

【用法】上㕮咀，每服半两，水二盏，姜十片，煎六分，温服。

【功用】祛风痰，通络，助阳祛寒。

【主治】卒中，昏不知人，口眼㖞斜，半身不遂，咽喉作声，痰气上壅，无问外感风寒、内伤喜怒，或六脉沉伏，或指下浮盛，并宜服之。兼治痰厥及气虚眩晕，悉有神效。

神仙解语丹

【组成】白附子（炮）　石菖蒲　远志（去心，甘草煎水煮过十沸）　天麻　全蝎（去毒，炒）　羌活　白僵蚕（炒）　牛胆南星（各一两）　木香（半两）

【用法】上为细末，糊丸，梧桐子大，量入辰砂为衣。每服二十丸至三十丸，不拘时，薄荷汤送下。

【功用】祛风化痰，开窍醒神。

【主治】心脾二经受风，言语謇涩，舌强不转，及淫邪搏阴，神内郁塞，心脉闭滞，暴不能言。

何首乌散

【组成】何首乌　防风　白蒺藜　枳壳　天麻　僵蚕　胡麻　苋蔚子　蔓荆子（各等分）

【用法】上为细末，每服二钱，茵陈煎汤，不拘时调服。

【功用】祛风养血。

【主治】妇人血风，皮肤瘙痒，心神烦闷，及血风游走不定。

附子酒

【组成】生附子（不去皮，重一两）　皂角刺（二十一枚）　黑豆（一合）

【用法】上咬咀，分为两处，用好酒两瓶，入上件药，慢火炖，候干过半，两瓶合作一瓶，密封泥头，经两宿。每服一盏，温服，无时，病愈则止。

【功用】温阳通经。

【主治】妇人痛风、血风、身上瘙痒。

## 三、临床运用

### 1. 固护脾胃

徐春甫师从李东垣，学术上十分重视脾胃调治，提出了"脾胃元气说"。他编著的《古今医统大全》，已被列为中国"十大医学全书"。《妇科心镜》收入《古今医统大全》，分别载入第八十二卷和八十三卷。关于妇人疾病治疗，徐氏也十分重视固护脾胃，如在带下病和崩漏病发病病机上有充分体现。《妇科心镜》言："凡妇人女子赤白带下，多由脾胃湿热所致。"讨论狭义带下病。"白多为气虚，赤多为血热。久之，渐次虚寒，面黄体瘦。始初须是调胃健脾，清热渗湿……延患既久，脾胃渐弱，至于月经不调，甚则淋沥崩中，遂成大患，调治费工。"讨论带下病发病过程与转归。

不仅在发病病因上重视脾胃，在治疗上尤为推崇固护脾胃，强调"调胃健脾，清热渗湿，如六君子汤、五苓散加姜炒黄连之属"，带下病久，"须方药合宜，庶可获效，如人参黄芪汤、补中益气汤为主，加升固之药是也"，以调胃健脾、补中益气、收敛固涩止带为大法。在崩漏的治疗上也以"大补气血，养脾升固"之法为要。

**2. 妇科杂症**

在妇科杂症，徐春甫提出阴痒之病因有虫蚀、房室、湿蓄与热壅等，"阴痒多是虫蚀所为，始因湿热不已，故生三虫……在室女及寡妇，多因欲事不遂，思想所淫，以致气血凝于阴间，积成湿热，久而不散，遂成三虫，则有此疾。有妇房室过伤，以致热壅，故作肿痒内痛，外为便毒。""阴痒"，又称"阴门瘙痒"，指女子外阴及阴道瘙痒，甚则痒痛难忍，坐卧不宁，或伴带下增多者。本病始见于《肘后备急方·治卒阴肿痛颓卵方第四十二》："阴痒汁出，嚼生大豆黄，涂之，亦疗尿灰疮"。阴痒者，多因脏腑虚损，肝脾肾功能失常，湿蕴而生热，湿热生虫，虫毒侵蚀，导致外阴痒痛难忍。病因有肝肾阴虚、脾虚血少、肝经湿热、湿虫滋生等。临床常用外洗药有蛇床子、花椒、白矾、荆芥、吴茱萸、苦参、艾叶等。《古今医统大全·卷之八十二·妇科心镜下·妇人阴痒候》中也提及多个方子，如椒茱汤、大黄散、杏仁膏等。"椒茱汤，治妇人阴户痒不可忍，惟以热汤泡洗，不能住手者。"

## 四、后世影响

《妇科心镜》在继承与借鉴前人的同时，不断创新，对妇人常见病机说理透彻，病名分类精准，在《古今医统大全》中占有重要地位。钦差提督汤世隆评价："其条分缕析，随论折衷，如纲之在网。"该书丰富和发展了中医妇科学的内容，收载妇科疾病内容全面，囊括各种妇人疑难杂症，是一本承前启后的妇科专著，在中医妇科发展史上留下光辉的篇章。

## 五、现存主要版本

明隆庆四年庚午（1570）陈长卿刻本德聚堂藏板；日本万治三年庚子（1660）刻本。

◎ **参考文献**

［1］徐春甫.古今医统大全［M］.合肥：安徽科学技术出版社，1995.

［2］黄孝周．新安妇科学术成就评析［J］．安徽中医学院学报，1995，（1）：17－18．

［3］雷江艳．徐春甫论治带下病特色初探［J］．陕西中医药大学学报，2017，（4）：20－21．

［4］马箫霜．中医治疗阴痒的辨证治疗浅议［J］．世界最新医学信息文摘，2017，58：150＋152．

［5］阳国彬，刘松林，梅国强．《伤寒杂病论》癥瘕积聚的辨治特色探析［J］．中华中医药杂志，2018，（9）：3825－3827．

［6］赵华，曹岩，王洪彬，等．古代医籍中阴痒外洗方用药浅析［J］．中医外治杂志，2018，（3）：58－59．

# 《幼幼汇集》（徐春甫）

## 一、宫廷渊源

### 1. 提要

《幼幼汇集》为明代著名医家徐春甫所著的一部儿科学专著，共三卷，包括新生儿护理、小儿哺养调护及小儿常见疾病。注重对小儿病因病机的论述，理法方药无不具备，具有丰富的临床价值。

### 2. 著者传记

见《内经要旨》。

## 二、内容精要

### 1. 各卷概要

全书共 3 卷。

上卷论述新生儿调护方法、小儿常见杂病的诊治，附有相应歌诀，还论述了婴幼儿常见病如胎肥、胎惊、急慢惊风、夜啼等疾病的病机及论治。

中卷论述脾胃、疳证、痢疾、蛔虫、咳嗽等疾病的病机及论治。

下卷论述诸汗、便血脏毒、五软五硬、行迟、语迟等疾病的病机及论治。

### 2. 内容精选

#### （1）医小儿

夫医之道，诚为难矣。故治小儿为尤难。孙真人云：能医十男子，莫医一妇人。何也？男子者，荣卫气壮，妇人血脉相冲兼产，又难为治。《千金》云：妇人之病比男子十倍难疗。又云：能医十妇人，莫医一小儿。何也？妇人可以问病，血气尚全，小儿言语不能，精神未备，切脉难凭，故曰难。（《幼幼汇集·卷上》）

按：孙思邈云："能医十男子，莫医一妇人。"缘因男子气血旺盛，而妇人相对男子体弱，病又涉及经带胎产，故难治。其又云："能医十妇人，莫医一小儿。"因小儿言语不能，脏腑娇嫩，精神未备，气血未充，光凭切脉难以辨证，且小儿为纯阳之体，病情变化迅速，需及时治疗，不可贻误病机，故相比成人之病更加难以治疗。

#### （2）小儿无患歌

孩儿常体貌，情态貌殊然。鼻内干无涕，喉中绝响涎。

头如青黛染，唇似点朱鲜。脸方花映竹，颊绽水浮莲。

喜引方才笑，非时手不宣。纵哭无多哭，虽眠不久眠。

意同波浪静，性若镜中天。此子俱安吉，何愁患再缠。（《幼幼汇集·卷上》）

按：本段为描述小儿健康时体貌、神态时的歌诀。小儿身体状况良好时，气色红润，头发茂密乌黑，"脸方花映竹，颊绽水浮莲"，鼻部、喉部无异常分泌物，开心时会笑，平时安静而不喧闹，不会哭而不止，亦不会久眠，性情若镜中云天一般澄澈宁静，这样的孩子身心俱安和，不会疾病缠身。

### （3）小儿得病之源

喜属心，大喜后乳食则伤其心。钱氏曰：心主惊。惊是痫也。《素问》云：暴怒伤阴，暴喜伤阳。孙真人云：伤阴则泻，伤阳则惊。通真子云：喜后饮水，伤于三焦，多成喘急。

钱氏云：哭属肺，大哭后乳食则伤肺，肺气逆则作吐泻，肺与大肠为表里，故泻也。（《幼幼汇集·卷上》）

按：徐氏认为，哺乳时需乳母、乳儿俱平和，若在小儿大喜、大哭、大饥、大惊、当风、啼哭未定之时哺乳，易使小儿患各种疾病。如小儿大喜之后哺乳，易伤心气，引起惊痫；小儿大哭后哺乳，易伤肺气，肺气上逆引起吐泻；小儿啼哭未定之时，便将乳头纳入其口中，使上逆之气不得消散，结聚成瘿瘤。

### （4）积滞门

但凡小儿有积，面目黄肿，肚热胀痛，好困恶食，小便如浆，大便或秘或溏，啼哭夜烦，便利无禁，粪白而酸，此皆积证也。然有乳积、有食积、有气积，要当明辨。吐乳泻乳，其气酸臭，此由叫啼未已，以乳与儿，停滞不化，是为乳积；肚硬带热，渴泻或呕，此由饮食无度，多餐过饱，饱后即睡得之，是为食积；腹痛啼叫，利如蟹沫，此因触忤其气，荣卫不和，淹延日久得之，是为气积；有时时泄下清水，如生草汁，是受惊而后有积，烦闷啾唧，常似生嗔，名为惊积。小儿医者，亦惟因其重轻虚实而治之可也。（《幼幼汇集·卷中》）

按：本段论述小儿积滞症状及病因。小儿积滞常见面目黄肿，肚热胀痛，恶食困乏，小便色浓，大便或秘或溏，啼哭夜烦，便利无禁，粪白而酸臭等。临证时需分清乳积、食积、气积、惊积等而疗之。小儿吐泻乳汁，气味酸臭，是为乳积，多由啼哭未已，以乳与儿，小儿气顿，乳汁停滞不化导致；小儿肚皮触之硬而发热，口渴，腹泻或干呕，此为食积，多由饮食无度，多餐过饱，饱后即睡得之；小儿腹痛啼叫，下利如蟹沫，为气积，多因触忤其气，荣卫不和，久而得之；小儿泄下清水，如生草汁，烦闷不安者，是受惊而后有积，名为惊积。

**3. 传世名方**

**（1）解表剂**

*参苏饮（卷中）*

【组成】人参 苏叶 葛根 前胡 半夏曲 茯苓 陈皮 枳壳 桔梗 甘草（各等分）

【用法】上㕮咀，每服三钱，姜、枣煎服。

【功用】解表散寒止嗽。

【主治】治婴儿感冒风寒，发热头痛，咳嗽痰涎，并宜服之。

**（2）祛湿剂**

*大橘皮汤（卷中）*

【组成】陈皮（两半） 木香（二钱半） 滑石（六两） 槟榔（三钱） 茯苓（一两） 猪苓 白术 泽泻 肉桂（各半两） 甘草（一钱）

【用法】上㕮咀，每服三钱，水一盏，煎服。

【功用】行气利湿。

【主治】治湿热内攻，腹胀水肿，小便不利，大便滑泄。

**（3）解热剂**

*木通汤（卷上）*

【组成】木通 扁豆（各五钱） 大黄 赤茯苓 甘草（各三钱） 瞿麦 滑石 山栀子 车前 黄芩（各一钱）

【用法】上水盏半，灯心十茎，薄荷五叶同煎。

【功用】清热解毒。

【主治】治小儿胎热，诸热、肠腑闭涩，疮毒丹斑，母子同服。

**（4）消导剂**

*丁香烂饮丸（卷中）*

【组成】丁香皮 甘草（炙，各一钱） 砂仁 益智仁（炒） 甘松（各二钱） 丁香 三棱（炮） 木香 莪术（炮，各一钱） 香附子（半两）

【用法】上末，蒸饼丸，绿豆大。每服五七丸，白汤下。

【功用】芳香化积。

【主治】治小儿饮食所伤。

*快膈消食丸（卷中）*

【组成】砂仁 橘红 三棱（煨） 蓬莪术 神曲（炒） 麦芽（炒）（各半两） 香附子（一两，炒）

【用法】上末，面糊丸，绿豆大，食后紫苏汤下二十丸。

【功用】消食化积。

【主治】宽中消宿食。

**（5）理气剂**

匀气散（卷下）

【组成】桔梗（一两炒）　陈皮（去白，半两）　砂仁　茴香（各二钱）　白姜（炮，钱半）　甘草（炙，二钱）

【用法】上为细末，滚白汤调下，冷疝腹痛，烧盐汤下，食前服。

【功用】温下理气。

【主治】治婴儿调补通利后及冷疝腹痛，气滞不和。

木香槟榔丸（卷中）

【组成】郁李仁（去皮）　皂角（去皮，炙）　半夏（泡）　枳壳　青皮　杏仁（去皮，尖，炒）　木香　槟榔（各一钱）

【用法】上为末，另将皂角四两，用水一碗，熬成膏，入炼熟蜜少许，丸绿豆大。每服十丸，食后姜汤下。

【功用】疏导三焦，宽利胸膈，破痰逐饮，快气消食。

【主治】食积痰饮。


## 三、临床运用

### 1. 积滞

积滞是指小儿乳食不节，停积中脘，食滞不化所导致的一种胃肠疾患。以不思乳食，食而不化，腹部胀满，大便不调多见，预后大多良好，经久失治可发展成疳证。

**（1）病机脉候**

《活幼心书》云："小儿所患之证，皆因乳哺不节，过食生冷、坚硬之物，脾胃不能克化，停积中脘。"徐氏认为，小儿积证包括乳积、食积、气积，治疗时需根据相应症状明辨。脉候上，《脉诀》云："小儿脉沉缓为伤食。右手气口脉大于人迎一二倍为伤食。宿食不消即右关脉沉而滑。"经云："脉滑者，有宿食也。"虎口脉纹黄色为脾家有积。《脉经》云："小儿脉沉者为乳不消。"

**（2）治法**

徐氏认为，小儿积滞初得之时，不论乳积、食积、气积，先以木香丸、消积丸之类治之，惊积则以辰砂膏或青龙丸，量轻重而疏导之，之后仍以调气和胃之法取愈。"故东垣云：食者，有形之物，伤之则宜损其食，其次莫若消导，丁香烂饭丸、枳术丸之类主之。"伤食者应以节食为主，其次以消导之法治之，予丁香烂饭丸之类理气助运化。"稍重则攻化，三棱消积丸、木香见呃丸之类主之。"若食积较重，则在消导基础上，应加少许攻下之品，用三棱消积丸之类。"尤重，或吐或下，瓜蒂散、备急丸之类主之，以平为期，不可太过。"若食积严重伴吐下，以瓜蒂散、备急丸之类涌吐或泻下，去其积滞，以平为期，不可伤正。小儿食积本已伤脾胃，若再损其正气，则预后不佳。

**2. 伤寒**

**（1）病机脉候**

"按仲景《伤寒论》云：春气温和，夏气暑热，秋气清凉，冬气冷冽，此四时正气之序也。惟冬时严寒，去寒就温，不致于伤。偶然触冒，名为伤耳。"伤寒为冬日感触寒邪所致，若冬日感邪，藏于肌肤，伏而不发，至春而发者，为之温病，至夏而发者，为之热病。与感受四时乖戾之气所致的"春应暖而反寒，夏应热而反冷，秋应凉而反热，冬应寒而反温"不同。小儿伤寒多因禀赋怯弱，乳母解脱衣服不避风寒所致，患病之后多啼哭、发热，无法言明致病之由，摸脉亦无法明确。初得之时，婴幼儿以虎口三关脉纹红色验之。稍年长者，则以一指按其三部脉，据左手脉之紧盛，喘急、憎寒、心气热、呵欠、项急者，是伤寒也。恶寒欲衣者，是为表证。恶热不欲衣者，喜露出头面，扬手踯足，烦渴，大便干燥，喘气粗者，是为里实证。若头额冷汗涔涔，四末凉，呼出冷气，面色黯淡，大便清稀者，此为阴证。视其小便颜色，可知有无里热，观其小便清浊，可以知里证之轻重。进行周密观察之后，方可决定汗下清温之法。

**（2）治法**

徐氏认为，冬时恶寒，腠理闭密，当以辛温之药如桂枝等治之。然风与寒常相因，寒则伤荣，恶寒头痛，脉浮而无汗，以麻黄汤开发腠理散邪，得汗则愈。风则伤卫，头痛恶风，脉浮缓而自汗，则用桂枝汤充塞腠理以散邪，汗止即愈。若夫荣卫俱伤，须大青龙汤。若非冬时恶寒头痛之证，则宜辛凉之剂，如羌活冲和汤，通表里以和之则愈矣。若邪气过经，在乎半表半里、肌肉之间，脉则不浮不沉。外证在阳明则目疼鼻干，不得眠，脉洪而长，以葛根解肌汤、升麻汤治之；在少阳则胸胁痛而耳聋，脉见弦数，以小柴胡加减以和之。若邪气传入里，外证悉罢，已无头痛恶寒之症，脉见沉实，出现实热，谵语，恶热，六七日不大便，口燥咽干而渴，轻者宜大柴胡汤，重者则宜三承气汤。孩童比之大人，治法相同，剂惟轻缓。

## 四、后世影响

《幼幼汇集》被徐氏纳入《古今医统大全》丛书当中，总结了婴幼儿调护法、儿科常见病证之病因病机及治法方药，体现了其儿科疾病治疗思想，对后世治疗儿科疾病具有启发意义。

## 五、现存主要版本

明隆庆四年庚午（1570 年）陈长卿刻本德聚堂藏板；明万历刻本；明刻本；日本明历三年丁酉（1657 年）立野据金陵唐氏刻本重刻本；日本万治三年庚子（1660年）刻本；日本半半堂抄本（十八卷）；1996 年中医古籍出版社据明嘉靖三十六年陈长卿刻本影印本等。

### ◎ 参考文献

[1] 徐春甫. 古今医统大全 [M]. 合肥：安徽科学技术出版社，1995.

[2] 王一辰. 古代医籍中小儿起居调养的文献研究 [D]. 北京中医药大学，2019.

# 《痘疹泄秘》（徐春甫）

## 一、宫廷渊源

### 1. 提要

《痘疹泄秘》为明代著名医家徐春甫所著的一部痘疹专著。是书论述了痘疹之病机、症状、治法、方药。其对小儿痘疹疾病的发展进程及治法方药论述细致，卓然成一家之言，具有重要的临床价值。

### 2. 著者传记

见《内经要旨》。

## 二、内容精要

### 1. 各卷概要

全书分为4个部分。

第一部分论述痘疹病机，包括痘、疹之病因、分经、兼证、变证及预后。

第二部分为痘疹之观候，通过痘疹外观及小儿症状，判断病势之轻重缓急。

第三部分论述痘疹治疗及调摄预防方法，包括解热稀痘、始终调摄、解表、攻里、预防痘疹法等。

第四部分为痘疹用药及验方，包括痘药正品及通治诸方，论述治疗痘疹之中药药性及验方功效。

### 2. 内容精选

#### （1）痘疹二证表里不同

痘之与疹，虽皆中于胎毒，其原虽同，其证则异。原孕成之初，先有脏而后有腑。脏乃积受之地，腑乃传送之所。脏属阴为里，故其受毒为最深，而痘所以久热而难出；腑属阳为表，故其受毒浅，而疹所以暴热而易生。（《痘疹泄秘·病机》）

按：本段论述痘、疹之病机，并比较二者不同。徐氏认为二者皆因中胎毒起病，但证候不同。胎毒之概念成熟于明清时期，认为其是在胎儿形成前或胎儿期，由于父母嗜食辛辣甘肥，或五志过极化火，房事过度，或孕母感受外来之邪，形成胎毒内蕴，导致小儿出生后患湿疹、鹅口疮、麻、痘等疾病。痘为脏受胎毒，疹为腑受胎毒。胎儿孕育之时，先成脏而后有腑。脏属阴为里，故其受毒最深，故痘证往往发热久而难出；疹属阳为表，其受毒较浅，故疹易起，往往伴随高热。

**（2）出痘辨吉凶**

发热三五日而痘出者，吉也。发热一日而即痘出者，凶也。

痘出作三日先后出者，吉也。一齐尽出，痘遍周身者，凶也。

痘初出，报于鼻准、口腮、年寿、印堂，如粟粒，如黍米，淡红色者，吉也。初报于承浆及两颧、右鬓际，如蚊咬或如紫黑斑者，凶也。

胸背手足五心无痘者，吉也。有曰：不怕五心有痘，只怕原疮泄漏。原疮乃是未痘之先有疮，泄去脓血，斯为凶也。不然，五心稀有，亦不妨事。

痘出稀疏，圆粒高起得数者，吉也；出如蚕种，稠密平塌者，凶也。

痘出圆粒高起，根窠红滑，头顶光润，脚有线者，吉也。痘出不起，低塌陷顶，白色，或如茱萸或如血癍者，凶也。

痘出安静，饮食、二便如常者，吉也。出后烦躁，犹发大热，喘渴，或泻或惊，气促腹胀，不思饮食者，凶也。（《痘疹泄秘·病机》）

按：本段为出痘辨别吉、凶之法。出痘的部位、痘疹外观及出痘时间皆提示痘疹之吉凶预后。发热三至五天后出痘为吉，发热一日即出痘者为凶；痘分三日先后而出为吉，一日尽出，出遍周身为凶；痘初发于鼻准头、口腮、印堂，如粟粒大小，淡红色者为吉，痘初报于承浆穴处及两颧、右鬓际处，外观如蚊咬或如紫黑斑者为凶；胸、背、手、足五心无痘者为吉，反之为凶；痘出稀疏，圆粒高起，头顶红润者为吉，痘出密集，痘形平塌，色白者为凶；痘出时安静，饮食、二便正常者为吉，痘出时烦躁，喘渴，不思饮食者为凶。临床不可不据此悉心分辨。

**（3）形证轻重**

痘疮观其形证则知轻重。轻者不必服药，重者宁不早图而救治乎？凡痘疮已出未出，大便秘，小便赤涩，发热口渴，为里热，可用凉血解毒，润便利水，消毒饮、四圣散之类。凡先后吐泻不食初见，须速调之。若稍延缓，致令元气虚惫，必致难救。其有实证轻顺，俱不必服保元汤诸补药。若里实而用补剂后，必结痈余毒；表实而用补剂，则必斑烂溃痛。（《痘疹泄秘·观候》）

按：本段论述痘疹之形证轻重与用药。痘疮观其长势、外形，可知其疾病轻重。轻者无需服药，痘疮出尽，结痂掉落而自愈。重者需把握治疗时机，避免贻误病情。若出现大便秘结、口干、发热、小便赤涩等症状，为里热实证，治疗应予凉血解毒、润便利水之类；若出现呕吐、泄泻、纳差等症状，为正气不足之候，需速调补之，若稍延缓，使正气虚惫，则救治困难，预后欠佳。若表里实证明显，不可用补剂，滥用补剂使表里气机壅滞，可能出现结痈、斑疹、溃烂等变证。

### （4）始终调摄法

痘疮始终调摄之法不可不慎。自发热而至落痂，皆要随时观证，早为治疗，则无焦头烂额之客。则凡用药惟以中和，不可猛浪。其始如解表发散之剂，且与参苏饮一二服，热犹甚，复用三酥剂微汗之。如内热惊搐者，且与犀角汤、辰砂益元散。若犹甚者，方可与大黄丸微利之。始宜中和，不可妄汗、妄下，次宜因时审证调理之。风寒及饮食谨忌防，杜恶气。忌防即父母房室，外人不洁，不可近身在，恶气则动厕、食蒜饮酒之类，皆要道也。（《痘疹泄秘·治法》）

按：本段论述痘疮治疗原则及调摄方法。小儿脏腑娇嫩，病情变化迅速，故痘疮从发热至落痂，皆要随时观察、调养，不可掉以轻心，以防发生变证。治疗时需时刻顾护正气，治法宜和缓，不可过用发散、泻下之品，以防邪气内陷，疾病加重。治疗过程中应当随时根据其证候调理之，避风寒，不过食肥甘厚味，避免接触外界环境，以免交叉感染。

### （5）痘疹当分轻重缓急治之

病深药浅不能去病，病浅药深真气受弊。用药之法当看轻重缓急。轻者重治，有伤正气。重者轻治，邪气不能除。缓者急治，恐有过伤。急者缓治，有误大节。如痘不快之轻者当以参苏饮微解助之。若重，用酥饼、麻黄之类发之。如痘里虚表实，或被风寒折重而不能出者，当以三酥饼、麻黄之重剂发之。若用轻剂发之不透，邪气留连，恐复为患。如痘疮饮食稍减之缓病，或大便微溏泻，则胃气内虚，宜用温补。强加饮食，反有过伤。如内邪太盛，惊搐烦闷，一刻不安、喘咳逆壅、二便不通之急证，当急用承气汤或百祥丸利之可生。若是犹豫，且进清凉缓药，必致死亡。此所以轻重缓急亦不可不熟玩也。（《痘疹泄秘·治法》）

按：本段论述治疗痘疹之用药轻重。病深药浅者不能疗病，病浅药深则易折损正气，故掌握用药之轻重缓急格外重要。痘疹发之不快，轻者可用参苏饮发表，鼓舞正气，助其外达，重者需用麻黄、酥饼之类发表。若风寒郁表，阻碍痘疹外发者，需用三酥饼、麻黄重发其表。此时误用轻剂，会使痘疮发之不透，邪气留连，恐有复发之患。若内邪太盛，里实证严重，出现喘闷、二便不通之急症者，需急用承气汤或百祥丸泻下，此时若只予清凉缓剂，恐贻误病情，有性命之忧。

### 3. 传世名方

#### （1）解表剂

*参苏饮*

【组成】人参　紫苏　桔梗　前胡　陈皮　半夏　茯苓　甘草　枳壳　干葛

【用法】上水一盏，姜三片，枣一枚，煎五分，服无时。

【功用】解表发散。

【主治】小儿发热，憎寒咳嗽，或遇天时，或感风寒异气，疑似之间，最宜服此发散。

惺惺散

【组成】人参　白术　白茯苓　苦桔梗　细辛　栝萎根　甘草（各等分）

【用法】为细末，每服一钱，水一盏，薄荷三片同煎，去滓，温服无时。要和气入姜煎。

【功用】解表散寒退热。

【主治】小儿风寒，时气发热必作痘疹，宜服此。

紫草膏

【组成】紫草　甘草（各二两）　麻黄（去节）　白附子（各一两）　僵蚕（十个，炒）　全蝎（十个）

【用法】上为细末，另将紫草一两锉，煎，去滓，熬成膏，又用蜜一两，好酒半杯炼过，同紫草膏和，搅匀，入前末，药丸如皂角子大，每服一丸。

【功用】发表退热解毒。

【主治】红紫黑陷，用紫草汤化下，轻者温酒下，淡白黑陷虚寒者，好酒化下，热服。发热初，煎败毒散化下，表汗亦能稀痘。风寒者参苏饮化下，发惊者，薄荷灯心汤下。此药兼治风痫。痘疹出不快者最稳，医宜常蓄为妙。

### （2）补益剂

保元汤

【组成】人参（一钱）　黄芪（二钱）　甘草（五分）

【用法】上水一盏，加姜一片，煎五分，不拘时服。血虚而燥，大便闭涩，加当归、川芎；痘白灰陷顶者、有寒者，加肉桂；渴烦而躁，加麦门冬；泄泻者，加白术、茯苓；小便不利，车前子或合五苓散调入；热甚者，加黄芩。

【功用】补气回元。

【主治】治痘令其内固外护，扶助阳气则气旺血附，气血无恙，一身之元气可保而无坏乱矣。区区痘毒藉此领载，则何难出之有？惟其有回生起死之功，转危就安之力，故曰保元。夫保元汤辅补元气，气载血，血载毒，则痘自无内陷而为害者矣。

异功散

【组成】木香　丁香　肉豆蔻（面煨）　官桂　附子（制煮熟，去皮，脐）当归　人参　白术　陈皮　半夏　茯苓　厚朴（姜炒）

【用法】上皆等分，附子减半，共为细末，每服一钱，水一盏，姜三片，煎四分，温热服。

【功用】温中回阳。

【主治】痘疹虚寒极甚，阳气将绝，泄泻，饮食不进，四肢冷，灰白顶陷，不灌不起，宜此。

### 三、临床运用

本书所论痘疹含义较为广泛，包括了现代医学所指的麻疹、幼儿急疹、风疹、水痘等以皮肤黏膜出现各种形态的斑丘疹或疱疹为主要特征的一类疾病，其中以斑丘疹为主的麻疹、风疹、幼儿急疹等疾病，为"痘疹"之"疹"，以疱疹为主的水痘，为"痘疹"之"痘"。水痘有红斑、疱疹、丘疹、结痂同时存在的特点。本部分将结合原文，试讨论徐氏治疗痘疹之临床思想、治法方药。

**1. 病机**

徐氏认为痘疹皆由中胎毒引起，胎儿在未成形期或胎儿期感受胎毒，蕴结体内，遇外因而引发痘疹。痘常触天行时气而出，疹则常由中风寒而引发。痘为脏中胎毒，病位较深，病情较重。疹为腑中胎毒，病位较浅，病情较轻。痘疮出于脏，发于肌肉、血脉之间，故常先起红斑，后逐渐成痘；疹出于腑，发于皮肤之下，出于皮肤之上。世俗有"痘难疹易"之说，徐氏则认为疹证若外感深中，胃气原弱，又或因泻利而疹出不快，或发之未透而随隐随现，日久邪气渐入于胃，必泻下不已而病情加重，预后不佳。所以亦不可轻视疹证。

临床若见痘疹并发，则为两感岁气，脏腑气机逆乱，表里俱病所引起，为不顺之候。如痘稀疏，可用升麻汤发起疹，疹发散而痘出，再根据其证候随诊。若痘出密集，则不可用发散解疹之法，疹虽解而重伤气血，终难痊愈。治疗上惟以匡扶正气，保养脾胃，调和气血为主。

**2. 观候**

徐氏将痘、疹证总结分为轻、重、半轻半重、轻变重等不同程度的证候，轻症可不必服药，疹退痘出，结痂而愈；重症则需尽早救治，以免病情加重。若痘疹作三四次出尽，头、目、胸腹部稀少，外观大小不等，肥满光泽，色泽红者为轻症；痘疹一齐并出，分布密集，腹胀，头温足冷，皮肤赤色，伴随吐泻者为重症。若发时痘、疹并见，外观外部黑、根角赤，为半轻半重之症。若妄汗妄下，正气内亏，调摄不当，轻症可以向重症转化。

徐氏还总结了不食多渴、戛齿噤牙、憎寒困倦、烦躁体热、吐逆泄泻、疮作黑陷、大小便涩、痈块壅肿、喘急痰盛、声哑气噎、肠中鸣等 11 种首尾可畏之危症，若出现此类证候，提示病情凶险，预后不佳。若出现两种以下危症，患儿饮食如旧，则尚有机会转愈，若患儿胃气不佳，纳食变差，则预后情况不理想。除此之外，痘、疹发之季节、颜色及患者的饮食、二便状况、寒热均可提示疾病吉凶预后，当密切关注。

### 3. 治法方药

#### （1）解热稀痘

小儿痘疹始作，与伤寒类似，当以解热稀痘为要。若患儿忽冷忽热，咳嗽足冷，面颊赤，呵欠烦闷者，以解毒发散为法，可用惺惺散、参苏饮、人参败毒散；若惊搐，大便不通者，宜与保龙丸，于解毒药中少加熟大黄以泻下，疏利气机，使其热邪发出自顺。若天气反常，冬季温暖而出痘，或时气感染，痘疹盛行，可服三豆饮、稀痘丹预防发作。

#### （2）攻里

攻里一法，在痘证进展过程中出现变证时使用。当因证而施，里实证明显时，攻里之法亦有回生之妙。王安道曰："识病机者则乌头可以活人，昧证候者则人参可以殒命。保元汤与大黄汤亦若是也。保元汤助气血，为治痘之常；大黄汤攻内里，为治痘之变。"

#### （3）托里

托里之法使疮毒内托，邪气不致于内陷，为治疗痘、疹之关键。痘证毒邪在脏，深蕴难出，若出现不灌浆、内陷、倒靥、不结痂、不脱落、痈毒等证，为预后不佳之征兆，此时需用托里之剂匡扶正气，托邪外出。虚者可用补中益气汤，热毒深者加黄连、牛蒡子，虚寒者加姜、桂。

#### （4）养胃

养胃为养正固本之法，痘、疹无故泄泻，预后不佳者，可用养胃法治之。调脾胃，节饮食，胃气恢复，则中气充足，正气有力与邪气抗争。治疗胃气弱，纳食差者，以四君子汤为主随症加减。若泄泻不止者，急以豆蔻丸、参茯散之类治之，以防中气虚弱，毒邪内陷。

## 四、后世影响

《痘疹泄秘》系统总结了儿科痘疹病证之辨证论治及其方药，并重视其预防及调摄。病机上，提出痘疹之胎毒致病理论，认为其属心经发病，用药上亦有侧重；症状上，提出形证轻重、首尾可畏及顺逆险候，对观察小儿痘疹疾病进展具有启发意义；治疗上，主张辨证论治，审时用药，时刻顾护正气。徐氏之思想、经验，对后世治疗小儿麻疹、水痘、手足口病等出疹性疾病具有重要的临床参考价值。

## 五、现存主要版本

明隆庆四年庚午（1570 年）陈长卿刻本德聚堂藏板；明万历刻本；明刻本；日本明历三年丁酉（1657 年）立野据金陵唐氏刻本重刻本；日本万治三年庚子（1660 年）刻本；日本半半堂抄本（十八卷）；1996 年中医古籍出版社据明嘉靖三十六年陈长卿刻本影印本。

## ◎ 参考文献

[1] 徐春甫. 古今医统大全 [M]. 合肥：安徽科学技术出版社，1995.

[2] 黄辉，蒋宏杰，万四妹，等. 明代新安医学家徐春甫医案选介 [J]. 浙江中医杂志，2016，（1）：69 – 70.

[3] 黄辉，万四妹，朱来顺，等. 新安医家徐春甫生平事迹考辨 [J]. 安徽中医药大学学报，2016，（1）：8 – 11.

[4] 罗光芝，张成博，韩成恩，等. 中医儿科胎毒理论源流考 [J]. 山东中医药大学学报，2019，（2）：171 – 174.

# 《红炉点雪》（龚居中）

## 一、宫廷渊源

### 1. 提要

《红炉点雪》为明代医家龚居中所著的一部论述痨瘵的专著，痨瘵是指具有传染性的慢性消耗性疾病，或称"肺痨"。该书阐述了痨瘵的病因病机、辨证论治和预防调护。全书虽贯以痰火之名，却并非论治痰火实证，如本书《痰火证论》篇所说："因其（痨瘵）有痰有火，病名酷厉可畏者，故今人晦之曰痰火也。"由此可知，"痰火"一词在当时是对痨瘵的晦名。后人据书前邓志谟所题序中有"红炉飞片血，龙虎自相随"一句，将书名改为《红炉点雪》。

### 2. 著者传记

龚居中，江西金溪人，字应圆，号寿世主人，又号如虚子。其生年不详，卒于清顺治三年（1646 年）。明代肖京《轩岐救正论》记载："万历年间，江右世医龚应圆，一代良工也。"龚居中生活于明末清初，为明代晚期太医院医官，曾任太医院院司。《福寿丹书》桂绍龙序中记载："应圆初习举子业，能属文，髫年善病，因弃而学医。"龚氏幼年以读书科举为业，因体弱多病而弃文习医，他精通医理，临床经验极为丰富，擅长内、外、妇、儿诸科。著作有《红炉点雪》《外科活人定本》《外科百效全书》《幼科百效全书》《女科百效全书》《小儿痘疹医镜》《福寿丹书》等。

## 二、内容精要

### 1. 各卷概要

《红炉点雪》共 4 卷。

卷 1、卷 2 主要列述有关痰火痨瘵各证的鉴别诊断与治疗，其中痰火证论、痰火证治、痰火辨惑、痰火玄解、痰火绪言 5 篇，主论痰火成因、痰火病机及痰火诸症的未病先防、辨证论治。后附痰火咳嗽、痰火失血、自汗盗汗、梦遗滑精、火病胁痛、惊悸怔忡健忘、结核、肺痿肺痈、火病寒热、潮热、骨蒸、失音、咽痛、泄泻、传尸鬼疰诸症的治疗，最后附痰火诸方补遗。

卷 3 载六味丸方论、大造丸方论、脏腑虚实标本用药式等 11 篇，叙述了痰火杂症补遗，着重叙述了痰火痨损的脉候，兼列补泻用药等项，指导后人根据脉症和脏腑虚实遣方用药。

卷4首论灸法，载痰火灸法、制艾法、取火法等，次论将息调护，载痰火戒忌、却病秘诀、却病延年一十六句之术，运识五脏升降法、动功六字延寿诀、静坐功夫等一系列却病秘诀。

**2. 内容精选**

**（1）痰火证治**

夫痰火者，痨瘵之晦名，病之最酷者也。然以病之先后言，则火为痰之本，痰为火之标，而其阴虚，则又为致火致痰之本矣。何则？阴虚则火动，火动则痰生，所谓痰火者，宁非言末而忘本耶。人之一身，金水二脏，不可暂伤，盖金为生化之源，水为生生之本，真阴既亏，则火自偏胜，火既偏胜，则上炎烁金，金母既伤，则生化之源已息，而水子何以借其胎养乎？夫一水既亏，则五火相扇，火迫肺而为咳，痰壅喉而为嗽。（《红炉点雪·卷一》）

按：痰火为痨瘵的隐名。何以生痰火？龚氏以标本论述，火热妄行为生痰之本，痰为火热之邪所形成的病理产物。而痰火的病理基础乃是阴虚。真阴亏虚，则阳邪偏盛，阳邪生痰的同时又加重阴虚。肺金为生化之源，肾水为生生之本，肺肾阴虚乃是生痰生火之根。故龚氏以水亏火炽金伤立论，提出益水清金降火治疗痨瘵的原则。本段叙述了痰火的病因病机和治则治法，对治疗肺结核等疾病具有启发意义。

**（2）痰火玄解**

《内经》曰：阴虚生内热。盖热者火之微，火者热之极，火迫津液而为痰，则阴虚正谓致火致痰之本，而东垣所谓先受病为本，次受病为标者，非此谓乎？今之治者，惟曰清痰降火，则殊昧治病必求其本之论矣。或曰滋阴降火者，固为所宜，迨考所用之剂，母乃四物，增以知、柏、芩、连苦寒之味，殊不知阴得寒愈消，脾得寒愈败，病者得之，宁不减食而胀泄乎？又宁不阴消而肉削乎？然则滋阴降火者，谓益水而胜火也。盖以龙雷之火，不可以水伏，不可以直折，法宜甘温以补母，人参、山药、五味之属，以苦坚之，知母之属，以苦佐之，黄柏之属，岂不闻萧丘之火乎？按古之治痨诸方，鲜有不主参者，盖古人以血脱者益其气，所谓阴藉阳以生之义耳。如妇人产后去血过多，上气喘急，命在须臾者，名曰孤阳绝阴，此阴虚之极者也。法当补阴，然而不主四物等剂，而用参苏饮，剂中惟人参、紫苏二味其用也，岂古人之愚乎？盖亦本诸《内经》之旨也。（《红炉点雪·卷一》）

按：本段引用《内经》原文，阐述了痨瘵之病阴虚为本、痰火为标的观点，当时治疗痨瘵世人多用清痰降火之法，并未从阴虚之本论治，多用四物汤加知、柏、芩、连等苦寒之味，一味清解，却不知真阴得寒更易折伤，中焦得寒更易亏败，患者经治之后，很容易出现食少、消瘦、腹泻甚至真阴耗损。痨瘵之正治当滋阴降火，不可以苦寒直折，当用甘温之味人参、山药之属补其母，培土生金，以知母之类坚阴，少佐黄柏之类泻火。古人治痨诸方甚少不用参者，阴血难成而易亏，古人治疗血脱多先补气，所谓阴藉阳生也。夫人产后失血过多，生命垂危，此时当是阴虚之极，按理应当补阴，但却不用四物之剂，而用参苏饮，这不是古人愚钝，而是遵《内经》之旨。本段阐述了痨瘵的治疗大法，为后世治疗肺结核提供了思路。

### （3）痰火治法

痰火之证，始于阴虚，于法当补。但证有虚实，法有宜忌，倘不以脉症互参，孟浪投剂，则触处成滞，宁无颠覆之患乎！盖以脉之可补者，浮而芤濡虚大，迟缓无力，沉而迟涩弱细，结代无力，皆虚而不足，可补者也。当君参、芪，佐以归、芎、芍、地，务使阳生阴长，其病乃愈。若于此不补，或恣用苦寒，则虚虚之祸，岂不旋踵而至耶？其脉之不可补者，弦长紧实，滑数有力，此皆火郁内实，不受补者也。法当君以四物，佐以二冬、二母、沙参、玄参等味，滋阴抑阳，务使水升火降，阴秘阳平，病或可痊。若妄施补，则实实之灾，将焉免之。（《红炉点雪·卷一》）

按：痰火之证，由阴虚而生，法当补虚，然而证有实有虚，需参考脉症，以免误治。脉浮而芤、濡、虚、大，或迟缓无力，沉而迟、涩、弱、细，结代无力，提示可以用补法，当以参、芪为君，佐以四物，使阳生阴长，以愈其病，若妄用苦寒之辈，则犯了虚虚之戒，为误治。若脉弦长紧实，滑数有力，提示火邪内郁，不能再用补法，需以四物汤为君，佐天冬、麦冬、沙参、玄参养阴去热，滋阴抑阳，使阴气上升，热邪下降，阴阳平和，以痊其疾，若妄然施补，则犯了实实之灾，需要避免。这段将痰火之脉症分为虚实两种，并分别叙述了其治疗原则及其遣方用药，龚氏治疗痰火严守《内经》虚实之法，实则泻之，虚则补之，仔细辨证，谨慎下药，方能使病者痊愈。不仅仅是肺结核，这对于现代中医临床工作者治疗其他疾病皆有指导意义。

### （4）痰火结核

夫结核者，相火之所为，痰火之征兆也。凡人病此不知预治，鲜有不致危者，何也？盖以肾水先亏，相火随炽，熏迫津液，凝聚于皮肤之下，肌肉之上，似疬非疬，不红不肿，不甚痛苦，久而乃溃，人多怠忽。其为证也，初或寒热似疟，形容憔悴，久则肌肉渐消，咳嗽因而失血，潮汗遗滑等证，蜂集见焉。治之之法，亦必益水清金，滋阴抑阳，兼以开结理气之品，务使水升火降，津液流通，核消块散，

庶无后虑矣，倘因循失治，致于肌肉脱尽，形体羸瘦，块腐核烂，势若坏都，可复御乎？慎之慎之。(《红炉点雪·卷二》)

按：龚氏认为，结核为痰火发病之征兆，结核凝聚于皮肤之下，肌肉之上，累累成核，不红不肿，发病时人们没有什么感觉，久而破溃，常常被人所忽视。其病机与疮疡痈毒不同，疮疡痈毒乃心火迫血而成，而结核是由于真阴亏乏，相火燔蒸熏迫，津液炼液为痰造成，为虚证，治疗上应当求本，益水清金，滋阴抑阳，兼以开结理气之品，使水升火降，津液流通，胆气通畅，溃者敛而结者散，则结核自解也。结核相当于现代的淋巴结核，其中医治疗可宗龚氏之治则、治法、用药。

**(5) 痰火结核主方**

结核主方：治相火迫聚，津液凝结成核，或绕项夹耳，或循胁肋，不红不肿，不作脓者，谓之痰核。此痰火之机，急宜消散，初无痰火之证，但见核者，宜此主之。

玄参（忌铁，一钱五分，滋阴降火，为消核之要品）　桔梗（一钱，为舟楫之药）　连翘（带子，一钱五分，开结降火）　射干（去根，一钱，消瘰散结）　黄芩（酒炒，一钱，清金降火）　海藻　海带　昆布（水洗，各一钱，并咸以软坚）　蒲公英（一钱，散颈项结核）　白僵蚕（炒，一钱，去风消核）　紫背天葵（干者，一钱，消瘰散核之要药）　夏枯草（干者，一钱，消核散块）　甘草（一钱，泻火缓急）　薄荷（八分，清上消热）　川贝（一钱，消核，清痰解毒）　天花粉（一钱，消核，清热）　牡蛎（火，一钱，颈项核用茶引之，胁下核以浓朴引）

壮体实者，加酒炒大黄一分。

上十七味，皆消核之专品，作一剂，水煎，食后入姜汁、竹沥同服。气壮体实者，加酒炒大黄一分。若核在颈侧、胁肋少阳之分，加柴胡八分。在头项太阳之分，加羌活五分。(《红炉点雪·卷二》)

按：龚氏治疗结核的主方以海藻、海带、昆布合用，以其味咸软坚散结，蒲公英解毒散结，散其颈项结核，白僵蚕祛风消核，紫背天葵消核解毒清热，夏枯草散诸结，甘草泻阴火，调和诸药，缓和药性，薄荷散热，川贝化痰散结，天花粉清热散结，牡蛎软坚散结，颈项结核以茶引经，胁下结核以浓朴引经，此十七味，皆是消核专品，饭后与姜汁、竹沥同服。若结核位于少阳经循行之处，加柴胡八分；在足太阳膀胱经循行之处，加羌活五分引经。结核主方诸药相伍，功专消核散结。龚氏用药多用引经药。其在第三卷有专门论述引经药的专篇，引经药能将药引入病处，使药效更强，药力更专，对后世临床治疗特定部位之病证也有指导意义。

### (6) 痰火灸法

盖古人立法，病之轻浅者，则以丸散饮汤调治之。病之沉痼者，非针灸不解。以其针有劫夺之功，第今之针法，得妙者稀，且见效少。若虚怯之体，倏致夭绝者有之，而灸法去病之功，难以枚举。凡寒热虚实，轻重远近，无往不宜。盖寒病得火而散者，犹烈日消冰，有寒随温解之义也；热病得火而解者，犹暑极反凉，自火郁发之之义也；虚病得火而壮者，犹火迫水而气升，有温补热益之义也；实病得火而解者，犹火能消物，有实则泻之之义也；痰病得火而解者，以热则气行，津液流通故也。所以灸法不虚人者，以一灼谓一壮，以壮人为法也。若年深痼疾，非药力所能除，必借火力以攻拔之。谚云：火有拔山之力，岂虚语哉？若病欲除其根，则一灸胜于药力多矣。(《红炉点雪·卷四》)

按：古人治疗轻浅之病证，多用丸、散、汤、饮调治之，久病痼疾则需用针灸解之。寒证得火热而散之，就如同烈日消融寒冰，热证得火而解之，取其"火郁发之"之意，虚证得火而壮之，犹如火热升腾之力能使水液气化，实证得火而消之，盖火能化万物，取其实则泻之，痰病得火而解之，热使气血运行，津液流通。所以久病痼疾，药力无法化解，可用灸法治之，盖一灸胜于药力多也。龚氏治痨不仅提出了完整的理、法、方、药体系，更加入了灸法、养生和调护。痨症为古代四大顽症"风、劳、臌、膈"之一，说明该病治疗十分棘手，后期常发展为陈年痼疾，非针灸不解。此可为后世治疗晚肺结核期、肺结核耐药之借鉴，以提高临床疗效。

### (7) 痰火戒忌

夫痰火之证，有治愈而老且寿者，有缠绵数纪而终不可疗者，有一病即治竟不愈者。何也？如器物已损，必爱惜护持，乃可恒用而不敝，若不惜而颠击之，宁有不坏者乎？然痰火固为恶候，治之愈与不愈，亦在人之调摄何如尔。且病之作也，始于水亏，法当绝欲存精，精足则水自复。继而火炽，则当薄味救水，水充则火自灭。次必戒酒以养金，金气清肃，则生化之机复行，子受母荫，则真阴自复，水得其权，则火自平矣，故治而愈者。以此三者之法，可缺一乎！若即病而仍酗酒恣欲，嗜啖膏粱，以火济火，其得长生者几希。(《红炉点雪·卷四》)

按：患肺痨之人有治愈并且长寿者，也有缠绵难愈，最终无法治疗者。器物坏了一点，若是仔细爱护，尚可以用很多年，肺痨固然为恶疾，最终能否治愈，还在于人们是否好好养生。肺痨起于真阴亏虚，故当节欲存精，饮食清淡，戒酒养肺，若仍酗酒恣欲，饮食膏粱厚味，疾病又怎么会痊愈呢？凡病起于过用，保持健康的生活习惯是远离一切疾病最好的方法，生病之后更当注意调摄，以免疾病缠绵难愈。

**3. 传世名方**

*虚痨久嗽加减主方（卷一）*

【组成】黄芪（一钱）　人参（五分）　北五味（十五粒）　紫菀（制过，一钱）　款冬花（八分）　生地黄（姜汁蒸）　玄参（忌铁，一钱）　沙参（一钱）　天门冬（去心、皮，一钱）　麦门冬（去心，二钱）　知母（去毛，忌铁，蜜炒，一钱）

【用法】水煎服。

【功用】养阴润肺，补虚止咳。

【主治】治阴虚劳嗽，脉来浮而芤濡虚大，迟缓无力，或沉而迟涩，弱细无力，皆虚而不足，宜于补者，以此主之。

*肺痿主方（卷二）*

【组成】知母（去毛，蜜炒，一钱）　黄芩（蜜炒，一钱）　麦门冬（一钱）　天门冬（去心，一钱）　沙参（一钱）　五味子（二十粒）　阿胶（蛤粉炒成珠，一钱）　桔梗（一钱）　甘草（五分）　防己（一钱）　茯苓（去皮，一钱）　淡竹茹（一团）　王瓜子（炒，一钱）　栝蒌仁（炒，一钱）

【用法】上十四味作一剂，水煎服，临服入竹沥、童便。

【功用】养阴清肺化痰。

【主治】治肺痿久咳，咯吐脓血，寒热自汗，脉来弦长紧实有力者。

*结核主方（卷二）*

【组成】玄参（一钱五分）　桔梗（一钱）　连翘（一钱五分）　射干（一钱）　黄芩（一钱）海藻　海带　昆布（各一钱）　蒲公英（一钱）　白僵蚕（一钱）　紫背天葵（一钱）　夏枯草（一钱）　甘草（一钱急）　薄荷（八分）　川贝（一钱）天花粉（一钱）　牡蛎（一钱）　壮体实者，加酒炒大黄一分

【用法】作一剂，水煎，食后入姜汁、竹沥同服。

【功用】消瘿散结，清金降火。

【主治】相火迫聚，痰核内结。

*骨蒸主方（卷二）*

【组成】人参（高丽者，一钱）　黄芪　（蜜炒，一钱）　甘草（炙，五分）　知母（去毛，蜜炒，一钱，忌铁）　秦艽（去芦，一钱）　玄参（忌铁）　地骨皮（一钱）酸枣仁（盐炒，一钱）　鳖甲（醋炒）　乌梅（三钱）　牡丹皮（去骨，一钱）

【用法】上十二味，前证之专品，证若参差，又复如证增损，不可拘泥，作一

剂，水煎熟时，入童便一盅和服。

【功用】清虚热，除骨蒸。

【主治】治骨蒸劳热，虚羸瘦悴，自汗盗汗，咳嗽诸血等证，脉来浮而芤濡虚大，弱细无力者，宜此主之。

遗精主方（卷一）

【组成】人参（取清河者，五分）　白茯神（去木，一钱）　熟地黄（一钱，忌铁）　山茱萸（取肉，三钱）　肥远志（去心，一钱）　怀山药（一钱）　五味子（十五粒）　酸枣仁（微炒，一钱）肉苁蓉（酒洗，去甲，一钱）　补骨脂（微炒，八分）　芡实肉（一钱）　莲花须（五分）　鲜知母（去毛，淡盐水炒过，一钱）　覆盆子（一钱）　麦门冬（去心，一钱）

【用法】上十五味，作一剂，空心服。

【功用】补肾助虚，涩精止遗。

【主治】治心神不足，夜多淫梦，火伏水中，水不得宁，一梦即遗者。

潮热主方（卷二）

【组成】大当归（取身润者，五分，酒洗）　大川芎（取重白者，五分）　熟地黄（取怀庆者，六分）　杭白芍（纸包，煨过，七分）　鲜知母（去毛，童便炒，七分）　浓黄柏（去皮，童便炒，七分）　牡丹皮（取香白者，去骨，七分）

【用法】上八味一剂，灯心为引，半空心服。

【功用】养阴除热。

【主治】治阴虚证发于子午后，其脉浮细而数。

苏游凤髓汤（卷一）

【组成】松子仁（一两）　胡桃仁（二两）

【用法】研膏和熟蜜收之，每二钱，食后沸汤点服。

【功用】润肺止咳。

【主治】肺燥咳嗽。

补心汤（卷一）

【组成】当归（一钱）　白术（八分，壁土炒）　陈皮（五分，去白）　白芍（五分，炙）　生地（七分）　远志（五分，去骨）　石菖蒲（六分）　麦冬（七分，去心）　酸枣仁（五分，略炒）　甘草（三分半）　黄柏（三分，童便炒）　知母（五分，童便炒）　茯神（五分，去木）

【用法】水煎服。

【功用】宁心安神。

【主治】惊悸怔忡。

六味丸（卷三）

【组成】怀干地黄（制，八两）　　山茱萸肉（四两）　　干怀山药（四两）　　香牡丹皮（三两）　　云白茯苓（去皮，三两）　　新泽泻（一两五钱，原三两，今减之）

【用法】上六味，各为法制，另末，用白蜜四两，炼熟，以前山药末搅成干糊，为丸如梧子大，每百一两。若相火炽盛，咽干口燥，加黄柏、知母，各蜜炒二两。

【功用】滋阴降火，缓中补虚。

【主治】治男子五劳七伤，精血亏损，梦遗盗汗，咳嗽失血，骨蒸潮热，虚羸瘦悴等证，又治女人伤中胞漏，下血瘀血诸候。一切痰火，已病未病，并皆治之。

### 三、临床运用

#### 1. 内科（痨瘵诸症）

龚氏认为痨瘵病耗伤精气血液，使人阴虚，而其阴虚则又为致火致痰之本，二者互为因果。痨瘵为病，可致人出现咳嗽、盗汗、失血、失音、滑精、结核、惊悸、两胁疼痛等诸多症状，虽病机单纯，然病证变化无穷。下文将选取痰火诸症中具有代表性的几个症状，以供读者学习参考。

#### （1）痰火之征兆

龚氏谓痰火"将成是症，必有预征兆始也"。痰火的发生，必然有其征兆，原文中描述："或颈项结核，或腹胁痃癖，或素有梦遗，或幼多魃魁。"结核、两胁疼痛、遗精、出血，这四种症状为痰火征兆之前期，如不治则会出现"脏腑虚损，身体瘦悴，潮热自汗"，进入后期，如再失治，则会出现"渐而有潮汗遗精、咳唾吐魁诸血等""形容颇憔悴"等痰火早期征，甚至发展成为痨瘵。痰火发展为痨瘵的过程干预，体现了未病先防的医学思想。

#### （2）惊悸怔忡健忘

惊者，心卒动而不宁也。悸者，心跳动而怕惊也。怔忡者，心中躁动不安，惕惕然如人将捕是也。三者皆属心系疾病。龚氏认为这三种病虽然病名不同，但原因都是由于心阴亏虚。瘦人多由于血虚所致，血虚不能涵养心神；肥人则多由脾土不安、痰火作祟，痰火上扰故心神不宁。治疗上应当辨证，依据患者证候对症下药，也应兼顾心虚本质。患者自身当远离忧虑、七情六淫，不让心神过用、情志过激伤身。治疗惊悸怔忡健忘，方药组成为当归、白术、陈皮、白芍、生地黄、远志、石菖蒲、麦冬、酸枣仁、甘草、黄柏、知母、茯神。其中生地黄、麦冬滋养心阴，归、芍养血，陈皮、白术固护中焦脾土，酸枣仁安眠，涵养心神，知母、黄柏坚阴除热，茯神、远志、菖蒲宁心安神，主治心血亏虚之惊悸怔忡，心悸难安，心神不宁，容易受被惊吓。现代医学的心动过速、神经官能症、心律失常等疾病的治疗均可以参考龚氏之法。

### （3）痰火咳嗽

"火迫肺而为咳，痰壅喉而为嗽，所以咳嗽一症，为亡津液之肇基。"咳嗽其因为痰火，其病根在亡津液、伤阴，肺阴亏损的痰火咳嗽以养阴润肺、清火化痰为主，方药组成为麦冬、天冬、甘草、沙参、瓜蒌仁、桔梗、枯芩、百部、知母、川贝、百合、天花粉、干柿。而气阴两虚所致的虚劳久嗽以甘温之品益气补肺，兼以养阴润肺，方用黄芪、人参、北五味、紫菀、款冬花、生地黄、元参、沙参、天冬、麦冬、知母等。本章末又附咳嗽简易方：苏游风髓汤，由松子仁、胡桃仁蜜调，滋阴润肺止咳；虚热咳嗽，用甘蔗汁一升半，青粱米四合，煮粥，日食二次，以润心肺；肺热咳嗽，用沙参五钱水煎服。其方虽简易却轻灵，紧合病机，临床上可作尝试。

### （4）痰火失血

龚氏认为，由痰火导致的各种出血"皆由阴火上炎所致"。治疗上龚氏以益气滋阴、清金理气、敛血洁源为法，不用苦寒直折之药，注意固护阳气，"令阳生阴长，源洁流清，庶无后患矣"。如诸血主方，方用生地黄、紫参、丹参、丹皮、当归、川芎、白芍、黄芩、麦冬、栀子，以四物辈宁血，以丹参活血化瘀，以麦冬、生地黄养阴去阴分热，以黄芩之凉性凉血止血，治阴虚火动，血热妄行，吐呕唾血。诸血后虚怯主方，方用人参、黄芪、甘草、白及、百合、熟地黄、生地黄、当归、丹皮、阿胶、鹿角胶，治吐衄咳唾等证失血既多，虚羸昏倦，精神怯弱，血尚未尽者。方中用四君、四物补出血后虚怯不安，阿胶、鹿角胶涵养真阴。出血较多较急时，龚氏急则治其标，以凉血止血、收涩止血为法，常用导瘀散滞缓急之品如藕节、棕灰、茜根、韭汁、莱菔汁、蔓菁汁、干柿、郁金、发灰、京墨、人指甲等。针对不同病因的出血，龚氏亦有各种简、便、廉、验的药方。如吐血之人宜常服地黄粥；内热吐血，用青黛二钱，新汲水调服；治心热吐血不止，用生葛捣汁半升，炖服。

### （5）自汗盗汗

夫汗者，心之液，非大热过劳而出者，则病也。汗为心之液，若非因劳累、大热出汗者，都是生病的表现。龚氏认为自汗盗汗，乃是亡津夺液之肇端，当警惕以治。自汗者，法当补阳以养阴，以参、芪之类补阳，以归、地养阴。盗汗法当补阴以抑阳，补阴以四物汤之类，抑阳多用黄连、黄芩、黄柏。自汗盗汗俱见者为阴阳两虚，这时医者也难医治了，若胃气尚存，则阴阳兼补之。自汗主方：黄芪、人参、白术、酸枣仁、白茯苓、牡蛎、龙骨、熟地黄。主治痰火证具，气虚自汗，脉微而缓者。盗汗主方：当归身、熟地黄、白芍药、白茯神、柏子仁、牡蛎粉、黄柏、白术、甘草、黄连、麦门冬、浮小麦。治痰火证具，阴虚盗汗，脉细而数。又附猪心、猪肾、麦面、豆豉、蒸饼等自汗盗汗者宜常服之食物，以食疗之，以改善预后，巩固疗效。

### （6）痰火失音

龚氏谓痰火失音乃"水亏火炎，金伤声碎"所致，若以苦寒降火，必有虚虚之患，治惟益水清金，养阴润喉。龚氏常用的开音药有桔梗、沙参、麦冬、知母、木通、人参、石菖蒲、诃黎勒、人乳、竹沥、姜汁、童便、柿、槐花，主以清润之法治疗失音、声哑和声音不清。失音相当于现代医学的急慢性咽炎、喉炎等疾病，中西医结合治疗可取得满意的疗效。

### 2. 灸法

龚氏重视灸法在痨瘵中发挥的治疗作用。痨症治疗棘手，缠绵难愈，后期常发展为陈年痼疾，非药力之所能及。病之浅者，尚可以丸散汤药治之，病之年久沉痼者，非针灸不解。龚氏对于艾灸用料、选穴、灸法均有自己独到的见解。龚氏制艾取火，用料十分考究，其在书中言："须拣取净叶，捣去尘屑，石臼中木杵捣熟，罗去渣滓，取白者，再捣至柔烂如绵为度，用烓燥则灸火有力。"制作艾炷时选用陈艾，挑去杂质，灸火宜用阳燧火珠，取太阳真火之意，其次钻槐取火为良，若仓促难备，则选用真麻点火或蜡烛点火。痰火骨蒸、痨瘵梦遗、盗汗传尸等症，宜灸四花六穴（两侧膈俞、胆俞四穴与患门二穴），膏肓二穴，肾二穴，肺二穴，足三里二穴，手合谷二穴，或膻中穴，凡是定位准确，皆可取得较好的临床疗效。其对定穴、取穴亦有规范的操作要求："凡点穴法，皆要平正，四体无使歪斜，灸时恐穴不正，徒坏好肉尔。"若取穴位置不准，会损伤正常的肌肤筋肉。对于艾炷大小、壮数、艾灸之后的调护，龚氏均有所论述，其完善的艾灸治疗体系，值得后人借鉴。

### 3. 摄生

龚氏痰火养生，综合了饮食养生、情志养生、起居养生、推拿按摩养生、气功养生等多种方法。这些摄生方法及观念对未病先防及改善疾病预后均有裨益。现代人生活节奏快，饮食作息不规律，亚健康状态较为普遍，应加强养生观念的普及与推广。本篇将选取龚氏具有代表性的摄生观念，加以探讨。

### （1）痰火戒忌

龚氏云："然痰火固为恶候，治之愈与不愈，亦在人之调摄何如尔。"痰火的治愈很大程度上取决于人们在生病之后如何调摄。龚氏认为痰火的病根在于阴虚，因此法当绝欲存精以保肾精，饮食清淡以绝厚味，戒酒以养肺金，如此则真阴自复，若生病后而仍酗酒恣欲，嗜啖膏粱，则治愈的希望就很渺茫。生病之后应当清心寡欲，凝神定虑，不因为小事就让自己心烦意乱，不动怒，少言调息以养肺金，令自己心情平和喜悦，若能保持如此，则疾病向愈，痰火自熄。

**（2）却病延年一十六句之术**

却病延年一十六句之术为龚氏提出的 16 种摄生方法，长期坚持，对养生延年大有裨益，原文为："水潮除后患，起火得长安。梦失封金柜，形衰守玉关。鼓呵消积滞，兜礼治伤寒。叩齿牙无疾，观升鬓不斑。运睛除眼害，掩耳去头旋。托踏应无病，搓涂自驻颜。闭摩通滞气，凝抱固丹田。淡食能多补，无心得大还。"

水潮除后患法：平时睡醒时，起来后端坐，凝神息虑，舌尖抵住上腭，闭口调息，将分泌的口水分做三次，缓缓咽下，能滋润五脏，长期坚持能养生防病。

起火得长安：每天子时、午时，盘腿平坐，摒除杂念，深吸气，纳气入丹田，再缓缓呼出，温暖丹田，能使肾中之火自生。

梦失封金柜：每日睡觉之前，凝神定志，调匀气息，掌心搓热后，用左、右手各擦肚脐 14 下，再用手擦肋区和腹部 36 次，左右各摇肩三回，将口中唾液分三次咽下，意注丹田，两手抱拳 1～2 分钟，然后侧卧，能使肾元充实，预防和治疗遗精。

形衰守玉关：面容憔悴者，须凝神定志，意守丹田，则精、气、神可化生不觉，面色容润。

鼓呵消积滞：平素消化不良，饮食积滞的患者，可盘腿平坐，直身闭息，伸缩腹肌，吸气时鼓小腹，以口嘘气出，会感到胸腹痛快，连做 36 次，可使积滞消散，胸腹舒适。

兜礼治伤寒：元气亏弱，常感伤寒之人，可练此功。盘腿平坐，用手托起肾囊，屈腰下弯，屈至地面，起身时以意念将丹田真气运至全身各个部位，连做 42 次，可使汗出，风寒自去。

叩齿牙无疾：清晨连叩上下牙齿 36 次，可使牙齿坚固不脱落。

观升鬓不斑：每日子午两时，盘腿平坐，摒除杂念，以意领气，使全身阳气由长强至夹脊至泥丸，可使形神俱妙，两鬓不斑。

运睛除眼害：睡醒后，不睁眼，以双手指关节外侧摩擦至热后揩眼 14 次，然后分别左右运眼 12 周，紧闭多时后突然睁开，再用手紧按攒竹穴 72 次，长此以往，可使翳障自散，光明倍常。

掩耳去头旋：该法可防治各种偏头痛，邪风入脑，则头晕目眩。当盘腿静坐，调息，分别用两手掩左右耳，缓缓摇头 36 次，存想内气上达泥丸，则邪风自去。

托踏应无病：练此功时，应双手举起，如托物一般，双脚如同正在行走，意顾丹田，可使筋骨健壮，神气自生。

搓涂自驻颜：每日清晨起床漱口后静坐一会，将双手心擦热，用口中唾液涂面，可使面色红润，肌肤光洁。

闭摩通滞气：调息后闭息，用左右手快速搓摩积聚之处 49 次，坚持锻炼后可使积滞慢慢消散。

凝抱固丹田：身体虚弱之人应多做此功。凝神调息，两手搓至发热，紧贴肚脐，早晚各做一次，十日之后，丹田温热，内气充盈。

淡食能多补：多食清淡之品，少啖肥甘厚味，有助于养生延年。

无心得大还：凡事不过于执拗，摒除杂念，心如止水，做到"有事无事，常要无心，静处喧处，其念无二"。

此十六种方法有气功养生的内容，其中一些方法简单易行，普通人日常生活中亦可尝试。

#### （3）静坐功夫

龚氏提出冬季养生宜静坐，书中说："古人冬至闭关以养微阳，斋戒掩身，以待阴阳之所定，是故起以待日光，此阳气闭藏之时，不可扰动筋骨，惟安调静养身体，则春夏诸病不生。"冬至静坐养生乃是古时就有的摄生习惯，是中国古老的练气养生方法。《礼记》中说："仲冬之月，日短至，阴阳争，诸生荡。君子斋戒，处必掩身，身欲宁。去声色，禁嗜欲，安形性，事欲静，以待阴阳之所定。"冬至一阳生，古人冬至闭关静坐以养阳，此时阳气闭藏，气血内收，不可扰动筋骨，应当安调静养身体，则春夏诸病不生。人能长清净，天地悉皆归。以道观心，心即道也。龚氏认为若能清心寡欲，则能百病不生。立秋及冬至以后，静坐尤妙。春夏阳气茂盛，应当吟唱舞蹈，以养性情血脉，不必静坐。

### 四、后世影响

该书为龚氏最有名的传世佳作之一，是其汇辑《内经》及历代各医家论述痨病的精要，结合自己的临床经验，所著就的一部虚损痨瘵专著，对后世痨瘵的诊断治疗具有指导意义，具有极高的临床价值。

龚氏在书中专篇介绍"静坐功夫""却病延年一十六句之术""痰火戒忌"等调摄方法，未病时有养生却疾之术，既病时有调护攻治之法，为中医养生、治未病丰富了内涵，为本书的一大特色。

## 五、现存主要版本

清绿格抄本；清嘉庆十八年白鹿山房校刻本；清道光二十年刻本平远楼藏板；1958 年上海卫生出版社铅印本；1959 年上海科学技术出版社铅印本。

◎ **参考文献**

［1］龚居中．红炉点雪［M］．上海：上海科学技术出版社，1958.

［2］王明春．《红炉点雪》论治痨瘵的学术思想及组方配伍特点研究［D］．黑龙江中医药大学，2018.

［3］曲建中．略论《红炉点雪》对灸法的贡献［J］．江西中医学院学报，2009，（3）：22 - 23.

［4］张文杰．《痰火点雪》的学术成就［J］．内蒙古中医药，2011，（24）：115 - 116.

［5］徐春娟，裴丽，陈荣，等．明代旴江名医龚居中的现代研究［J］．江西中医药，2012，（7）：77 - 80.

［6］冬季养生宜静坐［J］．家庭医学，2013，（11）：1.

# 《外科传薪集》（马培之）

## 一、宫廷渊源

### 1. 提要

《外科传薪集》为清代著名医家马培之所著的一部外科方书，撰年不详。是书凡一卷，记载作者外科临床用方共217首，述其组成、用法、功效，对后世研究马氏处方用药具有重要的参考价值。

### 2. 著者传记

马培之（1820—1903），名文植，晚年号退叟，清代著名医家。江苏武进孟河镇人，孟河医派代表人物，有"江南第一圣手"之誉。其祖上从明代马院判开始，世代业医。培之幼丧父母，家贫，13岁时，随其祖父马省三习医16年，尽得真传。又受名医费伯雄赏识传授医术。早年悬壶于孟河，以其医术精湛，求治者众。马氏为晚清著名学者俞樾的治病经历，使其名震大江南北。

光绪六年（1880年）夏，慈禧太后久病不愈，屡治不效，江苏巡抚吴元炳推荐马氏入宫为慈禧诊病。慈禧称赞他"脉理精细"，下懿旨："慈禧皇太后圣躬尚未全愈，外来医生，以马文植为最，着再赏假十日，不准回籍。"马氏因犯昏眩，托疾乞归。于光绪辛巳（1881年），"奉旨马文植着回籍"。慈禧病愈后，赏马氏"务存精要"匾额，赐三品官，从此名震四方，求医者门庭若市，被称为"以外科见长而以内科成名"。马氏门生甚众，著名的有邓星伯、丁甘仁等。其有《纪恩录》《外科传薪集》《马培之外科医案》《医略存真》《马评外科证治全生集》等多部著作传世。

## 二、内容精要

### 1. 各卷概要

全书共1卷，载马氏外科常用方剂，先述主治，次列药物及其剂量，后载药物炮制及使用方法。

### 2. 传世名方

#### （1）内服剂

五龙丸

【组成】甲片（土炒）　全蝎（酒炒）　槐米（炒）　僵蚕（炙）　土贝母

（研，各一两）

【用法】面糊为丸，每服三钱，陈酒送下。

【功用】解毒散结。

【主治】治半阴半阳及眼痈、鱼口、便毒、鹤膝风症。

西黄丸

【组成】炙净乳香　没药（各一两）　麝香（一钱半）　西牛黄（三分）　雄精（五钱）

【用法】上药共研末，取饭一两，打烂，入末药，再打为丸，如萝卜子大，晒干，忌烘。每服三钱，热陈酒送下，醉盖取汗。酒醒，痈消痛息。

【功用】消痈散结。

【主治】治乳痈瘰，痰核流注，肺痈，小肠痈毒等。

通圣丸

【组成】防风　桔梗　麻黄（去节）　甘草（各一两）　当归　川芎（酒炒）　滑石（各一两）　白芍（酒炒）　石膏（煨）白术（土炒）　芒硝（酒浸，焙干）　连翘　黄芩（酒炒）　黑栀　薄荷　荆芥（各二钱五分）

【用法】共为细末，水泛为丸如绿豆大。

【功用】祛风除湿，清热解表。

【主治】治一切阳毒，小儿秃疮。

**（2）外用剂**

金黄散

【组成】天花粉（一两）　黄柏（五两）　姜黄　大黄（各五钱）　白芷（五钱）　紫川朴　陈皮　甘草　苍术（各二两）　天南星（二两）

【用法】晒干为末，以瓷器收贮。凡遇红肿，及夏月火令时，用茶汤同蜜水调敷。如微热欲作脓者，以葱汤同蜜水调敷。如漫肿无头，皮色不变，附骨痈疽鹤膝等，俱以葱酒并调。如天泡、赤游丹、黄水疮，俱以板蓝根叶捣汁调和。烫伤麻油调。其次诸引，又在临用之际，顺合天时调窥病势也。

【功用】解毒散结消痈。

【主治】治痈疽发背，诸般疔疮，跌仆，湿痰流注，大头时肿，漆疮火丹，风热天泡，肌肤亦肿，干湿脚气，妇女乳痈，小儿丹毒等。

五龙散

【组成】天南星（生，一两）　半夏（生）　全当归　大黄（生，各五钱）陈小粉（炒黑，一斤四两）

【用法】各研极细粉，和匀。火盛者，用芙蓉捣汁调涂患处；寒重者，用姜汁调涂。

【功用】清热解毒，散结消肿。

【主治】痈疽、疔毒、瘰疬等初起者。

回阳散

【组成】煨姜（三两）　肉桂（五钱）　赤芍（炒，三两）　南星（一两）草乌（炒，三两）　白芷（一两）

【用法】上药共为细末，以热酒调敷。

【功用】温经散寒，活瘀定痛。

【主治】痈疽阴疮，皮色不变，漫肿无头，坚硬疼痛；风痹脚气，手足麻木，筋骨不舒，寒湿流注，鹤膝风。

## 三、临床运用

《传薪集》中所载方剂，按所治疾病可大致分为咽喉肿痛、痈疽发背、瘰疬痰核、虫蛇咬伤、诸疮癣症、疮口不敛、烟瘾、痔疮等。本部分择部分方剂试分析之。

### 1. 痈疽发背

马氏治疗痈疽疔毒初起，以五龙散为主方，由生南星、生半夏、全当归、生大黄、陈小粉共为细末，若火盛以芙蓉汁调涂，寒重用姜汁调涂。其中南星、半夏化痰散结，生大黄解毒，全当归活血，陈小粉为小麦面洗制面筋后沉淀的淀粉，有消肿毒之效。芙蓉花对一切疮痈肿毒、乳痈等症，初起外用，有消肿止痛的作用。

治疗痈疽发背，诸般疔疮、痈毒，以金黄散为主方，由天花粉、黄柏、姜黄、大黄、白芷、紫川朴、陈皮、甘草、苍术、天南星组成，上晒干为末，以瓷器收贮。凡遇红肿或夏月患病，用茶汤同蜜水调敷。若患处微热欲作脓者，以葱汤同蜜水调敷。如患处漫肿无头、皮色不变，如附骨痈疽鹤膝等，俱以葱酒并调。如遇赤游丹、黄水疮，俱以板蓝根叶捣汁调和。遇烫伤则以麻油调敷。

若痈疽硬肿，厚如牛领之皮，难以成脓，则以四虎散为主方，方中天南星、草乌、半夏、狼毒各等分，细研，以生猪脑子同捣敷，"留顶出气"，即患处最高处留出以出气作脓，南星、半夏有软坚散结之功，草乌性温能通能散，以狼毒之毒性祛痰、消积，诸药协同以，软坚散结，助伤口作脓。

若患处疽毒不起、疔毒不透、腐肉不脱者，以八将丹提毒，方由牛黄、蝉衣、大蜈蚣、炙甲片、麝香、全蝎、五倍子等组成，共为细末，以膏盖贴于患处。方中多用虫类药物搜风，牛黄解毒，麝香、山甲行气，共奏提毒之效。

### 2. 咽喉肿痛

马氏治疗咽喉肿痛、喉痹等，有丸剂、吹药、散剂等不同剂型。其治疗咽喉为风痰所困，紧闭不能言语，红肿疼痛者，以冰梅丸为主方，方由大青时梅、大梅片、川雅连、西瓜霜、硼砂、水飞青黛、细薄荷、苦甘草、荆芥穗、象贝母、制僵蚕、淡黄芩、上雄精、制半夏组成，上十三味，各研细末。将大青梅去核，纳入明矾，放瓦上煅至矾枯后去矾，将梅肉捣烂，和上药末为丸，如龙眼核大，以瓷瓶收贮。临证时用一丸，放舌上化下，以疗咽喉。

除噙化丸剂之外，亦有吹药之法。若遇缠喉风痹、乳蛾、喉痹、重舌等，以吹喉散吹之神效。吹喉散由僵蚕、薄荷、青黛、朴硝、白矾、火硝、黄连、硼砂组成，共为细末，纳入猪胆中，埋于土下，经久取出，捣烂，晾干为末。

### 3. 杂症

马氏还于本书中记载蛇虫咬伤、诸疮癣症、痫证、痔疮等各种常见外科病证所用药方。

马氏治疗痔疮脱出，以五倍子用麻油调敷，以起收涩之效。治疗诸癣，以土槿皮、参末、姜芷散和匀，掺之外用神效。若关节间痛，马氏以斑蝥研细末，掺于膏药中外敷发泡。治疗肺痈，以真川贝母一斤，淡蜜水为丸，以养阴化痰。

## 四、后世影响

《外科传薪集》所载诸方，或摘自方书，或来自民间，或马氏自制，均为马氏临床屡试屡效者，对研究马氏外科疾病治疗思想有借鉴意义，亦对后世治疗外科疾病有重要的临床价值。

## 五、现存主要版本

1959 年人民卫生出版社铅印本；《珍本医书集成》本。

### ◎ 参考文献

［1］马培之. 外科传薪集［M］. 北京：人民卫生出版社，1959.

［2］吴亚旭，路晔，周奇峰. 孟河马培之生平及外科学术思想研究［J］. 时珍国医国药，2009，（7）：1724 – 1727.

# 第六章　医案医论医话类

# 《推求师意》（戴思恭）

## 一、宫廷渊源

### 1. 提要

《推求师意》，约成书于 1443 年，是戴思恭本其师朱丹溪未竟之意，加以推求发挥，汇医论、医话为集而成。该书短小精悍，包括内、妇、儿等各科 50 余种病证的病因、病机、脉证、治法等，且多附病案于后，将理论运用于实践，不仅对于朱氏的学术思想及其临床运用有较深入的分析，还结合戴思恭自己多年临证经验作了诸多补充和发挥，颇有独到见解，是一部研究戴思恭及朱丹溪学术思想的重要著作。

### 2. 著者传记

见《秘传证治要诀及类方》。

## 二、内容精要

### 1. 各卷概要

《推求师意》全书分为上下两卷，以杂病门为主，兼有小儿门、妇人门。

上卷为杂病门，包括疟、消渴、喉痛、肠痈、肩痛、咳嗽等 26 篇。

下卷含杂病、小儿门及妇人门，包括大风、痛风、疝、郁病、痰饮等杂病相关论述 16 篇，蛔虫、丹瘤、脱肛脱囊、木舌等小儿门 10 篇，恶阻与胎化不成、产难、试妊妇男女法妇人门 3 篇。

### 2. 内容精选

#### （1）郁病之病因病机

郁病多在中焦。六郁例药，诚得其要。中焦者，脾胃也。……故脾胃居中，心肺在上，肾肝在下。凡有六淫、七情、劳役妄动，故上下所属之脏气，致有虚实克胜之变。而过于中者，其中气则常先四脏，一有不平，则中气不得其和而先郁，更因饮食失节停积，痰饮寒湿不通，而脾胃自受者，所以中焦致郁多也。（《推求师意·卷之下·郁病》）

按：此部分原礼明确提出中焦致郁说。脾胃属中焦，脾主升，胃主降，为人体气机运行的枢纽。中焦为脾胃所居，一方面，他脏（心、肺、肝、肾）病变常可致脾胃受累，另一方面，食积、痰饮、寒湿等亦可致脾胃自病，脾胃病则气机升降失常，故中焦致郁居多。

**（2）痰饮之病因病机**

五者先生遵张、刘之说，谓痰饮之初起也，或饮食不谨，或外伤六淫，或内感七情，或食味过厚，皆致谷气不升资发，荣卫先郁滞而成膈热，故津液不行，易于攒聚，因气成积，积气成痰。痰饮既聚，辗转传变，生病不一，为呕吐，为反胃，为喘满，为咳逆，为膈噎，为吞酸，为嘈杂，为膨胀，为痞，为痛，为泄利，为不食冲上，为头痛，为眩运、嗳下，为足肿，为癫疝，散于表为寒热，为胕肿，为肢节痛，聚于心为狂，为癫昏仆，为不语。（《推求师意·卷之下·痰饮》）

按：对于痰饮之病因病机，原礼亦宗丹溪之论，认为痰饮之因，有饮食不谨，或外伤六淫，或内感七情，或食味过厚，致中焦脾胃运化功能失常，谷气不升，气机郁滞，津液内停而成痰，因而谓"因气成积，积气成痰"。在临床上，痰饮致病见症颇多，如呕吐、反胃、喘满、咳逆、膈噎、吞酸、嘈杂、膨胀、痞、痛、泄利等，均为痰饮之证。

**（3）疗病重胃气**

所以疟作之际禁勿治刺，恐伤胃气与其真也，必待阴阳并极而退，荣卫天真胃气继而复集，邪留所客之地，然后治之；或当其病未作之先，迎而夺之。先生谓：疟邪得于四气之初，胃气弱者即病，胃气强者伏而不动。至于再感，胃气重伤，其病乃作。……夹痰者，先实其胃一二日，方服劫药。（《推求师意·卷之上·杂病门·疟》）

其大法：泄心火则肺金清，而肝木不实，故脾不受伤；补肾水则心火降，而肺不受热。脾肺安则阳明实，阳明实则宗筋润，能束骨而利机关矣！复以东垣所治，黄柏与黄芪等补药为佐辅，有兼痰积，有热多，有湿热相半，临病制方，无一定之法，善于治痿者乎！窃论阳明者，胃脉也，胃乃水谷之海。……盖元精、元气、元神不可一日无水谷以养之，水谷药石入胃，而气属阳，味属阴。属阳者，则上输气海；属阴者，则下输血海。……二海盈溢，则一身内外气血皆充足矣……而四属、九窍各为之用，而带脉得以约束十二经脉，不至于缓纵痿弱矣。先生用是以治中风瘫痪缓弱之病，可为法于后矣！（《推求师意·卷之下·中风》）

窃谓痰饮之生，有生于脾胃，有生于六经，所起不同，若论感邪与为病之形症则一也。……故经脉之津液与血者，皆四布水精之所化。然经脉以胃气为本，则其所化，亦六经中胃气土德之冲和者以成之，由是同归乎湿，滋育百体者矣。苟不善于化，则水积不行，亦如湿漂之为害。（《推求师意·卷之下·痰饮》）

又有脾胃中气不足，气血二海、冲任之脉不得禀水谷气，致难产者，得参、术

补气血药以助之，则水谷荣卫之气流行，而产自易矣！（《推求师意·卷之下·妇人门·产难》）

按：原礼师承丹溪，且无门户之见，博采众家之长，对东垣《脾胃论》亦深有研究，其治病强调时时固护胃气的学术思想，处处可见，颇有特色。

原礼认为疟得之四气，然与胃气强弱亦密切相关。治疗上，无论是针刺，还是汤药，均强调注重固护胃气。

中风瘫痪者，丹溪主张补肾水、泻心火，固护脾胃。而戴氏在此基础上，进一步指出固护脾胃之重要性。认为中风"有兼痰积，有热多，有湿热相伴"，兼夹各异，但固护阳明脾胃仍是治疗之本，正如《内经》所言："治痿独取阳明。"人以胃气为本，得胃气则生，无胃气则死。脾胃得养，气血生化充足，肌肉筋骨得养，有利于治疗中风瘫痪。

痰饮有生于脾胃者，有生于六经者。生于六经者，亦与脾胃虚弱有关。脾胃运化失常，水津不布，痰饮内生，聚于六经为病。

妇人产难亦与脾胃相关。脾胃为后天之本，脾胃虚弱，气血生化之源，可致难产。治疗上亦十分重视脾胃，予人参、白术等益气健脾之药。

### 三、临床运用

#### 1. 郁病

关于郁病之病因病机，《推求师意》明确提出"郁病多在中焦"。中焦为脾胃所居，他脏（心、肺、肝、肾）病变可致脾胃受累，食积、痰饮、寒湿等亦可致脾胃自病，脾胃病则气机升降失常，终致中焦郁滞。

在用药方面，《推求师意》指出苍术、香附、川芎为治郁要药。苍术与香附配合，一升一降，以散其邪；川芎为血中气药，能疏通阴阳，调和气血，使脾胃之气得通，天真之气可达。三药合用，升降消导，郁病得治。

另外，治郁之法，有表里之分和风、寒、热、湿之异，"在表者汗之。在内者下之。兼风者散之。热微者寒以和之；热甚者泻阳救水，养液润燥，补其已衰之阴。兼湿者审其温之太过不及，犹土之旱涝也。寒湿之胜，则以苦燥之，以辛温之；不及而燥热者，则以辛温之，以寒调之。"主张治疗郁证应根据中外四气之异分清主次，圆机活法，辨证施治，"各守其经气而勿违"。

#### 2. 痰饮

痰饮病证，朱丹溪遵刘河间、张戴人之说，认为痰饮为饮食不谨、外感六淫、七情内伤或食味过厚，"皆致谷气不升资发，荣卫先郁滞而成膈热，故津液不行，易于攒聚，因气成积，积气成痰"。原礼在丹溪理论基础上，遵《内经》之旨，认为痰饮"有生于脾胃，有生于六经"。治疗上，主张审因论治，以消除病因、阻断痰饮化生之途为急务，再据痰饮病证之不同而分别施治。

然而治法百种，不离其本以治脾胃。戴氏还进一步指出痰为津液所化生，并有"痰"与"饮"的区别，"冷则清如其饮，热则浊如其痰"。

**3. 心悸**

关于心悸病证，《推求师意》并未明确突出，但列专篇《推求师意·卷之上·杂病门·怖》论述与心悸密切相关之惊、恐病证，针对惊、恐有精辟的论述，认为惊、恐由内外因所致，治当分阴阳。

关于惊、恐之病因病机，《推求师意》提出"惊因触于外事，内动其心，心动则神摇；恐因惑于外事，内慊而精怯"，"于火、热二淫并湿属感邪之外，其余惊恐皆因气之阴阳所动而内生也"。认为惊、恐有内外因之不同，外因为感火、热之邪，内因为"气之阴阳所动"，有肝血不足、肾精亏虚、肾气不足、心火亢盛、胃热等，惊、恐之基本病机分别为心神不安、肾志不定。

惊、恐之治法，《推求师意》总结为"惊则安其神，恐则定其志，治当分阴阳也"。心为阳，属火，居上焦；肾为水，属阴，居下焦。认为惊者需养其心神，恐者需定其肾志，心神得安，肾志以定，则水火相济，阴阳相合，悸恐得止。

**4. 消渴**

《推求师意》遵刘河间之意，将消渴分为心移寒于肺、心移热于肺、心火上炎于肺三种情况论治，认为论治消渴应分清标本缓急，处方适宜，用药切当。

**（1）心移寒于肺**

心移寒于肺为"肺消"，以"心火乘肺伤其气血为急，所移之寒，非正当其邪也"，予人参、黄芪、熟地黄、北五味、桑白皮、麦门冬、枸杞子等益气养阴。心火乘肺，火热耗气伤阴，久之热退，以气阴两虚为主。缓则治其本，以益气养阴为要。予人参、黄芪甘温补气；麦门冬甘寒滋阴润燥；五味子酸温益气生津；熟地黄、枸杞子补益肾精、滋肾水；佐以桑白皮清泄肺中伏火。诸药合用，使气复津生。

**（2）心移热于肺**

心移热于肺为"膈消"，以肺热为急，予麦门冬、瓜蒌实、知母、甘草、北五味、生地黄、葛根、人参等清热养阴。心移热于肺，火热正盛，急则治其标，故以知母、瓜蒌实苦寒之品清泄肺热为要，兼予麦门冬、甘草、北五味、生地黄、葛根、人参等益气养阴以防火热耗气伤阴。

（3）心火上炎于肺

心火上炎于肺，以心火为急，用茯神、竹叶、麦门冬等清心安神。心火上炎于肺，心火尚盛，心火妄动则神乱，当清心安神。予茯神安心定志养神，竹叶、麦门冬之凉以安其宅，则心火得消。

**5. 伤食**

《推求师意·卷之上·杂病门·伤食》篇详论伤食证治，认为伤食有虚实之分，强调应根据患者病因病机、病位、病情轻重斟酌用药。

食入于胃而停留不化者，属实，病位有上、中、下三脘之不同，病情有轻重之别。饮食停留于中、下脘，病情较重者，宜以大小承气、备急丸等泻下之力较强方剂急下之；病情较轻者，宜枳术丸理气健脾、消导和胃。饮食停留于上脘，或已入中脘，而食物塞之，其气反壅于下脘者，宜因势利导，用吐法。

若伤食后脾胃受损而无停食者，属虚或虚实夹。中气受损而无实证者，宜用补益之剂。另一方面，脾胃受损，运化功能失常，清浊不分，津液停聚，内生痰饮，虚实夹杂者，为伤食之轻症，宜化痰去饮，和中益胃。

## 四、后世影响

《推求师意》是一部医论医话著作，书中多遵丹溪理论、学术观点，在此基础上，原礼加以补充和发挥，使其更为完整和切合实际，也突出了原礼学术思想，对后世继承朱丹溪及戴原礼学术经验、提高临床疗效提供借鉴。

《四库全书提要》对此书评价颇高，谓："震亨以补阴为主，世言直补真水者，实由此开其端，书中议论，大率皆本此意，然俗医不善学震亨者，往往矫枉过直，反致以寒凉杀人。此书独能委曲圆融，俾学者得其意而不滋流弊，亦可谓有功震亨者矣。"可知此书对传承朱丹溪学术思想做出巨大贡献。

## 五、现存主要版本

明嘉靖十三年甲午（1534 年）陈桷刻本；清嘉庆十二年丁卯（1807 年）刻本；清道光十四年甲午（1834 年）刻本；石印本；《汪石山医书》本；《四库全书》本等。

◎ **参考文献**

［1］戴思恭. 推求师意［M］. 南京：江苏科学技术出版社，1984.

［2］方天戟. 一代名医戴思恭［J］. 浙江档案，1993，（3）：50.

［3］张旭，王育林.《推求师意》作者考证［J］.北京中医药大学学报，2017，40（9）：718 - 721.

［4］龙玲.戴思恭郁证、痰饮证治学术思想探析［J］.山西中医学院学报，2012，（3）：22 - 23.

［5］傅金缄.戴思恭治病重胃气学术思想探讨［J］.浙江中医杂志，2005，（3）：7 - 8.

［6］程德纲.心悸病证的古代文献研究与学术源流探讨［D］.北京中医药大学，2005.

［7］李三洋.心悸从肾论治的理论研究［D］.黑龙江中医药大学，2018.

［8］薛清录.中国中医古籍总目［M］.上海：上海辞书出版社，2007.

# 《薛氏医案》（薛己）

## 一、宫廷渊源

### 1. 提要

《薛氏医案》又名《薛氏医案二十四种》，约成书于 1529 年，系薛己及其父亲薛铠所撰，集校注的医书二十四种合刊而成。该书搜罗广博，有医经、诊断、本草、医案医话等多类著作，含内、外、妇、儿、骨伤、口腔、眼科等临床各科，收录严谨，切合实用，全面而系统。薛己所撰之书多为医案形式，校注古籍常附以自己的独到见解和临证医案，以案说理，以理解惑，清晰明了，而非泛泛空谈。全书较全面地反映了薛氏学术思想及诊疗经验，是一部久负盛名的大型医学丛书。

### 2. 著者传记

见《本草约言》。

## 二、内容精要

### 1. 各卷概要

《薛氏医案》收书共计 24 种。

《十四经发挥》三卷（元滑寿撰，薛铠校）、《难经本义》二卷（战国秦越人撰，元滑寿注，薛己校）为医经类著作；

《本草发挥》四卷（明徐彦纯辑，薛铠校）为本草著作，共收录 270 余种药物；

《敖氏伤寒金镜录》一卷（薛己校）为诊断著作；

《伤寒钤法》一卷（元马宗素撰，薛己校）为伤寒类著作；

《平治会萃》三卷（元朱震亨撰，薛己校）、《明医杂著》六卷（明王纶撰，薛己校注）为综合性医书；

《内科摘要》二卷（薛己撰）为内科著作；

《外科发挥》八卷（薛己撰）、《外科心法》七卷（薛己撰）、《外科枢要》四卷（薛己撰）、《痈疽神秘验方》一卷（明陶华撰，薛己校）、《外科经验方》一卷（薛己撰）、《外科精要》三卷（宋陈自明撰，薛己校注）为外科著作；

《校注妇人良方》二十四卷（宋陈自明撰，薛己校注）、《女科摄要》二卷（薛己撰）为妇科著作；

《钱氏小儿直诀》四卷（宋钱乙撰，薛己校注）、《陈氏小儿痘疹方论》一卷（宋陈文中撰，薛己校注）、《保婴撮要》二十卷（薛铠撰）、《保婴金镜录》一卷（薛己撰）为儿科著作；

《正体类要》二卷（薛己撰）为骨伤科著作；

《口齿类要》一卷（薛己撰）为口齿科著作；

《原机启微》二卷、附录一卷（元倪维德撰，薛己校）为眼科著作；

《疠疡机要》三卷（薛己撰）为麻风专著。

此外，该书还有《薛氏医案十六种》《薛氏医案》九种等版本。

### 三、后世影响

《薛氏医案》是一部极富学术价值的巨著，在中医发展史上占有重要地位。

该书治病求本，务滋化源，重视脾胃，注重脾胃与肾、命门的关系，方药多用温补之剂，较全面地反映了薛氏学术思想及诊疗经验，对后世医家有颇多启发，推动了温补学派的发展。书中记录医案数千例，简洁明了，正面叙述，为临床各科诊治疾病提供了宝贵经验，具有重要临床价值。其中《内科摘要》是中医学史上第一次以"内科"命名一个学科以及书名，《疠疡机要》《正体类要》《口齿类要》等，都是现存最早的专科文献，均具有开创性的意义和独特的医学价值。

### 四、现存主要版本

明万历年间东溪堂刻本；清嘉庆十四年书业堂刻本；清光绪二十二年大成书局刊本；《四库全书》本（十六种本）；1921年大成书局石印本；上海朱氏焕文书局石印本等。

### ◎ 参考文献

[1] 薛己撰，张慧芳校注. 薛氏医案 [M]. 北京：中国中医药出版社，1997.

[2] 李军伟.《本草发挥》的文献研究 [D]. 山东中医药大学，2012.

# 《医学源流论》（徐大椿）

## 一、宫廷渊源

### 1. 提要

《医学源流论》为清代徐大椿（字灵胎）于乾隆二十二年（1757 年）所著，是一部医学评论集，包含其一生从事医学研究之经验，意在唤起人们对医学理论的重视和研究。是书共收录其评论 99 篇，分上、下两卷，上卷论经络脏腑、脉、病、方、药，下卷论治法、书论、各科、古今，在论述中医学利弊得失、理法方药临床应用的同时，融入了徐灵胎本人的医学伦理学思想。书中颇多先进之论，发前人之未发，言常人所不敢言，尤针砭时弊甚多，论述道理深刻。书中透漏出的完整性、系统性及科学性是其最大的特点，其观念无论对医家还是患者，都深有启迪之意，不可不知，不可不读。

### 2. 著者传记

见《难经经释》。

## 二、内容精要

### 1. 各卷概要

全书分上、下两卷，共载文 99 篇。

上卷论经络脏腑、脉、病、方、药。包含了著者关于元气重要性的阐述，以及在诊治疾病时，徐氏对于辨证角度的思考、方药的选择及用药思路的考量。

下卷论治法、书论、古今。是徐氏关于医家在诊治疾病过程中治则治法以及治疗禁忌的相关论述。也有徐氏自己对于医学经典书籍以及经典医家学派思想的看法与思考，同时也包含了著者对于医学伦理学方面的理解，对患者与医家双方都有自己的要求与见解。

### 2. 内容精选

#### （1）肾中之火

近世之论，心火谓之君火，肾火谓之相火，此说未安。盖心属火，而位居于上，又纯阳而为一身之主，名曰君火，无异议也。若肾中之火，则与心相远，乃水中之火也，与心火不类，名为相火，似属非宜。盖阴阳互藏其宅，心固有火，而肾中亦有火。心火为火中之火，肾火为水中之火，肾火守于下，心火守于上，而三焦火之道路，能引二火相交。心火动，而肾中之浮火亦随之；肾火动，而心中之浮火亦随之。亦有心火动而肾火不动，其患独在心；亦有肾火动而心火不动，其害独在肾。故治火之法，必先审其何火，而后用药有定品。治心火，以苦寒；治肾火，以咸寒。若二脏之阴不足以配火，则又宜取二脏之阴药补之；若肾火飞越，又有回阳之法，反宜用温热，与治心火迥然不同。故五脏皆有火，而心肾二脏为易动，故治法宜详究也。若夫相火之说，则心胞之火能令人怔忡、面赤、烦躁、眩晕，此则在君火之旁，名为相火，似为确切。试以《内经》参之，自有真见也。（《医学源流论·卷上·君火相火论》）

按：这部分论述了"肾中之火"。根据中医五行理论，心主火，肾主水，但阴阳交感互藏，水中亦藏有火，心火为火中之火，肾火为水中之火，可见二者性质不同，需仔细区别。火中之火为君火，水中之火为相火，相火藏于肾，当人们劳欲过度，妄伤肾水，水不制火，则相火妄动，以三焦为道，上扰心，引动心火。此时的相火非实火也，而为虚火。因此，心火亢盛则面赤、烦躁，而相火亢盛更多地反映了肾水的不足，则会有眩晕、怔忡等症，不同的"火"则有不同的治法。

**（2）独诊脉不可辨病**

盖脉之变迁无定，或有卒中之邪，未即通于经络，而脉一时未变者；或病轻而不能现于脉者；或有沉痼之疾，久而与气血相并，一时难辨其轻重者；或有依经传变，流动无常，不可执一时之脉，而定其是非者。况病之名有万，而脉之象不过数十种，且一病而数十种之脉，无不可见，何能诊脉而即知其何病？此皆推测偶中，以此欺人也。若夫真脏之脉，临死而终不现者，则何以决之？是必以望闻问三者合而参观之，亦百不失一矣。故以脉为可凭，而脉亦有时不足凭。以脉为不可凭，而又凿凿乎其可凭。总在医者熟通经学，更深思自得，则无所不验矣！若世俗无稽之说，皆不足听也。（《医学源流论·卷上·脉·诊脉决死生论》）

按：由于寸口属肺经，肺朝百脉，因此脉象对于疾病的诊治起着至关重要的作用。我们普遍认为，脉诊在诊治疾病过程中可以起到识别病性病位、推测病因病证以及判断进退和预后的作用。而徐灵胎认为由于患者病情的复杂性，导致患者脉象的变化与患者病情变化并非一定同步，因此，脉证不符的情况不只是少数。同时，患者病情变化多端，但是脉象却仅仅十几种，医者不应用十余种的脉象去概括临床繁杂多样的疾病。因此，患者疾病的诊断及病情轻重的判断不能仅靠脉象，应结合患者的临床症状，综合考虑。

**（3）论内伤外感**

七情所病，谓之内伤；六淫所侵，谓之外感。自《内经》《难经》以及唐宋诸书，无不言之深切著明矣。二者之病，有病形同而病因异者，亦有病因同而病形异者，又有全乎外感，全乎内伤者，理会有内伤兼外感，外感兼内伤者，则因与病，又互相出入，参错杂乱，治法迥殊。盖内伤由于神志，外感起于经络。轻重浅深，先后缓急，或分或合，一或有误，为害非轻。能熟于《内经》及仲景诸书，细心体认，则虽其病万殊，其中条理井然，毫无疑似，出入变化，无有不效。否则彷徨疑虑，杂药乱投，全无法纪，屡试不验。更无把握，不咎己之审病不明，反咎药之治病不应。如此死者，医杀之耳！（《医学源流论·卷上·病·内伤外感论》）

按：这部分论述了外感内伤的病因及治疗。内伤即因喜、怒、忧、思、悲、恐、惊七情过激导致，而外感则是风、寒、暑、湿、燥、火六淫邪气侵袭所致。但是由于患者病情往往复杂，常内伤外感夹杂致病，因此，临床也要仔细审视患者病情，准确辨证。徐灵胎在阐述内伤外感夹杂治疗的同时，更是表述了其对于医德医术的深切期望与要求，认为医者在诊病时，需要认真体会，仔细分析，不能毫无章法，乱投方药。

**（4）用药如用兵**

圣人之所以全民生也，五谷为养，五果为助，五畜为益，五菜为充，而毒药则以之攻邪。故虽甘草、人参，误用致害，皆毒药之类也。……故病之为患也，小则耗精，大能伤命，隐然一敌国也。以草木偏性，攻脏腑之偏胜，必能知彼知己，多方以制之，而后无丧身殒命之忧。是故传经之邪，而先夺其未至，则所以断敌之要道也；横暴之疾，而急保其未病，则所以守我之岩疆也；夹宿食而病者，先除其食，则敌之资粮已焚；合旧疾而发者，必防其并，则敌之内应既绝。辨经络而无泛用之药，此之谓向导之师。因寒热而有反用之方，此之谓行间之术。一病而分治之，则用寡可以胜众，使前后不相救，而势自衰。数病而合治之，则并力捣其中坚，使离散无所统，而众悉溃。病方进，则不治其太甚，固守元气所以劳其师；病方衰，则必穷其所之，更益精锐，所以捣其穴。若夫虚邪之体攻不可过，本和平之药而以峻药补之，衰敝之日不可穷民力也；实邪之伤攻不可缓，用峻厉之药而以常药和之，富强之国可以振威武也。（《医学源流论·卷上·方药·用药如用兵论》）

按：用药如用兵首先强调的是"兵"，认为药物如军队，主攻伐，正如俗语所云"是药三分毒"。因此，正如不可轻易用兵一般，用药也应三思而后行，不可妄用乱用，强调了即便是补药，用之失当也会引发新的疾病。其次，用药如用兵强调了"用兵"，在用药方面，正如用兵有兵法，用药也应有一定法度。通过判断不同药物的偏性、邪气的盛衰以及正气的存亡，医者的用药也应有不同的调整。本篇通过著者的举例论证，描述了不同情况下的用药法则，为后世诊治疾病，提供了新的思路与想法。

## 三、临床应用

### 1. 元气定天寿，诊治重元气

元气又称原气，是人体最根本、最重要的气，是人体生命活动的原动力。徐大椿《元气存亡论》云："至所谓元气者，何所寄耶？五脏有五脏之真精，此元气之分体者也。而其根本所在，则《道经》所谓丹田，《难经》所谓命门，《内经》所谓七节之旁中有小心。阴阳阖辟存乎此，呼吸出入系于此，无火而能令百体皆温，无水而能令五脏皆润"。即元气根本在于丹田，即命门，认为元气为周身之气的根本，呼吸之气向下汇聚，组成元气，元气向上输布，温养五脏。

而关于人身寿命，徐大椿认为与元气存亡息息相关。关于养生，徐氏认为，"养生者之言曰天下之人，皆可以无死，斯言妄也"，否认了养生者认为的人可无死的想法，认为人之所以会有死亡，是因为人的元气会逐渐耗散。徐氏认为："所谓定分者，元气也。视之不见，求之不得，附于气血之内，宰乎气血之先，其成形之时，已有定数。譬如置薪于火，始燃尚微，渐久则烈，薪力既尽而火熄矣。其有久暂之殊者，则薪之坚脆异质也"。因此，"盖元气虽自有所在，然实与脏腑相连属者也，寒热攻补不得其道，则实其实而虚其虚，必有一脏先受其害，邪气入于中而精不能续，则元气无所附而伤矣。故人之一身，无处不宜谨护，而药不可轻试也。若夫预防之道，惟上工能虑在病前，不使其势已横而莫救，使元气克全，则自能托邪于外。若邪盛为害，则乘元气未动，与之背城而一决，勿使后事生悔，此神而明之术也"。故保护元气是诊治疾病的关键，元气存则长存，元气亡则人亡。

### 2. 全面考察，精究病证

著者非常重视临床的辨病辨证。在书中，徐大椿从不同角度论述了自己对于辨证的观点。

### （1）寒热虚实真假论

徐氏认为证有真假，《寒热虚实真假论》中提到："病之大端，不外乎寒热虚实，然必辨其真假，而后治之无误。"强调了在诊治疾病时，辨明证之真假的重要性。关于寒热虚实真假如何诊断，著者通过举例说明，"假寒者，寒在外而热在内也，虽大寒而恶热饮；假热者，热在外而寒在内也，虽大热而恶寒饮，此其大较也。假实者，形实而神衰，其脉浮、洪、芤、散也；假虚者，形衰而神全，其脉静、小、坚、实也。"在医者临床诊治疾病的同时，需要仔细审查病证，辨明真假。

## （2）病同人异论

在思考同一疾病同一治法下有人可痊愈，有人却不愈时，《病同人异论》认为："病同而人异也。夫七情六淫之感不殊，而受感之人各殊。或气体有强弱，质性有阴阳，生长有南北，性情有刚柔，筋骨有坚脆，肢体有劳逸，年力有老少，奉养有膏粱藜藿之殊，心境有忧劳和乐之别，更加天时有寒暖之不同，受病有深浅之各异。一概施治，则病情虽中，而于人之气体迥乎相反，则利害亦相反矣。故医者必须审察其人之种种不同，而后轻重缓急、大小先后之法因之而定。"即不同病人因其体质、生长环境、性格、年纪等多重因素的不同，在感受相同疾病时治疗及预后也有所不同，需要医者在诊病时应多重考虑，仔细审查，分人论治。

## （3）脉症与病相反论

虽然著者对于脉诊辨证表示一定程度的认可，然而症是病的临床表现，一般情况下，病热则症热，病寒则症寒。但有时出现病症相反的情况，最易导致误治。究其原因，徐氏在《脉症与病相反论》中认为："或一时病势未定，如伤寒本当发热，其时尚未发热，将来必至于发热，此先后之不同也；或内外异情，如外虽寒而内仍热是也；或有名无实，如欲食好饮，及至少进即止，饮食之后，又不易化是也；或有别症相杂，误认此症为彼症是也；或此人旧有他病，新病方发，旧病亦现是也。"除此之外，也有患者本身原因会导致病脉不符的情况，如"或其人本体之脉与常人不同；或轻病未现于脉；或痰气阻塞，营气不利，脉象乖其所之；或一时为邪所闭，脉似危险，气通即复；或其人本有他症，仍其旧症之脉"。由此可见，临床患者病情变化复杂，而脉症的取舍需要医者潜心体认，方可准确治病。

## 3. 以法统方，精通药性

徐氏认为，古人治病之所以能微妙精详，因为《古方加减论》云："盖其审察病情，辨别经络，参考药性，斟酌轻重，其于所治之病，不爽毫发。"即古人审证用药十分精当，因此能每用必效。同时，方之所以为方，因为"故方之即成，能使药各全其性，亦能使药各失其性。操纵之法，有大权焉，此方之妙"。然而今人用药，《方药离合论》云："若夫按病用药，药虽切中，而立方无法，谓之有药无方。或守一方以治病，方虽良善，而其药有一二味与病不相关者，谓之有方无药。"因此，在选方用药时，徐氏认为最精当的组方，应是"分观之，而无药弗切于病情，合观之，而无方不本于古法"。

《古方加减论》云："但生民之疾病不可胜穷，若必每病制一方，是易有尽期乎？故古人即有加减之法。"因此，关于古方选择与加减，徐氏认为："能识病情与古方合者，则全用之；有别症，则据古法加减之；如不尽合，则依古方之法，将古方所用之药，而去取损益之，必使无一药之不对症，自然不悖于古人之法，而所投必有神效矣。"可见徐氏要求医者应精通古方，理解其加减之精妙，同时也应熟悉并掌握药性，每药均切于病情。

## 四、后世影响

《医学源流论》所论内容广泛，言辞犀利，富含哲理，主要针对当时医学界存在的一些陋俗谬误，内容精妙，见解独特。清代纪昀谓此书"持论多精凿有据，切中庸医之弊"，将其收入《四部全书·子部》中，可见其内容深刻，意义深远。《医学源流论》不仅是一部中医理论方面的研究著作，更是一部医学伦理学著作，具有重要的临床参考意义。

## 五、现存主要版本

清乾隆二十二年丁丑（1757 年）半松斋刻本；清乾隆刻本；日本嘉永五年壬子（1852 年）博采室刻本；清同治十二年癸酉（1873 年）湖北崇文书局刻本；清光绪十八年壬辰（1892 年）上海图书集成印书局铅印本；清光绪三十三年丁未（1907年）上海六艺书局石印本；清刻本；民国石印本；孙溪逸士槐庐校刻本；袁树珊抄本；上海千顷堂石印本；抄本；日本抄本；见《徐氏医书六种》；见《徐氏医书八种》；见《徐灵胎十二种全集》；见《徐灵胎医书三十二种》；见《徐灵胎医术全书》；见《四库全书》；见《中国医学大成》；见《医学大意》。

### ◎ 参考文献

[1] 徐灵胎. 医学源流论 [M]. 北京：中国医药科技出版社，2018.

[2] 于志峰.《医学源流论》诊脉特色浅析 [A]. 中国中西医结合学会诊断专业委员会. 中国

[3] 储全根.《医学源流论》基本学术思想简介 [J]. 安徽中医学院学报，1990，（2）：16 - 18.

[4] 吴华强.《医学源流论》治疗法则刍议 [J]. 安徽中医学院学报，1984，（3）：5 - 7.

# 《医贯砭》（徐大椿）

## 一、宫廷渊源

### 1. 提要

《医贯砭》由清代医家徐大椿所著，本书是对赵献可《医贯》一书所作的评议。明代医家赵献可著《医贯》，强调命门温补学说，在当时影响深远，对医学发展有一定贡献，但在阐发古医籍的经义上瑕疵甚多，并且以偏概全，造成后世滥用温补之弊。徐氏认为，此等弊端，如不及时纠正，会造成学术之混乱和临床上的误治，故节录原文，逐段加批，针对该书重用温补和忌用攻下的理论提出了截然不同的见解，强调医者当全面系统学习基础理论，辨证论治。其明言："余悲民命之所关甚大，因择其反经背道之尤者，力为辨析，名之曰《医贯砭》。"

### 2. 著者传记

见《难经经释》。

## 二、内容精要

### 1. 各卷概要

全书分为上、下两卷，共 30 篇医论。

上卷包括十二官论、阴阳论、五行论、中风论、伤寒论、温病论、郁病论。

下卷有论血证、论八味丸、水火论、六味丸论、八味丸说、相火龙雷论、阴虚发热论、咳嗽论、吐血论、喘论、喉咽痛论等。

### 2. 内容精选

### （1）十二官论

余所以谆谆必欲明此论者，欲世之养身者、治病者，得以命门为君主，而加意于火之一字。（养身补火已属偏见，况治病必视其病之所由生，而一味补火，岂不杀人乎！）夫既曰立命门之火，乃人身之至宝，何世之养身者，不知保养节欲，而日夜戕贼此火。（不节欲亦非专于戕贼此火。倘以斫丧之火，一概补阳，又为杀人之术矣。）既病矣，治病者，不知温养此火，而日用寒凉以直灭此火，焉望其有生气耶？（治法多端，原不是专用寒凉，亦不是专于补火也。）经曰：主不明，则十二官危，以此养生则殃，戒之戒之！余今直指其归原之路，而明示其命门君主之火。

（命门竟指为君火，真千古之怪论。）乃水中之火，相依而永不相离也。（永不相离，何以有上越之病耶？）火之有余，缘真水之不足也。毫不敢去火，只补水以配火，壮水之主，以镇阳光。（上文俱为八味作地步，又恐遗却六味。）（《医贯砭·卷上》）

按：徐氏对赵氏一味温补命门之法并不赞同。他认为审证治病需明其病因病机，一味补阳有失偏颇，甚至将其称为"杀人之术"。治疗之法灵活，当随病机变化，而不是专用寒凉，更非一味温补。其谓："一切道术，必有本源，未有目不睹汉唐以前之书，徒记时尚之药数种，而可为医者。今将学医必读之书并读法开列于下，果能专心体察，则胸有定见。然后将后世之书，遍观博览，自能辨其是非，取其长而去其短矣。"

**（2）喘论**

经云：诸喘皆属于上。又云：诸逆冲上，皆属于火。故河间叙喘病，在于热条下。华佗云：肺气盛为喘。《活人书》云：气有余则喘。后世集证类方，不过遵此而已。独王海藏辨云：气盛当作气衰，有余当认作不足。肺气果盛与有余，则清肃下行，岂复为喘？以其火入于肺，炎烁真阴，衰与不足，而为喘焉。（盛衰二字误解不得。经云：邪气盛则实，精气夺则虚。故凡言盛者皆指邪气，凡言虚者皆指精气。凡盛虚有二种：有外感及别脏之气来乘而盛者，有本经之气血结聚而盛者；有外感及别脏之邪消伐而虚者，有本经之气血衰少而虚者。病情不同，治法亦异。嗟乎！盛衰二字，极浅极易，而医者聚讼纷纭，千古梦梦，可胜长叹。）所言盛与有余者，非肺之气也，肺中之火也。（此何劳辨，即如肾有余岂指精多，肝有余岂指血多耶。至言肺中之火，又属一偏。六淫之气，皆为有余，何但火哉！）（《医贯砭·卷下》）

按：本段论述喘证。《内经》云："诸喘皆属于上。"又云："诸逆冲上，皆属于火。"故河间治疗喘证，皆从热证入手。朱肱《活人书》云："气有余则喘。"以肺气盛作为喘证病机，独王海藏认为："气盛当作气衰，有余当认作不足。肺气果盛与有余，则清肃下行，岂复为喘？"赵氏认为："所言盛与有余者，非肺之气也，肺中之火也。"徐氏认为此为错解盛衰二字，他总结盛、虚各分为两种情况，外感之邪入侵及别脏之气来乘者、本经气血凝聚不散者为盛，本经气血衰少者、外感邪气或别脏之邪消耗正气者为虚，治疗时当随证治之。

**（3）论八味丸**

八味丸：治命门火衰，不能生土，致脾胃虚寒，饮食少思，大便不实，下元衰惫，脐腹疼痛，夜多溏溺等证。熟地、山药、山萸、丹皮、茯苓、泽泻、肉桂、附子。

（按：八味载于仲景《金匮要略》中，凡五见：一见于第五篇，云治脚气上入少腹不仁。再见于第六篇，云虚劳腹痛，少腹拘急，小便不利者，八味肾气丸主之。三见于第十二篇，云夫短气有微饮，当从小便去之，肾气丸主之。四见于第十三篇，云男子消渴，小便反多，饮一斗，小便亦一斗，肾气丸主之。五见于第廿二篇，云妇人转胞，不得溺，但利小便则愈，肾气丸主之。观此五条，皆泻少腹膀胱寒湿之疾为多。盖肾者，水脏，凡水病皆归之，故用茯苓、泽泻、山药等利水之药。而肾虚恶燥，故又用熟地、萸肉等滋敛之药。又水为寒邪，故用附、桂等助阳通痹之药，相济而相成。总以通肾气、利小便为主，此八味之正义也。孰知赵氏竟以之为补先天真火，并能补太极之方。）（《医贯砭·卷下》）

按：赵氏认为，八味丸主治命门火衰，脾胃虚寒，失于温煦所致的饮食少思，大便不实，脐腹疼痛，夜尿频多等。徐氏考《金匮要略》，八味丸凡五见：一见于"治脚气上入少腹不仁"，再见于"虚劳腹痛，少腹拘急，小便不利者，八味肾气丸主之"；三见于"夫短气有微饮，当从小便去之，肾气丸主之"；四见于"男子消渴，小便反多，饮一斗，小便亦一斗，肾气丸主之"；五见于"妇人转胞，不得溺，但利小便则愈，肾气丸主之"。观此五条，八味丸功效以泻少腹膀胱寒湿，通肾气，利小便为主，并无赵氏所云有补先天真火之效。

### 三、临床运用

金元河间学派崛起，此后医家学习刘完素、朱震亨之说不善变通，形成滥用苦寒之势，薛己、赵献可、张介宾起而反对，主张温补，后世学者拘执其法，造成温补流弊。徐氏批判："以古圣之法为卑鄙不足道，又不能指出病名，惟以阳虚阴虚、肝气肾弱等套语概之，专用温补，以致外邪入里，驯至不救。"他著《医贯砭》二卷，反对赵献可执六味地黄丸、八味地黄丸以治百病之说，对当时医界滥用温补的流弊起到了一定的纠正作用。

#### 1. 严谨考经文，缜密述经义

赵氏在引用和阐发古籍上多有不当之处，徐氏逐一做出评注。如在消渴论篇赵氏云："昔汉武帝病渴，张仲景为处此方。"然仲景是东汉末年人，汉武帝为西汉人，徐氏批注："仲景是汉献帝时人，与武帝相去二百余年，明明可考，乃造出此语，何耶？"又如赵氏过分强调肾之功用，断论："凡咽喉痛者，皆少阴之病"，徐氏指出："此又乱道，《灵枢》于足太阳，足厥阴、少阳，足阳明，手少阳、少阴诸经，皆有咽喉之证，今皆抹杀，专指为肾经之疾，然后可独用六味（丸）、八味

（丸），真苦心也。"

**2. 论述补益之法**

徐氏认为，不论寒热虚实、外感内伤，单纯投以参、术、地黄、桂、附、鹿茸等补剂，容易造成误治，后果十分严重，其云："盖邪气补住，则永不复出，重则即死，轻则迁延变病。"补益虽为治疗大法，但应视其情况而用之。徐氏总结，古人运用补益之法，多在病后虚弱、外托邪气、急救、提脓拔毒之时，并以此为界限，并无滥用。外感病多用温散之法，而非温补，其云："六淫之邪，不但暑、燥、火属热，即风、寒、湿亦变为热。经云：热病者，皆伤寒之类；又云，人之伤于寒也，则为病热。故外感总以散热为治……当用温散，此千不得一也。"内伤疾病则需辨其寒热虚实，斟酌用药，而非一概温补。

## 四、后世影响

《医贯砭》不仅逐一批注了赵献可所作之《医贯》，更表达了徐氏对当时滥用温补流弊的不满。该书一定程度上纠正了当时医家不予辨证，概用温补之风气；分析了唐以前《内经》《伤寒杂病论》《千金方》等运用补法之蕴意，对医家临证、领会医经原旨有所启迪。

## 五、现存主要版本

清乾隆间丰松斋刻本《徐氏医书六种》本；海昌蒋氏衍芬草堂本；民国上海图书集成印书局铅印《徐氏医书八种》本；见《徐灵胎医学全书》本。

### ◎ 参考文献

[1] 徐灵胎. 徐灵胎医学全书 [M]. 北京：中国中医药出版社，1999.

[2] 吴云波. 徐大椿《医贯砭》学术价值管窥 [J]. 南京中医学院学报，1988，(2)：51 - 53.

[3] 张文平，秦玉龙. 徐大椿慎用温补思想浅析 [J]. 江西中医学院学报，2013，(3)：3 - 6.

[4] 王子川. 徐灵胎学术思想与临床经验研究 [D]. 中国中医科学院，2013.

[5] 方雅靖，李知行. 徐大椿学术思想探析 [J]. 中国民族民间医药，2014，(17)：23 - 24.

# 《慎疾刍言》（徐大椿）

## 一、宫廷渊源

### 1. 提要

《慎疾刍言》首刊于清道光十八年（1838 年），是徐大椿晚年所撰的医学论文集。所谓"慎疾"即医者应细审病证，精研医术，"医法一误，必至伤生害命，尤不可不慎也"；"刍言"乃徐氏抠心挖骨之语，欲以醒世。该著共含文章 19 篇，主要内容包括记述误用补剂、内科杂病误治、疾病因人而异的区别、外科病证治等，着重分析医家诊治疾病中存在的不当，同时倡导因病施治。是书虽篇幅短小，但内容精当，"以之治人，则敬慎可以寡过；以之治己，则明哲可以保身"。

### 2. 著者传记

见《难经经释》。

## 二、内容精要

### 1. 各卷概要

全书一卷，共包含医论 19 篇。

其中《补剂》《用药》《制剂》《煎药服药法》《秘方》《诡诞》《宗传》论述了徐氏对于当时医家治疗用药以及煎药服药等方面的批判与见解；《中风》《咳嗽》《吐血》《中暑》《痢疾》《阴证》主要批评了当时医家对于这部分疾病的错误认识以及不恰当的治疗思路；《老人》《妇人》《小儿》包含了徐氏因人而异的治疗思路；《外科》主要讲述了外科病的治疗思路。

### 2. 内容精选

#### （1）慎用补剂

今则以古圣之法为卑鄙不足道，又不能指出病名，惟以阳虚、阴虚、肝虚、肾弱等套语概之，专用温补，以致外邪入里，驯至不救。间有稍驯谨之人，起病时仍用切近之药一二剂，未即有效，即转而改为温补。不思病之中人，愈必有渐，不可因无速效而即换方也。况所服之方，或未尽善，不思即于前方损益万妥，而遽求变法，又不肯先用轻淡之剂探测病情，专取性雄力浓之品，大反前辙，必至害不旋踵。总由胸无定见之故。当思人之有病，不外风、寒、暑、湿、燥、火为外因，喜、怒、忧、思、悲、惊、恐为内因，此十三因，试问何因是当补者？

大凡人非老死即病死，其无病而虚死者，千不得一，况病去则虚者亦生，病留则实者亦死。若果元气欲脱，虽浸其于参、附之中，亦何所用？乃谬举《内经》曰：邪之所凑，其气必虚。气虚固当补矣，所凑之邪不当去耶？盖邪气补住则永不复出，重则即死，轻则迁延变病，或有幸而愈者，乃病轻而元气渐复，非药之功也。（《慎疾刍言·补剂》）

按：这部分批判了当时医家滥用补剂，少用攻伐。当时医家治病时不精究病证，不明确病名，惟滥用阴虚、阳虚等泛泛之词以敷衍病人，且治疗方式单一，一味以补益之剂治疗，导致外邪入里内陷。稍稍谨慎的医家也仅是治疗之初投以少量适合的药物，未即刻见效就转用补剂治疗，却不想疾病本身也是一个逐渐递进的过程，只想求快速见效本身就是不合理的。更何况并不是所有医者所用之剂均切中病情，然而在发现治疗无速效时，当时医家却不想更改前方，或用清淡之剂试探病情，反而一味使用气味雄厚之品，导致病情加重。总而言之，还是归因于这些医家对于疾病的治疗其实并没有真正的见解与思考。并且，当我们论述疾病病因时，不外乎内因、外因，内因包括喜、怒、忧、思、悲、惊、恐，外因包括风、寒、暑、湿、燥、火，这些常见的病因没有一种可单用补药即可，滥用补剂不仅无法治愈患者，反而会因补剂以致外邪入里，加重病情。

观察病人死亡原因，多为老死或者是病死，很少有因虚致死。徐氏经过多年的临床观察发现，患者只要病愈，即使本身体虚也可继续存活，而如果疾病未能得到治疗，即使患者本身强壮也有死亡的可能。可见如果因疾病导致患者元气欲脱，不去考虑祛邪，即使把病人泡在参、附汤中又能有什么作用呢？虽然《内经》中有"邪之所凑，其气必虚"，但是关于这句话，我们应该理解为因为有内外因作用于虚人，因此才会导致发病。因此，在治疗时，固然补药可强壮人体，但是病因未除则不能治病求本，反而滥用补药会使邪气无外出之路，使患者病情加重。因此，在治疗时徐氏主张慎用补剂，应以祛邪为主。若要使用补剂，也应以清淡之剂试探，逐渐增加，不可初起便投大量气味雄厚之品，以免反致迁延。

**（2）巧治咳嗽**

咳嗽由于风寒入肺，肺为娇脏，一味误投，即能受害。若用熟地、麦冬、萸肉、五味等滋腻酸敛之品补住外邪，必至咯血、失音、喉癣、肛痈、喘急、寒热，近者半年，远者三年，无有不死。盖其服此等药之日，即其绝命之日也。间有见机而停药者，或能多延岁月，我见以千计。故今之吐血而成痨者，大半皆由咳嗽而误服补药所致也。或云五味子乃仲景治嗽必用之药，不知古方之用五味必合干姜，一散一收，以治寒嗽之症，非治风火之嗽也，况加以熟地、麦冬，则受祸尤烈。又嗽药中多用桔梗，桔梗升提，甘桔汤中用之以载甘草上行，治少阴之喉痛，与治嗽宜清降之法非宜，服者往往令人气逆痰升，不得著枕。凡用药当深知其性而屡试屡验，方可对病施治，无容冒昧也。(《慎疾刍言·咳嗽》)

按：咳嗽的病因为风寒入肺，且肺为娇脏，稍有误用即可导致病情变化。当时医家治疗咳嗽多用熟地黄、麦冬、萸肉、五味等滋阴收敛之品，却不知祛邪外出，反而会使邪气入里，出现咯血、失音、喉癣、肛痛、喘急、寒热等变证。经过临床观察，这类病人少则半年，长则三年，无不死亡，而个别间或停药的患者则或许能多延长一段时间的寿命。因此，徐氏认为当时吐血成痨病的患者，大多都是由于咳嗽服药不当而导致的。这种见解虽有一定的时代局限性，不过也对后世治疗疾病有着一定的警示作用。当时有医家认为五味子等滋阴敛肺之品为仲景常用，却不知仲景五味子必合干姜，一收一散才是治疗精髓，使邪气外出同时，收敛肺气，止咳平喘。此外，桔梗也是治疗咳嗽的常用药之一，甘桔汤中借桔梗升提之性，载甘草上行以治疗喉痛。然而，喉痛与咳嗽的治法大不相同，若不能意识到这点而用甘桔汤治疗咳嗽，只会导致患者气逆上冲，不能平卧，加重病情。因此，治疗疾病时应注意审查药性，对病施治，才能屡用屡验。

### （3）老人多阳亢

能长年者，必有独盛之处。阳独盛者，当补其阴；阴独盛者，当益其阳。然阴盛者十之一二，阳盛者十之八九。而阳之太盛者，不独当补阴，并宜清火以保其阴。故老人无不头热、耳聋、面赤、便燥，现种种阳症。乃医者为老人立方，不论有病无病，总以补阳为主，热盛生风，必生类中等病，是召疾也。若偶有风寒痰湿等因，尤当急逐其邪，盖老年气血不甚流利，岂堪补住其邪，以与气血为难。故治老人之有外感者，总与壮年一例，或实见其有虚弱之处，则用轻淡之品而量为补托。若无病而调养，则当审其阴阳之偏胜而损益使平。盖千年之木，往往自焚，阴尽火炎，万物尽然也。故治老人者，断勿用辛热之药，竭其阴气，助其亢阳，使之面红、目赤、气塞、痰壅、脉洪、肤燥，当耆艾之年，而加以焚如之惨也。(《慎疾刍言·老人》)

按：年长之人多阴阳偏盛，或是阴盛阳衰，或为阳亢阴竭。然而根据临床观察可知，年长之人阳亢者占比较大，在临床上多见头热、耳聋、面赤、便燥等肝阳上亢之症。此处的阳气亢盛非因阳盛，而是阴虚无以制阳，治疗应以滋阴为主，同时佐以清热之品，阳气被制则症状好转。而当时医家多认为老年体虚，常以补阳之品，反助其邪，故生中风等疾。故在治疗时，医者应审其阴阳偏盛，不可断投补益之品以助其邪，在外邪侵袭时，也应依法用药，不可贸用大补之品，反而壅塞邪气。临证若是面对前来调养的老人，应当审视其阴阳偏盛情况，损有余而补不足以求长生。正如千年之木，往往自焚，治疗老人也不可妄用辛热之品，耗竭阴气，使其病情加重。

### 三、临床应用

#### 1. 治小儿，注重痰热

徐氏十分看重痰与热在小儿疾病治疗中的重要性，《慎疾刍言·小儿》认为"小儿之疾，热与痰二端而已"。小儿乃纯阳之体，易患热病。当时百姓养育小儿，"日抱怀中，衣服加暖，又襁褓之类，皆用火烘，内外俱热，热则生风，风火相扇，乳食不歇，则必生痰，痰得火炼则坚如胶漆，而乳仍不断，则新旧之痰日积，必至胀闷啼哭，又强之食乳，以止其啼。"导致诸证丛生。故治疗时，应"教之适其寒温，停其乳食，以清米饮养其胃气，稍用消痰顺气之药调之，能听从者，十愈八九"。且因小儿不知寒温饥饱，调护应重于治疗，可适度减衣少食，同时治疗不可大量泛用刚燥滋补之剂，以免助生痰热，加重病情。

#### 2. 服药之法，巧在变化

同一治病之药，有时服之胃中舒然，有时服之苦楚万状，原因何在？关键是服药方法不当。徐氏不仅注意煎药的方法，更加重视服药之技巧，在《慎疾刍言》中就提出了服药方法应多种多样，据具体情况而定。然直至今日，许多人仍忽视服药的方法，不论何病，用何药，均日服一剂，早晚各一次了之，徐氏与之形成了鲜明的对比。

《慎疾刍言·煎药服药法》指出："其服药亦有法。古方一剂，必分三服，一日服三次、并有日服三次，夜服三次者。盖药味入口，即行于经络，驱邪养正，性过即已，岂容间断？"强调了服药时间与经络气血运行的关系。"寒热不得其宜，早暮不合其时，或与饮食相杂，或服药时即劳动冒风，不惟无益，反能有害。至于伤寒及外症痘症，病势一日屡变，今早用一剂，明晚更用一剂，中间间隔两昼一夜，经络已传，病势益增矣"，则强调了服药时间应因人、因时、因病势而异；"发散之剂，必暖覆令汗出，使邪从汗散，若不使出汗，则外邪岂能内消？"正如《伤寒论》中桂枝汤服后调护应覆取微似汗出，此皆浅易之理，医家病家，皆所宜知也。

### 四、后世影响

《慎疾刍言》为徐灵胎晚年所著，是徐氏多年从医经验的精华所在。鉴于当时某些医师学技不精而多偏见，流毒颇广，致病家深受其害，徐氏在书中对此痛下针砭，并告诫后人。诚如陆九芝对该书所评："着重剖析医界流弊，以期医家谨慎治疗"。该书不仅仅包含了著者关于医者治疗思路的思考，更是包含了关于医德方面的理解。作为中医学者，该书不可不知，不可不读。

## 五、现存主要版本

清乾隆三十二年丁亥（1767 年）半松斋刻本；清乾隆三十九年甲午（1774 年）新疆军装局刻本；清道光十八年戊戌（1838 年）刻本蔡氏涵虚阁藏板；清道光二十六年丙午（1846 年）上海赵氏刻本；清道光二十八年戊申（1848 年）长洲谢嘉孚契兰堂刻本；清咸丰七年丁巳（1857 年）海昌蒋氏衍芬草堂刻本；清同治十一年壬申（1872 年）义经堂刻本；清光绪元年乙亥（1875 年）乌程汪曰桢刻本；清光绪元年乙亥（1875 年）归安吴氏苏城刻本；清光绪九年癸未（1883 年）仁和葛氏啸园刻本；清光绪十一年乙酉（1885 年）苏州桃花坞谢氏望炊楼刻本；清光绪十八年壬辰（1892 年）湖北书局刻本；1937 年上海商务印书馆铅印本；1941 年济南慈济印刷所铅印本。

## ◎ 参考文献

［1］徐灵胎. 慎疾刍言［M］. 江苏：江苏科学技术出版社，1984.

［2］弗原子. 徐灵胎与《慎疾刍言》［J］. 江苏中医杂志，1980，（6）：7－8.

［3］张燕平. 从《慎疾刍言》看徐大椿的医学思想［J］. 吉林中医药，2004（10）：1－2.

［4］尹国有，崔大秀. 《慎疾刍言》中老人及妇、儿疾病证治特点［J］. 四川中医，1990，（12）：5－6.

［5］尹国有. 《慎疾刍言》中治法及煎药服药法析要［J］. 四川中医，1992，（3）：6.

# 《洄溪医案》（徐大椿）

## 一、宫廷渊源

### 1. 提要

《洄溪医案》是记载徐大椿临床治验的一本医案专著，由王士雄（字孟英）对原书进行编次加按后，于清咸丰五年（1855 年）刊刻问世。是书涉及内科杂病、时病、妇人病、小儿病、外科病医案等，其内容采用"分病论治"，每病分述几则案例，或示人以治法，或切中时弊，篇幅短小，叙述清晰。徐氏所选之医案，据证用药，寒温执中，尤重视元气存亡，重阴精，慎温补，辨证细致，又多为重危急症医案，治法灵活，较为系统，为中医诊疗危急重症提供参考，使后世学者得而有所遵循。

### 2. 著者传记

见《难经经释》。

## 二、内容精要

### 1. 各卷概要

《洄溪医案》为医案类著作，不分卷。共载 56 种病证，医案 91 则。

### 2. 内容精选

#### （1）论亡阴亡阳

苏州沈母，患寒热痰喘，唤其婿毛君延余诊视。先有一名医在座，执笔沉吟曰：大汗不止，阳将亡矣。奈何？非参、附、熟地、干姜不可。书方而去。余至不与通姓名，俟其去乃入，诊脉洪大，手足不冷，喘汗淋漓。余顾毛君曰：急买浮麦半合，大枣七枚，煮汤饮之可也。如法服而汗顿止，乃为立消痰降火之方二剂而安。盖亡阳亡阴，相似而实不同，一则脉微，汗冷如膏，手足厥逆而舌润。一则脉洪，汗热不黏，手足温和而舌干。但亡阴不止，阳从汗出，元气散脱，即为亡阳。然当亡阴之时，阳气方炽，不可即用阳药，宜收敛其阳气，不可不知也。亡阴之药宜凉，亡阳之药宜热，一或相反，无不立毙。标本先后之间，辨在毫发，乃举世更无知者，故动辄相反也。（《洄溪医案·痰喘亡阴》）

按：该段讲述的是苏州沈母的病案，患者寒热痰喘，大汗不止，一名医生辨为亡阳之证而用参、附、熟地黄、干姜，而徐氏从其脉洪大、手足不冷、喘汗淋漓辨为亡阴之证，急用浮小麦、大枣煎汤服用而汗顿止，再予消痰降火之方而愈。徐氏指出：亡阴亡阳不可误辨，恐伤人性命，"脉微，汗冷如膏，手足厥逆而舌润"为亡阳，"脉洪，汗热不黏，手足温和而舌干"为亡阴，然而阴阳互根，亡阴可致阳脱，故"不可即用阳药，宜收敛其阳气"。

### （2）论停食

淮安大商杨秀伦，年七十四，外感停食。医者以年高素封，非补不纳，遂致闻饭气则呕，见人饭食辄叱曰：此等臭物，亏汝等如何吃下？不食不寝者匝月，惟以参汤续命而已。慕名来聘，余诊之曰：此病可治，但我所立方必不服，不服则必死。若徇君等意以立方亦死，不如竟不立也。群问：当用何药？余曰：非生大黄不可。（《洄溪医案·外感停食》）

按：此案患者年高七十四，众医者认为，老人年老体虚，只宜补益。但徐氏观其症状，虽近一月未进食，但以参汤续命，反见不寝不食，闻饭而呕，可见正气未衰。此证实为外感后肺气不宣，宿食积滞，肺与大肠相表里，肺气不宣则腑气不通，遂成太阳阳明合病。时医滥进温补，致积滞更深，壅滞肠胃，扰乱心神，故应釜底抽薪，荡涤积滞。单味大剂量生大黄，功专力宏，凡腹中邪气之积、饮食之积，无不除之，乃驱逐停滞之良药也。宿食去则新食进，邪气退则正自安。

### （3）论畏寒案

洞庭卜夫人，患寒疾，有名医进以参、附，日以为常，十年以来，服附子数十斤，而寒愈剧，初冬即四面环火，绵衣几重，寒栗如故。余曰：此热邪并于内，逼阴于外。《内经》云：热深厥亦深。又云：热极生寒。当散其热，使达于外。用芦根数两，煎清凉疏散之药饮之，三剂而去火，十剂而减衣，常服养阴之品而身温。逾年，附毒积中者尽发，周身如火烧，服寒凉得少减，既又遍体及头、面、口、鼻俱生热疮，下体俱腐烂，脓血淋漓。余以外科治热毒之法治之，一年乃复。（《洄溪医案·畏寒》）

按：此案夫人身患畏寒之疾，医者以为阳虚，进以参、附温补助阳，未愈反剧。徐氏认为，此乃热邪在里，迫阴外出，致阴阳相离，应予芦根等清凉疏散之品透热邪外出，再予养阴之品缓补阴津，阴阳和合乃愈。此案契合《素问·至真要大论》"逆者正治，从者反治"，即热药治疗寒症无效则应想到"寒症从寒治之"。徐氏重阴精，认为阴液是人体功能活动的重要物质，能够增强机体抗御邪气和自我阴阳调节之能力，即或常人，也应固摄阴液，且热邪最为伤阴，故案中"常服养阴之品而身温"。丹溪亦云："阴常不足，阳常有余，宜养其阴，阴与阳济，则水能制火，斯无病矣。"

**（4）论祟病**

同学李鸣古，性诚笃而能文，八分书为一时冠，家贫不得志，遂得奇疾。日夜有人骂之，闻声而不见其形，其骂语恶毒不堪，遂恼恨终日，不寝不食，多方晓之不喻也。其世叔何小山先生甚怜之，同余往诊。李曰：我无病，惟有人骂我耳。余曰：此即病也。不信，小山喻之曰：子之学问人品，人人钦服，岂有骂汝之人耶。李变色泣下曰：他人劝我犹可，世叔亦来劝我，则不情甚矣。昨日在间壁骂我一日，即世叔也，何今日反来面谀耶？小山云：我昨在某处竟日，安得来此？且汝间壁是谁家，我何从入？愈辨愈疑，惟垂首浩叹而已，卒以忧死。（《洄溪医案·祟病》）

按：此案患者病前学问人品人人钦服，病后出现被害妄想、幻听的表现，无头脑损伤、身体疾病、重大情志挫伤史，对此种病情徐大椿困惑不解，限于古代的科技条件，古人们对精神疾病所导致的异常言行是难于理解的，遂称此为"祟病"。该例辨证属中医癫狂之癫证，西医属精神分裂症，发病多受遗传因素的影响，即患者自身具有易发之禀赋性体质，致病因素包括痰、瘀、毒，此体质稍为七情所伤则气悖逆而为郁，肝气郁则易生痰，痰阻碍血运而生瘀，瘀滞于肝，凝着气机，痰瘀郁久而酿毒，因病邪未入心脑，故神志尚清，若治以缓消内蕴之痰瘀，结合清心解毒之品，使正气充盈、脾气强健、气血煦和，终可避免"卒以忧死"。

**（5）论湿邪化燥**

雍正十年，昆山瘟疫大行，因上年海啸，近海流民数万，皆死于昆，埋之城下。至夏暑蒸尸气，触之成病，死者数千人。汪翁天成亦染此症，身热神昏，闷乱烦躁，脉数无定。余以清凉芳烈，如鲜菖蒲、泽兰叶、薄荷、青蒿、芦根、茅根等药，兼用辟邪解毒丸散进之，渐知人事。余始至昆时……语出而求治者二十七家，检其所服，皆香燥升提之药，与证相反。余仍用前法疗之，归后有叶生为记姓氏，愈者二十四，死者止三人，又皆为他医所误者，因知死者皆枉。（《洄溪医案·瘟疫》）

按：雍正九年，昆山海啸，死人数万，埋于城下，次岁夏暑，蒸尸气而成瘟疫，触之身热神昏，闷乱烦躁，当地医者，墨守成规，沿用去年除水湿之法，以香燥升提之药治之，却不知湿盛燥化之理，致死者竟达数千。徐氏投以清凉芳香之品，送服辟邪解毒丸，愈人甚众。他说："凡治病不可不知运气之转移，去岁因水湿得病，湿甚之极，必兼燥化，《内经》言之甚明，况因证用药，变化随机，岂可执定往年所治祛风逐湿之方，而以治瘟邪燥火之证耶。"这里所说的湿甚化燥，指湿邪内郁日久，气机阻滞不畅，或湿邪直驱中焦而病入阳明燥土，或治疗上为去湿致温燥药投之过多过久，使湿从热化、燥化。徐氏用药（鲜菖蒲、泽兰叶、薄荷、青蒿、芦根、茅根等）慎重斟酌，以冀化湿不伤阴，养阴不碍湿，可谓神施鬼设之医术。

**（6）论痰火翻胃**

嘉兴朱亭立，曾任广信太守，向病呕吐，时发时愈，是时吐不止，粒米不下者三日，医以膈证回绝，其友人来邀诊。余曰：此翻胃证，非膈证也。膈乃胃腑干枯，翻胃乃痰火上逆，轻重悬殊，以半夏泻心汤加减治之，渐能进食，寻复旧，从此遂成知己。后余便道过其家，谓余曰：我遇武林名医，谓我体虚，非参、附不可。今服其方，觉强旺加餐。余谓此乃助火以腐食，元气必耗，将有热毒之害。亭立笑而腹非之，似有恨不早遇此医之意。不两月遣人连夜来迎，即登舟，抵暮入其寝室。见床前血汗满地，骇问故，亭立已不能言，惟垂泪引过，作泣别之态而已。盖血涌斗余，无药可施矣，天明而逝。（《洄溪医案·翻胃》）

按：广信太守朱亭立患痰火翻胃（反胃）之证，徐氏以半夏泻心和平之剂，使其相安数年。谁知，别有医者，让其服用参、附，因服后强旺加餐，亭立坚信无疑，徐氏知后，极力劝诫："此乃助火以腐食，元气必耗，将有热毒之害。"而亭立犹不自悟，继服参、附，结果未逾二月，即吐血而亡。徐曰："十年幸活，殒于一朝，天下之服热剂而隐受其害者，何可胜数也。"由此可见，徐氏强调保阴和阳，健脾安胃，而人参、附子助火，熟地黄、山药腻滞，皆非所治，正如他在血证的治疗中提到："大凡脱血之后，断不可重用人参升气助火，亦不可多用滋腻，以助痰滞胃。"

## 三、临床应用

### 1. 内科

**（1）怔忡**

怔忡一证，一般多认为病位在心，由于心血心阴虚损或心阳不足所致，治疗常用养血安神法。《洄溪医案》则上病下取，即病在心取之肾，认为心虚是末，肾虚方是源，虚中有实，实中有虚，虚实夹杂，治当以消痰、安神、补心、滋肾为法。

1）消痰安神，重坠补精：《洄溪医案·怔忡》云："淮安巨商程某，母患怔忡，日服参、术峻补，病益甚，闻声即晕，持厚聘邀余。余以老母有恙，坚持不往，不得已，来就医，诊视见二女仆从背后抱持，二女仆遍体敲摩，呼太太无恐，吾侪俱在也，犹惊惕不已。余以消痰之药去其涎，以安神之药养其血，以重坠补精之药纳其气，稍得寝。半月余，惊恐全失，开船放炮，亦不为动，船挤喧嚷，欢然不厌。"

心属火，藏神；肾属水，藏精。两脏互相作用，互相制约，肾中真阳上升温养心火，心火能制肾水泛滥而助真阳，肾水又能制心火，使不致过亢而益心阴。上述患者本系体内多痰，误服补剂，致肾气夹痰以冲心，水溢而火受克制，则心振荡不能自主，治以消痰之药去其涎，以安神之药养其血，以重镇补精之药纳其气，使各安其位，故半月余，惊恐全失，开船放炮亦不为动，水火相济，自然之理也。

2）消痰补心，滋肾纳气：《洄溪医案·怔忡》云："长兴赵某，以经营过劳其心，患怔忡证，医者议论不一，远来就余。余以消痰补心之品治其上，滋肾纳气之药治其下，数日而安。"

此案为心血虚耗，相火不宁，心君不宁之证。以消痰补心之品治其上，滋肾纳气之药治其下，数日而安。

**（2）吐血**

吐血多因热伤胃络，或脾虚失摄，或胃络瘀阻等，导致血不循经，溢于脉外而成。医家多治以清热、泻火、降逆、凉血止血，或益气摄血为大法。但对血证的治疗，徐氏更强调保阴和阳，健脾安胃，反对重药劫动。

1）健脾安胃，治以缓图：《洄溪医案·吐血》云："平望镇张瑞五，素有血证……因述服琼玉膏后，血不复吐，嗽亦渐止，因涉猎方书，试之颇有效，以此助馆谷所不足耳。余遂导以行医之要，惟存心救人，小心敬慎，择清淡切病之品，俾其病势稍减，即无大功，亦不贻害。琼玉膏为治血证第一效方，然合法颇难，其时不用人参，只用参须，生地则以浙中所出鲜生地，打自然汁熬之，不用干地黄，治血证舍此无有无弊者。"

此案以琼玉膏治疗血证，以参须、鲜生地汁等清凉平淡切病之品入药，功在滋阴益脾，令其阴阳相合，饮食渐进，则元气自复，而非补剂入腹，即变为气血。即使是大虚大实之证，徐氏仍以平剂中和，企缓图竟功，谓："莫若择平易轻浅、有益无损之方，以备酌用，小误亦无害，对病有奇功。"

2）保阴合阳，忌用升燥：《洄溪医案·吐血》云："洞庭张姓，素有血证，是年为女办装，过费心力，其女方登轿，张忽血冒升余，昏不知人，医者浓煎参汤服之，命悬一息，邀余诊视。六脉似有如无，血已脱尽，急加阿胶、三七，少和人参以进，脉乃渐复，目开能言，手足展动，然后纯用补血之剂以填之，月余而起。"

徐大椿一贯反对滥补助邪，对吐血素体阴虚之人，更忌大热升发之剂，以免血随气火上逆而加重出血，温热峻补，气愈旺而阴愈耗。徐曰："人实证实，养正驱邪，以调和之，自可永年。重药伤正，速之死耳。"此案患者血已脱尽，血脱则气亦脱，少用人参以接其气，气稍接，即当用血药，否则孤阳独旺而阴愈亏。王孟英评论："行医要诀，尽此数语，所谓以约失之者鲜，学者勿以为浅论也。"

**2. 外科**

**（1）项疽**

项疽案，患者沈自求，疽发于项，环颈肌肤溃烂，血流不止，病情危急。原文载："先进护心丸二粒，令毒不内攻。又付止血散止其血，外用围药厚涂束其根，更以珠黄等药，时时敷疮口上，其膏药长一尺三寸，再以黄芪四两煎汤，煎药服之。势定而饮食稍进，数日血止脓成，肌与腐肉，方有界限。疮口太大，皮肉不能合，以生肌等药，并参末厚涂而封之，月余口乃合。"

此案中，徐氏先予服护心药防止毒邪内攻，次以止血散止血，防止血脱亡阳。外用围药束其根部，以珠黄散敷于疮口之上。后用黄芪四两煎汤托毒外出，待血止脓成之后，再以生肌之药促进伤口愈合。徐氏内外兼治，多法并用，先后运用丸剂、散剂、围药、掺药、煎剂等治法，尽其技而效甚宏。

**（2）乳疖**

刘某夫人乳疖案中，病者初患乳疖后，前医误从乳头之上开一刀口，创口向上，而脓液反向下流注，致使乳房化腐成脓，迁延不愈。此时本应在乳下再开一口，使邪有出路，但患者因畏惧疼痛而不敢接受。徐氏遂别出心裁，《洄溪医案·乳疖》云："忽生一法，用药袋一个，放乳头之下，用帛束缚之，使脓不能下注；外以热茶壶熨之，使药气乘热入内；又服生肌托脓之丸散，于是脓从上泛，厚而且多，七日而脓尽生肌，果百日而全愈。"

此案中，徐氏结合患者的具体情况，灵活运用外治之法，上托乳房使脓液不能下注，外熨药袋使药力透入体内，遂使脓从上出，邪去正胜而病愈。徐氏在《医学源流论·出奇制病论》中云："天下之病，千绪万端，而我之设法亦千变万化。"疾病之情况变化多端，并非时时有成法可依，徐氏常圆机活法，别出心裁，出奇制胜，收到意想不到的效果。

**3. 妇科**

**（1）试胎**

《洄溪医案·试胎》云："我侄妇产二日不下，稳婆已回绝矣。试往诊之。浆水已涸，疲极不能出声，稳婆犹令用力迸下。余曰：无恐，此试胎也。尚未产，勿强之，扶令安卧，一月后始产，产必顺，且生男。其家亦半信半疑。余乃处以养血安胎之方，一饮而胎气安和，全无产意。越一月，果生一男，而产极易。"

此案妇人并非真产而为"试胎"，《女科经纶》云："有一月前，忽然腹痛，如欲便生，名曰试产，非当产也。"《大生要旨》亦云："受胎六七个月或八九个月，胎忽乱动，二三日间或痛或止，或有水下，但腰不甚痛，是脉未离经，名曰弄胎，又曰试胎。"而临产的脉象，如《诸病源候论》记载："孕妇诊其尺脉，转急如切绳转珠者，即产也。"《脉经》云："妇人怀妊离经，其脉浮，设腹痛引腰脊，为今欲生也，但离经者，不病也。"徐氏诊察病人，虽浆水已涸，但胎脉甚旺而月份未足，故知不产；胎旺而其母风寒劳碌，则胎坠下如欲生之象，安之即可消除产意；今已摇动其胎，将来产时必易脱，故易产；左脉甚旺，故知男胎。徐氏识病求因并准确判断预后，足见其医理之精深。

### （2）产后风热

《洄溪医案·产后风热》云："西濠陆炳若夫人，产后感风热，瘀血未尽，医者执产后属虚寒之说，用干姜、熟地治之，且云必无生理，汗出而身热如炭，唇燥舌紫，仍用前药。余是日偶步田间看菜花，近炳若之居，趋迎求诊。余曰：生产血枯火炽，又兼风热，复加以刚燥滋腻之品，益火塞窍，以此死者，我见甚多。非石膏则阳明之盛火不解，遵仲景法，用竹皮、石膏等药。余归而他医至，笑且非之，谓自古无产后用石膏之理。盖生平未见仲景方也。其母素信余，立主服之，一剂而苏。明日炳若复求诊，余曰：更服一剂，病已去矣。无庸易方，如言而愈。医者群以为怪，不知此乃古人定法，惟服姜桂则必死。"

在此案中，患者产后感风热，汗出而身热如炭，唇燥舌紫。徐氏打破产后属虚寒之说，不用干姜、熟地黄等温补药，而遵仲景法，用竹皮、石膏等药而使患者一剂而苏，更服一剂而病愈。

### 四、后世影响

《洄溪医案》是徐大椿晚年所撰，是一本医案集，更是一本临床指南。其所列医案均是徐氏收集生平得意之作，寥寥数行，已将病者阴阳死生之变、医家夺天造化之奇尽收腕底，王孟英评价其内容"虽秘本而方药不甚详，然其穿穴膏肓，神施鬼设之技，足以垂医鉴而活苍生"。该书选案精练，其中体现的临床思路是徐大椿多年研究古籍的结果，体现了其对先贤思想的总结与升华，朱伟常先生谓徐氏医案"既令人惊，复令人喜，更令人思"。总而言之，该书是一部对后世临床治疗颇具启迪作用的医案专著，其经典正如王士雄得到此书后所云"爰为编次，窃附管窥，用俟高明，梓以传世，余殷望焉"。

### 五、现存主要版本

清咸丰七年丁巳（1857年）海昌蒋氏衍芬草堂刻本（附洄溪论医札、许辛农木部札）；清咸丰刻本；清同治三年甲子（1864年）彭氏刻本；清同治刻本善成堂藏板；清光绪元年乙亥（1875 年）刻本；清光绪二年丙子（1876 年）刻本河南聚文斋藏板；清光绪二年丙子（1876 年）刻本（与慎疾刍言合订）；清光绪四年戊寅（1878 年）扫叶山房刻本；清光绪四年戊寅（1878 年）葛氏啸园刻本；清光绪十五年己丑（1889 年）上海江左书林刻本；清光绪十七年辛卯（1891 年）湖北官书局刻本；清半松书屋刻本；1930 年上海图书集成印书局铅印本；1934 年上海三民图书公司铅印本；民国广益书局石印本。

### ◎ 参考文献

［1］徐灵胎．徐灵胎医学全书［M］．北京：中国中医药出版社，1999.

［2］陈昱良，王永炎．徐大椿的大医之路［J］．中华中医药杂志，2016，31（5）：1752 – 1755.

［3］管济生．洞见症结 技惊鬼神——读《洄溪医案》［J］．上海中医药杂志，1990，（4）：44 – 45.

［4］张文平，秦玉龙．从《洄溪医案》探析徐灵胎对急危重症的诊疗［J］．山西中医学院学报，2011，12（6）：6 – 7.

［5］雍履平．《洄溪医案》的辨治特色（附临症治验及体会）［J］．安徽中医学院学报，1986，（2）：13 – 15.

［6］丁德正．《洄溪医案·祟病》案例一则探析［J］．中国中医基础医学杂志，2018，24（11）：1633 – 1634.

［7］刘媛，司国民．结合《洄溪医案》探讨徐灵胎的诊疗特色［J］．北京中医药，2017，36（10）：921 – 923.

［8］张文平，秦玉龙．徐大椿辨治外科疾病的临床经验［J］．天津中医药，2013，30（10）：601 – 603.

［9］张琳叶，徐伟，焦振廉．《洄溪医案》述要［J］．福建中医药，2007，（2）：56 – 57.

［10］褚谨翔．试论《洄溪医案》［J］．浙江中医学院学报，1980，（1）：46 – 48.

# 《北行日记》（薛宝田）

## 一、宫廷渊源

### 1. 提要

《北行日记》，成书于1880年，是清代薛宝田应征入京为慈禧太后诊病的日记。该书记述为慈禧太后诊病的全过程，包括脉证、病因病机、诊断、处方用药等，其余尚有其与同僚、友人论诗、论经、论史及赋咏等内容，是研究晚清宫廷史、医学史的珍贵文献资料。

### 2. 著者传记

薛宝田（1815—1885），字心农（一作莘农），清代江苏如皋丁堰镇人，出身于亦官亦医的岐黄世家。其曾祖父薛林为清初名医，在乾隆年间，曾为十额附治愈顽固黄疸，受重赏。其祖父薛学诗做过河间、宣化知府。其父薛银槎既在外为官，亦是名医。薛氏秉承家学，研习经史百家，旁通医理。曾任上元县教谕，后改任"浙江候补盐大使"。由于他精于医术，浙江上层人物纷纷请他治病，名噪一时。后奉命主持浙江官医局，公务之余，继续为群众治病，活人无数。光绪六年，慈禧皇太后抱恙，诏征天下名医。薛氏经浙江巡抚谭钟麟举荐入宫诊治，于七月十三日启程，历九十八日差竣。返乡后继续为官，并济病救人。薛氏工于诗，兼精于医，学者俞樾称其"论医、论诗、论经史疑义，悉中肯綮"。其主要著作有《症治管窥》《北行日记》《莲因集》等。

## 二、内容精要

### 1. 各卷概要

《北行日记》全书不分卷，逐日记录光绪六年七月十三日至十月二十一日薛氏应征入京为慈禧太后诊病的全过程，包括往返旅途经历、入宫当值为慈禧太后请脉立方、京中见闻等，还简要记录了数例为其亲友诊治的医案，书前附有14人赠序及8人所赠诗词20余首。

### 2. 内容精选

#### （1）治慈禧太后案

初六日壬寅……皇太后命余先请脉。余起，行至榻前。榻上施黄纱帐，皇太后坐榻中，榻外设小几，几安小枕。皇太后出手放枕上，手盖素帕，惟露诊脉之三部。余屏息跪，两房太监侍立。余先请右部，次请左部。约两刻许，奏："圣躬脉息，左寸数，左关弦，右寸平，右关弱，两尺不旺。由于郁怒伤肝，思虑伤脾，五志化火，不能荣养冲任，以致胸中嘈杂，少寐，乏食，短精神，间或痰中带血，更衣或溏或结。"皇太后问："此病要紧否？"奏："皇太后万安。总求节劳省心，不日大安。"内务府大臣广奏："节劳省心，薛宝田所奏尚有理。"皇太后曰："我岂不知？无奈不能！"皇太后问："果成劳病否？"奏："脉无数象，必无此虑。"退下，仍跪右边。俟昂庭请脉毕，同太医院先出。随后薛抚屏、汪子常、马培之进，请脉。余与昂庭到太极殿东配殿，立方内。内务府大臣、太医院与诸医毕至方内，先叙病原，次论方剂。草稿呈内务府、太医院与诸医，看后用黄笺折子楷书，进呈皇太后御览。所用之药，内务府大臣用黄签在本草书上标记。御览后，御药房配药。

案方：病由积劳任虑，五志内烦，伤动冲、任、督，以致经络久虚，元气不能统摄。盖心、肝、脾三经，专赖冲、任脉中之血周流布沪。血为阴类，静则阳气斯潜，五志不扰。金匮杂病论各方，以调和冲、任为紧要。《难经》云：心不足者，养其荣卫。荣卫为血脉之所生，心为之主。然荣卫起于中州，肝、肺、脾、肾实助其养。养其四脏，则心自安矣。腿足无力，气血不荣也；精神短少，宗气亏也；痰中带血，木火上炎也；更衣或溏或结，脾气不调也；背脊时冷时热，督脉空虚也。谨拟养心、保元二汤加减：人参、云茯苓、酸枣仁、柏子仁（炒）、甘草、怀山药、大白芍、归身、杜仲（炒）、熟地黄（炒）、牡蛎、龙眼肉。

初七日癸卯……内务府大臣恩传慈禧太后懿旨：浙江巡抚谭所荐医生，看脉立方均上妥。(《北行日记》)

按：薛氏于八月初六日第一次为慈禧请脉立方，此时皇太后主要症状为胸中嘈杂，少寐，乏食，腿足无力，精神短少，间或痰中带血，更衣或溏或结，脊背时冷时热。薛氏请脉后，认为其因劳累、思虑，以致"经络空虚，元气不能统摄"，当节劳省心，拟用养心、保元汤以补益气血。清代宫廷具有严格的医事制度，帝王服药审慎，诸名医第一次所拟之方均不会被采用，仅作为一次全面的会诊演习与考核。此方虽未被采用，但其拟方合理，切合实际，得到太后赏识。

**（2）治夜间发热案**

二十四日庚申……末刻，至方坤吾比部处诊病。其夫人泻止，夜间发热，由两足起，阴分亏也。用黑归脾汤。(《北行日记》)

按：此为薛氏治疗泄泻后夜间发热案。该患者泄泻日久，泻虽已止，但伤及阴血，阴虚阳盛，虚火内炽，引起发热，病在阴分，属阴虚血少证，故予黑归脾汤养阴益血。黑归脾汤出自《银海指南》，由归脾汤加熟地黄组成。该方益气补脾，滋阴养血，补而不滞，用于阴虚血少证甚佳。

### （3）治霍乱吐泻案

十四日己卯……内务府主政文镜涵鉴，邀为其子看病。病系受寒，霍乱吐泻，前服凉药，余用附子理中汤加半夏、吴茱萸，防其成慢脾风也。

十五日庚辰……未刻，至文镜涵家诊乃郎病。吐泻俱止，夜亦能寐，惟手尖发凉，余用原方加桂枝、生姜。

十九日甲申……未刻，至文镜涵家看病，病已大愈，原方去吴茱萸，加党参。（《北行日记》）

按：此案为薛氏治疗霍乱吐泻验案。该患者因感受风寒，邪客脾胃，脾胃运化无权，清浊不分，故泄泻；胃气上逆，故呕吐。前医未辨明寒热，误用凉药，更伤脾胃，中阳不足。薛氏明晰病机，药用附子理中汤加半夏、吴茱萸。附子理中汤温阳祛寒，加半夏降逆和胃止呕，吴茱萸温肝暖胃、降逆止呕。药后患者"吐泻俱止，夜亦能寐，惟手尖发凉"，故加桂枝、生姜加强散寒通阳之力。服药五日后，患者即"病已大愈"，疾病后期，薛氏去吴茱萸，加党参益气健脾，以助脾胃功能恢复。

## 三、后世影响

《北行日记》是一部具有丰富宫廷史料及浓厚文化内涵的日记体医案著作，不仅可从中借鉴辨证用药的方法、技巧，还可探究晚清历史文化，为清史作了有益的补充，也为医史填补了空缺，具有医学和文献学价值。是书与马文植所撰《纪恩录》均描述了为慈禧太后诊病的同一段经历，通过对比阅读二书可对清宫医学有进一步了解。

## 四、现存主要版本

清光绪六年庚辰（1880年）刻本。

### ◎ 参考文献

［1］马文植，薛宝田. 北行日记　纪恩录［M］. 北京：中国中医药出版社，2015.

［2］周丽君，杨启斌. 如皋名医薛宝田北上"请脉"［J］. 档案与建设，2003，11：50 - 51.

［3］薛清录. 中国中医古籍总目［M］. 上海：上海辞书出版社，2007.

# 《纪恩录》（马培之）

## 一、宫廷渊源

### 1. 提要

《纪恩录》成书于 1892 年，是马文植以日记的形式将其为慈禧太后治病的经过整理成书。光绪六年慈禧太后抱恙，征召各省名医赴京诊治，马文植应诏在京当值 7 月余，被慈禧太后钦定为主稿医师（须每日入内请脉）。是书内容大部分是其与同征诸医为慈禧诊脉用药记录，还有为京中王公大臣及亲友诊治的零星医案。其记录的医案涉及内科、外科、喉科、神经科、传染科等多科疾病，包括呕吐、吐血、咳嗽、痰核、癫病、心悸、眩晕、痰饮、春温、伏暑、冬温、喉症、肛瘘、失荣等临床常见病证，虽文字简洁，却可窥见马氏医理之精熟，决诊之明确，方药之中节，疗效之显著，可供临床各科参考。

### 2. 著者传记

见《外科传薪集》。

## 二、内容精要

### 1. 各卷概要

《纪恩录》全书不分卷。该书逐日记录了为慈禧太后诊治的主要经过，还有约 30 例奉旨或应邀诊治京中王公大臣及其亲友的医案，附记往返旅途风光、京中见闻等。书前附有俞樾及陈康祺所撰序，书后附赵彦之跋。

### 2. 内容精选

#### （1）慈禧太后心脾两虚之证

七月二十六日　臣马文植恭请慈禧皇太后脉息。两寸虚细，左关沉而微弦，右关沉小带滑，两尺沉濡。缘积郁积劳，心脾受亏。心为君主之官，脾为后天之本，二经受病，五内必虚。肾虚不能生木，木失畅荣；脾乏生化之源，荣血内损。以致经脉不调，腰酸，肢体倦息，谷食不甘，虚热时作，经所谓二阳之病发心脾是也。谨拟养心调脾之剂进呈。当归、白芍、白术、怀山药、生地、茯苓、陈皮、川续断、牡蛎、合欢花、红枣、藕。

顷间，李太监传旨云："马文植所拟方药甚佳，着大臣议奏，应服何方。"大臣面奏："臣等不明医药，未敢擅定，恭请圣裁。"少顷，内监传旨：今日仍用太医院方。明日同议，着马文植主稿。

（七月）二十七日　臣马文植恭请慈禧皇太后脉息。两关比昨较弦，两尺细弱。厥阴肝气又复上升，便后之血未止，夜寐不安，胸胁作痛。经云：中焦受气取汁，变化成赤，是名为血。盖血长于胃，统于脾，藏于肝，布于肺，泄于肾，为心之主、脉之宗、气之辅。曲运神机，劳伤乎心；思谋夺虑，劳伤乎肝；矜持志节，劳伤乎肾。心肾交亏，木气怫郁，肝病必传脾。脾脉络于胸中，肝脉布于两胁，此气升胁痛之所由来也；脾受木贼，则藏统失司，气不摄阴，此便后血所由来也；络血既已旁流，则无以下注冲任，致令血海空虚，经脉不调，亦由于此。刻下还宜调养心脾，兼舒木郁。谨议用养心归脾汤进呈。潞党参、藕汁炒白术、茯神、归身、丹参、白芍、香附、炙草、女贞子、柏子仁、龙眼肉。

（七月）二十八日　黎明进内，辰初传进。至体元殿阶前立定。内监传余先请脉，奏云："肝部弦象已减，肝气稍平，胃痛应减。"得旨已愈，寝寐亦安。命出立方。随退出。

（七月）二十八日　臣马文植恭请慈禧皇太后脉息，左关肝部较平，中候尚带微弦，肝气犹未全舒。气痛较好，惟脊背忽寒忽热，吭嗓作干，或作酸甜之味。心脾气馁，中土不和，肝肾阴伤，伤及奇脉，阴阳不相维护。谨议用养心归脾汤加减进呈。潞党参、归身、大丹参、冬白术、白芍、金香附、炙甘草、合欢皮、茯神、佩兰、女贞子、红枣、龙眼肉。（《纪恩录》）

按：马氏于光绪六年七月二十六日始为慈禧太后请脉，时值太后身体不适已数月，虽经太医调理，但仍未痊愈。马氏诊治时，其症状为：月经不调，腰酸，肢体怠倦，谷食不甘，虚热时作，两寸虚细，左关沉而微弦，右关沉小带滑，两尺沉濡。据其年龄（时近五十）及症状，可能为"绝经前后诸证"。马氏请脉后，诊为心脾两虚证，拟养心调脾之剂，处方用药甚合慈禧太后心意，虽仍用太医院方，但着令马氏主稿，其医术得到充分认可。次日，慈禧太后胸胁作痛，大便带血，夜寐不安，两关更弦，两尺细弱，马氏拟调养心脾兼舒木郁，予养心归脾汤。药后太后肝气稍平，胸胁痛减，寝寐亦安。其后继以此方稍作加减而已。

**（2）沈叔眉部郎痰饮病案**

（九月）十四日……军机沈叔眉部郎来诊，自述胸膺不畅，背膊肺俞部位觉有物流下，自经脉中行至胁肋下，入于肠，即腹鸣欲便，有时解下如涕，已经一年。余谓此属痰饮病，在躯壳之内，脏腑之外。由胃而上于胸隔，攻于背旁，流于胁肋，仍由胃下入于肠。用流气行痰之法，兼进指迷茯苓丸，六剂后再商。

（九月）二十一日……军机沈叔眉部郎来诊，言服六剂，已见轻减，大便下痰甚多，仍原方增减。

（九月）二十八日……沈君又来复诊，恙已大减，原方加枳壳、炒白术，服之当愈。（《纪恩录》）

按：此案为马氏巧用流气行痰之法，兼进指迷茯苓丸，治愈痰饮病。该患者表现为胸膺不畅，背膊肺俞部位觉有物流下，腹鸣欲便，有时解下如涕。马氏诊为痰饮病，予流气行痰之法，兼进指迷茯苓丸。指迷茯苓丸由半夏、茯苓、枳壳、风化朴硝组成。其中半夏燥湿化痰；茯苓健脾祛湿；枳壳可行气化痰；而风化朴硝，性寒、味咸、苦，可软坚散结，涤肠中宿垢，因势利导，使痰饮从大便而出。患者药后大便下痰甚多，症见轻减。

**（3）宝公府福晋癫病食生米案**

（八月）十六日……太后旨下，命马文植至宝公府为福晋诊脉。福晋为慈禧皇太后同胞姊妹，故又命佟医士及内务府司员翁同往，着李总管先行知道。递旨，退出前往。宝公府门卫森严，规模壮丽。文植进诊，审是癫病，已十年卧床不起，但食生米，不省人事。诊毕，辞不可治。公爷坚命立方，因拟泻心汤加琥珀、龙齿、麦冬、竹茹，辞出。

（八月）十七日……面奏宝公爷福晋病情不可治。

（八月）二十日……赐饭毕，旨下，命马文植再至宝公爷府中请脉。趋出，即往复诊。据云已两日不食生米，神气亦少安静。用原方加减。（《纪恩录》）

按：本案为马氏治疗癫病食生米，该患者已十年卧床不起，但食生米，不省人事，为痼疾，难治。马氏用泻心汤加琥珀、龙齿、麦冬、竹茹治疗，以清热化痰，安神定志。以方测证，患者应是火热亢盛、痰浊扰心之证。泻心汤出自《金匮要略》，由大黄、黄连、黄芩组成。马氏予仲景方加减，以黄连、黄芩清热泻火；大黄荡涤秽浊，使热毒下泄；麦冬清热护阴；琥珀、龙齿安神定志；竹茹清热化痰。全方貌似平淡无奇，却有奇效。患者服药后，"已两日不食生米，神气亦少安静"，效不更方，继以原方加减。

**（4）马文植腰骨损伤案**

（辛巳年元月十四日）　下车时触损腰骨，家人扶入，僵卧床头，其痛如折。急以木香、延胡索煎酒服之，并函报内大臣，代奏乞假。

（元月十五日）　病稍愈，勉强扶坐，转侧犹艰。

（元月十六日）　腰痛渐瘳，行动只能俯曲，又服流气活血之药。（《纪恩录》）

按：马文植下车时触损腰骨，可能导致"腰部扭挫伤"，其痛如折。筋伤初期，气血瘀滞较甚，马氏为自己开方处药，予木香、延胡索煎酒服以"流气活血"。木香性温味辛、苦，乃行气止痛之要药；延胡索性温味辛、苦，为活血行气止痛之良药；以疏经活血之酒煎服二药，共奏流气活血之功。该方简、便、效、廉，可供参考。

### 三、临床运用

#### 1. 心悸

该书关于心悸病证的治疗可见于马氏治疗前贵州巡抚裕时卿中丞、刘雅宾太史、保定何云藻以及马氏自诊心悸头晕病案中。其治疗心悸，主要分以下证型：

##### （1）心肾不足，肝阳偏旺

心肾不足，君相二火妄动，阴虚阳亢，肝阳偏旺，化热化火，火热之邪扰动心神，发为心悸。该书载治疗前贵州巡抚裕时卿中丞案，"（八月）二十八日……中丞年迈六旬，两足软弱，头眩心悸，心脾肾三经不足，夹有肝阳。拟调补煎方，告以十剂后再诊。"另有治刘雅宾太史案，"（九月）二十七日……刘雅宾太史过寓就诊，诊其脉，心肾素亏，肝阳偏旺，因惊而得。心悸欠寐，小溲淋沥作痛，且善疑虑，用养心肾、清肝火之法。"二者均患心悸，都为心肾不足、肝阳偏旺证，虚实夹杂，治以养心肾、清肝热为主。

##### （2）心火肝阳内动

思虑日久，心火肝阳内动，扰乱神明，可致心悸。该书载："（十月）初六日……自诊心肝两部脉弦劲而数，心火肝阳内动，心悸头晕，夜不成寐。"虽未言明治法，但其关于心悸之诊断，可为治疗心悸提供思路。心火肝阳内动者，可以泻心火、平肝阳为主。

##### （3）痰湿停中

饮食不节，损伤脾胃，运化失司，痰湿停中，阻滞心气，可致心悸。如该书载治保定何云藻案："保定何云藻来，袖出马松甫手书，嘱为其一诊。春间咳血之后，心悸遗精，胸痞作胀，头重而眩，行欲倾跌。形丰，脉滑大，尺垂。此痰湿停中，厥阳上冒于颠。用温中降浊，苓、姜、术、桂二陈，服四剂再诊。"此案患者因春间咳血后调摄不当，脾胃受损，运化失司，痰湿内停。痰湿非温不化，马氏以温中降浊为主，方用苓、姜、术、桂、二陈。

#### 2. 眩晕

眩晕常与心悸、耳鸣等症同见，该书关于眩晕病证治疗可见于治前贵州巡抚裕时卿中丞及马氏自己心悸、眩晕并见案，以及治志霭云尚书眩晕耳鸣案。"中丞年迈六旬，两足软弱，头眩心悸，心脾肾三经不足，夹有肝阳。拟调补煎方，告以十剂后再诊。""自诊心肝两部弦劲而数，心火肝阳内动，心悸头晕，夜不成寐。""志霭云尚书过我延诊，自述眩晕耳鸣，小溲色黑不畅。诊其脉，系水亏湿蕴下焦，心火肝阳内动。用养阴渗湿清肝之法，生地、龟板、北沙参、黄柏炭、女贞、丹皮、麦冬、怀药、料豆，服三剂当效。"详析病案，可知该书治疗眩晕病证，多责之于肝阳内动。肝体阴而用阳，若素体阳盛或阴亏，或七情不遂，肝气郁结，郁而化热伤阴，阳亢于上，肝风内动，上扰头目，可致眩晕。治疗上则以清肝热、平肝阳为主。

### 3. 咳嗽

该书治疗咳嗽病证，可见于治军机大臣景秋坪尚书女公子咳嗽案及翁敬卿友咳嗽兼肛痛案。"（军机大臣景秋坪尚书女公子）缘患咳嗽半年，面白颧红，发热，脉弦滑而数，痰稠如胶，所服皆参、芪、地黄。肺阴大伤，痰热恋膈，难以收功，姑拟清肺养阴之法。嘱其服后再商。""翁敬卿过我，延至四牌楼恒通钱庄，为其友诊治外症。诊系阴虚内热咳嗽，而兼肛痛。脉虽见数，尚可调治。用清肺养阴法。"二者均为阴虚内热证，以清肺养阴为法。咳嗽日久，或误服燥热之药，耗气伤阴，虚热内灼，肺失滋润，肺气不利，发为咳嗽。治疗上，谨守病机，以清肺养阴为主。

### 4. 血淋

血淋虚实证均可见。实证，多为湿热下注，热邪灼伤络脉，迫血妄行；虚证，多为阴虚内热，虚火灼伤血络。该书载治血淋虚证案一例，"内大臣志霭云尚书来寓，邀至前门，为其令亲某诊治。且云：知不出门已久，奈其病非妙手不起。余辞不获，同往诊视，系淋血之症，年甫二十，病经三月，形神羸瘦，脉细虚数，阴伤火郁。用犀角地黄加龟板、天冬诸药。"该患即为阴虚内热证，予犀角地黄汤加龟板、天冬诸药清热养阴。

## 四、后世影响

《纪恩录》问世至今已一百二十余年，因书名与医无涉，且文体、内容特殊，在医界流传不广。是书虽为马氏为慈禧治病的日记，但实为一册较为完整的清宫医案，不仅为研究马氏的医疗经验提供参考，可供临床各科借鉴学习，还为研究清宫医案提供了宝贵的资料，具有重要医学及文献学价值。

## 五、现存主要版本

清光绪十八年壬辰（1892 年）刻本。

◎ **参考文献**

[1] 马文植，薛宝田. 北行日记　纪恩录 [M]. 北京：中国中医药出版社，2015.

[2] 张如青，胡蓉. 禁宫内外，名医的智慧在闪光——读《纪恩录》有感兼评马培之医案（下）[J]. 中医药文化，2006，(2)：44-47.

[3] 张如青，胡蓉. 禁宫内外，名医的智慧在闪光——读《纪恩录》有感兼评马培之医案（上）[J]. 中医药文化，2006，(1)：34-37.

[4] 薛清录. 中国中医古籍总目 [M]. 上海：上海辞书出版社，2007.

# 《马培之外科医案》（马培之）

## 一、宫廷渊源

### 1. 提要

《马培之外科医案》是清代著名医家马培之的一部外科学著作，撰成于1893年。作者精通外科，认为外科疾病难于内科，需精通内科脉理，用药才能取效。该书在前人的基础上结合作者的临床经验，论述疔毒、乳岩、瘰疬等42种外科疾病的治法方药，为外科临床不可不研读之佳作。

### 2. 著者传记

见《外科传薪集》。

## 二、内容精要

### 1. 各卷概要

全书未分卷，论述疔毒、岩证、痈疽、瘰疬、流注、鹤膝风等42种外科疾病之病因病机、治则治法。

### 2. 内容精选

#### （1）骨槽风一案

腮颊为手阳明所过之地，骨槽风症缘阳明湿热与外风迫结而成。其来必骤，盖火性急故也。今外溃已久，牙关不开，缘颊车中坚硬未消，开合不利。古之用中和汤者，因从病久脉虚，故用黄芪之补托，四物之养血，桂心、白芷以散结邪，银花、花粉、元参、贝母之清化蕴毒。前言所议极是。但阳明多气多血之经，温补过施恐有偏弊之患，拟照古之中和汤不增不减可也。（《马培之外科医案·骨槽风》）

按：本段为骨槽风一案。骨槽风病位在牙槽骨，相当于现代颌骨骨髓炎，以牙槽骨腐坏，甚或有死骨形成为特征，常见耳前腮颊之间红肿疼痛，溃口流脓，脓中带有腐骨，日久难愈。马氏认为，腮颊为手阳明大肠经所过，骨槽风为阳明经湿热与外风相迫结而成，病势较急。而本案中患者病久脉虚，患处外溃久不愈合，下颌开关不利，颊车坚硬，依据古法当以中和汤治之。方中大量黄芪托补元气，四物养血活血，桂心、白芷散结，银花、元参之类清热解毒。马氏认为，该患者虽虚证明显，但阳明经为多气多血之经，温补太过亦不妥当，故以中和汤原方不增不减用之。

### （2）舌岩一案

心脾之火夹痰上升，舌岩坚肿破碎，饮咽不能，症非轻浅，拟清火化痰。

麦冬 蛤粉 海藻 大贝 元参 僵蚕 桔梗 橘红 生甘草 连翘 蒲黄 地栗 竹茹 丹皮 羚羊片

吹人中白、生蒲黄、月石、黄柏、青黛、琥珀、橄榄灰、冰片配成之柳华散，已渐软。（《马培之外科医案·舌岩》）

按：本段为舌岩病案一则。舌癌，又称舌岩。何为"岩"？凡结块坚硬如石，表面高低凹凸不平如山岩，溃后状如岩洞之体表者曰"岩"。舌岩相当于现代舌恶性肿瘤。症状常表现为舌的两旁及舌下肿块，质地坚硬，甚至影响到呼吸、吞咽，舌体转动不利，肿块破溃后渗流津血，糜烂腐溃，臭秽难闻。马氏认为，其病机是心脾之火夹痰上升，灼肌为腐，证非轻浅，治疗宜清火化痰为法。方中麦冬养阴清热；粉蛤、海藻、大贝、僵蚕软坚散结；地栗即荸荠，有消积之效；橘红、竹茹化痰；连翘、蒲黄、元参、甘草清热解毒。外用吹药青阳柳华散加减去热毒，并在原方基础上益以羚角片、丹皮增强清热之力。

### （3）失荣病案一则

肝郁不舒，气火夹痰，凝结颈左，失荣坚肿，筋脉攀痛，宜清肝解郁。

川芎 当归 白芍 生地 夜交藤 僵蚕 蛤粉 大贝 钩钩 夏枯草 丹皮 金橘叶（《马培之外科医案·失荣》）

按：失荣，为岩证之一，常发于颈部或耳之前后，质地坚硬。疾病后期，患者面容消瘦，状如树木之失去荣华，枝枯皮焦，故以"失荣"命名。马氏总结其病机为肝气不舒，气郁化热夹痰，凝结于颈，故筋脉气血运行不畅，久而形成实性病理产物。治疗上予四物养血活血；夜交藤沟通阴阳；钩钩为钩藤别称，同丹皮有清热之功效；金橘叶化痰；夏枯草、僵蚕、蛤粉、大贝软坚散结。诸药协同，清热消积，利肝经气血。

### （4）对口病案一则

对口由七情发者宜补，六淫发者宜散宜发。素有湿与热相搏，致发偏脑疽，溃久脓多，而硬不消，当以清化。

南沙参 丹皮 苡米 连翘 大贝 甘草 银花 赤芍 藕 功劳叶（《马培之外科医案·对口》）

按：本段记录对口病案一则。疽生于脑后项正中，位置与口相对，故名"对口"，又称脑疽。若发于偏左或偏右，属足太阳膀胱经，为"偏口"。马氏认为，对口由七情过极而生者宜内补，由外感六淫邪气而生者宜发散。本案中患者平素湿热内蕴，本次发病患处久溃脓多而质地坚硬，治法当以消散为主，以沙参养阴，丹皮、赤芍、藕清热凉血，连翘、银花、甘草解毒，薏米排脓，贝母散结，功劳叶清虚热、益肝肾。

**（5）眼胞痰瘤**

眼胞属脾，脾气呆钝，湿痰浊气上升，滞于膜里，眼胞痰瘤数年，日渐肿大下垂，将来定须外溃，宜和荣化痰泄浊。

川芎　当归　南星　桃仁　清半夏　僵蚕　茯苓　陈皮　海藻　大贝　元参　姜

痰瘤渐松，前方加白芥子、毛慈菇、荸荠。（《马培之外科医案·眼胞痰瘤》）

按：本段介绍眼胞痰瘤病案一则。马氏认为，眼胞归脾经，脾气呆钝，水液运化失常，易生痰生湿，湿痰随浊气上升，流滞于眼胞，阻滞气机运行，形成痰瘤，久而眼胞肿大下垂，最终溃烂，治疗当以调和营气、化痰泄浊为主。故本案方中，以芎、归、桃仁活血调营；南星、半夏、贝母化痰散结；僵蚕、海藻软坚散结；元参清热；茯苓泄浊；生姜发散。二诊患者痰瘤渐松软，则佐以化痰消积之品，故前方基础上加白芥子、毛慈菇、荸荠。

## 三、临床运用

### 1. 癌症治疗经验

马氏于本书中记载了牙岩、乳岩、舌岩、失荣、肾岩等9种癌性恶疾，去其重复者，共有病案44则，本部分试分析其癌症治疗经验。

**（1）乳岩**

"乳头属肝，乳房属胃。胃与脾相连，乳岩一症，乃思虑抑郁，肝脾两伤，积想在心，所愿不得，志意不遂，经络枯涩，痰气郁结而成。"马氏认为乳岩之病机，多由于情绪郁闷，思虑过度，志意不遂，气血运行不畅，久而成痰，痰气互结而成。

一人平素肝阴不足，气而化火，阳明素有郁痰不解，两乳房结核，还未成岩，掣痛连筋，急宜治之，以免有成岩之患，方以西洋参、香附、贝母、慈菇等养阴行气，化痰散结之品。

乳岩破溃，乳房坚肿疼痛出血，为难治之症，马氏治以养阴清肝，方用地、芍、黑栀、羚羊片、大贝母、连翘、蒲公英等养血补肝、清热排脓、散结之品。

脉数右洪，暴怒伤阴，肝火上炎，与阳明郁痰互结于络，气火不降，以致乳房坚硬肿胀，肿块连项，时有掣痛，为已成岩症，当谨防破溃。马氏急予养阴清肝之法，方用羚羊片、天门冬、全瓜蒌、大贝、丹皮、黑栀、鲜石斛、蒲公英等养阴清热之品。

气阴两虚，气虚生痰，阴虚生热，痰热互结于络，出现乳岩坚肿，痛如虫咬，每遇阴晦之日则胸闷不畅，为阳化内风、阴亏液燥之兆。马氏认为，治疗宜养阴清气化痰，缓缓图之。方用天冬、羚羊、夜合花、橘叶、郁金、海蜇、蒌仁、茯苓、川贝母、荸荠等。

**（2）肾岩**

肾岩是以阴茎龟头出现丘疹、结节状等坚硬物，溃后如翻花状，有特异恶臭和脓性分泌物为主要表现的肿瘤性疾病，又名"肾岩翻花"，相当于西医的阴茎癌。马氏谓："玉茎，即宗筋也，乃肾脏之主。又十二经络之总会马口，端属手少阴心经。肾脏阴虚火郁，心肝二脏之火复会于此。"将肾岩病机总结为肾虚、心肝之火炽盛，但其为疡科恶候，鲜有收功。一患初见茎头、马口瘙痒破溃，逐渐坚硬，业已年余，来诊时脉细数，患处破溃翻花出血。马氏认为，火邪郁积日久，必致外越，血得热而妄行。经云："实火可泻，虚火可补。"而肾火不宜苦寒直折，脉细数为伤阴之兆，急当补阴潜阳，使虚火内敛，方以西洋参、麦冬、丹皮、天冬、小生地、龟板、鹿茸、泽泻、白芍、藕等养阴潜阳之品。

**（3）牙岩**

牙岩为牙龈处的恶性肿瘤，常见坚硬肿块，内外穿溃，患处凹凸不平，状如翻花，有时出血。一患为肝火上升，灼肌为腐而成，患者高年得此恶疾，尤难调理，马氏治疗以养阴、清肝胃之热为主，方用羚羊角、丹皮清泻肝火，贝母、花粉散结，甘草、元参、连翘清热解毒，细生地、石斛、麦冬、芦根养阴。患者年高，不宜攻伐过猛，故以平肝火、养阴津为主。

**2. 痈疽治疗经验**

该书中还记录了井痈、肺痈、肾俞发等发生在不同部位的痈疽病案，以其归经、病因病机不同，治法上亦有差异。

**（1）井疽**

井疽是指生于心窝部的无头疽，又称胸发、穿心毒、心漏，即痈疽生于胸部鸠尾穴（脐上7寸、剑突下0.5寸）、中庭穴（膻中穴下1.6寸）或两者之间。常由冷气攻心，心经热毒引起，亦有因肾水久亏，心肾不交，心火过亢引起。马氏治一患者，以肾过用，肾水素亏，心阳扰动，营阴失守，先出现腰痛咯血，继而罹患井痈，患处破溃已久，气馁中虚，马氏治疗以补养营阴为主，兼以养心。方用参须补气养津；白术、山药健脾培元；柏子仁、远志宁心安神；牡蛎重镇安神；归身、白芍、生地黄、红花养血活血；陈皮化痰；茯苓利水泄浊。诸药协作，补养营阴，安定心阳，阴平阳秘，则井痈得愈。

**（2）肾俞发**

肾俞发，即下搭手，为腰部肾俞穴部位之痈疽，因疮生患者手指由下可搭着之部位而命名，又称腰疽、连肾发，呈单侧或双侧发作，患处红活高肿，易成脓者为顺候，干枯紫暗，难以成脓者为逆候。马氏治一患者患处漫肿疼痛，不能转侧，呼吸时牵引作痛，此为气血壅滞之候，故方用乌药、元胡行气，五灵脂、当归、赤芍活血，桂枝、黄酒温通，桑枝、秦艽、独活祛湿，以温阳祛湿，行气活血。

## 四、后世影响

《马培之外科医案》以病为纲，记录了马氏外科验案，案中马氏对疾病病因病机之论述、治法、验方无一不备，体现了其外科疾病治疗思想，备受外科临床医生推崇。

## 五、现存主要版本

现有清抄本；上海中医书局铅印本；四明慈竹堂石印本。本书被收入《三三医书》中。

◎ **参考文献**

［1］马培之. 马培之外科医案［M］. 上海：中医书局，1955.

［2］吴亚旭，路晔，周奇峰. 孟河马培之外科学术思想研究［J］. 江苏中医药，2009，（1）：11－13.

［3］吴亚旭，路晔，周奇峰. 孟河马培之生平及外科学术思想研究［J］. 时珍国医国药，2009，（7）：1724－1727.

［4］陈传，顾培华. 马培之治癌析要［J］. 中医文献杂志，2000，（3）：16.

［5］程培育，王笑民. 马培之治疗乳岩经验［J］. 吉林中医药，2013，（8）：776－777.

# 《莲舫秘旨》（陈莲舫）

## 一、宫廷渊源

### 1. 提要

《莲舫秘旨》集录了清末名医陈莲舫的临床医案，以风症、痨症、血症、咳呛、淋症、女科、时症等疾病进行分类，记载了上述疾病的辨证、处方及用药。该书以医案为主体，以病为纲，后附诊治光绪帝部分脉案及外科秘验方，虽无过多论述，却也能从医案中体现陈莲舫的处方用药思想，有重要的临床价值。

### 2. 著者传记

陈秉钧（1840—1914），字莲舫，别署庸叟，又号乐余老人，上海市青浦白鹤人，清末著名医学家。其祖上世代业医，至陈莲舫已逮十九世，后自称为"十九世医陈"。陈莲舫幼秉庭训，随祖父习医。后进学至廪生，入京任刑部主事，因仕途坎坷，遂归故里，潜心医学。

陈莲舫自幼侍诊祖父陈涛左右，尽得家传，加之勤学苦读中医经典，悉心研究诸家医术，博采民间验方单方，医道更为精进。在长期的医学实践中，陈莲舫精通内、外、妇、儿各科，医德高尚，为贫苦之人看病分文不取，深受病家爱戴，名享江南。

光绪二十四年（1898年）始，光绪帝患病，屡治不效，陈莲舫经两江总督刘坤、湖广总督张之洞保荐，先后5次为其治病，当光绪病势好转时，特敕封陈莲舫为三品刑部荣禄大夫，并亲赐"恩荣五召"之匾。在宫中，陈莲舫还曾与孟河名医马培之共同为慈禧太后诊治疾患，获得良效。他于光绪壬寅年（1902年）创办了我国中医界最早的学术团体——上海医会，开办中医学校，编写中医教材，授徒300余人。

## 二、内容精要

### 1. 各卷概要

《莲舫秘旨》共16卷。

卷1为风症，28个医案，包括中风、大麻风、肝风、鹅掌风、历节风、游风等各类风症。

卷 2 为痨症，11 个医案，记载了痨症辨证及处方用药。

卷 3 为血症，31 个医案，包括咳血、吐血、尿血等各类血症。

卷 4 为咳呛，30 个医案，其中包含表证咳嗽、劳伤咳嗽、产后咳嗽等各类咳嗽。

卷 5 为淋症，12 个医案。

卷 6 为遗浊，10 个医案。

卷 7 为膨症，20 个医案，包括腹膨、足肿、大脚风等病证。

卷 8 为膈症，15 个医案。

卷 9 为痫症，6 个医案。

卷 10 为痢症，17 个医案。

卷 11 为喉痹诸痈，51 个医案，包括喉痹、乳痈、肠痈等病证。

卷 12 为肝气，24 个医案，包含由肝气不和而引起的诸多病证。

卷 13 为女科，44 个医案，包含妇女月经不调、怔忡、失眠等病证。

卷 14 为时症，32 个医案，包括霍乱、暑证、温病等各类由时邪引起的病证。

卷 15 记录了部分为光绪帝诊治的脉案，从光绪三十三年六月初六至七月初七，共有 9 次为光绪处方用药的记载。

卷 16 集录了外科秘验方。

**2. 内容精选**

**（1）诊治光绪帝部分脉案**

光绪三十三年六月初六

光绪帝，脉数弦颇减，重按俱见少力。以脉论证，耳响复发，胸闷，腰酸连及胯痛，总之少阴肾家为虚。脾之胜其所胜者肝也，肾之胜其所胜者脾也。所以土木两经亦为不协，转为上盛下虚。上而为热，下而为寒。头晕频乘，食后尤甚，纳食少运，大便为溏，并肿及脚背，胫膝欠健，夜寐欠安。调理诸恙，谨拟固摄去阴，通调其气。

生於术 4.5g　炒半夏曲 4.5g　炒枣仁 4.5g　抱茯神 9g　左牡蛎 9g　白扁豆 4.5g　大生地 9g　橘络 1.5g　川续断 9g　淡菜 3 枚　龙眼肉 2 个（包川连 1.0）。（《莲舫秘旨·卷十五》）

按：光绪三十三年，陈莲舫二次应征入京，与曹元恒以换班的方式为光绪诊脉，直至光绪帝驾崩。光绪帝耳鸣复发，胸闷，腰胯酸痛，陈根据其脉症，辨证为少阴肾虚。由肾虚引起肝脾二经不和，气机运转不利，从而出现上盛下虚、上热下寒的证候，引起头晕、腹胀、溏泄、耳鸣、足肿等症状。治疗以固摄肾气、祛除湿邪、调畅气机为法，用药精简轻灵，以於术、白扁豆补脾胃、实中焦，半夏曲、橘络化痰祛湿，左牡蛎、淡菜味咸入肾，滋养肾阴，生地黄、续断补肾，炒枣仁、龙眼肉补血安神。

### （2）风症

林，历节风，骸骱酸楚渐和，脉息弦细，再以温养。西羌活、五加皮、左秦艽、川续断、桑寄生、全当归、丝瓜络、香独活、威灵仙、宣木瓜、川杜仲、大力子、元生地。

朱，鹅掌风，治以清解。焦茅术、焦山栀、制豨莶、粉萆薢、金银藤、元生地、侧柏叶、广陈皮、嫩滑石、生甘草。

陶，游风支蔓，治以清解。焦茅术、焦山栀、制豨莶、粉萆薢、焦米仁、广陈皮、制川军、大力子、净苦参、嫩滑石、生甘草、侧柏叶。

李，游风遍体，肺脾风湿外游，营阴受烁，脉细滑，治以清解。焦茅术、黑山栀、光杏仁、元生地、蝉衣、广陈皮、生甘草、炒防风、飞滑石、绿豆衣、侧柏叶、白鲜皮、金银藤。

潘，血枯气痹，四肢发麻，势成风象，治以和解。香独活、威灵仙、全当归、粉萆薢、桑寄生、焦米仁、厚杜仲、木防己、宣木瓜、大力子、侧柏叶、生甘草、五加皮、丝瓜络。（《莲舫秘旨·卷一》）

按：以上为风症部分医案，几乎在每个诊断之后，陈莲舫都写明了治法，如清解、和解、温养等，根据病势之轻重缓急、病邪之性质采取不同的治疗方法。如历节风，《圣济总录》认为历节风产生的原因是"血气衰弱，为风寒所侵，血气凝涩，不得流通关节，诸筋无以滋养，真邪相薄"，陈莲舫在治疗历节风时，注重温养，多用祛风寒湿和补益肝肾之品。至于游风、鹅掌风之类，则多用清解之品。由气痹血枯导致的四肢麻木失养，势成风象，不急于补养气血，而是先用和解之品祛风除湿，调和气血。

### （3）痨症

甪直，某，据述咳呛痰多，仍潮热形寒，作泻减而未除，纳食依然未旺，脾胃损伤属虚极过中，本难调治，再拟和中而摄上下。吉林须、补骨脂、北五味、生白芍、白茯苓、金石斛、野於术、炙款冬、炒夏曲、焦谷芽、新会皮、生绵芪、红枣。

嘉善，鞠垒二兄，久咳不已，营卫偏胜，形寒形热，气息少痰。营阴内亏，肺肾渐欲过中。越人谓过中难治。如此脉濡无力，色皖，便溏，恐冬春更加。吉林须、生绵芪、旋覆花、紫石英、怀牛膝、炒夏曲、枇杷叶、金石斛、黄防风、炙款冬、冬虫夏草、生白芍、广陈皮、红枣。（《莲舫秘旨·卷二》）

按：秦汉时期对痨症的认识多以虚劳为主，《难经》云："损其肺者益其气，损其心者调其营卫，损其脾者调其饮食、适其寒温，损其肝者缓其中，损其肾者益其精。"提出了治损大法。明清时期认为痨症的病因主要有两个方面：一是正气虚弱，一是感染"痨虫"。后世陈莲舫在治疗痨症时，多用吉林参须补气，重视脾胃与培补正气。在第二个医案中，还对病人的预后有一定记录，通过这样的记录，能让医生对可能出现的风险加以预防，在病人复诊时更了解其病情。

**（4）膨症**

章，形寒神倦，两足浮肿，脱力已久，因感起病，脉象濡细，治以疏降。生白术、焦建曲、粉萆薢、焦米仁、广陈皮、生姜、制川朴、连皮苓、木防己、桑寄生、环粟子、红枣。

徐，便血后，气不化精而化水，肢体浮肿，脉息细弦，治以温通。川桂枝、制小朴、炙桑皮、连皮苓、光杏仁、焦枳壳、生白芍、焦建曲、大腹皮、粉萆薢、家苏子、细香附、姜衣。（《莲舫秘旨·卷七》）

按：以上为两个膨症医案。水液代谢障碍，则会出现四肢、腹部水肿等症状。第一个医案患者两足浮肿由外感引发，治疗以健脾利水、疏降气机为主。第二个医案患者由于便血亡阴，水谷精微不化，转而化水，导致肢体浮肿，脉息细弦。治疗在降气利水的基础上，加入桂枝温通，以助气化。虽皆为浮肿，但因病因、病机不同，治疗上亦有差别。

**（5）喉痹诸痛**

周蒲某，痰流于络，按之如绵，谓为流痰则不坚，谓为瘿瘤则太骤。脉息细滑，鼻衄，纳少，左脉弦数。营阴偏热，热则津液搏痰留络，与顽痰不同。

西洋参　夏枯草　旋覆梗　光杏仁　生白芍　当归须　桑寄生　左牡蛎　沉香屑　新会皮　丝瓜络（《莲舫秘旨·卷十一》）

按：本医案中，患者痰流于络，质地按之柔软如绵，与流痰相比质地较坚，与瘿瘤相比则病程太短。流痰是发生在骨与关节间的慢性化脓性疾病，属于无头疽的一种，初起症状不明显，继则关节疼痛，休息后可减轻，中期症状为病变附近或较远处形成脓肿，不红不热，后期症状溃破之后，疮口流脓清稀，易形成瘘管。《说文解字》云："瘿，颈瘤也。"现在多指甲状腺肿大类疾病。本案中患者脉息细滑，鼻衄，纳少，莲舫认为他热在营阴之分，津液与热邪相搏，炼液成痰，治疗方法与前两者不同，多用养阴、散结、软坚、行气、化痰之品。

**（6）女科**

王，经愆带多，八脉受伤非浅。渐至腰脊如折，肢清潮热，头蒙目花，心悸神疲，脉见濡细，纳微脘胀。如此食少病多，必至由虚成损、由损成劳之势，治以固养。

吉林须　金石斛　抱茯神　淡乌鳓　川杜仲　佛手花　西砂仁　鸡血藤膏　生白芍　花龙骨　潼蒺藜　金狗脊　新会皮　代代花

钱，产育太早，营阴受伤，心肝两经失养，心悸少寐，头眩腰酸。奇经遂失禀，丽愆期，不育，脉象细涩，久防怔仲，治以和养。

西洋参　绿萼梅　抱茯神　法半夏　川杜仲　生白芍　细香附　玉蝴蝶　苍龙齿　陈秫米　合欢皮　新会皮　姜竹茹（《莲舫秘旨·卷十三》）

按：以上为女科医案两则。陈莲舫重视女科疾病与奇经八脉之间的联系。奇经八脉与妇人经带胎产的生理病理密切相关。第一个医案中，患者奇经八脉受伤，出现经愆带多、腰脊如折、潮热、心悸、纳少等一系列症状。莲舫认为，该患者一直被病邪所困且进食不多，很可能由虚证转变为虚劳证，治疗当以固摄、培补为主。第二个医案，莲舫认为该患者由于产育过早，导致营阴受伤，心肝两经失养，从而出现心悸、头晕、失眠等症状。营血不足，脉象细涩。治疗当以和养，预防因心血久虚导致的怔仲。

### （7）时症

练塘，佩卿兄，风邪夹食触发内伏，暑湿勃起，寒热，呕逆，迁延数日，热不甚扬，有汗津津，神识恍惚，卧着更衣，转有红水，肛门气坠。似有形之邪已去，而无形熏蒸之邪逗留勿解。邪欲出来，有汗而无白㾦，邪欲达里，溏稀而无积，表里通而不通，一派氤氲之邪弥漫三焦，无有出路。得脉右寸关浮弦，且重按亦实。舌质不甚红，微灰微黄。面㿠白，渴不多饮。所难在体质本虚，无力送邪。总核病机，若不将邪由里出表，布达疹㾦，恐变生不测。拟表里分解，以清三焦录方候政。

羚羊片　鲜石斛　连翘心　川郁金　蔷薇露　淡竹叶　益元散　冬桑叶　大豆卷　厚朴花　炒谷芽　方通草　荷梗　丹皮（《莲舫秘旨·卷十四》）

按：该病案为时症。患者因受外邪，内夹食滞引发伏邪。暑湿当令之际，发作寒热，呕逆，睡梦中大便失禁，便有红水。莲舫辨其为有形之邪已去，无形之邪熏蒸逗留难解，弥漫三焦，无有出路。欲外解而未发㾦，欲内解而溏稀未能得实积。治疗以表里分解，清三焦为主。以羚羊角、连翘心、淡竹叶、丹皮、桑叶清热，郁金、厚朴、谷芽、荷梗行气开中，鲜石斛养阴，通草利尿给邪以出路，益元散由滑石、甘草、朱砂组成，有清利暑湿之效。

## 三、临床运用

### 1. 风症

风症为本书首卷内容，所集录医案包括内风、外风、类中、麻风、游风、历节风、鹅掌风等各类风症疾患。在治疗这类疾病时，莲舫亦根据其因机不同，提出清解、和养、温通等不同治法。其方紧扣治法，用药考究。

由肝阳化风所致内风，引起眩晕、头痛等症状时，常用和养之法息风调中。如"高，肝阳化风，头眩作痛，胃中呕逆，脉象沉弦，治以和养。白蒺藜、杭甘菊、抱茯神、生白芍、黑料豆、半夏、潼蒺藜、川郁金、煅龙齿、制丹参、姜竹茹、陈皮。"其中白蒺藜、杭甘菊息风潜阳；生白芍柔肝；川郁金行肝气；潼蒺藜补益肝肾；黑料豆补脾益肾；抱茯神、煅龙齿安神定志；陈皮、半夏、竹茹调中，共奏息风潜阳、调中止逆之功。其症状与现代高血压表现出的临床症状有相似之处，其辨证、处方用药亦可学习、运用于现代临床。

其治历节风，全身关节酸楚疼痛，多用温养之法。《外台秘要》记载："《病源》：历节风之状，短气自汗出，历节疼痛不可忍，屈伸不得是也。"认为其病因为饮酒后腠理开，汗出当风所致，亦有血气虚受风邪而得之者。因此，莲舫治疗历节风时，多用祛风寒湿、和血补益之品。如"陆，历节风，浑身骱痛，治以温养。香独活、威灵仙、宣木瓜、川杜仲、元生地、广陈皮、川桂枝、五加皮、炙虎胫、桑寄生、全当归、臭梧梗。"于补益肝肾、养血温通的基础上祛除湿邪。

其治如"游风支蔓""鹅掌风"等因湿、热实邪引起的疾患多用清解之法，药品多用豨莶草、萆薢、焦茅术、焦山栀等。而如"血枯气痹，四肢发麻，势成风象"，"紫云风斑点未除"等，因本虚导致的疾患时，则用和养之法，多用五加皮、当归、杜仲等补益之品，以补其虚。

**2. 咳呛**

莲舫治疗咳嗽，宗《内经》"五脏六腑皆令人咳，非独肺也"，重视肺胃、肺肾、肝肺之间的联系，根据病情变化，多用和降、和养、清降之法。

刘完素曾言："咳嗽者治痰为先，治痰者下气为上。"调理肺胃气机在治疗咳嗽中发挥着重要作用。莲舫在治疗咳嗽时，多用旋覆花肃降肺胃之气。旋覆花味辛咸，性沉降，辛味宣发肺气，咸味入肾纳气，性沉降可降脾胃上逆之气，蠲化脾胃水湿痰饮，肺胃之气调和则咳嗽能止。如《本草汇言》所说："用旋覆花，虚实寒热，随证加入，无不应手获效。"

肺为气之主，肾为气之根。咳嗽日久，肾纳气的功能失司，故久久不愈。陈氏治疗久咳多用冬虫夏草、蛤蚧之品，以其甘温降纳之性温补肾气。

肺主气，司呼吸，主宣发、肃降。肝性升发，主疏泄。二者协同，调理全身气机。肝气上逆，肝火上犯于肺，亦可引起咳嗽，且病势较快，陈氏每每告诫"恐成肺痈""恐防失血"。在治疗上多用白芍、钩藤之品，以白芍酸寒柔肝养肝阴，钩藤清降平肝阳，从肝入手论治咳嗽。

### 3. 外科

陈家世代业医，其祖父"专于内而精于外"，以疡医出名，莲舫继承家学的同时大量收集民间单方验方，在大量的临床实践中积累了自己独到的外科治疗经验。

本书喉痹诸痈篇共载 51 个医案，包括喉痹、肠痈、肺痈、肝痈等病证的辨证及处方用药，末篇为外科秘验方，内含去恶肉、收口、牙疳、唇风等诸多外用药方。内治根据病势发展，宗清、养、疏、和、宣、托、温等大法，密切关注疾病发展及预后，如"恐淹淹进怯""最虑咳呛复发，有上下失血之变"，以提前准备，预防病情进一步恶化。外治上，本书末篇的外科秘验方，亦为后人留下了一笔宝贵的财富。如"黄连膏，治腿烂如神。川连一钱，川柏一钱，黄芩一钱，山栀一钱，丹皮三钱，生地五钱，白腊一钱，连翘心二钱"，可用于治疗下肢溃烂，久不愈合；又如"白珍散，治耳内出脓。漂淡海螵蛸五钱研末"，可外用治疗耳内感染流脓。中医外治法临床疗效显著，在治疗糖尿病足、坏疽、水火烫伤、皮肤疾病方面有自己独到的优势，本书中记载可见一斑，其瑰丽之处还需进一步整理发掘。

### 4. 女科

陈莲舫精通女科，著有《女科秘诀大全》，本书中共载 44 个女科医案，观其辨证、组方、用药规律，总结其治疗女科疾病的特点如下。

#### （1）重视奇经八脉与女子经带胎产生理病理之间的联系

陈氏医案的辨证中，有不少奇经八脉的记载，如"肝气失调，致奇经不得禀丽""诸虚皆由八脉而来"。奇经八脉纵横交错于十二经脉间，是气血汇聚的场所。现代临床中，亦当注重奇经八脉与妇科疾病之间的联系。

#### （2）重视调肝

如"朱奶奶，妇科以肝为先天，肝气偏旺，肝营不摄，牵引心脾两经，如崩如漏，绵延月余。"女子以肝为先天，肝气疏泄太过，肝阴亏损，影响心脾两经，心主血脉，脾统血的生理功能受损，导致月经淋沥不断，缠绵月余。在治疗上，陈氏以补益和养摄纳为法，方用肉桂、参须温补潜纳，生地黄、杜仲、白芍、沙苑子、阿胶养阴补血，茯神、陈皮调补脾胃，侧柏、香附疏发肝气，且补且通，以奏养血调经之功。

#### （3）治疗时重视季节变化与气血之间的关系

如"气不归原，调理渐松胸次，少腹尚有气攻，脉息濡弱。尚需调理心肝，入冬再商填补。"《灵枢·岁露》云："人与天地相参也，与日月相应也。"人体气血变化亦符合四季春生、夏长、秋收、冬藏的变化规律。初秋大气始降，应先调养心肝之气；冬气闭藏，气血内收，此时最适宜补养填精。这对现在临床亦有参考价值。

## 四、后世影响

《莲舫秘旨》记载了清末名医陈莲舫的临床医案，为其宝贵的临床经验总结。其所保存下来的各科医案和秘验药方，对当今临床仍有指导意义。其中记录的光绪脉案，还有一定史学价值，值得后人研究品鉴。

## 五、现存主要版本

1989 年上海科学技术出版社版本。

### ◎ 参考文献

[1] 陈莲舫. 莲舫秘旨［M］. 上海：上海科学技术出版社，1989.

[2] 苏丽娜. 陈莲舫治咳理论初探［J］. 甘肃中医学院学报，2013，（2）：24 - 25.

[3] 肖阳. 国手御医陈莲舫［J］. 科学与文化，2008，（4）：51.

[4] 邸若虹，鲍健欣，熊俊，等. 陈莲舫《女科秘诀大全》及其经带胎产辨治特色［J］. 上海中医药大学学报，2010，（3）：26 - 28.

[5] 朱新瑜. 肺痨的源流及用药规律研究［D］. 南京中医药大学，2017.

[6] 庄文元. 光绪时期宫廷医药档案的医史学研究［D］. 北京中医药大学，2018.

[7] 游能鸿. 中医升降理论的内涵、发展及应用研究［D］. 北京中医药大学，2007.

# 《德宗请脉记》（杜钟骏）

## 一、宫廷渊源

### 1. 提要

《德宗请脉记》成书于光绪三十四年（1908 年），是御医为光绪皇帝诊病之脉案记录。戊戌变法之后，光绪被幽禁瀛台，忧郁成疾，历经太医院多方医治，未见好转，反有加重的趋势。1908 年 8 月 12 日（夏历七月十六日）杜钟骏奉旨初次入宫，与陈秉钧、曹元恒等六位医官排班，每人一天，轮流请脉开方。本书记录了杜氏自入宫至光绪驾崩过程中光绪脉症变化及所见所闻，在清宫档案未整理公开之前，为惟一由当事人公布的真实过程记录。

### 2. 著者传记

杜钟骏（1852—1922），字子良，江苏江都县人。清末著名医学家。出生于医学世家。自幼天资聪颖，博闻强记，精读《内经》《难经》诸书。20 岁悬壶于扬州弥勒庵桥，疗效显著，在当地颇有声望。后经引荐至浙江淳安、诸暨等县任职，在任时勤政爱民，致力于禁烟，百姓交口称赞。

光绪三十四年（1908 年），杜钟骏经浙江巡抚冯汝骙推荐，进京为光绪帝诊病，与陈莲舫等六人轮流当值，历经 3 个月有余。光绪帝虽有好转，但内廷关系复杂，日换一医，时常更方，诸医家彼此不相闻问，未能持续辨证施治。自入宫至光绪驾崩，杜氏记录下全过程，是为此书。

光绪帝去世后，杜离京居住上海，适逢袁世凯胃痛加剧，延杜氏诊疗，服药数帖病愈。后任淮关监督 1 年多，受排挤离去返京。晚年杜氏寄情山水，客居杭州。著有《杜氏医书五种》，晚年有《药园诗集》问世。

## 二、内容精要

### 1. 各卷概要

全书未分卷，以时间顺序记录杜氏进京请脉全过程。

### 2. 内容精选

### （1）初诊光绪脉

十六日，由内务府大臣带领请脉，先到宫门，带谒六位军机大臣。在朝房小坐，即事口占一首云："晨趋丹陛觐宸枫，候脉朝房候召同；坐久不知官职小，居然抗礼到王公。"八钟时，陈君莲舫名秉钧先入请脉，次召予入。予随内务府大臣继大臣至仁寿殿，帘外有太监二人先立，须臾揭帘，陈出。继大臣向予招手，入帘。皇太后西向坐，皇上南向坐。先向皇太后一跪三叩首，复向皇上一跪三叩首。御案大如半桌，皇上以两手仰置案端，予即以两手按之。惟时予以疾行趋入，复叩头行礼，气息促疾欲喘，屏息不语。片时，皇上不耐，卒然问曰："你瞧我脉怎样？"予曰："皇上之脉，左尺脉弱，右关脉弦。左尺脉弱，先天肾水不足，右关脉弦，后天脾土失调。"两宫意见素深，皇太后恶人说皇上肝郁，皇上恶人说自己肾亏，予故避之。（《德宗请脉记》）

　　按：本段描述杜氏初次觐见光绪，为其请脉之片段，光绪当着慈禧的面，与杜氏探讨自己的病情。杜氏一行人在朝房小坐，陈莲舫先入请脉。随后杜氏入帘诊脉，由于其疾步进入，复叩头行礼，气息尚未平稳，诊脉后未及时复命，皇上不耐烦，问杜氏其脉如何，杜氏云："皇上之脉，左尺脉弱，右关脉弦。左尺脉弱，先天肾水不足，右关脉弦，后天脾土失调。"因两宫平素意见素深，颇有忌讳，光绪认为自己的病是因长期囚禁引起的肝郁，而西太后授意一些太医说光绪的病是自家的先天不足肾亏，故杜氏避此话题不谈。当时的历史背景下，给光绪请脉，除了考虑其病，还需顾及到复杂的内廷关系，不可不谓难矣。

　　**（2）为光绪疏方**

　　皇上又问曰："予病两三年不愈，何故？"予曰："皇上之病非一朝一夕之故，其所虚者由来渐矣。臣于外间治病，虚弱类此者，非二百剂药不能收功。所服之药有效，非十剂八剂不轻更方。"盖有鉴于日更一医，六日一转而发也。皇上笑曰："汝言极是，应用何药疗我？"予曰："先天不足，宜二至丸；后天不足，宜归芍六君汤。"皇上曰："归芍我吃得不少，无效。"予曰："皇上之言诚是。以臣愚见，本草中常服之药不过二三百味，贵在君臣配合得宜耳。"皇上笑曰："汝言极是。即照此开方，不必更动。"予唯唯，复向皇太后前跪安而退。皇太后亦曰："即照此开方。"行未数武，皇上又命内监叮嘱勿改动。是时，军机已下值，即在军机处疏方。甫坐定，内监又来云："万岁爷说，你在上面说怎样即怎样开方，切勿改动。"指陈莲舫而言曰："勿与彼串起来。"切切叮嘱而去。予即书草稿，有笔帖式司官多人执笔伺候誊真。予方写案两三行，即来问曰："改动否？"予曰："不改。"彼即黄纸誊写真楷，校对毕，装入黄匣内。计二份，一呈皇太后，一呈皇上。时皇太后正午睡，赐饭一桌，由内务府大臣作陪。饭毕，奉谕："汝系初来插班，二十一日系汝正班。"当即退下。至晚有内使来传云："皇上已服你药，明早须伺候请脉。"（《德宗

请脉记》）

按：本段描述杜氏请脉后为光绪疏方场景。光绪问杜氏："为何自己的病治疗二三年而不愈？"杜言："皇上之病非一朝一夕之故，其所虚者由来渐矣。臣于外间治病，虚弱类此者，非二百剂药不能收功。所服之药有效，非十剂八剂不轻更方。"光绪听闻杜言，笑问杜该以何法治之，杜云："先天不足，宜二至丸；后天不足，宜归芍六君汤。"光绪同意用此方，嘱其不得改动，又叮嘱太监不要改动，书以原方。内监交代杜氏之后，又嘱其不得与陈莲舫私下商量。经司官多人执笔伺候誊写后，一式两份，交由皇帝和太后查看。当时六位医官当值，每日开一方，彼此不知对方之处方用药，处方用药没有持续性，是故光绪的病从未得到有始有终的辨证论治。

### （3）六日开一方

次早请脉，情形大致与昨日同。饭毕，皇太后传谕，改二十二日值班。予向内务府大臣曰："六日轮流一诊，各抒己见，前后不相闻问，如何能愈病。此系治病，不比当差，公等何不一言？"继大臣曰："内廷章程向来如此，予不敢言。"嗣见陆尚书曰："公家世代名医，老大人《世补斋》一书海内传诵。公于医道三折肱矣！六日开一方，彼此不相闻问，有此办法否？我辈此来满拟治好皇上之病，以博微名，及今看来徒劳无益，希望全无，不求有功，先求无过。似此医治必不见功，将来谁执其咎，请公便中一言。"陆公曰："君不必多虑，内廷之事向来如此，既不任功，亦不任过，不便进言。"予默然而退，以为此来必无成功也。于是六日一请脉。（《德宗请脉记》）

按：本段为杜氏与内务府大臣、陆尚书之间的对话。杜氏对这种御医六日一当值，请脉开方，彼此不相闻问的模式提出了质疑："六日轮流一诊，各抒己见，前后不相闻问，如何能愈病？"大臣谓内廷章程如此，他也无可奈何。杜氏见说不通，恐耽误皇上病情，又请悬壶世家出身的吏部尚书陆润庠进言，陆公也劝他不必多虑，内廷之事关系复杂，只要杜氏按着旨意执行，不求有功，但求无过。医家需观察病人病情之变化，诊脉用药得有持续性。六位医官彼此用药不相闻，光绪之病从来没有被认真对待过，为后续病情恶化作了铺垫。

### （4）光绪所服前方

是日，皇上交下太医院方二百余纸，并交下病略一纸云："予病初起，不过头晕，服药无效，既而胸满矣，继而腹胀矣，无何又见便溏、遗精、腰酸、脚弱。其间所服之药以大黄为最不对症。力钧请吃葡萄酒、牛肉汁、鸡汁，尤为不对。尔等细细考究，究为何药所误？尽言无隐，著汝六人共拟一可以常服之方，今日勿开，

以五日为限。"（《德宗请脉记》）

按：本段发生于八月初八，六位医官排好班后，光绪交给太医院二百余张自己所服过的药方，并附一纸交代自己的病情。光绪初起不过头晕，服药无数，病情不但没有好转，还逐渐出现胸闷、腹胀的症状，最后出现便溏、遗精、腰酸、脚软，他认为自己所服之药并不对症，甚至有葡萄酒、牛肉汁、鸡汁等敷衍之品，故令诸位医家评议前人处方，并合力开出一张久服之方。当时两宫之间意见素深，给光绪看病的太医分为几班，时有太医为顺慈禧之意开方，并非为光绪对症下药。

**（5）众医商议**

退后六人聚议，群推陈君秉钧主稿，以彼齿高望重也。陈君直抉太医前后方案矛盾之误，众不赞成。予亦暗拟一稿，以示吕君用宾。吕怂恿予宣于众，予不愿，乃谓众同事曰："诸君自度能愈皇上之病，则摘他人之短，无不可也。如其不能，徒使太医获咎，贻将来报复之祸，吾所不取。"陈君曰："予意欲南归，无所顾忌。"予曰："陈君所处与我辈不同，我辈皆由本省长官保荐而来，不能不取稳慎。我有折衷办法，未悉诸君意下如何？案稿决用陈君，前后不动，中间一段拟略为变通，前医矛盾背谬，宜暗点而不明言。"众赞成，嘱拟作中段。论所服之药，热者如干姜、附子，寒者若羚羊、石膏，攻者若大黄、枳实，补者若人参、紫河车之类，应有尽有，可谓无法不备矣。无如圣躬病久药多，胃气重困，此病之所以缠绵不愈也。众称善，即以公订方进，进后皇上无所问。（《德宗请脉记》）

按：本段为光绪下令之后，众医商议场景。因陈莲舫入宫最早，德高望重，众医推荐他主稿，陈见宫内积弊已久，决定不在敷衍，"无所顾忌"地直接指出太医前后矛盾之处。众医以为不妥，若治愈不了光绪之病，指摘别人的错处，可能会引起太医报复，牵连举荐之人。因此，杜氏提出折衷办法，以陈氏之稿为主，前后不变，中间一段由众医稍加变通，前医矛盾之处，宜暗点不宜明说，就言光绪所用之药、所用之法，寒热补泻无所不俱，然而病深药久，胃气重困，所以缠绵不愈，众人称善。六人既怕得罪两宫，又怕得罪太医，行事进言，如临深渊，无不小心，故粉饰前人谬误，又将问题推给"病深药久"，可谓面面俱到，也预示了光绪无药可救的结局。

**（6）光绪大怒**

一日，皇上自检药味，见枸杞上有蛀虫，大怒，呼内务府大臣奎俊曰："怪道我的病不得好，你瞧枸杞上生蛀虫。如此坏药与我吃，焉能愈病！着汝到同仁堂去配药。"奎唯唯照办。（《德宗请脉记》）

按：本段描述光绪自检药味之场景。光绪发现所服之枸杞上有蛀虫，大怒，言："如此坏药与我吃，焉能愈病！"光绪当时被慈禧软禁，作为"高级囚徒"，其所用之药也有被忽视的情况。

**（7）太后请脉**

十一日，皇太后谕张中堂之洞曰："皇上病日加剧，头班用药不效。予因日来受贺听戏劳倦，亦颇不适，你看如何？"张曰："臣家有病，吕用宾看看尚好。"皇太后曰："叫他明日来请脉。"

次日，两宫皆吕一人请脉。吕请皇太后脉案中有"消渴"二字，皇太后对张中堂曰："吕用宾说我消渴，我如何得消渴？"意颇不怿。张召吕责曰："汝何以说皇太后消渴？"吕曰："口渴，误书。"越日，复请脉，皇太后亦未言。第三日，皇太后未命吕请脉，独皇上召请脉。

按：本段描述慈禧命吕用宾请脉经过。吕氏脉案中有"消渴"二字，太后不悦，问张之洞："我如何得消渴？"张召吕责问为何说太后消渴，吕氏只能说："口渴，误书。"慈禧不欲外人知晓自己身体不好，据说曾对光绪发下"我不能先尔死！"的毒誓。可见母子二人之间，嫌隙已颇深。

**（8）光绪病重**

及至内务公所，周君景焘已经请脉下来，云："皇上病重。"坐未久，内务府大臣增崇引予至瀛台。皇上坐炕右，前放半桌，以一手托腮，一手仰放桌上。予即按脉，良久，皇上气促口臭带哭声而言曰："头班之药服了无效，问他又无决断之语，你有何法救我？"予曰："臣两月未请脉，皇上大便如何？"皇上曰："九日不解，痰多，气急，心空。"予曰："皇上之病实实虚虚。心空气怯当用人参，痰多便结当用枳实，然而皆难着手，容臣下去细细斟酌。"请脉看舌毕，因问曰："皇上还有别话吩咐否？"谕曰："无别话。"遂退出房门外，皇上招手复令前，谕未尽病状。复退出至军机处拟方，予案中有"实实虚虚，恐有猝脱"之语，继大臣曰："你此案如何这样写法，不怕皇上骇怕么？"予曰："此病不出四日，必出危险。予此来未能尽技为皇上愈病，已属惭愧，到了病坏尚看不出，何以自解。公等不令写，原无不可，但此后变出非常，予不负责，不能不预言。"

按：本段描述光绪病重诊疗场景。是夜，内务府急派人来接杜氏给光绪请脉，按脉良久之后，光绪"气促口臭"，带着哭腔问杜有何法相救，杜氏询问光绪大便情况，言："九日不解，痰多，气急，心空。"杜认为光绪之病虚虚实实，用药无从下手，请其容许下去之后细细斟酌，在脉案上记录了"实实虚虚，恐有猝脱"之语，继大臣问："你这样写脉案，不怕皇上害怕吗？"杜言："此病不出四日，必出危险，我此次前来给皇上疗病没有尽技，已属惭愧，病情危急时还看不出来，何以自解？"此时，光绪已病入膏肓，时日无多了。

### （9）光绪驾崩

未久，两内监来传请脉，于是予与周景焘、施焕、吕用宾四人同入。予在前先入，皇上卧御床上。其床如民间之床，无外罩，有搭板铺毡于上。皇上瞑目，予方以手按脉，瞿然惊寤，口目鼻忽然俱动，盖肝风为之也。予甚恐，虑其一厥而绝，即退出。周、施、吕次第脉毕，同回至军机处。予对内务三公曰："今晚必不能过，可无须开方。"内务三公曰："总须开方，无论如何写法均可。"于是书：危在眉睫，拟生脉散。药未进，至申刻而龙驭上宾矣。

按：本段描述光绪驾崩场景。光绪驾崩前夜，六位医官均被促起，随时待命，"但闻宫内电话传出，预备宾天仪式，疑为已经驾崩。"宫门之外，戒备森严。次早六时，宫门开，至中午，方宣他们进去请脉。于是，杜氏与周景焘、施焕、吕用宾四人同入，见其所卧之床如民间之床，无外罩，光绪瞑目躺在床上，杜氏为其诊脉，其忽然醒来，口、目、鼻俱动，为肝风内动之兆，恐崩殂无时。杜氏回到军机处，对内务三公说："皇上熬不过今晚，无需开方了。"内务府令其无论如何开出一个方子，于是书："危在眉睫，拟生脉散。"至申时，光绪驾崩。此时慈禧因腹泻两月，身体也虚弱非常，在光绪驾崩后不久也驾鹤西去了。二人的恩怨也终于落下了帷幕。

## 三、后世影响

光绪病后，慈禧征召地方名医进京看病，突破了太医院的垄断地位，同时也是地方名医报效朝廷之机会，然而却受内廷体制的限制，还有太后、同僚、光绪本人的干预，最终技无可施，无法作为。"生于末世运偏消"，光绪之死，与医无关，当责之于腐朽的封建体制。《德宗请脉记》从医者的角度真实记录了杜氏等六人为光绪请脉至其驾崩的全部过程，其中所选场景以及对皇帝、太后、内臣、医官之间对话的描写，真实而又耐人寻味，具有极大的史学研究价值。

## 四、现存主要版本

1920 年京华印书馆铅印本。

### ◎ 参考文献

[1] 杜钟骏. 德宗请脉记 [M]. 北京：京华印书局.

[2] 章立凡. 医多不治帝王病——从《德宗请脉记》看光绪之死 [J]. 炎黄春

秋，2006，（1）：69－72.

　　[3] 庄文元．光绪时期宫廷医药档案的医史学研究 [D]．北京中医药大学，2018.

　　[4] 赵阳．皇室病案中的"宫闱秘事"[J]．紫禁城，2013，（7）：41－47.

# 第七章　综合医书类

# 《金匮钩玄》（朱震亨）

## 一、宫廷渊源

### 1. 提要

《金匮钩玄》又名《金匮钩元》《平治会萃》，约成书于 1358 年，乃朱震亨课徒之时口述之笔录，复经戴思恭校补整理而成的一部综合性医书。全书分证论治，条理清晰，词旨简明，分述内、外、妇、儿诸多病证，包括其病因、病机、脉证、治则、方药等，使人能见病知因，依法处方。书中主要体现了朱氏以养阴为主的学术思想和重视气血痰郁、善治杂证的治疗经验。戴氏在此基础上继承和发挥了丹溪学说，于原著言有未尽、意所未完之处附补语，悉加充实发挥，又在书末附录专论六篇，亦颇精当可取。该书是一部体现丹溪学派学术思想的重要著作，具有较高的临床实用价值。

### 2. 著者传记

朱震亨（1281—1358），字彦修，元代婺州义乌（今属浙江）人。因家居丹溪，故世人尊称其为"丹溪先生""丹溪翁"。他先习儒学，后改医道，受业于刘完素再传弟子罗知悌，成为融诸家之长为一体的一代名医，与刘完素、张从正、李东垣并列为"金元四大家"。他倡导"阳常有余，阴常不足"论，善用滋阴降火方药，为"滋阴派"创始人。朱氏门人众多，御医戴思恭尽得其传，《明史》谓："（戴思恭）所著《证治要诀》《证治类方》《类证用药》诸书，皆概括丹溪之旨。又订正丹溪《金匮钩玄》三卷，附以己意，人谓无愧其师云。"

戴思恭传记见《秘传证治要诀及类方》。

## 二、内容精要

### 1. 各卷概要

《金匮钩玄》全书共三卷。

卷一、二以内科杂病为主，兼述一些喉症及外科病证。

卷三为妇科、儿科病证。

书末附有《火岂君相五志俱有论》《气属阳动作火论》《血属阴难成易亏论》等 6 则医论，是戴氏对丹溪学术思想的继承和发挥。

**2. 内容精选**

**（1）"气属阳，动作火"论**

捍卫冲和不息之谓气，扰乱妄动变常之谓火。当其和平之时，外护其表，复行于里，周流一身，循环无端，出入升降，继而有常，源出中焦，总统于肺，气曷尝病于人也？及其七情之交攻，五志之间发，乖戾失常，清者遂变之为浊，行者抑遏而反止，表失卫护而不和，内失健悍而少降，营运渐远，肺失主持，妄动不已，五志厥阳之火起焉，上熇于肺，气乃病焉。何者？气本属阳，反胜则为火矣。（《金匮钩玄·气有余动作火论》）

按：气与火密切相关。丹溪言"气有余便是火"，戴氏在此基础上，精辟地总结出"气属阳，动作火"论。他认为火之与气，本属一家，常则为气，变则为火。气是维持机体生命活动的重要基础。然而，若七情交攻，五志过极，导致肺失治节，进而妄动不已，五志厥阳之火随之而起，火熇于肺则气病，生机败乱。

**（2）"血属阴，难成易亏"论**

故曰：血者，神气也。持之则存，失之则亡。是知血盛则形盛，血弱则形衰；神静则阴生，形役则阳亢；阳盛则阴必衰，又何言阳旺而生阴血也？盖谓血气之常，阴从乎阳，随气运行于内，而无阴以羁束，则气何以树立？故其致病也易，而调治也难。以其比阳常亏，而又损之，则阳易亢阴易乏之论，可以见矣。诸经有云：阳道实，阴道虚；阳道常饶，阴道常乏；阳常有余，阴常不足。以人之生也，年至十四而经行，至四十九而经断，可见阴血之难成易亏。知此阴气一亏伤所变之证：妄行于上则吐衄；衰涸于外则虚劳；妄返于下，则便红；稍血热，则膀胱癃闭溺血；渗透肠间，则为肠风；阴虚阳搏，则为崩中；湿蒸热瘀，则为滞下；热极腐化，则为脓血。火极似水，血色紫黑；热盛于阴，发于疮疡；湿滞于血，则为痛痒瘾疹，皮肤则为冷痹。蓄之在上，则人喜忘；蓄之在下，则为喜狂。堕恐跌仆，则瘀恶内凝。若分部位：身半以上，同天之阳；身半以下，同地之阴。此特举其所显之证者。（《金匮钩玄·血属阴难成易亏论》）

按：戴氏认识到阴血在维持人体正常生命中的重要性，提出"血属阴，难成易亏"论。该部分内容戴氏对丹溪"阳常有余，阴常不足"论进一步补充和发挥，并指出阴血不足则百病变生。生理状态下，机体"阳常有余，阴常不足"，阴从乎阳，阳旺则生阴血，但人在气交之中，阳动易化火，阴血则易被耗伤。阴血不足，复受阳扰，可致诸多疾病，如吐衄、虚劳、便红、癃闭、肠风、崩中、滞下、脓血、疮疡、痛痒瘾疹、冷痹、喜忘、喜狂等。

**（3）"火岂君相，五志俱有"论**

火之为病，其害甚大，其变甚速，其势甚彰，其死甚暴。何者？盖能熇灼焚焰，飞走狂越，消烁于物，莫能御之。游行乎三焦，虚实之两途。曰君火也，犹人火也；曰相火也，犹龙火也。火性不妄动，能不违道于常，以禀位听命，运行造化生存之机矣。夫人在气交之中，多动少静，欲不妄动，其可得乎？故凡动者皆属火。龙火一妄行，元气受伤，势不两立。偏胜则病移他经，事非细故，动之极也，病则死矣。经所以谓一水不胜二火之火，出于天造。君相之外，又有厥阴、脏腑之火，根于五志之内，六欲七情激之，其火随起。大怒则火起于肝，醉饱则火起于胃，房劳则火起于肾，悲哀动中则火起于肺。心为君主，自焚则死矣。……药之所主，各因其属。君火者，心火也，可以湿伏，可以水灭，可以直折，惟黄连之属可以制之。相火者，龙火也，不可以湿折之，从其性而伏之，惟黄柏之属，可以降之。噫！泻火之法，岂止如此，虚实多端，不可不察。以脏气司之，如黄连泻心火，黄芩泻肺火，芍药泻脾火，柴胡泻肝火，知母泻肾火，此皆苦寒之味，能泻有余之火耳。若饮食劳倦，内伤元气，火不两立，为阳虚之病，以甘温之剂除之，如黄芪、人参、甘草之属。若阴微阳强，相火炽盛，以乘阴位，日渐煎熬，为火虚之病，以甘寒之剂降之，如当归、地黄之属。若心火亢极，郁热内实，为阳强之病，以咸冷之剂折之，如大黄、朴硝之属。若肾水受伤，其阴失守，无根之火，为水虚之病，以壮水之剂制之，如生地黄、玄参之属。若右肾命门火衰，为阳脱之病，以温热之剂济之，如附子、干姜之属。若胃虚过食冷物，抑遏阳气于脾土，为火郁之病，以升散之剂发之，如升麻、干葛、柴胡、防风之属。不明诸此之类，而求火之为病，施治何所依据？故于诸经，集略其说，略备处方之用，庶免实实虚虚之祸也。（《金匮钩玄·火岂君相五志俱有论》）

按：戴氏认为，不仅有君相之火，还有厥阴、脏腑之火。人在气交之中，常多动而少静，若七情六欲激之，阳妄动，则脏气不平而化火，如大怒、醉饱、房劳、悲哀分别可致肝火、胃火、肾火、肺火。火邪致病多端且危害大，治疗上戴氏主张求其属而治之，博采诸家之长，提出苦寒、甘温、甘寒、咸冷、滋阴、温热、升散之剂均可治火，临证需详辨之，以免"实实虚虚"之误。

**（4）"三消之疾，燥热伤阴"论**

三消之热，本湿寒之阴气衰，燥热之阳气大甚，皆因乎饮食之饵失节，肠胃干涸，而气液不得宜平；或耗乱精神，过违其度；或因大病，阴气损而血液衰虚，阳气悍而燥热郁甚；或因久嗜咸物，恣食炙煿，饮食过度；亦有年少服金石丸散积久，实热结于下焦，虚热血气不能制，实热燥甚于肾，故渴而不饮。若饮水多而小便多者，名曰消渴。若饮食多而不甚渴，小便数而消瘦者，名曰消中。若渴而饮水不绝，腿消瘦而小便有脂液者，名曰肾消。此三消者，其燥热同也，故治此疾者，补肾水阴寒之虚，而泻心火阳热之实，除肠胃燥热之甚，济一身津液之衰，使道路散而不结，津液生而不枯，气血利而不涩，则病日已矣。……此又不知消渴小便多者，盖燥热太甚，而三焦肠胃之腠理怫郁结滞，致密壅塞，而水液不能渗泄浸润于外，以养乎百骸。故肠胃之外燥热大甚，虽多饮水入于肠胃之内，终不能浸润于外，故渴不止而小便多。水液既不能渗泄浸润于外，则阴燥竭而无以自养，故久而多变为聋、盲、疮疡、痤痱之类而危殆，其为燥热伤阴也明矣。（《金匮钩玄·三消之疾燥热伤阴》）

按：该部分内容，戴氏详述了消渴病证的病因病机、治疗原则，明确提出其基本病因病机为"燥热伤阴"，治疗以"补肾水，泻心火，除肠胃燥热"为总则。消渴病证的病因，归纳起来主要有饮食失节、情志失调、劳倦过度、久病体虚、药石所伤等方面。根据患者临床表现之不同，将消渴病证分为消渴、消中、肾消三种，而三消具有共同的病因病机——燥热伤阴。若燥热太甚，则气机升降失司，水液输布失常，饮水入于肠胃之内但不能浸润于外，故临床表现为渴不止而小便多。燥热伤阴，机体失养，病久则易致聋、盲、疮疡、痤痱等变证。治疗上，则以"补肾水，泻心火，除肠胃燥热"为总则，恢复气血津液正常运行、输布。

## 三、临床运用

《金匮钩玄》一书涉及心悸、眩晕、咳嗽、喘证、哮病、呕吐、泄泻、痢疾、惊风、痈病、脱肛、血崩、恶阻等诸多内、外、妇、儿病证。但原著详于方治而略于病机、脉证，故戴氏增广师说，补立恶心、伤食、吞酸、胎漏等常见病条目，附补语四十余条，并标以"戴云"，以示区别，又于书末附录专论六篇。今择部分戴氏增补内容进行简要论述，以供参考。

### 1. 泄泻

该书列专篇《泄泻》论治泄泻，戴氏还于书末附专论《泄泻从湿治多法》详论其证治。书中丹溪将泄泻分为湿、气虚、火、痰、食积五种论治，详列其治法、方药，戴氏则附补语细述其病证表现。戴氏曰："凡泻水腹不痛者，是湿也。饮食入胃不住，或完谷不化者，是气虚也。腹痛泻水，腹鸣，痛一阵泻一阵，是火也。或泻，时或不泻，或多或少，是痰也。腹痛甚而泻，泻后痛减者，食积也。"其辨析入微，便于临证参考借鉴。湿者，予四苓散（白术、猪苓、茯苓、泽泻）加苍术燥湿兼淡渗止泻；气虚者，予人参、白术、炒芍药、升麻补气止泻；火者，予四苓散加黄芩、木通泻火利水止泻；痰积者，予海石、青黛、黄芩、神曲、蛤粉豁痰止泻，或用吐法止泻；食积者，予神曲、大黄消导止泻。

戴氏不仅宗先师丹溪之法，更取法诸家，于《泄泻从湿治多法》一篇中更为系统地论述了泄泻的辨治。文中强调"泄泻从湿论治"，有兼风、兼热、兼寒、湿自甚及气脱"五兼"证，分为飧泄、溏泄、鹜泄、濡泄、滑泄。湿兼风则飧泄，表现为"水谷不化而完出"；湿兼热则溏泄，表现为大便"汁积黏垢"；湿兼寒则鹜泄，表现为"所下澄澈清冷，小便清白"；湿盛则濡泄，表现为"体重软弱，泄下多水"；湿盛兼气脱则滑泄，表现为久下不止。治疗方面，戴氏指出，治疗泄泻"有寒热虚实之不同，举治不可执一而言"。其灵活运用仲景、河间、东垣等前人之法，委曲圆融，不兹流弊，系统总结了发汗、攻下、涌吐、补养、调和脾湿、升举、燥湿、寒凉、温中、利尿、收敛固涩等十余种治泻之法，具体方药如下：

湿兼风而飧泄者，予苍术、麻黄、防风等发汗祛风；食滞大肠，脉滑而数者，予大承气汤加减攻下；积湿成痰留于肺中而大肠不固者，予涌吐法治疗，"茱萸等作汤，温服一碗许，探喉中，一吐痰半升，如利减半，次早晨饮，吐半升而利止"；脾胃气虚，表现为"气弱自汗，四肢发热，大便泄泻"，脉弦者，予黄芪建中汤补养脾胃；脾虚湿困，表现为"四肢懒倦，小便不利，大便走泄，沉困，饮食减少"者，予白术、芍药、茯苓等调和脾湿；脾弱升举无力，运化失司，中气下陷而泄泻者，予羌活、独活、升麻、防风、炙甘草等升阳举陷；湿邪下注，"怠惰嗜卧，四肢不收，大便泄泻"，脉缓者，予平胃散燥湿止泻；湿热下注，"胁热自利者"，予黄芩汤清热燥湿；下利心痛，痛未欲止，"下利清白，水液澄澈"，脉迟紧者，予理中、四逆汤等温中止泻；湿胜而濡泄，小便不利者，予五苓散、益元散（滑石、甘草、朱砂）利小便以实大便；"寒滑气泄不固"者，予制诃子散收敛固涩止泻。

**2. 痢疾**

该书称痢疾为"滞下"，戴氏附专篇《滞下辨论》详论痢疾之病因病机、辨证论治、鉴别诊断等，现分述如下。

戴氏提出痢有伏积，认为其"由肠胃日受饮食之积，余不尽行，留滞于内，湿蒸热瘀，郁结日深，伏而不作。时逢炎暑大行，相火司令，又调摄失宜，复感酷热之毒，至秋阳气始收，火气下降，蒸发蓄积，而滞下之证作矣。以其积滞之滞行，故名之曰滞下"。

痢虽有赤白之分，但无寒热之分，俱为湿热瘀积之证，正如戴氏云："痢虽有赤白二色，终无寒热之分。"赤者，为湿热瘀积干于血分；白者，为其干于气分；赤白兼下者，为气血俱受邪。另外，临证尚需详辨虚实之端。久病不愈，"陈积脱滑下凝，犹如鱼脑"，甚或"浊液并流，色非一类，错杂混下注出，状如豆汁"，或"虚坐努责，便出色如白脓"，均属虚，为脾胃虚损或脾气下陷所致；热伤血，色紫黑，或下迫窘痛，里急后重，常欲便不能便，时作时止，"此皆大肠经有所壅遏窒碍，气液不得宣通"所致，属实。

治疗上，戴氏认为不可妄用兜涩燥剂、淡渗之剂而致偏误，主张采用长沙、河间、丹溪之论，遵循"行血则便脓自愈，调气则后重自除，治实治虚"法则，据脉证之不同而采用下、温、和、汗、竭、涌、疏、利、祛风等诸法，且用药有轻重之别，均需详辨之。

痢疾还需与泄泻相鉴别，不可混为一谈。戴氏指出："若泻痢不分两证，混言湿热，不利小便，非其治也。"痢疾为垢瘀之物混于湿热而成，所下有形之物，或如鱼脑，或下如豆汁，或便白脓，或下纯血，或赤或白，或赤白相杂，淡渗之剂无功；泄泻为水谷湿热之象，可予淡渗之剂利水道，泄泻得止。

### 3. 郁病

丹溪曰："气血冲和，万病不生，一有怫郁，诸病生焉。"创"六郁"之说，认为川芎、苍术二药总解诸郁，可随证加入诸药，创能解诸郁之剂——越鞠丸（苍术、香附、川芎、神曲、栀子）。戴氏秉其师承，进一步阐述了郁病病因病机、脉证、方药等。其论曰"郁者，结聚而不得发越"，认为其乃气机升降失调、生化失常所致。治疗上根据六郁脉证之异，用药侧重不同。

气郁，主要表现为胸胁疼痛，脉沉涩，予"香附子、苍术、川芎"等行气解郁；湿郁者，主要表现为"周身走痛，或关节痛，遇阴寒则发，脉沉细"，予"苍术、川芎、白芷"等化湿解郁；痰郁者，主要表现为"动则即喘，寸口脉沉滑"，予"海石、香附、南星、栝蒌"等化痰解郁；热郁者，主要表现为瞀眩，小便色深，脉沉数，予"青黛、香附、苍术、川芎、栀子"等清热解郁；血郁者，主要表现为"四肢无力，能食，便红，脉沉"，予"桃仁、红花、青黛、川芎、香附"等化瘀解郁；食郁者，主要表现为"嗳酸腹饱不能食，人迎脉平和，气口脉紧盛"，予"苍术、香附、针砂（醋炒）、山楂、神曲（炒）"等消食解郁。

另外，还需因时制宜，根据四时变化加用相应药物，即"春加芎，夏加苦参，秋冬加吴茱。"

### 4. 心悸

该书对心悸病证亦有简要论述，主要见于《怔忡》《惊悸》二篇，有怔忡、惊悸之别。

该书认为惊悸的主要病因病机为"血虚"，阴血不足，心脉失养，故惊悸，"用朱砂安神丸"，以养血宁心为主。

怔忡，其病因病机为思虑日久，耗伤阴血，或痰因火动，阻滞心脉，致心脉失养，发为怔忡。戴氏将其临床特点概括为"心中不安，惕惕然如人将捕者是也"。主要有心血不足、痰浊扰心两种证型。体型偏胖或正常者，时作时止，多属痰，治疗上则应以化痰宁心为主；体型偏瘦，真觉心跳者，多为心血不足，治宜养血宁心，可选用四物汤、朱砂安神丸之类。

## 四、后世影响

《金匮钩玄》一书，理、法、方、药俱备，简明精要，甚合钩玄之旨。故《四库全书总目提要》评云："是书词旨简明，不愧钩玄之目。"

该书虽非丹溪手著，但戴氏忠于其师，尽可能保持丹溪医案用方原貌，故此书可谓探究朱丹溪杂病方剂用药规律之圭臬。戴氏于丹溪未尽完备处拾遗补阙，羽翼丹溪，诠释病证概念，补述病机、症状，补充治法，补立条目，使其更加完善且清晰明了，便于临床参考使用。还对丹溪"阳常有余，阴常不足""气有余便是火"等理论进行了补充，使之更为全面而具体，对后世相关理论的发展具有深远影响，亦有重要临床指导意义。

## 五、现存主要版本

明成化二十一年乙巳（1485 年）山阳沈纯刻本；清光绪十七年辛卯（1891 年）池阳周学海刻本；清文奎堂刻本；《古今医统正脉全书》本；《丹溪心法附余》本；《四库全书》本；《周氏医学丛书》本等。

◎ **参考文献**

[1] 朱震亨. 金匮钩玄 [M]. 北京：人民卫生出版社，2006.

[2] 王丽岩.《金匮钩玄》杂病治疗纲及方剂用药特点的研究 [D]. 黑龙江中医药大学，2006.

[3] 陈天祥，沈万生. 戴思恭与《金匮钩玄》[J]. 中医杂志，1989，(6)：10 – 12.

[4] 伊广谦.《金匮钩玄》戴元礼补语评述 [J]. 浙江中医学院学报，1983，(6)：33 – 34.

[5] 杨杏林. 论戴思恭对丹溪学说的贡献 [J]. 吉林中医药，1990，(3)：38 – 39.

[6] 黄韵桦.明代各流派医家治疗泄泻的理论研究与用药思路 [D].南京中医药大学,2014.

[7] 杨照坤.泄泻病证的古今文献研究与学术源流探讨 [D].北京中医药大学,2008.

[8] 薛清录.中国中医古籍总目 [M].上海:上海辞书出版社,2007.

# 《医学纲目》(楼英)

## 一、宫廷渊源

### 1. 提要

《医学纲目》,明代楼英著,约成书于1389年,为楼氏结合自身数十年临床经验,博采群书,集各家之长所编纂的一部综合性医著。该书分为阴阳脏腑、肝胆、心小肠、脾胃、肺大肠、肾膀胱、伤寒、妇人、小儿、运气等部分,在每部分之中都列有病证、治法、方药。其论述纲目清晰,选方治疗合理,颇有法度,是楼英的代表著作,体现了楼氏深厚的理论功底和高超的临床水平。

### 2. 著者传记

楼英(1320—1389),一名公爽,字全善,号全斋,萧山(今浙江萧山)人。楼氏出生于书香门第,自幼潜心医道,年轻时喜读《周易》,又深入研究《黄帝内经》并广泛搜集后代医家的医学论著。后楼氏悬壶济世,医名远播,被民间百姓称为"神仙太公"。洪武年间,46岁的楼英被当地官员举荐,进入宫中为明朝皇帝朱元璋治病,由于楼氏治病效果良好,朱元璋希望楼氏在太医院任职,而楼氏因年老体衰告辞回乡。除《医学纲目》外,楼氏还著有《仙岩文集》2卷、《运气类注》4卷、《参同契药物火候图说》2卷,体现了他高超的文学、易学造诣。

## 二、内容精要

### 1. 各卷概要

《医学纲目》全书共40卷。

第1~9卷为"阴阳脏腑部",属于医学总论,广泛论述寒热、虚实、诊断、方药、针灸、调摄、养生等内容。

第10~29卷,分别介绍与各种脏腑相关的疾病论治,按照病证的特点,将疾病分为"肝胆部""心小肠部""脾胃部""肺大肠部""肾膀胱部"五个部分进行论述。

第30~33卷为"伤寒部",按照《伤寒杂病论》当中的纲目,主要介绍了伤寒病证,同时对温病、瘟疫、暑病等外感病也有所涉及。

第34~35卷为"妇人部",介绍妇科疾病的治疗总则以及妇人经、带、胎、产等诸病。

第 35～39 卷为"小儿部"，主要论述儿科疾病的治疗原则以及儿科中五脏所主的各种病证。

第 40 卷为"运气部"，补充介绍了《黄帝内经》中五运六气部分有关疾病治疗和气候预测等方面的内容。

**2. 内容精选**

**（1）辨证总纲**

故诊病者，必先分别血气表里上下脏腑之分野，以知受病之所在；次察所病虚实寒热之邪以治之。务在阴阳不偏倾，脏腑不胜负，补泻随宜，适其病所，使之痊安而已。（《医学纲目·自序》）

诸脉诊病杂法者，窃恐迷乱诊病大纲，故以杂法名之也。凡前篇脉之浮、沉、迟、数、虚、实、洪、细、滑、涩，所指阴、阳、表、里、寒、热、血、虚、气、实之病者，皆诊病之大纲，学人常须识此，勿令误也……故诊病先定大纲，然后杂究诸病。如诊得浮脉大纲主表也，沉脉大纲主里也，然后杂究其或属寒属风属气等病之类是也。（《医学纲目·卷之二·诸脉诊病杂法》）

按：阴、阳、表、里、寒、热、虚、实八纲为疾病诊断的基础。按照八纲判断疾病的状态，就可以确定治疗疾病的大方向。八纲也不仅仅是宽泛的概念，楼氏在论述脉诊过程之中，强调要将脉诊的内容与八纲辨证进行结合，如浮脉对应八纲之中的表、沉脉则对应里等，将八纲辨证的内容具体到实际的诊断过程中，使八纲辨证具体化、临床化。

**（2）马脾风论治**

暴喘，俗传为马脾风也，大小便哽，宜急下之，用牛黄夺命散，后用白虎汤平之。

牛黄夺命散　治小儿肺胀喘满，胸膈起急，两胁扇动，陷下作坑，两鼻窍张，闷乱嗽喝，声嗄而不鸣，痰涎潮塞，俗云马脾风。若不急治，死在旦夕。

白牵牛　黑牵牛（各一两，半生半熟）　川大黄　槟榔（各一两）

上为细末，三岁儿每服二钱，冷浆水调下。涎多加腻粉少许。无时，加蜜少许。

……

又一法　小儿喘胀，俗谓之马脾风，又谓之风喉者。以草茎量病儿手中指里近掌纹至中指尖截断，如此二茎，自乳上微斜直立两茎于梢尽头，横一茎，两头尽头，点穴灸三壮，此法多曾见愈。（《医学纲目·卷之三十九·马脾风》）

按：该部分论述马脾风的诊治。马脾风是由于小儿痰涎壅滞，阻塞气机而导致的以暴喘为临床表现的一种急性病，属于儿科的危急重症。楼氏引用金代张从正《儒门事亲》中牛黄夺命散进行治疗，可荡涤痰饮。由于方中药物过于峻烈，极易损伤人体正气，所以本方仅可治标，不能长期服用，缓则治其本，还应以清热生津之白虎汤为主。

### （3）妇人胎前月经病论治

胎前之道，始于求子。求子之法，莫先调经。每见妇人之无子者，其经必或前或后，或多或少，或将行作痛，或行后作痛，或紫，或黑，或淡，或凝而不调，不调则血气乖争，不能成孕矣。详夫不调之由，其或前或后，及行后作痛者，虚也。其少而淡者，血虚也。多者，气虚也。其将行作痛，及凝块不散者，滞也。紫黑色者，滞而夹热也。治法：血虚者四物，气虚者四物加参、芪，滞者香附、缩砂、木香、槟榔、桃仁、玄胡，滞久而沉痼者吐之下之，脉证热者四物加芩、连，脉证寒者四物加桂、附及紫石英之类是也。直至积去、滞行、虚回，然后血气和平，能孕子也。予每治经不调者，只一味香附末，醋为丸服之，亦百发百中也。（《医学纲目·卷之三十五·胎前癥》）

按：该部分论述妇人胎前月经病的诊治。楼氏认为，妇人孕前应注重调理月经，妇人不孕，多责之月经不调。楼氏将孕前女子月经病分为虚、瘀、热、寒等证。虚证主要的表现是月经经期延后或提前或行经后腹痛。其中如果月经颜色淡、量少，则为血虚证，应使用四物汤等补血药物进行治疗；如果月经色淡但量多则为气虚证，使用四物汤加人参、黄芪等气血双补。经期疼痛或月经中有血块者，多为气血凝滞。若血块颜色紫黑，则为凝滞夹热，需使用理气散结的药物如香附、砂仁、木香、槟榔、桃仁等药物进行治疗；热证应以四物汤加入苦寒的药物黄芩、黄连以清热泻火；寒证以四物汤加入桂、附、紫石英等温热药物以温阳散寒。

### （4）泄泻论治

运气　泄泻有六：

一曰土助脾湿盛而泄泻。经云：岁土太过，雨湿流行，病溏泄肠鸣。又曰：岁水不及，湿乃下行，民病身重濡泄。又云：岁火不及，寒乃大行，土复则病骛溏，腹痛肠鸣泄注。又云：土郁之发，民病饮发注下。又云：湿胜则濡泻，治以苦温是也。

二曰风木攻脾虚而泄泻。经云：厥阴司天，风淫所胜，民病冷泄溏泄。又云：春伤于风，邪气留连，乃为洞泄，治以辛凉是也。

三曰热泄。经云：少阳所主为暴注。又云：少阴之胜，腹满溏泄。又云：火郁之发，民病注下，治以寒剂是也。

四曰寒泄。经云：岁水太过，寒气流行，病肠鸣溏泄。又云：太阳所至，为流泄禁止。又云：太阳之胜，寒入下焦，传为濡泄，治以热剂是也。

五曰热中、寒中泄。经云：太阳司天之政，三之气，寒气行，民病寒，反热中注下者，是外寒内热泄也。又云：长夏善病洞泄，寒中者是外热内寒泄也，治以寒热兼施是也。

六曰燥泄。经云：岁木不及，燥乃大行，民病肠鸣溏泄。又云：阳明司天，燥淫所胜，民病腹中鸣，注泄鹜溏。又云：阳明之胜，清发于中，溏泄。又云：阳明之复，腹胀而泄，治以温剂是也。（《医学纲目·卷之二十三·泄泻》）

按：该部分从五运六气的角度，论述了泄泻产生的机理。楼氏研读《内经》，对于五运六气的内容非常精通。书中广泛引用《内经》中阐述五运六气的七篇大论的内容，同时对于运气变化可能造成的疾病，在相关疾病的条目下都进行阐述并引用原文。本段中楼氏从五运六气的角度，将泄泻的原因概括为土运太过、风木攻脾、热泄、寒泄、热中寒中泄、燥泄六种。从五运来讲，风木和湿土的异常都会导致人体泄泻，从六气的角度讲，热、寒、燥等气的不平衡也可以造成泄泻。楼氏将五运六气的内容运用到临床治疗当中，为诊断疾病、辨证论治提供了新的视角和思路。

**（5）喘证论治**

少气有三：

一曰补肺。经云：肺藏气，气不足则息微少气，补其经隧，无出其气。又云：肺虚则少气不能报息，耳聋嗌干，取其经太阴足太阳之外，厥阴内血者是也。

二曰补肾。经云：少气，身漯漯也，言吸吸也，骨酸体懈惰不能动，补足少阴是也。

三曰补气海。经云：膻中者，为气之海，其输上在于柱骨之上下，前在于人迎。气海不足，则气少不足以言，审守其输，调其虚实。所谓柱骨之上者，盖天容穴也。人迎者，结喉两旁之脉动处也。乃取天容、人迎二穴补之也。（《医学纲目·卷之二十七·喘》）

按：该部分论述楼氏对于气虚所致喘证的治疗方法。楼氏认为，气虚的主要原因是肺肾亏虚。肺主气司呼吸，气虚所造成的喘证直接体现了肺气的亏虚，肾主纳气，肾虚所导致的肾不纳气同样可以导致气喘病，所以治疗喘证主要应从肺肾两脏论治。同时也要针对病因整体分析，补足人体自身的阳气。"补肺""补肾""补气海"三大原则体现了楼氏从阴阳五行进行辨证治疗的学术思想，对于临床有指导意义。

**3. 传世名方**

**（1）解表剂**

三拗汤（卷之二十六）

【组成】甘草（不炙）　　麻黄（不去节）　　杏仁（不去皮尖）

【用法】每服五钱，水一盏半，姜五片，煎服。

【功用】宣肺解表，止咳平喘。

【主治】咳嗽，感冒风寒，鼻塞声重。

参苏饮（卷之二十七）

【组成】人参（一两，为末）　苏木（二两）

【用法】以水两碗，煮取苏木一碗以下，去渣，调参末随时加减服，神效。

【功用】益气解表，理气化痰。

【主治】产后血入于肺，面黑发喘欲死。

苍耳散（卷之二十七）

【组成】辛夷仁（半两）　苍耳子（炒，二钱半）　香白芷（一两）　薄荷叶（五分）

【用法】锉为末，每服二钱，用葱、茶清食后调服。

【功用】散风邪，通鼻窍。

【主治】鼻流浊涕不止。

**（2）泻下剂**

葶苈大枣泻肺汤（卷之十九）

【组成】葶苈（炒黄，研细，丸如弹大）　大枣（十二枚）

【用法】以水三升，入枣，先煮取二升，去枣，入葶苈，又煮一升，顿服之。

【功用】泄肺逐饮，平喘消肿。

【主治】肺痈，喘不得卧。

苁蓉润肠丸（卷之二十三）

【组成】苁蓉（酒浸，焙二两）　沉香（另研，一两）

【用法】锉为末，用麻仁汁打糊丸，如桐子大。每服七十丸，米饮下。

【功用】滋阴润肠通便。

【主治】发汗过多，耗散津液，大腑秘结。

**（3）清热剂**

当归六黄汤（卷之十七）

【组成】当归　生地黄　熟地黄　黄柏　黄芩　黄芪　黄连（各等分）

【用法】锉为粗末，每服二三钱，水一盏半，煎七分去渣，温服。

【功用】滋阴泄火，固表止汗。

【主治】阴虚火旺之盗汗证。

香连丸（卷之二十三）

【组成】黄连（去芦，二十两，用吴茱萸十两同炒，令赤，去茱萸不用） 木香（四两八钱，不见火）

【用法】锉为细末，醋糊丸，如桐子大。每服三十丸，空心饭饮下。

【功用】清热化湿，行气止痛。

【主治】下痢赤白，里急后重。

*龙胆泻肝汤（卷之二十五）*

【组成】柴胡（一钱） 黄芩（七分） 生甘草 人参 天门冬（去心） 黄连 草龙胆 山栀 麦门冬 知母（各五分）五味子（七粒）

【用法】都作一服，水二盏，煎至一盏，去渣，温服食远。

【功用】泻肝胆实火。

【主治】口苦。

*地骨皮散（卷之三十七）*

【组成】知母 甘草（炙） 半夏（洗，七次） 银柴胡（去芦） 人参 地骨皮 赤茯苓（以上各等分）

【用法】锉为细末，每服二钱，生姜三片，水煎，食后温服，量大小加减。

【功用】除骨蒸清虚热。

【主治】虚热潮作，伤寒壮热及余热。

*柴胡聪耳汤（卷之二十九）*

【组成】柴胡（三钱） 连翘（四钱） 甘草（一钱，炙） 虻虫（三个，去翅、足） 水蛭（炒，五分，各另研） 麝香（少许，另研） 归身 人参（各一钱）

【用法】除虻虫、蛭、麝另研外，用酒水煎熟，去渣，方下三末，再上火煎一二沸，稍热食后服。

【功用】疏肝活血，清热通窍。

【主治】耳中耵聍，耳鸣耳聋。

**（4）补益剂**

*当归补血汤（卷之五）*

【组成】黄芪（一两） 当归（二钱，酒洗）

【用法】锉作一服，水二盏，煎至一盏，去渣，稍热，空心服之。

【功用】补气生血。

【主治】血虚发热，妇人肌热，大渴引饮，目赤面红，昼夜不息。

*补中益气汤（卷之五）*

【组成】黄芪（病甚热甚者，一钱）　人参（三分，有嗽去之）　甘草（五分，炙）　当归身（二分，酒制）　橘皮（二分）　升麻（二分）　柴胡（二分）　白术（三分）

【用法】作一服，水二盏，煎至一盏，量气弱气盛，临病斟酌水盏大小，去渣，食远稍热服。

【功用】补中益气，升阳举陷。

【主治】饮食劳倦所伤，始为热中。

杜仲酒（卷之二十八）

【组成】杜仲　地黄（各四两）　萆薢　羌活　天雄　蜀椒　芎䓖　桂心　防风　秦艽　乌头（各三两）　五加皮　石斛（各五两）　细辛（三两）　栝蒌根　地骨皮　续断（炒）　桔梗　甘草（各一两）

【用法】以酒四斗，渍四宿，初服五合，加至七八合，日再服。

【功用】温里祛寒。

【主治】膀胱虚寒，腰痛，胸中动。

异功散（卷之三十八）

【组成】人参　茯苓　白术　甘草　陈皮（各等分）

【用法】锉为细末，每服二钱，水一盏，生姜五片，枣二枚，同煎。

【功用】温中和气。

【主治】小儿虚冷，吐泻，不思乳食。

益胃升阳汤（卷之三十四）

【组成】黄芪（二钱）　人参　神曲（炒，各一钱半）　升麻　柴胡（各五分）　白术（三钱）　当归身（酒浸）　甘草（炙）　陈皮（各一钱）　生黄芩（二钱，泻盛暑之伏金肺逆，秋凉不用）　一方用生地

【用法】锉为粗末，每服三钱或五钱，如食添，再加之。如食减，已定三钱内更减之，不可多服。每服二钱，水煎去渣热服。

【功用】补气养血，生发胃气。

【主治】血脱。

### （5）安神剂

甘麦大枣汤（卷之二十六）

【组成】甘草（三两）　小麦（一升）　大枣（十枚）

【用法】上三味，水六升，煮三升，温分三服。

【功用】养心安神，和中缓急。

【主治】妇人脏躁，喜悲伤欲哭，像如神灵所作，数欠伸。

**（6）开窍剂**

苏合香丸（卷之十七）

【组成】苏合香油（入安息香膏内）　薰陆香（另研）　龙脑（研，各一两）青木香　白术　白檀香　丁香　朱砂（研，水飞）　沉香　香附（炒，去毛）犀角（锯屑）　荜茇　安息香（另为末，调无灰酒一升，熬膏）　麝香（研）诃梨勒（煨取皮，各二两）

【用法】锉为细末，入研药匀，用安息香膏，并炼白蜜和剂，每丸桐子大。清晨新汲水温冷，任意化服四丸。

【功用】行气开窍，温中止痛。

【主治】卒中恶忤痓。

**（7）理气剂**

金铃子散（卷之十六）

【组成】金铃子　玄胡索（各一两）

【用法】锉为末，每服三钱，酒调下。

【功用】疏肝泄热，活血止痛。

【主治】热厥心痛，或作或止，久不愈者。

**（8）理血剂**

小蓟饮子（卷之十七）

【组成】生地（四两）　小蓟根　滑石　通草　蒲黄（炒）　藕节　淡竹叶当归（去芦，酒浸）　山栀仁　甘草（炙，各半两）

【用法】每服四钱，水一盏，煎八分，空心温服。

【功用】凉血止血，利尿通淋。

【主治】下焦结热，尿血成淋。

**（9）治风剂**

续命汤（卷之十一）

【组成】人参　桂心　当归　独活　黄芩　干姜（炮）　甘草（炙，各七钱半）　石膏（一两半）　杏仁（四十枚）

【用法】以水九升，煮取三升，分温三服，日二服，取汗。

【功用】调和六腑，疏风通络。

【主治】卒中半身不遂，手足拘急，不得屈伸。

消风散（卷之十）

【组成】茯苓 川芎 羌活 人参 荆芥穗 防风 藿香 蝉蜕 白僵蚕（炒，去丝） 甘草（炒）（各二两） 厚朴 陈皮（各半两）

【用法】锉为末，每服二钱，茶酒调下。

【功用】疏风养血，清热除湿。

【主治】皮肤瘙痒。

当归饮子（卷之十三）

【组成】当归 大黄 柴胡 人参 黄芩 甘草 芍药（各一两） 滑石（半两）

【用法】切碎，每服三钱至五钱，水一盏，生姜三片，同煎七分，去渣，温服。

【功用】疏风清热明目。

【主治】风热相搏，双目见风流泪。

## （10）祛湿剂

加减平胃散（卷之二十三）

【组成】浓朴（去皮，姜汁炒，三两二钱） 苍术（去粗皮，米泔浸，五两） 陈皮（三两二钱） 甘草（锉，炒，二两）

【用法】锉上为细末，每服二钱，水一盏，生姜三片，枣二枚，同煎至七分，去渣温服。

【功用】燥湿运脾，行气和胃。

【主治】湿滞脾胃证，脘腹胀满，不思饮食，口苦无味，肢体倦怠。

独活寄生汤（卷之二十八）

【组成】独活 桑寄生 杜仲 牛膝 细辛 秦艽 茯苓 桂心 防风 芎劳 人参 甘草（各一两半） 当归 芍药 干地黄（各二两） 一方用续断（三两）

【用法】锉为粗末，每服三钱，水二大盏，生姜五片，同煎至七分，食前服。

【功用】祛风湿，止痹痛，补肝肾，益气血。

【主治】肾气虚弱，冷卧湿地，腰腿拘急，筋骨挛病，腰痛牵引脚重，行步艰难。

## （11）祛痰剂

控涎丹（卷之十二）

【组成】甘遂（去心） 紫大戟（去皮） 白芥子（真者，各等分）

【用法】锉为末，煮糊丸，如桐子大，晒干，临卧，淡姜汤或熟水下五七丸至十丸。

【功用】祛痰逐饮。

【主治】痰饮伏在心膈上下，头痛不可举，昏倦多睡，饮食无味，夜间喉中如锯声。

温胆汤（卷之十三）

【组成】半夏（汤洗）　竹茹　枳实（炒，各二两）　橘皮（二两，去白）甘草（炙，一两）　白茯苓（一两五钱）

【用法】锉散，每服四大钱，水一盏半，姜五片，枣一枚，煎七分，去渣，食前服。

【功用】理气化痰，清胆和胃。

【主治】胆胃不和，痰热内扰，胆怯易惊，虚烦不眠。

### 三、临床运用

**1. 惊悸、怔忡**

《医学纲目》中有关惊悸、怔忡的论述主要有两部分，一部分在"伤寒部"，是对于张仲景《伤寒论》当中关于惊悸治疗的总结和扩展，共 8 方；另一部分在"肝胆部"，主要收集后世医家对于惊悸、怔忡的认识和治疗方法，共 12 方。

**（1）惊悸**

《医学纲目·卷之十三·惊悸怔忡》云："惊者，心卒动而不宁也。悸者，心跳动而怕惊也。"说明惊悸的临床症状主要表现为发作突然，心跳迅速，易受惊吓。作者引用陈无择"惊悸，因事有所大惊而成者，名曰心惊胆寒，病在心胆经，其脉大动"，认为惊悸的病因病机主要为遇事所惊，导致心神不宁，病位在心、胆，治疗上以镇惊安神为主，方用桂枝蜀漆牡蛎龙骨救逆汤、定志丸（菖蒲、远志、茯苓、人参、辰砂）等。

**（2）怔忡**

《医学纲目》"惊悸怔忡"篇载："怔忡，亦心动而不宁也。"怔忡也主要表现为心动不得安宁，但是怔忡和惊悸的病机又有不同。书中引用朱丹溪对怔忡的描述"怔忡，大概属血虚与痰。有虑便动者属虚，时作时止者，痰因火动。瘦人多是血虚，肥人多是痰饮，真觉心跳者是血少"，认为怔忡的病机主要为血虚、痰阻，治疗上以养血、祛痰为主。

**2. 内伤饮食**

中医学将疾病的病因分为内伤、外感和其他原因三种。其中饮食所伤为内伤病因的重要组成部分，楼氏将"内伤饮食"作为《医学纲目》"脾胃部"的第一部分，体现其重要性。

**（1）内伤饮食论治**

由于摄入食物的不同，对人体所造成的损伤也不尽相同。作者在本篇中针对饮食积滞、饮酒太过、冷食内伤等方面分别进行了论述，根据不同的病因病机选方论治，内容丰富，条理清晰。

若病人饮水过多，会出现湿阻中焦、水入即吐的症状，楼氏引李东垣"烦渴，饮水过多，或水入即吐，心中淡淡，停湿在内，小便不利"的描述，提出应使用《伤寒论》方五苓散以利水渗湿、温化阳气。

酒被认为属湿热之品，书中认为，酒"大热有毒，气味俱阳，乃无形之物也"，所以过量饮酒也会对人体造成伤害。由于酒这种湿热至阳的特性，治疗饮酒过量应该采取发散之法，即"治酒病宜发汗……火郁则发之。以辛温散之，是从其体性也"，故方用李东垣葛花解醒汤，用以治疗饮酒过多所带来的"呕吐痰逆，心神烦乱，胸膈痞塞，手足战摇，饮食减少，小便不利"等症状。其中葛花甘辛凉，为解酒专药，能够使酒之湿热散于肌表；神曲消食解酒；猪苓、茯苓、泽泻淡渗利湿；砂仁、白蔻醒脾和中，开胃消食；木香、青皮理气化滞；干姜温中和胃；人参、白术健脾燥湿；橘红味辛苦性温，能够理气宽中，燥湿化痰。诸药相合，共奏温中和胃、化酒祛湿之功。

**（2）内伤脾胃所致痰饮**

若患者长期饮食不节，往往会造成脾胃运化失司，水谷精微不能得到脾胃运化，则会壅滞中焦，产生痰饮。另外，痰饮常夹有风、火、湿等其他外邪。针对此病机，楼氏引用朱丹溪对于痰饮的治法"热痰多夹风，外症为多。用青黛、黄连、天花粉，大快膈上热痰。痰因火盛逆上者，治火为先，白术、黄芩、石膏之类。中气不足，加参、术、黄芩，假之以降其热也。食积痰，神曲、麦蘖、山楂"，认为因火邪产生的痰则应先清热去火，因食积所产生的痰则应先消积导滞。用药加减灵活，但总以先清外邪，再祛痰饮为主。

若患者因脾胃亏虚而产生湿痰，往往会出现倦怠、乏力等，书中载"湿痰，多见倦怠软弱"，此时应使用二陈汤燥湿化痰、理气和中。同时若患者出现明显的脾虚中气不足之象，则可加白术健脾益气和升提之药升提中气。若火热之象偏重，则可加入栀子、黄芩等药物清热泻火。

**3. 耳聋**

楼氏从五行所主来分析耳聋的病机，从孔窍而言，耳在五行中属水，所以在治疗时应从肾论治。同时引用《保命集》中"假令耳聋者，何谓治肺？肺主声，鼻塞者肺也"的论述，说明耳聋也同样与肺气的功能相关。从所对应的经络分析，足少阴肾经为藏精之处，肾开窍于耳，若人体肾精不足则会影响听力。另外，"手少阳之脉动，则气厥逆而耳聋者，其候耳内浑浑焞焞也；手太阳厥而耳聋者，其候聋而耳内气满也。"说明耳聋同时也与足少阴肾经、手少阳三焦经和手太阳小肠经相关。同时，书中引用运气七篇大论中对于耳聋的论述，从五运六气的角度分析，耳聋的病因病机主要有湿邪伤肾、燥邪伤肝、火邪伤肺、风火上炎四种，可按照不同运气的治疗方法进行调治。

楼氏总结历代医家的治疗经验，认为耳聋的治疗主要可以分为从痰热论治与从肾论治两个方面。

**（1）从痰热论治**

热邪炼液成痰，痰浊蒙蔽孔窍，造成耳聋。该书载："耳聋皆属于热，少阳厥阴热多，宜开痰散风热，通圣散、滚痰丸之类。"从痰热论治耳聋，以通圣散、滚痰丸之类涤痰祛热。又载："耳聋有湿痰者，槟榔神芎丸下之。"楼氏引用朱丹溪槟榔神芎丸治疗湿痰所致耳聋，方中使用大黄、黄芩、牵牛、滑石、槟榔，祛湿化痰兼清热，供临床参考。

**（2）从肾论治**

肾开窍于耳，同时肾脏负责贮藏人体之精，肾精不足对于听力会有很大影响，楼氏引用《保命集》中"耳以窍言之，肾水也。经云肾主耳。左脏为肾，左窍为耳。又云：肾气通于耳，肾和则耳能闻五音矣"来说明耳聋从肾论治的必要性。其治疗肾虚耳聋的两方"烧肾散"和"苁蓉丸"中，均使用磁石重镇安神，引气下行，同时使用附子温肾助阳，资命门之火以补益精气。两方均以补肾填精助阳为主，对于肾虚引起的耳聋耳鸣有着很好的效果。外伤或疮毒所导致的肾经郁热，也可引起耳聋。肾经热所导致的耳聋除了听力下降之外，往往还伴有心中烦躁、耳中虚鸣等阴虚火旺的症状，楼氏将此描述为"因疮毒后肾经热，右耳听事不真，每心中拂意，则转觉重，虚鸣疼痛"。对此选用地黄汤以治疗，地黄汤由生地黄、枳壳、羌活、桑白皮、磁石、甘草、防风、黄芩、木通组成，诸药合用，起到滋阴潜阳、通窍除烦的功效。

### 四、后世影响

《医学纲目》一书，是对金元及前代中医典籍的一次大汇总，书中引用文献上自《内经》，下至丹溪，旁及笔记，资料完备，在中医临床、教学及中医古籍研究整理方面均有其重要的参考价值。在编写体例上，本书首先开创了以脏腑为纲、以疾病为目的体例，思路独特而有水平，在明代众多医学类书中独树一帜，总结概括出的辨证规律继承《内经》，体现了阴阳五行的辨证思想，又能结合临床实践，切合实际，对于中医理论和临床的发展有着重要贡献，颇为后世医家重视。近代曹炳章盛赞此书为"医学类书中最有法度者"，贾得道评曰："本书的最大特点是，纲举目张，秩序井然……绝大部分都是比较合理的。"

## 五、现存主要版本

明嘉靖四十四年乙丑（1565 年）曹灼刻本；明刻本；明抄本；1937 年上海世界书局铅印本；据明世德堂刻本复刻本等。

### ◎ 参考文献

［1］楼英. 医学纲目［M］. 北京：中国医药科技出版社，2011.

［2］张和. 中医卒中先师（五）：明代楼英［J］. 中国卒中杂志，2017，12（4）：343 - 344.

［3］朱定华. 楼英《医学纲目》学术特点探微［J］. 中医杂志，2007，（8）：760 - 761.

［4］俞昌德，俞兰英，王艳. 楼英的针灸学说［J］. 福建中医学院学报，2006，（4）：62 - 63.

［5］朱定华. 楼英与《医学纲目》［C］. 中医药发展与人类健康——庆祝中国中医研究院成立 50 周年论文集（上册）. 中国中医研究院，2005：414 - 419.

［6］汪珊. 试述《医学纲目》的编辑方法和学术特色［J］. 实用中医药杂志，2002，（11）：50 - 51.

［7］李敏. 明代医学家楼英的学术渊源与治学方法［J］. 广州中医学院学报，1995，（4）：54 - 56.

［8］长青. 楼英［J］. 山西中医，1994，（5）：37.

［9］周明道. 楼英与《医学纲目》［J］. 浙江中医学院学报，1986，（5）：32 - 33.

［10］郭振球.《万病回春》《医学纲目》《幼幼集成》《小儿卫生总微论方》介绍［J］. 中医杂志，1984，（11）：63 - 64.

［11］谢仲墨，楼延丞. 明代医学家楼英事略［J］. 中医杂志，1962，（9）：30.

［12］薛清录. 中国中医古籍总目［M］. 上海：上海辞书出版社，2007.

# 《医方选要》（周文采）

## 一、宫廷渊源

### 1. 提要

《医方选要》为明代御医周文采所编集的一部方书。全书分内科、五官、外科、妇人、小儿门。每门先论病因、病机、证候、治法，后述诸方之主治、组成、制剂、服法、宜忌等。共载方一千首，以病统方，其所选药方，汇诸家之所长，切合临床，有重要的研究价值。

### 2. 著者传记

周文采，明代江苏吴县人，弘治年间任明宪宗第四子兴献王之侍医。其家世代业医，幼承家学。时良医聚集在都邑一带，而人民居住较散，山村百姓求医不便，当地医生医术也有限。兴献王感"欲俾医道之无间而仁泽旁洽，非假医方以博示不可也"，遂命周集录医方，周氏奉兴献王之令乃将其"平日所闻所见及常用有验之方，去其繁而就其简，分门别类"，于弘治八年（1495年）撰成《医方选要》十卷。后又奉命集古名医外科证治方，撰成《外科集验方》两卷（1498年）。兴献王亲自校阅，并一一为之作序。

## 二、内容精要

### 1. 各卷概要

《医方选要》全书共10卷，载方一千首。

卷1~7为内科疾病，包括伤寒、脾胃、心腹痛、诸虚、五疸等，内含疾病因、机、证候论述，后附方药及其剂型、服法。

卷8为五官科疾病，包括眼目门、耳鼻门、咽喉口齿门，包括内服及外用方药。

卷9为外科疾病，包括痈疽疮疖门和折伤门，其中对内用药服时、服法，外用药操作方法均有细致描述。

卷10为妇人门和小儿门，内含专科疾病论述及常用方药。

### 2. 内容精选

**（1）怔忡、健忘、动悸门**

夫怔忡也，健忘也，动悸也，三者名虽不同，未有不由心血不足，脾气虚弱，积饮停痰而成也。治之惟在补养心血，调和脾气，宁其神，化其痰，使神气充满，心安气舒，则无三者之患也。(《医方选要·卷七》)

按：这段话论述了怔忡、动悸、健忘的病机。周氏认为怔忡之病因：一为七情过极内伤心血，二为外受风寒暑湿之邪闭塞诸经，三为水饮阻于中焦。而健忘者多是由于思虑过度耗伤心脾，使心血不足，脾胃气虚，停饮聚而生痰。动悸则多由心胆气虚导致。心胆气虚者易受外界惊吓而引起动悸。三者虽然症状不同，但病机类似，治疗上应补养心血，健脾祛湿，安神定志，使心神得养，心气能舒。

**（2）眩晕门**

眩晕者，痰火动于风也。经云：诸风掉眩，皆属于肝木。风火皆属乎阳，多为兼化，阳主乎动，两动相搏，则为旋转也。其为证也，发于卒然之间，眼目昏花，如屋旋转，起则眩倒也。体虚之人，外为六气所因，内为七情所伤，郁结成痰，皆能令人一时眩晕目暗，口噤头痛项强。因于风，则脉浮，自汗，项强不仁。因于寒，则脉紧，无汗，筋挛掣痛。因于暑，则脉虚，烦闷。因于湿，则脉沉滞，吐逆。此为异耳。至于七情内伤者，使脏气不平，郁结中焦，而为痰饮，随气上攻，令人头眩，眉棱骨疼，目不可开。其证妇人得之最多，盖妇人性多偏怒。经云：天之气曰风，人之气曰怒。怒则致伤肝木，木动生风，令人头目旋运，皆由于此。亦有因醉饱房劳，致伤精血，肾气不能归原，而诸气逆上，则为头目眩晕矣。(《医方选要·卷五》)

按：周氏认为，眩晕之病机总因于痰。体虚之人，外受六淫邪气，内有七情内伤，均会导致气血运行不畅，水液代谢失常，郁结成痰。肝气上逆，夹痰上犯清窍，故而出现头晕。而妇人喜怒，肝气郁结，此证较为多见。饮酒、房劳过度，导致肾精亏虚，肾气收纳失常，诸气上逆，夹痰上犯清窍，亦可见此证候。治疗应区分病因，随证治之。

**（3）咳嗽门**

夫咳者，伤于肺也，谓有声而无痰也。嗽者，动于脾也，谓无声而有痰也。咳嗽者，谓有声有痰者也。盖因伤于肺气，动于脾湿而为咳嗽也。肺为五脏之华盖，声音之所从出，合于皮毛而司于外，故风寒先能伤之也。若腠理不密，外为风寒暑湿之气所干，故能令人咳嗽。伤于风则脉浮，憎寒，身热，自汗，烦躁，鼻流清涕，语未竟而咳嗽。伤于寒则脉紧，无汗，恶寒，烦躁，不渴而咳嗽。伤于热则脉数，烦渴引饮，咽膈干燥，咳唾稠黏。伤于湿则脉细，咳则四肢重，骨节烦疼。又有七情之气干于五脏六腑，传于肺经，亦能令人咳嗽。……凡咳嗽初得，便不可骤用粟壳、诃子之剂止涩之，恐邪气不得发散而成后患也。如或不谨，因而咳嗽日久变成

瘰疬，则难治矣。（《医方选要·卷三》）

按：有声而无痰谓之咳，无声而有痰谓之嗽。咳者伤于肺也，嗽者伤于脾也。咳嗽者有声亦有痰。肺为娇脏，不耐寒热，主皮毛，风寒暑湿之邪往往最先侵犯之，引起咳嗽。而"五脏六腑皆令人咳，非独肺也"，七情之气亦可影响五脏六腑引起咳嗽，伴随症状各有不同，周氏在原文中进行了细致的描述。治疗上，若外感则应发散肺气，若因内伤所得又当随其脉症仔细辨证。周氏强调，咳嗽初起时，不可用粟壳、诃子等收涩药，以防邪气不得发散，遗留后患。

### （4）痰饮门

痰饮为病，所感不同，有因气脉闭塞，津液不通，水饮停留，脾胃郁结而成痰者；有脾胃虚弱，不能运行水谷而成痰者；有因酒后，饮水停滞胃中而成痰者；有风、寒、湿、热之气，入脾相搏而成痰者；或喜怒哀乐之过情，饮食起居之不节，湿热内蕴，风寒外搏，皆为痰饮。所得之由不同，而所变之病甚多，或为寒，或为热，或为喘嗽、呕吐，或为翻胃、膈噎，以至为肿满，为眩晕，为风痫，为嗳气，为吞酸，为嘈杂，为痞膈，为疼痛，为怔忡，此皆痰之为病也。（《医方选要·卷六》）

按：痰饮成因很多，包括外感六淫、脾胃虚弱、七情内伤、饮酒过度，而"百病皆由痰作祟"，其导致的临床病证也变幻多端，如咳嗽、呕吐、怔忡、心腹疼痛等。周氏广采众长，按《金匮要略》之分类区分五饮，又援引东垣对五脏痰饮的论述。他认为，"气顺则津液流通，而无痰饮之患也"，痰、饮二者所表现之脉象亦有不同，治疗上应顺气祛湿，以汗、下、温、利之法，给邪以出路。

### 3. 传世名方

#### （1）治风剂

**资寿解语汤（卷一）**

【组成】附子（炮，去皮、脐）　防风（去芦）　天麻　酸枣仁（各一钱半）羚羊角（镑）　官桂　羌活（各一钱）　甘草（五分）

【用法】上㕮咀，作一服，水二盏，煎至一盏，入竹沥二匙，不拘时服。取竹沥法：用鲜竹数竿，截长一尺余许，劈开作片，用砖两块对立，置竹在上，两头各出三寸许，其中着火烧炙，其竹沥自两头出，用碗接之，待沥尽，以绢滤，澄清用。暑天冰冷水中，以防酸坏。若大热有风痰人，亦可单服，冷暖随意，勿过度。荆柴烧沥法同。

【功用】温通养血，息风化痰。

【主治】治心脾中风，舌强不语，半身不遂。

人参顺气散（卷一）

【组成】干姜（炮）　人参（各一两）　川芎　甘草（炙）　桔梗（去芦）　厚朴（去皮，姜制）　白术　陈皮（去白）　白芷　麻黄（各四两）　葛根（二两半）

【用法】哎咀，每服五钱，水二盏，姜三片，葱白二根，煎八分，食后服。

【功用】温通行气祛风。

【主治】治中风半身不遂，语言謇涩，及感受风邪，头痛，鼻塞声重。

三圣散（卷一）

【组成】没药（研）　琥珀（研各二钱半）　干蝎（全者，炒七枚）

【用法】上为细末，每服三钱匕，用鹅梨汁半盏，皂角末一钱匕，浓煎汤一合，与梨汁相合调下，须臾吐出涎毒，便能语。

【功用】祛风通络。

【主治】治中风舌强不语。

**（2）祛寒剂**

沉附汤（卷一）

【组成】附子（炮）　干姜（炮，各半两）　沉香　白术（各二钱半）　甘草（炙，一钱半）

【用法】上哎咀，分二服，每服用水二盏，生姜五片，煎至八分，食前服。

【功用】温中降气。

【主治】治虚寒无阳，胃弱干呕。

生料五积散（卷一）

【组成】白芷（七分）　陈皮（一钱）　厚朴（姜制八分）　桔梗（九分）　枳壳（去穰，麸炒，八分）　川芎（七分）　甘草（炙，六分）　茯苓（八分）　苍术（米泔浸，二钱）　当归（八分）　麻黄（一钱）　肉桂（六分）　芍药（八分）　干姜（炮，八分）　半夏（汤洗七次，七分）

【用法】上作一服，水二盏，生姜三片，葱白三茎，煎一盏，不拘时服。

【功用】祛风除湿。

【主治】感冒寒邪，头痛，身痛项强，拘急恶寒，吐逆腹痛。又治伤寒发热，头痛恶风。无问内伤生冷，外感风寒，及寒湿客于经络，腰脚酸疼，及妇人经血不调，或难产并治之。

**（3）祛湿剂**

渗湿汤（卷一）

【组成】白术（三钱）　干姜（炮）　白芍药　附子（炮，去皮、脐）　白茯

苓（去皮）　人参（各一钱）　桂枝（不见火）　甘草（炙，各半钱）

【用法】作一服，水二盏，生姜五片，红枣一枚，煎至一盏，不拘时服。

【功用】温化利湿。

【主治】治坐卧湿地，或为雨露所袭，身重脚弱，关节疼痛，发热恶寒，或多汗恶风，或小便不利，大便溏泄。

### （4）理气剂

分心气饮（卷四）

【组成】木香（不见火）　丁皮　人参（去芦）　麦门冬（去心）　大腹皮　大腹子（炮）　桑白皮　草果（去皮）　桔梗（去芦）　厚朴（姜制）　白术（各七分半）　香附子（炒，去皮毛）　藿香（洗净）　紫苏叶　陈皮（去白，各一钱二分）　甘草（炙，五分）

【用法】上作一服，用水二盏，生姜三片，红枣二枚，灯心十茎，煎至一盏，食远服。

【功用】行气开中。

【主治】一切气留滞于胸膈之间，不能流畅，以致痞闷，噎塞不通，大便虚秘。

蟠葱散（卷四）

【组成】延胡索　肉桂（去粗皮）　干姜（炮，各四分）　苍术（米泔水浸一宿，焙）　甘草（炙，各二钱）　缩砂（去皮）　槟榔　丁皮（各一钱）　三棱（煨）　蓬术（煨）　茯苓（去皮）　青皮（去穰，各七分）

【用法】上作一服，用水二盏，连根葱白一茎，煎至一盏，空心热服。

【功用】行气温通。

【主治】治男子妇人脾胃虚冷，气滞不行，攻刺心腹痛，膀胱、小肠、肾气疼痛，及妇人血气刺痛，并皆治之。

指迷七气汤（卷四）

【组成】香附子（二钱）　青皮（去穰）　陈皮（去白）　桔梗　蓬术　官桂　藿香　益智仁　半夏（汤洗七次）　甘草（炙，各一钱）

【用法】上作一服，用水二盏，生姜三片，红枣二枚，煎至一盏，食远服。

【功用】疏肝行气。

【主治】治七情相干，阴阳不得升降，气道壅滞，攻冲作痛。

### （5）祛痰剂

俞山人降气汤（卷六）

【组成】前胡（去芦）　黄芪　厚朴（姜制）　五加皮（姜制）　当归（去

芦）　桔梗　羌活　半夏曲　人参（去芦）　陈皮（以上各一钱）　干姜（炮）　附子（炮，去皮、脐）　官桂（以上各半钱）　紫苏子（一钱）

【用法】上作一服，用水二盅，生姜三片，煎至一盅，食远服。

【功用】降气化痰。

【主治】治上盛下虚，痰涎壅盛，或喘或满，咽干不利，并治脚气上攻，烦渴引饮。

御爱紫宸汤（卷六）

【组成】木香（不见火，半两）　砂仁　葛花　檀香（不见火）　茯苓　官桂　藿香（以上各一两）　陈皮　干葛　良姜　丁香（不见火）　甘草（炙，以上各二两）

【用法】每服四钱，水一盏半，煎至八分，去渣，不拘时服。

【功用】化痰解酒。

【主治】解宿酒，呕哕恶心，痰唾，不进饮食。

**（6）理血剂**

茯苓补心汤（卷八）

【组成】茯苓（去皮）　人参（去芦）　前胡（去芦）　半夏（汤泡）　陈皮　枳壳（麸炒）　紫苏　白芍药　桔梗（去芦）　干葛　当归（洗）　熟地黄　川芎　甘草（各一钱）

【用法】上作一服，用水二盅，生姜五片，枣二枚，煎至一盅，食远服。

【功用】补心养血。

【主治】治心气虚耗，不能藏血，以致面色黄瘁，五心烦热，咳嗽唾血，及妇人怀娠恶阻呕吐，并宜服之。

是斋白术散（卷八）

【组成】白术（三钱）　茯苓（去皮）　黄芪（蜜炙）　人参（去芦，各一钱半）　百合（去心）　柴胡　山药　前胡（去芦，各一钱）　甘草（炙，七分半）

【用法】上作一服，用水二盅，生姜三片，枣一枚，煎至八分，食远服。

【功用】养阴补气，行气和血。

【主治】治积热吐血、咳血。若因饮酒过度，负重伤胃，而吐血者，最宜服之。

必胜散（卷八）

【组成】小蓟（连根用）　人参（去芦）　蒲黄（炒）　熟地黄　当归（去芦）　乌梅（去核）　川芎（各一钱半）

【用法】上作一服，水二盅，煎至一盅，不拘时服。

【功用】凉血补气，降气止血。

【主治】治男子、妇人血妄流溢，或吐或咳、衄血，并宜服之。

### （7）清热剂

四顺清凉饮子（卷七）

【组成】大黄　当归　甘草（炙）　赤芍药（各二钱）

【用法】上作一服，用水二盅，煎至一盅，不拘时热服。

【功用】清热凉血。

【主治】治血热蕴结壅滞。

大金花丸（卷七）

【组成】黄连　黄柏　黄芩　大黄（各等分）

【用法】上为末，滴水为丸如梧桐子大，每服三十丸，熟水送下，不拘时。一方去大黄加栀子，名栀子金花丸。

【功用】清热解毒。

【主治】治三焦积热，心火炎上，口舌生疮，咽喉肿痛，大便秘结，小便赤涩。

### （8）补益剂

鹿茸大补汤（卷三）

【组成】鹿茸（酒炙）　黄芪（蜜炙）　肉苁蓉（酒浸）　杜仲（炒，去丝）白茯苓（去皮）　当归（酒浸，各一钱）　白芍药　附子（炮）　肉桂　石斛（酒蒸，焙）　五味子　白术（煨）　半夏（制）　人参（各七分半）　甘草（炙，五分）　熟地黄（酒浸，焙，一钱半）

【用法】上㕮咀，作一服，用水二盅，生姜三片，枣二枚，煎至一盅，食前服。

【功用】补肾填精，益气养血。

【主治】治男子诸虚不足，妇人亡血，一切虚损。

固真丹（卷三）

【组成】山药（一两半）　人参（去芦）　黄芪（蜜炙）　黄柏（酒炒）　白术　杜仲（酥炙）　补骨脂（炒）　白茯苓（去皮）　牡丹皮　山茱萸（去核，各一两）　五味子（炒）　泽泻（各半两）　熟地黄（汤蒸烂，石臼内捣成膏，四两）

【用法】上为细末，和地黄膏搜匀，入炼蜜为丸如梧桐子大，每服七八十丸，空心淡盐汤送下。腰腿无力加牛膝（酒炒）一两，败龟版（酥炙）一两五钱。

【功用】补脾益肾，交通水火。

【主治】治诸虚百损，五劳七伤，水火不能升降，下元虚冷，脐腹疼痛。

### 三、临床运用

**1. 怔忡、健忘、动悸论治**

**（1）病因病机**

怔忡首见于《济生方·惊悸怔忡健忘门》，其云："惊者，心卒动而不宁也；悸者，心跳动而怕惊也；怔忡者，心中躁动不安，惕惕然如人将捕之也。"惊悸常由外界引发，发作有时，而怔忡常无外因，发作无时。周氏认为，"盖心主血，血旺则心主自安矣"，七情内伤，外感六淫，水阻中焦，使气血运行受阻，心血不足而心脉失养，引起一系列症状。

《寿世保元》云："夫健忘者，陡然而忘其事也，尽心力思量不来，为事有始无终，言谈不知首尾。"周氏引述《寿世保元》之论，认为健忘多由思虑过度耗伤心脾引起，使心血不足，脾胃气虚，脾失健运，停饮郁而生痰，阻碍气血运行而心脉失养。

周氏总结前人经验，认为惊悸、易受惊吓主要是由于心胆气虚引起。《济生方》云："惊悸不已，变生诸证，或短气悸乏，体倦自汗，四肢浮肿，饮食无味，心虚烦闷，坐卧不安，皆心虚胆怯之候也。"心气虚则神不内守，胆虚则少阳之气升发失常，决断无权，则肝郁脾失健运，痰浊内生，扰动神明，故遇事易惊，神魂不宁，可至不寐。

三者表现症状不同，但俱有心血不足、脾气虚弱、积饮停痰的病理基础。

**（2）治法方药**

1）养血安神：心主血，血旺则心神自安。思虑过度，七情内伤，耗伤心血，心血亏虚，心神失养，则出现面色萎黄、怔忡、惊悸、健忘症状。故治疗上应补养心血，固护心气，心气足而心血自生，心神得养。

如《卷七·怔忡健忘门》之益荣汤，"治思虑过多，耗伤心血，心血既伤，神无所守，是以怔忡恍惚，善悲忧，少颜色，夜多不寐，小便或浊"，方用当归、枣仁补养心血，麦冬、芍药补益心阴，柏子仁引药入经，安神定志，人参、黄芪补养心气，茯神健脾安神，紫石英温养下元，甘草调和诸药。全方气血兼顾，安神定志，以平惊悸、养心神。

又如《卷七·怔忡健忘门》之人参固本丸，"夫人心生血，血生气，气生精，精盛须发不白，容貌不衰。今人滋补气血多用性热之药，殊非其治。此方盖用生地黄能生精血，用天门冬引入所生之地；熟地黄能补精血，用麦门冬引入所补之地；又以人参能通心气，使五味并用，实补益心血。又名二黄丸。"全方共五味药组成，其以生熟地黄填补精血，天冬、麦冬引经，人参补养心气，共奏补益之功。

2）健脾祛痰：饮食失节，思虑过度，致心脾气虚，脾失健运，痰饮内停，蓄积心胃之间，阻碍气血运行，心经失养，故而惊悸健忘。故治疗上需健脾祛湿，化痰宁心。

如《卷七·怔忡健忘门》之茯苓饮子，"治痰饮蓄于心胃，怔忡不已"，以赤茯苓、茯神健脾祛痰，半夏、橘红化痰除湿，沉香、槟榔下气行水，麦冬养阴以防祛湿太过伤阴，甘草调和诸药，功专健脾化痰，痰饮去则心神安。

3）补益胆气，化痰去涎："夫惊悸者，心虚胆怯之所致也。且心者君主之官，神明出焉。胆者中正之官，决断出焉。心气安逸，胆气不怯，决断思虑，得其所矣。"胆气虚怯者易受外界刺激而心动悸。治疗上应补益胆气，化痰祛涎。

如《卷七·怔忡健忘门》之十味温胆汤，"治心胆虚怯，触事易惊，梦寝不祥，异象相感，遂致心惊，气郁生痰涎，涎与气搏，变生诸证，或短气悸之，或复自汗，四肢浮肿，饮食无味，心虚烦闷，坐卧不安。"以半夏、橘红化痰祛湿，白茯苓健脾化湿，枳实利胆气，人参补益胆气，五味子、熟地黄养阴，远志安神定志，共奏益胆、宁心、祛痰之功。

**2. 诸虚论治**

**（1）病因病机**

夫虚者，虚损也。多由饮食不节、寒温不调、色欲过度引起。《难经》将虚损分为五类：损于皮毛者，"皮聚而毛落"；损于血脉者，血脉虚少，不能荣于五脏六腑；损于肌肉者，肌肉消瘦，五谷精微不养肌肤；损于筋者，"筋缓不能自收持"；损于骨者，"骨痿不能起于床"。治损之法，周氏亦遵《难经》之旨，"损其肺者，益其气；损其心者，调其荣卫；损其脾者，调其饮食，适其寒温；损其肝者，缓其中；损其肾者，益其精"。

**（2）治法方药**

1）平补阴阳，大补元气：补益若久服金石之剂，日久必阳燥，有生疮痈之变。久服琼玉膏、固本丸等生地黄、熟地黄之类，日久必滋脾碍胃。而久服茴香、巴戟、附子、川楝之类，虽本于助阳，久则积温成热，必耗损真阴。故而应当平补阴阳之虚，无寒热偏颇、太过不及之失。

如《卷三·诸虚门》之固真饮子，"治中年以上之人，阴阳两虚，血气不足，头每痛，日晡微热，食少力倦，精气时脱，腰痛胻酸。服之者，每得良验，因录于下。"以人参、白术、黄芪补益三焦元气，当归身养血补血，干山药、熟地黄、山茱萸、泽泻、茯苓、黄柏平补平泻，滋补肾阴，五味子养阴，陈皮行气以防滋腻。

诸药协作，平补阴阳，大补元气。

2）交通心肾，水火既济：心火在上，得肾水滋养而不亢；肾水在下，得心火温煦而不寒。心肾不交，水火失济，易出现失眠、怔忡、消渴等症状。对于这类病证，周氏亦给出了相应的治法方药。

如《卷三·诸虚门》之八味丸，"治下元冷惫，心火炎上，渴欲饮水，或肾水不能摄养，多吐痰唾，及男子消渴，小便反多，妇人转胞，小便不通。"方用附子、桂心温肾水，牡丹皮泻心火，泽泻利水，山茱萸、山药、熟地黄、茯苓平补肾阴，以交通心肾，使阴阳调和，诸症得去。

**3. 论治痈疽疮疖**

**（1）病因病机**

《内经》云："诸痛痒疮，皆属于心。"心主血而行气，气血凝滞，夹心经之热而成痈疽，其轻重、阴阳、大小各不相同。疽者发病，部位较广泛，边界较模糊，红肿热痛症状不明显，多属阴证；痈者发病，大而高起，疼痛红肿较剧，多属阳证。疖中发病于皮肤之间，范围小，根浅，最大不过两三寸。痈、疽、疖、疔总称为疮。诸疮之中惟背疽、疔疮最为紧急，全身症状较重。诊断治疗上应尤为注意。瘰疬、项疽、悬痈诸疮之类多由七情内火，积热于内而发。

**（2）治法方药**

1）内治法：痈疽疮疖成因多由气虚、血虚、气郁、血瘀、痰凝、湿阻，使气血运行凝滞，夹心经之热化为痈疽。治疗上应谨查病因，根据临床脉症及疮疖外形辨明寒热虚实，随证治之。

如《卷九·痈疽疮疖门》之内补十宣散，"治一切痈疽疮疖未成者，自然消之；已成者，能令速溃。凡疮痒者，多是血虚，此药最能消风生血。"用以治因血虚生风引起的疮疖将成，令已成者破溃。其中，人参、黄芪补气托疮；当归、川芎活血；厚朴行气；白芷、桔梗排脓；桂心温通血脉；甘草清热解毒。诸药合用，使气血通畅调和，疮疖得散。

又如《卷九·痈疽疮疖门》之内托千金散，"治脑背痈疽、乳硬等恶疮。"方用人参、黄芪、防风补气外托，川芎行气活血，当归养血活血，白芷、瓜蒌、金银花、桔梗排脓散结，官桂温通血脉，芍药养阴。内治以宣、托、补、温、消之法治疗诸类恶疮。

2）外治法：书中记载外治疮疖有外洗、外敷、灸、烙、挑等各类方法，其中外用药剂型有汤剂、散剂、膏剂等。外治疮疖的操作方法及步骤、禁忌，书中亦有论述。

灸法适用于痈、疖初起之时，其发病较浅，灸法能散气血之郁结，效果明显。而疽发病较深，邪气蕴结于内，并不适用灸法。背疽、疔疮等急症恶候，发作时全身症状较重，有性命之忧，治疗应当迅速。如背疮，初起生如粟粒，刚刚有感觉时便用艾条灸于患处，若感觉痛则灸至痒，感觉痒则灸至痛，使毒气随火而散。若初起失治，其疮已成，当审其虚实、寒热、浅深，辨证治之。至于发于手足之间的疔疮，初起黄疱，有时为紫黑色，有一条红丝向上蔓延，急宜针于红丝所经之处，刺出毒血，然后以蟾酥等药在正疮上涂之。否则红丝入腹，会有生命危险。

外治药方如神效当归膏，"治汤火疮，初起瘭浆，热毒侵展，焮赤痛，毒气壅盛，腐化成脓。此药敛口生肌，拔热毒，止疼痛。"方用当归、黄蜡、麻油，制法令当归入油煎，至焦黑去滓，次入黄蜡，急搅化，放冷，以瓷盒盛，用时以布帛纸摊贴。此方能生肌、拔毒、止痛，用以治疗水火烫伤、热疮腐化成脓。

## 四、后世影响

周氏博览百家而汲众长，系统整理了明代以前历代医家之验方、成方，并结合自己经验，纳入此书，对诸方主治、服法、宜忌等详加论述，使临证施治有理有据，遣方用药有法可寻。实为临床必读之方书。

## 五、现存主要版本

明嘉靖二十四年乙巳（1514 年）费案刻本；明隆庆四年庚午金陵书坊东塘胡氏刻本（附《外科集验方》二卷）；明天启五年乙丑（1625 年）刻本；明刻本；日本刻本；民国乌丝栏抄本；1985 年中医古籍出版社据明嘉靖二十四年费案刻本影印本。

### ◎ 参考文献

[1] 周文采. 医方选要 [M]. 北京：中国中医药出版社，1993.

[2] 余乐来，周丽君，龙浩然，等. 浅谈周文采著《外科集验方》中肛肠病治疗 [J]. 亚太传统医药，2015，(20)：4 – 5.

[3] 杨妮楠. 现存明代方剂著作的著录研究 [D]. 北京中医药大学，2018.

[4] 王道瑞. 周氏《医方选要》述评 [J]. 江苏中医，1990，(5)：38 – 40.

# 《古今医统大全》（徐春甫）

## 一、宫廷渊源

### 1. 提要

《古今医统大全》又名《医统大全》，约成书于明嘉靖三十五年（1556 年）。由明代徐春甫所撰，全书共 100 卷，是一部综合性医书。全书分 165 门。编纂该书过程中采摭参考书目达 277 种，书中附有历代医家 270 余人简明传记，内容涉及《内经》旨义、历代名医传略、各家医论、脉学运气、针灸经络、养生、本草、临床各科、医案、验方等，在汇集明以前历代医家重要医学著作和医学成就的基础上多有阐发，是一部内容丰富的医学全书。徐春甫以《内经》为宗，总结了金元以来的医学学术成就，奠定了《医统大全》"远稽哲哲，近述名流，宗旨必存，小技兼录"的学术地位，在中医发展史上占有重要地位。

### 2. 著者传记

见《内经要旨》。

## 二、内容精要

全书共 100 卷。

卷 1 有"历世圣贤名医姓氏"，介绍历代医家传略。

卷 2 ~ 5 为《内经要旨》《翼医通考》《内经脉候》《运气易览》等。

卷 6 ~ 7 为经穴针灸。

卷 8 ~ 92 为临床各科证治，包括内、外、妇、儿、骨伤、五官科以及老年病 400 余种，每病载有病机、脉候、治法、方药、易简诸方、灸法、导引法等项。包括主要书籍有《内经要旨》2 卷，《妇科心镜》2 卷，《幼幼汇集》3 卷，《痘疹泄秘》1 卷和《螽斯广育》1 卷等。

卷 93 ~ 98 为经验秘方，本草性能、功用及制法，通用诸方等。

卷 99 ~ 100 为养生余录。

## 三、后世影响

《古今医统大全》是一部大型综合性医学全书，明代儒学大家王家屏称它为

"医宗之孔孟，方书之六经"。本书首次以《黄帝内经》的理论为宗旨，对明中叶以前文献进行整理、总结、评价、删节和保留等，结束了医学界理论混乱不堪的局面。编纂过程中采撷道家文化，医道同源，援儒入医，且根植民间医学。全书"谨守病机"，于每篇之中，以病机为主线，将治法、证候、脉法、方药等系统化，影响了明代以后医学著作的编纂，对现代中医学文献的写作亦有重要启迪作用。此书在中国出版后不久传至日本，且流传甚广，是一部有重要学术价值的专著。

## 四、现存主要版本

明隆庆四年庚午（1570）陈长卿刻本德聚堂藏板；日本万治三年庚子（1660）刻本。

### ◎ 参考文献

［1］徐春甫．古今医统大全［M］．安徽：安徽科学技术出版社，1995．

［2］汪珊．试述《古今医统大全》在中医学史上的学术地位［J］．实用中医药杂志，2002，（5）：52－53．

［3］方东行，何立群，娄国菁．《古今医统大全》肾病诊治学术思想浅析［J］．上海中医药大学学报，2010，（5）：26－28．

# 《古今医鉴》（龚信）

## 一、宫廷渊源

### 1. 提要

《古今医鉴》成书于明万历三年（1576 年），为龚信所撰，后经其子龚廷贤续编而成，是明代重要的综合性医学著作。该著集前贤之学术精华，并结合己见著成，总论部分列脉诀、病机、药性、运气，继而分门别类阐述临床各科常见病证，其论述颇为详尽，一般首言该病证的各种脉象，其次分析病因病机，再次列其治则，最后述其方药。总之，是书选精用粹，鉴别完备，辨证详明，选方恰切，理、法、方、药俱全，切合临床实用，具有一定参考价值。

### 2. 著者传记

龚信，字瑞芝，号西园，明代医家，生卒年不详，江西金溪人，曾供职于太医院，以医名世，《古今医鉴》为其代表著作。传世还有《重刻图像本草药性赋定衡》《太医院补遗医学正传》《医学源流肯綮大成》等。

龚廷贤传记见《种杏仙方》。

## 二、内容精要

### 1. 各卷概要

原作 8 卷，后续为 16 卷。

卷 1 载脉诀、病机。

卷 2 载药性、运气、中风（附诸风）。

卷 3 ~ 10 为内科病证，包括伤寒、中寒、温疫、中暑、中湿、燥证、火证、内伤、伤食、伤酒、郁证、痰饮、咳嗽、哮吼等 80 余种病证。

卷 11 ~ 14 为妇人科、产科、幼科病证，包括虚劳、经闭、崩漏、带下、求嗣、妊娠、产育、产后、乳病等。

卷 15 ~ 16 为外科病证，包括痈疽、瘰疬、疔疮、便毒、杨梅疮、臁疮、膏药、通治、附箴三首、警医一首等内容。

### 2. 内容精选

**（1）分人迎气口脉诀**

《脉赞》曰：关前一分，人命之主。左为人迎，右为气口。神门决断，在两关后。故曰人迎紧盛则伤于寒，气口紧盛则伤于食，此人迎、气口所以有内伤、外感之辨也。

左为人迎，以候天之六气，风、寒、暑、湿、燥、火之外感者也。人迎浮盛则伤风，紧盛则伤寒，虚弱则伤暑，沉细则伤湿，虚数则伤热，皆外所因，法当表散渗泄则愈。

右为气口，以候人之七情，喜、怒、忧、思、悲、恐、惊内伤之邪。其喜则脉散，怒则脉激，忧则脉涩，思则脉结，悲则脉紧，恐则脉沉，惊则脉动，皆内所因。（《古今医鉴·卷之一·脉诀·分人迎气口脉诀》）

按：《古今医鉴》对脉诊阐述颇为尽详，开卷即是"脉诀"，其内容从诊脉的方法到 26 种脉象的描述，从类似脉的鉴别到以脉辨证的阴阳表里、寒热虚实、病因、预后善恶等，均有比较全面的论述。此处论述了"人迎""气口"的部位及所候内容，关前一分，左为人迎，右为气口。人迎候外感，浮盛则伤风，紧盛则伤寒，虚弱则伤暑，沉细则伤湿，虚数则伤热；气口候七情内伤，喜则脉散，怒则脉激，忧则脉涩，思则脉结，悲则脉紧，恐则脉沉，惊则脉动。

**（2）结燥**

夫闭结者，大便不通。《内经》云：北方黑色，入通于肾，开窍于二阴，藏精于肾。又云：肾主大便，大便难者，取足少阴，夫肾主五液，津液润，则大便如常。若饥饱失节，劳役过度，损伤胃气，反食辛热厚味之物，而助火邪，伏于血中，耗散真阴，津液亏少，故大便结燥。然结燥之病不一，有热燥，有风燥，有阳结，有阴结，又有年老气虚，津液不足而结燥者。法云肾恶燥，急食辛以润之，结者散之。如少阴不得大便，以辛润之；太阴不得大便，以苦泻之。阳结者散之，阴结者温之。仲景云：小便利而大便硬，不可攻下，以脾约丸润之。食伤太阴，腹满而食不化，腹响而不能大便者，以苦泄之；如血燥而不能大便者，以桃仁、酒制大黄通之；风结燥者，以麻仁、大黄利之；如风滞而不通者，以郁李仁、枳实、皂角仁润之。大抵治病必究其原，不可一概用巴豆、牵牛之类下之，损其津液，结燥愈甚，复下复结，极则以至导引于下而不通，遂成不救噫，可不慎哉？（《古今医鉴·卷之八·闭结》）

按：结燥，指大便秘结。大便燥结不通总属大肠传导功能失常，亦与脾胃肝肾密切相关。张景岳将便结不通分为阳结、阴结两类。阳结者多系阳热内结，胃家燥实所致；阴结者多因阳虚阴盛，阴寒内结而成。《古今医鉴》又有热燥，为肠胃积热，燥热内结，耗伤津液，肠道失其濡润，故大便燥结不通。有风燥，为风气壅滞，肠胃干涩，而致糟粕内停不得下。虚者，为年高体弱，阳气虚衰，凝滞肠胃，传导失司，津液不通而成便秘。实秘当以清热润肠通便，顺气导滞为治，虚秘则以益气养血，温通开结为法。

**（3）眩晕之上盛下虚**

眩晕之症，人皆称为上盛下虚所致，而不明言其所以然之故。盖所谓虚者，血与气也；所谓实者，痰涎风火也。原病之由，有气虚者，乃清气不能上升，或汗多亡阳而致，当升阳补气；有血虚者，乃因亡血过多，阳无所附而然，当益阴补血。此皆不足之证也。有因痰涎郁遏者，宜开痰道郁，重则吐下；有因风火所动者，宜清上降火；若因外感而得者，前论须分四气之异，皆当散邪为主。此皆有余之证也。世有所谓气不归原，而为丹药镇坠，沉香降气之法。盖香窜之气，丹药助火，其不归原之气，岂能因此而复？即《内经》所谓治病必求其本，气之不归，求其本，用药则善矣。（《古今医鉴·卷之七·眩晕》）

按：历代医家常以"上盛下虚"为眩晕病机，即肝肾阴亏，水不涵木，致肝阳上亢引起，而龚氏认为"上盛下虚"另有含义。"上盛"主要是痰涎风火所致。饮食不节，肥甘厚味太过，脾运失职，水湿内停，痰浊中阻，兼内生之风火作祟，则痰浊夹风火上扰清宫，以致眩晕大作。"下虚"主要因脾胃虚弱，气血生化无源所致。久则耗伤气血，或失血过多，气随血脱等原因，均可导致清气不升，或血虚肝失所养，虚阳浮越而引发眩晕。总之，眩晕多属本虚标实之证，肝肾阴虚，气血不足，为病之本，痰、瘀、风、火，为病之标。治疗上应标本兼顾，不宜用过于香烈之品，以防助火，耗伤元气。

**（4）刺络放血**

一切初中风、中气，昏倒不知人事，牙关紧急，涎潮壅塞，口眼㖞斜，半身不遂，精神恍惚，仓卒之际，急以手大指掐刻人中，即醒。或急令人将病者两手两足，从上而下，频频赶出四肢，痰气即散，免致攻心，即醒。或急以三棱针刺手中指甲角、十井穴，将去恶血，就以气针刺合谷二穴、人中一穴，皆是良法。（《古今医鉴·卷之二·中风》）

干霍乱者，俗名绞肠痧。其症因宿食不消，心腹绞痛，欲吐不吐，欲泻不泻，挥霍撩乱，所伤之物不得出泄故也。死在顷刻，急宜多灌盐汤探吐之，令物出尽，却服理中汤，更刺十井出血，并委中出血。（《古今医鉴·卷之五·霍乱》）

一女子两股间湿癣，长四五寸，发时极痒，痒定极痛。乃以利针当痒时于癣上刺百余下，其血出尽，盐汤洗之，如此三四次方除，盖湿淫于内，其血不可不砭，后服浮萍散出汗。（《古今医鉴·卷之十五·癣疮》）

按：刺络放血疗法古称"刺血络"，亦称"刺血疗法""放血疗法""刺络疗法"，是中医学独特的针刺治疗方法。根据患者不同的疾病，用三棱针在患者身上一定穴位或浅表血络施以针刺，放出适量血液，以达到治疗疾病目的，为一种外治法。通过这一方法可使邪随血出，祛瘀通闭，疏通脉络，使经气通畅，营血顺达，因此具有泻热、急救、止痛、消肿等作用，已在我国使用达千年之久。中风予十二井穴刺络放血可急救；霍乱予十井穴、委中穴刺络放血可消胃肠积滞；癣疮于癣之上刺络放血以达祛湿排毒之功。

### 3. 传世名方

#### （1）解表剂

**仙术通神散（卷七）**

【组成】防风　川芎　当归　芍药　大黄　薄荷叶　连翘　石膏　黄芩　桔梗　滑石　甘草　荆芥　白术　栀子　藿香　砂仁　甘菊花　苍术

【用法】为末，每服二钱，水煎服。

【功用】疏风解表，清热通便。

【主治】风热上壅，头旋目眩，起则欲倒。

**柴葛解肌汤（卷三）**

【别名】葛根解肌汤（卷三）、柴胡解肌汤（《万病回春》卷二）。

【组成】柴胡　干葛　甘草　黄芩　芍药　羌活　白芷　桔梗

【用法】水二钟，加姜三片，枣二枚，石膏末一钱，煎之热服。

【功用】辛凉宣泄，清热解肌。

【主治】足阳明胃经受邪，目疼鼻干，不眠，头痛，眼眶痛，脉来微洪。

【加减】无汗恶寒甚者，去黄芩，加麻黄。冬月宜加，春宜少，夏秋去之，加苏叶。

#### （2）祛风剂

**天台散（卷二）**

【组成】麻黄（去节，七分）　陈皮　乌药　僵蚕　川芎　枳壳（麸炒）　桔梗　白芷　干姜　防风　羌活　天麻（各八分）　当归　续断　威灵仙　乳香　没药（各一钱）　甘草（六分）　麝香（少许）

【用法】㕮咀，生姜三片，水二盏，煎一盏，不拘时服。

【功用】祛风调气，活血通络。

【主治】中风手足瘫痪疼痛。

**大明复光散（卷九）**

【组成】当归尾（酒洗）　生地黄（酒浸）　黄柏（酒炒）　黄连　黄芩　柴胡　白茯苓　枳壳　羌活　防风　荆芥　石膏（煅）　甘菊花　蝉蜕　车前子

（炒）　密蒙花　白蒺藜（炒）　木贼（童便浸，焙）　青葙子（炒）　羚羊角
石决明（煅）　甘草（各等分）

【用法】为末，每服一两，食后温服。

【功用】疏风清热，平肝明目。

【主治】目赤目昏，羞明怕日，目痒流泪，翳膜遮晴。

### （3）清热剂

*春风散（卷九）*

【组成】僵蚕　黄连（俱锉）　朴硝　白矾　青黛（各五钱）

【用法】腊月初一，取猪胆五六个，将上药装入胆内，缚定，用青纸裹，将地掘一方坑，长、阔一尺，上用竹竿横吊，以胆悬定于内，候至立春日取出，置当风处吹干，去皮，以药研末，密收吹喉。

【功用】清热祛痰，利咽消肿。

【主治】咽喉肿痛，缠喉风闭塞。

### （4）止咳剂

*二母宁嗽汤（卷四）*

【组成】知母（去毛钱半）　贝母（去心，钱半）　黄芩（一钱二分）　山栀仁（一钱二分）　石膏（二钱）　桑白皮（一钱）　茯苓（一钱）　瓜蒌仁（一钱）　陈皮（一钱）　枳实（七分）　五味子（十粒）　生甘草（三分）

【用法】上锉一剂，生姜三片，水煎，临卧时，细细逐口服。

【功用】清肺泻热，理气化痰。

【主治】因伤酒食，胃火上炎冲肺，咳嗽吐痰，经旬不愈者。

*宁嗽膏（卷七）*

【组成】天门冬（去心，半斤）　杏仁（去皮，四两）　贝母（去心，四两）百部（四两）　百合（四两）　款冬花（五两）　紫菀（三两）　白术（四两）

【用法】上锉，用长流水二十碗，煎五碗，滤渣再煎，如是者三次，共得药汁十五碗，入饴糖半斤，蜜一斤，再熬，又入阿胶四两，白茯苓细末四两，和匀如膏。每服三五匙。

【功用】滋阴清热，润肺止嗽。

【主治】阴虚咳嗽，火动咯血。

### （5）补益剂

*胶艾四物汤（卷十一）*

【组成】阿胶（蛤粉炒珠）　艾叶（醋炒）　当归　川芎　白芍　熟地黄　蒲

黄（炒）　黄连　黄芩　生地　栀子　地榆　白术　甘草

【用法】锉，水煎，空心服。

【功用】养血健脾，凉血止血。

【主治】妇人血虚火旺，血崩不止。

比和饮（卷五）

【组成】人参（一钱）　白术（一钱）　茯苓（一钱）　藿香（八钱）　陈皮（五分）　砂仁（五分）　神曲（一钱炒）　甘草（五分）

【用法】锉作一剂，用十年以上陈仓米一合，顺流水二盏，煎沸，泡伏龙肝，研细，搅混，澄清取一盏，生姜三片，枣二枚，同煎七分，稍冷服。别以陈仓米饮时啜之，日进三服。

【功用】益气健脾，和中止呕。

【主治】呕吐，水谷不纳，闻食气即呕。

养血壮筋健步丸（卷十）

【组成】黄芪（盐水炒，一两）　山药（一两）　五味子（一两）　破故纸（盐水炒，一两）　人参（一两）　白芍（酒炒，一两五分）　熟地黄（四两）枸杞子（一两）　牛膝（酒浸，二两）　菟丝子（酒炒，一两）　川归（二两，酒洗）　白术（一两，炒）　杜仲（姜汁炒，二两）　虎胫骨（酥炙，一两）龟板（酥炙，一两）　苍术（米泔浸，三两）　黄柏（盐水炒，二两）　防风（六钱，酒洗）　羌活（五钱）　汉防己（五钱，酒洗）

【用法】为末，用猪脊髓七条，炼蜜为丸，如梧桐子大，每服百丸，空心盐汤下。

【功用】补气血，益肝肾，祛风湿。

【主治】气血两虚，肝肾并亏，风湿外侵，双足痿软，不能行动，久卧床褥。

升气实脏丸（卷五）

【组成】黄芪（蜜炙，一两）　人参（去芦，一两）　白术（土炒，二两）白茯苓（去皮，五钱）　山药（炒，一两）　莲肉（去心，一两）　芡实（一两）　升麻（酒炒，五钱）　柴胡（酒炒，五钱）　干姜（炒黑，五钱）　肉豆蔻（面裹煨，捶去油净，五钱）　粉草（炙，五钱）　椿树根皮（酒炒二次，四两）

【用法】为细末，阿胶水化开为丸，如黍米大，每服二钱，用糯米半生半炒，煎汤送下。

【功用】益气升提，涩肠止泻。

【主治】久泻，元气下陷，脾胃衰惫，大肠滑脱，肛门坠下，日夜无度，饮食不思，米谷不化，汤水直过，烦渴引饮，津液枯竭，肌瘦如柴，寒热互作。

**（6）理气剂**

开怀散（卷六）

【组成】青皮（去瓤）　陈皮　半夏（姜炒）　白茯苓（去皮）　三棱（醋炒）　莪术（醋炒）　香附　槟榔　草豆蔻（倍用）　柴胡（倍用）　红花　枳实（麸炒）　甘草

【用法】上锉一剂，加生姜煎服。

【功用】行气开郁，畅中消痞。

【主治】心下积块，胸脘痞闷，或发热者。

【加减】口干，加干葛。

加味越鞠丸（卷四）

【组成】苍术（米泔浸，姜汁炒，四两）　抚芎（四两）　香附（童便浸，炒，四两）　神曲（炒，四两）　栀子（炒黑，四两）　橘红（一两五钱）　白术（炒，一两半）　黄芩（炒，一两半）　山楂（去核，蒸熟，一两半）

【用法】为末，稀糊丸如桐子大，每服百丸，白汤下。

【功用】燥湿化痰，和胃消食，理气解郁。

【主治】诸痰、湿、气、火郁结，胸脘痞满胀痛，嗳气吞酸，不思饮食等。

平肝顺气保中丸（卷五）

【组成】香附米（三两，童便浸三日，炒）　川芎（二两）　陈皮（去白，三两）　白术（四两，土炒）　厚朴（一两）　枳实（二两，炒）　黄连（姜汁炒，二两）　神曲（炒，二两）　麦芽（炒，七钱）　木香（三钱）　栀子（姜汁炒，一两）　莱菔子（炒，一两）　半夏（姜汁炒，一两半）　白茯苓（一两）　砂仁（炒，四钱）　干生姜（一两）　山楂（取肉，二两）　青皮（六钱，香油炒）　甘草（炙，四钱）

【用法】为末，竹沥打神曲糊为丸，绿豆大，每服百丸，食后白滚汤送下，日服二次。

【功用】顺气和中，化痰清火。

【主治】郁火伤脾，中气不运，胃中伏火，郁结生痰，致令呕吐，吞酸嘈杂，心腹胀闷。

四七调气汤（卷五）

【组成】紫苏（一钱五分）　厚朴（姜汁炒，一钱五分）　茯苓（一钱五分）　半夏（一钱五分）　枳实（炒，一钱半）　砂仁（一钱五分）　苏子（炒，一钱五分）　陈皮（一钱五分）　甘草（五分）

【用法】上锉，生姜三片，水煎服。后以加味保和丸，加人参一两，砂仁二两，木香二两，服之收功。

【功用】降气和胃。

【主治】情志不遂所致的噎膈翻胃。

### （7）消食剂

启脾丸（卷十三）

【组成】人参（一两） 白术（去芦，一两） 山楂（去核取肉，炙，五钱） 陈皮（炙，五钱） 泽泻（炙，五钱） 甘草（五钱，炙） 白茯苓（去皮，一两） 干山药（一两） 莲肉（去心、皮，一两）

【用法】为细末，炼蜜为丸，如绿豆大，每服三四十丸，空心米汤送下，或为饼，以米饮研化服。

【功用】健脾化湿，和胃消食。

【主治】中虚食滞有湿，形体虚羸，不思饮食，嗳腐酸臭，大便溏薄，苔腻或垢浊，脉濡弱。

保和丸（卷四）

【组成】白术（五两） 陈皮（洗，三两） 半夏（泡，三两） 茯苓（三两） 神曲（三两，炒） 山楂肉（三两） 连翘（二两） 香附（醋炒，二两） 厚朴（姜炒，二两） 萝卜子（二两） 枳实（炒，一两） 麦芽（炒，一两） 黄连（姜炒，一两） 黄芩（酒炒，二两）

【用法】为末，姜汁糊丸，桐子大，每服五十丸，加至七八十丸，食后茶清送下。

【功用】消食和胃，利气消胀。

【主治】食积内停，脘腹胀满，呕逆上气者。

### （8）利尿通淋剂

子淋散（卷十二）

【组成】麦门冬（去心） 赤茯苓 大腹皮（洗去沙土，姜汁拌炒） 木通 甘草 淡竹叶

【用法】上锉，水煎服。

【功用】清心利水止淋。

【主治】妊娠小便涩痛频数。

### （9）化痰剂

五虎二陈汤（卷四）

【组成】麻黄（去节，一钱） 杏仁（十四粒，泡） 石膏（煅过，一钱）

橘皮（一钱） 半夏（姜制，一钱） 茯苓（去皮，八分） 甘草（八分） 人参（八分） 木香（七分） 沉香（七分） 细茶（一钱）

【用法】上锉一剂，生姜三片，葱白三茎，蜜三匙，水煎服。

【功用】宣肺利气，化痰清热。

【主治】哮吼，喘急痰盛。

竹沥达痰丸（卷四）

【组成】半夏（二两，汤泡七次，生姜汁浸透，晒干切片，瓦上微炒熟） 橘红（二两） 人参（一两五钱） 茯苓（二两） 大黄（二两，酒蒸晒干） 黄芩（二两，酒炒） 沉香（五钱） 甘草（炙一两半） 礞石（一两，同焰硝一两，火煅金色）

【用法】上为细末，竹沥二大碗，生姜自然汁三盅，为丸如桐子大，每服五七十丸，食后白汤送下。

【功用】降火逐痰。

【主治】实热老痰，发为癫狂，惊悸，咳喘痰稠等。

清金降火汤（卷四）

【组成】陈皮（一钱五分） 半夏（泡，一钱） 茯苓（一钱） 桔梗（一钱） 枳壳（麸炒，一钱） 贝母（去心，一钱） 前胡（一钱） 杏仁（去皮、尖，一钱半） 黄芩（炒，一钱） 石膏（一钱） 瓜蒌仁（一钱） 甘草（炙，三分）

【用法】上锉一剂，生姜三片，水煎，食远临卧服。

【功用】清肺降火，化痰止咳。

【主治】肺胃火旺，咳嗽痰黄。

状元丸（卷八）

【组成】石菖蒲（去毛，一寸九节者佳） 地骨皮（去木） 白茯神（去皮、木） 远志肉（甘草水泡，去心，各一两） 人参（去芦，三钱） 巴戟天（去骨，五钱）

【用法】为末，用白茯苓（去皮）二两，黏米二两，共打粉，外用石菖蒲三钱，打碎，煎浓汤，去渣，煮糊为丸，每日食后、午时、卧时各服三十五丸。

【功用】开心通窍，定智宁神。

【主治】健忘。

**（10）泻下剂**

颠倒散（卷八）

【组成】大黄（三钱） 滑石（三钱） 皂角（三钱）

【用法】研末，空腹时用温酒调服。

【功用】通腑利尿。

【主治】脏腑实热，或小便不通，或大便不通，或大小便俱不通。

【加减】如大便不通，再加大黄三钱；如小便不通，再加滑石三钱；如大小便俱不通，大黄、滑石各加三钱。

### （11）外用剂

必效散（卷十五）

【组成】川槿皮（四两）　斑蝥（一钱）　半夏（五钱）　木鳖子（去壳，五钱）　槟榔（五钱）　雄黄（三钱）　白矾（一钱）

【用法】将雄、矾研细，其余俱切成片，共合一处，用井水、河水各一碗，浸晒三日，露三夜，将药水用鹅翎扫患处。

【功用】解毒杀虫，祛湿敛疮。

【主治】风湿疥疮，年久顽癣。

## 三、临床运用

### 1. 辨病以六脉、八要为纲

#### （1）六脉

《古今医鉴》强调诊脉法，《古今医鉴·第一卷·脉学大要》云："先要定得三部，位分明白；又要晓得十二经络、五脏六腑，及五脏配合、五行四时生克之理；又要知得脉之息数，分别浮、沉、迟、数、滑、涩，及诸脉阴阳主病之原也。"

1）三部诊候之法："三部者，寸、关、尺也；九候者，浮、中、沉也。凡三部，每部各有浮、中、沉三候，三而三之，为九候也。浮主皮肤，候表及腑；中主肌肉，以候胃气；沉主筋骨，候里及脏也。寸为阳，为上部，法天，为心肺，以应上焦，主心胸以上至头之有疾也；关为阴阳之中，为中部，法人，为肝脾，以应中焦，主膈以下至脐之有疾也；尺为阴，为下部，法地，为肾命，以应下焦，主脐以下至足之有疾也。"

2）详察六部脉位："长人脉长，当疏排指；短人脉短，当密排指。人瘦小，则轻取之；人肥大，则重取之。"另有反关脉、鱼际脉等，因人而异。

3）六脉位依六气："左手寸口，心与小肠之脉所出，君火也；左手关部，肝与胆之脉所出，风火也；左手尺部，肾与膀胱之脉所出，寒水也。右手寸口，肺与大肠之脉所出，燥金也；右手关部，脾与胃之脉所出，湿土也；右手尺部，命门与三焦之脉所出，相火也。"脉诊以处百病而决死生。

4）诊察、描述脉形：总以浮、沉、迟、数、滑、涩六脉为纲，而芤、洪、散、大、长、濡、弦皆轻手而得之类，伏、石、短、细、牢、实皆重手而得之类，濡、缓皆迟之类，急、促皆数之类。

5）诊察脉的走势："上者、来者、至者为阳，下者、去者、止者为阴。上者，自尺部上于寸口，阳生于阴也；下者，自寸口下于尺部，阴生于阳也。来者，自骨肉之分，而出于皮肤之际，气之升也；去者自皮肤之际，而还于骨肉之分，气之降也。应曰至，息曰止也。"

6）判断病性、病因：需谨记："浮为阳，在表，为风、为虚；沉为阴，在里，为湿、为实；数在腑，为热、为阳、为燥；迟在脏，为寒、为冷、为阴；滑为血多气少，涩为气多血少；滑为血有余，涩为气独滞。"又"左脉不和，为病在表，为阳，主四肢；右脉不和，为病在里，为阴，主腹脏。"

**（2）八要**

判断病证不离八要，《古今医鉴·第一卷·杂病赋》云："能穷浮、沉、迟、数、滑、涩、大、缓八脉之奥，便知表、里、虚、实、寒、热、邪、正八要之名。八脉为诸脉纲领，八要是众病权衡……表宜汗解，里即下平。救表则桂枝芪芍，救里则姜附参苓。病有虚实之殊，虚者补而实者泻；邪有寒热之异，寒者温而热者清。外邪是风寒暑湿燥之所客，内邪则虚实贼微正之相乘。正乃胃之真气，良由国之耿臣。驱邪如逐寇盗，必亟攻而尽剿；养正如待小人，在修己而正心。"

**2. 调治情志，以诸气为法**

《古今医鉴·第六卷·诸气》云："况人禀天地之气，五运迭侵于外，七情交战于中"，"是以圣人蓄气，如持至宝；庸人投物，而反伤太和。此轩岐所以论诸病皆因于气，有病皆生于气"，"气本一也，因所触而为九，怒、喜、悲、恐、寒、暑、惊、思、劳也。"由此，知九气常则安，变则病。《内经》云："怒则气上，喜则气缓，悲则气消，恐则气下，寒则气收，炅则气泄，惊则气乱，思则气结，劳则气耗。"故情志病的调摄，可从气论治。

**（1）病因分类**

《古今医鉴》称"有七情气，有郁气，有怒气，有热气，有冷气，有厥气，有逆气，有痰气，有虚气，有中满气，有腹胀气"，务要详究，治疗加以区别。

**（2）区别男女**

男性、女性具有不同的发病特点，"大抵男子属阳，得气易散；女子属阴，得气易郁。是以男子之气病常少，女人之气病常多。故治妇人宜以顺气为主，而兼乎散血；治男子宜以养荣为主，而调气次之，斯得气证治法之大要也。"

**（3）诊脉**

"下手脉沉，便知是气。沉极则伏，涩弱难治。其或沉实，气兼痰饮。又曰：沉弦细动，皆气痛证。心痛在寸，腹痛在关，下部在尺，脉象显然。"

**（4）治则**

根据《诸气》篇"治"下所载，治则有三："七情忧结，遂成郁气难治。必须自能知戒"，即自我情绪的控制调节。

"郁气宜开郁，如苍术、香附、川芎、青皮、竹茹、山栀子、枳壳、连翘、木香、泽泻之类。"

"枳壳破滞气，然多服损胸中至高之气。青皮泻肝气，多服损真气。香附快滞气。陈皮泄逆气。紫苏散表气。厚朴泻胃气。槟榔泻至高之气。藿香之馨香，上行胃气。沉香升降真气。脑、麝散真气。木香行中下焦气。若此之类，气实所宜。其中有行散者，有损泄者，用之能治气之标，而不能制气之本。"行气开郁之药，多有损气耗气之弊，主张中病即止，以免损伤正气。

**3. 外治杂病，推崇熏法**

《古今医鉴》多用熏法治疗药力难以达到病所的顽症痼疾，熏法开窍通络，内病治外，可使药力直达病所，加强清热利湿、杀虫定痛、祛风止痒等功效。

**（1）久咳**

如神散治疗风入肺中、久嗽不愈的久年痰嗽症，用"雄黄、佛耳草、鹅管石、款冬花、甘草、寒水石、青礞石、白附子、枯矾、孩儿茶等分为细末，纸燃烧烟，令病人吸之"。因外病风邪伤肺，一般辛散轻宣药物难以治疗，所以选药吸烟，通过"肺开窍于鼻"，使温肺化痰、通络止咳的药物直达病所，剔除积痰，散除结热，搜刮肺络顽痰，使痰净而愈。

**（2）气聋**

"熏耳神方专治气聋，不论远年近日者神效，实聋难治。"方中重用芳香温通的蕲艾，伍以透窍入络的麝香，辅以灵磁石、珍珠，研为细末，合一处令匀，用白纸一张铺热铁器上，用黄蜡五钱搽纸上，纸上摊艾，艾上掺药，卷作筒子，点火吹灭，侧耳熏之。"重者三四根即通，力能隔耳透咽，既通且用艾塞，不可见风。"

**（3）痔疮**

用烟熏法治疗痔疮，"用半新马桶一个，入新砖一个，放桶底上，再用新砖一个烧红，于砖上，上用全蝎两三枚，烧烟，患人坐桶上熏之，不二三次即愈"；或用"刺猬皮、雄黄、北艾为末，每作核桃大炷子，用竹筒如小酒杯一杯大，长尺余，一头留节，钻一窍装入于内，烧烟令窍透疮口熏之，久则痒不可当，稍歇再熏"。或用"花椒、艾叶、葱头、五倍子、皮硝、马齿菜、茄根为散，水煎，先熏后洗"，当时痛止，指日可愈。

## 四、后世影响

《古今医鉴》重视脉法、运气，提倡辨病以六脉、八要为纲，调治情志以诸气为法，外治杂病推崇熏法，是一部切合实用的综合性医著。所辑之方皆必验之有效者始录，还记载了部分针灸、外治疗法，以济方药所不及。著者经 20 年搜辑，上自《黄帝内经》《难经》，下迄明初诸医学文献，吸收大量戴原礼等御医的经验，具有较高临床参考价值，对后世中医学的发展产生了深远的影响。

## 五、现存主要版本

明万历五年丁丑（1577 年）金陵周四达刻本（八卷）；明万历十七年己丑（1589 年）叶华生刻本（存卷一至十四）；日本明历二年丙申（1656 年）刻本；日本宽文七年丁未（1667 年）中村七兵卫刻本；清康熙二十三年甲子（1684 年）文盛堂据蕴古堂余元声刻本重刻本；清康熙二十三年甲子（1684 年）刻本；清康熙刻本；清初周庭愧刻本（八卷）；清崇顺堂刻本；清钱季昭刻本；1930 年上海受古书店石印本；据明万历周氏万卷楼刻本复制本。

## ◎ 参考文献

[1] 龚信著，王肯堂订，达美君校. 古今医鉴 [M]. 北京：中国中医药出版社，1997.

[2] 吕中茜，郭义. 浅析《古今医鉴》中刺络放血疗法 [J]. 辽宁中医杂志，2016，43（8）：1724 – 1725.

[3] 苗萌，刘健，王米渠. 《古今医鉴》七情五郁的心理学思想探讨 [J]. 现代中西医结合杂志，2006，（13）：1713 – 1714.

[4] 黄仲阳. 《古今医鉴》外治法特色及贡献 [J]. 江西中医药，1997，（1）：7 – 8.

[5] 杨威，屈伸，于峥，等. 《古今医鉴》学术思想研究 [J]. 中国中医药图书情报杂志，2016，40（5）：57 – 61.

# 《万病回春》（龚廷贤）

## 一、宫廷渊源

### 1. 提要

《万病回春》，明龚廷贤著，成书于万历十五年（1587 年），为龚氏早期的一部综合性著作。该书为龚氏遵前贤之要旨，集历代之精华，参以己意，详审精选，编纂而成。书中开卷首论脏腑经络、药物性味等基础理论，其后分论包括内、外、妇、儿诸科的常见病证，将病因、治法以及方药一一详载，最后附录病案治验，以阐述和证实其意旨。因其内容丰富，论述精辟，辨证详明，治法切用，对后世医家有较大影响，颇有临床参考价值。龚氏认为"凡疾者疗之，沉疴顿起，如草木之逢春"，故名《万病回春》。

### 2. 著者传记

见《种杏仙方》。

## 二、内容精要

### 1. 各卷概要

全书共 8 卷，载病证 184 种。

第 1 卷列"万金统一述"，总论天地人、阴阳五行、脏腑功能、主病脉证等。次载药性歌、诸病主药、脏腑、经脉等内容。

第 2~5 卷，载 90 种病证，以内科为主，包括中风、伤寒、瘟疫、中暑、疟疾、痢疾、泄泻、霍乱、呕吐、翻胃、呃逆、嗳气、吞酸、诸气、青筋、痞满等。

第 6 卷，载妇科病证 14 种，包括调经、经闭、血崩、带下、虚劳、乳岩、求嗣、妊娠、产育、小产、产后、乳病、妇人诸病。

第 7 卷，载儿科病证，包括急惊、慢惊、惊后调治、疳疾、癖疾、诸热、感冒、伤食、腹胀等。

第 8 卷，载外科病证，包括痈疽、瘰疬、疔疮、便毒、下疳、杨梅疮，以及跌仆损伤、金刃虫兽、中毒烫火所伤诸疾。最后介绍了膏药、通治、奇病等内容。卷末附有云林暇笔十二条，龚氏家训三十二条，叙云林行记。

**2. 内容精选**

**（1）药性歌**

茯神补心，善镇惊悸，恍惚健忘，除怒恚心。

远志气温，能驱惊悸，安神镇心，令人多记。

菖蒲性温，开心通窍，去痹除风，出声至妙。

柏子味甘，补心益气，敛汗扶阳，更除惊悸。

朱砂味甘，镇心养神，驱邪杀鬼，定魄安魂。

百合味甘，安心定胆，止嗽消浮，痈疽可啖。（《万病回春·卷之一·药性歌》）

按：该部分内容选自《万病回春》"药性歌"篇，论述了入心经、具有安神定志作用的药物。茯神侧重养心安神，"善镇惊悸"；远志安神益智，交通心肾，令人多记；菖蒲开通心窍，醒神益智，可用于痰迷心窍证所致的诸疾；柏子仁具有补益心气、敛汗扶阳之功，可治惊悸；朱砂为金石重镇之品，镇心安神以止悸。百合甘寒，归心、肺经，具有养阴润肺、清心安神之功，可用于虚热扰心所致心悸。"药性歌"将常用药二百四十味编成四言歌括，格调明快，内容简明扼要，通俗易懂，实用性强，适合于中医药工作者、医药院校广大师生及中医药爱好者阅读、参考，读之颇能得益。

**（2）内伤脉案**

太府水仙刘公，患因劳役太过，发热憎寒，头疼身痛，口干发渴，呕恶心烦。一医以羌活汤，一医以藿香正气散，俱弗效，愈增酸困，手足无处着落，心慌神乱，昼夜不寐，坐卧不安，汤水不入，闻药亦吐。余诊六脉洪数，气口紧盛，此内伤元气也。以补中益气汤加远志、酸枣仁、竹茹、麦门冬，一服即熟睡，半夜而醒曰：云林妙哉！药用当如通神，不知病之何所去也。次早又进一服，痊愈。（《万病回春·卷之二·内伤》）

按：《万病回春》论述内科杂病，每种病证理、法、方、药俱备，后附医案以阐发其意旨。上述即为内伤脉案，记载太府水仙刘公，曾因劳役太过，而见"发热憎寒，头疼身痛，口干发渴，呕恶心烦"等症。曾有大夫诊治，考虑其为外感寒湿之邪所致，先后分别予羌活汤祛风散寒、除湿止痛，藿香正气散解表化湿、理气和中，皆无良效。且肢体酸楚困重愈发严重，心慌心烦，志意不定，坐卧不安，昼夜失眠，食水不进，闻药即吐。龚氏诊其脉，六脉皆见洪数之象，但见寸口紧盛，乃因劳役太过，耗伤元气，乃气虚阳热，格拒阴寒于表之证。故予补中益气汤加减，加远志、枣仁宁心安神；竹茹、麦冬味甘微寒，清热生津，入心、肺、胃经，清心除烦止呕。病家服后即安睡，赞其药用通神，症状好转，再服，诸症悉除。可见，龚氏辨证清晰，遣方用药精当，诊疗技术之高超，独具匠心。

**（3）治头痛**

肥人头痛者，多是气虚湿痰也，二陈汤，依本方加人参、白术、川芎、白芷、细辛、羌活、桔梗、荆芥；瘦人头痛者，多是血虚痰火也，二陈汤，依本方加生地黄、当归、片芩、川芎、细辛、羌活、桔梗；遇风寒恶心呕吐者，乃头风也，二陈汤。（《万病回春·卷之五·头痛》）

二陈汤　治一切痰饮化为百病，此药主之。

陈皮（去白）　　半夏（姜制）　　白茯苓（去皮）　　甘草

上锉一剂，生姜三片，水煎服。（《万病回春·卷之二·痰饮》）

按：《万病回春》论述疾病证治，常以某方为基础进行加减。上述即为龚氏治不同证型头痛病，以二陈汤加减方论治。肥人多脾气亏虚，湿痰内生，上扰清窍而发头痛，故其以二陈汤燥湿健脾，理气和中，加人参、白术健脾益气。川芎、白芷、细辛、羌活、荆芥，均可祛风散寒，善治头痛，且川芎长于止少阳、厥阴头痛，白芷擅解阳明头痛，细辛善治少阴头痛，羌活、荆芥均擅走表，治风寒头痛，桔梗为舟楫，载药上行，兼宣肺化痰之功。诸药合用，标本兼顾，共奏健脾燥湿、祛风止痛之功。瘦人头痛者，多为血虚痰火，故以二陈汤加减，加生地黄、当归滋阴补血，黄芩清热燥湿，川芎、细辛、羌活、桔梗祛风除湿止痛。风寒恶心呕吐者，急治其标，以二陈汤健脾燥湿、化痰降逆；生姜煎服，解表散寒、温中止呕。

**（4）翻胃**

夫膈噎翻胃之症，皆由七情太过而动五脏之火，熏蒸津液而痰益盛，脾胃渐衰，饮食不得流行，为膈、为噎、为翻胃也。丹溪云：年高者不治。盖年少之人，气血未虚，用药劫去痰，虽得暂愈，其病立复。所以然者，气虚则不能运化而生痰，血虚则不能滋润而生火也。又云：此症切不可用香燥之药而厚滋味。盖症属热燥，故不可用香燥之药。香能散气，燥能耗血，厚滋味能助火而生痰也。粗工不识病源，但见斯疾，便以峻剂拨之而取刻效，以图厚贿。不思病危，复而不救，可不叹哉！

大凡膈噎翻胃，不可服辛热香燥，最能耗血。粪如羊屎者不治，大肠无血故也。口吐白沫者不治，气血俱惫故也。

翻胃者，胃虚吐食而不纳也。（《万病回春·卷之三·翻胃》）

按：该部分论述了翻胃的病因、病机及治疗原则。翻胃，即反胃，"胃虚吐食而不纳也"。其言噎、膈、翻胃之症，皆因七情太过，扰动五脏之火，熏蒸津液为痰，同时损伤脾胃，饮食不得通降流行，故成此类胃气上逆之疾。龚氏又引丹溪之论，认为年高者此疾难治。年少之人，气血未虚，若峻逐其痰，以治其标，可得暂愈，但病本未除，其病又会立即复发。之所以如此，乃因气虚则脾不运化而生痰，血虚则不能润养五脏而生火。故此类病证，切不可用香燥之药，其味辛香走窜，则能散气；其性燥烈，则易损伤阴津，药力过大则能助火，炼液生痰。故临证治疗，当精究病源，治病求本，养阴生津，兼清虚火；若一味使用峻剂除痰，津液复伤，痰火日盛，则谬误矣。

**（5）虚劳**

虚怯症者，皆因元气不足，心肾有亏，或劳伤气血，或酒色过度，渐至真阴亏损，相火随旺。火旺则消灼真阴，而为嗽、为喘、为痰、为热、为吐血衄血、为盗汗遗精、为上盛下虚。……虚劳不受补者，难治；咽喉声哑生疮者，难治；久卧生眠疮者，难治。皆是阴虚火动，俱用滋阴降火汤加减，或清离滋坎汤，后服滋阴清化膏、六味地黄丸之类。愈后用坎离既济丸，乃收功保后之药也。劳症者，原是虚损之极，痰与血病。先起于阴怯，已后成劳，治药一同。（《万病回春·卷之四·虚劳》）

按：该部分论述虚怯证与虚劳证的病因病机、预后、治疗方剂及二者之间的联系。龚氏认为虚怯证与虚劳证，均属虚证，但虚损程度不同。虚怯证是由元气不足，心肾有亏，或劳伤气血，或起居失宜、酒色过度等，导致真阴亏损，相火随旺。而虚劳证，先起于虚怯，经发展衍变，渐成虚劳，故曰"原是虚损之极"，怯为劳之渐，劳为怯之极。二者病变重点，均在痰与血，故其立法方药相同。阴虚火动者，俱用滋阴降火汤加减，或清离滋坎汤，后服滋阴清化膏、六味地黄丸之类，愈后用坎离既济丸，维持疗效。而对于虚劳之预后，龚氏认为虚不受补、咽喉声哑生疮或久卧生眠疮者，均为难治之症，其精血耗竭，预后极差。

**（6）邪祟**

丹溪曰：俗云冲恶者，谓冲斥邪恶鬼祟而病也。如此病者，未有不因气血先亏而致者焉。血气者，心之神也。神既衰乏，邪因而入，理或有之。按此恐指山谷狐魅而言。若夫气血两虚，痰滞心胸，妨碍升降，不得运行，以致十二官各失其职，视听言动皆为虚。妄以邪治之，其人必死，可不审乎？（《万病回春·卷之四·邪祟》）

按：该部分内容引丹溪之论，指出邪祟的病因病机。邪祟，旧指作祟害人的鬼怪。丹溪曰：因邪恶鬼祟充斥而为病者，皆起源于气血亏乏。气血是神志活动的物质基础，心神必须依赖气血之濡养。气血亏虚，神气衰乏，则邪祟易乘虚而入，导致各种心理疾病，有其一定道理。若单纯以山谷狐魅鬼怪之论，概述神志类疾病，妄图驱除邪恶鬼祟以治之，则其人必死不治，不可不细审之。

对于神志类疾患，如郁证、不寐、梅核气、癫狂等，尚需考虑气血两虚，痰滞心胸，气机升降失常，以致五脏六腑官窍失职。如气郁，"多因忧悉思虑，忿怒伤神，或临食忧戚，或事不遂意，使抑郁之气留滞不散，停于胸膈之间，不能流畅"；"又有癫病者，狂叫奔走而不知人也，专主于痰"；"不寐心风，皆从痰涎沃心"；癫狂，"重阳者狂，骂詈不避亲疏；重阴者癫，语言交错不常。二病虽分阴阳，多主于热与痰耳"。

### （7）乳岩

妇人乳岩，始有核肿，如鳖，棋子大，不痛不痒，五七年方成疮。初便宜多服疏气行血之药，须情思如意则可愈。如成之后，则如岩穴之凹，或如人口有唇，赤汁脓水浸淫胸腹，气攻疼痛。用五炭膏，去蠹肉，生新肉，渐渐收敛。此疾多生于忧郁积忿，中年妇人。未破者，方可治；成疮者，终不可治。宜服十六味流气饮。

十六味流气饮　治乳岩。

当归　川芎　白芍　黄芪　人参　官桂　厚朴　桔梗　枳壳　乌药　木香　槟榔　白芷　防风　紫苏　甘草　乳痈加青皮。亦治痘疹余毒作痈瘤。

上锉一剂，水煎，食远临卧频服。（《万病回春·卷之六·乳岩》）

按：该部分内容论述了妇人乳岩疾病。乳岩，是发生于乳房部的肿块，质地坚硬如石，溃后状如岩穴的疾病，相当于西医的乳腺癌，是女性最常见的恶性肿瘤之一。乳岩疾病，初起为乳腺肿块，质地坚硬如鳖，大小如棋子，不痛不痒，病变发展较慢，五七年方见成疮破溃之象。

疾病初期，气血郁滞，宜多服疏行气血之药，且需情志顺畅，则疾尚可恢复。若乳岩成疮溃破，流出赤汁脓水，浸淫胸腹，局部气机逆乱而见疼痛。治当用五炭膏，祛腐生新，收敛生肌。此疾多发于中年妇人，因长期忧郁忿恚，气机郁结所致。肿块初期未破，尚可救治；若已成疮，病至晚期，则终不可治。宜服十六味流气饮，疏肝解郁，活血消瘀。

### （8）小儿诸热辨例

伤寒热：手足梢冷，发热恶寒而无汗，面色青惨而不舒，左额有青纹。

伤风热：手足梢微温，自汗，面赤而光。

伤食热：目胞肿，右额有青纹，身热而头额、腹肚尤甚，夜热昼凉，面黄，或吐利腹痛。

惊风热：面色青红，额正中有青纹，手心有汗，时作惊惕，手脉络微动而发热。

风热：身热，倍能食，唇红颊赤，大小便秘。

潮热：如水之潮，依时而至。

变蒸热：身体上下而蒸热，上气虚惊，耳热微汗，唇上下有白泡，状如珠子。重者，身热脉乱，腹痛啼叫，不能乳食，或吐呃。周岁以后，无此症也。（《万病回春·卷之七·诸热》）

按：该部分内容论述了多种小儿发热的病因以及症状鉴别。发热，乃小儿最常见疾病之一，其病因病机多样，当需明辨诊断。伤寒热，即小儿风寒表证，病证特点为发热恶寒而无汗，面色青惨。伤风热，即小儿风热表证，小儿体禀纯阳，伤于风热，易从阳化，则见面赤而光，手足梢微温。风热袭表，腠理开泄，故见自汗。伤食热，小儿食积内停所致发热，常见面色晦暗，眼胞浮肿，身热而以肚腹尤甚，或见呕吐、泄利、腹痛。惊风热，即小儿急慢惊风发热，面色青红，时作惊惕之状。小儿风热由表入里，搏于大肠，则见身热，唇红颊赤，大小便秘。小儿潮热，乃因保养失宜，风冷邪气，客于分肉之间，每遇卫气至，则真邪相搏，故令发热，其热如潮汐之来，发作有时。变蒸热，属小儿特有的一种生理性发热，但若发热严重，亦需谨慎对待，适当予药治疗。

**（9）医家十要**

一存仁心，乃是良箴，博施济众，惠泽斯深。

二通儒道，儒医世宝，道理贵明，群书当考。

三精脉理，宜分表里，指下既明，沉疴可起。

四识病原，生死敢言，医家至此，始至专门。

五知气运，以明岁序，补泻温凉，按时处治。

六明经络，认病不错，脏腑洞然，今之扁鹊。

七识药性，立方应病，不辨温凉，恐伤性命。

八会炮制，火候详细，太过不及，安危所系。

九莫嫉妒，因人好恶，天理昭然，速当悔晤。

十匆重利，当存仁义，贫富虽殊，药施无二。（《万病回春·云林暇笔·医家十要》）

一、南方人有患病者，每延医至家诊视后，止索一方，命人购药于市。不论药之真伪，有无炮制辄用。服之不效，不责己之非，惟责医之庸，明日遂易一医。如是者数，致使病症愈增，而医人亦惑乱，莫知其所以误也。吁！此由病家之过欤，亦医家之不明欤？

一、北方人有患病者，每延医至家，不论病之轻重，乃授一二金而索一二剂，刻时奏效，否则，即复他求，朝秦暮楚。殊不知人禀有虚实，病感有浅深，且夫感冒腠理之疾，一二剂可愈，至于内伤劳瘵之症，岂可一二剂可愈哉？此习俗之弊，误于人者多矣，惟智者辨之。

一、医道，古称仙道也。原为活人，今世之医，多不知此义。每于富者用心，贫者忽略，此非医者之恒情，殆非仁术也。以余论之，医乃生死所寄，责任匪轻，岂可因其贫富而我之厚薄哉？告我同志者，当以太上好生之德为心，慎勿论贫富。均是活人，是亦阴功也。

一、凡病家延医，乃寄之以生死，礼当敬重，慎勿轻亵。贫富不在论财，自尽其诚，稍亵之，则非重命者耳。更有等背义之徒，本得医人之力，病愈思财，假言昨作何福易于某人之药，所为吝财之计，不归功于一人。吁！使不得其利，又不得其名，此辈之心，亦不仁之甚矣。

一、常见今时之人，每求医治，令患者卧于暗室帷之中，并不告以所患，止令切脉。至于妇人，多不之见，岂能察其声色？更以锦帕之类护其手，而医者又不屑于问，纵使问之，亦不说，此非所以求其愈病，将欲难其医乎。殊不知古之神医，尚且以望、闻、问、切四者，缺一不可识病，况今之医未必如古之神，安得以一切脉而洞知脏腑也耶？余书此奉告世之患病者，延医至家，罄告其所患，令医者对症切脉，了然无疑，则用药无不效矣。昔东坡云：吾求愈疾而已，岂以困医为事哉！

一、吾道中有等无行之徒，专一夸己之长，形人之短。每至病家，不问疾疢，惟毁前医之过，以骇患者。设使前医用药尽是，何复他求？盖为一时，或有所偏，未能奏效，岂可概将前药为庸耶？夫医为仁道，况授受相传，原系一体同道，虽有毫末之差，彼此亦当护庇。慎勿訾毁，斯不失忠厚之心也。戒之戒之！（《万病回春·云林暇笔·医家病家通病》）

一择明医，于病有裨，不可不慎，生死相随。

二肯服药，诸病可却，有等愚人，自家担搁。

三宜早治，始则容易，履霜不谨，坚冰即至。

四绝空房，自然无疾，倘若犯之，神医无术。

五戒恼怒，必须省悟，怒则火起，难以救获。

六息妄想，须当静养，念虑一除，精神自爽。

七节饮食，调理有则，过则伤神，太饱难克。

八慎起居，交际当祛，稍若劳役，元气愈虚。

九莫信邪，信之则差，异端诳诱，惑乱人家。

十勿惜费，惜之何谓，请问君家，命财孰贵。（《万病回春·云林暇笔·病家十要》）

按：《万病回春》卷末附"云林暇笔"篇，其中"医家十要""病家十要"和"医家病家通病"，探讨其医德内涵及病人就诊原则等，为医学伦理学内容。"医家十要"对医者的行为做了规范，不仅仅对医生的专业知识有较高要求，精脉理，识病源，知五运六气，明经络，熟知药物性味，药物炮制之法，且认为医者应当常怀仁爱之心，济世救人，心胸宽阔，勿猜忌诋毁同行，对待患者，不论贫富，一视同仁。除此之外，龚氏亦载"病家十要"，系统提出了对病家的要求，一择明医，二肯服药，三宜早治，四绝空房，五戒恼怒，六息妄想，七节饮食，八慎起居，九莫信邪，十勿惜费。在当今紧张的医患关系中，医生和病家都应该用适当的行为准则来约束自己，共同创造良好的医疗环境。

**3. 传世名方**

**（1）治风剂**

当归补血汤（卷五）

【组成】当归　川芎　白芍药　生地黄　枯芩（酒炒）　香附（酒炒，各一钱）　防风　蔓荆子　柴胡（各五分）　荆芥　藁本（各四分）

【用法】锉末，水煎服。

【功用】养血祛风。

【主治】血虚受风头痛。

荆芥连翘汤（卷五）

【组成】荆芥　连翘　防风　当归　川芎　白芍　柴胡　枳壳　黄芩　山栀　白芷　桔梗（各等分）　甘草（减半）

【用法】锉末，水煎，食后服。

【功用】疏风清热。

【主治】风热上攻，两耳肿痛出脓。

退云散（卷五）

【组成】当归　生地黄　白菊花　谷精草　木贼　羌活　石决明　大黄（酒炒）　蔓荆子　白芷　黄柏　连翘　龙胆草（以上各一钱）　蝉蜕（七个）

【用法】锉末，水煎，食远服。

【功用】养血清肝，退翳明目。

【主治】翳蒙瞳子。

**（2）清热剂**

牛蒡芩连汤（卷二）

【组成】黄芩（酒炒，二钱半）　黄连（酒炒，一钱半）　桔梗（一钱半）

连翘　牛蒡子（另研）　　元参（各一钱）　　大黄　荆芥　防风　羌活（各三分）　石膏（一钱半）　甘草（一钱）

【用法】锉碎，生姜一片，水煎，食后细细呷服，每一盏作二十次服，常令药在上，勿令饮食在后也。

【功用】清热泻火，散风消肿。

【主治】积热在上，头顶肿起，或面肿，或从耳根上起，俗曰大头瘟，并治烟瘴。

### 玄霜雪梨膏（卷四）

【组成】雪梨（六十个，去心、皮，取汁二十钟，酸者不用）　　藕汁（一钟）　鲜生地黄（捣取汁，十钟）　　麦门冬（捣烂煎汁，五钟）　　萝卜汁（五钟）　茅根汁（十钟）

【用法】上六汁再重滤去滓，将清汁再上火熬炼，入蜜十六两，饴糖八两，姜汁半酒盏，入火再熬如稀糊则成膏矣，每服适量。

【功用】生津止渴，消痰止嗽，清血归经。

【主治】阴虚火动，咽燥口渴，咯血、吐血、嗽血久不止，及劳心动火，劳嗽久不愈。

【加减】如血不止，咳嗽，加侧柏叶捣汁一钟，韭白汁半钟，茜根汁半钟，俱去滓，入前汁内煎成膏服之。

### 噙化丸（卷五）

【组成】南薄荷叶　楝参（各五钱）　　怀生地（一两）　　生甘草（二两）　　白桔梗（三钱）　　山豆根（八钱）　　片脑（三分）

【用法】为细末，炼蜜为丸，如龙眼大，每一丸分三次，临卧将丸噙入口中，津液渐渐化下。

【功用】疏风清热，解毒利咽。

【主治】咽喉肿痛，或声不清，或声哑咽喉干燥，或生疮者。

### 千金消毒散（卷八）

【组成】连翘　黄连　赤芍（各一钱）　　归尾（一两）　　金银花（一两）　　皂角刺　牡蛎　大黄　天花粉　芒硝（各三钱）

【用法】锉末，酒、水各半煎服。

【功用】清热解毒，消肿散结。

【主治】一切恶疮，无名肿毒，发背疔疮，便毒初发，脉洪数弦实，肿甚欲作脓者。

**（3）消导剂**

沉香化滞丸（卷二）

【组成】沉香（五钱）　蓬术（醋炒，三两）　香附（炒）　陈皮（各一两）木香　砂仁　藿香　麦芽（炒）　神曲（炒）　甘草（炙，各一两）

【用法】为细末，酒糊为丸，如绿豆大，每服五十丸，空心沸汤下。

【功用】消积化痰，去恶解酒。

【主治】中满痞闷，呕哕恶心，不思饮食。

香砂平胃散（卷二）

【组成】苍术（米泔制）　厚朴（姜汁炒）　陈皮（各二钱）　香附（童便炒，一钱）　砂仁（五分）　枳壳（麸炒）　山楂（去子）　麦芽（炒）　神曲（炒）　干姜（各三分）　木香（五分）　甘草（三分）

【用法】锉，生姜三片，萝卜子一撮，水煎，磨木香同服。

【功用】理气导滞，消食和中。

【主治】食郁，嗳气作酸，胸腹饱闷作痛，呕恶，不思饮食，右关脉紧盛者。

**（4）祛痰剂**

二陈汤（卷三）

【组成】陈皮　半夏（姜汁炒）　茯苓（去皮）　白术（去芦）　苍术（米泔制）　砂仁　山药（炒）　车前　木通　厚朴（姜汁炒）　甘草（各等分）

【用法】理气化痰，利湿止泻。

【主治】痰泻，泄泻或多或少，脉沉滑者。

【加减】泻不止，加肉蔻、诃子，去厚朴；滑泻不止，灸百会一穴，天枢二穴，中脘一穴，气海一穴。

瓜蒌枳实汤（卷二）

【组成】瓜蒌（去壳）　枳实（麸炒）　桔梗（去芦）　茯苓（去皮）　贝母（去心）　陈皮　片芩（去朽）　山栀（各一钱）　当归（六分）　砂仁　木香（各五分）　甘草（三分）

【用法】锉，生姜煎，入竹沥、姜汁少许，同服。

【功用】清热化痰。

【主治】痰结咯吐不出，胸膈作痛，不能转侧，或痰结胸膈饱闷，寒热气急，并痰迷心窍，不能言语者。

【加减】痰迷心窍，不能言语，加石菖蒲，去木香；气喘，加桑白皮、苏子，外用姜渣揉擦患处。

消瘿五海散（卷五）

【组成】海带　海藻　海昆布　海蛤　海螵蛸（各三两半）　木香　三棱　莪术　桔梗　细辛　香附米（各二两）　猪琰子（七个，陈壁土炒，去酒焙干）

【用法】为末，每服七分半，食远米汤下。

【功用】理气化痰，软坚散结。

【主治】脂瘤，气瘤。

## （5）祛寒剂

三仙散（卷三）

【组成】干姜　大附子（炮，去皮、脐）　官桂（各等分）

【用法】为末，每服三钱，滚酒调服。

【功用】温阳散寒。

【主治】阴证腹痛，手足厥冷。

## （6）理气剂

千金化气汤（卷三）

【组成】青皮　陈皮　枳壳（去瓤）　香附　砂仁　白豆蔻（各一两）　木香（五钱）　丁香（三钱）　半夏（姜制）　草果　干姜（各七钱）　槟榔（一两五钱）　川芎　白芷　三棱（醋炒）　莪术　延胡索（各一两）　小茴香（五钱）　厚朴（姜汁炒）　大腹皮　白芍（各一两）　甘草（三钱）

【用法】锉，生姜三片，水煎服，半空心服。

【功用】理气散寒，行滞散结。

【主治】男子气滞，腹中气块疼痛。

川楝汤（卷五）

【组成】川楝子（去核）　小茴香（酒炒）　破故纸（酒炒）　青盐　三棱（煨）　山茱萸（酒蒸，去核）　莪术（煨）　通草　橘核　荔枝核（各等份）　甘草（减半）

【用法】锉末，水煎，空心服。

【功用】理气调肝，散寒止痛。

【主治】疝气。

【加减】欲速效，加马蔺花、苍术；如夏秋之月，暑入膀胱，疝气作痛，加黄连、香薷、扁豆、木通、滑石、车前子。

五子散（卷三）

【组成】白萝卜子　紫苏子　白芥子（各五钱）　山楂子（去核）　香附子

（去毛，各一钱）

【用法】共研细末，白开水送服。

【功用】理气化痰。

【主治】气膈，鼓胀，噎食。

分消汤（卷三）

【组成】苍术（米泔浸，炒）　白术（去芦）　陈皮　厚朴（姜汁炒）　枳实（麸炒，各一钱）　砂仁（七分）　木香（三分）　香附　猪苓　泽泻　大腹皮（各八分）　茯苓（一钱）

【用法】锉，生姜三片，灯草一团，水煎服。

【功用】理气健脾，行水除胀。

【主治】脾虚气滞，水湿中阻，中满渐成鼓胀，以及脾虚肿满饱闷。

【加减】气急，加沉香；肿胀，加萝卜子；胁痛面黑是气臌，加青皮，去白术；胁满，小肠胀痛，身上有血丝缕，是血臌，加当归、白芍、红花、牡丹皮，去白术、茯苓；嗳气作酸，饱闷腹胀，是食臌，加山楂、神曲、麦芽、萝卜子，去白术、茯苓；恶寒手足厥冷，泻去清水，是水臌，加官桂；胸腹胀满有块如鼓者，是痞散成臌，加山楂、神曲、半夏、青皮、归尾、延胡、鳖甲，去白术、茯苓、猪苓、泽泻。

香砂平胃散（卷二）

【组成】香附（炒，一钱）　砂仁（七分）　苍术（米泔制，炒，一钱）　陈皮（一钱）　甘草（五分）　枳实（麸炒，八分）　木香（五分）　藿香（八分）

【用法】锉，姜一片，水煎服。

【功用】理气行滞，和中化湿。

【主治】伤食气滞，腹胀饱闷，恶心，嗳气少食。

【加减】肉食不化，加山楂、草果；米粉、面食不化，加神曲、麦芽；生冷瓜果不化，加干姜、青皮；饮酒伤者，加黄连、干葛、乌梅；吐泻不止，加茯苓、半夏、乌梅，去枳实。

## （7）理血剂

益母汤（卷六）

【组成】当归　川芎　白芍（酒炒）　熟地黄（姜汁炒）　条芩　陈皮　香附（醋炒）　阿胶（蛤粉炒）（各一钱）　益母草　白术（去芦，各一钱半）　玄参　蒲黄（炒，各八分）　甘草（四分）

【用法】锉末，水煎，空心服。

【功用】养血清热，调经止崩。

【主治】妇人血热崩中。

安胎丸（卷六）

【组成】当归　川芎　白芍　条芩（各一两）　白术（去芦，五钱）

【用法】为细末，酒糊为丸，如梧桐子大，每服五十丸，空心时用茶汤任下，日三服。妊娠宜常服之。

【功用】养血清热安胎。

【主治】瘦人血少有热，胎动不安，素惯半产者。

## （8）补益剂

千金保胎丸（卷六）

【组成】当归（酒洗，二两）　川芎（一两）　熟地黄（姜汁炒，四两）　阿胶（蛤粉炒，二两）　艾叶（醋煮）　砂仁（炒，五钱）　条芩（炒，二两）　益母草（二两）　杜仲（去粗皮，姜汁酒炒，四两）　白术（土炒，四两）　陈皮（一两）　续断（酒洗，一两）　香附米（二两，酒、醋、盐水、童便各浸二日，炒）

【用法】为细末，煮枣肉为丸，如梧桐子，每服一百丸，空心，米汤下。

【功用】养血补肾，清热安胎。

【主治】妇人气血不足，冲脉有伤，受胎经三月而堕者。

止带丸（卷四）

【组成】当归（酒洗）　川芎　白术（去芦）　人参（去芦）　山药　杜仲（姜汁、酒炒，去丝）　香附（醋炒）　青黛（减半）　牡蛎（火煅）　破故纸（酒炒）　续断　椿根皮（酒炒，各等分）

【用法】为细末，炼蜜为丸，如桐子大，每服五十丸，空心，用清米汤吞下。

【功用】健脾补肾，和血止带。

【主治】妇人赤白带下，腰酸，头晕眼花，小腹胀痛，四肢困倦无力。

【加减】腹痛，加延胡索、茴香，去人参；饱闷，加砂仁，去人参；夏用，加黄柏；冬日，加煨干姜；肥人，加姜汁、半夏；瘦人，加酒炒黄柏。

乌须还少丹（卷五）

【组成】首生童子发（四两，酒煮成膏）　川乌　何首乌　草乌　干漆　辰砂　针砂（以上各一两半）　川椒（四两半）　阳起石（二两）　胡椒（五钱）　枸杞子（三两）　生地黄（三两，酒浸）　柏子仁（三两）　核桃仁（三两，麸炒黄色）　麝香（三分，面裹，甘草火煨，面熟为度）

【用法】川乌至胡椒九味药共为细末，与童子发膏拌匀，入阳城罐内封固，桑柴火烧，以罐子红为度，埋在阴地之中，七日取出。枸杞子等后五味为细末，与前药合一处，每服一钱，好酒送下，百日后每隔三日或七日服一次。

【功用】乌须驻颜。

【主治】须发早白。

延龄固本丹（卷四）

【组成】天门冬（水泡，去心） 麦门冬（水泡，去心） 生地黄（酒洗） 熟地黄（酒蒸） 山药 牛膝（去芦，酒洗） 杜仲（去皮，姜酒炒） 巴戟（酒浸，去心） 五味子 枸杞子 山茱萸（酒蒸，去核） 白茯苓（去皮） 人参 木香 柏子仁（各二两） 老川椒 石菖蒲 远志（甘草水泡，去心） 泽泻（各一两） 肉苁蓉（酒洗，四两） 覆盆子 车前子 菟丝子（酒炒，捣烂成饼，焙干） 地骨皮（各一两半）

【用法】为细末，好酒打稀面糊为丸，如梧桐子大，每服八十丸，空心温酒送下。

【功用】补肾填精，养血益智。

【主治】五劳七伤，诸虚百损，颜色衰朽，形体羸瘦，中年气不举，精神短少，未至五旬须发先白，并左瘫右痪，步履艰辛，脚膝疼痛，小肠疝气，妇人久无子息，下元虚冷。

【加减】妇人，加当归（酒洗）、赤石脂（煨）各一两。

红颜酒（卷四）

【组成】胡桃仁（泡，去皮，四两） 小红枣（四两） 白蜜（四两） 酥油（二两） 杏仁（泡，去皮、尖，不用双仁，煮四五沸，晒干，一两） 烧酒（一金华坛）

【用法】先以蜜、油溶开入酒，随将三味药入酒内浸三七日，每早二三杯。

【功用】补脾肾，悦颜色。

【主治】脾肾不足，形体衰弱。

滋肾明目丸（卷五）

【组成】当归 川芎 白芍 生地黄 熟地黄（各二份） 桔梗 人参 山栀 黄连 白芷 蔓荆子 菊花 甘草（各一份）

【用法】锉末，细茶一撮，灯心一团，水煎，食后服。

【功用】养血滋肾，清热疏风。

【主治】血虚风热上攻，眼目疼痛。

【加减】热甚，加龙胆草、柴胡；肾虚，加黄柏、知母；风热壅盛，加荆芥、防风。

**（9）安神剂**

*养血安神汤（卷四）*

【组成】当归身（五分，酒洗）　川芎（五分）　白芍（炒，五分）　生地黄（酒洗，一钱）　陈皮（五分）　白术（七分）　茯神（一钱）　酸枣仁（七分，炒）　柏子仁（五分）　黄连（五分，酒炒）　甘草（炙，三分）

【用法】锉，水煎服。

【功用】养心补血，清热安神。

【主治】血虚火动，惊悸不安。

**（10）固涩剂**

*八柱汤（卷三）*

【组成】人参（去芦）　白术（去芦）　肉蔻（煨）　干姜（炒）　诃子（煨）　附子（面裹煨，去皮、脐）　粟壳（蜜炒）　甘草（炙，各等分）

【用法】锉一剂，加生姜一片，乌梅一个，灯草一团，水煎，温服。

【功用】健脾温中，涩肠止泻。

【主治】肠胃虚寒，滑泻不禁。

*白龙汤（卷四）*

【组成】桂枝　白芍（酒炒）　龙骨（煅）　牡蛎（煅，各三钱）　甘草（炙，三钱）

【用法】锉，枣二枚，水煎服。

【功用】温阳涩精。

【主治】男子失精，女子梦交，自汗、盗汗。

**（11）驱虫剂**

*椒梅汤（卷五）*

【组成】乌梅　花椒　槟榔　枳实　木香（另研）　香附　砂仁　川楝子（去核）　肉桂　厚朴　干姜　甘草（各等分）

【用法】锉末，生姜一片，水煎服。

【功用】理气散寒，驱蛔止痛。

【主治】虫痛，腹部时痛时止，面白唇红。

**（12）外用剂**

*芦荟散（卷五）*

【组成】黄柏（五钱）　人言（又名砒石，五分，用红枣破去核，纳人言一分，烧存性）　芦荟（一钱）

【用法】为末，先用米泔漱净疳毒，却掺上此药。

【功用】清热解毒。

【主治】走马牙疳，牙根坚硬清紫，渐腐穿腮，齿摇者。

护牙膏（卷五）

【组成】防风　独活　槐枝　当归　川芎　白芷　细辛　藁木（各等分）　麻油（半斤）　白蜡　黄蜡（各一两半）　铅粉　乳香　没药　龙骨　白石脂　石膏　白芷（各五钱）　麝香（五分）

【用法】前八味锉碎，麻油内浸三日，熬焦去渣，入白蜡、黄蜡溶化，将后八味投入，搅匀收贮，临用以牛皮纸摊贴患处。

【功用】疏风止痛，固齿生肌。

【主治】牙宣，牙龈宣露。

## 三、临床运用

### 1. 心悸

《万病回春》卷四中专设"怔忡""惊悸"篇，论述心悸的理法方药，所载方剂数量较少，仅 10 方，然龚氏选方精当，辨证清晰，论治恰当准确，对现今中医临床治疗心悸，仍有重要的参考价值。

### （1）怔忡

《万病回春·卷四·怔忡》云："怔忡者，心无血养，如鱼无水，心中惕惕然而跳动也，如人将捕捉之貌。若思虑即心跳者，是血虚也。"言明怔忡病因，乃由血不养心，而见心中惕惕，情绪不宁之症。若稍加思虑，劳伤心神，则心跳加重，即为血虚也。因此，龚氏针对怔忡疾病，设四物安神汤、二陈汤加减、朱砂安神丸、养血清火汤四方，专从血论，兼顾其他证候要素。

治心中无血养所致怔忡，方用四物安神汤，药用当归、白芍、生地黄、熟地黄、麦冬，补血养阴；人参、白术健脾益气；茯神、酸枣仁宁心安神；黄连、竹茹、辰砂清热化痰镇心安神；乌梅味酸，能敛虚火，化津液，《本经》云其"主下气，除热烦满，安心"。诸药合用，使营血得充，脾气健旺，痰热虚火得清，心神得养，则怔忡可止。兼服辰砂安神丸，加强镇心安神之功。

治痰因火动所致怔忡，心时跳时止，方用二陈汤加枳实、麦冬、竹茹、炒黄连、炒山栀、人参、白术、当归、辰砂、乌梅、竹沥、姜、枣。二陈汤燥湿化痰；枳实、竹茹、炒黄连、炒山栀、竹沥清热化痰；人参、白术、当归健脾益气补血；乌梅、麦冬滋阴生津；辰砂镇心安神。姜、枣为使，防方中寒凉太过。诸药合用，共奏清火化痰、宁心定悸之功。

治血虚火动所致"心烦懊恼，惊悸怔忡，胸中气乱"，方用朱砂安神丸。朱砂甘寒质重，专入心经，重镇安神、清心除烦；黄连清心泻火，以除烦热；生地黄、当归滋补阴血以养心；炙甘草调药和中，防黄连之苦寒、朱砂之质重碍胃。合而用之，标本兼治，清中有养，使心火得清，阴血得充，心神得养，则神志安定，是以"安神"名之。另有一方，加人参、白术、茯苓、酸枣仁、麦冬，适用于体质虚弱患者，有补虚安神之功。

治阴虚火旺所致"心慌神乱，烦躁不宁"之症，方用养血清火汤。药用当归、川芎补血活血；生地黄、白芍、麦冬滋补肾阴；黄连、黄芩、栀子清火除烦；酸枣仁养心安神；远志安神益智，交通心肾；辰砂清心镇惊安神；甘草调和诸药。诸药合用，共奏滋阴补血、清火安神之功。

**（2）惊悸**

《万病回春》"惊悸"篇云："惊悸者，忽然惊惕而不安也。"说明惊悸症状发作突然，不受控制，多由外受惊恐所致。又总结心悸脉象为"惊悸怔忡，寸动而弱；寸紧胃浮，悸病乃作；饮食痰火，伏动滑搏；浮微弦濡，忧惊过怯、健忘神亏，心虚浮薄"，指出惊悸病因常有饮食痰火、忧惊过怯、健忘神亏。

"惊悸"篇云："惊悸属血虚火动者，宜养心以清火也。"其后载养血安神汤、安神镇惊丸。二方均用当归、川芎、白芍、生地黄养血滋阴；陈皮理气助运，防滋腻太过；酸枣仁宁心养肝，敛汗安神；黄连清热泻火。所不同者，前方用柏子仁、茯神养心安神，白术健脾益气；后方用贝母、麦冬甘寒，清热生津，白茯苓、远志祛痰利湿，养心安神，朱砂甘微寒，清心镇惊安神。二方皆以养心清火立法，前者侧重血虚，以养心血安神为主；后者偏于火旺，侧重于清虚火安神为主，"治血虚心神不安、惊悸怔忡不寐等症"。

"惊悸属痰火而兼气虚者，宜清痰火以补虚也。"其后载温胆汤、金箔镇心丸。温胆汤，"治痰火而惊惕不眠"，方用人参、白术健脾益气；当归、生地黄、麦冬滋补阴血；酸枣仁、茯神养心安神；姜半夏、竹茹一温一凉，化痰和胃，止呕除烦；枳实辛苦微寒，降气导滞，消痰除痞；黄连、山栀清热泻火；朱砂镇心安神；甘草调和诸药。

金箔镇心丸，"治一切惊悸"，方用朱砂、琥珀、天竺黄、胆南星、牛黄、雄黄、珍珠、麝香，一派金石之品，镇惊安神。琥珀散瘀利水；雄黄燥湿祛痰；天竺黄、胆南星、牛黄均可清心豁痰；珍珠甘咸寒，安神定惊；麝香辛温，开窍醒神，又可防方中寒凉沉降之性太过。全方降中有升，寒中有温，共奏清火化痰、镇心安神之功。若"心经有热者，加炒黄连、当归、生地黄各二两，炙甘草五钱，人参一两，去雄黄、胆星、麝香"。

"惊悸属心虚、气虚而有痰者，宜安神补虚以化痰也。"其后载益气安神汤、琥珀定志丸、辰砂宁志丸，皆以补气生血、化痰安神立法。益气安神汤，"治七情六淫相感而心虚，夜多梦寐，睡卧不宁，恍惚惊怖痰癫"。方用人参、炙黄芪、当归、麦冬、生地黄健脾益气，养血滋阴；茯神、酸枣仁、远志养心安神；黄连、淡竹叶清心泻火除烦；胆星、小草祛痰安神；姜、枣为使，增强补益之功。诸药合用，健脾益气，养血滋阴，清热祛痰，标本兼顾。

琥珀定志丸，"专补心生血，定魄安魂，扶肝壮胆，管辖神魂，惊战虚弱，气乏疾并治"。方用南星、琥珀、辰砂镇惊安神；人乳姜制热服，能补益五脏，补血生津；楝参，即官楝人参（疑为"高丽人参"音译），大补元气，滋补强壮，生津止渴，宁神益智；白茯苓、白茯神补益心脾，宁心安神；菖蒲、远志交通心肾，化痰安神。诸药合用，共奏补心生血、安神定志之功。

辰砂宁志丸，"治劳神过度致伤心血，惊悸怔忡，梦寐不宁，若有人来捕捉，渐成心疾，甚至癫狂者"。方用辰砂镇心安神；酸枣仁养肝血，敛汗生津安神；远志、石菖蒲交通心肾，化痰开窍，安神益智；白茯神、白茯苓健脾利湿，宁心安神；炙乳香活血行气；酒当归身补血活血；人参，大补元气、生津安神；"用猪心一个研如泥，入前药末"，功擅补虚，安神定惊，养心补血，常用于心神异常之病变；"临卧以枣汤送下"，增强养血安神之功。

### 2. 中风急症

中风急症，是临床常见的急性脑血管病。早在《内经》即载"仆击""大厥""煎厥"等病，相当于现在的中风急性期。龚氏在《万病回春·卷二·中风》中设"真中风证""类中风证""预防中风"三篇，论述精辟，不仅指出了中风急症的分类及病因病机，并阐述了中风急症的汤药内治法和鼻疗、灸疗等外治法。

#### （1）中风急症证候

《万病回春》中将中风分为真中风和类中风。"真中风证"篇载："真中风者，中时卒倒，皆因体气虚弱，荣卫失调，或喜怒忧思悲惊恐，或酒色劳力所伤，以致真气耗散，腠理不密，风邪乘虚而入，乃其中也。"即指出真中风病机，因情志、饮食、房劳等导致真气虚耗，外风乘虚入里。风邪善行数变，为百病之长，易兼他邪，往往夹痰邪乘虚而入，轻者昏昏欲睡，目光呆滞，重者突然昏仆，不醒人事。其又载："有中腑、中脏、中血脉、气虚、血虚之不同，因而治法亦有异也。"指出真中风之下，又有细分，有中脏、中腑、中血脉之不同，且可导致气虚、血虚，并提出中风之预后，"中腑可治，中脏难医"。

而"类中风证"篇载："类中风者，则常有之，有中寒、中暑、中湿、中火、中气、食厥、劳伤、房劳、痰厥、血晕、中恶卒死等症，皆类中风者……各有治法，不可作风治。"指出类中风，较真中风常见，且含义更广，包括因寒、暑、湿、火、气、痰、血、劳、秽毒等病理因素导致突然昏仆、不知事等，症状类似真中风"中时卒倒"之象，但发作时间较短，醒后亦无半身不遂、口眼歪斜、言语不利等中风后遗症的表现。类中风治疗时，应当根据具体致病因素，施以不同治法，切不可作风论治，"如用风药，误之甚矣"。

**（2）中风急症外治法**

有关中风急症外治法的论述，历代医著多有涉及，以其作用迅速，疗效独特，使用较广。《万病回春》中则擅长使用灸法及鼻饲法进行中风急症的救治。"真中风证"篇载："凡卒中昏倒、不醒人事、牙关紧急者，此中风痰也。先用通关散吹鼻，次用吐法，吐后未醒，急灸百会、人中、颊车、合谷。"指出对于中风急症属闭证，症见昏倒不知事、牙关紧急者，急灸百会、人中醒脑开窍，颊车、合谷通经活络。又"类中风证"篇云："卒中暴厥者，卒然不省人事也……宜艾灸脐中百壮。"艾火辛香，火性温和，灸脐时入经而行速，能攻窜经络，流通血脉，具有温暖下元、回阳固脱作用。同篇又云："治血虚眩晕卒倒，不可艾灸，惊哭叫动，动则乘虚而死。"因血虚眩晕卒中者，不可艾灸，宜须静养，非则动伤耗气，更虚难治。

鼻疗法，为中医常用急救方法，有吹鼻法、搐鼻法、塞鼻法等。"真中风证"篇载通关散吹鼻法，"治中风痰厥、昏迷卒倒、不省人事欲绝者"。方中牙皂、细辛辛温走窜，入鼻取嚏，宣导壅滞，以开清窍；藜芦涌吐痰涎；生半夏、苦参燥湿祛痰。诸药配伍，具有通关开窍、祛痰复苏之效。又附秘方，治症同前，"用巴豆去壳，纸包捶油，去豆不用，用纸捻作条，送入鼻内，或加牙皂末尤良，或用前纸条烧烟熏入鼻内亦可"。"类中风证"篇又载："卒中暴厥者，卒然不省人事也……以皂角末搐鼻，或半夏末亦可……或以苏合香丸灌之。"

**（3）中风急救内治法**

《万病回春》记载中风急救的内服方药，亦有其独到之处。据真中风、类中风的不同病因病机、临床表现，施以不同治法方药。其中风中脏者，病情危急，常需急救，其主要致病因素为风、痰。"真中风证"篇载：加减导痰汤，"治中风痰涎壅盛，不能言语，牙关紧急有热者宜此"。风偏盛者，乌药顺气散，"治男妇一切风气攻注四肢，骨节疼痛，肢体顽麻，手足瘫痪，言语謇涩，筋脉拘挛，宜先服此药疏通气道，然后进以风药"。且其后附不同兼症的组方加减，如"中风一身俱麻加人参、白术、当归、川芎、麦门冬……口眼㖞斜加姜炒黄连、羌活、防风、荆芥、竹沥、姜汁；遍身疼痛加当归、官桂、乳香、没药；臂痛加羌活、防风、薄桂、苍术、紫苏"。对于风中在脏，大便秘结者，予滋润汤，行气润肠通便。此外，尚载有摄生饮方（煨南星、姜半夏、木香、苍术、细辛、石菖蒲、生甘草），普遍适用，"治一切卒中，不论中风、中寒、中暑、中湿及痰厥、气厥之类，不省人事，初作即用此，无热者用此"。

类中风急症，常因寒、暑、湿、火、气等病理因素而致，临证应针对不同病因应用不同方药。中于寒，"其症或口吐涎沫，重则四肢僵直，先用热酒、姜汁各半盏灌之，稍醒后，随用附子理中汤。若不急治，舌短囊缩而死矣"；中于暑，"谓夏月卒暴炎暑，昏冒痿厥，吐泻喘满也"，宜十味香薷饮；中于湿，"多由湿土生痰，痰生热，热生风"，宜清燥汤；中于火，"良由五志过极，火盛水衰，热气怫郁，昏冒而卒仆也，用六味地黄丸、四君子汤、独参汤之类。内有恚怒伤肝、火动上炎者，用小柴胡汤之类。"中于气，"由七情过极，气厥昏冒，或牙关紧急也"，多用木香顺气散；食厥者，"过于饮食，胃气自伤，不能运化，故昏冒也，先用姜盐汤多灌，探吐之后，服六君子汤"；过于劳役者，耗损元气致气虚卒倒，服以补中益气汤；房劳过度者，肾虚精耗，气不归原，昏冒者，补以六味地黄丸；痰厥晕倒者，加味二陈汤；血晕卒倒者加味四物汤。

**（4）中风先兆防治**

"预防中风"篇载："凡人初觉大指、次指麻木不仁，或手足少力，肌肉微掣，三年内有中风之疾，宜先服愈风汤、天麻丸各一料，此治未病之先也。又云：于未病之先，服竹沥枳术丸，可预去之。若与搜风顺气丸间服，何中风之有？"明确指出中风先兆，并强调治未病于先。愈风汤，"初觉风动，服此不致倒仆"，"久服大风尽去"，方用黄芪、人参、当归、白芍、生地黄、枸杞子、杜仲、肉桂、地骨皮、知母等补益气血阴阳之品，秦艽、苍术、羌活、独活、防风、薄荷、菊花、细辛、麻黄、蔓荆子、白芷等宣表祛风。天麻丸，"治风因热而生，热胜则风动，宜以静以胜其燥，是养血也"，方用天麻、牛膝、萆薢、玄参、杜仲、大附子、羌活、当归、生地黄，"此药能行荣卫、壮筋骨"。竹沥枳术丸，功能"化痰清火，顺气除湿，祛晕眩，疗麻木，养血，健脾胃"。搜风顺气丸，治肠胃积热所致诸风，无不效验。

"预防中风"篇最后，还附桑环川、刘前溪二人病案，提出中风先兆防治的重要性。"桑多欲，刘嗜酒，其脉左右俱微，人迎盛，右脉滑大，时常手足酸麻，肌肉蠕动，此气血虚而风痰盛也。余谓三年内，俱有瘫痪之患，二君宜谨慎，因劝其服药以免后患。桑然其言，每年制搜风顺气丸、延龄固本丹各一料，后果无恙。其刘不听，愈纵饮无忌，未及三年，果中风卒倒，瘫痪言涩。"

### 3. 腰痛

腰痛病，一年四季皆可发生，发病率较高，为现代的常见病、疑难病之一，中医常有较好疗效。《万病回春·卷五》专设"腰痛"一篇论述此疾，虽篇幅较短，但理法贯通，简单实用，可为现代中医临床提供新思路及方法。以下将从脉诊、理法、方药特点、煎服法特色等方面略作探讨。

#### （1）腰痛脉诊、理法

"腰痛"篇首段即云："腰痛之脉，必沉而弦。沉微气滞，弦损肾元；或浮而紧，风寒所缠；湿伤濡细，实闪挫然；涩为瘀血，滑痰火煎；或引背痛，沉滑等症。"指出腰痛脉象，总以沉、弦为主。沉微，多为气滞；弦脉，因损伤肾元而见疼痛；浮紧脉，多为风寒所伤；濡细脉，无力则为湿邪所困，有力则是闪挫损伤；若为涩脉，则主血瘀；滑脉，则因痰火煎灼；若腰痛引背，则多为沉滑脉。由上可知，龚氏辨脉为先，通过脉诊，初步判断疾病因机，并以其丰富的诊疗经验总结出来，对现代临床脉诊亦有极大的借鉴意义。

同篇又载："大抵腰痛新久总属肾虚。新痛宜疏外邪、清湿热；久则补肾，兼补气血。"揭示了腰痛的根本病因。腰为肾之府，乃肾之精气所溉之域，故肾虚乃其病本也。而腰痛之辨证，当辨新久。新病腰痛，多因久居冷湿，劳汗当风，冒受湿热，或腰部过度劳累，跌仆伤损等，起病急骤，属外感腰痛，治宜疏散外邪，清泻湿热；腰痛日久，时发时止，病程缠绵，"常常腰痛者，肾虚也"，气血亦伤，治当补肾壮腰，兼调气血。

#### （2）腰痛辨证处方

《万病回春》中所载腰痛方剂，尤重肾虚的因素，因此治肾虚腰痛方剂数量最多，包括补阴汤、青娥丸、续断丸以及用六味丸加味。如补阴汤，药用当归、白芍、生地黄、熟地黄养血滋阴；破故纸、牛膝、杜仲补肾强腰；陈皮、人参、茯苓理气健脾渗湿；知母、黄柏清泄相火、滋补肝肾；茴香辛温，温肾散寒；甘草调和诸药。全方气血阴阳兼补，偏补肾阴，脾肾通调，兼顾先后天。补阴汤方后附"痛甚大者加乳香、砂仁、沉香，去芍药、生地、陈皮"，可见龚氏长于据症施药，灵活加减变通。

瘀血腰痛，日轻而夜重，"依本方加木香、沉香、茴香、乳香、牛膝，去乌药、官桂、青皮、牡丹皮"，即是在肾虚腰痛名方——青娥丸（大茴香、杜仲、破故纸、熟地黄、胡桃）基础上，加入辛散味厚之行气止痛药物，使气行则血行，腰部瘀滞得通则不痛也。

湿伤腰痛，"遇阴雨久坐而发者，是湿也。渗湿汤治湿伤腰痛。依本方加破故纸、杜仲、茴香、木香、乳香，去厚朴、抚芎。"渗湿汤，苍术、白术、茯苓、陈皮、泽泻、猪苓健脾渗湿；香附、砂仁、茴香、木香、乳香行气止痛；破故纸、杜仲温壮元阳；甘草调和诸药。诸药合用，共奏健脾渗湿、补肾止痛之功。又如痰湿腰痛，"腰背重，注走窜痛者，是痰也。二陈汤治湿痰腰痛。依本方加木香、茴香、乳香、玄胡索、砂仁、苍术、羌活、酒芩、当归、杜仲（酒炒）。"

血虚腰痛，如养血汤，"治腰痛、腿痛、筋骨疼痛"。方用当归、生地黄、秦艽、防风、川芎养血活血、祛风止痛；茯苓、土茯苓健脾利湿；肉桂、牛膝、杜仲温补肾阳、引血归肾；甘草调和诸药。诸药合用，共奏养血祛风、温肾止痛之功，偏适于肾阳虚者。而滋阴补肾丸，方用熟地黄、白芍、当归、川芎、甘枸杞、桃仁滋阴补血；黄柏、川楝子，性苦寒，清热燥湿；破故纸、杜仲、小茴香温壮肾阳。诸药合用，"滋肾养血，除湿热，止腰疼、腿酸痛"。

闪挫腰痛，如调荣活络汤，"治失力腰闪，或跌仆瘀血凝滞及大便不通而腰痛者"。方用当归、桃仁、大黄、川芎、赤芍、红花活血祛瘀之功著，且当归、桃仁、大黄三味，皆有通利大便之功；生地黄滋阴清热，使活血不伤阴；牛膝补肝肾，活血通经络，引血下行；羌活，入肾经，《本草纲目》云其能逐风胜湿，透关利节；桂枝，温通血脉，使血得温则行。诸药合用，共奏活血祛瘀、通络止痛之功。

### （3）煎服法特色

《万病回春》腰痛方剂中十分重视酒的运用，对于药物的炮制，常以酒炒、酒洗、酒浸等，药物的服法，亦常用酒送服。如续断丸，用牛膝、木瓜、杜仲、续断、破故纸、萆薢，全方药仅六味，即有五味使用酒制，服法"空心，无灰酒送下五六十丸"。又如青娥丸，药仅五味，即有杜仲、破故纸酒炒，熟地黄酒洗，服法"每服五十丸，空心酒下"。又方"大胡桃二个，炮焦，去壳细嚼，烧酒送下，腰痛立止"。其他方药服法，如养血汤，"临熟入酒少许同服"；滋阴补肾丸，"每服八九十丸，空心，热酒送下"；胡桃丸，"如绿豆大，黄酒送下"等。由上可知，龚氏治疗腰痛，擅长用酒，在不同方剂中运用不同的酒的炮制及煎服法，借其温通血脉、通行经络、助长药势之功，增强腰痛方剂的疗效。

除重视用酒外，龚氏治疗腰痛方剂中亦有许多方药炮制用到了盐，甚或是二者同时运用。如滋阴补肾丸中，即有破故纸盐酒炒，小茴香、甘枸杞、黄柏盐酒浸炒。补阴汤中，茴香，盐酒炒；养血汤中，杜仲盐酒炒。中医认为五味入五脏，盐味咸入肾，以盐炮制药物，可引药归肾经，增强补肾之功。

**4. 月经病**

月经病，是指月经的期、量、色、质发生异常，以及伴随月经出现明显不适症状的疾病，为妇科临床多发病。《万病回春·卷六》论述单纯月经病主要见于"调经"篇，所载月经病种类较多，如月经先期、月经后期、月经过多、月经过少、崩漏、闭经、痛经、经行吐衄等。其发病机理为脏腑功能失调，气血不和，损伤冲任二脉，故月经病治疗重在调理气血。而气血来源于脏腑，故补肾、健脾、疏肝亦寓调理气血之法。所用方剂多以"妇科第一方"四物汤为基础方加减，体现以血证立法。

**（1）气血俱虚、俱实**

《万病回春·卷六》"调经"篇载："经水行后作痛，气血虚也。"指出经水行后腹痛，乃因气血本虚，或伴寒邪，又经血外泄，导致气血更虚，胞宫、胞脉失于濡养，故见经后腹痛。"治当调养气血，痛自止也。"方用四物（当归、川芎、白芍、熟地黄），意在养血补血；人参、白术、干姜、甘草温中健脾，使气血生化有源，冲任充盛，气血调和，则腹痛自止。姜、枣同煎服，增强补血之力。

"经水将来作痛者，血实气滞也。"指出经水将要来临，而见"腹中阵阵作痛，乍作乍止"，多因肝郁气滞，瘀滞冲任，气血运行不畅，经前气血下注冲任，使胞脉气血更加壅滞，不通则痛。"治当行经顺气，痛自止也。"方用当归、川芎、白芍、桃仁、红花养血活血；香附、延胡索、莪术疏肝解郁，理气止痛；牡丹皮、生地黄、黄连清热凉血，以制血瘀气滞所化之火。诸药合用，共成疏肝行气、活血化瘀之功。若见发热，加柴胡、黄芩，疏散肝胆郁热。

**（2）血虚有寒、有热**

"经水先期而来者，血虚有热也。"或因阴虚血少，虚热内生，或因素性抑郁，郁久化热，火热之邪，迫血妄行，遂致月经提前而至。"治当补血清热，经自准也。"方用当归、川芎、白芍、生地黄、阿胶补血养阴；黄芩、条芩清热泻火；知母、黄柏清虚火，坚肾阴；香附疏肝解郁；艾叶温经，调气血，防寒凉太过。诸药合用，使阴血恢复，虚火得清，则经自准也。

"经水过期而来作痛者，血虚有热也。"乃因素体阴血亏虚，虚热内生，又血为气滞，冲任气血运行不畅，血海不能按时满溢，故而月经错后；气机不畅，经脉壅滞，故小腹胀痛。"治当生血清热，痛自止也。"方用当归、川芎、白芍（酒炒）活血补血；桃仁、红花活血通经；生地黄、丹皮凉血清热；延胡索、香附、木香理气行滞，调经止痛；甘草调和诸药。诸药合用，共奏生血清热、行气止痛之功。

"经水过期不来作痛者，血虚有寒也。"乃因素体阳虚内寒，脏腑失于温养，气血生化不足，冲任不能按时通盛，故见月经过期不来；胞中虚寒，胞脉失于温养，故见小腹隐痛。"治当温经养血，痛自止也。"方用桃红四物养血活血；莪术、香附行气止痛；苏木、木通活血化瘀，通经止痛；肉桂温经扶阳，通行血脉；甘草调和诸药。诸药合用，共奏养血温通、调经止痛之功。

"妇人气血虚弱，血海寒冷，经水不调，或时心腹疼痛，或下白带如鱼脑髓，或似米泔色错乱不分，信期每月淋沥不止，面色萎黄，四肢无力，头目眩晕，肌体羸瘦"，方用大补经汤，方中四物加阿胶滋阴养血；四君加黄芪健脾益气，生血摄血；香附、陈皮、延胡索、砂仁、沉香理气止痛；小茴香、吴茱萸、肉桂温阳散寒，暖宫止痛。诸药合用，共奏补益气血、温经散寒、固冲摄血之效。

### （3）脾经血虚

"经水去多，久不止，发肿满者，是脾经血虚也。"乃因脾气虚弱，约束失制，冲任不固，血失统摄，故见经水量多，久不止；脾失运化，水湿内停，泛溢肌肤，故发肿满。"治当补血健脾、利小水，肿自消也。"方用四物加牛膝补血活血；香附、木香、白术、砂仁、延胡索、陈皮、厚朴、苏子健脾燥湿，行气止痛；茯苓、猪苓、木通、大腹皮健脾利水；甘草调和诸药。诸药合用，共奏补血健脾、利水消肿之功。

"经水月久不行，发肿者，是瘀血渗入脾经也。"乃因脾虚生化之源亏乏，冲任气血不足，血海不能满溢，故月经停闭数月；脾虚不制水湿，故发水肿。"治当活血健脾行气，肿自消也。"方用当归、川芎、白芍、桃仁、红花、牛膝、牡丹皮活血散瘀；厚朴、枳壳、木香、香附、延胡索燥湿健脾、行气止痛；干姜、肉桂温通血脉，防方中寒凉太过。诸药合用，共成活血健脾、行气燥湿之功。

### （4）热迫血行

"经水过多，久不止者，成血崩也。"因阳热、风热或湿热之邪，伤于冲任，经行之际，热迫血行，故见经水过多，"治当凉血补血，经自止也。"方用当归、川芎、白芍（酒炒）、阿胶养血归经，兼有活血之功；白术、白茯苓健脾利湿，使气血生化有源；生地黄滋阴凉血；栀子、条芩清利湿热；荆芥散血中之风邪；香附调气解郁；地榆凉血涩血；甘草调和诸药。"久不止者，加茅根汁磨墨同服"，增强凉血止血之功。

"错经妄行于口鼻者，是火载血上，气之乱也。"多因肝经火旺，或阴虚肺燥，月经期冲脉气盛上逆，损伤阳络，故见经行吐衄，"治当滋阴降火，顺气调经，经自准也。"方用当归、川芎、白芍、阿胶、麦冬养血敛阴；生地黄、黄芩、山栀、牡丹皮、犀角滋阴降火，清热凉血；白茯苓、陈皮理气健脾。俾虚火得靖，血循其道，衄自平也。

### （5）气滞血瘀、痰阻

"经行着气，作心腹腰胁疼痛者，乃瘀血也。"乃行经期间，肝气怫郁，横逆心脾，影响冲任，周身气血瘀滞欠畅，"治当顺气消瘀，痛自止也。"方用当归、川芎、白芍、生地黄、桃仁、红花活血祛瘀；延胡索、莪术、青皮行气止痛。且青皮擅入肝经，疏肝理气，散结化滞，使肝气得疏，癖结得散，疼痛自止。

"经水过期而来，紫黑成块者，气郁血滞也。"因情志郁结，血为气滞，血海不能按时满溢，遂致经行错后；气滞血瘀，故经涩紫黑，或成小块。"治当调经顺气，经自准也。"方用当归、川芎、白芍、桃仁、红花活血通经；生地黄、牡丹皮凉血散瘀；青皮、香附、延胡索疏肝理气；甘草调和诸药。诸药合用，共成疏肝理气、活血散瘀之功。

"经水过期而来，色淡者，痰多也。"因痰湿内盛，滞于冲任，气血运行不畅，血海不能如期满溢，故经期错后，量少色淡，"治当活血化痰，经自调也。"方用当归、川芎、白芍、生地黄养血活血；半夏、陈皮、甘草燥湿化痰；白茯苓、生姜渗湿化痰。全方使痰湿除，经脉无阻，其经自调。

### （6）血结日久

"经水日久不行，腹胁有块作疼者，是血作结癥瘕也。"因气滞血瘀日久，而成癥结，症见腹胁有块，刺痛不移。"治当调经止痛，块渐消也。"方用当归、川芎、乳香、桃仁、红花、牡丹皮、牛膝祛瘀通经止痛；砂仁、木香、枳实、厚朴、香附、延胡索疏肝行气止痛，使气行则血行；小茴香、肉桂温通经脉止痛。诸药合用，共奏活血调经、消癥止痛之功。

此外，同卷"经闭"篇载："妇人壮盛经闭者，此血实气滞，宜专攻也。""治经闭并干血气"，方用通经丸（斑蝥、大黄、桃仁），破血逐瘀，以通经脉。若血枯经闭者，四物汤送服通经丸，以养血补血，资其化源，通补并用。

### 四、后世影响

《万病回春》一书，引述和折衷各家之说，上自《内经》《难经》，下迄金元，内容丰富，论述精辟，对临床各科常见病证进行了很好地归纳和发挥，辨证论治详明，选方用药精当，临床疗效明显，不仅是初学者的指南，而且也是中医临床工作者有益的参考书。书末所附"医家十要"，广泛涉及医学伦理学、医学社会学的问题，很有参考价值。

该书亦是龚氏全部著述中影响较大的一种，流传甚广，目前该书在国内有 30 种不同的版本。本书 17 世纪中叶传入日本，在日本曾刊行多版，被奉为经典，至今仍有重大影响，并且成为汉方成药制剂（仅用《伤寒杂病论》方和《万病回春》方）的主要处方来源。

## 五、现存主要版本

明万历三十年金陵周氏刻本；清道光二十五年上海扫叶山房刻本；清刻本校经山房藏版；民国年间上海锦章图书局石印本；1984 年 4 月人民卫生出版社校点本。

### ◎ 参考文献

[1] 龚廷贤. 万病回春 [M]. 北京：人民卫生出版社，1984.

[2] 万少菊. 龚廷贤主要著作简介 [J]. 江西中医药，1989，（5）：59 - 60，66.

[3] 徐春娟，裴丽. 明代"医林状元"龚廷贤医著考证 [J]. 中医文献杂志，2013，（1）：29 - 31.

[4] 李琳荣. 浅析龚廷贤《万病回春》辨证论治的特点 [J]. 山西中医学院学报，2005，（2）：3 - 4.

[5] 于志峰，刘朝，张海芳，等.《万病回春》治疗虚劳失血探幽 [J]. 中华中医药杂志，2019，（4）：1490 - 1491.

[6] 孟萍，王静，陈建章.《万病回春》对中医心理学的贡献 [J]. 江西中医药，2012，（3）：3 - 4.

[7] 艾华，蒋一玮，赵建磊，等. 龚廷贤《万病回春》对当代医德与医患关系的借鉴 [J]. 中国医学伦理学，2013，（1）：62 - 63.

[8] 罗侨，李丛，冯倩倩. 盱江医籍《万病回春》中风急症诊疗思想探析[J]. 江西中医药，2017，（7）：3 - 4.

[9] 王福岗.《万病回春》中风证治探微 [J]. 山西职工医学院学报，2004，（2）：31 - 32.

[10] 蔡志仙，张敬文，刘争强. 盱江医家龚廷贤《万病回春》腰痛治法探析 [J]. 江西中医药，2018，（8）：3 - 4 +40.

[11] 刘建.《万病回春》调经八法 [J]. 中医文献杂志，2000，（4）：16.

# 《云林神彀》（龚廷贤）

## 一、宫廷渊源

### 1. 提要

《云林神彀》由明代医学家龚廷贤所著，刊于1591年，是一本综合性医书。全书共4卷，记述了临床各科150余种病证的证治方药，论述较少，大多为四言、五言、七言歌诀。其中选方颇多，还纳入了一些内府秘方，对后世影响颇深。

### 2. 著者传记

见《种杏仙方》。

## 二、内容精要

### 1. 各卷概要

《云林神彀》共4卷。

卷1论述中风、伤寒、伤暑、痰湿、咳嗽等病证证治。

卷2论述呕吐、泄泻、积聚、五疸、血症、惊悸、不寐等病证证治。

卷3论述头面部疾病、五官病、心腹痛、大小便不利、妇人病等疾病的治法方药。

卷4论述小儿病、疮痈疔疖、折伤、水火烫伤等疾病的证治。

### 2. 内容精选

#### （1）真中风

属厥阴风木。脉浮滑弦数顺，沉细短涩逆。

中风口噤迟浮吉，急实大数三魂脉。

中风不治症：中风鼻鼾，口张气直，面赤如妆，汗缀如珠，头面贵黑，痰声拽锯，吐沫上窜，摇头发直，眼开手撒，遗尿不知。以上诸证，不治无疑。

真中风因体气虚，风邪外感卒昏迷，中腑中脏中血脉，气虚血虚分治之。

中风忽口噤，卒倒昏不省，先要通关窍，后治风痰症。（《云林神彀·卷一》）

按：真中风为外中风邪而致的中风病。元代王履《医经溯洄集·中风辨》云："殊不知因于风者，真中风也；因于火、因于气、因于湿者，类中风，而非中风也。"真中风为厥阴肝经之病变，其脉浮、滑、弦、数预后较好，沉、细、短、涩预后较差。若见鼻鼾、喘息、面赤如带妆、汗出不止、头面色黑、吐沫抽搐、大小便失禁等症状，则预后不佳。真中风分中脏、中腑、中血脉三种，治疗上应分清气血虚实，随证治之。

**（2）瘟疫**

众人病一般，是天行时疫，肿项大头瘟，症总属风热。

人参败毒散治四时瘟疫。通用方见伤寒。

神效二圣救苦丸，大黄四两酒蒸研，牙皂二两糊丸子，绿豆冷汤送二钱。

人间治疫有仙方，一两僵蚕二大黄，姜汁为丸如弹子，井花和蜜即清凉。

牛蒡芩连用大黄，玄参桔梗并羌防，荆芥石膏甘草入，连翘败毒免灾殃。（十二味）

防风通圣散方见中风。治时行瘟疫热病。

八圣散治大头瘟，连芩蒲柏五钱存，鸡内金与蛇蜕炒，白丁雄黄二钱匀，为末每服一钱重，蓝靛根汤送下吞。

凡入瘟疫家，雄黄涂鼻孔，多食烧酒蒜，出门打涕喷（以纸条深入鼻，则自然有涕喷）。（《云林神彀·卷一》）

按：龚氏观察到瘟疫患者发病具有相似的症状，并且具有传染性。明万历十四年开封一带突发疫病，染病者头痛身疼，咽喉肿痛，憎寒壮热，头面颈项肿大，神智昏迷，当地百姓称其为"大头瘟"。时医按以往经验开方，效果寥寥，大量患者染病后死亡，且愈来愈多的人被传染。龚廷贤行医到此，他仔细观察，谨慎辨证，开出以牙皂、大黄为主的药，起名"二圣救苦丸"，救人无数，自此名声大振，受人举荐进入太医院。龚氏还提出了预防瘟疫的方法，与瘟疫患者接触之前，当"雄黄涂鼻孔，多食烧酒蒜，出门打涕喷"，激发正气，则疫气不侵。

**（3）眩晕**

肝脉溢大多眩晕，诸风掉眩皆属于肝。

眩者言其黑，晕者是旋转，皆属虚与痰，治法当分辨。

清眩化痰汤茯苓，陈皮半夏草南星，川芎白芷防羌活，细辛枳实酒黄芩。（十二味）

肥人头眩晕，气虚有湿痰，除湿清痰气，补气病自安。

四君子汤加天麻，半夏陈皮白芷赊，蜜炒黄芪白桔梗，当归川芎莫要差。（十三味）

瘦人头眩晕，血虚有痰火，清火化痰涎，养血即安可。

四物汤中加陈皮，片芩去朽小山栀，茯苓天麻各等分，甘草人参减半之。（十

二味)

忽然眩晕倒，必定是风痰，其脉多浮滑，祛风化痰涎。

加减二陈去半夏，人参枳术与南星，羌活防风瓜蒌子，芎归桔梗好相应。（十味）

劳役人眩晕，饥饱伤中气，六脉皆虚微，补养真良剂。

补中益气汤（方见内伤。依本方加半夏、熟地黄、白芍、天麻）

阴虚火动人，头目多眩晕，六脉加数时，降火滋心肾。

滋阴降火汤（方见虚劳。依本方加川芎、天麻、山栀、竹沥少许）

气虚极欲倒，如坐舟车上，手足时厥冷，脉细是其恙。

参附汤（即人参五钱，大附子炮三钱，生姜煎服）

头眩眼黑暗，如在风云中，此中胃气损，停痰湿在胸。（《云林神彀·卷二》）

按：诸风掉眩，皆属于肝。本段以歌诀的形式概括了肥人眩晕、痰湿眩晕、瘦人眩晕、风痰眩晕、过劳眩晕、阴虚眩晕、气虚眩晕等诸种眩晕病证，其总病机不外乎虚与痰。治疗上，肥人眩晕补气化痰在先；瘦人眩晕化痰之余，还应清火养血；风痰证之突然眩晕，治疗上应祛风化痰涎；头晕眼黑，有虚飘感之人，则多是由于脾胃之气受损，痰湿停于中焦，治疗上应补脾化痰祛湿，用半夏白术天麻汤之法。

### （4）怔忡

大凡思虑即心跳，此是心经血虚兆，心若时跳又时止，痰因火动治痰妙。

若有思虑，即便心跳，此是血虚，养血为妙。

四物安神生熟地，归芎参连栀茯是，竹茹白术麦门冬，辰砂酸枣乌梅类。（十四味）

心若时跳，又复时止，痰因火动，治之立愈。

加味二陈加枳实，麦门竹茹并白术，黄连栀子炒人参，当归乌梅辰砂末。（十四味）

奇效朱砂安神丸，黄连酒洗六钱先，炙草当归二钱半，钱半生地一同研，蒸饼为丸黍米大，五钱朱砂作衣穿，每服不拘三五十，低头仰卧用津咽。（五味）（《云林神彀·卷二》）

按：本段论述了怔忡之病因病机，龚氏总结其主要证型为心血虚和痰火扰心。因思虑过多而心悸，多是心血亏虚之预兆，治疗上应补养心血，以四物养血活血，人参、白术补气；黄连、栀子清心经火热；乌梅降气；麦门冬养阴；竹茹化痰；辰砂末安神、引药入经。若阵发心悸，时又能自己缓解，则多由痰火扰心引起，治疗上应易以二陈化痰祛湿，枳实行气，气行而津液顺，痰湿不生。

## （5）妇人病

妇人属阴多性执，有事不发只内郁，十病九因气恼生，血凝气滞成诸疾。

分心气饮方（并见诸气，治妇人因气恼成诸病，宜依本方加枳壳、桔梗、木香、槟榔、香附、乌药）

经水先期来，血虚中有热，清热补血虚，经调可对月。

清经四物生地黄，艾叶阿胶黄柏凉，知母条芩香附子，黄连甘草不须姜。（十三味）

经水已过期，不来又作痛，血虚中有寒，养血经自动。

通经四物汤熟地，桃仁红花厚肉桂，莪术苏木并木通，香附甘草同一例。（十二味）

经水正将来，腹中阵阵痛，血实气滞凝，顺气清热中。

清热四物用生地，桃仁红花牡丹皮，黄连香附玄莪术，发热柴芩可用之。（十四味）（《云林神彀·卷三》）

按：本段为妇人病的部分内容。龚氏认为，妇人容易情绪波动而不欲发作，大部分疾病都是由于气机郁滞导致，可用分心气饮加减治疗。妇人月经先期多为血虚有热，治疗可用清经四物汤，方为四物基础上加入艾叶、阿胶、黄柏、知母、黄芩、香附、黄连、甘草，以增补血清虚热之功。妇人月经愆期，小腹隐痛，多为血分瘀热，气机凝滞，治疗应当顺气、清热，以四物汤加桃仁、红花、丹皮、黄连、香附、莪术，若伴发热可加柴胡、黄芪。

## （6）瘰疬

瘰疬生颈项，虚劳气郁致，补虚开郁结，日久渐消去。

益气养荣芎归芍，生地参芪白术锉，柴桔香附地骨皮，贝母陈皮甘草佐。（十四味）

抑气内消芎归芍，芷半青陈羌独活，芩桔参术木香附，槟苏乌沉甘防朴。（二十二味，锉剂，水煎服，或为末，酒糊丸，每服七十丸，酒下亦可）

内消朱竭各一钱，斑蝥去翅三分研，空心一分烧酒下，未破已破立消然。（三味）

神砂散医老鼠疮，赤豆僵蚕瓜蒂良，斑蝥去翅麻雀粪，等分为末二钱量，五更无根水调下，小便出色见病详。（五味）

乌龙瘰疬溃烂，木鳖子烧存性，柏叶血余烧灰，牌垢纸灰已定，飞面各秤一钱，好醋调膏涂病。（六味。牌垢，即旧锅牌上垢腻是也）

灸瘰疬：以蒜贴着瘰疬上，灸七壮必易蒜，多灸取效。（《云林神彀·卷四》）

按：本段论述瘰疬因机及内外治法。瘰疬，民间俗称"疬子颈"或"老鼠疮"，相当于现在的颈淋巴结结核。"瘰疬"之名始见于《灵枢·寒热》"寒热瘰疬，在于颈腋者"。在颈部皮肉间可扪及大小不等的核块，其小者为瘰，大者为疬，因其互相串连，连贯如串珠状，故称之为瘰疬。龚氏认为其病机为虚劳气郁，立方多以养血行气开郁为法。外治可用隔蒜灸法，灸七壮换蒜，久灸之必效。

### 3. 传世名方

#### （1）治风剂

三生饮（卷一）

【组成】天南星　川乌　附子　木香

【用法】上四味，入生姜十片，水煎温服。

【功用】行气化痰。

【主治】中风气虚，痰气厥绝，口噤不省。

【歌诀】三生饮内用南星，川乌附子木香并，姜十片煎通口服，中风痰厥最为灵。

疏风汤（卷一）

【组成】当归　川芎　白茯苓　陈皮　半夏　乌药　香附　白芷　羌活　防风　麻黄　甘草　细辛

【用法】水煎温服。

【功用】疏风散寒，舒经通络。

【主治】风邪中腑者，手足挛急，脉浮，恶风寒。

【歌诀】疏风汤内二陈宜，芎芷羌防辛桂枝，香附当归土乌药，表后还当调理之。

#### （2）祛寒剂

固阳汤（卷二）

【组成】人参　黄芪　白术　干姜　厚朴　白姜　良姜　茯苓　附子

【用法】水煎温服。

【功用】温中祛寒。

【主治】阴寒腹痛。

【歌诀】固阳汤内用参芪，白术干姜厚朴齐，白姜腹痛良姜倍，茯苓大附独称奇。

#### （3）清热剂

柴胡汤（卷一）

【组成】柴胡　川芎　当归　栀子　青皮　甘草　连翘　龙胆草

【用法】水煎服。

【功用】清热开郁。

【主治】肝经若火盛，左关脉洪数，胁痛木气实，目红肿痛着。

【歌诀】柴胡汤内芍川芎，当归青皮栀子同，甘草连翘龙胆草，水煎食后服收功。

黄芩汤（卷一）

【组成】黄芩 桔梗 山栀 荆芥 薄荷 桑白皮 连翘 麦冬 芍药 生甘草

【用法】水煎服。

【功用】清热解毒，养阴退热。

【主治】肺经若火盛，右寸脉洪数，嗽血鼻疮肿，喉痛如火烙。

【歌诀】黄芩汤内桔山栀，荆芥薄荷桑白皮，连翘麦门冬芍药，甘草同煎功效随。

**（4）补益剂**

云林神妙润身丸（卷一）

【组成】白术（六两） 当归（六两） 茯苓（三两） 陈皮（三两） 山楂（三两） 神曲（三两） 黄连（三两） 香附（三两） 人参（二两） 莲子（二两） 芍药（二两） 山药（二两） 枳实（二两） 甘草（五钱）

【用法】上研末，与荷叶所煮之饭和丸如梧桐子大，米汤送服百粒。

【功用】补气养血，和脾理胃，清火化痰，开郁顺气。

【主治】养精壮神，助力生肌，最能当劳，可以耐饥，人生日用，不可无之。

【歌诀】云林神妙润身丸，白术当归六两先，茯陈楂曲连香附，各秤三两勿教偏，参药枳莲芍二两，五钱甘草炙同研，荷叶煮饭丸梧大，米汤百粒不拘吞。

**（5）理气剂**

交感丸（卷一）

【组成】香附 茯神

【用法】上为末，炼蜜为丸，白汤送下。

【功用】行气开郁，安神定志。

【主治】公私拂情，利名失志，抑郁烦恼，病满脑臆，面黄形羸，不思饮食。

【歌诀】交感丹用香附米，一斤河水浸炒起，茯神去木四两秤，蜜丸弹大白汤吃。

**（6）理血剂**

清肠汤（卷二）

【组成】萹蓄 瞿麦 当归 赤芍 生地黄 栀子 黄连 黄柏 木通 知母 麦冬 茯苓 甘草

【用法】水煎服。

【功用】清心利尿。

【主治】溺血小便出，心热移小肠。

【歌诀】清肠萹蓄并瞿麦，归芍生地栀连柏，木通知母麦门冬，茯苓甘草皆可得。

清唾汤（卷二）

【组成】天冬　麦冬　知母　贝母　玄参　桔梗　远志　干姜　熟地黄　黄柏

【用法】水煎服。

【功用】滋阴降火。

【主治】鲜血随唾出。

【歌诀】清唾汤中天麦门，知母贝母黑玄参，桔梗远志干姜炒，熟地黄柏可加添。

### （7）外用剂

擦牙药（卷三）

【组成】煅石膏（斤许）　真青盐（四两）　白芷（二两）　细辛（一两）

【用法】外用。

【功用】止痛固齿。

【主治】牙痛，牙齿松动。

【歌诀】擦牙止痛固齿，石膏火煅斤许，四两真正青盐，再加二两白芷，细辛一两为末，一擦牙疼立止。

## 三、临床运用

### 1. 心系疾病证治

### （1）惊悸怔忡

"心中惊悸，脉必代结，饮食之悸，沉伏动滑。"龚氏总结惊悸之脉多见结代，若因饮食积滞引起心下悸动，则脉多见沉、伏、动、滑。而惊悸易受惊吓之人，多于心经病证的基础上伴随胆气虚弱，治疗需养血清火，温胆化痰，方用加减温胆汤。以参、术补气，茯神利湿安神，当归养血，栀子、黄连清心火，枳实利胆行气，半夏、竹茹降气化痰，酸枣仁养血安神，辰砂末引药入经，诸药协同，治疗因胆气虚弱、痰涎内生引起的惊悸不安。因心血亏虚，阴血不足引起的心经虚弱，动悸不安，则多用养血清心之法，方用养血安神汤。以酸枣仁、当归养血安神，川芎行血中之气，生地黄、白芍养阴，白茯神利湿安神，白术化湿健脾，柏子养心安神，陈皮行气，黄连清心，炙甘草调和药性，共奏养心安神定悸之功。

"大凡思虑即心跳，此是心经血虚兆，心若时跳又时止，痰因火动治痰妙。"怔忡者，因思虑过多而心脏动悸不安，其病机为心经血虚；心悸阵作而复止，其病机为痰火上扰。治疗上，亦围绕此病机，在养心安神的基础上，血虚者以四物汤加减治疗，痰火上扰者以二陈汤化裁。

**（2）眩晕**

关于眩晕病机，龚氏宗《内经》"诸风掉眩，皆属于肝"之观点，认为眩晕是由于气虚、血虚、阴虚、过劳、停饮、痰湿等因素，影响气血运行，引起眩晕。又将眩晕细分为肥人眩晕、瘦人眩晕、阴虚眩晕、过劳眩晕、气虚眩晕、痰湿眩晕等证型，予以相应治疗大法。

**2. 耳鼻咽喉科疾病证治**

龚氏临床经验丰富，通晓各科，其中，对耳鼻咽喉科疾病的辨治尤具特色，所选方药多为屡验屡效者，内外兼治，结合灸法，获效甚佳。

**（1）耳病**

耳为肾之窍，龚氏认为，耳聋多因肾阴虚导致，也可见于胃火、痰火气闭。左耳聋者多见于发怒后，肝胆之火上炎，治疗上宜清火平肝，方用龙胆汤；右耳聋多见于色欲动相火，治疗上宜滋阴降火，方用滋阴地黄丸。肾阴虚所致耳鸣、双耳失聪者，方以滋肾通耳汤，其中知母清虚热，坚肾阴，生地黄养肾阴，川芎、白芍、当归养血活血，香附行肝气，黄连、黄芩清热，诸药共用，使气血通畅，肾阴得养，双耳复聪。因外感风热、过食厚味导致的双耳俱聋，治疗应表里双解，方用防风通圣散。因痰火上涌气闭所致耳聋，可内服通明利气解毒汤，其中生地黄滋阴，苍术、白术健脾祛湿，槟榔破气，川芎活血，陈皮降气化痰，香附米行肝气，贝母、玄参解毒散结，木香行气。外用细辛蜡熔丸，以绵裹入耳内，或用葱白，一头蘸少许麝香送入耳中，令一头以艾条灸之，效果非凡。

**（2）鼻病**

鼻病见脉，左寸脉浮缓为伤风、鼻塞、鼻流清涕；右寸脉浮洪而数，为鼻衄、鼻齄。"齄"的意思是鼻子上的小红疱，鼻齄俗称"酒糟鼻"。鼻为肺之外窍，感冒伤风之鼻塞、流涕，以通窍汤发表，方用麻、葛、羌、防、花椒、生姜之类，表解之鼻病自愈。肺经风热之嗅觉失灵，不闻香臭，可以丽泽通气汤治之，方用黄芪补气扶表，生葛、苍术、麻黄、白芷、羌活、防风解表，川椒温通气机，甘草调和诸药。肺主气，司呼吸，肺经闭阻，则鼻窍不通，不闻香臭，表邪外解，肺气通降，则鼻窍能通。胆经郁热上犯于脑则见鼻流浊涕不止，下如涌泉，症状类似于现代鼻窦炎，治疗上以清热排脓通窍为法，方用荆芥连翘汤。鼻头色紫黑，多是外感风寒，寒凝血滞，治疗以活血通窍、解表散寒为法，其方当归活血汤，以归、芍、荆、薄、红花、姜之类立方。

### （3）咽喉病

咽喉病常见肿痛、喉痹、单鹅风、疮痛、痄腮等，其病机多为风热、痰火、热毒、血虚等，治疗上辨其虚实，随证治之。如原文"血虚火上升，喉痛生疮痛，养血降虚火，病愈如风送"，以加味四物汤治之。方用黄柏、知母清虚火，桔梗、天花粉、甘草清热利咽解毒，以养阴降火。又如原文"痄腮作痛肿，上焦风热症，外贴内服药，奏效不旋踵"，以祛风解毒散治之，方用防风祛风，荆芥、连翘、牛蒡子、甘草清热解毒，羌活祛湿，以清上焦风热，解毒散结。外治以灸喉痹法为要：灸耳垂下三壮，神效。

## 四、后世影响

《云林神彀》全篇以歌诀的形式总结了各科临床疾病证治，集历代之良方验方、内府秘方，内容精要，朗朗上口，为学医者不可不读之佳作。该书广为流传，并传入日本等国，现美国国会图书馆便藏有《云林神彀》全书。

## 五、现存主要版本

明万历十九年辛卯（1591年）茅坤序刻本；明万历刻本；明书林遗德堂刻本；明末本立堂校刻本；明末积庆堂刻本；清康熙元年壬寅刻本；清道光二十三年癸卯（1843年）正古堂刻本；清道光二十三年癸卯（1843年）志远堂刻本；清道光刻本宏道堂藏板；清道光聚奎堂刻本；清同治六年丁卯（1867年）刻本经济堂藏板；清光绪元年乙亥（1875年）全茂堂刻本；清光绪二年丙子（1876年）大道堂刻本；清光绪十二年（1886年）刻本；清文光堂刻本；清宝翰楼刻本；清方桂堂刻本；清文秀堂刻本；清五云楼刻本；清刻本；抄本等。

## ◎ 参考文献

[1] 龚廷贤. 龚廷贤医学全书 [M]. 北京：中国中医药出版社，2015.

[2] 曾冰沁，陶波，谢强. 盱江名著《云林神彀》耳鼻咽喉科应用初探 [J]. 江西中医药，2018，(2)：3-5.

[3] 徐春娟，裴丽. 明代"医林状元"龚廷贤医著考证 [J]. 中医文献杂志，2013，(1)：29-31.

# 《寿世保元》（龚廷贤）

## 一、宫廷渊源

### 1. 提要

《寿世保元》，明代龚廷贤著，成书于万历四十三年（1615 年），是龚氏晚年的一部综合性医著。龚氏鉴于过去所著《万病回春》一书，内容尚欠完备，遂结合个人学术经验，编成此书。该书取材广泛，十分重视理论与实践的联系，既有中医基础理论，阐述包括脏腑、经络、诊脉、用药等，强调其本之于《内经》，又有临床实践内容，重点论述各科临床治疗经验，每证条下均先采前贤之说，分析病因，次则列述症状，确立治法，后备方药，有的尚附有验案。全书内容丰富，条理清晰，立论精详，理、法、方、药俱备，久经临床验证，切合实用，可作为学习中医和临床参考之书。

### 2. 著者传记

见《种杏仙方》。

## 二、内容精要

### 1. 各卷概要

全书共 10 卷。

第 1 卷介绍有关诊治之基础理论。内容包括医说、五脏六腑脉病虚实、五脏补泻主治例、十二经络、奇经八脉、内因脉、外因脉、不内不外因脉、脏腑论、气血论、脾胃论、五运六气论、医论、本草、药论等 16 篇。

第 2～5 卷以内科杂病为主，论述中风、伤寒、四时感冒、瘟疫、痰饮、咳嗽、诸气、五疸、发热、眩晕、头痛等 84 种病证。

第 6 卷五官科病证，列头痛、耳病、鼻病、喉痹、瘿瘤等 15 种。

第 7 卷为妇人科，列妇科总论，调经诸方，断产方，然后分别介绍了经闭、崩漏、带下、妊娠病、产后病等 15 种。

第 8 卷为小儿科，介绍惊、疳、热证、脾胃、伤食、吐泻等病证 70 余种。

第 9 卷为外科常见病，包括痈、疔、疮、癣、瘰疬、下疳、打伤、烫火伤等病证 20 余种。

第 10 卷为医学杂论，载述单品杂治、杂方、中毒、邪祟、救荒、辟谷、灸疗等偏方、验方和一些外治法，并附医案。

**2. 内容精选**

**（1）医论**

扁鹊论医病有六不治：骄恣不论于理，一不治也；轻身重财，二不治也；衣食不能适，三不治也；阴阳并藏气不足，四不治也；形羸不能服药，五不治也；信巫不信医，六不治也。云林子曰：越人之论，一三四五六是矣，二则于予心有未适然者，何也？轻者彼轻也，重者彼重也。彼轻而我重之，则彼之生可活矣。不然，彼以一吝而丧生，固病者之不智，予以一吝而不治，亦医者之不仁。噫！古之神医，于此意犹存，则世医可知矣。（《寿世保元·卷一·医论》）

按：该部分内容首先引述扁鹊行医"六不治"之论，后龚氏针对此论发表其见解。扁鹊为春秋战国时期著名医家，其看病行医有"六不治"原则。一，傲慢、骄横，蛮不讲理的人，不治；二，贪图钱财，自己病得很重，也不肯花钱医治的人，不治；三，饮食不知节制，穿衣不适寒温，生活起居无常的人，不治；四，阴阳失调，五脏气血错乱，为病已深不早求医者，不治；五，形体虚弱，不能服药者，不治；六，宁可相信巫术，也不相信医道者，不治。

龚氏对于扁鹊"六不治"之论，大致认同，而对其第二条原则，持否定态度。其认为病人轻视或看重自己的身体，都是其个人看法，而我们作为医者，应当重视病人的病情，给予积极治疗，使其尚有可活之机。否则，病人因为吝惜钱财而丧生，固然是病人不明智之举，而医生因为吝惜自己的医术，不予施治，更体现的是医生的不仁义之处。所以，古之神医扁鹊，若能明白此种意思，并传道于后世，就会广为人知了。

**（2）血气论**

阴阳相贯，血荣气卫，常相流通，何病之有？一室碍焉，则百病由此而生。且气之为病，发为寒热，喜怒忧思，积痞疝瘕癥癖，上为头旋，中为胸膈，下为脐间动气，或喘促，或咳噫，聚则中满，逆则足寒。凡此诸疾，气使然也。血之为病，妄行则吐衄，衰涸则虚劳。蓄之在上，其人忘；蓄之在下，其人狂。逢寒则筋不荣而挛急，夹热毒则内瘀而发黄，在小便为淋痛，在大便为肠风。妇人月事进退，漏下崩中，病证非一。凡此诸疾，皆血使之也。（《寿世保元·卷一·血气论》）

按：该部分论述了血气失调的病理。生理上，"血气者，乃人身之根本乎"，是人体生命活动的物质基础，可见龚氏对此十分重视。血为荣，行于脉中，滋荣之义；气为卫，行于脉外，护卫之义。荣卫二气，周流不息，常相流通，则病无从生也。

在病理方面，龚氏认为，气血一旦出现窒碍难行，则百病皆由此生。因于气所致疾病，病变多样，阴阳之气偏盛偏衰，可发为寒热；气机的缓消、上下、郁结，可导致情志变化；气机停滞，可发癥瘕、积聚、癖疝等；气病所在部位不同，疾病不同，头眩、喘促、咳嗽、胀满、足寒诸疾，皆为气病使然也。血行不利所致疾病，妄行则吐血衄血，衰竭则虚劳；停积于上、下，可分别使人健忘或发狂；虚寒，则筋脉不荣而挛急；血热夹毒内瘀则发黄；小便带血，则发淋痛；大便带血，即为肠风。妇女月事的异常，崩中漏下，诸多疾病，皆为血病使然也。

**（3）内伤外辨**

一论饮食劳倦伤脾，则不能生血，故血虚则发热，热则气散血耗而无力，或时易饥，或食饱闷，不思饮食，变病百端。如遇外感重者，则先理外感六分，而治内伤四分，见效即住。如外感轻则内伤药用六分矣，能治万病，其效如神。

夫内伤，因七情郁结，饮食劳役，为不足之病。始生于里，而发于表也。其病倦怠，四肢不收，头痛时作时止。其热始发于心膈间，次发于肢体，稍遇风寒，时时畏惧，气短喘促，懒于言语，脉必微细，或弦而数，或虚而大，只此分别，则内外易见矣。（《寿世保元·卷二·内伤·内外伤辨》）

按：该部分内容论述了内伤、外感并存的证治鉴别。首段言饮食劳倦伤脾，脾为后天之本，气血生化之源，脾伤则不能生血，阴血既虚，阳无所依，而浮散于外，故多发热。热则散气耗血而无力，或多食易饥，或胃脘胀满，或不欲饮食，出现各种病态。若此内伤之人，再逢外感之病重者，应先治外感六分、内伤四分，见效即止；若外感较轻，则应用内伤药六分，扶正祛邪，则能抵万病也，其效如神。

第二段论述，因情志郁结、饮食劳役所致内伤病，耗伤人体正气，属不足之病，疾病起源于内，而表现于外，症见倦怠乏力，四肢软弱无力，头痛时作时止。身体发热首先见于心膈，后见于肢体，稍感风寒，便时时畏惧，出现气短、喘促、默默不语。此类病人，其脉必微细，或弦数，或虚大，呈现内伤病人气血俱虚或伴疼痛、发热之象。

**（4）痰饮**

痰者，病名也，生于脾胃。然脾胃气盛，饮食易克，何痰之有？或食后，因之气恼劳碌，惊恐风邪，致饮食之精华，不能传化，而成痰饮矣。有流于经络皮肤者，有郁于脏腑肢节者，游溢遍身，无所不至。痰气既盛，客必胜主，或夺于脾之大络，气壅则倏然仆地，此痰厥也；升于肺者，则喘急咳嗽；迷于心者，则怔忡恍惚；走于肝则眩晕不仁，胁肋胀满；关于肾则咯而多痰唾；流于中脘，则呕泻而作寒热；注于胸，则咽膈不利，眉棱骨痛；入于肠，辘辘有声；散于胸背，则揪触一点疼痛，或塞于手足，

或背痹一边，散则有声，聚则不利，一身上下，变化百病。(《寿世保元·卷三·痰饮》)

按：该部分内容论述了痰饮为病，涉及脏腑不一，病变部位广泛的特点。龚氏认为，痰饮病的形成总由脾胃运化功能障碍而致。若脾胃气盛，饮食易被消化，则痰无以生。脾胃虽健，但气恼劳碌、惊恐风邪，致饮食之精华不能传化而成痰饮。

痰饮之邪，致病广泛，游溢全身，内而脏腑，外而四肢百骸、经络皮肤，无所不至。痰气盛，必夺于脾之大络，则见痰厥而倏然倒地；痰气上升于肺，则喘急咳嗽；痰气迷于心，则怔忡恍惚，甚至神志病证；痰走于肝，则眩晕不仁，胁肋胀满；痰气关于肾，则咯而多痰唾；流于中脘则呕泻，或寒或热；注于胸中，则咽膈不利，眉棱骨痛；痰饮留于胃肠，则辘辘有声；散于胸背，则揪触一点即痛；或阻塞于手足，或痹阻于单侧背部，其痰气散则轻，聚则重。

### (5) 咳嗽

脉辨咳嗽所因：浮风紧寒，数热细湿，房劳虚涩。右关濡者，饮食伤脾；左关弦短，疲极肝衰。浮短肺伤，法当咳嗽。五脏之嗽，各视本部，浮紧虚寒，沉数实热，洪滑多痰，弦涩少血。形盛脉细，不足以息，沉小伏匿，皆是死脉，惟有浮大而嗽者生。夫咳谓有声，肺气伤而不清。嗽谓有痰，脾湿动而生痰。咳嗽者，因伤肺气，而动脾湿也。病本须分六气五脏之殊，而其要皆主于肺，盖肺主气而声出也。戴云：因风寒者，鼻塞、声重、恶寒者是也。因火者，有声、痰少、面赤者是也。因劳者盗汗出，兼痰者多作恶热。肺胀者动则喘满，气急息重。痰者，嗽动便有痰声，痰出嗽止。五者大概耳，亦当明其是否也。(《寿世保元·卷三·咳嗽》)

按：该部分内容论述了咳嗽的脉象及病因。龚氏擅长运用望、闻、问、切全面诊察病情，尤为重视脉诊，以脉辨因，将咳嗽病因总结为"浮风紧寒，数热细湿，房劳虚涩"。龚氏认为，不同的脉象可以反映所候脏腑气血变化，正如选文所述"右关濡者，饮食伤脾。……洪滑多痰，弦涩少血"。以脉象判断证之顺逆，若患者形盛气短，气息微弱，脉象由细小变为沉小伏匿，表示病邪深入，邪气极盛而正虚，是为危证。若脉象浮大而见咳嗽者，属于正气来复，里邪外出，是病情向愈之兆，预后良好。

咳为有声，肺脏被伤而不清净，嗽为有痰，脾湿上动入肺而生痰。咳嗽之病本，须分五脏六腑之气，而其主要在于肺，盖因肺主气而发声也。在辨证上，龚氏引用戴原礼之说，若见咳嗽、鼻塞声重、恶寒，多因感受风寒之邪；若见有声痰少、面赤，多因火热之邪内郁；若见盗汗、咳痰，多作恶热，多因劳欲失常，脏腑虚损所致；若见动则喘满，气急息重，多由肺气胀满，肺失宣降而致；若兼见嗽动便有痰声，痰出嗽止，多由痰饮停于肺胃所致。

## （6）论斑疹

夫斑，有色点而无头粒者是也。疹，浮小有头粒者，随出随收，收则又出者是也。非若斑之无头粒者，当明辨之。若斑发赤红，为胃热；若紫而不赤者，为热甚；如紫黑者，为胃烂。故赤者半生半死，黑色者九死一生。大抵鲜红起发稀朗者吉，紫黑者难治，杂黑斑烂者死也。凡斑欲出未出之际，宜先以升麻汤透其毒，脉虚，加人参，食少而大便不实，加白术。斑已出，不宜再发者，斑不可汗，斑烂不宜下。如脉洪数，热甚烦渴者，人参化斑汤。（《寿世保元·卷四·斑疹》）

按：该部分内容论述了斑疹的形态特点及治法。斑与疹相对而言，斑，皮色红，无突出皮肤的小粒，抚之不碍手；疹，可见高出皮肤的琐碎小粒，如粟米，抚之触手。斑疹的透发和收敛，随出随收，收则又出，变化迅速。斑多由温热病邪炽于阳明，灼伤血络，血从肌肉外溢而致，故又称"肌衄"。

对斑而言，又当根据斑色，明辨病邪性质。若斑发色赤红，为胃热；斑色紫而不赤，为胃热甚；如斑色紫黑，为热毒深重，以至胃烂。故斑色赤者，尚且半生半死，色黑者，就只能是九死一生，预后极差了。大抵斑初发时色鲜红、量少稀疏者预后较好，而色紫黑者难治，斑黑而杂烂者死。斑欲出未出之时，以先以升麻汤透发其毒。病人正气虚弱，脉虚者，加人参扶正以助祛邪；食少而大便偏稀者，加白术健脾燥湿；若斑已出则不宜再用发汗之法，使津液更伤；斑烂者，更不可使用下法，妄图峻下热积，大伤胃气。如见脉象洪数，热甚烦渴者，此时热盛而正气未虚，可用人参化斑汤，清热降火，凉血清气。

## （7）论麻木

脉浮而濡，属气虚，关前得之，麻在上体，关后得之，麻在下体也。脉浮而缓，属湿，为麻痹；脉紧而浮，属寒，为痛痹；脉涩而芤，属死血，为木，不在痛痒。

河间曰：留著不去，四肢麻木拘挛也。经又曰：痛者，寒气多也，有寒，故痛也。其不痛不仁者，病久入深，荣卫之行涩，经络时疏，故不痛。皮肤不荣，故为不仁。夫所谓不仁，或周身，或四肢，唧唧然麻木，不知痛痒，如绳扎缚初解之状，古方名为麻痹者是也。丹溪曰：麻是气虚，木是湿痰死血。然则曰麻曰木者，以不仁中而分为二也。虽然亦有气血俱虚，但麻而不木者，亦有虚而感湿，麻木兼作者，又有因虚而风寒湿三气乘之，故周身掣痛。兼麻木并作者，古方谓之周痹。（《寿世保元·卷五·麻木》）

按：该部分内容论述了肢体麻木的症状特点及病因病机。麻木，是一种肌肤感觉障碍。麻，肌肤蚁走感，或如触电感；木，皮肉不仁如木厚之感。关脉之前，脉浮而濡属气虚者，麻在上身；关脉之后，则麻在下身；脉浮而缓，是湿邪阻滞之证，为麻痹；脉紧而浮，是寒邪阻滞之证，为痛痹；脉涩而芤，是瘀血阻滞之证，为木，不知痛痒。

刘河间曰：寒湿痰瘀，留阻脉络，则四肢麻木拘挛。《内经》云：痛者，寒气多也。有寒，故痛也。若患者不痛且麻木不仁，则是病久入深。荣卫运行涩滞，经络不疏，故不痛，皮肤失于荣养，故顽麻不仁。所谓不仁者，即周身或四肢，麻木不知痛痒，又如绳子扎缚，使肢体血液不通，初解绳子而出现的麻木之状，古人称之为麻痹。而丹溪认为，麻是气虚不荣所致，木为湿痰瘀血阻滞。麻与木，虽以不仁为中间划分，但亦有气血俱虚，麻而不木者；亦有虚而感湿，麻木兼作者；又有虚而风寒湿三气杂至，症见周身掣痛。麻木并作者，古人称之为周痹。

### （8）论喉痹

《内经》曰：一阴一阳结，谓之喉痹。一阴者，手少阴君火，心主之脉气也；一阳者，手少阳相火，三焦之脉气也。二脉并络于喉，其气热则内结，结甚即肿胀，肿胀甚则痹，痹甚则不通而死矣。夫推原十二经，惟足太阳则下项，其余皆凑于喉咙。然《内经》何独言一阴一阳结为喉痹？盖君相二火，独胜而热中络，故痛者速也。余谓一言可了者，火也。故十二经中，言嗌干嗌痛，喉中颔肿，舌本强，皆君火为之也。惟咽痹急速，相火所为也。夫君火者，犹人火也；相火者，犹龙火也。人火焚木其势缓，龙火焚木其势速。《内经》之言喉痹，则与咽舌其两间耳，然其病同于火，故不分也。（《寿世保元·卷六·喉痹》）

按：该部分内容针对《内经》"一阴一阳结，谓之喉痹"的观点展开论述。一阴，即手少阴君火，心主之脉气；一阳，即手少阳相火，三焦之脉气。此二脉皆络于喉咙，气热内结于喉，甚则喉肿胀，再甚则喉痹，喉痹甚则阻塞气道，呼吸困难致死矣。然而，咽喉为经脉循行之要冲，十二经脉中除手厥阴心包经和足太阳膀胱经以外，其余经脉均或直接抵达咽喉，或于咽喉旁经过，为何《内经》独言一阴一阳结为喉痹呢？龚氏认为，大概因君相二火，即使单独起病其热亦盛，中伤于络其痛发病迅速，一言概之，即是君火、相火偏盛，灼伤经络而为喉痹。故在十二经脉之中，嗌干嗌痛，喉肿颔肿，舌本强，皆君火为之也，其病势相对较缓；惟咽痹急速，相火所为也，其势速。君相二火，独盛则热而为病，也解释了为何"《内经》之言喉痹，则与咽舌其两间耳"是"其病同于火，故不分也"的缘故。

### （9）论妇人产后

产后扶虚消瘀血，脉却宜虚。叔和云：新产之脉缓滑吉，实大弦急死来侵，寸口来去涩疾不调死，沉细附骨不绝生。……更以手从心捋至脐下，使恶露不滞。如此三日，以防血晕血逆。酒虽行血，亦不可多，恐引血入四肢，且能昏晕，宜频食白粥少许。一月之后，宜食猪蹄少许，仍慎言语、七情、寒暑、梳头、洗足，以百日为度。若气血素弱者，不计日月。否则患手足腰腿酸疼等症，名曰蓐劳，最难治疗。初产时不可问是男女，恐因言语而泄气，或以爱憎而动气，皆能致病。不可独宿，恐致虚惊。不可刮舌，恐伤心气。不可刷牙，恐致血逆。须气血平复，方可治事。犯时微若秋毫，成病重如山岳，可不戒哉。（《寿世保元·卷七·产后》）

按：该部分内容论述了妇人产后宜忌。妇人产后体质虚弱，恶露待排，故当补虚扶正，消除瘀血，但其脉象宜见虚象。王叔和云：妇人新产，其脉缓滑为吉；实大弦急者，或寸脉来去涩疾不调者，难治；脉象沉细附骨者，尚可救治。产后用手从心向下撙压至脐下，使恶露不滞。三日内每日饮酒少量，以促血行，但不可过多，谨防引血入四肢，且能导致昏晕之症。应当少量频服清淡白粥，调养胃气，一月之后，宜食少量猪蹄，补充营养。但仍应谨慎言语，调摄情志，防寒避暑，百日之后，方可梳头洗足，避免风邪乘虚侵袭。若气血素弱者，不计日月，否则易犯蓐劳，即手足腰腿酸疼的病证，极难治疗。初产时，不可爱憎动气，不可独宿，不可刮舌，不可刷牙，皆可致病，须得气血平复，方可做事。初产期间，若犯禁忌丝毫，日后成病重如山岳，不可不戒。

### 3. 传世名方

#### （1）解表剂

升麻黄连汤（卷六）

【组成】升麻　葛根（各一钱五分）　白芍（七分）　川芎（四分）　薄荷　荆芥（各三分）　苍术（八分半）　黄连（酒洗，五分）　酒芩（六分）　犀角（四分半）　白芷（二分）　甘草（五分）

【用法】上锉，水煎，食后服。

【功用】疏风解表，凉血泻火。

【主治】阳明经内热所致的面热。

#### （2）治风剂

家传养肝丸（卷六）

【组成】羚羊角（镑，另研，五钱）　生地黄（酒浸）　熟地黄（酒蒸）　肉苁蓉（酒洗）　甘枸杞子　防风（去芦）　草决明（炒）　菊花　羌活　当归（酒洗）　沙苑蒺藜（炒，各一两）　楮实子（炒，五钱）　羊子肝（小肝叶，煮，焙干，为末）

【用法】为细末，炼蜜为丸，如梧桐子大，每服五十丸，加至七十丸至百丸，早，盐汤下，午，茶下，卧，酒下，不饮酒人，当归汤下。

【功用】补肝益肾，祛风清热。

【主治】肝肾两虚，风热外侵，眼目昏花，久视干涩，大眦赤色，迎风流泪，黑睛有翳不散。

### （3）祛湿剂

加味四苓散（卷三）

【组成】白术（一钱五分）　白茯苓（去皮，二钱）　猪苓（二钱）　泽泻（二钱）　木通（二钱）　栀子（三钱）　黄芩（二钱）　白芍（三钱）　甘草（八分）

【用法】上锉，灯心十茎，水煎，空心服。

【功用】清热利湿。

【主治】泄泻腹痛，痛泄交作，泻水如热汤。

加减不换金正气散（卷三）

【组成】苍术（米泔浸，一钱半）　陈皮（去白，二钱）　厚朴（姜汁炒，八分）　藿香（三钱）　半夏（姜汁炒，二钱）　枳实（麸炒，二钱）　白术（去芦，一钱五分）　白茯苓（去皮，三钱）　白豆蔻（去壳，八分）　甘草（八分）　黄连（土炒，六分）

【用法】上锉，生姜三片，煎服。

【功用】健脾益胃，理气化浊。

【主治】噎食转食。

【主治】湿浊中阻，或中暑发痧，恶寒发热，恶心胸闷，腹痛吐泻，神志不清。

### （4）清热剂

人参化斑汤（卷四）

【组成】人参（三钱）　石膏（一两）　知母（二钱五分）　当归　紫草茸　白茯苓（去皮）　甘草（各三钱）

【用法】上锉一剂，水煎服。

【功用】清热生津，凉血化斑。

【主治】皮肤发斑，斑色紫赤，高热烦渴，脉洪数者。

小太平丸（卷六）

【组成】人参（二分）　五味子（三分）　天门冬（去心，五分）　麦门冬（去心，二钱）　玄参（八分）　徽墨（三分）

【用法】为细末，炼蜜为丸，噙化下。

【功用】益气养阴，清热利咽。

【主治】久嗽喉痛。

【加减】痰甚，加贝母。

开关神应散（卷六）

【组成】盆硝（研细，四钱）　白僵蚕（微炒，去嘴，八分）　青黛（八分）　蒲黄（五分）　麝香（一分）　甘草（八分）　马勃（三分）　冰片（一分）

【用法】各为细末，同研极匀，瓷瓶收贮。每用一钱五分，以新汲水小半盏调和，细细呷咽，喉痹即破出血而愈，非喉痹自然消散。诸般舌胀，用药半钱擦舌上，下咽津唾。如小儿，一钱分作四五服，亦如前法，不计时候。

【功用】清热解毒，消肿利咽。

【主治】急慢喉痹，肿塞不通，及诸般舌胀。

光明丸（卷六）

【组成】生地黄　白芷　羌活　独活　甘草　薄荷　防风　荆芥　木贼　甘菊花　草决明　黄连　黄芩　黄柏　大黄　连翘　桔梗（各五钱）　归尾　川芎（各三钱）

【用法】上共为末，炼蜜为丸，如绿豆大，每服三五十丸，白滚汤送下，早晚各进一服。

【功用】清心平肝，疏风明目。

【主治】心火上冲，眼疾暴发，肿痛不可忍。并治障翳。

消毒饮（卷八）

【组成】牛蒡子　荆芥穗　防风　黄芩（各一钱）　犀角　甘草（各五分）

【用法】上锉，水煎，不拘时服。

【功用】凉血解毒，清热疏风。

【主治】小儿丹毒赤肿，风热狂躁，睡卧不安，胸膈满闷，咽喉肿痛，九窍出血；疮痘已出未出，不能快透，或已出热不解。

清咽抑火汤（卷六）

【组成】连翘（一钱五分）　黄芩（一钱）　栀子（一钱）　薄荷（七分）　防风（一钱）　桔梗（二钱）　朴硝（一钱）　黄连（一钱）　黄柏（五分）　知母（一钱）　玄参（一钱）　牛蒡子（一钱）　大黄（一钱）　甘草（五分）

【用法】上锉一剂，水煎，频频热服。

【功用】疏风清热，泻火利咽。

【主治】咽喉肿痛，痰涎壅盛，初起，或壮盛人上焦实热。

【加减】生过杨梅疮者，加防风、山豆根各二两。

清胃泻火汤（卷六）

【组成】连翘　桔梗　黄连　黄芩　栀子　干葛（各七分）　　元参　升麻　生地（各一钱）　　薄荷（五分）　　甘草（三分）

【用法】上锉，水煎，频服。

【功用】清胃泻火。

【主治】心胃之火上攻，口舌生疮肿痛，及咽喉、牙齿、耳面肿痛。

**（5）消导剂**

无价金丹（卷五）

【组成】白术（去芦，炒，三两）　　枳实（麸炒，一两）　　苍术（米泔浸，炒）　　茯苓（各一两）　　麦芽（炒）　　神曲（炒）　　半夏（汤泡，各二两）　　泽泻　赤猪苓（去皮）　　川芎　黄连（陈土炒）　　白螺蛳（煅，各七钱）　　砂仁　草豆蔻　黄芩（陈土炒）　　青皮（去瓤）　　莱菔子（炒）　　生姜（各五钱）　　陈皮（去净白）　　香附子（童便炒）　　瓜蒌仁　槟榔（各三钱）　　厚朴（去皮，姜炒，二钱）　　木香（二钱）　　甘草（二钱）

【用法】为细末，青荷叶泡汤，浸晚粳米，研粉作糊为丸，如梧子大，每服七十丸，多至百丸，米汤送下。

【功用】健脾快胃，消食导滞。

【主治】诸积在胃，当心而痛，痞满嘈杂，恶心呕吐，嗳气吞酸。

【加减】吞酸，加吴茱萸（汤泡），寒月用五钱，热月用二钱半；久病夹虚，加人参、扁豆、石莲肉各五钱；时常口吐清水，加炒滑石一两，煅牡蛎五钱。

加味平胃散（卷五）

【组成】苍术（米泔浸，炒，一钱）　　陈皮（一钱）　　厚朴（姜炒，八分）半夏（姜炒，八分）　　川芎（五分）　　香附（一钱）　　炒枳实（一钱）　　木香（八分）　　神曲（炒，一钱）　　山楂（一钱）　　干姜（七分）　　甘草（三分）

【用法】上锉一剂，生姜三片，水煎服。

【功用】健脾温胃，理气消食。

【主治】食积腹痛，其痛在上，手按愈痛，甚欲大便，利后痛减，脉弦。

**（6）祛痰剂**

开结化痰汤（卷三）

【组成】陈皮（一钱）　　半夏（制，二钱）　　茯苓（二钱）　　桔梗（八分）枳壳（七分）　　贝母（一钱）　　瓜蒌仁（二钱）　　黄连（五分）　　黄芩（二钱）　　栀子（二钱）　　苏子（二钱）　　桑皮（三钱）　　朴硝（八分）　　杏仁（三钱）

甘草（八分）

【用法】上锉，水煎，入姜汁、磨木香服。

【功用】清热化痰，理气开结。

【主治】热痰在胸膈间不化，吐咯不出，寒热气急，满闷作痛。

加减导痰汤（卷五）

【组成】南星（姜制）　半夏　陈皮（去白）　白茯苓（去皮）　瓜蒌仁　枳实（麸炒）　桔梗　山栀子　黄芩（各一钱）　黄连（姜炒一钱）　甘草　木香（五分另研）　辰砂（五分，为末）

【用法】上锉一剂，生姜煎，入竹沥、姜汁、磨木香末，调辰砂同服。

【功用】化痰清火。

【主治】痫证痰火壅盛者。

均气八仙汤（卷三）

【组成】麻黄（二钱）　杏仁（二钱）　石膏（三钱）　桔梗（一钱）　黄芩（二钱）　贝母（一钱，用北细辛三分煎汤，拌炒三次，为末）　生甘草（一钱）　知母（二钱）

【用法】上锉一剂，水煎温服。

【功用】宣肺清热，化痰定喘。

【主治】痰热内壅，肺气不宣，哮喘气急，呼吸困难。

## （7）理气剂

千金定喘汤（卷三）

【组成】白果（二十一枚，去壳，炒黄色，分破）　麻黄　款冬花　桑皮（蜜炙，各三钱）　苏子（二钱）　法制半夏（如无，甘草煎汤，泡七次，三钱）　杏仁（去皮、尖）　黄芩（微炒，各一钱五分）　甘草（一钱）

【用法】锉碎，用水三钟，煮取二钟，每服一钟，不拘时，徐徐服。

【功用】宣肺平喘，清热化痰。

【主治】风寒外束，痰热壅肺，哮喘咳嗽，痰稠色黄，胸闷气喘，或有恶寒发热，舌苔薄黄，脉滑数。

顺气消滞汤（卷三）

【组成】陈皮（二钱）　半夏（姜炒，二钱）　白茯苓（去皮，三钱）　丁香（三分）　柿蒂（二个）　黄连（姜炒，二分）　神曲（炒，二钱）　香附（二钱）　白术（一钱五分）　竹茹（四钱）　甘草（八分）

【用法】上锉，生姜五片，水煎服。

【功用】顺气消滞，降逆和胃。

【主治】饱食气滞，呃逆，连声不止者。

越鞠二陈丸（卷二）

【组成】苍术（米泔浸）　山栀子（炒黑）　南芎　神曲（炒）　香附（童便炒）　山楂肉　陈皮　半夏（姜汁炒）　白茯苓（去皮）　海石　南星　天花粉（各二两）　枳壳（去瓤，麸炒，一两五钱）　甘草（炙，五钱）

【用法】水煎服。

【功用】行气调血，祛湿化痰，清热消食。

【主治】气、湿、痰、热、血、食六郁。

橘皮竹茹汤（卷三）

【组成】陈皮（去白，三分）　人参（二钱）　甘草（一钱，炙）　竹茹（一钱）　柿蒂（一钱）　丁香（五分）

【用法】上锉一剂，生姜五片，枣二枚，水煎，温服。

【功用】益胃和中，降逆止呃。

【主治】因吐利后，胃虚膈热而呃逆者。

【加减】身热发渴，加柴胡、黄芩，去丁香。

## (8) 理血剂

元灵散（卷五）

【组成】五灵脂（去砂石）　延胡索（炒）　莪术（火煨）　良姜（炒）　当归（各等分）

【用法】为末，每服二钱，热醋汤送下。

【功用】活血祛瘀，行气止痛。

【主治】急心痛。

化坚汤（卷三）

【组成】白术（去芦，二钱）　白茯苓（去皮，三钱）　当归（三钱）　川芎（一钱五分）　香附（炒，二钱）　山楂（二钱）　枳实（一钱）　陈皮（二钱）　半夏（姜炒，二钱）　桃仁（去皮、尖，十粒）　红花（八分）　莪术（一钱）　甘草（八分）

【用法】上锉一剂，生姜三片，水煎服。

【功用】理气散痞，化瘀消积。

【主治】五积六聚，癥瘕痃癖，痰饮食积，死血成块。

【加减】肉积，加黄连六分；面积，加神曲二钱；左有块，倍川芎一钱；右有块，加青皮二钱；饱胀，加萝卜子三钱；壮人，加三棱一钱；弱人，加人参二钱。

当归调血汤（卷三）

【组成】当归（二钱五分） 川芎（一钱） 白芍（三钱） 黄连（一钱）黄芩（一钱） 桃仁（去皮，另研，一钱） 升麻（五分）

【用法】上锉一剂，水煎，空心服。

【功用】清热燥湿，调血止痢。

【主治】下痢红多。

【加减】如白痢，加吴茱萸（炒）一钱，芩、连用酒炒；赤白痢，加白术、茯苓、陈皮、香附各一钱。

**（9）补益剂**

人参五味散（卷四）

【组成】黄芪（二钱） 人参（三钱） 白术（一钱五分） 白茯苓（三钱） 当归（二钱） 熟地黄（三钱） 桔梗（八分） 地骨皮（三钱） 陈皮（二钱） 前胡（二钱） 柴胡（八分） 五味子（四分） 枳壳（一钱） 桑白皮（三钱） 甘草（八分）

【用法】上锉，生姜、乌梅半个，水煎服加，知母二钱。

【功用】益气养阴，清肺化痰。

【主治】虚劳，潮热，盗汗，咳痰带血等。

天华散（卷五）

【组成】天花粉 生干地黄（各一两） 葛根 麦门冬（去心） 五味子（各五钱） 甘草（二钱半）

【用法】为粗末，每服三钱，加粳米一百粒，水煎服。

【功用】生津止渴。

【主治】消渴。

五仙散（卷七）

【组成】嫩黄芪（蜜水炒） 拣参（去芦） 白术（去芦，炒） 当归（酒洗，各二钱） 甘草（炙，一钱）

【用法】上锉一剂，龙眼五个，莲肉七个，水煎温服。

【功用】益气养血。

【主治】妇人虚劳，血气脾胃虚损之极，发热，痰嗽喘急，肉消肢困，盗汗神疲，或大便稀溏，腹中积块，疟母癥瘕，面黄肌瘦。

【加减】有热，加地骨皮、知母；嗽，加五味子、桑白皮；痰，加贝母、半夏；

渴，加五味子、麦门冬；吐血，加生地黄、犀角、玄参、茅根汁；血虚，加熟地黄、白芍药。

安胎饮 （卷七）

【组成】当归身（酒洗，一钱）　川芎（八分）　白芍（酒炒，一钱）　黄芩（一钱五分）　白术（去芦，炒，二钱）　砂仁（微炒，二钱）　陈皮（一钱）苏梗（八分）　甘草（四分）　熟地黄（酒蒸，一钱）

【用法】锉为末，水煎温服。

【功用】益气养血，清热安胎。

【主治】妇人怀孕，气血虚弱，不能荣养，数月而坠。

【加减】下血不止，加蒲黄（炒）、阿胶（炒）各一钱；腹痛，加香附（醋炒）、枳壳（麸炒）各一钱。

青云独步丹 （卷六）

【组成】赤白首乌（共一斤，黑豆三升半煮，拌浸何首乌一昼夜，去汁后将豆拌首乌木甑蒸浸五次）　当归身（酒洗，三两）　赤茯苓（半斤，用牛乳浸过煮干）白茯苓（半斤，用人乳浸过煮干）　补骨脂（盐酒炒，四两）　甘杞子（酒浸，焙，三两）　菟丝子（酒浸，蒸，捣饼，焙干，半斤）　怀牛膝（甘草水泡，四两）　怀生地黄（酒浸，入砂仁三钱，同蒸干为末）　真没药（一两五钱，去砂）

【用法】忌铁器，晒干为末，炼蜜为丸，如梧子大，每服三十丸，空心酒下，午间姜汤下，临卧盐汤下。

【功用】补肝肾，乌须发。

【主治】须发早白或年老体弱者。

**（10）安神剂**

养血清心汤 （卷五）

【组成】人参　白术（去芦）　远志（去心）　酸枣仁（炒）　川芎（各一钱）　生地黄（一钱）　石菖蒲（一钱）　当归（一钱五分）　甘草（五分）麦门冬（去心，一钱五分）

【用法】锉一剂，水煎服。

【功用】益气养血，清心安神。

【主治】心血不足，癫狂喜笑无常。

**（11）固涩剂**

宁神固精丸 （卷五）

【组成】知母（炒）　黄柏（酒炒，各一两）　牡蛎（煅）　龙骨（煅）　芡

实　莲蕊　茯苓　远志（去心）　山萸肉（各三钱）

【用法】为末，煮山药糊为丸，如梧桐子大，朱砂为衣，每服五十丸，空心时用温开水送下。

【功用】补肾固精，养心安神。

【主治】心神不安，肾虚自泄精。

**（12）外用剂**

合口收功散（卷九）

【组成】血竭（一钱）　乳香　没药　轻粉　龙骨（各一钱五分）　赤石脂（二钱）　朱砂　海螵蛸（各五分）

【用法】共为细末，撒在疮口。

【功用】解毒收湿，敛疮生肌。

【主治】痈疽发背溃烂，不生肌肉。

红棉散（卷六）

【组成】枯白矾（五分）　干胭脂粉（二分半）　麝香（少许）　冰片（一分）　熟炉甘石（五分）

【用法】为末，先以棉杖子拭干脓水，另将鹅翎管子送药入耳底。

【功用】燥湿消肿，散结止痛。

【主治】聤耳及耳内生疮，流脓水。

## 三、临床运用

### 1. 消渴

"消渴者，口常渴也。"《寿世保元·卷五》专设"消渴"一篇，论述此疾，对消渴病的病因病机、临床症状、辨治方药、预后调摄、病案举例等，都给出了独到的见解。龚氏临证遵古而不拘泥，方多良效，并说明剂型的选择，对后世医家治疗消渴具有重要的意义。

**（1）消渴的理论阐述**

《寿世保元》"消渴"篇云："夫消渴者，由壮盛之年，不自保养，任情纵欲，饮酒无度，喜食脍炙，或服丹石，遂使肾水枯竭，心火燔炽，三焦猛烈，五脏干燥，由是渴利生焉。"可见龚氏认为消渴病因包括过食肥甘厚味、饮酒过度、劳欲纵情以及服用丹石之品，其病机总由肾水枯竭，虚火内生，则火因水竭益烈，水因火烈而益干，终致三焦火盛，五脏干燥，发为消渴。

《寿世保元》在论述消渴时，主要将其分为消渴、消中、消肾三类。另外，其提出了三种特殊类型的消渴，如原文云："烦渴、燥渴、强中三证者，烦渴也，多渴而利；燥渴者，由热中所作，但饮食皆作小便，自利而渴，令人虚极短气；强中者，阳具不交，而精溢自出。"烦渴、燥渴、强中三症，皆为消渴病程中的三个时期，烦渴者，阴虚内热；燥渴者，热邪炽盛；强中者，肾精枯竭。亦表明消渴病机总与肾虚、内热有关。

### （2）消渴的辨治方药

1）内热偏盛之消渴：龚氏治疗消渴，属内热偏盛，灼伤津液者，载方数量较多，如养血清火汤、玉泉丸、天花散和一首无名方。养血清火汤，治"阴虚火盛，烦渴，引饮无度"，当归、川芎、白芍、生地黄、麦冬养血滋阴；天花粉、知母、黄连、黄柏泻火除烦，滋阴润燥；乌梅敛肺生津止渴；石莲肉养心益肾补脾；薄荷辛凉，疏散风热；炙甘草调和诸药。诸药合用，共奏养血清火、生津止渴之功。正所谓"汤者，荡也，去大病用之"，故治疗阴虚火盛之消渴，取效甚佳。

玉泉丸、天花散，二方亦治内热消渴，玉泉丸（人参、黄芪、白茯苓、干姜、麦冬、乌梅肉、甘草、天花粉），药用为丸剂，因病不能速去，取其舒缓，遂旋成功，故当长期服用，方药中加入人参、黄芪、白茯苓三味，益气补虚，扶助正气；而天花散（天花粉、生地黄、麦门冬、五味子、葛粉、甘草），药用为散剂，散着散也，去急病用之，故治疗热邪较甚之消渴，方中天花粉清热泻火，生津止渴，葛粉解热除烦，生津止渴，生地黄、麦冬、五味子皆为养阴生津之品，甘草清热解毒，调和诸药。全方一派清热生津之品，以散剂服之，速去其热，标本兼顾。

另一无名膏方用黄连、麦冬、牛乳、生地黄汁、生藕汁（各等分），治"消渴，引饮无度，脉实是也"。其中牛乳性凉，养血生津润燥，生藕汁清热生津除烦，黄连、麦冬、生地黄清热滋阴凉血，共奏阴清热、生津润燥之功。方后附"上二味熬汁去渣，入和牛乳二汁，佐姜和蜜为膏，徐徐于舌上，以白汤些少送下。或将前二味药和汁为丸，如梧桐子大，每服五十丸，白汤送下，一日进十次"，此方或为膏剂，或为丸剂，皆为久病之用，可长期调服。

2）肾水亏乏之消渴：龚氏治疗肾水枯竭，下焦阴火，或肾水不足，虚火上炎之消渴，方用八味丸、六味丸或参芪救元汤。原文云："一常人平日口干作渴，因饮酒、食炙煿、补剂、房劳。凡若此类过多，致令肾水枯竭，不能上制心火，故有此证。"方用八味丸（怀生地黄、山药、牡丹皮、泽泻、山茱萸、肉桂、白茯苓、五味子），清泄相火，补益肾精。"五更时，淡盐汤送下，温酒亦可"，增强补肾之功，或助行药势。

又如六味丸，治消渴"晡热内热，不时而热，作渴痰唾，小便频数，而口舌生疮者"，乃因肾水亏乏，下焦阴火所致，六味丸方用怀生地黄、山茱萸、怀山药、白茯苓、牡丹皮、泽泻；若症见"发热作渴，口舌生疮，或牙龈溃蚀，咽喉作痛，或形体憔悴，寝汗发热，五脏齐损"，因肾水不足，虚火上炎所致，方以六味丸加肉桂一两，五味子四两。

治"肾水枯竭，不能运上，作消渴，恐生痈疽"，方用参芪救元汤（黄芪、人参、炙甘草、麦门冬、五味子），共成补气养阴、托毒生肌之功。"水煎，入朱砂少许，不拘时服"。

3）三消通治方：凡消渴，无论上中下消，皆可治之，包括天池膏和生地黄膏，均有益气养阴、清热生津之功。

天池膏，方用天花粉、黄连、人参、知母、白术、五味子、麦门冬、藕汁、怀生地黄汁、人乳、牛乳、生姜汁，"治三消如神"。生地黄膏，制法："生地黄，洗切研细，以新水一碗调开，用冬蜜一碗，煎至半，取出，入人参五钱，白茯苓（去皮）一两……夏月可加五味子、麦门冬。"，治"消渴病通用"。

**（3）消渴的预后、调摄**

关于消渴病之预后，龚氏认为："消渴之脉，数大者活，虚小病深厄难脱。"其又言："大抵脉大者，易治；细小者，难医也。"此二论实则一也，皆言消渴病之脉象，数大者，表示热象较重，尚未伤及肾精根本，预后尚可；脉象虚而细小者，肾精枯竭之象，病深难治。而消渴病之调摄，原文云："凡消渴之人，常防患痈疽。所怕者，一饮酒，二房劳，咸食及面，俱宜忌之。"即认为为饮酒、房劳、咸食及面，俱为消渴病人应当禁忌，其中节制饮食，具有基础治疗的重要作用。

**（4）消渴病案举例**

一人形体魁伟，冬日饮水，自喜壮实。余曰，此阳虚也。不信。一日，口舌生疮，或用寒凉之剂，肢体倦息，发热恶寒，以六味丸、补中益气汤而愈。

一人不时发热，日饮冷水数碗，寒药二剂，热渴益甚，形体日瘦，尺脉洪大而数，时或无力。王太仆曰：热之不热，责其无火，寒之不寒，责其无水。又云：倏热往来，是无火也，时作时止，是无水也。法当补肾，用加减八味丸，不月而愈。

**2. 耳鸣耳聋**

耳鸣，即自觉耳内鸣响；耳聋，即指听力减退。因二者病机相通，历代医家多视二者为同一疾病，可不同程度地影响人们生活质量，为耳科常见疾病。《寿世保元·卷六》专设"耳病"一篇，辨治耳病包括耳鸣、耳聋、聤耳、耳痛，尤以耳鸣、耳聋疾病论述最详，涉及脉理、病因病机、治法及有效方剂，重视局部用药，内外治相结合。以下根据"耳病"篇内容将有关耳鸣耳聋的脉理、分类、内治、外治法等进行梳理，以飨读者。

**（1）耳鸣耳聋脉理**

龚氏辨治耳病，重视脉诊。"耳病"篇载："两寸脉浮洪上鱼为溢，两尺脉短而微，或大而数，皆属阴虚，法当补阴抑阳。左寸洪数，心火上炎。两尺脉洪者，或数者，相火上炎，其人必遗精，梦交，两耳蝉鸣或聋。"根据中医脉诊理论，寸、关、尺三部之脉，分别对应上焦、中焦、下焦，其中左手三部分别代表心、肝、肾，右手三部分别代表肺、脾、命门。由此可知，耳鸣耳聋的疾患，常与阴虚火旺、心火上炎、相火上炎有关。因此对于火邪壅盛或虚火上炎所致的耳疾，常采用清热解毒开窍或滋阴降火利窍之法。

自《内经》以来，"肾主耳"之观点一直为后世医家认同，"肾气通于耳，肾和则耳能闻五音矣。"龚氏论述耳鸣耳聋，遵《内经》之旨，其言："耳者属肾，而开窍于少阳之部，通会于手三阳之间，坎离交则聚气以司聪以善听也，关于肾而贯于脑。《内经》曰：五脏不和，则九窍不通。其耳鸣耳痒耳聋者，皆属肾虚，水不上流，清气不升所致也，从补益门治之。"龚氏认为，耳为肾之官，若水火既济，精气得聚以充耳窍，则耳聪善听。耳鸣耳聋耳痒，皆与肾虚有关，故当予以补益之法，使肾精充足，清气上升，耳窍得养。另外，耳窍开窍于少阳所在部位，故耳鸣耳聋亦与肝胆火盛密切相关。

**（2）耳鸣耳聋分类**

《寿世保元》云述耳鸣耳聋分类，较为详细，包括劳聋、气聋、风聋、虚聋、毒聋、久聋、耳鸣，并逐一阐述其具体病机及症状，以便透彻理解。如原文云："劳聋者，劳火鼓其听户也；气聋者，经气塞滞于听户也；风聋者，耳热闭其听户也；虚聋者，气血虚耗而神不用也；毒聋者，脓血障碍，妨于听户也。"可见龚氏分述耳聋，以虚实为纲，气聋、风聋、毒聋病机分别为经气壅滞、风热侵袭、脓血阻滞，均属实证。虚聋，因气血虚耗，脉络空虚，耳窍失于荣养所致，属虚证。而劳聋，乃因肾虚作劳，精不上承，浮火扰窍所致，属虚实夹杂。

耳鸣耳聋，根据发病新久，又可分为暴聋和久聋。暴聋，是因脏腑失调，气血瘀滞，或邪毒壅盛，上犯耳窍所致，多属实证，如《素问·厥论》云："少阳之厥，则暴聋，颊肿而热。"是言足少阳胆经火热性厥逆证可致突发耳聋。《寿世保元》"耳病"篇中，虽未明载暴聋，而与之相对的久聋则有论述，"久聋者，病非一日，邪气壅塞也"，即言久聋病程较长，其本必虚，故久聋多属虚证。而"凡有是聋者，势必耳鸣，故总系其耳鸣也"，指出耳鸣与耳聋的关系，耳鸣可伴有耳聋，耳聋亦可由耳鸣发展而来，二者在病理上相互影响。

**（3）耳鸣耳聋内治法**

1）火热上攻，蒸灼耳窍：耳为清窍，居于清阳之首，以通为用，火热上攻，蒸灼耳窍，是引起耳鸣耳聋的常见病机。《寿世保元》中将火热之邪所致耳鸣耳聋，分为虚实论治，实者所致耳鸣耳聋包括痰火炽盛、少阳火盛，虚者包括虚火妄动、阴虚火动之证。

关于痰火炽盛之耳鸣，原文云："虚火上升，痰气郁于耳中，或闭或鸣，痰火炽盛，或忧郁痞满，咽喉不利，烦躁不宁"，方用通明利气汤。方用黄芩、黄连、黄柏、栀子仁，清热泻火；生地黄、玄参，凉血解毒；苍术、白术、贝母，健脾燥湿化痰；陈皮、川芎、香附、木香、槟榔，疏肝理气和血；炙甘草调和诸药；竹沥同服，增强清热化痰之功。诸药合用，共成清火化痰之功。关于少阳火热之耳鸣，"人因怒耳鸣，吐痰作呕，不食，寒热胁痛，用小柴胡合四物，加山栀、茯苓、陈皮而瘥"。方用小柴胡汤清泄肝胆，疏解郁气；四物汤补血活血；山栀清泻三焦之火；茯苓、陈皮理气健脾除湿，防木旺而克伐脾土。诸药合用，共奏清泄少阳之功。

虚证者，因虚火偏旺，蒸灼清窍，引起耳鸣耳聋。治耳鸣"因虚火妄动，心神不宁"，以益气汤加减。方用半夏、天麻、白术、陈皮、茯苓健脾祛湿，化痰利窍；竹茹、黄柏、黄连清热除烦；柴胡、蔓荆子、川芎、细辛引药上行，疏散郁热，祛风通窍；当归、白芍养血和营；炙甘草调和诸药。诸药合用，共奏散火祛邪之功。治阴虚火动所致耳鸣或聋者，予六味地黄丸加黄柏、知母、石菖蒲、远志，以成滋阴清热、交通心肾、化痰开窍之功。可见，龚廷贤治疗火热之邪所致耳鸣耳聋辨证精确，思路清晰，随证用药，每每获效，足见其临证经验丰富。

2）肾精亏损，耳窍空虚：龚氏辨治肾虚耳鸣耳聋，其着眼点更侧重于肾精亏损方面。如治"思虑烦心而神散，精脱于下，则真阴不上泥丸，而气不聚，故耳鸣耳重听及耳内痒"，方用安神复元汤。药用炙黄芪、人参、当归、麦冬益气滋阴养血；知母、黄连、黄芩、黄柏清热除烦；茯神、酸枣仁、川芎、枸杞子、甘草，取酸枣仁汤之意，养血安神；柴胡、升麻、防风、蔓荆子引药上行，疏达肝气。又如治疗肾虚耳鸣耳聋，方用千金补肾丸（当归、白芍、怀熟地黄、黄芪、人参、茯神、酒山茱萸、牡丹皮、泽泻、酒菟丝子、石斛、蛇床子、肉苁蓉、干姜、桂心、炮大附子、巴戟、远志、细辛、甘草、石菖蒲、防风、羊肾），所选药物多入肾经，以补肾固元、利窍聪耳为治。

耳鸣如蝉，多属血虚不荣耳窍，服四物汤补血荣窍；若耳鸣益甚，乃元气虚损之证，"五更服六味丸，食前服补中益气汤，顿愈"，意即凌晨五点服六味丸，滋阴补肾，饭前服补中益气汤，升阳举陷；若血虚有火，用八珍汤加山栀、柴胡，补血清热；气虚兼火，以四君子汤加山栀、柴胡，健脾益气而清热；"若因怒即聋或鸣，实用小柴胡加芎、归、山栀，虚用补中益气汤加山栀。午前甚，用四物加白术、茯苓。久用补中益气。午后甚，用地黄丸。"可见龚氏治疗肾虚耳鸣耳聋，立足于肾精亏损立法遣方，淋漓透彻。

### （4）耳鸣耳聋外治法

龚氏治疗耳鸣耳聋亦注重外治，通过塞药法、灸法，将药物直接作用于耳部，具有吸收快、见效速、方法简便等优点。绝大多数是经验简便的小方奇术，切合临床。以塞药法治耳聋，如以"蚯蚓去土，阴干为末七分，麝香三分，用葱切寸许，塞药于内。左聋塞右耳，右聋塞左耳，左右俱聋，两耳俱塞，即效"，治疗"或因病因气，及感风邪而聋者"，并且强调"若年老而聋者，不治"。又如以通灵丹塞耳治耳聋，方用安息香、桑螵蛸、阿魏、朱砂、蓖麻子仁、巴豆仁、独蒜，"上为细末，入二仁与蒜同研为丸，如枣核大，每用一丸，绵裹入耳内，觉微痛即去"。又有"塞药治耳聋殊效"，药用石菖蒲、巴豆、全蝎，"上为末，葱汁为丸，如枣核大，绵裹塞耳，即通"。

以灸法治耳聋，原文云："治耳聋，细辛为末，熔黄蜡为丸，如鼠粪大，绵裹塞耳中，立瘥。又以灸耳前陷中七壮"；"耳中常鸣，生地黄截塞耳，数易之，以瘥为度。一法，以纸裹，灰火中煨之用，良"。

### 3. 饮食养生

《寿世保元》一书，载有"人知饮食所以养生，不知饮食失调亦以害生"之语，可知饮食对于人们养生防病的重要性。书中记载了大量的饮食养生之道，遍布是书各卷，涉及饮食诸多方面，思想上主张顾护脾胃，熟知饮食性味，强调饮食宜忌，谨防饮食致疾，至今仍对人们的日常生活有指导意义，现择其饮食养生内容进行简要论述。

### （1）主张顾护脾胃

《寿世保元·卷一·脾胃论》云："人之一元，三焦之气，五脏六腑之脉，统宗于胃，故人以胃气为本也。凡善调脾胃者，当惜其气，气健则升降不失其度，气弱则稽滞矣。运食者元气也，生血气者饮食也，无时不在，无时不然。"明确指出脾胃为后天之本，气血生化之源，对生命具有支持作用，若脾胃之气健旺，人身之气机升降有序，不失其常，若脾胃之气弱，运行无力，则易稽留成滞。且《寿世保元·卷二·内伤》云："脾胃既虚，四脏俱无生气。"即言脾居中央，禀气于胃，浇灌四旁，为五脏生理活动的中心，若脾胃虚弱，亦会导致其他脏腑功能减弱。

龚氏继承东垣学说思想，重视顾护脾胃，其在《寿世保元·卷一·脾胃论》

云："盖内伤之要，有三致焉。一曰饮食劳倦即伤脾……二曰思欲而伤脾……三曰饮食自倍，肠胃乃伤者……此内伤之由如此，而求本之治，宜养心健脾疏肝为要也。"指出内伤疾病皆由脾胃功能受伤所致，而其治疗应从养心、健脾、疏肝三个方面入手，因"心气和则脾土荣昌"，"疏肝则胃气畅矣"。且《寿世保元·卷二·内伤》云："故东垣先生著脾胃内外伤等论，谆谆然皆以固脾胃为本，所制补中益气，又冠诸方之首，观其立方本旨可知矣，故曰补肾不若补脾。"龚氏赞同东垣之论，认为应当以固脾胃为本，补肾不若补脾，脾健以资生化，饮食既充，精血自旺，脾获补而肾受益。

**（2）熟知食物性味**

《寿世保元·卷一·本草·药性歌括》中记载了日常食物数十种，包括水产类、兽肉类、家禽类、果蔬类、粮食类、酿造加工类等。水产类，如螃蟹、鲤鱼、鲫鱼、鳝鱼、鳖肉、鳗鲡等，认为鱼类多具有祛湿利水之功，鲤鱼长于下气，鲫鱼偏于肠胃，鳝鱼偏于祛风，鳗鱼偏治前后二阴疾患，螃蟹味咸，可散血解结，除胸烦热，鳖肉性冷，凉血补阴。兽肉类，如牛肉、猪肉、羊肉、马肉、兔肉、驴肉等，肉类均能补虚，牛肉可补脾胃，猪肉多食虚肥，羊肉开胃补肾，马肉堪强腰脊，兔肉止渴健脾，驴肉微寒，安心解烦。

家禽类，如雄鸡、鸭肉、白鹅肉、白鸽肉等，均有补益之功。雄鸡味甘，补虚温中，易动风助火；鸭肉微寒，可利水消肿，退惊痫热；白鹅肉，补力壮而易发疮毒；白鸽肉性平，能解诸药毒，除疥疮。果蔬类，如芡实、莲子、藕、龙眼、柿子、梨等。其中芡实、石莲子皆能补肾益精；藕、梨皆能解酒清热止渴；龙眼味甘，补脾益智；柿子气寒，润心肺，止咳化痰。粮食类，如陈仓米调和脾胃、止泻痢；绿豆气寒，解百毒，二者皆能止渴除烦。酿造加工类，如酒，可通血脉；醋，消肿毒，癥瘕可去；浆水，除烦消食；砂糖、饴糖润肺和中，但易助湿热，生中满；人乳味甘，补阴益阳；淡豆豉，除胸中懊憹；食盐涌吐痰涎等。

**（3）强调饮食宜忌**

《寿世保元·卷二·饮食》篇，对饮食的宜忌做出了非常详尽的论述，其言饮食宜温，食后宜动，又不可大动，饮食应当有规律、有节制，适时适量。这些认识，对于现代生活亦非常适用。如原文云："凡以饮食，无论四时，常令温暖，夏月伏阴在内，暖食尤宜。"即言饮食不论四季，皆应温食。暑热之夏月，阴气伏藏于内，若饮食过冷，更易损伤脾胃，造成夏季暑湿泄泻、胃肠型感冒的疾病。如《寿世保元·卷二·中暑》篇所述："其有过食瓜果，好饮梅浆冷水，吞泉嗽水，及爱食凉汤生蔬，此伤暑于肠胃，或为霍乱等症。"故炎热夏月，暖食尤宜。

"饮食"篇亦记载了许多食后需要注意的事项,如"养生之道,不欲食后便卧,及终日稳坐,皆能凝结气血,久即损寿。食后,常以手摩腹数百遍,仰面呵气数百口,趑趄缓行数百步,谓之消化",即言食后应当适度活动,促进血液循环,加快胃肠蠕动。又言:"食饱不得速步走马,登高涉险,恐气满而激,致伤脏腑。不欲夜食,脾好音声,闻声即动而磨食,日入之后,万响俱绝,脾乃不磨,食之即不易消,不消即损胃。"即言食后不可运动过量,影响脏腑功能,导致胃肠疾病如阑尾炎、腹痛等发生;不宜夜间饮食,入夜之后,非脾所主,导致宿食停滞,损伤脾胃,且易致肥胖。"不欲极饥而食,食不可过饱。不欲极渴而饮,饮不可过多。食过多,则结积。饮过多,则成痰癖。"即要求人们饮食适时、适量,不能过饥、过渴时进食、饮水。

### (4)谨防饮食致疾

在日常生活中,因饮食不慎,损伤脾胃而导致疾病发生,可谓非常普遍。若能知其病因,提早预防,谨慎饮食,则可避免许多不必要的疾病发生,减少疼痛损伤。龚氏在《寿世保元·卷一·五脏六腑脉病虚实》篇明确指出:病在肝,"禁当风",因风气通于肝,禁食令人动风的食物,如雄鸡肉,动风助火,风人不宜食;病在心,"禁温衣热食",因热亦扰动心神,且汗为心之液,热多汗出伤心;病在脾,"禁温食饱食、湿地濡衣",因饱食,脾虚不能运化,且脾性喜燥恶湿,湿地濡衣困脾,则有碍脾气生发;病在肺,"禁寒衣、寒饮食",因形寒饮冷易伤肺,寒盛有碍肺卫阳气运行;病在肾,"无犯尘垢,无衣炙衣",此因肾性恶燥,不欲温燥。

因饮食失宜,导致疾病,如《寿世保元·卷九·痈疽》篇云:"夫痈疽疮疖者,皆由气血不利,喜怒不时,饮食不节,寒暑不调,使五脏六腑之气,怫郁于内,以致阴阳乖错,气血凝滞而发也。……夫此疾多生于膏粱富贵之人,以其平昔所食肥腻炙爆,安坐不劳,嗜欲无节。"指出痈疽发作多因长期饮食肥甘厚腻,故平素即勿恣于口食,引以为戒。又如《寿世保元·卷二·中风》篇云:"食厥者,过于饮食,胃气自伤,不能运化,故昏冒也。"明确指出暴饮暴食,可致食厥。《寿世保元·卷二·中湿》篇云:"发热而身色似熏黄也……多食生冷湿面,酒后多饮冷水,类能致之。"即言饮食生冷湿面,酒后多饮冷水可致黄疸。《寿世保元·卷二·饮食·嗜酒丧身》篇云:"古云,饮酒无量,不及乱,此言信矣。饮者未尝得于和气血,抑且有伤脾胃,伤于形,乱于性,颠倒是非,皆此物也。早酒伤胃,宿酒伤脾,为呕吐痰沫,醉后入房,以竭其精,令人死亦不知。"此则告诫世人饮酒过度危害极大,轻者颠倒是非,伤胃、伤脾,呕吐痰沫,重者殒竭其精，令人死不知。

此外，在一些疾病的治疗期间，亦应注意饮食调摄。如治疗瘿病之消瘿汤，"忌甘草、虾、鱼、猪肉、五辛、诸毒等物"，瘿病多由情志失于调摄，气血凝结于皮肉之中，虾甘温助热，鱼黏腻生湿，五辛助热，会阻碍气血的运行，故当忌之。又如治肠风下血之槐角丸，"忌生冷、烧酒、蒜、毒等物"，因此类食物皆可刺激肠道，加重出血。不仅如此，《寿世保元》中亦载有许多食疗方剂，如《寿世保元·卷三·水肿》篇载治水肿的补遗方，"一方用鲤鱼一尾，重一斤，和葱白、冬瓜煮食之"，功专利水消肿，为人们所熟知。

**4. 老年养生**

《寿世保元》一书，书名意为保得人身之元神、元气，从而都能达到"仁寿之域"，乃龚氏晚年力作。而龚氏本人除医术精湛、著述颇丰外，更是一位名副其实的养生大家，寿至九十有七，可谓高龄。该书针对老年人养生防病方面论述颇多，阐述衰老机制，设立老年病证专方专药，整理却病延年良方等，为现代中医防治老年病提供了丰富的理论和实践经验。

**（1）阐述衰老机制**

人体脏腑功能，随年龄增长逐渐减退，出现衰老现象，本为生命自然规律，但若衰老提前或过快，则属病理现象。对于衰老机理的阐述，《寿世保元·卷四·老人·保生杂志》篇云："元气者，肾间动气也，右肾为命门，精神之所合，爱惜保重，则荣卫周流，神气充足。"认为"肾间动气"为先天之本，性命之根，对维持人体正常生长、发育，抵御外邪方面发挥着至关重要的作用。《寿世保元·卷一·脏腑论》云："气血化精，统之于肾，精生神，统之于心，精藏二肾之间，谓之命门。神藏于心之中窍，为人之元气。"认为衰老是肾中元阳亏虚，阳损及阴，导致真阴真阳虚衰，渐进发展而成的。

而最易耗伤肾中元气者，龚氏认为莫过于"欲"，正如《寿世保元·卷四·老人·保生杂志》引抱朴子之论，曰："况欲乎，欲而强，元精去，元神离，元气散，戒之。"此"欲"，则包括有贪色、贪财、贪食。《寿世保元·卷四·老人》篇云："年高之人，阴虚筋骨柔弱无力，面无光泽，或暗淡，食少痰多，或喘或咳，或便溺数涩，阳痿，足膝无力者……形体瘦弱无力，多因肾气久虚，憔悴盗汗，发热作渴"，描述了年高之人，肾气久虚之后，所呈现出筋骨柔弱无力、面无光泽、食欲低下、或喘或咳或尿多等老年特征。

**（2）设立老年病证专方专药**

进入老年期后，正气不足，脏气渐衰，体质偏弱，故而表现为易患疾病，且病程较长，病种复杂，恢复较慢等特点，因而在临证用药时，应充分考虑。《寿世保元》卷二至卷九，论述临床各科病证，在中风、咳嗽、痢疾、泄泻、鼓胀、水肿、发热、消渴、淋证、便秘及月经病等20余种常见病证中设立专方专药，以供老年患者使用。如《寿世保元·卷三》中"泄泻"篇载补脾丸（白术、莲肉、人参、甘草、炒白芍、煨木香、炒山药、陈皮、干姜），方后附"专治老人、弱人脾泄飧泄俱中"；"痢疾"篇载单方人参，"治年老久痢不止，肌瘦如柴，昼夜苦楚，命已垂危，用人参一两，水煎服之，鼻有微汗而苏"；"咳嗽"篇载食疗方（用猪板油、蜂蜜、米糖，上三味，熬化成膏），治"年老人，日久咳嗽，不能卧者，多年不愈"；《寿世保元·卷二·中风恶证》云："若病者虚寒之甚，年过四旬之外者，又当以十全大补汤、斑龙固本丹之类，专治左瘫右痪，年久不愈，大补虚寒之圣药也。"

此外，龚氏在辨病的基础上，根据老年患者多虚、多寒的体质特点，在经方的基础上采取加减用药的方法，如《寿世保元·卷四·补益》篇，在六味地黄丸方后，附言："老人夜多小便，加益智仁，去泽泻，茯苓减半。"同篇又言："老年水火俱亏，宜服八味丸，况老年肾脏真水既虚，邪水乘之而为湿热，以作腰痛足痿，痰唾消渴，便不禁，淋闭等症，非附桂之温散，而能治之乎。"又如《寿世保元·卷四·老人》篇，在八仙长寿丸方后附言"老人下元冷，胞转不得小便，膨急切痛四五日，困笃欲死者，用泽泻，去益智。"龚氏之论，充分考虑老年人的病理生理特点，体现了中医因人制宜的治疗原则，深得中医辨证论治之精髓。

**（3）整理却病延年方**

龚氏在《寿世保元·卷四·补益》篇中，论述了许多延年益寿良方，通过适当服用一些补益药物，以保养性命、防治疾病。正如《寿世保元·卷二·饮食》篇云："善养生者养内，不善养生者养外，养内者以恬脏腑，调顺血脉，使一身之气流行冲和，百病不作。"指出养生者养生的真谛在于养内，重在调整脏腑气血，故可"四时宜制健脾理气补养之药"。而这些补益方药，针对老年疾病多从脾肾入手，所选药物亦多为补脾肾、补气血类，如人参、白术、当归、地黄、山茱萸、茯苓、枸杞子、五味子、麦冬、天冬、远志、酸枣仁、柏子仁、补骨脂、覆盆子、菟丝子、肉苁蓉、黄精、鹿茸、牛膝、杜仲、肉苁蓉、肉桂等。因养生方药需长期服用，故此类方药多制成膏、丸、丹、酒等剂型。

根据其方剂疗效，可分为却病延年和强体延年两类。却病延年类，主要用于治疗各种病证，同时久服可达延年益寿之功，代表方如五仁斑龙胶、坎离丸等。五仁斑龙胶（鹿角、人参、天冬、麦冬、甘枸杞、川牛膝），"专治真阳元精内乏，以致胃气弱，下焦虚惫，及梦泄自汗，头眩，四肢无力。此胶能生精养血，益智宁神，顺畅三焦，培填五脏，补肾精，美颜色，却病延年，乃虚损中之圣药也。"坎离丸（龙骨、远志、白茯神、石菖蒲、龟甲、酸枣仁、当归身、人参、麦冬、天冬、生地黄、熟地黄、山茱萸、川黄柏、五味子、柏子仁、山药、甘枸杞子、知母），"治灯窗读书辛苦，学问易忘，精神昏倦……定神安志，滋阴降火，百病皆治，日诵千言，不忘所记。"

强体延年方药，主要指那些服用后可达到乌发固齿、聪耳明目、增智安神、强壮机体等延年益寿目的的药物，方如补精膏、地黄膏、枸杞膏、长春不老仙丹等。如补精膏（牛髓、胡桃肉、杏仁、人参、山药、红枣），"主壮元阳，益真气，助胃润肺"；地黄膏（大生地黄、麦冬），"能补肾水真阴，填髓固精，生血乌发"；枸杞膏，"能生精补元气，益荣卫，生血，悦颜色，大补诸虚百损，延年益寿"；长春不老仙丹（仙茅、山茱萸、白何首乌、川萆薢、赤何首乌、补骨脂、黄精等三十余味），"治诸虚百损，五劳七伤，滋肾水，养心血……延年益寿，壮阳种子，却病轻身"。其他如食疗方，阳春白雪糕（白茯苓、怀山药、芡实仁、莲肉、陈仓米、糯米、白砂糖），"凡年老之人，当以养元气、健脾胃为主，每日三餐，不可缺此糕也，王道之品，最益老人。"

## 四、后世影响

《寿世保元》，是龚氏全部著作中影响较大、流传较广的一种。该书与《万病回春》相为羽翼，内容亦多相似，惟对中医基础理论的阐述较详，对一些基础理论、望闻问切、临证施治等内容，以歌赋形式总结，使读者便于记忆。

同时，该书十分重视理论与实践相结合，立论精详，选方精审，久经临床验证，实用价值极高，曾是一部曾被内府秘而不示的宫廷养生书籍，后被日本医界奉为圭臬，后世流传较广。

## 五、现存主要版本

明刻本；日本正保二年凤月宗知据明代南雍太学生周文卿光齐堂本影刻本；清嘉庆十七年崇文堂刻本；清光绪三十二年上海图书集成书局铅印本；1926 年上海中原书局石印本；1955 年上海锦章书局石印本。

## ◎ 参考文献

[1] 龚廷贤. 龚廷贤医学全书 [M]. 北京：中国中医药出版社，2015.

［2］李思宏，谢强．旴江名医龚廷贤《寿世保元》喉痹论治思想初探［J］．江西中医药大学学报，2014，（3）：13－15.

［3］王河宝，陈阳，曹征，等．龚廷贤《寿世保元》痰饮病证治特色探析［J］．江西中医药，2016，（11）：5－6.

［4］翁家俊，崔粲，邬远熙，等．《寿世保元》咳嗽论治浅析［J］．江西中医药，2019，（6）：6－8.

［5］张挹芳．《寿世保元》学术思想初探［J］．中医文献杂志，2007，（4）：13－15.

［6］赵海．《寿世保元》中治疗消渴经验［J］．光明中医，2009，（10）：1868－1869.

［7］孟丹，张永臣，贾红玲．龚廷贤《寿世保元》五官疾病辨治特色探微［J］．山东中医药大学学报，2018，（4）：296－299.

［8］周蓝飞，宋济，洪静，等．旴江名医龚廷贤《寿世保元》耳病辨治经验探析［J］．中国中医基础医学杂志，2019，（4）：440－441.

［9］曹征，王珏，黄小英．《寿世保元》饮食养生研究［J］．江西中医药，2018，（12）：5－6.

［10］郭劲松，王凤霞．饮食养生，不忘养内——读《寿世保元》有感［J］．求医问药（下半月），2012，（1）：76.

［11］尹东辉，郭丽娃．《寿世保元》对中医老年医学的贡献［J］．上海中医药杂志，2007，（4）：62－63.

［12］代波，欧之洋．《寿世保元》对老年医学研究的贡献［J］．山西中医，2004，（5）：55－56.

# 《济世全书》（龚廷贤）

## 一、宫廷渊源

### 1. 提要

《济世全书》是明朝名医龚廷贤晚年著作，为其总结性临证心得。龚氏披历心神，"不拾人残唾，不抄人方书"，将平生所见之"奇异古怪之疾，寒暑虚实之症"，择其精简，分门别类，种种备载于该书，他在自序中写道"医经奥旨赖是全备焉"，命名为《济世全书》。

### 2. 著者传记

见《种杏仙方》。

## 二、内容精要

### 1. 各卷概要

全书分乾、坎、艮、震、巽、离、坤、兑八卷，将疾病大致分类，先述其病因病机，后论治法及方药加减。

第 1 卷乾集论述伤寒、中风、瘟疫、伤暑等外感疾病。

第 2 卷坎集论述伤食、郁证、痰饮、咳嗽、哮吼等内伤疾病。

第 3 卷艮集论述诸气、水肿、疝气、大小便秘、脱肛等疾病。

第 4 卷震集论述补益（脉法、老人、痨瘵）、失血、五绝（救自缢死、救水溺死、救产后晕死）。

第 5 卷巽集论述五官疾病及心腹疼痛。

第 6 卷离集论述眩晕、麻木、不寐、妇科、产科等疾病。

第 7 卷坤集论述儿科及痘科疾病。

第 8 卷兑集论述外科疾病，卷末还附有养元辟谷、香茶、沐浴方等。

### 2. 内容精选

#### （1）眩晕病机

夫眩者言其黑，晕者言其转。无痰不能作眩，此痰在上，火在下，火炎上而动其痰。经云，诸风眩晕，皆属于肝木。风则有汗，寒则掣痛，暑则热闷，湿则重滞，此四气乘虚而眩晕也。又或七情郁而生痰，痰因火郁迫气上厥，此七情致虚而眩晕也。淫欲过度，肾家不能纳气归原，使诸气逆奔而上，此气虚而眩晕也。吐衄、崩漏，肝家不能收摄荣气，而使诸血失道妄行，此血虚眩晕也。左手脉数，热多；脉涩而有力，为死血。右手脉实，有痰积；脉大是久病，为气血俱虚，痰浊不降也。（《济世全书·离集》）

按：本段论述眩晕病机。龚氏总结眩晕病机不外乎风寒暑湿乘虚而入致眩；七情郁结化热生痰，痰火上扰致眩；纵欲过度，肾气失收纳，诸气冲上而致眩；吐衄、崩漏亡血失荣，血虚而致眩。临证时可借助脉象判断病机，左手脉数为热象，脉涩而有力为死血，右手脉实为痰积，双手脉大为久病气血俱虚，痰浊上扰之象。

**（2）积聚治疗原则**

丹溪曰：块乃有形之物，气不能成形。痰与食积、死血也，在中为痰饮，在右为为食积，在左为死血。大法：咸以软之，坚以削之，行气开痰为主，不可专用下药，徒损其气，病亦不去，当消积使之溶化，其死血块去须大补。痞块在皮里膜外须用补药，香附开之，兼二陈汤加补气药，先须断厚味。（《济世全书·艮集》）

按：积聚为有形之物，通常为痰、食积及陈旧瘀血，治疗时应遵《内经》之旨，咸以软之，坚以削之，以消为主，不可专用攻伐、泻下之药，徒伤正气，邪亦不去。若去陈旧瘀血，需大补其气，气行则血行。若痞块在皮里膜外亦需用补药，以香附运其气机，二陈加补气药补虚祛痰。调摄上，需断其厚味，以防滋腻脾胃，化生新痰。

**（3）慢惊辨治**

夫慢惊之症，多因乳食不节，损伤脾胃，以致吐泻日久，中气大虚而致发搐。发则无休止时，其身冷面黄，不渴，口鼻中气寒，大小便青白，昏睡露睛，目上视，手足瘛疭，筋脉拘挛。盖脾虚则生风，风盛则筋急，俗名天吊风者，即此候也。盖慢惊属脾土，中气不足之证，治宜中和，甘温补中之剂，宜七味白术散、醒脾散之类。（《济世全书·坤集》）

按：慢惊风多出现于小儿乳食不节，损伤脾胃，或久病中虚，或大病之后，以抽风、形瘦、腹泻等为主要证候。慢惊风发作无休止时，患儿多身冷面黑，不渴，呼气寒，大小便清稀，昏睡露睛，时有抽搐。龚氏认为慢惊风病机为中气不足，脾虚生风，风盛而筋急，治疗应以甘温补中为法，方用七味白术散、醒脾散之类。

**（4）调经**

论曰：经者，常候也。谓候其一身之阴阳，愆伏知其安危，故每月一至，太过不及皆为不调。阳太过则先期而至，阴不及则后时而来，其有乍多乍少，断绝不行，崩漏不止，皆有阴阳衰盛所致。盖先期而至者，血热也。有因脾经血燥，加味逍遥散；有因脾经郁火，归脾汤；有因肝经怒火，加味小柴胡汤；有因血分有热，加味四物汤；有因劳役动，补中益气汤。后期而至者，血虚也。有因脾经血虚，人参养荣汤；有因肝经血少，六味地黄丸；有因气虚血弱，八珍汤。（《济世全书·离集》）

按：月经如期而至为常候也，月经之周期、颜色、经量可反映妇人一身之阴阳变化，太过不及皆为不调。月经先期而至为阳盛有余，病机多为脾经血燥、脾经郁火、肝经怒火、血分有热、劳役太过；月经愆期多为血虚，病机多为脾经血弱、肝经血少、气虚血弱。治疗时需根据其病机对证遣方。

**3. 传世名方**

**（1）祛暑剂**

*春泽汤（卷一）*

【组成】猪苓（二两）　泽泻（三钱）　白术（二钱）　茯苓（二钱）　肉桂（一钱）　人参（一钱）　柴胡（一钱）　麦门冬（一钱半）

【用法】上锉，每服七钱，灯心二十根，煎服。渴甚，去桂，加五味子、黄连各二钱。此方去人参、柴胡、麦门冬，即五苓散。

【功用】发暑除热止渴。

【主治】治伏暑发热，烦渴引饮，小便不利，兼治伤寒阴阳不分，疑似之间，最宜服之。

**（2）祛湿剂**

*渗湿汤（卷一）*

【组成】人参（一钱）　白术（去油、芦，炒，三钱）　白茯苓（五分）　白芍（酒炒，一钱）　干姜（炮，一钱）　桂枝（五分）　大附子（炮，去皮，三分）　炙甘草（五分）

【用法】姜、枣煎服。

【功用】健脾温阳祛湿。

【主治】治坐卧湿地，或为雨露所袭，身重脚弱，关节疼痛，发热恶寒，或多汗恶风，或小便不利，大便溏泻。

**（3）和解剂**

*连附六一汤（卷五）*

【组成】黄连（六钱）　大附子（炮，去皮、脐，一钱）

【用法】上锉，作一服，生姜三片，枣一枚，水煎，稍热服。

【功用】调和寒热，理气止痛。

【主治】治胃脘痛甚，诸药不效者。

**（4）调经剂**

调经大补汤（卷六）

【组成】黄芪（四分）　人参（三分）　白术（去芦，四分）　当归（六分）　川芎（五分）　白芍（酒炒，六分）　熟地黄（五分）　陈皮（四分）　砂仁（三分）　香附（六分）　阿胶（炒，三分）　白茯苓（四分）　沉香（另研，三分）　小茴香（三分）　玄胡索（四分）　吴茱萸（三分）　黄芩（酒炒，四分）　粉草（二分）

【用法】上作一剂，水煎温服。

【功用】补养气血，调经止带。

【主治】治妇人血海虚冷，经脉不调，或时心腹疼痛，或下白带如鱼脑髓或似米泔，不分信期，每月淋沥不止，肌肉消瘦，面色萎黄，四肢无力，头目昏眩。此乃气血大虚，宜服此方。

## 三、临床运用

### 1. 内科

**（1）怔忡、惊悸**

"夫怔忡者，心胸躁动谓之怔忡，此心血不足也。多因富贵戚戚，贫贱不遂所愿而成。惊悸者，即动悸也，动之为病惕然，而惊悸之为病心下怯怯，如人所捕，皆心虚胆怯之所致也。"龚氏认为怔忡为心中躁动，不得安宁，由于思虑过度耗伤心血所致；惊悸为心下怯怯，恐人将捕，其病机为心胆气虚，心神失养。二者在治疗上，以清火安神、补养心气、养血安神为主。

元气虚惫，精神恍惚，心思昏愦，健忘怔忡者，以大补心气、宁心安神为法，方用宁神定志丸，方中以人参补心气，白茯苓、远志、柏子仁宁心安神，酸枣仁补血安神，黄连清火，朱砂引药入心经，诸药共奏养心宁心之功。

"惊悸，健忘，怔忡，失志不寐，心风，皆是胆涎沃心，以致心气不足。若用凉剂太过则心火愈微，痰涎愈盛而病益深，宜理痰气。"心气不足，胆虚生痰扰心者，以惊悸、健忘、怔忡、不寐等症状多见，治疗时若寒凉药物太过，则心火愈折而痰涎愈盛，故治疗时应以理气化痰为主。

**（2）水肿**

"通身皮肤光肿如泡，手按成窝，举手即满者，是因脾虚不能制水，久渍妄行故也。"龚氏认为，脾主运化，治疗水肿法当补脾，使脾气得实则水自健运，切不可下。祛除水肿应遵仲景之法，腰以上肿宜发汗，腰以下肿宜利小便。阳水者脉浮数，阴水者脉沉迟。治之初起实证及壮盛之人，宜先服木香流气饮行水祛实邪。若久病虚弱者，不须服流气饮，应服行湿补气养血汤及健脾丸、肾气丸之类，扶正祛邪，兼而进之，乃收全效。

**2. 儿科**

**（1）伤食**

"小儿宿食不消者，脾胃冷故也。"龚氏认为，小儿乳哺饮食取冷过度，冷气积于脾胃，运化失职，易形成食积，久而伤食。胃为水谷之海，脾气磨而消之，胃气和调则乳哺消化。若小儿伤于生冷，宿食不消，会出现腹痛胀满、面色黄、目无精彩，或白晴多，及多睡畏食、大便酸臭等症状，当消食化积，补益脾土，宜万亿丸主之，消食散、白术散皆可用之。

除用药之外，龚氏亦总结出食疗治疗小儿伤食之法。如"治小儿肚大腹胀，江南做酒小曲一个，为末入鸡子内，盐少许，蒸熟食之立消"，又如"治小儿肚腹胀大瘦弱，用荸荠食之，立时打下虫即消"。

**（2）疳疾**

疳疾，为小儿脾胃虚弱，运化失常，久而致干枯羸瘦的疾患。临床以面黄肌瘦、头皮光急、毛发稀疏枯焦、腮缩鼻干、唇白睑烂、脊耸体黄、咬甲斗牙、嗜异、腹部膨隆、精神萎靡等为特征。"夫小儿疳积，皆因恣食甘肥，与服瓜果生冷，及一切烹饪调和之味，朝餐暮食，渐成积滞胶固，以致身热体瘦，面色萎黄，或肚大青筋，虫痛泻利，而诸疳之症作矣。"龚氏认为，小儿疳积病因为恣食肥甘厚味、瓜果生冷，脾土难以克化，久而形成顽痰积滞，胶固于脾土，阻碍水谷精微的运化，使小儿身热体瘦，面色萎黄，肚腹膨大，青筋暴出，腹痛泄泻。初起多为肥热疳证，久而脾土愈虚，演变为瘦冷疳。

治小儿疳疾，身热面黄，肚大青筋，瘦弱，多用消疳饮，方中人参、白术、茯苓健脾，黄连、神曲消积，陈皮化痰，青皮、砂仁行脾气。治小儿魃病虚羸，面黄肌瘦，体热，用养真益元膏，方中人参、白术、茯苓、山药补益脾土，陈皮、山楂化痰消积，麦门冬养阴，兼补兼消，养真益元。

**3. 养生调摄**

龚氏在卷末记录了养生膏方、沐浴方、香饼、酿酒方等，于养生、防病皆有裨益。

如沐浴方，以防风、荆芥、细辛、当归、羌活、独活、皂角、藿香等煎汤沐浴，能令人香肌，去风癣。如桂花饼，以孩儿茶（五钱）、诃子（七个）、桂花（一两）、甘草（五分）为末，桂花水调之为饼，每嚼一饼，以滚水送服，能清痰降火，止嗽生津。又如鲁府秘传三仙延寿酒，以好上等堆花烧酒一坛，入龙眼一斤，桂花四两，白糖八两，封固，经年愈久愈佳，其味清美香甜，每随量饮，不可过醉，能安神定智，宁心悦颜，香口却疾。

## 四、后世影响

《济世全书》为龚氏的临床经验总结，是其临床思想的高度体现，其中对内、外、妇、儿各科临床疾病均有论述，在养生、辟谷、延年、美容等方面亦有所造诣，不仅在国内影响深远，亦流传海外，被日本医界奉为圭臬。

## 五、现存主要版本

明刻本；日本宽永十三年丙子（1636 年）村上平乐寺重刻明万历万卷楼存义堂本；1996 年中国科学技术出版社影印本。

◎ 参考文献

[1] 龚廷贤. 龚廷贤医学全书 [M]. 北京：中国中医药出版社，2015.

[2] 孙晓霞，杨帆，席鹏飞，等. 龚廷贤关于肿瘤的治则治法探析 [J]. 天津中医药，2014，31（6）：350 - 352.

[3] 万少菊. 医林状元龚廷贤 [J]. 江西中医药，2001，(3)：1 - 2.

# 《医宗金鉴》(吴谦)

## 一、宫廷渊源

### 1. 提要

《御纂医宗金鉴》简称《医宗金鉴》，约成书于 1742 年。该书是清代乾隆年间由御医吴谦、刘裕铎等奉政府之命编辑的一部医学教科书。书中内容极为丰富，采集了上自春秋战国，下至明清的历代名著之精义，"分门聚类，删其驳杂，采其精粹，发其余蕴，补其未备"，"酌古以准今，芟繁而摘要"，可谓集前人之医学精粹，汇中医之百科全书。其内容包括内、外、妇、儿、针灸、伤科、眼科等临床各科，还有诊断和方剂学等基础理论的内容。书中图、说、方、论全备，并附有便于记忆的歌诀，且选方平稳而切合实用，不尚奇谈高论。全书内容丰富，叙述系统，简明扼要，是学习中医的重要读物。在中医发展史上，特别是在医学教育、医学理论和临床辨治等领域，具有一定的学术地位与影响。

### 2. 著者传记

吴谦（1689—1748），字六吉，安徽歙县人，宫廷御医，乾隆时为太医院院判。他博学多才，精通各科，具有丰富的临床经验，与张璐、喻嘉言并列为清初三大名医。

刘裕铎（1686—1757），字铺仁，回族，北京牛街人，为清雍正、乾隆年间的御医。他为宫廷服务了 20 多年，在雍正年间历任太医院吏目、御医，在乾隆年间升任右院判、院使。他医术精湛，治病善于应用古方，随证化裁而不拘泥，药味精当，药量轻灵，疗效颇佳，受到雍正帝的信任，被誉为"第一医官"。

清朝前期，社会经济发展，国力鼎盛，宫廷医学也达到顶峰阶段。当时太医院右院判吴谦，联合刘裕铎上奏朝廷，请求批准编撰一套医学丛书，以供太医院诊疗以及教学使用。乾隆皇帝务求标榜文治，于乾隆四年（1739 年）下谕太医院编纂医书："尔等衙门该修医书，以正医学。"遂奉朝廷之命，二人共同担任了《医宗金鉴》的总修官。当时还设立了专门机构"医书馆"，选派有真知灼见、精通医学、兼通文理的众多学者共同编纂，由朝廷发出内库藏书，并广征天下新旧医籍、家传秘书及世传经验良方，以资编纂参考。于乾隆七年（1742 年）告成，乾隆钦赐嘉名《医宗金鉴》，寓意：该医书可供医者遵从，以此对照审查自己的医学行为。

## 二、内容精要

### 1. 各卷概要

《医宗金鉴》全书共 90 卷，160 万字，分子书 15 种。

第 1～17 卷为《订正仲景全书伤寒论注》，第 18～25 卷为《订正仲景全书金匮要略注》，这两部分内容通过补、删、移、改四法对仲景原文进行慎重校正，广引诸家精论进行注释，并在卷末设《正误存疑篇》。

第 26～33 卷为《删补名医方论》，此部分选录清代以前临床常用名方近 200 首。

第 34 卷为《四诊心法要诀》，此部分"采医经论色诊之文，确然可法者，编为四言，合崔嘉彦《四言脉诀》，名曰四诊要诀，实该望、闻、问、切之道"。

第 35 卷为《运气要诀》，此卷汇集五运六气之说，内容包括太虚理气天地阴阳歌、五行质气生克制化歌、运气合脏腑十二经络歌、主运歌、主气歌、客运歌等近 40 首。

第 36～38 卷为《伤寒心法要诀》，主要是为了配合《订正仲景全书》的内容所编写的歌诀。

第 39～43 卷为《杂病心法要诀》，这部分正文以七言歌诀的形式重点论述内科杂病的证治，并用注释加以说明与补充，内容比较简要，选方切于实用。

第 44～49 卷为《妇科心法要诀》，论述经、带、胎、产妇科四大症，涉及的妇产科病种较为齐全，并对每种病证的病因病机、症状表现、诊断和治疗都有系统论述。

第 50～55 卷为《幼科杂病心法要诀》，论述小儿常见疾病及治疗方法，选方切于实用，并附有面部望诊图、虎口三关脉纹图等。

第 56～59 卷为《痘疹心法要诀》，是一本痘疹专书。

第 60 卷为《幼科种痘心法要诀》，本卷分 18 个专题介绍预防天花的种痘方法。

第 61～76 卷为《外科心法要诀》，以《外科大成》一书为基础，整理补充编成，是一本较为全面的中医外科书。

第 77～78 卷为《眼科心法要诀》，是一本简明扼要的眼科书。

第 79～86 卷为《刺灸心法要诀》，该部分将针灸的基础理论和临床应用用七言歌诀的形式加以概括和论述。

第 87～90 卷为《正骨心法要旨》，是主编吴谦采撷清以前正骨经验之精华，结合自己的临床经验而作。

**2. 内容精选**

**（1）辨太阳病脉证并治**

太阳中风，阳浮而阴弱，阳浮者热自发，阴弱者汗自出，啬啬恶寒，淅淅恶风，翕翕发热，鼻鸣干呕者，桂枝汤主之。

【注】太阳中风，即上二条合而言之，又详举其证以出其治也。后凡称太阳中风者，皆指此脉此证也。阴阳指荣卫而言，非指尺寸浮沉也。……故曰：阳浮者热自发。营受邪蒸，则营不固而汗出矣，故曰：阴弱者汗自出。营卫不和，则肌表疏缓，故有啬啬之恶寒，淅淅之恶风，翕翕之发热也。然在皮肤之表，非若伤寒之壮热无汗，恶寒虽近烈火而不减，恶风虽处密室而仍畏也。皮毛内合于肺。皮毛不固，风邪侵肺，则气壅而鼻鸣矣。胸中者，阳气之本。卫阳为风邪所干，不能敷布，则气上逆而为干呕矣。故宜桂枝汤，解肌固表，调和营卫也。

【集注】程应旄曰：啬啬恶寒者，肌被寒侵，怯而敛也。淅淅恶风者，肌因风洒，疏难御也。翕翕发热者，肌得热蒸，合欲扬也。啬啬、淅淅、翕翕字俱从皮毛上形容，较之伤寒之见证，自有浮、沉，浅、深之别。（《医宗金鉴·订正仲景全书伤寒论注·卷一·辨太阳病脉证并治上篇》）

按：该部分内容为《医宗金鉴》对《伤寒论》第12条桂枝汤证的论述。著者对桂枝汤证的成因详加注释，营卫不和，则肌表疏缓，故有啬啬之恶寒，淅淅之恶风，翕翕之发热。又如对"阳浮""阴弱"的注解，阳浮者热自发，营受邪蒸，则营不固而汗出矣。并且选取程应旄等历代名医对该证的解读，兼收并蓄，多元发展，利于后世学者理解《伤寒论》。《订正仲景全书伤寒论注》对《伤寒论》中的条文据章节进行重新分类，归并相同部分，拆解复杂赘余，悉数订正诸注家之错讹者，对其中的条文、名词、方证等均有独特解释。其后，尚有对桂枝汤方的精当解释，在此未引用，有兴趣的读者可细读原文，遍览前人精解。

**（2）虚劳治法**

调肝养血宜四物，归芎芍地酌相应，气虚血少参芪补，气燥血热知柏清。寒热柴丹炒栀子，但热无寒丹骨平，热甚芩连寒桂附，止血茅蒲破桃红。

【注】调肝养血宜四物汤，即当归、川芎、白芍、熟地黄。酌相应，谓补血用白芍、熟地，破血用赤芍，凉血用生地。气虚血少，宜加参、芪，名圣愈汤。气燥血热，宜加知、柏，名六物汤。血虚寒热往来，宜加味四物汤，即本方加柴胡、丹皮、炒栀子也。血虚惟发热不恶寒，宜地骨皮饮，即本方加地骨皮、牡丹皮也。血分热甚，依本方加黄芩、黄连。寒甚加肉桂、附子，破血加桃仁、红花，止血加茅根、蒲黄炒黑。（《医宗金鉴·杂病心法要诀·卷二·虚劳治法》）

按：四物汤为治疗血虚类证候的基本方，《医宗金鉴》对其在临床各科中应用的精髓进行了细致而广泛的收录，后世医家评价其为"妇科第一方"，"血证立法"，"调理一切血证是其所长"等。该部分以歌诀形式论述四物汤组成和功效，以及如何根据临床实际随证加减药物，最后附上编者对四物汤歌诀的注解。其言内伤杂症，凡血虚者皆宜四物汤，补血用白芍、熟地黄，破血用赤芍，凉血用生地；气虚血少，加人参、黄芪补气生血；气燥血热，加知母、黄柏凉血坚阴润燥；血虚寒热往来者，多伴肝气郁结的因素，故加柴胡、丹皮、炒栀子，以疏肝清热；血虚惟发热不恶寒，即是指因血虚而致的虚热证，故用地骨皮、牡丹皮专清虚热，且有凉血除蒸之功效；血分热甚，非苦寒之品无以直折壮火，故选黄芩、黄连入血分，清血热。肉桂、附子温通引火，则适合寒甚者；破血留瘀者，加桃仁、红花；血不止者加茅根、蒲黄炒黑，增强止血效果。临床上我们若是能将四物汤及其加减方的应用规律系统掌握，面对血虚类证候则自能应付自如，胸有成竹。

**（3）色脉相合相反**

色脉相合，青弦赤洪，黄缓白浮，黑沉乃平。已见其色，不得其脉，得克则死，得生则生。

【注】此明色脉相合相反生死之诊法也。凡病人面青脉弦，面赤脉洪，面黄脉缓，面白脉浮，面黑脉沉，此为色脉相合，不病平人之候也。假如病人已见青色，不得弦脉，此为色脉相反，主为病之色脉也。若得浮脉，是得克色之脉，则主死也；得沉脉，是得生色之脉，则主生也。其余他色皆仿此。（《医宗金鉴·四诊心法要诀·上》）

按：该部分首以歌诀形式论述色脉相合与色脉相反的表现及其临床预后情况，继以注解形式对歌诀进行解释。基于五行生克理论，五脏所主面色、脉象分别为肝－青－弦、心－赤－洪、脾－黄－缓、肺－白－浮、肾－黑－沉，此种关系一一对应。色脉相合者，提示为平人之候；若色脉不一致，则提示病气缠身。若一脏受病，其面现该脏所主之色，然脉象表现为其所不胜之脏所主的脉象，则预后极差；若脉象表现为其母脏之脉象，则预后尚可。《四诊心法要诀》以望、闻、问、切四种诊法，来论述中医诊断学内容。"善诊者，察色按脉"，并非突出望诊与切诊，实则为总赅四诊，强调四诊合参，以对疾病进行辨证分析，亦体现了中医临床见微知著、司外揣内的诊疗思想。

**（4）运气合脏腑十二经络歌**

医明阴阳五行理，始晓天时民病情。五运五行五气化，六气天地阴阳生。火分君相气热暑，为合人之脏腑经。天干起运地支气，天五地六节制成。

【注】学医业者，必要明天地阴阳、五行之理，始晓天时之和不和，民之生病之情由也。人皆知五运化自五行、五质、五气也，而不知六气化自天地阴阳、六质、六气也。六质者，即经曰木、火、土、金、水、火，地之阴阳也，生、长、化、收、藏下应之也。六气者，即经曰风、暑、湿、燥、寒、火，天之阴阳也，三阴三阳上奉之也。是以在地之火分为君火、相火；在天之气分为热气、暑气，为合人之五脏六腑，包络十二经也。……天数五，而五阴、五阳，故为十干。地数六，而六阴、六阳，故为十二支。天干之五，必得地支之六以为节，地支之六，必得天干之五以为制，而后六甲成，岁气备。故一岁中运，以七十二日五位分主之，六气以六十日六步分主之也。（《医宗金鉴·运气要诀·运气合脏腑十二经络歌》）

按：运气学说以阴阳五行学说为基础，运用天干地支等符号作为演绎工具，来推论气候变化规律及其对人体健康和疾病的影响。《运气要诀》中记载的《运气合脏腑十二经络歌》，"运"指丁壬木、戊癸火、甲己土、乙庚金、丙辛水五个阶段的相互推移；"气"指厥阴风木、少阴君火、少阳相火、太阴湿土、阳明燥金、太阳寒水六种气候的转变。一年之中，五运以七十二日分主之，六气则以六十日六步分主之也。每年干支的不同组合，就有不同的中运与司天之气的组合，不同的气候，易引发不同的病证。通晓天地阴阳、五行之理，方知天时之和不和，民之生病之情由。不知运气而为医，欲其无失者鲜矣，故《医宗金鉴》将五运六气的重要部分，编成歌诀，并且进行注解，使学者一览便明白其大纲要旨，然后遍求全经精义，庶乎有得。

### （5）风寒营卫同病脉证

中风浮紧遍身痛，头疼发热恶寒风，干呕无汗兼烦躁；伤寒身重乍时轻，浮缓呕逆无汗喘，头疼发热恶寒风，烦躁而无少阴证，营卫同病大青龙。

【注】中风谓风伤卫之病也。头疼发热，恶风恶寒，干呕，中风之证也。浮紧，寒伤营之脉也。身疼痛，寒伤营之证也。今以中风之病而得伤寒之脉与证，更兼不汗出之表实、内热之烦躁也。伤寒，谓寒伤营之病也。身重不痛，乍有轻时，风伤卫之证也。浮缓，风伤卫之脉也。呕逆无汗而喘，头疼发热，恶寒恶风，寒伤营之证也。是以伤寒之病而得中风之脉与证，更兼太阳无汗内热之烦躁也。而无少阴证，谓无身重但欲寐之证也。营卫同病，谓风寒中伤营卫同病也。二证皆无汗实邪，故均以大青龙汤发之。详太阳下篇。（《医宗金鉴·伤寒心法要诀·风寒营卫同病脉证》）

按：《伤寒心法要诀》中《风寒营卫同病脉证》篇论述治疗营卫同病之证，以大青龙汤治之，取其发汗解表，兼清里热之效。该方出自《伤寒论》"太阳中风，脉浮紧，发热恶寒，身疼痛，不汗出而烦躁者，大青龙汤主之"。太阳中风，脉当浮缓，今脉浮紧是因寒伤营之脉，又见发热、恶寒、身疼痛而不汗出，不汗出则是风邪之伤卫，故辨证为营卫同病。寒伤卫表，卫阳被遏则恶寒发热，腠理闭塞则无汗，寒客经络则头身疼痛；寒伤营阴，里热内郁不得外泄，故见内烦外躁。大青龙汤方用麻黄、桂枝、生姜辛温发汗以散风寒，能使内热随汗而泄。甘草、生姜、大枣甘温补脾胃、益阴血，以补热伤之津。石膏甘寒清解里热，与麻黄配伍，能透达郁热。杏仁配麻黄，一收一散，宣降肺气，利于达邪外出。寒热并用，发中寓补，使卫表解、营热清，则诸症自除。

### （6）心腹诸痛总括

心痛歧骨陷处痛，横满上胸下胃脘，当脐脾腹连腰肾，少腹小大肠胁肝。虫痛时止吐清水，痊即中恶寒外干，悸分停饮与思虑，食即停食冷内寒，水停痰饮热胃火，气即气滞血瘀缘，随证分门检方治，真心黑厥至节难。

【注】歧骨陷处痛，名心痛。横满连胸，名肺心痛；下连胃脘，名胃心痛；连脐，名脾心痛；连腰，名肾心痛；连少腹，名大肠小肠痛；连胁，名肝心痛；时止吐清水，名虫心痛；中恶腹痛，名痊痛；寒邪外干，名中寒痛；悸而痛，名悸心痛。水停心下，属饮也。思虑伤心，属伤也。停食痛，停水痛，停痰痛，胃火痛，气滞痛，血瘀痛，皆不死之证也，当分门施治。惟真心痛，面色黑，四肢逆冷至节，死证也。（《医宗金鉴·杂病心法要诀·卷五·心腹诸痛总括》）

按：本节内容是《杂病心法要诀》对"心腹诸痛"的总括，其将心腹诸痛分为心痛、肺心痛、胃心痛、脾心痛、肾心痛、肝心痛、虫心痛、痊痛、中寒痛、悸心痛等多种，虽痛处均位于胸腹部，因其伴随症状不同，病机亦有差别，临床诊疗，不能局限于见痛止痛，当辨明病机，随证治之。如歧骨陷处痛，即胸骨陷窝处疼痛，当属心痛范畴，故治疗当从心论治；疼痛满布心肺，且随胸廓运动而发生变化，此种疼痛当是因肺病而致；疼痛下连胃脘，心在脘上，脘在心下，故有胃脘当心而痛之说，故名胃心痛；脾心痛者，疼痛连脐，多因胃肠燥热，脾津不足而致，其病机与脾约证似；至于肾心痛、肝心痛、大肠小肠痛多以其疼痛部位命名；虫心痛、痊痛、中寒痛等多以病因命名。其中，惟以真心痛最为难治，症见疼痛彻背，背痛彻心，面色青黑，手足逆冷，似亡脱之证，此类病证，预后极差，临床诊疗当提高警惕，尽早识别，避免贻误救治时机。

### （7）妇科调经

男妇两科同一治，所异调经崩带瘕。嗣育胎前并产后，前阴乳疾不相同。先天天癸始父母，后天精血水谷生，女子二七天癸至，任通冲盛月事行。不孕之故伤任冲，不调带下经漏崩，或因积血胞寒热，痰饮脂膜病子宫。

天地温和经水安，寒凝热沸风荡然，邪入胞中任冲损，妇人经病本同参。妇人从人不专主，病多忧忿郁伤情，血之行止与顺逆，皆由一气率而行。血者水谷之精气，若伤脾胃何以生，不调液竭血枯病，合之非道损伤成。（《医宗金鉴·妇科心法要诀·调经门》）

按：该部分内容，以七言歌诀形式呈现，文字简洁，便于诵读记忆。所引原文第一段首先论述了男科、妇科疾病其治法往往相同，所不同者即是妇科调经、崩漏、带下、癥瘕、妊娠、产后等疾。次则论述了女子月经来源于天癸。天癸，为充盛达到一定程度的肾精所化生，作用于女子胞，从而发生月经，并维持生殖机能。再次论述了治不孕症的观点：有病治病，病去自孕。调治经带、冲任、瘀血、胞中寒热以及痰饮脂膜之病即是治疗不孕病的最好方法。

第二部分主要论述妇女月经异常的外因、内因以及不内外因。外因即是寒邪、热邪及风邪侵犯胞宫，损伤冲任致月经不调；至于内因，则认为妇人之病多因气血不调而致，郁气结在心，气结久而血亦结，而气血不调的关键在气不调。最后一句歌诀言月经不调之不内外因，脾胃为后天之本，气血生化之源，若是脾胃虚弱，精血生化乏源，则必导致经闭血枯之证。概括来说，治女子之病，当气血兼顾，重在调气。且在《调经证治》篇中（在此未引述），擅用四君子汤及四物汤加减来治疗月经不调证治，有爱好者可细阅原文，必有所获。

**（8）跌打损伤内治方法总论**

今之正骨科，即古跌打损伤之证也。专从血论，须先辨或有瘀血停积，或为亡血过多，然后施以内治之法，庶不有误也。夫皮不破而内损者，多有瘀血；破肉伤胭，每致亡血过多。二者治法不同。有瘀血者，宜攻利之；亡血者，宜补而行之。但出血不多，亦无瘀血者，以外治之法治之，更察其所伤上下轻重浅深之异，经络气血多少之殊，必先逐去瘀血，和荣止痛，然后调养气血，自无不效。若夫损伤杂证论中不及备载者，俱分门析类详列于后，学者宜尽心焉。（《医宗金鉴·正骨心法要旨·卷四·内治杂证法·方法总论》）

按：损伤从血论治源于《内经》，"人有所堕坠，恶血留内，腹中胀满，不得前后，先饮利药"，后世许多医家多引用此论于伤科著作中，吴谦则明确提出了"损伤专从血论"，其在总论亦建立了"专从血论"的治伤观点和理论体系，认为人体的损伤有内、外之分。外伤看似为局部皮肉筋骨的损伤，实则气血亦伤。或为瘀血停积，或为失血过多，而致脏腑、经络、气血功能紊乱。同时提出：损伤之证，首辨虚实。有瘀血者，宜攻逐瘀血，以利排除；亡血者，当补血行气，使气行血活；

若出血不多，亦无瘀血者，先以外治之法治之。其次，察其所伤部位与轻重，及经络气血损伤之多少，先活血化瘀、消肿止痛，然后调养气血、舒筋通络。损伤杂证中未详细载述的，在具体病证中均有叙述，且著者吴谦尤其以伤科见长，其在广泛继承前人经验的基础上，将自己的临床经验融入其中，如想掌握其诊疗方法，学子们必须尽心对待才是。

### 3. 传世名方

#### （1）解表剂

玄参升麻汤（卷五十九）

【组成】荆芥　防风　升麻　元参　牛蒡子（炒，研）　生甘草

【用法】水煎服，每日一剂，每剂煎二三次，分服。

【功用】清热解毒，宣表透疹。

【主治】疹毒热盛，表邪郁遏，上攻咽喉，轻则肿痛，甚或汤水难下，疹子未全透发，苔白或白中兼黄，脉象浮数者。

双解通圣散（卷六十五）

【组成】防风　荆芥　当归　白芍（酒炒）　连翘（去心）　白术（土炒）　川芎　薄荷　麻黄　栀子（各五钱）　黄芩　石膏（煅）　桔梗（各一两）　甘草（生，二两）　滑石（三两）

【用法】共研粗末，每用五钱，水一钟半，煎至八分，澄清，温服。

【功用】疏表清里。

【主治】阳明经风火凝结，致发唇风，初起发痒，色红作肿，日久破裂流水，疼如火燎，又似无皮，如风盛，则唇不时瞤动。

#### （2）治风剂

升麻消毒饮（卷七十四）

【组成】当归尾　赤芍　金银花　连翘（去心）　牛蒡子（炒）　栀子（生）　羌活　白芷　红花　防风　甘草（生）　升麻　桔梗

【用法】散风胜湿，凉血清热。

【主治】脾胃湿热，外受风邪，相搏而致黄水疮，痒痛流黄水，浸淫成片者。

【加减】如疮生头面，减去归尾、红花。

#### （3）祛湿剂

四苓散（卷五十二）

【组成】即五苓散去桂枝。

【用法】水煎服。

【功用】健脾利水渗湿。

【主治】水湿内停，小便短少，大便溏泄，或渴，或水肿等症。

【加减】湿泄用四苓散加苍术，甚者苍白二术同加（炒用），燥湿兼渗泄；火泄用四苓散加木通、黄芩，伐火利小水。

苓桂术甘汤（卷五十四）

【组成】茯苓（四两）　桂枝（三两，去皮）　白术　甘草（各二两，炙）

【用法】以水六升，煮取三升，去滓，分温三服。

【功用】健脾利水，温化痰饮。

【主治】脾虚水停，心下逆满，气上冲胸，目眩，脉沉紧；中阳不足，痰饮内停，胸胁支满，目眩心悸，咳而气短，呕吐痰涎，舌苔白滑，脉弦滑。

除湿胃苓汤（卷六十四）

【组成】苍术（炒）　厚朴（姜炒）　陈皮　猪苓　泽泻　赤茯苓　白术（土炒）　滑石　防风　山栀子（生研）　木通（各一钱）　肉桂　甘草（生，各三分）

【用法】加灯心五十寸，水二钟，煎至八分，食前服。

【功用】除湿清热。

【主治】脾肺湿热，缠腰火丹，疱色白黄者。

## （4）清热剂

保肺汤（卷四十）

【组成】白及　薏苡仁　贝母　金银花　陈皮　苦桔梗　苦葶苈　甘草节

【用法】水煎服。

【功用】清热解毒，散结排脓。

【主治】肺痈，咳脓血。

【加减】初起，加防风；溃后，加生黄芪、人参。

柴胡清骨散（卷四十）

【组成】秦艽　知母　炙草　胡连　鳖甲　青蒿　柴胡　地骨皮　薤白　猪脊髓　猪胆汁

【用法】加童便，水煎服。

【功用】滋阴清热除蒸。

【主治】阴虚积热，骨蒸久而不愈。

清热泻脾散（卷五十一）

【组成】山栀（炒）　石膏（煅）　黄连（姜炒）　生地黄　黄芩　赤苓

【用法】引用灯心，水煎服。

【功用】清脾泄热。

【主治】小儿心脾蕴热，致患鹅口，白屑满口舌者。

凉膈消毒饮（卷五十九）

【组成】荆芥穗　防风　连翘（去心）　薄荷叶　黄芩　生栀子　生甘草　牛蒡子（炒，研）　芒硝　大黄（生）

【用法】引用灯心，水煎服。

【功用】疏风清热泻火。

【主治】疹毒上攻咽喉，红肿疼痛，汤水难下，里热壅盛者。

五味消毒饮（卷七十二）

【组成】金银花（三钱）　野菊花　蒲公英　紫花地丁　紫背天葵子（各一钱二分）

【用法】水二钟，煎至八分，加无灰酒半钟，再煎二三沸时，热服。渣如法再煎服，被盖出汗为度。

【功用】清热解毒消肿。

【主治】疔疮痈肿初起，红肿热痛，憎寒发热者。

**（5）祛痰剂**

葶苈大枣泻肺汤（卷六十七）

【组成】葶苈（熬令黄色，捣丸如弹子大）　大枣（十二枚）

【用法】先以水三升，煮枣取二升，去枣，纳葶苈，煮取一升，顿服。

【功用】清热泻肺，下气平喘。

【主治】肺痈或支饮，痰饮壅肺，邪实气闭，咳嗽，喘息不得卧，胸胁胀满，或面目浮肿，鼻塞流涕，不闻香臭酸辛，苔白腻，脉滑数或弦滑。

**（6）理气剂**

舒肝溃坚汤（卷六十四）

【组成】夏枯草　僵蚕（炒，各二钱）　香附子（酒炒）　石决明（煅，各一钱五分）　当归　白芍（醋炒）　陈皮　柴胡　抚芎　穿山甲（炒，各一钱）　红花　片子姜黄　甘草（生，各五分）

【用法】引灯心五十寸，水三钟，煎至一钟，食远热服。

【功用】理气解郁，软坚散结。

【主治】郁怒伤肝，气血凝滞，致生瘰疬，肿核坚硬，推之不移者。

【加减】便燥者，加乳香一钱；便溏者，加牡蛎一钱。

**（7）理血剂**

凉血四物汤（卷六十五）

【组成】当归　生地黄　川芎　赤芍　黄芩（酒炒）　赤茯苓　陈皮　红花（酒洗）　甘草（生，各一钱）

【用法】加姜三片，水二钟，煎八分，加酒一杯，调五灵脂末二钱，热服。

【功用】凉血调荣，散瘀化滞。

【主治】胃火熏肺，鼻部血液凝之酒皶鼻。

【加减】气弱者，加酒炒黄芪二钱。

八厘散（卷八十八）

【组成】苏木面（一钱）　半两钱（一钱）　自然铜（醋淬七次，三钱）　乳香（三钱）　没药（三钱）　血竭（三钱）　麝香（一分）　红花（一分）　丁香（五分）　番木鳖（油炸去毛，一钱）

【用法】共为细末，黄酒温服，童便调亦可。

【功用】接骨散瘀。

【主治】跌打损伤，筋伤骨断。

**（8）补益剂**

知柏地黄丸（卷二十七）

【组成】熟地黄（八两）　山茱萸（去核）　山药（各四两）　牡丹皮　白茯苓　泽泻（各三两）知母　黄柏（各二两）

【用法】为末，炼蜜为丸，如梧桐子大，每服三十丸，日服二次。

【功用】滋阴降火。

【主治】肾水不足，督脉空虚，骨枯髓减，致成骨痿，腰脊不举，骨蒸潮热。

肾气丸（卷四十三）

【组成】干地黄（八两）　山药　山茱萸（各四两）　泽泻　牡丹皮　茯苓（各三两）　桂枝　附子（炮，各一两）

【用法】为末，炼蜜和丸，梧子大，酒下十五丸，加至二十五丸，日再服。

【功用】温补肾气。

【主治】肾气不足，腰酸脚软，肢体畏寒，少腹拘急，小便不利或频数，舌质淡胖，尺脉沉细；痰饮喘咳，水肿脚气，消渴，久泻，妇人转胞。

加味圣愈汤（卷四十六）

【组成】熟地黄（酒拌，蒸半日）　白芍（酒拌）　川芎　人参　当归（酒洗）　黄芪（炙）　杜仲　续断　砂仁

【用法】水煎服。

【功用】益气养血安胎。

【主治】妊娠伤胎，腹痛不下血者。

加味连理汤（卷六十五）

【组成】白术（土炒，二钱）　人参　白茯苓　黄连　干姜（各一钱）　甘草（炙五分）

【用法】水煎，热服。

【功用】健脾化湿，协调寒热。

【主治】口糜，口臭，泄泻，属胃热脾虚湿盛者。

托里排脓汤（卷六十四）

【组成】当归　白芍（酒炒）　人参　白术（土炒）　茯苓　连翘（去心）金银花　浙贝母（去心，各一钱）　生黄芪（二钱）　陈皮（八分）　肉桂（六分）　甘草（四分）

【用法】加姜一片，水煎服。

【功用】托里排脓。

【主治】痈疽诸疮，脓将成者。

【加减】痈疮发于胸部之上，加桔梗一钱；下部，加牛膝八分；顶上，加白芷五分。

**（9）外用剂**

冲和膏（卷六十二）

【组成】川紫荆皮（五两，炒）　独活（三两，炒，不用节）　赤芍药（二两，炒）　白芷（一两，不见火）　石菖蒲（一两）

【用法】为细末，葱汤或热酒调敷患处。如热势过盛，只宜用葱泡汤调敷，切不可用酒调敷。

【功用】疏风散寒，活血消肿。

【主治】痈疽、发背，阴阳不和，冷热不明者。

神效千捶膏（卷六十二）

【组成】土木鳖（去壳，五个）　白嫩松香（拣净，四两）　铜绿（研细，一钱）　乳香（二钱）　没药（二钱）　蓖麻子（去壳，七钱）　巴豆肉（五粒）　杏仁（去皮，一钱）

【用法】上八味合一处，石臼内捣三千余下，即成膏，取起，浸凉水中，用时随疮大小，用手捻成薄片，贴疮上，用绢盖之。

【功用】提脓拔毒，散结止痛。

【主治】疮疡疔毒，瘰疬初起，及大人臁疮、小儿蟮拱头。

九一丹（卷七十二）

【组成】石膏（煅九钱）　黄灵药（一钱）

【用法】共研极细，撒于患处。

【功用】提脓生肌。

【主治】疔疮溃后，脓腐将尽，欲生肌收口者。

### 三、临床运用

#### 1. 内科

##### （1）心系疾病

心为君主之官，主血脉，为生之本、神之变也。外感、内伤杂病均可影响心脏功能。《医宗金鉴》有关心系疾病诊疗，并未设专门篇章论述，主要散见于《订正仲景全书伤寒论注》《伤寒心法要诀》《订正仲景全书金匮要略注》《删补名医方论》及《杂病心法要诀》等卷，可知《医宗金鉴》在论述心系疾病提倡仲景之治法。该书对《伤寒论》及《金匮要略》条文慎重校正及注解，并附上其他医家之注解，惟愿后世之学者能究其医理，更好地将其应用于临床。兹将《医宗金鉴》中有关心悸、胸痹及眩晕症状的处方、治法集成一篇，试图探讨清代宫廷医学的治心之法。

1）心悸：心悸是心中急剧跳动，惊慌不安，甚则不能自主的一种病证。轻者为惊悸，重者为怔忡。《医宗金鉴》遵仲景意在论述心悸时，多以《伤寒论》及《金匮要略》中惊悸、心动悸、心下悸等为病证名，认为其主要病因有惊扰、水饮、虚损及汗后受邪等，现将该书所涉及治悸之法进行归纳，主要包括通阳助心法、养阴复脉法及安神定志法。

①通阳助心法：《伤寒论》第64条曰："发汗过多，其人叉手自冒心，心下悸，欲得按者，桂枝甘草汤主之。"《医宗金鉴》在注解该条文时认为，患者之所以叉手冒心，欲得按，以护庇而求心安悸宁，乃因发散太过而汗出不止，阳随汗泄，心阳不足，空虚无主所致，故用桂枝甘草汤，补阳气以生阴液，则病自除。方中桂枝温助心阳，甘草益气补虚，辛甘合化，味少力专。验之临床，本方有调整血液循环的作用，为治疗心阳不足的心悸方。临床上证见心君阳衰，起搏乏力者，皆可宗本方之意予以施治。

《伤寒论》第53条云："伤寒厥而心下悸，宜先治水，当服茯苓甘草汤，却治其厥，不尔，水渍入胃，必作利也。"《医宗金鉴》注解该条文时认为，病家肢冷而心下悸，无渴饮者，乃阴盛之厥悸；若饮水较多，则是水气内停所致。悸与厥皆水饮为患，故宜先治水，予服茯苓甘草汤，即桂枝甘草汤加茯苓、生姜也。方中桂枝、甘草补阳虚，重加生姜散寒除湿，佐以茯苓疏利水道，共奏通阳泻阴、宁心定悸之效。

②养阴复脉法：《伤寒论》第53条云："伤寒二三日，心中悸而烦者，小建中汤主之。"《医宗金鉴》注解该条文认为，病家伤寒二三日，然未用汗法、下法治之，即见心悸而烦，此必中气素虚，阳已微、阴已弱之故也。虽表邪仍在，不可妄自攻快，宜予小建中汤，即由桂枝汤倍芍药加饴糖而成。方以饴糖为君，甘温补中；佐以芍药，酸得甘助而生阴；再以桂枝汤调和营卫。营阴得以滋养心脉，悸、烦乃平。

《伤寒论》182条云："伤寒，脉结代，心动悸，炙甘草汤主之。"《医宗金鉴》注解该条文认为，病伤寒者，不因汗下而心动悸，又无饮、热、寒、虚的症状，但有脉结代不足之阴脉，皆因其人禀赋不足，气血衰微，复感寒邪，故脉不能续行也。虽伤寒表证仍在，亦在所不顾，首予炙甘草汤治之，方中炙甘草、人参、大枣补益心脾，地黄、麦冬、阿胶、麻仁补血滋阴，佐以桂枝、生姜，及加清酒辛行温通。总以补中生血、养阴复脉为法，临床常用于治疗功能性心律不齐、冠心病、风湿性心脏病、病毒性心肌炎、甲亢等而又心悸、气短、脉结代等阴血不足、阳气虚弱者。

③安神定志法：《删补名医方论》分别记载了心神失养而致健忘怔忡的天王补心丹和因心火亢盛而致惊悸怔忡的朱砂安神丸。二者均采用安神定志治法治疗心悸怔忡，所不同者，天王补心丹侧重养心安神，证多属虚；朱砂安神丸侧重镇心安神，证偏于实。

天王补心丹，"治心血不足，神志不宁，津液枯竭，健忘怔忡，大便不利，口舌生疮等证"。柯琴曰："心者主火，而所以主之者神也，火盛则神困。心藏神，补神者必补其心，补心者必清其火，而神始安。"补心丹用甘寒之生地黄为君，入心以养血，入肾以滋阴，天冬、麦冬、玄参滋阴清热，酸枣仁、柏子仁、茯苓、远志养心安神，人参、当归补气生血，丹参凉血活血，更以桔梗为舟楫载药上行于心经，共奏滋阴养血、补心安神之功。

朱砂安神丸，"治心神昏乱，惊悸怔忡，寤寐不安"。叶仲坚曰："经云：神气舍心，精神毕具。又曰：心者生之本，神之舍也。且心为君主之官，主不明，则精气乱，神太劳，则魂魄散，所以寤寐不安，淫邪发梦，轻则惊悸怔忡，重则痴妄癫狂也。"方中朱砂甘寒质重，专入心经，寒能清热，重可镇怯，既能重镇安神，又可清心火，标本兼顾，是为君药；黄连清心泻火除烦；生地黄、当归滋补阴血以养心；甘草调药和中，防朱砂、黄连苦寒伤胃。诸药合用，共奏镇心安神、养血清热之功。

2）胸痹：胸痹是指胸中之气痞塞不通所致的以胸膺部疼痛为主症的疾病，轻者仅感胸闷、短气，重者则有胸痛，甚至心痛彻背。《订正仲景全书金匮要略注》认为，胸痹之病急而多变，虚实轻重当分治，治疗上以"急则治标，缓则治本"为原则，治法上一般以宣痹通阳为主。

《金匮要略·胸痹心痛短气病脉证并治》云："夫脉当取太过不及，阳微阴弦，即胸痹而痛，所以然者，责其极虚也。今阳虚知在上焦，所以胸痹心痛者，以其阴弦故也。"仲景认为，胸痹之病机当是阳微阴弦。《医宗金鉴》对胸痹病机进行了更深入细致的解析，认为脉太过或者不及均为病候，阳微即是指寸口脉微，寸口脉本应为阳脉之象，今得阴脉，乃上焦阳虚之故也；而阴弦，即是指尺中脉弦，尺脉仍表现为阴脉之象，乃下焦阴寒太过所致。故其认为"凡阴实之邪，皆得以上乘阳虚之胸，所以病胸痹心痛"。

①辨胸痹之轻重：《订正仲景全书金匮要略注》云："胸痹之病轻者即今之胸满，重者即今之胸痛也。"《金匮要略·胸痹心痛短气病脉证并治》第3条云："胸痹之病，喘息咳唾，胸背痛，短气，寸口脉沉而迟，关上小紧数，栝蒌薤白白酒汤主之。"第4条云："胸痹，不得卧，心痛彻背者，栝蒌薤白半夏汤主之。"今寒浊阻滞，胸阳失展，气痹不行，故见胸背痛、短气、喘息咳唾之症，故以瓜蒌薤白白酒汤治之，用辛以开胸痹，用温以行阳气。又胸痹之病不能平卧者，可知其疼痛较甚且有气逆之状，故在瓜蒌薤白白酒汤的基础上，重加半夏以降气逆，而成瓜蒌薤白半夏汤。

原文第6条："胸痹，胸中气塞、短气，茯苓杏仁甘草汤主之，橘枳姜汤亦主之。"以胸中气塞短气，不足以息为胸痹之主症者，当属痹之轻症，然辨其病机，二方所治有异。偏于水饮的，息促症状明显，主以茯苓杏仁甘草汤，使水利则气顺；偏于气滞者，主以橘枳实生姜汤，使气开则痹通。

②辨胸痹之缓急：原文第7条云："胸痹，缓急者，薏苡附子散主之。"缓急者，是指胸痛症状或缓或急，时发时止，临床当辨其缓急而施治。若病情较缓，则可予瓜蒌薤白白酒汤治之。现病情时缓时急，发作频繁，当予薏苡附子散，取薏仁下气宽胸、附子温中散邪之效，作散服，则效更速，共奏急通痹气、散除阴寒之功。

第9条云："心痛彻背，背痛彻心，乌头赤石脂圆主之。"前文所述之胸背痛，尚有休止，而此条所述痛连胸背，症状更重，持续不可缓解，当属急症，是阴寒邪甚，阳气衰弱所致，瓜蒌、薤白亦不可治，惟以大辛大热之品，峻逐阴邪而已，方用乌头赤石脂丸（蜀椒、乌头、附子、赤石脂、干姜）主之。

③辨痹之标本虚实：原文第 5 条云："胸痹，心中痞气，气结在胸，胸满，胁下逆抢心，枳实薤白桂枝汤主之，人参汤亦主之。"胸痹本为虚实夹杂之证，故具体分偏虚和偏实的不同治疗，若胸胁之气结聚，气逆撞心属实，心中痞气闷而不通属虚。实者，当以枳实薤白桂枝汤破气降逆，虚者，不可再行辛开之法使气更伤，故取人参汤（即理中汤）温补其阳，俾阳气旺则阴寒自消也。

原文第 8 条云："心中痞，诸逆心悬痛，桂枝生姜枳实汤主之。"心中痞即前述之心中痞气，诸气上逆心胸，如空中悬物动摇而痛，亦属虚实夹杂之证，当予桂枝生姜枳实汤，桂枝、生姜温通阳气，枳实破气散痞。

3）眩晕：眩晕是自觉头晕眼花，视物旋转动摇的症状，多因气血不能上荣于头，或因风阳、火热上扰，或因痰浊、瘀血阻滞，清阳被遏等所致。然痰饮致眩之说，仲景论述最多，同时仲景创制了一系列治饮从心，擅用苓、桂的方剂，如泽泻汤、小半夏加茯苓汤、苓桂术甘汤、五苓散、真武汤及葵子茯苓散等。《医宗金鉴》中《订正仲景全书伤寒论注》及《订正仲景全书金匮要略注》对此亦着墨较多，至今仍广泛应用于临床。

①水湿困阳：《痰饮咳嗽病》云："心下有支饮，其人苦冒眩，泽泻汤主之。"《订正仲景全书金匮要略注》认为，其"苦眩晕"，是因水停膈下，困阻清阳，浊阴蒙窍所致。饮属阴邪，但尚未伤及阳气，虽有支饮，但无其他支饮症状，故以泽泻汤之平和小剂主之，治支饮之轻者，取其利水除饮之功，清阳自升而病自解矣。

《妇人妊娠病》云："妊娠有水气，身重，小便不利，洒淅恶寒，起即头眩，葵子茯苓散主之。"《医宗金鉴》注解该条文认为，起即头眩，是由于水盛阻遏阳气上升所致，而与脾肾之虚无关，水盛贮于肌肤，故身重，内有水气，则小便不利，故用葵子茯苓散专以通窍利水，使水湿得利，阳气宣通，气化复常，则诸症悉除，故方后注云"小便利则愈"。

②水逆犯胃：《痰饮咳嗽病》云："卒呕吐，心下痞，膈间有水，眩悸者，小半夏加茯苓汤主之。"尤怡曰："饮气逆于胃则呕吐，滞于气则心下痞，凌于心则悸，蔽于阳则眩。"可知患者平日饮之盛也，故加半夏、生姜降逆止呕，兼宣散所阻之阳气也。再添茯苓以利水，使膈间之水结开，则阳气之阻可通也。

《痰饮咳嗽病》云："假令瘦人脐下有悸，吐涎沫而癫眩，此水也，五苓散主之"。《医宗金鉴》注解，该条之"瘦人"当作"病人"解，"颠眩"亦当是"巅眩"，脐下有悸，是因水停脐下所致，今病人有吐涎沫之症，当属水逆犯胃，水盛阻阳所致，故以五苓散治之。方中猪苓、茯苓、泽泻利水，佐以桂枝温阳化气，白术燥湿健脾，增强利水之功。

③阳虚水泛：《伤寒论·辨太阳病脉证并治中》云："伤寒，若吐若下后，心下

逆满,气上冲胸,起则头眩,脉沉紧,发汗则动经,身为振振摇者,茯苓桂枝白术甘草汤主之。"伤寒误吐下之后,则胸虚邪陷,故见心下逆满,气上冲胸。今患者起则头眩,即是胸中阳气极虚之象,不可以吐下之法使其更虚。又因其邪尚在表,故用苓桂术甘汤治之,主以桂枝,佐以甘草、苓、术,扶表阳以涤水饮。

《伤寒论·辨太阳病脉证并治下》云:"太阳病发汗,汗出不解,其人仍发热,心下悸,头眩身瞤动,振振欲擗地者,真武汤主之。"本条首言"太阳病,汗出不解",即是指误汗之后的救治方法。《金鉴》注解云:"大汗出,仍热不解者,阳亡于外也;心下悸,筑筑然动,阳虚不能内守也;头眩者,头晕眼黑,阳微气不能升也。"其与上文之苓桂术甘汤证均为阳气大虚所致,然真武汤证之邪已入少阴,故主以附子,佐以生姜、苓、术,壮里阳以制水饮。

**(2)痹病**

《医宗金鉴》第39~43卷为《杂病心法要诀》,所述内容主要为中医内科中的常见杂病,包括中风、痹病、痉病、痿证、虚劳、失血、消渴、诸气病、痰饮、水肿、眩晕、心腹诸痛等。本篇将痹病部分作为代表进行论述,探讨痹病分类、病因病机、治则治法及预后调摄。

1)痹病病因及分类:痹病泛指一切闭阻不通之病。狭义痹病,是指其中的肢体经络痹阻,以肌肉、筋骨、关节发生疼痛、重着、麻木、屈伸不利甚至关节肿大灼热为主要临床表现的病证。"痹病总论"云:"三痹之因风寒湿,五痹筋骨脉肌皮,风胜行痹寒痹痛,湿胜着痹重难支。"明确指出,痹病乃由风、寒、湿三种邪气杂合所致。其中风气胜者,曰行痹;寒气胜者,曰痛痹;湿气胜者,曰着痹。又根据发病季节和部位分"五痹",以春、夏、长夏、秋、冬遇此邪,分别名为筋痹、脉痹、肌痹、脾痹、骨痹;而痹病日久又可内舍五脏,而成五脏痹,即肝痹、心痹、脾痹、肺痹、肾痹。此外,还有周痹,原文云:"周痹患定无歇止,左右不移上下行,似风偏废只足手,口眼无斜有痛疼。"即指疼痛持续、遍及全身的病证,且痛处固定,或见手足偏废不仁,形似中风,但无口眼㖞斜之症。

2)痹病之辩证论治

①辨虚实:《杂病心法要诀》痹病歌诀:"痹虚加减小续命,痹实增味五痹汤。"歌诀之后附有注解,痹虚,即是指素体气虚之人患诸痹病;痹实,则指气血充盛之人病诸痹也。针对不同体质的人,即使患同一种疾病,治法亦有区别,体现了中医施治因人而异的辨病观念。

痹虚者,治疗予加减小续命汤,温中补虚,发散解表,祛风除湿。方由麻、桂、二防、杏仁、草、参、苓、芎、芍、附、姜、枣等加减而成。其原方出自《备急千金要方》，今加减治之，风气胜者，倍防风以祛风止痛；寒胜者，倍附子补火助阳以散寒邪；湿胜者，倍防己利水胜湿止痛；"有汗减麻黄，便溏减防己，寒胜减黄芩加干姜，热胜减附子加石膏"。

痹实者，予增味五痹汤，方药组成即"麻桂红花芷葛附，虎羊芪草二防羌"，所以实痹当重用麻黄、桂枝、附子、防己、羌活等药大力发散风湿。原文注解："行痹以羌活、防风为主，痛痹以麻黄、附子为主，着痹以防己、羌活为主，皮痹以黄芪、桂枝皮为主，脉痹以红花、桂枝为主，肌痹以葛根、白芷为主，筋痹以羚羊角为主，骨痹以虎骨为主。"足见该书对杂病论治之精细，对痹病的治疗不在于一方一法，更侧重对痹病的辨证思路上，分清正虚邪盛之多少，灵活加减药味，揣度用药剂量，勿使虚人温散太过耗伤精气，亦勿使实者发散不足，风寒为湿所阻，邪无出路，临证当细审之。

②辨寒热：原文歌诀云："蠲痹冷痹身寒厥，附归芪草桂羌防，肌热如火名热痹，羚犀升阳散火汤。"可见痹分寒、热。冷痹，即全身身寒无热，四肢厥冷，治予蠲痹汤；热痹，即肌肤火热之痹病，予升阳散火汤加羚羊角、犀角治之。

本篇所载蠲痹汤出自宋朝《魏氏家藏方》，由附子、当归、黄芪、炙甘草、桂枝、羌活、防风等加减而成。方中附子、桂枝温里散寒，温通经络，黄芪益气升阳固表，羌活、防风发散风湿止痛，诸药合用，共奏散寒除湿、通络止痛之效，治疗感受风寒邪气导致经络痹阻不通的冷痹。

升阳散火汤出自《内外伤辨惑论》，著者以此方加减治"阴火"痹病，即内火郁遏化热烧灼经络，导致肌肤关节疼痛的痹病。故而在原方柴胡、升麻、防风、葛根、羌活、独活、生甘草、炙甘草、人参、白芍组方的基础上，加入羚羊角、犀牛角质重咸寒之品，一方面取柴胡、升麻、葛根、羌活、防风祛风解表，另一方面以羚羊角、犀牛角深入血分，凉血清热，人参、甘草和中益气，白芍酸甘敛阴，全方配伍，使表邪得解，郁火疏散，则内热除，痹痛自消。

③辨表里：痹病，在前文述及的加减小续命汤、增味五痹汤、蠲痹汤或升阳散火汤，其治法上无一不以发散解表作为治疗原则，其病因亦为风寒湿三气杂合，致外邪侵袭肌表或关节，可见痹病之初病位在表。然而体虚之人感邪之后，失治、误治导致病邪深入脏腑，所以著者专设"痹入脏腑证"歌诀，"肺痹烦满喘咳嗽，肾胀尻踵脊代头"，说明久病皮痹、骨痹，传经入里可为肺痹、肾痹。

针对五痹不已，乘虚入脏，流连日久，耗伤肝肾气血，原文另载歌诀："三痹十全无白术，牛秦续杜细独防，独活加桑除芪续，入脏乘虚久痹方。"其中三痹，即三痹汤，由十全大补汤去白术，加牛膝、秦艽、续断、杜仲、细辛、独活、防风而成；独活，即独活寄生汤，乃是三痹汤方加桑寄生，去黄芪、续断而成。两方均治痹入脏腑证，以达补肝肾、强筋骨、祛风湿、止痹痛之效。不同之处在于三痹汤偏治痹证兼有气血虚者，而独活寄生汤则偏治肝肾不足、风寒湿邪痹阻于下半身的痹证。

3）痹病之预后及调摄：痹病，多为慢性久病，病势缠绵，不易速去。原文"痹病生死篇"云："痹在筋骨痛难已，留连皮脉易为功，痹久入脏中虚死，脏实不受复还生。"即说明了不同痹病之预后情况。痹在皮脉者，受邪尚浅，治疗较易；痹在筋骨，则受邪较深，疼痛反复难愈。凡痹入脏腑者，若病家身体盛壮，尚可驱邪外出，预后较好；若病体素虚，正气不足，御邪无力，病邪深陷，则预后较差，恐难治矣。

因此，平时当注意调摄，一方面锻炼身体、增强体质及防寒保暖，加强病后护理；另一方面，避免阴冷潮湿等不良工作、生活环境，避免外邪入侵；一旦冒雨、受寒，及时服用姜汤等散寒除湿之品，预防痹病发生。

**2. 皮肤科**

《医宗金鉴》第 61～76 卷为《外科心法要诀》，堪称集清代及以前中医外科大成之著作。该部分体系完备，共分为 4 个部分：卷 61 论述了人体经络的循行、痈疽的脉证、治法等；卷 62 详述了痈疽的主治方剂，包括内服、外敷、洗涤、膏剂等；卷 63～74 按头面项部至胫足部顺序，对外科疾病诊疗进行了论述；卷 75～76 记载了杂病及婴儿外科疾病的诊疗。《外科心法要诀》所载方剂甚多，共有 567 首，其中对中医皮肤科的贡献较大。部分方剂如祛风换肌丸、犀角升麻丸、玉容散、枇杷清肺饮、凉血四物汤等在临床应用广泛，因其临床疗效甚佳，更多的功效逐渐被发掘，应用范围也被扩大。

**（1）白屑风**

白屑风是一种皮肤油腻、瘙痒潮红或白屑迭起的慢性皮肤病，原文歌诀云："白屑风生头与面，燥痒日久白屑见，肌热风侵成燥化，换肌润肌医此患。"此证最初生于发内，继而延及面部、眼部，再则波及耳项部，发病部位干燥、瘙痒，日久可见白屑脱去复生，病情缠绵难愈。此病乃由肌热当风，肌表被郁，日久化燥，肌肤失养而成，其治当予祛风换肌丸内服，润肌膏外擦。

祛风换肌丸乃由大胡麻、苍术、牛膝、石菖蒲、苦参、生首乌、花粉、威灵仙、当归身、川芎、生甘草组成，方中胡麻、首乌、当归、天花粉养血滋阴以润燥，归、芎、牛膝养血活血，取"治风先治血、血行风自灭"之意，再添苦参、石菖蒲、威灵仙燥湿止痒，共奏滋阴润燥、除湿止痒之功。并用外擦润肌膏（香油、奶酥油、当归、紫草）于患处，养血润燥。现代临床将祛风换肌丸应用于有血燥生风之病机的皮肤病，如银屑病、脂溢性皮炎、阴伤型湿疹等，兼有湿邪为患者亦可应用。

### （2）雀斑

雀斑是指发生面部皮肤上的黄褐色点状色素沉着斑，原文歌诀载："雀斑淡黄碎点形，火郁孙络血风成，犀角升麻丸常服，正容散洗渐无踪。"此病虽无不适症状，但因其好发于女性面部，影响面容美观，常使患者不悦。著者认为，此乃因火郁于孙络之血分，风邪搏于外所致。宜常服犀角升麻丸，外用时珍正容散，早晚洗之，日久可愈。亦有因肾水亏虚而火滞于面部而生雀斑者，宜服六味地黄丸治之。

犀角升麻丸乃由犀角（用水牛角代）、升麻、羌活、防风、白附子、白芷、生地黄、川芎、红花、黄芩、甘草按适当比例研为细末，蒸饼为丸而成。方中重用犀角为君，合生地黄以凉血清心火；升麻、白芷、白附子、羌活、防风升阳散火，祛除头面风热；且白芷、白附子、防风三味风类药以白治黑，取玉容散悦泽容面之意；佐黄芩以清肺热；少量红花、川芎调和面部的气血，并取治风先治血之意；甘草调和诸药。诸药合用，共奏清热凉血、疏风解毒之功效。时珍正容散（猪牙皂角、紫背浮萍、白梅肉、甜樱、桃枝各一两），早晚以水调浓，搓面片刻，疗效甚佳。在临床治疗中，各类皮炎如颜面再发性皮炎、化妆品皮炎、激素依赖性皮炎等均可加减运用，痤疮、酒皶鼻等，亦应用本方治疗。

### （3）黧黑皯䵟

黧黑皯䵟，又名黧黑斑，现指黄褐斑，初起色如尘垢，日久黑似煤形，枯暗不泽，大小不一，与皮肤相平。乃由妇女长期忧思抑郁，血弱不荣于面，气血瘀滞，经络不通而生斑。治宜以玉容散早晚洗面，常用玉器按摩，长久才可消退。

玉容散由白蔹、白及、白芷、白术、白僵蚕、白茯苓、白鲜皮、桑白皮等组成，研末，以水调浓，搓搓面上片刻。外用药直接作用于患处，辛散通络，解毒散结，起到养颜祛斑的治疗作用。现代临床，应用经方玉容散加减制成面膜供患者使用，其治疗黄褐斑效果确切，复发率低，无毒副作用，深受广大女性青睐。

### （4）肺风粉刺

肺风粉刺为皮肤科临床常见病，即指寻常痤疮，原文歌诀云："肺风粉刺肺经热，面鼻疙瘩赤肿疼，破出粉汁或结屑，枇杷颠倒自收功。"可知此证好发于鼻面部，疹形如黍，色多赤，可挤出乳白色粉质物，甚则肿痛，愈后遗留橘皮样疤痕，乃由肺经血热，郁滞不散而成。治当予枇杷清肺饮内服，颠倒散敷面，缓缓获效。

枇杷清肺饮乃由人参、枇杷叶、甘草、黄连、桑白皮、黄柏组成。本方枇杷叶宣肺清热，为主药；桑白皮助枇杷叶清肺热，又能祛湿热；黄芩、黄连、金银花、野菊清热解毒燥湿。有脓疱者加公英、地丁消痈排脓；口渴加生石膏、知母泻火润燥；便干加生大黄。颠倒散（大黄、硫黄）等分研末，凉水调敷患处，可活血解毒，杀虫疗疮。现代临床将枇杷清肺饮应用于寻常痤疮的治疗，与此相关研究数量颇丰，可见其疗效肯定。对于脂溢性皮炎、激素依赖性皮炎等病机为肺胃蕴热型疾病亦有较好疗效。

### （5）酒皶鼻

酒皶鼻是一种以鼻部发红，上起丘疹、脓疱，形似草莓为特征的皮肤病。此证生于鼻头或鼻翼两侧，先由肺胃内热郁蒸，复因风寒外束，瘀血凝结所致，故常先见鼻色红后紫黑，病势缠绵，不易恢复。治当予凉血四物汤，宣肺中郁气，化凝滞之瘀，再以颠倒散敷于患处。若病程已久，无恢复之象，予服栀子仁丸，缓缓图之。

凉血四物汤乃由四物汤合黄芩、赤苓、陈皮、红花、甘草、五灵脂组成。方中当归、赤芍、红花、五灵脂活血化斑，恐活血药耗血伤血，故佐以生地黄滋阴清热凉血；黄芩、赤苓清肺化湿，陈皮、甘草调中助运，使肺清瘀化而脾胃不伤。全方共奏凉血清肺、散瘀化滞之功。若肺热甚者，可加桑白皮、枇杷叶、辛夷宣肺泄热，复加大黄通腑泻热，导热下行；瘀滞甚者，加丹皮、白芷祛瘀散结。现代临床可广泛应用于多种红斑、紫癜性皮肤病，一般以血热脉证为依据。如治疗过敏性紫癜时加茜草、仙鹤草、芥穗炭，能增加凉血止血的作用。总之，临床应用此方时应坚持药证相符，随证加减，方可奏效。

### 3. 骨伤科

《医宗金鉴》卷87～90为《正骨心法要旨》，是著者吴谦集清代以前中医骨伤临床经验之精华，结合自己临证体验编撰而成。在中医伤科学研究领域，其理论实践并重，重视内治法，创新成果突出，形成了独具特色的理论体系，成就卓越，对后世中医伤科学术传承和发展产生了深远的影响。

### （1）理论实践并重

《正骨心法要旨》四卷的内容，从理论依次向临床逐渐过渡，尤其注重理论与实践结合。卷87从理论上全面阐述了正骨手法的定义和要求，卷88～89则是据当时解剖知识，逐一对全身各部位骨骼的损伤特点及治疗进行详细论述，卷90更是结合局部损伤及整体病情进行辨证论治，并予内服方药治疗。其所述内容均与临床紧密联系，切合实际，图文并茂，便于后世医家学习参考。

开篇"手法总论"云："盖正骨者，须心明手巧，既知其病情，复善用夫手法，然后治自多效。"明确提出医者必须具备"心明"与"手巧"两大特点，"心明"即是对患者损伤部位、病体虚实、可能并发症及预后等均已十分了解，且诊断明确。"手巧"是指医家实施手法的技术炉火纯青，达到"一旦临证，机触于外，巧生于内，手随心转，法从手出"，"使患者不知其苦"的境界。当然"手法亦不可乱施"，损伤有轻重、缓急之分，临床表现错综复杂，故临证时当谨守整体观念，全面、有序、灵活地进行治疗。

**（2）重视内治法**

1）损伤专从血论：《内伤杂治法》首篇"方法总论"即提出"损伤专从血论"的观点，发展了自《内经》至明清历代认为"外力所致局部损伤，气血亦伤"的观点，正式确立了"专从血论"的治伤理论体系。其提出损伤"专从血论，须先辨或有瘀血停积，或为亡血过多……更察其所伤上下轻重浅深之异，经络气血多少之殊……然后调养气血，自无不效"。提倡辨虚实、辨部位、辨轻重及后期调养气血的损伤治疗观，与现代骨伤分阶段治疗相一致，初期消肿止痛、活血化瘀；中期化瘀生新、接骨续筋，后期固本培元、温通筋络。因此，所列方剂多有活血化瘀、和营止痛、补养气血之效，如常用方八厘散、定痛散、正骨紫金丹、散瘀和伤汤、当归补血汤、刀疮药、万灵膏、封口药等。

2）辨证论治：损伤之症，有虚实之分，如损伤伴呕吐，"因痰火盛者，用二陈汤加姜炒黄连、山栀；因胃气虚者，用补中益气汤加生姜、半夏"。若因痰火伤胃而致呕吐，复加补益之法治之，必致胃中实火难去，津液更伤；若胃气素虚，不耐攻伐，然未经辨证即施以峻下之法，往往使虚者更虚，病情难以恢复。损伤之症亦需明辨兼证，随同治之。如兼有表证者，"其脉必浮紧，证则发热体痛。形气实者，宜疏风败毒散；形气虚者，宜加味交加散，或羌活乳香汤以散之"。且根据上、中、下三焦损伤部位不同，所施方药亦有所区分。如"瘀在上部者，宜犀角地黄汤；瘀在中部者，宜桃仁承气汤；瘀在下部者，宜抵当汤之类"。综上可知，《正骨心法要旨》除叙述损伤外治法外，对损伤之内治法立单独篇章详细叙述，辨虚实、辨兼证、辨三焦均体现了外伤致病亦需辨证论治的思想观点。

**（3）创新成果突出**

1）创立正骨八法：《正骨心法要旨》在开篇"手法总论"中即明述了手法的定义，并强调正骨手法的重要性，即"手法者，谓以两手安置所伤之筋骨，使仍复于旧也"，"手法者，诚正骨之首务"。吴谦首次将正骨手法总结为摸、接、端、提、按、摩、推、拿八大法，后世称之为"正骨八法"，如提法，"提者，谓陷下之骨，提出如旧也。其法非一，有用两手提者，有用绳帛系高处提者，有提后用器具辅之不致仍陷者，必量所伤之轻重浅深，然后施治。倘重者轻提，则病莫能愈；轻者重提，则旧患虽去，而又增新患矣。"言简意赅地论述了提法的适应证"陷下之骨"、手法要领"量所伤之轻重浅深，然后施治"、注意事项"轻者不重提，重者不轻提"等。

2）创新整复固定器：《正骨心法要旨》"器具总论"云："跌仆损伤，虽用手法调治，恐未尽得其宜……因身体上下、正侧之象，制器以正之……再施以药饵之功，更示以调养之善，则正骨之道全矣。"指出正骨的全方位治疗当包括手法复位、器具辅助、药食调理三部分，强调器具固定、辅助正骨的重要性，弥补手法之不足，提高骨折复位效果，即原文所言："以冀分者复合，欹者复正，高者就其平，陷者升其位，则危证可转于安，重伤可就于轻。"

该论中所创新的整复固定器据其作用不同，可分为以下三类：一是夹缚固定，专为骨折、脱位后的固定而设，如"披肩""通木""腰柱""竹帘""杉篱""抱膝"等；二是骨折复位，如以"攀索""叠砖"为器具的过伸脊柱骨折复位法，可用于胸腰椎压缩性骨折患者；三是疏理气血，如"振挺"，即木棒，"微微振击其上下四旁，使气血流通，得以四散，则疼痛渐减，肿硬渐消也"。

3）创立众多解剖图谱：《正骨心法要旨》"《灵枢经》骨度尺寸"篇对人体各部位、骨节的解剖位置和名称均进行了标注，以各种不同的图形表示，便于理解。且对全身骨度的尺寸作了较为精确的计算和注解，此举亦为当时刺灸和整骨的实际操作提供了较为科学的解剖学基础。其中共绘有 16 幅图，包含人身正面、背面全图，骨度正面、背面、侧面全图，骨度正面、背面尺寸图，刺灸 2 图，颠顶、颊车、背面、胸骨、背骨、四肢 2 图，内容详细，图示清晰。该部分不但对骨度的尺寸及名称作了考证、注释，且其根据骨伤科临床特点，按人体解剖部位，对各种骨伤病证进行了命名诊断，这也是当时在原始解剖基础最具先进性和指导意义的。

**4. 妇科**

《医宗金鉴》第 44～49 卷为《妇科心法要诀》。卷 44 论调经及经闭诸症；卷 45 论崩漏、带下、癥瘕等；卷 46 为胎前诸症；卷 47～48 论生育及产后；卷 49 论乳症、前阴及妇科杂症。内容呈现形式包括歌诀、注解、汇方三个部分。以下分调经、止带、安胎、产后四个方面简要探讨妇人疾病的证治规律、处方原则及具体方药。

**（1）月经不调**

《妇科心法要诀·调经门》"调经证治"云："补养元气四君子，参苓术草枣生姜。异功加陈兼理气。虚痰橘半六君汤。"又载："妇人血病主四物，归芎白芍熟地黄。血瘀改以赤芍药，血热易用生地黄。"可见月经不调之症，重在调理气血。气虚者，宜四君子汤；气滞者，宜予异功散加强理气之功；气虚有痰者，则当予六君子汤，取陈皮、半夏化痰之功。其他如香砂六君子汤、七味白术散、参苓白术散等均重在调气。四物汤乃妇科调经第一方，女科月经病的处方用药多在其基础上衍化而来。血瘀者，芍药当选用赤芍，加强活血化瘀之功；血热者，则用生地黄，取其清热凉血之效。

"调经门"载月经不调之内因："妇人从人不专主，病多忧忿郁伤情"，"经闭门"又言室女师尼寡妇经闭："诊其脉弦出寸口，知其心志不遂情……和肝理脾开郁气，清心随证可收功。"可见妇女月经不调多与情志不舒相关，忧郁则伤气血，致月经不调、经闭，故常用逍遥散、加味逍遥散和归脾汤三方治之。虽均是气血并调之方剂，然重在调气，盖因气行则血行，气滞则血瘀。

**（2）带下**

《妇科心法要诀·带下门》"五色带下总括"云："带下劳伤冲与任，邪入胞中五色分，青肝黄脾白主肺，虾血黑肾赤属心，随人五脏兼湿化，治从补泻燥寒温。"可知带下病乃因冲任损伤，外邪侵入胞宫而致，其主要致病因素乃由湿邪为患。五色带下，原文注解道："色青者属肝，为风湿；色赤属心，为热湿；色黄属脾，为虚湿；色白属肺，为清湿；色黑属肾，为寒湿也。"故带下病之治，当从补、从泻、从燥、从寒、从温，随证治之。

原文"带下证治"篇云："邪入胞中吴茱萸，赤黏连栀青防栀，白主益气黑六味，黄淡六君或归脾。"言明吴茱萸汤治邪入胞中之证，温经散寒，燥湿止带；色赤黄黏有热者，加黄连、栀子清热；色青有风者，加防风、栀子；色白属脾虚清阳不升者，予补中益气汤；色黑者，属虚而湿困者，可予六味地黄汤治之；色淡黄属脾气亏虚者，予六君子汤或归脾汤。

亦有因胞中冷痛属寒湿者，予四物汤加附子、肉桂、生姜；少腹胀痛带浊不尽者，属热者，予导水丸，寒者予万安丸；带下湿热者予清白散；带久淋沥病机以下元虚损、胞寒、气脱为多见，方用威喜丸或固精丸随证调治。

**（3）胎前诸证**

《妇科心法要诀·嗣育门》"安胎母子二法"云："安胎之道有二法，母病胎病要详分，母病动胎但治母，子病致母审胎因。"在胎孕治疗原则上，强调分清子病、母病，因病伤胎者，治病即所以安胎。《妇科心法要诀·胎前诸证门》"胎前总括"云："妊娠胎前病恶阻，胞阻肿满气烦悬……余病当参杂症治，须知刻刻顾胎元。"指出治疗妊娠病除外妊娠恶阻、子肿、子痫、子淋、胎漏、胎动不安、小产、胎萎等因胎致病者，其余疾病均可参照一般杂症来治疗，但须时时注意顾护胎元。

如治疗妊娠下血症，原文云："妊娠经来名激经，胎漏下血腹不痛，若是伤胎腹必痛，尿血漏血要分明。"即妊娠下血时，医家需分清病因，对因治疗。若按月规律出血，则为激经，是孕妇气血旺盛所致，无需担心。若不规则出血且无腹痛症状，则为胎漏，相当于现代先兆流产，应予安胎治疗。同时，胎漏应与尿血相鉴别，二者均为下腹出血不伴腹痛，然而尿血为血从尿道流出，病因多与妊娠无关，因此，治疗也与胎漏相异。若不规则出血伴腹痛，则胎元已损，医家应予重视，视情况保胎或堕胎。

又如治疗胎兼癥瘕证，原文云："妊娠有病当攻下，衰其大半而止之，经云有故而无殒，与病适当又何疑。"即指妊娠时如确有病邪存在，虽使用峻烈药物，亦不会伤害母体及胎儿，此之谓有故无殒也。但治疗时当注意使病邪减去其大半就要停药，过用则有损伤之虑。可见治疗妊娠病，不可一味予补益之法，以致壅阻气机，反致胎气不稳。只要是切中病机，实证者亦当泻之，适当即可。

**（4）产后病**

《妇科心法要诀》对产后病的论述最为详尽，包括产后胞衣不下、产门不闭、产后恶露不下、产后恶露不绝、产后诸痛、产后中风、痉病等，在同类书中尤具特色。如产后恶露不绝证治，原书云："恶露不绝伤任冲，不固时时淋沥行。或因虚损血不摄，或因瘀血腹中停。审色污淡臭腥秽，虚补实攻要辨明。虚用十全加胶续，瘀宜佛手补而行。"说明恶露不绝乃是因产后冲任损伤，导致余血浊液，杂浊浆水，淋沥不尽。或有因气血亏虚，统摄无权者，治宜十全大补汤加阿胶、续断，补气养血，但亦勿补摄太过，以防止血留瘀；

或有因瘀血停于腹中，血不归经者，治当予佛手散（又名芎归汤）补而行之，使祛瘀不伤正。

产后诸痛，如头痛、心胃痛、腹痛、少腹痛、胁痛、全身痛、腹中块痛等，分述详尽。产后头痛，瘀阻者用芎归汤，血虚者用八珍加蔓荆子。心胃痛，寒者予大岩蜜汤；伴呕吐者予二陈汤加神曲、麦芽、香附、砂仁；内热炽盛，大便燥结者，予玉烛散攻下积滞。腹痛属血虚者，当归建中汤主之；瘀阻腹痛者，失笑散；伤食腹痛，异功散加山楂、神曲；胞中受寒者，予香桂散。少腹疼痛，又名儿枕痛，瘀血者，延胡索散；蓄水者，五苓散；疝气者，吴茱萸汤。胁痛乃瘀滞犯肝经所致，血瘀用延胡散；气虚宜四君子汤加柴胡、青皮；虚痛者，予八珍汤加桂枝。产后腰痛，予加味佛手散。产后遍身疼痛，趁痛散主之。

## 四、后世影响

《医宗金鉴》是我国医学发展史上，综合性医书中最完善又最简要的一部。清代著名医学家徐灵胎曾评价是书谓："此书条理清楚，议论平和，熟读是书，足以名世。"该书亦被《四库全书》收录，后世对该书学术价值给予了极大肯定。

因康乾时，天花流行，朝廷重视痘疹，故将《痘疹心法要诀》《幼科种痘心法要旨》单立两部分，详细记载了具有先进性的人痘接种术，该种痘法后逐渐传入日本和欧洲，为人类防治天花做出了不可磨灭的贡献。此外，该书对骨伤科亦有重大贡献，创立正骨八法、创新整复固定器、创作科学解剖图谱，使伤科理论与技术均得到极大提高。

从 1749 年起，清太医院规定此书为医学生教材，"使为师者必由是而教，为弟子者必由是而学"，后世中医教育教材亦以此为蓝本，现通行的全国高等院校中医教材，不同程度上参考了《医宗金鉴》。

《医宗金鉴》后来也逐渐流传到日本、韩国、东南亚及欧洲，至今，仍有许多日、韩医家对此书有着浓厚兴趣，为中医学的交流和发展起到了很大的推动作用。

## 五、现存主要版本

清乾隆七年武英殿刻本；清光绪二年江西书局刻本；1926 年上海锦章书局石印本；1954 年上海锦章书局铅印本；1955 年人民卫生出版社据殿版四页合一页影印本；1963 年 10 月人民卫生出版社铅印合刊本。

## ◎ 参考文献

[1] 吴谦. 医宗金鉴 [M]. 北京：人民卫生出版社，1963.

[2] 陈荣.《伤寒论》治心九法 [J]. 吉林中医药，1983，(4)：5 - 7.

[3] 肖延令，孙秉芳. 肺风粉刺的辨证治疗 [J]. 吉林中医药，1983，(4)：24 - 25.

[4] 李治牢，郭仲轲. 凉血四物汤的临床应用 [J]. 陕西中医，1984，(10)：28 - 29.

[5] 张伟程.《伤寒论》饮从心治学术思想初探 [J]. 浙江中医学院学报，1984，(6)：45 - 46.

[6] 范仁忠.《伤寒论》治心三法在心血管病变中的应用 [J]. 中医临床与保健，1989，(2)：30，29.

[7] 谭业宏. 浅谈《医宗金鉴》痹病的辨证施治 [J]. 医学信息，2010，(7)：2199.

[8] 刘晓辉，刘晓宾. 探析"损其心者，调其荣卫"的机理及其在《伤寒论》中的应用 [J]. 中国中医急症，2009，(10)：1665 - 1667.

[9] 王立娜，高纪林.《金匮要略》胸痹病浅谈 [J]. 青春期健康，2014，

（16）：45.

［10］马小娜，闫军堂，刘晓倩，等．谈《金匮要略》中眩晕病症方证辨治［J］．辽宁中医药大学学报，2012，（2）：94－96.

［11］闫景东，邹存清，杨素清．《医宗金鉴·外科心法要诀》皮肤病方剂应用探讨［J］．吉林中医药，2012，（8）：853－854.

［12］刘志杰，孟昭阳．浅谈《金匮要略》对胸痹心痛的辨治［J］．山东中医杂志，2014，（4）：319－320.

［13］冯海波，孙绍裘，孙绍卫，等．《医宗金鉴》伤科学术思想刍议［J］．湖南中医杂志，2014，（3）：6－8.

［14］杨旭，邹澍宣．《金匮要略》胸痹治疗思想临床浅析［J］．亚太传统医药，2017，（11）：75－76.

［15］曹正同，林昌松，段力．《医宗金鉴·杂病心法要诀》痹病证治思想探微［J］．中医药导报，2017，（17）：10－12，24.

［16］刘蓉．《医宗金鉴·妇科心法要诀》带下门浅析［J］．双足与保健，2018，（5）：189，192.

［17］臧亮，李娟，张春洪，等．凉血四物汤在皮肤病中运用［J］．河南中医学院学报，2008，（6）：73－74.

［18］沈开金．略论《医宗金鉴·妇科》临床实用价值［J］．吉林中医药，2006，（4）：4－6.

［19］徐杰．《医宗金鉴》伤科学术思想研究［D］．山东中医药大学，2012.

［20］沈劼．论《医宗金鉴》的医学贡献［D］．南京中医药大学，2004.

［21］黄孝周，刘玉．吴谦与《医宗金鉴·妇科心法要诀》［J］．安徽中医临床杂志，1996，（3）：133－134.

# 《兰台轨范》（徐大椿）

## 一、宫廷渊源

### 1. 提要

《兰台轨范》，约成书于 1764 年，是由清徐大椿撰写的一部综合性医书。该书"本《内经》以探其本，次《难经》及《金匮》《伤寒论》，以求其治"，亦有选择性地采撷《诸病源候论》《千金》《外台秘要》及后世诸方，取材严谨，博采众长，融会贯通，分述内、妇、儿、五官科等各科常见疾病，包括其病名、病因、病证、治法、主方等，简明扼要，颇有条理。该书"不尚奇功，只尚奇效"，是一部具有临床实用价值的书籍。

### 2. 著者传记

见《难经经释》。

## 二、内容精要

### 1. 各卷概要

《兰台轨范》共 8 卷。

卷 1 为通治方，载列临床常用、通用方。

卷 2 ~ 6 论治内科杂病及五官科疾病。

卷 7 论治妇人病。

卷 8 论治小儿诸病。

### 2. 内容精选

#### （1）识病名求病因

欲治病者，必先识病之名，能识病名，而后求其病之所由生。知其所由生，又当辨其生之因各不同，而病状所由异，然后考其治之之法。（《兰台轨范·序》）

按：徐氏主张治病须先识病，诊断其病名，然后溯源及流，探求病因，再立治病之法。致病之因不同，则病状各异，识病名求病因，是立法之本。

#### （2）治有主方主药

一病必有主方，一方必有主药。或病名同，而病因异，或病因同，而病症异，则又各有主方，各有主药。千变万化之中，实有一定不移之法。即或有加减出入，

而纪律井然。(《兰台轨范·序》)

一病必有一方，专治者名曰主方。而一病又有几种，每种亦各有主方。(《兰台轨范·凡例》)

按：徐氏提出病证治疗有主方主药，临证加减出入。病有定名，方有法度，药有专能。有病因同病症异，有病症同病因异者，均各有主方主药，不可泛泛处理。病情千变万化，随证化裁。

**3. 传世名方**

**（1）补益剂**

资生丸（卷一）

【组成】人参 云术（各三两） 山药 茯苓 莲肉 陈皮 麦芽 神曲（各二两） 薏苡仁 芡实 砂仁 白扁豆 山楂（各一两半） 甘草 桔梗 藿香（各一两） 白豆蔻（八钱） 黄连（四钱）

【用法】共为细末，炼蜜为丸，如弹子大，每服二丸，米饮送下。

【功用】益气健脾固胎。

【主治】妇人妊娠三月，脾虚呕吐，或胎滑不固，兼丈夫调中养胃，饥能使饱，饱能使饥。

**（2）开窍剂**

千金丹（卷四）

【组成】麝香 冰片（各二钱） 朱砂（五钱） 雄黄 硼砂 芒硝（各一两） 金箔（一百张，或加牛黄）

【用法】研为细末，内服二至三分，或嗅少许于鼻内。

【功用】芳香开窍，避秽解毒。

【主治】中暑，霍乱，及感受不正之气，心神不安，甚至昏不知人。

**（3）治风剂**

大活络丹（卷一）

【组成】白花蛇 乌梢蛇 威灵仙 两头尖（俱酒浸） 草乌 天麻（煨）全蝎（去毒） 首乌（黑豆水浸） 龟板（炙） 麻黄 贯众 炙甘草 羌活官桂 藿香 乌药 黄连 熟地黄 大黄（蒸） 木香 沉香（以上各二两） 细辛 赤芍 没药（去油，另研） 丁香 乳香（去油，另研） 僵蚕 天南星（姜制） 青皮 骨碎补 白豆蔻 安息香（酒熬） 黑附子（制） 黄芩（蒸）茯苓 香附（酒浸，焙） 元参 白术（以上各一两） 防风（二两半） 葛根 虎胫骨（炙） 当归（各一两半） 血竭（另研，七钱） 地龙（炙） 犀角

麝香（另研）　　松脂（各五钱）　　牛黄（另研）　　龙脑香（另研，各一钱五钱）
人参（三两）

【用法】共为末，蜜丸，如桂圆核大，金箔为衣，陈酒送下。

【功用】祛风化痰，舒筋活络，开窍止惊。

【主治】中风瘫痪，痿痹痰厥，拘挛疼痛，痈疽流注，跌仆损伤，小儿惊痫，妇人停经。

### （4）祛痰剂

*秘方补心丸（卷一）*

【组成】当归（一两五钱）　　川芎　粉甘草（各一两）　　生地黄（一两半）
远志（二两半）　　枣仁（炒）　　柏子仁（去油，各三两）　　人参　胆星　朱砂
（另研，各五钱）　　金箔（二十片）　　麝香（一钱）　　琥珀（三钱）　　茯苓（七
钱）　　石菖蒲（六钱）

【用法】上为末，饼糊丸绿豆大，朱砂为衣。每服七八十丸，吐津咽下，或姜汤送下。此心神恍惚而有痰者宜之。

【功用】祛痰养心。

【主治】心虚手振。

## 三、临床运用

### 1. 心痛

该书关于心痛病证之论述，主要见于《兰台轨范·卷六·心胃痛》。其录《灵枢》《千金方》《外台秘要》之论以释心痛。《灵枢》谓心痛有"厥心痛""真心痛"之别，《千金方》称之为"胸痹"，《外台秘要》列虫、注、气、悸、食、饮、冷、热、去来痛九种心痛，可供参考。临证时，心痛病机复杂，该书所载诸方多选自《金匮要略》《千金要主》《千金翼方》《外台秘要》等，可疗阴寒凝滞、寒湿阻滞、寒凝气滞等诸多常见证型。

阴寒凝滞者，可予瓜蒌薤白白酒汤、赤石脂丸、九痛丸等通阳散寒；寒湿阻滞者，可予薏苡附子散温阳祛湿；寒凝气滞者，可予枳实薤白桂枝汤散寒理气；中阳不足者，可予人参汤补气温阳；饮阻气滞者，可选用茯苓杏仁甘草汤、橘皮枳实生姜汤、桂枝生姜枳实汤等化饮理气；痰浊壅盛，可予瓜蒌薤白半夏汤、海蛤丸（海蛤、瓜蒌仁）等豁痰开结；心脉瘀阻者，可予失笑散活血化瘀；虚寒者，可予大建中汤温阳补虚。另外，该书载："疗胸痹心痛方（《千金》）：灸膻中百壮，穴在鸠尾上一寸。此灸神效。百壮，灸疮愈再灸，非一日满百壮也。""熨背法（《千金

翼》）：治胸痹心背疼痛，气闷。乌头、细辛、附子、羌活、蜀椒、桂心各一两，川芎一两三钱半，上共为散，以少醋拌，绵裹，微火炙令暖，以熨背上。"指出以灸、熨之法疗心痛，适用于阴寒较盛之证。

**2. 头痛**

《兰台轨范·卷六·头痛》专论头痛证治，援引《灵枢》《素问》《诸病源候论》《千金要方》述其病源，选录《千金翼方》《外台秘要》《宝鉴》等方供临床参考使用。

头痛，有厥头痛、真头痛、厥逆之分。厥头痛，"是胸膈中痰，厥气上冲"，易治；真头痛，为急危重症，其"头痛甚，脑尽痛，手足寒至节，死不治"；厥逆，寒至骨髓，"髓者，以脑为主。脑逆，故令头痛，齿亦痛"。头痛与足太阳膀胱经、督脉、足少阳胆经均密切相关。其治疗之法，有内服、贴敷、滴鼻等，灵活多样。

**（1）内服**

内服治疗头痛，多需审证求因，辨证选方用药。痰厥头痛者，该书载"厥头痛吐方（《外台》）：治痰厥头痛。但单煮茗作饮二三升许，须臾适吐，吐毕又饮，能如是数过，剧者，须吐胆汁乃止，不损人"，以吐法治之；风火头痛者，该书载"石膏散（《宝鉴》）：川芎、石膏、白芷各等分，上为末，每服四钱，热茶清调下。此治风火头痛之方"，予石膏散祛风清火；风寒头痛者，该书载"茶调散（《局方》）：治诸风上攻，头目昏重，偏正头痛，鼻塞身重，及妇人血风攻疰，太阳穴疼。白芷、甘草、羌活各二两，荆芥（去梗）、川芎各四钱，细辛（去芦）一两，防风一两半，薄荷（叶不见火）八两。上为细末，每服二钱，食后茶清调下，常服清头目"，用茶调散疏风散寒；痰气互阻者，该书载"玉液汤（《济生》）：治眉棱骨痛。半夏六钱，泡汤七次，切片，作一服，加生姜十片，水煎去渣，纳沉香末少许，服"，予玉液汤顺气化痰；肝热上扰者，该书载"羚犀汤（《济生》）：治暗风头旋，眼黑昏眩，倦怠，痰涎壅盛，骨节疼痛。羚羊角屑、旋覆花、紫菀、石膏、甘草（炙）各一两，细辛半两，前胡七钱半，犀角屑二钱半。上药每服三钱，加生姜三片，大枣一枚，水煎服"，予羚犀汤清热凉肝，息风止痛。

**（2）洗头**

如"头痛方（《千金翼》）：葶苈子捣末，以汤淋取汁，洗头良。"提出可以汤药洗头，局部用药，直达病所。

**（3）抹头**

如"又方（《千金翼》）：吴茱萸三升，以水五升，煮取三升，以绵拭发根良。"

即以汤药汁抹头。

**（4）贴敷**

如"痛风饼子（《圣惠》）：五倍子、全蝎、土狗各八分，上为末，醋丸作如钱大饼子。发时再用醋润透，顶太阳穴上灸热贴之，仍用帕子缚之，啜浓茶，睡觉自愈。"又如"止痛太阳丹（《奇效》）：天南星、川芎等分，上为末，同连须葱白捣烂作饼，贴太阳痛处。"再如"气攻头痛方（《奇效》）：蓖麻子、乳香等分，上捣烂作饼，贴太阳穴上，如痛止，急去，顶上解开头发出气，即去药。"还有秘方贴头风热病等。贴敷治疗头痛，多以药物贴于太阳穴。

**（5）滴鼻**

如"治头痛方（《奇效》）：用大蒜一颗，去皮，研取汁。令病人仰卧，以铜箸点少许滴鼻中，急令搐入脑，眼中泪出，瘥。"大蒜为辛热之品，以其汁液滴鼻，可通经络，散风寒。

**（6）吹鼻**

如"治头内如虫蛀响（此名天白蚁）：用茶子末吹鼻中。此奇病不可不知。"以药末吹鼻治疗头痛。

**（7）针刺**

该书于《头痛》篇末还指出："头风有偏正之殊，其病皆在少阳、阳明之络，以毫针刺痛处数穴立效。"针刺可疏通经络，亦为治疗头痛的有效方法。

**3. 腹痛**

《兰台轨范·卷六·腹痛》论治腹痛，宗仲景之法，主要选录《伤寒论》《金匮要略》之方。临证时须辨明其寒、热、虚、实，灵活选用。

实热内积证，予大承气汤通下热结；里实兼太阳证，予厚朴七物汤、桂枝加大黄汤等表里双解；少阳证，予小柴胡汤和解少阳；里实兼少阳证，予大柴胡汤和解少阳，通下热结；实热内积兼气滞不行证，予厚朴三物汤顺气导滞；寒实内结证，予大黄附子汤温阳散寒，通便止痛；气滞寒凝证，予苏合丸理气开郁，温中止痛；脾胃虚寒证，可酌情选用桂枝加芍汤、小建中汤、理中汤、四逆汤、附子粳米汤等温阳健脾。

另外，该书还载"蒸脐法：亦可随病所在蒸之，外科寒证，亦能蒸散。丁香、木香、半夏、南星、川乌、归身、肉桂、麝香、冰片、乳香、大黄、硝、山甲、雄黄、蟾窠、白蔻，上为粗末，放面圈内，上用铜皮一片，多钻细眼，用艾火灸铜皮上，每日十余火，满三百六十火，病除。药味亦可因症加减，其药用烧酒、姜汁等拌湿。"指出可用蒸脐法治疗寒证之腹痛。

**4. 消渴**

《兰台轨范·卷二·消证》援引《内经》《金匮要略》《诸病源候论》论述消渴病源，选录《千金方》《金匮要略》《本事方》等古方。消渴证，与心、肺、胃、脾、肾等脏腑均相关。其病因主要有恣意快情，或服用温燥壮阳药物，内生燥热，致肾气虚弱，津液亏损，发为消渴。

该书治疗消渴证方药，多以清热养阴为主，如文蛤散（文蛤）（《金匮》）、消渴方（瓜蒌根、生姜、麦冬、芦根、茅根）（《千金》）、茯神汤（茯神、瓜蒌根、生麦冬、萎蕤、知母、生地、小麦、大枣、淡竹叶）（《千金》）、黄连圆、治渴方（黄连、生地）（《千金》）、桑根汤（桑根白皮）（《千金翼》）、神效散（白浮石、蛤粉、蝉蜕、鲫鱼胆）（《本事方》）、猪肾荠苨汤（猪肾、大豆、荠苨、人参、石膏、茯神、磁石、知母、葛根、黄芩、甘草、瓜蒌根）（《千金》）等，燥热伤阴证可酌情选用。此与现代对消渴病机认识相吻合，目前多认为消渴的基本病机为阴虚燥热。另外，该书还载有温补肾阳之肾气丸，清热益气生津之白虎汤，化气利水、润燥生津之瓜蒌瞿麦丸，可供临床辨证后合理运用。

## 四、后世影响

《兰台轨范》重视诊断，详析病源，次列方药，层次井然，《四库全书总目提要》盛赞此书"较诸家方书但云主治某证而不言其所以然者，特为精密"。此书录古以继承，创新以发展，主张识病求因，治有主方主药，对古人之立方巧用活用，疗法灵活多变，颇适用于临证参考。

## 五、现存主要版本

清乾隆二十九年甲申（1764 年）洄溪草堂原刻本；清乾隆刻本；清光绪十五年乙丑（1889 年）江左书林槐庐刻本等。

## ◎ 参考文献

[1] 徐灵胎. 徐灵胎医学全书 [M]. 北京：中国中医药出版社，1999.

[2] 王雨亭. 徐大椿与《兰台轨范》[J]. 吉林中医药，1982，(3)：57-59.

[3] 薛清录. 中国中医古籍总目 [M]. 上海：上海辞书出版社，2007.

# 《清宫医案集成》(陈可冀)

## 一、宫廷渊源

### 1. 提要

《清宫医案集成》是清宫医案的汇集，作者对上自顺、康，下迄光、宣的清代宫廷原始医药档案，做了全面系统整理研究，包括历朝帝、后、妃、嫔、王公大臣的病情医事，涉及内、外、儿、妇各科诸疾，分门别类，有案、有方、有评、有论。此书全面展现了清代宫廷医学的医疗特征以及高峰水平，从中不仅可窥见有关长寿、种子、美容、养生等大内秘方，尤可学习到当年御医辨证论治的精髓，可供今日临床工作者借鉴。此外，清宫医案从一个特定方面反映了清朝二百多年历史的演进，对清史研究、宫廷历史的研究，均有裨益。

该书是《清宫医案研究》《慈禧光绪医方选议》《清代宫廷医话》《清宫药引精华》《清宫代茶饮精华》以及《清宫外治医方精华》六部专著的集大成著作，并荣获由国家新闻出版总署颁发的第二届中国政府出版奖。它的问世，首次让束之高阁的清宫原始医药档案，进入普通读者视野，将这些宝贵资源加以利用，可造福广大人民群众。

### 2. 著者传记

陈可冀，中国科学院院士，国医大师。陈院士长期从事中医、中西医结合心血管病及老年医学的研究，在活血化瘀及芳香温通方药治疗冠心病的理论及临床研究方面，在补益脾肾方药延缓衰老理论及临床研究方面，在清代宫廷医疗经验的继承研究方面，均取得丰硕成果；在著名老中医学术经验继承整理方面，在中医、中西医结合人才培养方面，在促进中西医结合学术交流方面，成就尤为突出。

陈院士，1930 年出生于福建省福州市，高中毕业后，他立志学医，后考入福建医学院就读。1955 年底，卫生部成立中医研究院，陈可冀被推荐到北京学习和研究中医。到中医研究院后，他先后跟随著名老中医冉雪峰和岳美中随诊抄方。临诊之余，他系统地学习了《内经》《伤寒论》《金匮要略》等中医经典。在这两三年里，他还阅读了大量中医典籍、名家著述，学习了著名中医老前辈的实践经验，这使他眼界大开，获益良多，为日后从事中医、中西医结合医疗科研工作做了良好的技术储备。岳美中对陈可冀专心致志的精神至为赞赏，曾赠诗勉励："我本无才最爱才，年来更复抱痴怀，中医宝藏靠谁发？愿与吾君好自开。"1960 年后，陈可冀潜心于中医、中西医结合防治心血管疾病的研究。

1980 年 5 月，陈可冀正式提出进行清代宫廷医疗经验的整理、挖掘、继承与研究工作。经中办及国家档案局批准，中国中医研究院与中国第一历史档案馆合作，由陈可冀组织领导清宫医案研究室，徐艺圃、周文泉、江幼李、李春生教授等对现存的清代内廷原始医药档案三万余件进行整理研究，完成《慈禧光绪医方选议》《清宫医案研究》《清宫代茶饮精华》《清宫外治医方精华》《清宫药引精华》《清宫膏方精华》《清宫配方集成》《清宫医案集成》等系列著述，系统地挖掘和整理了清代宫廷中医药临床经验。

## 二、内容精要

### 1. 各卷概要

本书由六部专著集成。

第一部《清宫医案研究》。

此书辑录了上自顺、康，下迄光、宣，清代十个朝年现存之宫廷医药档案。内有帝、后、妃、嫔、王公大臣、宫女、太监、狱因等 200 多人的原始诊疗记录，内容翔实可靠，并涉及众多历史人物，如清初名臣张廷玉、李光地、董邦达、付恒，恭亲王奕訢以及大总管李莲英等，悉皆在内。以朝年为经，以人物为纬，进行了系统整理研究，实事求是，有方、有案、有评、有论。医案之后有系列研究论文，书后附有清宫医案中有关用语选释等文字图表。

第二部《慈禧光绪医方选议》。

此书集晚清宫中配方 391 首，为慈禧皇太后、光绪皇帝御用，并附有评议。书中包括长寿类医方、种子类医方、补益类医方、美容美发类医方等，其中所载御制平安丹、八仙糕、御制参苓白术丸、加味香肥皂方等，或为宫中秘方，或为宫中秘制，均有很明确的疗效。

第三部《清代宫廷医话》。

此书偏重于医史秘闻，对清宫医事制度、医学教育、特殊病患诊疗情形、政治人物事迹，皆以现存医药史料为依据，予以介绍，如清宫中西医药学之交流，宫中请法国医官多德福为光绪诊病，西洋人郎世宁等服用中药治病情形，雍正怒杀道士贾世芳等。此书除具有科学性外，也有一定的趣味性和可读性。此外，此书还详细披露了北京同仁堂供奉御药的档案史料，对《医宗金鉴》的编纂，御医吴谦、刘裕铎等的重要贡献均表而出之，可补正史之不及。

第四部《清宫药引精华》。

此书系整理研究清宫运用药引之专著。方药有君、臣、佐、使之分，其中"使药"即引经药，古代方书用引药以单味居多，偶有两味者。清宫药引则有不同，除有单味、两味者外，三味甚至多味亦屡屡在用之例。且涉及植物、动物、金石、糖酒类，取材十分广泛。更因用于内廷，如羚羊角、牛黄、赤金、珍珠等贵重之品，也在药引之列。此外，使用中成药如益元散、紫金锭等作为医方药引，在古今方书医案中也是极其罕见的，这也是清宫药引方面的一大发展。

第五部《清宫代茶饮精华》。

此书为系统整理研究清宫代茶饮专著。中药代茶饮，或称为药茶，由于方小药轻，有的又加入茶叶，不仅饮用方便，安全有效，而且口感也较好，易为宫廷中人接受，在宫中备受推崇，为清宫医案一大亮点。其品类之多，应用范围之广，屡屡出人意料。在内、外、妇、儿、五官各科，乃至危重病证的抢救，病愈后之调理，均有记述。

第六部《清宫外治医方精华》。

此书载有六百余首外治医方，其中有膏、丹、丸、散、煎、锭、油、酒等多种剂型。有外敷、熏洗、薄贴、涂抹、熁熨、搐鼻、吹喉、点眼、滴耳等多种使用方法，应用于口齿、咽喉、皮肤、疮疡、外伤以及内、外、妇、儿各种相应之病证，疗效十分显著。

**2. 内容精选**

**（1）清代宫廷医疗经验的特色**

《清宫医案研究》将清代宫廷医疗特色归纳为八个方面。

1）维护宫廷利益，崇尚实效，辨证论治：御医的职责在于维护宫廷利益，服务皇家。皇家对御医的要求首重疗效，这也是影响御医升迁的重要因素，因而形成清代宫廷医学的首要特点——崇尚实效。御医治病，非执滋补一途，每以中病为准。倘有瘀滞，纵至尊之体，硝黄之属亦重用而不忌；如遇顽疾，虽金枝玉叶，蛇蝎诸品也用之以求痊。其中惟以疗效之良否，作为判断之关键。宫中大量医案表明，御医治病疗效的取得，在于准确的辨证论治。宫中的辨证在宗经旨的同时，亦有其特点，治疗上既有常法，也有变法，具体运用有内治和外治，而且将食、茶、酒亦赋予治疗或预防的功能。具体主要体现在：①注重五脏相关，强调生制变化；②注重中州畅达，强调气机升降；③注重气血调和，强调益气为先；④注重祛邪扶正，强调邪去正安；⑤注重四时变化，强调天人相应。

2）师古而不泥古，法度谨严，广用经方：清宫医案中用过的经方，方类甚为齐全，涉及《伤寒论》一百一十三方及《金匮要略》二十五个篇章中之大部分。宫廷御医辨治疾病时，在经方的变通应用上，取得较好效果。

如嘉庆朝华妃娘娘病"停饮受凉之症"，调治后虽有好转，但以"肝阴素虚，气怯身软，胸胁有时作痛"，继以桂枝汤合当归芍药散加减治疗，名为"益气建中汤"，取得良好效果，后以缓肝养荣丸调理收功。桂枝汤虽为辛温解表轻剂，实乃调和营卫之和剂，其变方小建中汤及黄芪建中汤尤为治"虚劳"之名方，故有"理阳气当推建中"之称，宫中用之者不少。如乾隆朝成滚扎布将军年老正虚，"水气凌心"，用黄芪建中汤加减治疗。有以桂枝汤加味治疗光绪皇帝遗精病者，如清宫医案载："光绪□年三月二十七日，李锡璋请得皇上脉息左关微弦，右寸关稍数。厥阴肝客于阴器则梦接，相火鼓之，致肾不闭藏则遗。谨拟滋阴固肾汤调理。"处方：桂枝一钱，白芍一钱，牡蛎一钱五分（煅），蛤粉一钱五分，芡实二钱，甘草一钱，引用生姜一片，红枣三枚。由此可见，宫中御医对桂枝汤的应用，颇为广泛，此方实乃治杂病之第一方。

麻黄汤为仲景辛温逐邪发汗峻剂，咸丰朝丽皇贵妃服麻黄汤加味治疗"外感风寒"取效。麻杏甘石汤为仲景所创之清上焦热、解表止咳定喘名方，乾隆朝循嫔"脉息浮大"，"肺胃有热，外受风凉，以致咳嗽有汗，发热声重"，用此方合橘枳姜汤加减，三天后病情即得控制。白虎汤类方的应用，如用加味白虎汤治慈禧"咽喉舌干，口渴引饮，时作咳嗽"等。柴胡剂与葛根剂在清宫中也使用较多，尤其是柴胡类方更是常用。如光绪三十三年七月二十四日，御医就曾用柴胡桂枝汤加减，行血和解，治疗光绪皇帝虚劳证。慈禧用四逆散以疏肝和胃；隆裕用四逆散加味治疗"腹胁作痛，食后身倦"，以调气和胃。

3）借重通腑治法，驱除积滞，推陈致新：关于宫中通腑治法的应用，除了用承气汤类方剂外，也用凉膈散、当归龙荟丸等方寒下以泻实通腑；有时还用控涎丹以攻逐水饮，用礞石滚痰丸以去实热顽痰，用大黄附子汤和温脾汤温通开结等。至于日常应用大黄为茶饮以清热通腑也甚为常见，剂量有大至每日五钱者。如乾隆朝十五阿哥福晋，于乾隆四十年九月十四日，所用之清解和中汤内就用了枳实、酒军、厚朴各一钱五分。又如嘉庆朝二阿哥福晋"原系停饮受凉之症"，治疗后"胸闷疼痛渐减，惟里热未净"，用调中润燥汤（油当归三钱，麻仁三钱，郁李仁二钱，杏仁二钱，酒川军二钱，大生地三钱，生甘草五分，焦楂三钱，炒枳实一钱五分，引蜂蜜一茶匙兑服），方中寓承气意，次日见好，后再加元明粉一钱五分冲服调理，翌日诸症俱好，最后"用保和丸避风缓缓调理"，说明疗效突出。

4）征用温病时方，不期师古，承先启后：清宫医案中，除了大量运用经方治病外，也广泛征用温病时方，形成了医疗上的又一特点。宫中除了运用明清温病学家的代表方剂外，还大量自制时令新方，并在使用有名的温病代表方剂时，别有心杼，加以变化，这些均显示了清代宫廷的医疗水平和清宫医案中的独特经验，运用时方，而又不期师古，承先启后，丰富和发展了温病学说的内容。

在征用温病时方方面，可举数首方剂为例：

①杏苏饮之应用：清宫早期对于感受风凉，外有寒邪表证，内有饮热里证者，不少时候使用杏苏饮治疗，并且依据症情之偏热偏寒、偏湿偏饮，而有多种变化，用法十分灵活。如乾隆三十三年十二月二十三日，御医田丰年、高存谨看八阿哥下长子"肺胃有热"，"咳嗽有痰，鼻塞声重"，"外受风凉，风热之症"，即用杏苏饮治疗（杏仁一钱，苏叶八分，前胡八分，桔梗八分，枳壳六分，荆穗一钱，防风一钱，桑皮一钱，陈皮八分，半夏一钱，甘草三分，引姜一片，灯心二十寸），次日复诊，即谓"服过杏苏饮，今鼻塞、咳嗽有痰、眼角红渐退"，外感之症大减，而改予疏风宁嗽汤调理。此案为风热感冒，因时在冬月，内有伏热而外束风寒，故方药宜辛凉辛温同用，处以杏苏饮，十分对症，宜其见效之速。

②达原饮之应用：达原饮出自著名温病学家吴又可之《温疫论》，为治疗瘟疫或疟疾邪伏膜原的有名方剂，清代宫廷中历朝均有应用。如嘉庆朝南府首领禄喜病疟，御医张自兴于嘉庆十六年六月十六日诊得"脉息弦数，原系停饮受凉之症，病后复受暑热，发疟，间日往来寒热"，认为"由素有湿饮所致"，而"用加味达原饮"治疗，药用柴胡二钱，赤芍三钱，知母二钱五分，槟榔二钱五分，厚朴一钱五分，半夏曲三钱，赤苓四钱，黄芩三钱，花粉三钱，木通三钱，滑石三钱，草果八分，引加乌梅三个等味，以后续用达原、截疟等法进退，至二十九日"脉息和缓"，"诸症已好"，而"暑疟"之症告痊。

③藿香正气散之大量应用：藿香正气散出自《太平惠民和剂局方》，用治外感风寒，内伤湿滞等症，著名温病学家吴鞠通扩充其用法，而有五个加减正气散之设，成为著名之时方。清宫中运用本方十分广泛，不仅改散剂为汤剂、丸剂，而且在其基础上尚有多种化裁。道光三年十一月三十日，道光皇后因"脉息滑数"，症见"头疼身酸，发热恶寒，胸膈满闷，心悸不安"，御医陈昌龄、王明福、郝进喜等会诊后认为"系内停痰饮，外受风凉之症"，遂用疏解正气汤治疗，其方即系藿香正气散去厚朴、腹皮，加羌活、防风而成，药后次日即"表凉已解"，改用三仙饮调理，可见藿香正气散在清宫医疗中颇具良效。

④桑菊饮之加减运用：桑菊饮，方出《温病条辨》，以桑、菊为君而名。方中取桑叶善平肝风，用于春令，抑肝木之有余，且桑叶善走肺络而宣肺气；菊花除轻宣上焦风热外，又可补金水二脏，用之以补其不足；二味合用，抑有余而补不足，于风温轻症甚宜。清宫中帝后"至尊之体"，时有温热小恙，御医诊治，既欲愈疾，

又忌病轻药重，还欲病者少尝医药之苦，于是温病中辛凉、甘润之轻剂使用甚频，桑菊饮即是其中之一。不过在拟方之时，也常针对病情而增减其制。

例如光绪三十三年正月初十日，时值新春，御医庄守和、张仲元、姚宝生为慈禧诊疾，"脉息左关稍弦，右寸关滑而稍数"，仅"肺胃稍有郁热"，于是选用"轻扬宣郁"之方治疗，药用：霜桑叶二钱，甘菊花一钱五分，广橘红八分，连翘一钱，焦三仙各一钱五分，引用鲜芦根二支切碎。十二日复诊，取"鲜青果二十个研，鲜芦根三支切碎"，清热利湿，轻剂调理。至十三日，"脉息右寸关滑而稍数，肺胃稍有风热"，再用轻扬宣郁之法，以"牛蒡子一钱五分炒研，霜桑叶二钱，广橘红一钱五分，连翘一钱，鲜芦根三支切碎，引用鲜青果七个研"等药治疗。据慈禧脉案载，十四日复加苦桔梗八分，经此治疗后，风热之疾，遂即痊愈。本案前后之处方，实为桑菊饮加减，药用辛凉轻清之品，故称轻扬宣郁之法，亦宗吴氏治上焦如羽之意。庄、张、姚在晚清分别任太医院院使（院长）、院判（副院长）等职，学验俱富，三人职合会诊而拟用《温病条辨》之桑菊饮方加减，足证清宫御医对温病时方的重视。

除上面所举以外，时方大量在宫中运用而且取得很好疗效的案例尚属不少，其中有影响的方剂如凉膈散、香薷饮、人参败毒散、三黄石膏汤、增液汤、五汁饮等更是屡用不鲜。此外，宫廷御医还时常根据患者病情，自己的经验，结合温病学说，自创时剂新方，形成了清宫医药的鲜明特点。

5）废除金石丹药，补益增寿，侧重调补：清代宫廷医案中，有关炼丹之术以及皇家服用金石炼丹的记载尚未发现。但皇家寻求长寿之心，自不待言，惟其求长生之法，不在于炼丹，而在于养生或服食补益药物。乾隆帝享年八十九岁，乃历代皇帝寿命最长者，相继刻有"古稀天子之宝""八征耄念之宝""十全老人之宝"等印章，以志其寿之永。至嘉庆四年正月初三日辰刻驾崩之时，亦无重大疾病，当系因衰老而亡。据脉案及配方所载可知，乾隆经常服用的补益与长寿之品有酒剂如龟龄酒、松龄太平春酒、椿龄益寿药酒、健脾滋肾壮元酒，丸剂如健脾滋肾壮元丸、秘授固本仙方等。

宫中补益长寿之法，主要在于用药饵补脾肾、益气血，以食疗佐其功效，且以药酒通其气血，其方法确有重要的价值。且宫中补益废除金石药饵，是与历朝皇家不同之处，此亦清代宫廷医学之一重要特点。

6）重视家常防病，清气化湿，消导通利：在清宫中生活的帝后妃嫔，除了有病时积极医治以外，为了益寿延年，养生防病，也十分注重平日的调养。在整理清宫医案时发现，其中有不少用于家常防病的小方小药，组成多轻灵活泼，药性多辛润甘淡，适宜于无病或小病者使用。由于宫中人等，平素恣食膏粱厚味，停饮积滞者为多，同时娇嫩媚弱之躯，养尊处优之质，平居亦多难受质重之药，因此御医们在进呈家常防病的方药时，多以清气化湿与消导通利为主，既照顾患者体质，又照顾患者习性，形成了医疗上的又一个特点。以下分三个方面加以说明。

①平日调理，防病为先：清代宫廷之中，除了患病时请御医开方用药外，对于家常防病的方药亦甚留意，无病、小病、病后之时，常用方药预防和调理。这类调理性方药，一般味少、力专、易行、有效。有的更属于食疗范围，有益而无害，乐为宫中病人接受。

②运用小方，清气化湿：由于宫中人等，脾胃之疾较多，加之易有肝郁气滞，多数停饮较重，湿邪缠身。在致病因素中，中医学认为六淫为患，当以湿为多为重，故而御医们所拟常用防病之方，以清气化湿之品为多，既有流动气机之长，又无长期服用之害，其中突出的有灯心竹叶方、益元散、藿香正气丸等方。

③选用成方，消导通利：在整理研究清宫医案时发现，宫中后妃人等经年累月大多有食滞便秘等症，可能与其平日生活少运动、饮食多肥甘有关，故而通腑为宫中治病常法。不仅如此，在平日亦多用消导通利之药以为调理。宫中各种消导通利方药，量病者病情轻重而用，对于防病治病起到了一定的作用。

7）实践归经理论，应用引药，丰富多彩

①实践归经理论：清宫医案中大量运用药引，有效地实践着自《内经》以来的中医归经理论，可以从入脏腑和入病位两个方面，粗略地加以论述。

脏腑归经，以五脏为主。

入心：如乾隆皇帝于乾隆六十三年十二月十二日酉正初刻，"神气恍惚，少寐不宁，有热"，御医沙惟一、钱景诊断为"心气虚"，予镇阴育神汤加减治疗，其方除用人参、生地黄、白芍、橘红、龟甲、竹茹、远志、枣仁、龙齿、琥珀、归身、半夏、石菖蒲、甘草补心安神外，取用赤金一两为引同煎。盖赤金入心，重能镇惊安神，用之为引，既能引镇阴育神之剂入心，又能起安神宁心之用。

入肝：光绪六年十二月初五日，慈禧太后"脉息两关稍大，右滑左弦"，"神疲力□，谷食不香，脊背生热，运动则热势见轻"，薛福辰等诊断为"木不条达，复加愤郁，脾受其制"之症，处方"人参一钱五分，炒於术一钱五分，炙香附二钱，茯苓三钱，泽兰二钱，丹皮一钱五分，炙鳖甲三钱，生鹿角二钱研，丹参三钱，砂仁一钱研，炙草八分，炒谷芽三钱"，并用醋柴八分为引药。柴胡为和解少阳、疏泄肝胆之要药。本案慈禧系因肝气不舒，木不条达，而波及到脾，故除用健脾养荣之药外，取醋柴为引者，意在入肝经解肝郁，以治病本。

入脾：如光绪六年七月二十八日，慈禧因"心脾气馁，中土不和"，以致"脊背忽凉忽热，吭嗓作干，或作酸甜之味"，御医薛福辰等"议用养心归脾汤加减"

治疗，方中用龙眼肉五枚为引，盖取龙眼肉功能补益心脾，养血安神。《本草经疏》云其"入足太阴、手少阴经"，《药品化义》称其"入肝、心、脾三经"，方中用之，可引群药以入脾经，治慈禧心脾气馁之症。

入肺：如道光朝之全贵妃，于道光四年十二月十九日患肺病咳嗽，"脉息滑数"，"身热咽干"，"咳嗽"，御医张永清、陈昌龄诊断为"火烁肺金之症"，除用羌活、防风、苏梗、生地黄、麦冬、桔梗、知母、黄芪、甘草等组成清金代茶饮外，并取芦根三把为引。盖全贵妃因妊娠而患咳嗽，与胎热有关，故用药十分谨慎，除解表止嗽外，侧重养阴退蒸。芦根性味甘寒，入肺经，功能清热生津，清肺热痰痈，方中以之为引，诚一举而二善。

入肾：历朝皇帝中，以光绪之肾病为著，光绪三十四年间因肾虚腰痛，苦痛难言，七月二十九日之脉案载"腰胯酸痛日甚，右部更重，俯仰转侧不利"，其脉象"尺中软弱无力"，御医张彭年拟白芍、续断、独活、当归、木香、桑寄生、秦艽、橘络、川芎等味为方以治，并取金毛狗脊一钱五分为引。狗脊专入肾经，功能壮腰健肾，通经活络，方中取少量为引，意在引药入肾，以治光绪帝肾虚腰痛之痼疾。

病位归经，以上、中、下焦为主。

轻扬治上：传统用药经验，以桔梗等药载药上行，作为治疗上焦疾病之引药。宫中则取药性轻清之品，作为治上之药引。如慈禧在光绪三十四年九月十四日因"头闷目倦，鼻流清涕"，"脾元不畅，阻遏清阳"，御医张仲元等认为属"肺胃之气欠和"，而用轻扬肺胃之法。所开方中以西瓜皮八两、佩兰梗带叶五分为引。西瓜皮、佩兰梗叶皆为清暑利湿之佳品，用之为引，取其轻清扬上之力，故可治肺胃湿热。

平和温中：凡调补脾胃之品，大多可以达于中焦，专入脾胃经者，为数亦多。光绪帝某年五月二十九日之脉案曾载"肝阴不足，脾元未壮，湿气尚盛，动作仍觉眩晕，午后化食较慢，时或胸膈不畅，步履力弱"，御医全顺、忠勋为拟四君子汤加疏肝化饮健胃之品以治，而方中"引用黄土六两，百沸汤冲融，澄清煎药"。脾属土，色黄。黄土，即灶心土，入脾、胃经，功能温中止呕，收敛止血。本案用之配四君子汤则有健脾温中之效。且灶心之土，其性辛微温，用之为引，亦取治中之意。

通利治下：如果病位较低，则可用通利下行之药为引。道光三年六月二十二日，御医郝进喜为孝慎成皇后诊疾，发现"脉息滑数"，"头闷身酸，呕恶胸满，胁腹胀痛，夜间不寐"，认为"系肝胃气滞"，复"夹饮受暑"之症，因"暑气已解"，病变重点在胁腹胀痛，于是用当归润肠汤养血润下，泻热通便，妙在更用元明粉一钱五分为引。元明粉其性咸寒，质重味厚，能引诸药下行胃肠，并能软肠中之燥结，用为药引，即通利治下之意。

此外，也有直接使用治疗具体病位之药为引，以便使方药直达病所。如咽喉病用青果、山豆根为引药；胃病用竹茹、山楂为引药等等。

②丰富多彩的药引：清宫医案中除了应用归经理论选用药物组方治疗及选用引经药外，另一个显著特点是药引之丰富多彩，实为方书所罕见。

单味药引：单味药引，在清宫医案处方中十分普遍，今天仍多应用，其适应范围比较广泛。如光绪帝脉案载，光绪某年正月初九日，"脉息浮滑"，"鼻塞声重，身酸发热，胸满微嗽"，系"外感寒凉伤风之症"，御医李德昌拟用疏解清化饮治疗，除以苏梗叶、前胡、陈皮、杏仁、焦三仙、酒芩、薄荷、甘草组方外，并用生姜三片为引。本症伤寒感冒，寒邪非温不散，引用生姜一味，走而不守者，取其辛散之力，符合伤寒治以辛温之旨。其余运用单味药引之医案，率皆类此。

双味药引：使用两味药为引，方书中比较少见，而宫中之医案却多有记录。如乾隆三十八年正月初八日，绵志阿哥病天花，"喜痘三朝"，"颜色红润，痘形渐长"，御医蔡世俊等用活血助长汤调治，方用生地黄、当归、丹皮、陈皮、牛蒡子、赤芍、川芎、南楂、连翘、僵蚕、白芷、紫草等味，滋阴养血，清热解毒，疏表透疹。另用香薷三片、冬笋尖三个为药引。香薷、冬笋皆具生发之性，用于发表甚当。本方用以为引，既可助喜痘透表，又可用作热病后之营养剂。

多味药引：清宫医案中药引，多时有三味、四味者，这在一般方书中则十分罕见。宣统五年四月十六日，端康皇贵妃患疾，御医石国庆因其咳嗽、头闷、中满、口渴、体倦等症，而予疏肝理肺、清解止嗽之法调理，方中除用前胡、川芎、麦冬、瓜蒌、半夏曲、杏仁、桑皮、枳壳、橘红、苏子、浙贝、甘草外，并"用酒条芩三钱，苦桔梗二钱，鲜姜一片"为药引。推测其意，大约取辛能开、苦能降，三药可入肝肺，使肝气疏达，肺气下行，方治肝肺两途，药引亦顾肝肺二经，用之颇觉合理。

贵重药引：在引经药物中，清宫因属皇家，有时也使用贵重药物为引，所谓"贵人食贵药"，其中有的系病情所需，有的也纯属讲究。例如嘉庆年十二月初十日，御医苏钰、李浩名、于天成、白凌云、高永茂等为五阿哥诊病，因系"天花七朝"，"议用养血保浆饮"，处方：大生地三钱，当归三钱，麦冬三钱，花粉二钱，连翘二钱，木通二钱，栀子二钱（炒），僵蚕一钱，山楂三钱，白芍二钱，甘草六分。引用燕窝三钱。燕窝为高级滋补药品，价格昂贵，功能养阴润燥，益气补中，一般作为补剂用治虚损。《本草求真》称其"为药中至平至美之味"，本案用之为引，似取其养阴之力，以冀五阿哥天花收靥，病体易于恢复。

丸药为引：除上述药引之外，中成药丸药亦多用作引药，这就不仅只是报使引经，更有治疗作用。如光绪某年十月二十九日戌刻瑾妃病重，"脉息左关弦细，右寸关沉伏，抽搐未止，痰涎壅盛，气息尚闭，神识不清，仍觉筋惕肉颤"，"症势见重"，御医张仲元、聂鸿钧、周鹤龄会诊后，急用调肝化痰止抽之法调治，取香附、郁金、煅赭石、乌药、天竺黄、天南星、秦艽、青皮、薄荷、钩藤、青风藤、橘红为方，并以"琥珀抱龙丸一丸煎"为引。琥珀抱龙丸由琥珀、牛黄、赤苓、全蝎、南星、麝香、僵蚕、竺黄、雄黄、朱砂等药组成，主治内热痰盛，惊风抽搐，咳嗽气促，神昏，烦躁不安等症。本案用之为药引，取其化痰止抽之力，与立法相一致，实际上是汤丸并进，增加药力之法。

矫正药味：清宫药引，除了引经、治疗、配方等多种用途外，还可用来矫正药味。道光二年六月十九日和妃病"暑湿停滞，受风之症"，"脉息沉实"，"大便未行"，御医崔良玉、方惟寅、郝进喜诊视后认为，"由燥滞过盛"所致，以加味承气汤（生军四钱，枳实二钱，厚朴三钱，芒硝二钱，油当归四钱，青皮二钱，益元散三钱）治疗，并用"红蜜一茶匙"为引。盖本案病之重点在大便不行，故除攻下外，亦辅之以润下。加味承气汤，性味苦寒，加入红蜜为引，既可矫正药味，又可润肠通便。

特殊药引：清宫中除了使用上述药引外，有时根据病情需要还广采其他特殊药引，如虫兽、人之排泄物等，作引经和治疗之用。光绪帝于光绪某年三月二十三日，因"湿热下行于经络，致作足跟疼痛"，"上蒸湿热则作耳鸣"，"运行滞塞，转疏迟化"，御医郑敏书取"石菖蒲一钱，赤苓三钱，杜仲三钱，菟丝子二钱，宣木瓜三钱，茵陈三钱，牛膝三钱，丝瓜络三钱，石决明三钱（研），黑栀仁二钱（研）"等药组方，疏肝建中，利湿活络，并用"蚯蚓一钱（土炒）"为引。用蚯蚓作为药引，方书中较少见，特别用于皇家，不嫌唐突亵渎，看来御医治病，仍以疗效为重，苟于病情有益，虽肮脏龌龊之品，仍当奉进。考蚯蚓，一名地龙，可入肝经，有息风镇痉之功。又因善钻泥掘穴，故可疏经和络。本案之用，取其入肝和络通窍，以治光绪帝足跟疼痛，耳鸣，运行滞塞诸疾。

8）运用代茶饮法，调治兼顾，因病制宜：代茶饮系宫中御医在辨证论治原则指导下，处方煎汤使病人当茶频频饮用的一治疗方法。在清代宫廷医药资料中，应用代茶饮的记载甚多，尤以道光朝开始日渐普遍。其药物组成多寡不一，治疗作用相异，应用范围广泛，颇受宫中欢迎，有其独特之处。代茶饮具有方便、灵活、有效的特点，其应用范围及运用原则是调理善后、辅助主方、轻病治疗以及病愈后调治。

宫中代茶饮的组方，大致与临床所用方剂之组合原则相同，用药分君臣佐使，拟方审温凉寒热。药味少则一味，是为力专；组合多而越十，乃求兼顾。组方特点是：①用药之剂量偏轻，大抵以二三钱者居多，鲜见有每味近两者；②用药之药味偏平，大多属微寒微苦之品，少有其药味过于苦辛者；③用药之功效多偏于清热、利湿、养阴、益气，而温阳、峻下者少。至于代茶饮之组方较方剂组合不同之原因，则由代茶饮之服药特点、治疗对象所决定。

宫中代茶饮应用范围广泛，其方剂功效亦有多种，归纳起来，大致有以下几种：①解表类代茶饮；②清热类代茶饮；③除湿类代茶饮；④祛暑类代茶饮；⑤温中类代茶饮；⑥补益类代茶饮。根据其组成可分为：①以茶代药；②茶药结合；③以药代茶。

以茶代药即单纯使用茶来治疗疾病。清宫中的饮茶之风盛行，比如乾隆皇帝喜欢喝龙井茶、大红袍，慈禧太后则喜欢喝花茶，如玫瑰花茶、茉莉花茶等。龙井茶具有生津止渴、提神益思、消食化腻的作用。花茶既有茶的作用，又可发挥药物的功效，其中的玫瑰花有"花中皇后"的美誉，具有疏肝解郁、活血止痛的功效，被称为"解郁圣药"。茉莉花茶具有理气解郁、和中等功效。

清宫中常将日常饮用的茶与中药结合应用来治疗疾病，这样既发挥了中药的功效，也利用了茶的作用。研究清宫医案时，我们发现在乾隆、嘉庆、道光、咸丰、同治各朝的宫廷中，有一种被广泛使用的药茶——清宫仙药茶（乌龙茶、天尖茶、六安茶各一两，紫苏叶、石菖蒲、泽泻丝、枇杷叶、山楂丝各三两，后五种研粗末，与茶叶混合，收贮备用，每次适量，开水泡，当茶饮）。它具有减肥消脂、化浊和中、开郁通脉的效果，因宫中的皇帝嫔妃平素食用较多肥甘厚味，又缺少运动，且多有思虑过度的情况存在，故而常用之。

以药代茶，不仅可以防病治病，又可养生延年。所选用的材料主要以花、叶及质轻的根、茎、果实、种子等材料为主，因其有效成分经过煎泡后易于溶出。同时还会选用一些"药食同源"的常见食品类，如柿饼、秋梨、藕节、荸荠、鲜青果等，它们大多有养阴生津、清热止咳利咽的功效。例如乾隆皇帝所创的三清茶，三种药物皆为清雅之品，梅花开郁和中、化痰解毒，佛手疏肝理气、燥湿化痰，松子仁润肠通便、润肺止咳，三药合用，疏肝润肺，开郁和中。乾隆皇帝还写诗赞美三清茶："梅花色不妖，佛手香且洁，松实味芳腴，三品殊清绝。"足见乾隆皇帝对三清茶的评价之高，他还命人将诗句抄录在茶碗上，制作成"三清茶碗"。据史书记载，乾隆皇帝每年还会择期在重华宫举办"三清茶宴"。

**（2）长寿补益医方选议**

1）长春益寿丹

光绪六年二月初五日，进长春益寿丹方。

天冬（去心）、麦冬（去心）、大熟地、山药、牛膝、大生地、杜仲、山萸、云苓、人参、木香、柏子仁（去油）、五味子、巴戟，以上各二两，川椒炒、泽泻、石菖蒲、远志，以上各一两，菟丝子、肉从蓉，以上各四两，枸杞子、覆盆子、地骨皮，以上各一两五钱

以上共为极细面，蜜丸桐子大，初服五十丸，一月后加至六十丸，百日后可服八十丸便有功效，每早空心以淡盐汤送下。

按：长春益寿丹由古方杨氏还少丹与华佗方打老儿丸加减而成。方名益寿，又称长春，当与慈禧曾住长春宫有关。本方大补心、肾、脾、胃四经虚损不足，壮筋骨，补阴阳，据载久服可以乌发，可以壮神，可以健步，故可治腰酸体倦，神衰力弱。又此方出自打老儿丸，传说因老妇年逾百龄，打其老儿子不肯服此丸而名，又称仙姑打老儿丸。妇女亦可用，服之可暖子宫，泽颜色。

2）龟龄集方

雍正八年，造龟龄集方

熟地五钱，生地六钱，天门冬四钱，当归五钱，肉苁蓉六钱五分，川牛膝四钱，枸杞子五钱，杜仲二钱五分，补骨脂一钱，锁阳三钱五分，青盐三钱……

按：龟龄集是中国传统的益寿古方，素有"养生国宝"的美称。以龟龄作方名，取灵龟长生不老，喻可增寿之意。《抱朴子·对俗》亦曰："知龟之遐寿，故效其道，引以增年。"其组方原则依据传统医学"天人合一"的观念，采用天然动植物，包括天上飞的（蜻蜓、蚕蛾）、海里游的（海马）、地上跑的（鹿茸）以及人参、熟地黄、补骨脂、菟丝子、淫羊藿、地骨皮、肉苁蓉、川牛膝、天冬、丁香等33味中药，集东西南北中各种名贵药物于一体，配方独特，炮制讲究，经繁复工序"日晒夜露"而成，具有益肾助阳、填精益髓、大补真元的功效，可治疗盗汗遗精，筋骨无力，行步艰难，头昏眼花，以及妇女气虚血寒，赤白带下等症。但全方温燥药居多，虽配有滋阴之药，但是热性体质或者证候偏热者服用之后可能会有咽干舌燥等"上火"的现象。此外，将龟龄集诸药制成酒剂龟龄酒，为另一剂型，取酒性可行药势、通利血脉、御寒保暖等功效。

3）十全大补丸

光绪十年闰五月十六日，杨得清传，上交《良方集成》成方十全大补丸，合配一料之半。

人参二钱五分，白术五钱（炒），当归五钱，川芎五钱，白芍五钱，黄芪一两（蜜炙），茯苓一两，肉桂一两，熟地一两，甘草二钱五分。

共为细末，水叠为丸，如梧桐子大，每服一二钱，白开水送下。

按：此方出自《太平惠民和剂局方》卷五，原方为汤剂，有木香、沉香，而无

黄芪、肉桂。李杲用黄芪代木香以益气，用肉桂代沉香以温血。主治男妇体弱，精神倦怠，腰膝无力，诸虚百损，阴阳气血并补。此方实为四君、四物与黄芪建中三方合成，确有保元、大补之功用。

4）噙化人参

光绪二十七年九月奏讨寿康宫药房首领荣八月，陆续领取自二十六年十一月二十三日起，至二十七年九月二十八日止，计三百三十一天，共用噙化人参二斤一两一钱。

今问得荣八月，皇太后每日噙化人参一钱，按日包好，俱交总管郭永清、太监秦尚义伺候。谨此奏闻。

按：乾隆、光绪、慈禧都有噙化人参的习惯。据记载，光绪皇帝向慈禧太后请安时还时常检查人参是否够用等情况，足见宫中对人参的重视程度。噙化少量人参可补益身体、防御疾病。李时珍《本草纲目》云："人参治一切男妇虚证。"《神农本草经》将人参列为上品，称其有"补五脏，安精神，止惊悸，除邪气，明目，开心益智，久服轻身延年"的功效。相关研究证实，人参可提高工作效率，减少疲劳，增加机体对各种恶劣条件的抵抗能力，调节网状内皮系统功能，增强适应气温变化的能力。日本学者实验研究表明，人参对雌性动物有促性腺激素样作用，可延长已成熟雌性大鼠之动情期，进而还证明人参皂苷类都有一定强度的促性腺功能活性。

**（3）清宫代茶饮精华举隅**

1）解表类

清解调肝代茶饮

【组成】薄荷一钱　荆芥三钱　防风三钱　川芎一钱五分　白芷三钱　炙香附二钱　元参三钱　赤芍三钱　花粉三钱　橘红一钱五分　焦三仙三钱（研）

【功用】疏风解表，清肝散热。

【主治】肝经郁热，外感风寒，头痛发热，口干口渴。

【按语】本方见于光绪皇帝某年二月二十七日医案。据医案记载，光绪帝原系肝经郁热，筋脉不舒，乳有筋核之证，御医给以清肝和脉诸方调治，症状好转，今又外感风寒，以致头痛微晕，身肢发热，鼻息气热，有时作渴，"脉左关弦浮而数，右寸关滑数"。证属风寒外束，肝经郁热，故御医以此代茶饮调治。方中薄荷、荆芥、防风、白芷疏风解表，散寒止痛，川芎、赤芍、香附、橘红疏肝理气，调和血脉，花粉、元参清热养阴止渴，三仙消导和中，诸药合用，共奏清肝泻热、疏风解表之效。据三月初二日医案记载，皇上诸症俱好，说明方药切证。

2）清热类

*清热代茶饮*

【组成】麦冬三钱（去心） 桔梗二钱 银花三钱 知母二钱 豆根三钱 竹叶一钱五分

【功用】清泻阳明郁热。

【主治】阳明郁热，口燥咽干，牙龈肿痛。

【按语】据记载，同治八年二月二十三日大公主脉息浮滑，面颧出现疙瘩，成片作痒，系"肺胃湿热，血热受风之症"，御医给予疏风清热除湿方药治疗后脉息滑缓，面部疙瘩俱好，惟肠胃余热未清，以致口燥咽干、牙龈微肿作痛。二月三十日予本方善后调理，以清肠胃余热。方中麦冬、知母清热护阴，银花、豆根清热解毒，散结止痛，桔梗清热引药上行，竹叶清热利尿，使邪热从小便而解，诸药合用，共奏清解阳明郁热之效。

3）除湿类

*加味平胃代茶饮*

【组成】苍术一钱 厚朴一钱 陈皮一钱五分 抚芎八分 香附二钱 生甘草三分

【功用】燥湿和胃，理气健脾。

【主治】湿困脾胃，气机阻滞，胸腹满闷，不思饮食，恶心口黏，头重肢倦。

【按语】本方见于嘉庆二十四年二阿哥福晋医案。四月初四日，二阿哥福晋进服加味平胃代茶饮二分，医案中虽未记载症状，观前后医案，病人尚有头闷、腹满纳呆、口渴不欲饮、肢体困倦等湿邪困阻、气机不宣之症，方中平胃散燥湿理气和胃，香附、抚芎疏肝理气调血，盖水湿全赖气之运化，疏达肝脾，气机升降如常，则湿邪易去。

4）祛暑类

*益气祛暑养阴代茶饮*

【组成】沙参三钱 麦冬三钱 竹茹一钱 益元散三钱

【功用】益气祛暑，养阴生津。

【主治】暑热伤气，津液受灼，口干尿赤，心烦神疲诸症。

【按语】本代茶饮具有益气生津养阴的作用，多为暑热渐清、气津耗伤而设。如道光二十七年六月十一日琳贵妃脉案："琳贵妃脉息和缓，诸症俱好，惟饮滞稍有未净，今用调中化滞汤午服一帖，继用生津代茶饮，缓缓调服。"生津代茶饮即是本方。方中沙参、麦冬益气生津，竹茹清热除烦，益元散为六一散加辰砂，除清热利湿之外，尚具镇心安神之功，故诸药配合可达"清暑热而益元气"之目的。

5）温中类

**参桂代茶饮**

【组成】人参二钱（去芦）　　肉桂四分（去粗皮）　　黄芪三钱　炙甘草八分

【功用】益气温中。

【主治】气血素亏，复因劳碌伤气，湿伤荣分。

【按语】温中类代茶饮中，以益气温中类应用较广，多用于病后调理。道光九年十月全贵妃（孝全成皇后）脉案：道光九年十月二十日，苏钰请得全贵妃脉息滑缓，原系气血素亏，湿伤荣分。今因劳碌伤气，以致旧症渐作，气怯肢软，连服补气养血之剂，症热稍减，气血渐强，惟腰膝酸沉，此由荣分湿盛所致，故用人参养荣汤加减。十月二十一日又拟益气养荣汤加减一帖。二十二日，苏钰请得全贵妃脉息安平，诸症渐好。暂止汤药，拟用参桂代茶饮。十一月十四日，张新、苏钰请得全贵妃脉息和缓，精神、饮食、起居如常，诸症渐好。方中人参、黄芪益气，肉桂、炙甘草温中。

6）安神类

**枣仁灯心代茶饮**

【组成】枣仁六钱（炒）　　灯心一钱

【功用】养心安神，清心除烦。

【主治】虚烦失眠，惊悸怔忡等症。

【按语】本方见于乾隆朝十五阿哥福晋医案。乾隆五十年，十五阿哥福晋小产后，失血过多，体质日渐衰弱，而有"血虚有热"，"身热头闷"等，除服用滋荣育神汤治疗外，御医张肇基等多次给予枣仁灯心代茶饮方，以养心血，安心神，清虚火，除烦热。方中酸枣仁炒熟且重用，作为主药，发挥滋养心肝阴血之效，并有较好的镇静作用。临床应用时，也可用淡竹叶代灯心草，同样有清热除烦之效。如无虚火烦热之征，亦可不用灯心草，仅炒枣仁一味水煎代茶饮，亦有良效。

7）补益类

**参莲饮**

【组成】党参五钱　莲肉五钱

【功用】补中益气，健脾安神。

【主治】中气不足，食欲不振，大便溏薄，心悸失眠等。

【按语】本方见于嘉庆朝玉贵人医案。案中记载："玉贵人脉息虚细无力。原系素有血枯筋挛之症，用药以来，抽搐虽止，惟病久耗伤气血，胃气过虚，昨服归脾汤脉症仍前，此由真气已亏，汤剂不能运化，病势重大。今设法议用参莲饮调治。"次日医案中记载："昨服参莲饮，胃气稍缓。"可见有一定效果。其后多日均在本方基础上加味调治。党参长于补中益气养血；莲子专于补脾止泻，养心安神，益肾固精。两相配伍，对于久病虚损，脾胃虚弱，中气不足，气血两亏，食少久泻，遗精滑精，心悸失眠等症，当有效验。据乾隆皇帝临终前三天的医案记载"圣脉安和"，可以推测他是无疾而终，当时御医处方参莲饮加减，可见该方是清宫中很常用的一个日常调理方。

**（4）清宫膏方精华选议**

1）琼玉膏方

雍正十二年□月十日，一料琼玉膏。

生地黄十六斤，捣绞取净汁十二斤，人参细末二十四两，白茯苓细末四十八两，白蜜炼去滓十斤。

按：雍正皇帝常服用此方，医案中记载，琼玉膏有"填精补髓，返老还童，补百损，除百病，发白转黑，齿落更生，行如奔马"等神奇的作用，虽有言过其实之嫌，但也足以说明琼玉膏具有很好的补虚作用，是集治疗与抗衰延寿于一体的保健要方。方中生地黄养阴生津、清热凉血，白蜜补中润肺，人参、茯苓益气健脾，四药共用，常用于治疗气阴不足证，主治肺痿，症见干咳少痰、咽燥咯血、肌肉消瘦、气短乏力等症状。在皇宫中，它还常作为给王宫大臣的赏赐，如清宫原始医案中记载："雍正六年十二月十六日，御药房首领王洁、张尔泰钦遵上谕，合琼玉膏一料，净得二拾三斤二两。赏公马尔赛多少斤两，不敢擅专，谨此请旨。"足见琼玉膏之珍贵。

2）菊花延龄膏

十一月初四日，张仲元、姚宝生谨拟老佛爷菊花延龄膏。

鲜菊花瓣，用水熬透，去渣，再熬，浓汁少兑炼蜜收膏。

按：菊花延龄膏是慈禧一生中最常服用的膏方，由菊花单味组成，加上蜂蜜收膏。蜂蜜也是慈禧太后养生美容使用频率最高的食品之一，特别在老年时更是"每天必进之"。菊花能够延缓衰老，《神农本草经》中把它列为上品，认为"久服利血气，轻身耐老延年"；陈藏器的《本草拾遗》记载"染髭发令黑"；《牧竖闲谈》言"真菊延龄"；《神仙传》还记载着康凤子、朱孺子皆以服菊花成仙的故事。服菊成仙虽为传说，但这些都说明菊花早在古时就被认为有防衰延龄之效了。

3）理脾养胃除湿膏

光绪十年二月二十三日，范绍相、钟龄、全顺谨拟皇上理脾养胃除湿膏。

党参二钱，於术（炒）三钱，茯苓三钱，莲肉三钱，薏苡仁（炒）三钱，扁豆（炒）三钱，藿梗一钱五分，神曲（炒）二钱，麦芽（炒）三钱，陈皮一钱五分，广砂（研）一钱，甘草八分。

共以水熬透，去渣，再熬浓汁，少加炼蜜，成膏。每服二钱，白开水冲服。

按：本方由参苓白术散加减化裁而来，加入神曲、麦芽消化食积、健运脾胃，加入藿梗化湿和胃，以防滋腻。这则膏方药性中和，通补兼施，动静结合，用于治疗光绪皇帝脾胃虚弱、饮食不消的病证。众所周知，皇宫中的饮食多以肥甘厚味为主，常有饮食积滞、脾胃虚弱的情况存在，本方益气养胃、健脾除湿，正适合这一特点，故而常用。

## 三、临床运用

### 1. 清宫胸痹医案用药规律

采集《清宫医案集成》中具有完整症、证、法、方药的典型胸痹医案，建立清宫胸痹医案数据库，运用频数统计和关联规则分析清宫胸痹医案的常用药物、药对及组方规律，结果显示，清宫胸痹医案的用药以理气为主，配伍清热、化痰以及活血法。其中主要的理气之品有青皮、枳壳、香附等。值得注意的是，胸痹医案中多用于活血止痛的延胡索，其性温，味辛苦，入心、脾、肝、肺经，是活血化瘀、行气止痛之妙品，尤以止痛之功效而著称，李时珍在《本草纲目》中归纳延胡索有"活血，利气，止痛，通小便"功效，并推崇其"能行血中气滞，气中血滞，故专治一身上下诸痛"，可以看出延胡索在胸痹胸痛症状的缓解上亦有重要作用。

通过对清宫医案中方剂配伍规律的挖掘、分析，可以深刻领会清宫太医对于疾病的治疗经验，把握用药规律，对于进一步指导目前中医临床处方用药具有一定的参考价值。

### 2. 御医调治慈禧心悸有讲究

#### （1）年轻从肝论治

咸丰□年闰七月十八日，李德立请得懿嫔脉息虚软，两关弦滑。系心气偶伤，肝郁停饮之症，以致胸胁胀痛，神虚心悸，身软气怯。今用和肝化饮汤佐以益心之品，午服一帖调理。

制香附三钱，木香一钱，大腹皮三钱，厚朴二钱，川郁金三钱，茯神三钱，当归二钱，白芍二钱（酒炒），焦三仙六钱，炙甘草七分。

引用荷梗一尺，朱砂面二分，冲服。

按：此则医案是慈禧在咸丰年间的医案，具体某年不详，考究慈禧生平，咸丰二年，十七岁被选秀入宫，赐号兰贵人；咸丰四年，十九岁晋封懿嫔；咸丰六年，生下咸丰帝惟一的皇子载淳（即同治皇帝），晋封懿妃。根据医案中的称谓"懿嫔"，可以推出此则医案当记载于慈禧19～21岁之间。作为一名妃嫔，要想在后宫中有立足之地，必然要用尽各种手段，慈禧亦是如此，为了争宠处心积虑，每日都战战兢兢，如履薄冰，长期处于这种生活状态，必会使人情志不畅。情志失调是导致心慌的病因之一，肝气郁滞，气滞血瘀，或气郁化火，致使心脉不畅，心神受扰，都可引发心慌。所以上述医案中御医遵循"万病从肝论"的思想，从调肝入手，使用了香附、郁金、延胡索、木香、大腹皮、厚朴等调畅肝脾气机之药。

现代人工作压力大，精神容易紧张，如年轻的都市白领、警察、银行高管等，很多人并没有严重的心律失常，但是他们有很明显的心慌症状，临床上治疗此类年轻人的心慌时应注重从肝论治。

**（2）年老从虚论治**

七月十六日，（内）广大人带进薛福辰、汪守正、李德昌、佟文斌请得慈禧皇太后脉息左寸仍弱，两关微弦。肩筋脉强痛，时有轻重，夜寐总欠沉实，饮食不香，运化尚缓，遇有劳累则头晕心跳，背热早作，午后精神较倦，大便仍溏。还宜补益心脾，以资调变。今议用益气滋荣汤一帖调理。

人参一钱（蒸兑），於术三钱（炒），茯苓三钱，白芍一钱五分（炒），归身二钱（炒），麦冬二钱，柏子仁一钱五分（去油），砂仁八分，甘菊花一钱五分，沙苑蒺藜三钱，橘络一钱，炙甘草八分。

引用生姜三片，红枣肉三枚。

按：光绪八年，也就是慈禧48岁，此时的她已贵为皇太后，但她却贪婪权势，垂帘听政，独掌朝政大权。然而，当时的清政府可谓内忧外患，岌岌可危，内有百姓起义，外有列强侵略，朝堂之上还有很多敌对势力。这些国事家事必然让慈禧太后应接不暇，耗心费神，忧思劳倦，日久积劳成疾。

此案御医调治慈禧的心慌，用的是"益气滋荣汤"，选用人参、白术、茯苓、白芍、炙甘草、当归、麦冬、柏子仁、砂仁、菊花、沙苑蒺藜、橘络等药，健脾益气，滋阴养心。这也是借鉴了中医学中治疗心慌的一则名方炙甘草汤的立法。同时该方还兼顾了慈禧太后日常脾胃不和、肝经郁热的表现，佐以滋补肝肾、清肝调胃、安神之品。

中医讲"年过半百而阴气自半"，身体的衰老伴随着气血阴阳的亏虚，导致老年人心神失养，则易发为心慌。现代医学同样认为，随着年龄增高，细胞凋亡、胶原和脂肪组织的沉积均增加，心脏窦房结活力降低，心脏传导纤维不断丧失，则容易出现心律失常。对于此类心慌当从虚论治，多从肝肾心阴虚、心脾气血不足、心胆气虚等论治。

综上可见，御医调治慈禧心悸讲究"同病异治"，虽同人同病，但疾病发生在不同阶段出现不同证型，因而采用不同的治法。年轻时多肝郁气滞，故治疗注重从肝论治；年老时，多气血阴阳亏虚，治疗时偏重从虚论治。

### 3. 从肝论治各系疾病

在清代宫廷原始医药档案中，逍遥散、越鞠丸、柴胡疏肝散等方药使用频繁，可见宫廷之人患病多属肝郁气滞，治疗常从肝论治。相关统计研究证实，894份理法方药完备的清宫医案中，用药居首的前几味药物多为理气疏肝类药物。清代宫中御医善治肝者不在少数，如御医佟阔泉认为"万病由肝，治肝为先"，临证强调从肝论治，常用疏肝、清肝、平肝、镇肝、和肝、化肝、柔肝、养肝等法，屡见卓效。御医韩一斋全面概括了肝伤致郁的病因，其学术继承人刘奉五深入研究了肝与五脏的关系，并总结出妇科治肝八法。本部分拟对清宫医案中记载的从肝论治多系疾病的典型医案，加以整理并浅要分析，列举如下。

### （1）肺系疾病从肝论治

以疏解正气饮治玉贵人感冒为例。

原文记载：九月十二日，涂敏、李承缮请得玉贵人脉息浮数。原系肝阴不足，血虚筋挛之症，因受凉举发，以致胸腹胀满，胁肋作痛。今议用疏解正气饮，午服一帖调理。

处方：柴胡一钱五分（醋炒），酒芩一钱，半夏一钱五分（制），生地三钱，当归三钱，白芍二钱（醋炒），川芎一钱，乌药二钱，白芷一钱，羌活一钱，防风一钱，甘草八分（炙）。

引用生姜一片，红枣肉二枚。

浅议：本则医案的病因为"受凉"即感寒而发，"脉息浮数"，为外感风寒之证，加之患者素体"肝阴不足，血虚筋挛"，故症见"胸腹胀满，胁肋作痛"，是为外邪引动旧疾发病，治疗当兼顾新病和旧疾，解表散邪的同时要疏肝养肝。方中柴胡为疏肝解郁之要药，同时又可解表退热，升举阳气；白芍酸苦微寒，养血敛阴，柔肝缓急；当归甘辛苦温，养血和血。三药合用补肝体而助肝用，使血和则肝和，血充则肝柔。黄芩主入肺经，善清泻肺火，酒制是为了取其"上行""入血分"的作用；生地黄入心、肝、肾经，甘寒养阴，苦寒泄热；半夏和生姜有和胃降逆之功；川芎辛散温通，为"血中之气药"，有通达气血的功效，可治疗气滞血瘀之胸胁、腹部诸痛；乌药味辛行散，性温祛寒，行气开郁，散寒止通，入肺、脾、肝、肾、膀胱经；白芷、羌活、防风三味均为辛温解表之剂，功可祛风解表散寒；炙甘草、大枣益气健脾以扶正祛邪。诸药合用，使表寒得解，肝郁得疏，血虚得养，则诸症自除。

**（2）心系疾病从肝论治**

以理气化饮汤治惇妃胸痹为例。

原文记载：二十八日，罗衡请得妃脉息沉弦。系肝胃不和，气滞饮热，以致心悸头眩，胸满烦热。宜用理气化饮汤调理。

处方：香附三钱（炒），苏梗一钱五分，陈皮一钱五分，茯苓四钱，制半夏一钱五分，枳壳一钱五分（炒），苍术一钱五分（炒），桂枝一钱（炙），炒栀一钱五分，黄连一钱，竹茹一钱五分，甘草五分。

引用生姜三片，灯心五十寸，二帖，午晚服。

按：这则医案是乾隆朝御医罗衡为惇妃诊病的实录。根据惇妃胸膈满闷的症状表现，辨病当属"胸痹"范畴，辨证为肝郁化火，处方理气化饮汤，用药以理气之品为主，如香附、枳壳、陈皮、苏梗等，配伍健脾和胃清热之品，以奏理气疏肝行滞之效。方中香附有疏肝解郁、调经止痛、理气调中的作用，李时珍在《本草纲目》中将其誉为"气病之总司，女科之主帅"，对肝郁气滞胁痛、腹痛、月经不调、痛经、乳房胀痛等病证治疗效果颇佳。

**（3）脾胃病从肝论治**

以和肝理脾汤治格格脾胃病为例。

原文记载：二十一年五月初五日，陈嘉善看得二阿哥下二格格脉息弦缓。系肝木乘脾，肝脾两亏之症，以致午后潮热，形瘦懒食。今用和肝理脾汤调治，晚服一帖。

处方：醋柴胡八分，白芍一钱五分（炒），归身三钱，茯苓三钱，白术三钱，橘皮一钱五分，半夏曲二钱（炒），缩砂八分（研），丹皮三钱，生地三钱，生甘草八分。

引用煨姜二片，薄荷四分。

按：该医案是嘉庆朝御医陈嘉善为二阿哥的二格格看病的记录。处方和肝理脾汤仿逍遥散之意化裁，加用橘皮、半夏曲、缩砂仁以理气行气、和胃醒脾。逍遥散出自《太平惠民和剂局方》，为肝郁血虚，脾失健运之证而设。此例医案中，虽然"午后潮热，形瘦懒食"等症，属脾胃疾患，但考虑"胸满胁胀"一症与肝相关，且宫中女子本多自郁，故不直接治疗其脾胃，而是用疏肝解郁之逍遥散加减，数剂而安。

**（4）肝系疾病从肝论治**

以育神清肝法治端康皇贵妃眩晕为例。

原文记载：三月初八日，赵文魁请得端康皇贵妃脉息左寸关弦数，右寸关滑而近数。肝经有热，扰动神明，以致头晕心烦，夜寐不安，胸膈满闷，中气欠畅。今拟育神清肝之法调理。

处方：生杭芍四钱，青皮子三钱，炙延胡索三钱，炙香附三钱，牡丹皮四钱，羚羊角一钱五分（先煎），焦枣仁三钱，萸连一钱五分，煅赭石六钱，生牡蛎四钱，生栀仁四钱、酒军二钱。

引用橘红三钱，冬桑叶一两，熬汤煎药。

按：本例医案记载的是御医赵文魁治疗端康皇贵妃的眩晕。立法虽名之曰"清肝"，分析其处方，实则集清肝、疏肝、养肝、平肝等诸治肝之法为一体，共奏调肝之功，以治眩晕。方中引用桑叶一两清肝；香附、青皮疏肝；煅赭石、生牡蛎平肝；羚羊角兼有平肝、清肝之效；白芍、酸枣仁柔肝养肝，酸枣仁兼有养心安神之效以治心烦；延胡索助行血中气滞；橘红归肺、脾经，有理气宽中、燥湿化痰之效，可助行上、中焦二焦气滞；用栀子、丹皮及酒军清热；萸连是指《医方集解》中记载的萸连丸，黄连可清肝胃之热，吴茱萸温肝解郁，又可佐制黄连之寒，二药合用，共收清泻肝火、降逆止呕之效，用在此处针对的应该是"胸膈满闷，中气欠畅"之症。此方涵盖了多种治肝之法，是从肝论治在清宫医案中应用的集中体现。

### （5）肾系疾病从肝论治

以兼顾肝肾治疗光绪帝遗精病为例。

原文记载：光绪□年四月二十三日，臣陆润庠请得皇上脉息左部寸关俱弦，右部亦见弦象。平时肝肾不足，近为风湿所阻，以致筋络不舒，时作疼痛，食物不化，梦遗滑泄，足膝软弱。谨拟祛风逐湿，兼顾肝肾本病，以冀速痊。

处方：秦艽一钱，橘络一钱，沙苑蒺藜二钱，白术三钱，桑寄生三钱，桑枝三钱，茯苓三钱，菟丝饼二钱，杭菊花二钱。

引用鲜藕节一段。

按：该例医案是御医陆润庠为光绪看病的记录。医案记载光绪的主要症状是筋脉不舒，时有疼痛，且兼有遗精滑泄。因此，方中除祛风湿、补肝肾的药物外，还针对遗精滑泄加用了疏肝、清肝、理气之品，如菊花、橘络。菊花性寒，入肝经，能清肝热、平肝阳；橘络可行气通络。二者合用，可清肝郁之热、行肝郁之滞，兼顾了患者平素情志不畅的情况。疏肝益肾同用，切中病机，取得了较为良好的效果。

综上所述，从肝论治多系疾病，源于肝脏本身的生理特性及与其他脏腑、器官、经络的密切关系。肝主疏泄，具有调畅情志的作用，若肝失疏泄则气机郁滞，变生他病，正如《丹溪心法·六郁》所言："气血冲和，万病不生，一有怫郁，诸病生焉。"可见，调肝理气对防治多系疾病有着重要意义。从以上列举的清宫医案中，我们可以看出，从肝论治在清宫中应用颇为广泛，从中不难体会出御医们对调理肝气的重视，以及他们精研医理、雄厚的医学功底，同时也为我们今天从肝论治疾病，提供了借鉴。

## 四、后世影响

《清宫医案集成》挖掘整理了清代宫廷原始医药档案，填补了继承清宫医药学术经验的空白，开创了宫廷医学研究的先河。该书的问世，向我们展示了清宫医案的效验和魅力，是我国中医药学术发展史上的一件大事。

自 1982 年起，陈可冀基于对清宫原始医药档案的整理，主持领导中国中医科学院西苑医院科研人员，陆续对清宫方药进行科学的临床观察和实验研究。他先后主持了健脾方药清宫八仙糕治疗老年脾虚证的研究、补肾方药清宫寿桃丸（原名增寿蟠桃丸）的临床和实验研究以及清宫长春丹调整老年脂质代谢、改善老年智能的研究工作。以上研究将补益脾肾、延缓衰老的临床实践与理论探索大大向前推进了一步。三项研究均荣获中国中医研究院科研成果奖，并均已批量生产投放市场，畅销海内外。他所主持的另一项研究，是根据清廷香肥皂档案与辽原化工厂合作研制的紫禁城老年皂，获国家轻工业部银牌奖，也已畅销海内外。

《清宫医案集成》的编纂和出版，使这些医疗经验由为帝王后妃服务，变成为广大人民服务，也启示我们进行相关的临床验证和基础研究，做到有继承、有发扬。现代科学发展日新月异，人类的社会环境和自然环境不断变化，为了加快中医药学的发展，我们要吸收古今中外一切有用的东西，互相渗透，互相促进，批判地继承，做到古为今用，洋为中用，推陈出新。

### ◎ 参考文献

[1] 陈可冀. 清宫医案集成 [M]. 北京：科学出版社，2009.

[2] 张京春，陈可冀，刘玥. 基于关联规则的清宫胸痹医案用药规律研究[J]. 中医杂志，2013，54（9）：789 – 791.

[3] 陈可冀，张京春. 清宫医案精选 [M]. 北京：中国中医药出版社，2013.

[4] 张京春. 走进清宫学养生 [M]. 北京：人民卫生出版社，2019.

[5] 张京春，雷舒雁，乔羽. 清代宫廷从肝论治多系疾病医案举隅 [J]. 北京中医药大学学报，2020，39（9）：57 – 60.

# 第八章　针灸推拿类

# 《铜人腧穴针灸图经》（王惟一）

## 一、宫廷渊源

### 1. 提要

《铜人腧穴针灸图经》约成书于北宋天圣四年（1026年），又谓《天圣针经》，因撰成后刻之于石碑，并铸两具"铜人"与其相配，故全称《新铸铜人腧穴针灸图经》，简称《铜人经》或《铜人》。原书是由北宋仁宗年间时任翰林医官朝散大夫、殿中省尚药奉御骑都尉的王惟一奉诏编撰而成。王氏考订并统一经穴，首次将354穴归入相应十四经，这种归经体系已近千年未从改变，且提供校勘和理解《内经》经文的参考资料。书中所录病案，开后世针灸专著中出现医案之先河，并附十二经穴图共十二幅，经脉三人图各一幅，是现存较早的珍贵图谱。但初刻版本并未保存下来，现流行于世的版本是金大定增补改编共五卷的《新刊补注铜人腧穴图经》。该书对宋代以前的针灸学成就进行一次系统的总结，是中国针灸学术史上一部承前启后的重要著作，对后世针灸学的发展具有重要的推动作用。

### 2. 著者传记

王惟一（987—1067），又名王惟德，宋仁宗（赵祯）时曾任太医局翰林医官、殿中省尚药奉御等职，并在太医局教授医学，是北宋初期著名的医学家。他学识渊博，精于医术，有着丰富的实践经验，熟悉方药，尤善针灸。1023年王惟一奉召编修针灸著作，搜集历代针灸古医书详加考订，系统总结历代针灸医家实践经验，于1026年编成《铜人腧穴针灸图经》，后由政府颁行各州。此后，宋政府再次征集、校订医书，仁宗以为"古经训庆至精，学者执封多失，传心岂如会目，著辞不若案形，复令创铸铜人为式"。王惟一不仅是位著名医学家，同时还是一位雕刻艺术家。1027年，他奉命设计并主持铸造的两具针灸铜人问世。随后，为使著作广为流传，永垂后世，王氏又上书仁宗皇帝，将《天圣针经》原文刻于石碑上。王惟一为针灸学术的传播与发展起到了积极的促进作用，做出了不可磨灭的贡献。

## 二、内容精要

### 1. 各卷概要

《铜人腧穴针灸图经》全书共分为上、中、下三卷。在《针灸甲乙经》所载

349 个腧穴的基础上，新增膏肓、厥阴俞、青灵三组双穴和灵台、腰阳关两个单穴，共计 354 个腧穴，其中双穴 303 个、单穴 51 个。

卷上首载人身十二经脉周流全身之短论，其次绘有十二经及任督二脉的循行图，并逐经记述了经脉循行部位、走向、主病及各经的穴数、穴名、部位。

卷中载有"针灸避忌太乙图"短论，其次按照先上后下、先中央后两侧的顺序，分部记述头面躯干部每一经穴的定位、主治病证、灸法壮数、针刺深度及有关禁忌等。

卷下载有十二经脉气血多少、十二经脉流注孔穴图和四季五行所属之穴，又按手足阴阳十二经次序，详述各经脉四肢部腧穴的定位、主治和针灸法。

**2. 内容精选**

**（1）针灸医案**

百会：唐秦鸣鹤刺微出血，头痛立愈。

脑空：魏公苦患头风，发即心闷乱、目眩，华佗当针而立愈。

肩髃：唐库狄钦苦患风痹，手臂不得伸引，诸医莫能愈，甄权针肩髃一穴，令将弓箭向垛射之，如故。

少商：唐刺史成君绰忽颐额肿大如升，喉中闭塞，水粒不下三日，甄权针之立愈。

涌泉：淳于意云：汉北齐王阿母，患足下热，喘满，谓曰热厥也，当刺之足心，立愈。

三阴交：昔有宋太子性善医术，出苑逢一怀妊妇人。太子诊曰：是一女也。令徐文伯亦诊之，此一男一女也。太子性急欲刺剖视之，臣谓针之，泻足三阴交，补手阳明合谷，应针而落，果如文伯之言，故妊振不可刺。（《铜人腧穴针灸图经》）

按：该部分内容为《铜人经》中所载的针灸医案。病案的建立，最早见于《周礼·天官冢宰》，但该书没有留下医案。在此之后，医书中关于针灸医案的记载也屈指可数，且大多记载于史书之中。王惟一等在编修《铜人经》时，将史书或医书中的针灸医案附于相应的腧穴下，虽然仅收集了六条简单的医案，但此举对后世针灸学的传承和发展有重要影响。据《谭宾录》记载："唐高宗苦风眩头，目不能视，召侍医秦鸣鹤诊之。秦曰：风毒上攻，若刺头出少血愈矣。天后自帘中怒曰：此可斩也！天子头上，岂是出血处邪？鸣鹤叩头请命。上曰：医人议病，理不加罪。且我头重闷，殆不能忍，出血未必不佳，朕意决矣。命刺之。鸣鹤刺百会及脑户出血。上曰：我眼明矣。言未毕，后自帘中顶礼以谢之曰：此天赐我师也。躬负缯宝以遗之。"侍医秦鸣鹤用针刺出血之方法，治愈唐高宗李治之头痛风眩病，足可见针灸之优势，将此案收集在册，不仅仅是记录医案，更让后世学者看到针灸的独特疗效。

**（2）总结腧穴主治**

天柱……今附：治颈项筋急不得回顾，头眩脑痛。

目窗……今附：三度刺，目大明。

龈交……新附：治小儿面疮久不除，点烙亦佳。

大迎……今附：风痉面浮肿，目不得闭，唇吻咽动不止，当针之顿愈。

隐白……今附：妇人月事过时不止，刺之立愈。

委中……今附：委中者，血郄也。热病汗不出，足热厥逆满，膝不得屈伸，取其经血立愈。

气海……今附：气海者，是男子生气之海也。治脏气虚惫，真气不足，一切气疾久不瘥，悉皆灸之。

头维……今附：治微风，眼睑瞤动不止，风泪出。

风门……今附：若频刺，泄诸阳热气，背永不发痈疽。

膻中……今附：疗膈气，呕吐涎沫，妇人乳汁少。（《铜人腧穴针灸图经》）

按：该部分内容为王氏总结古书，在《铜人经》中新增一些腧穴的证候主治。王氏仿《开宝本草》一书，在新增的内容前附上"今附"或"新附"字样，这是一种很有价值的编写方式，既可以总结前代医家针灸临床经验，又可让后世学者了解此部分为新增内容，从而不与前代经文相混淆，更清楚地知道腧穴主治的增补过程，即原书夏竦在序中所言"增古今之救验"之义。这种整理文献的方法是值得学习的，为后世医家整理资料提供了一种新方法。由此可见，王氏对十四经络的主治病候和腧穴的功用主治进行了一次全面和系统的总结，体现其为学的严谨性和包容性，对后世针灸学的发展产生了深远的影响。

**（3）四季五行所属之穴**

春刺井（木）：少商、少冲、大敦、隐白、涌泉、中冲。

夏刺荥（火）：鱼际、少府、行间、大都、然谷、劳宫。

季夏刺输（土）：太渊、神门、太冲、太白、太溪、大棱。

秋刺经（金）：经渠、灵道、中封、商丘、复溜、间使。

冬刺合（水）：尺泽、少海、曲泉、阴陵泉、阳谷、曲泽。

所出为井（金）：商阳、少泽、窍阴、厉兑、至阳、关冲。

所流为荥（水）：二间、前谷、侠溪、内庭、通谷、液门。

所注为输（木）：三间、后溪、临泣、阳谷、束骨、中渚。

所行为经（火）：阳溪、阳谷、支沟、阳辅、解溪、昆仑。

所入为合（土）：曲池、小海、天井、阳陵泉、三里、委中。（《铜人腧穴针灸图经》）

按：该部分内容主要记述了十二经脉流注孔穴和四季五行所属之穴。王氏归纳总结前人经验，将此部分纳入书中，足可见此篇目之重要程度。一年中春、夏、长夏、秋、冬等五季，相应有井、荥、输、经、合等五输，又有木、火、土、金、水五行相合。五输穴记载首见于《灵枢·九针十二原》，其曰："所出为井，所溜为荥，所注为输，所行为经，所入为合。"针刺要因时制宜，要根据发病季节和疾病变化选择相应的五输穴来配合进行针刺。虽然《内经》言春刺荥，《难经》言春刺井，有所争议，但都是在引导我们针刺时要注重季节变化，顺天地四时的变化，达到人体与大自然相统一即天人相应，方能治愈疾病，达到维持身体健康之目的。

### 三、临床运用

针灸是中医学伟大宝库重要的一部分，其疗效显著，疗法简单、廉价、易操作，深受历代医家推崇。《素问·宝命全形论》言："天覆地载，万物悉备，莫贵于人。"故历代医家十分重视针灸腧穴的一些禁忌，为确保针刺的安全性，做了大量论述，以警醒后世医家，这也推动了针灸学的发展和完善。王氏在《铜人经》中也记载和增加一些针灸相关的禁忌。

#### 1. 腧穴禁忌

《铜人经》中涉及其针刺腧穴禁忌，散见禁针穴22个，其中小儿禁针穴囟会一个，且在8岁以下禁针，妇女禁针穴有三阴交、石门、合谷三个。如合谷穴，《铜人经》最早提出"妇人妊娠不可刺之，损胎气"。王惟一等总结前人经验，结合自身临床经验，最早提出妊娠禁刺三阴交，为针灸妇科方面做出重大贡献。现代研究证明了针刺合谷、三阴交会导致流产，前人总结的知识历久而不衰，至今仍有重要的临床价值。又如囟会穴，《铜人经》云："八岁以下不得针。"缘"小儿囟门未闭，刺之恐伤骨，令人夭"，故当禁针。此穴至今仍为小儿禁刺穴。还有水分穴，《铜人经》云："若水病，灸之大良，可灸七壮至百壮止，禁不可针，针水尽即毙。"现代医学认为，治疗腹水病人，若快速将其腹水抽去，会导致腹腔压力突然升高，从而引起病人死亡。王惟一等在近千年前就已认识这一点，为后世留下了宝贵的财富。

#### 2. 针灸饮食、房劳等禁忌

疾病的预后与饮食、房劳等关系密切，历代医家尤为重视，初唐时期最早明确提出关于针灸饮食、房劳等禁忌，后世不断补充和发展。孙思邈在《千金方·序例》卷一曰："凡服药，皆断生冷醋滑、猪犬鸡鱼、油面、蒜及果实等……亦不得苦心用力及房劳喜怒。"针灸和服用中药都是治疗疾病的方法，最终目的是治愈疾病，两者在禁忌上又有相通之处。人体机体阴阳偏盛偏衰，通过外来因素来纠正人体之偏颇。如患者机体热盛，若再服用纯阳之品，必然不利于疾病痊愈，故要忌口。《临证指南医案》言："自来热病，最怕食复劳复，举世共闻，非臆说也。"又言："乱进食物，便是助热，惟清淡之味，与病不悖。"《铜人经》中载有谚谣穴，提出"肩髃内廉痛，不得俯仰，可灸二十壮至百壮止，忌苋菜、白酒物等"。如长强穴，书中提出，"此痔根本是冷，慎冷食房劳"。如白环俞穴，书中提出，"劳损风虚，慎房劳，不得举重物"。

**3. 针灸时、日、月禁忌**

《铜人经》卷中绘有"针灸避忌之图"，并注明："凡针灸避忌之法，谨按《黄帝内经》《灵枢经》。"针灸的时、日、月禁忌主要是从时间医学方面来考虑的，《内经》上称为"天忌"。《灵枢·官能》曰："必知天忌，乃言针意。"足可见之重要性。但在历史发展过程中，不断被注入阴阳术数方面的内容，甚则被称为"封建迷信"，又因其烦琐复杂性，在后世应用过程中并不常见。但此法曾在针灸医学史上盛极一时，想必有其可取之处，我们应该大体了解其内容。共有三种针灸避忌之法，即人神避忌、避太一法、血忌。其中人神避忌是指针灸时根据当时（年、月或季节、日、时）患者人身之气或神所在的部位而避开或禁忌刺灸该部位的一种方法。而避太一法是一种根据太一移宫而定的禁刺法。

## 四、后世影响

《铜人腧穴针灸图经》，集宋代之前针灸学之大成，统一规范针灸学之内容，以"肇颁四方，景世万代"。王惟一"竭心奉诏，精意参神，定偃侧于人形，正分寸于俞募，增古今之救验，刊日相之破漏"。其规范腧穴名称、定位、归经、主治和取穴方法，师古而不泥古，推陈出新，首创十四经分类法，著成针灸学划时代意义的著作，充实了针灸学理论宝库。后铸成的两具"天圣针灸铜人"，是我国历史上最早的针灸铜人，开创了世界上用铜人作为人体模型进行针灸教学的先河。本书为针灸学的发展做出了不可磨灭的贡献，是我国针灸学发展史上一个重要的里程碑，对后世针灸腧穴学的教育和发展产生了深远的影响。

## 五、现存主要版本

1955 年人民卫生出版社据贵池刘氏玉海堂影刻金大定本影印本（五卷）；1957 年人民卫生出版社铅印黄竹斋重订本；1987 年中国书店影印贵池刘氏玉海堂影刻金

大定本（五卷）；马继兴先生《针灸铜人与铜人穴法》一书中所附；王淑民点校简化字本（三卷）；黄龙祥先生点校简化字本（三卷）；李戎师校勘影印本（五卷）。

◎ **参考文献**

［1］王惟一著，闲邪瞆叟增补，朱现民校注. 新刊补注铜人腧穴针灸图经校注［M］. 河南：河南科学科技出版社，2015.

［2］任玉兰.《铜人腧穴针灸图经》考评［D］. 成都中医药大学，2004.

［3］李成文，潘思安，卢享君，等.《铜人腧穴针灸图经》针灸学术思想探析［J］. 中医药学报，2015，（1）：84－86.

［4］王泽涛. 略论王惟一对针灸学的贡献［J］. 湖南中医学院学报，1991，（2）：13－14.

［5］袁占盈，李成文. 略论王惟一学术成就及其影响［J］. 中医研究，1989，（1）：10－11.

［6］何娜. 宋代名医——王惟一［J］. 益寿宝典，2017，18：59.

［7］吴至凤，古继红，余瑾，等. 从《内经》《难经》探讨五输穴因时而刺的异同［J］. 针灸临床杂志，2006，（6）：3－4＋59.

# 《小儿推拿秘旨》（龚廷贤）

## 一、宫廷渊源

### 1. 提要

《小儿推拿秘旨》又名《小儿推拿活婴全书》《小儿推拿方脉活婴秘旨全书》《小儿推拿活婴秘旨全书》，成书于明代万历三十二年（1604年），是我国现存最早的小儿推拿学专著，为明代著名医家龚廷贤所著。该书总结前代小儿推拿疗法之成就，加之龚氏经验心得，且重视运用推拿手法来预防和治疗小儿疾病。此书阐述简明，编以歌诀，并附以插图，通俗易懂，便于记诵和掌握，有"养育之家，开卷了然，随用之效"之效果，堪称小儿推拿学经典之作，对后世儿科推拿影响深远。

### 2. 著者传记

见《种杏仙方》。

## 二、内容精要

### 1. 各卷概要

《小儿推拿秘旨》全书分上下两卷。

上卷：总论先论述小儿特性与生理特点。分蒸变论、惊风论、诸疳论、吐泻论、婴童赋等，以阐述小儿疾病之病因病机。以歌诀和图等形式分别叙述小儿疾病临床表现和小儿推拿临床应用手法，如面部捷径歌、十二手法诀、面部五色歌等，并附有虎口三关察脉图、掌面诸穴图、掌背穴图。卷末提及补遗脐风论和刺泡法、回气法、通便法、贴囟法等小儿外治方法。

下卷：以五言、七言歌诀形式分述小儿诸病证治加之药物疗法。首列病机纂要，概述小儿脏腑病证，再则按寒门、热门、诸惊、伤寒、斑疹、吐泻等分类编纂儿科杂证歌诀。歌诀下附有小儿常见病证的治疗方药。书末列小儿奏效方，如钱氏的泻青丸、导赤散、地黄丸等。

### 2. 内容精选

#### （1）小儿特点与禀赋

尝闻小儿方脉科，古人谓之哑科，最难调治，何也？盖婴童之流，难问证察脉故耳。抑且脏腑脆嫩，孟浪之剂，峻寒峻热，不敢轻试。且儿在襁褓，内无七情六欲交战，外无大风大寒相侵，何婴儿疾繁且甚欤？大抵半胎毒，半伤食也。其外感风寒，什一而已。曰脐风、胎惊、痘疹、斑疮、惊痫、发搐、痰壅、赤瘤、白秃、解颅、鹅口、重舌、木舌诸证，岂非孕母不谨，胎毒所致欤！（《小儿推拿秘旨·总论》）

按：该部分内容主要论述小儿发病与母体息息相关。小儿方脉科又称为哑科，小儿生病难以将自身病情表述清楚及不与医家配合治疗，医家认为此难以调治。古人云："宁治十男人，不治一妇人；宁治十妇人，不治一小儿。"小儿初生得病与七情内伤和外感风寒无较大关系，主要责之母体。"小儿在胎，母饥亦饥，母饱亦饱。辛辣适口，胎气随热，情欲动中，胎息辍躁。或多食煎炙，恣味辛酸，嗜欲无节，喜怒不常，皆能令儿患。""有等禀性温良之妇，有娠，不嗜欲纵口，生儿少病，而痘疹亦稀。"以上说明胎儿与母体乃是一个整体。由此可见，小儿发病与孕母饮食不节、过度劳累、嗜欲无度、情志不调等均有关联，故诊治时应从孕母调节，节饮食，调性情，注意胎儿在形成过程中孕母内外环境之变化，方可防患于未然。

**（2）虎口三关脉诊与望诊**

欲知虎口何处是？男左女右第二指，先分风气命三关，细察根源寻妙理。初得病时见风关，稍进惊痰气关里，若到命关直透时，危急存亡须审视。色红易疗紫则进，青极变黑终不治，纹青枝紫惊风证，纹紫枝红伤寒病。肺热脉结红米粒，黑色透辰伤暑论，青纹泻痢胃家寒，白色微微却是疳。枝赤涎潮胸痞膈，黄纹隐隐困脾端，枝形恰似垂钓样，风寒二证分其向。向外伤风有汗形，向内伤寒无汗恙，关上枝青鱼刺形，惊疳虚风三部分。枝直悬针青黑色，水惊肺热慢脾并，枝如水字三关有，咳嗽积滞风疳久。枝如乙字青红纹，总是惊风慢脾咎，一曲如环乳食伤，两曲如钩冷之端。三曲长虫伤硬物，双钩脉样定伤寒，枝形或若似弯弓，如环如虫又不同。乱纹十物如川字，食积疳成五脏风。（《小儿推拿秘旨·虎口三关察证歌》）

按：该部分内容主要论述小儿虎口三关脉诊。龚氏重视三关脉诊，男左女右，将手第二指分风、气、命三关，有"浮沉分表里，红紫辨寒热，淡滞定虚实，三关测轻重"之说。

初得病时在风关，稍进惊痰在气关，若病邪在命关则是危急之证，生命堪忧。后有学者总结如下：龚氏望三关指纹颜色来辨证，可以通过望三关指纹颜色辨表里、辨病因、辨病性、辨脏腑等。辨表里，如"色红易疗紫则进，青极变黑终不治"，即色红为外感表证，易治疗，色红变紫提示疾病由表入里，病情加重。辨病因，如"纹青枝紫惊风证，纹紫枝红伤寒病"。辨病性，如"筋纹连大指，阴证候相当"。

辨脏腑，如"紫色生惊搐，红筋热在肝"。惊搐与肝关系密切。

### （3）小儿急救与护理

初生下大小便不通，腹胀欲绝者，急令其母以温水漱口，吸咂儿胸、背、心并脐、两手两足四心，共七处，凡三五次，以红赤为度，须臾即通。（《小儿推拿秘旨·通便法》）

治初生时，被风吹，鼻塞，服药不退，用南星为末，生姜自然汁调成饼，贴囟上，自愈。（《小儿推拿秘旨·贴囟法》）

威灵穴，在虎口下两旁，歧有圆骨处，遇卒死症，摇掐即醒。有声则生，无声则死。（《小儿推拿秘旨·掌背穴图》）

按：该部分内容主要论述有关小儿急救和护理的一些方法，对后世有借鉴意义。小儿乃"稚阴稚阳"之体，在病理上不仅发病容易，传变迅速，在紧急关头，小儿急救起重要作用。《小儿药证直诀》明确提出："脏腑柔弱，易虚易实，易寒易热。"寒热虚实变化迅速，为避免病情加重，要尤为重视小儿急救措施。与此同时，小儿欠缺生活自理能力，自身表述能力差等，更要加强小儿护理工作。小儿生机蓬勃，脏气清灵，对治疗反应灵敏，且病因单纯，在疾病过程中情志因素影响较小，若治疗及时，加之护理得当，大多预后较好。

### 3. 传世名方

### （1）治风剂

乳香丸（卷二）

【组成】乳香五分　没药　沉香各一钱　蝎梢十四个　鸡心槟榔一钱五分

【用法】上为末，炼蜜丸，如梧桐子大。每服二丸，菖蒲钩藤汤调下。

【功用】息风镇惊。

【主治】惊风内吊，腹痛，多啼。

辰砂抱龙丸（卷二）

【组成】天竺黄四钱　牛胆星三两四钱五分，为衣　雄黄秋冬三钱，春减半　麝香三分，痘疹中不用　甘草三钱　天麻五钱　防风三钱　朱砂四钱，一半为衣用。

【用法】痘疹时行，加天花粉四钱。上为末，蜜丸，芡实大，雪水糊丸尤佳。姜汤或薄荷汤下。

【功用】利惊、疏风、豁痰、清热、中和。

【主治】急慢惊风、脾风、伤寒、伤风、咳嗽生痰喘急、昏沉、发热、鼻流清涕，或吐泻、风暑，十种热证，睡中悸掣、痧疹、斑疮、胎风、胎惊、胎热，百病皆治。

### （2）消散化积剂

五瘕消积散（卷二）

【组成】三棱　蓬术各一斤　神曲　麦芽　青皮　山楂　川楝　黑丑　槟榔各二两　陈皮　莱菔子四两

【用法】上为末，面糊为丸，如绿豆大。每服二十丸，米汤下。

【功用】消食导滞，消瘕化积。

【主治】瘕积。

助胃膏（卷二）

【组成】木香　干姜　炙草各三钱　山药　莲子　白术　茯苓　诃子各四钱　神曲　麦芽各五钱　人参二钱　砂仁二钱　丁皮　白豆蔻各一钱

【用法】上为末，蜜丸，芡实大。

【功用】健脾益胃，温中理气。

【主治】脾胃不正，或吐或泻，饮食少进，面黄唇白，虚烦作渴之证。

### （3）外用剂

搐鼻散（卷二）

【组成】半夏　细辛各二钱　荆芥七分　牙皂一分　麝香一分

【用法】上为末，作纸条蘸药取嚏。

【功用】豁痰开窍。

【主治】中风证开关紧闭、不省人事。

狗头骨散（卷二）

【组成】黄狗头骨适量

【用法】用火炙黄为末，以鸡子清，调敷。

【功用】补骨生髓。

【主治】囟陷。

蒲黄散（卷二）

【组成】竹沥　蒲黄末

【用法】竹沥调蒲黄末，敷之。

【功用】清热化痰祛瘀。

【主治】小儿重舌。

治泄泻奇方（卷二）

【组成】胡椒　姜汁

【用法】胡椒为细末，姜汁调，敷脐。

【功用】温中止泻。

【主治】泄泻。

治撮口方（卷二）

【组成】僵蚕　蜜

【用法】僵蚕为细末，蜜调涂。

【功用】息风止痉。

【主治】撮口。

## 三、临床运用

### 1. 小儿推拿

小儿自出生起，生长发育迅速，疾病变化多端，根据小儿的体质与疾病特点，龚氏尤重推拿疗法，此法治疗小儿疾病有独特的疗效。龚氏言："惟推拿一法，相传上帝命九天玄女，按小儿五脏六腑经络，贯串血道。因其寒热温凉，用夫推拿补泻。一有疾病即可医治，手到病除，效验立见，洵保赤之良法也。"《灵枢·逆顺肥瘦》说："婴儿者，其肉脆、血少、气弱。"钱乙在《小儿药证直诀·变蒸》中说："五脏六腑，成而未全，全而未壮。"由此说明，小儿机体柔嫩，体骨未全，血气未定，脏腑薄弱，汤药难施。可见，小儿推拿手法在治疗小儿疾病过程中有着举足轻重的地位。

#### （1）小儿推拿特定穴

1）掌面穴

①脾经（大指）：位于拇指罗纹面桡侧缘，从指尖至指根成一直线。"脾土曲补直为清，饮食不进此为魁，泄痢羸瘦并水泻，心胸痞满也能开。"脾经宜补不宜清，是因为小儿脏腑虚弱，脾胃不足，不宜攻伐太甚。一般情况下，脾经多用补法，体壮邪实者方能用清法。补脾经能健脾胃，主治脾胃虚弱、气血不足所致的食欲不振、消化不良、疳积、腹泻、咳喘等症。清脾经可清热利湿，化痰止呕，主治湿热熏蒸所致的皮肤发黄、恶心呕吐、腹泻痢疾等症。

②肾经（小指）：位于小指末节罗纹面。"肾水一纹是后溪，推上为补下为清，小便闭塞清之妙，肾经虚便补为奇。"补肾经能补肾益脑，温养下元，治疗先天不足，久病体虚，久泻，多尿，遗尿，虚汗喘息等症，多与揉肾俞、捏脊等合用。临床上肾经穴一般多用补法，需用清法时，多以清小肠代替。

③板门：位于手掌面大鱼际部。龚氏言："板门：在大指节下五分，治气促，气攻。板门推向横纹，主吐；横纹推向板门，主泻。"用拇指或中指指端揉之，称

揉板门，能健脾和胃，消食化滞，多用于治疗乳食停积、食欲不振、腹胀、腹泻、嗳气、呕吐等症，常与补脾经、运内八卦、揉中脘等合用。自拇指指根至腕横纹做直推，称板门推向横纹，能降逆止呕，用于治疗呕吐。自腕横纹推向拇指指根，称横纹推向板门，能健脾止泻，用于治疗腹泻。

④四横纹：位于掌面，示、中、无名、小指第一指间关节横纹处。"四横纹和上下气，吼气肚痛皆可止。"用拇指指甲依次掐按后继以揉法，称掐揉四横纹；或将患儿四指并拢，自示指横纹处推向小指横纹处，称推四横纹。能退热除烦，散瘀结，消胀满，和气血，主治厌食、疳腹胀、腹痛、消化不良、口舌生疮、胸闷痰喘、气血不和等。

2）掌背穴

①外劳宫：位于掌背，第三、第四掌骨歧缝间凹陷中。"外劳宫：在指下，正对掌心是穴。治粪白不变，五谷不消，肚腹泄泻。""外劳宫止泻用之，拿此又可止头痛。""头疼肚痛外劳宫。"本穴性温，为温阳散寒、升阳举陷之要穴，兼能发汗解表。本穴多用揉法，主治一切寒证。若为外感风寒、鼻塞流涕，常与开天门、推坎宫、揉太阳、揉耳后高骨、推三关等合用；若为脏腑积寒、完谷不化、肠鸣腹泻、寒痢腹痛等症，则常与推三关、补脾经、补肾经、揉脐、揉一窝风、推上七节骨等合用；若治疗脱肛、遗尿等症，多配合补脾经、补肾经、推三关、揉丹田、揉百会等。

②二扇门：位于掌背中指根掌指关节两侧凹陷处，即示指与中指、中指与无名指指根交界处。"一扇门、二扇门：在中指两旁交界下半寸是穴。治热不退，汗不来。掐此，即汗如雨，不宜太多。"掐揉二扇门能发热解表，退热平喘。掐、揉二扇门是发汗效法，揉时要稍用力，速度宜快，多用于外感风寒所致发热、咳喘等。

③一窝风：位于手背腕横纹正中凹陷处。"一窝风：在掌根尽处腕中，治肚痛极效，急慢惊风。又一窝风掐住中指尖，主泻。""一窝风止头疼功。"揉一窝风能温中行气，利关节，止痹痛。常用于感寒、食积所致腹痛、腹胀等症，多与推三关、拿肚角、揉中脘等用。本法亦能散风寒、通表里，也可用于治疗寒滞经络所致痹痛或外感风寒等证。

④二人上马：位于掌背无名指及小指掌指关节后，即第四、第五掌骨间。"二人上马：在小指下里侧，对兑边是穴。治小便赤涩，清补肾水。"掐揉上马能滋阴补肾，顺气散结，利水通淋，主治潮热、烦躁、小便赤涩、牙痛、喘咳等。本穴多用揉法，主要治疗阴虚火旺所致潮热烦躁、小便赤涩、牙痛等症，多与掐揉小天心、总筋等合用。本法对肺部干、湿啰音有较好的消退作用，常与掐揉小横纹、揉掌小横纹等合用。

3）腿上穴

①膝眼（鬼眼）：位于膝盖两旁凹陷中，外侧凹陷处称外膝眼，内侧凹陷处称内膝眼。"膝眼穴：小儿脸上惊来，急在此掐之。"按揉膝眼能息风止搐，主治下肢痿软、惊风抽搐。常用于治疗下肢痿软无力或惊风抽搐等，常配合拿百虫、拿委中、按揉承山。《保赤推拿法》云："掐膝眼穴法：此穴在膝盖里旁，一名鬼眼穴，小儿脸上惊来，急在此掐之，若儿身后仰，即止。"

②前承山：位于小腿胫骨旁，与后承山相对处。"前承山穴：小儿望后跌，将此穴久掐久揉，有效。"掐揉承山穴能止抽搐，行气血，主治惊风抽搐、下肢痿软。揉前承山多用于治疗下肢痿软，常与拿百虫、按揉足三里、拿委中等配合应用；掐前承山常用于治疗角弓反张、下肢抽搐，常配合掐解溪。

③后承山（承山）：位于腓肠肌人字形凹陷处。"后承山穴：小儿手足掣跳，惊风紧急，快将口咬之，要久，令大哭方止。"揉拿承山能通经活络，息风止痉，主治下肢痿软、惊风抽搐。常用于治疗惊风抽搐、下肢痿软、腿痛转筋等，常与拿委中等配合运用。《小儿推拿直录》云："十拿鱼肚穴，属小肠，能止泻，更能醒人事。"

**（2）十二手法**

龚氏小儿推拿治疗以"十二手法"为主，《十二手法主病赋》和《十二手法诀》详细介绍了十二手法，即黄蜂入洞法、水底捞月法、飞经走气法、按弦走搓摩法、二龙戏珠法、赤凤摇头法、乌龙摆尾法、猿猴摘果法、凤凰单展翅法、打马过天河法、天门入虎口法。十二手法是复式手法，按照特定的治疗功能组成的"手法－经穴"推拿处方。由于年代和师承与各家经验不同等原因，历代医家总结流传下的手法也不尽相同，术式繁多，同名异法或者同法异名的现象颇多，但总体上，每种手法都有特定的医疗功效。在命名上，也是根据不同的方法进行命名，如"苍龙摆尾"，是根据操作的形象命名的，"飞经走气"是根据操作的功用命名的。在操作上，医家要注意层次分明、动作衔接和流畅程度。

## 四、后世影响

龚氏在小儿病证理、法、方、药之运用和操作上记载翔实，且小儿推拿别具特色，体系完整，内容丰富，将理论与实践相结合，《小儿推拿秘旨》不仅是一本内容丰富的小儿推拿专书，也是一部儿科医籍，可供医家和病家学习使用。

## 五、现存主要版本

明万历杨九如刻本（三卷）；清康熙三十年辛末（1691）文秀堂刻本；清道光

十四年甲午（1834）刻本。

## ◎ 参考文献

[1] 龚云林著，董少萍、何永校. 小儿推拿秘旨 [M]. 天津：天津科学技术出版社，2003.

[2] 徐春娟，裴丽. 明代"医林状元"龚廷贤医著考证 [J]. 中医文献杂志，2013，（1）：29－31.

[3] 傅维康. 现存最早命名"推拿"专书——《小儿推拿秘旨》刊行四百周年 [J]. 上海中医药杂志，2004，（6）：43.

[4] 尧斌，张艳芳，王万春. 盱江名医龚廷贤小儿推拿学术思想浅析 [J]. 江西中医药，2018，（2）：5－7.

[5] 黄毅勇，付芳，赵海梅，等. 盱江名医龚廷贤小儿推拿辨证思维解析 [J]. 中医研究，2015，（1）：54－56.

# 《针灸大成》（杨继洲）

## 一、宫廷渊源

### 1. 提要

《针灸大成》首刊于明万历二十九年，即 1601 年，由明代太医医官杨继洲著成。该书以《内经》《难经》为主旨，汇集名家学说，在杨氏家传的基础上，结合作者丰富的针灸经验纂编而成，全面总结了明以前的针灸学术成就。全书内容丰富精彩，图文并茂，包括针灸理论、歌赋、经络、腧穴、药物、针法、灸法、按摩等方面。且理法精辟，脉症并备，切合实用，理论与实践并重，既便于初学者入门，又有助于研究者深入学习。该书是对针灸学术思想的继承和弘扬，功绩巨大，影响深远，经久不衰，广为流传，是一本对后世影响极大的针灸专著，也保留了明以前针灸学重要文献资料，在针灸学发展史上具有里程碑意义，对针灸学的发展起到了承上启下的作用。

### 2. 著者传记

杨继洲（1522—1620），名济时，浙江三衢（今浙江衢县）人，出生于中医世家，其祖父曾任太医院御医，曾编纂《集验医方》一书进献给朝廷，皇帝令刊刻颁行。杨氏幼攻科举，后因仕途不畅，转承家学，"寒暑不辍，倬然有悟"，遂专心业医。其行医期间，先后在嘉靖年间选为仁宗侍医，在隆庆、万历年间任太医院医官，疗效显著，名满朝野。万历年间，有山西监察史赵文炳患痹瘫之疾，群医久治莫能奏效，后延杨氏诊治，三针而愈。赵文炳为感谢杨继洲治愈疾病，出资为杨氏刊印《卫生针灸玄机秘要》，将付梓之时，发现"尤以诸家未备"，于是委托靳贤"广求群书"，选集校正20 多本针灸书籍，补辑重编为 10 卷，名曰《针灸大成》。可见此书并非完全由杨氏编著，而是继承家传，后由靳贤在原有著作基础上增辑而成，由赵文炳资助出版。但在学术内容上充分体现了杨氏的学术成就和思想观点，杨继洲的贡献是最大的，故仍可看作杨继洲原著。该书"博大精深，故三百八十年来，凡行针者莫不以此书为本"。

## 二、内容精要

### 1. 各卷概要

《针灸大成》全书共 10 卷，总计 207 篇。

卷 1 首列仰伏人总穴图，论针道源流，并采集《内经》《难经》中有关针灸的原文，加以注解，以论述针灸源流。

卷 2、3 主要为 30 余则针灸歌赋。

卷 4 主要论述针刺补泻手法。

卷 5 主要论述井荥输经合、子午流注、灵龟飞腾八法。

卷 6、7 主要详述十四经络、经穴、经外奇穴、十五络穴、五募八会穴的部位、针灸方法及主治病证。

卷 8 分类介绍各种病证的针灸选穴和证治方法，分作 23 门，论述内、外、妇、儿、五官等各科常见病的针灸治疗。

卷 9 主要采撷名医刺法、灸法和杨氏医案等。

卷 10 主要附论小儿按摩及儿科疾病的诊断。

**2. 内容精选**

**（1）心系疾病**

且如两臂顽麻，少海就傍于三里；半身不遂，阳陵远达于曲池。建里、内关，扫尽胸中之苦闷；听宫、脾俞，祛残心下之悲凄。（《针灸大成·卷二·百症赋》）

曲池两手不如意，合谷下针宜仔细。心疼手颤少海间，若要除根觅阴市。

妇人心痛心俞穴，男子疝癖三里高。（《针灸大成·卷二·席弘赋》）

劳宫、大陵，可疗心闷疮痍。心悸虚烦刺三里。……上脘、中脘，治九种之心痛。（《针灸大成·卷二·玉龙赋》）

抑又闻心胸病，求掌后之大陵。……脊间心后者，针中渚而立痊。（《针灸大成·卷二·玄通指要赋》）

心疼手颤针少海，少泽应除心下寒。（《针灸大成·卷二·灵光赋》）

九种心痛及脾疼，上脘穴内用神针，若还脾败中脘补，两针神效免灾侵。（《针灸大成·卷三·胜玉歌》）

头痛眩晕百会好，心疼脾痛上脘先。（《针灸大成·卷三·胜玉歌》）

心胸有病少府泻。（《针灸大成·卷三·肘后歌》）

心痛：曲泽、间使、内关、大陵、神门、太渊、太溪、通谷、心俞（百壮）、巨阙（七壮）。

心烦：神门、阳溪、鱼际、腕骨、少商、解溪、公孙、太白、至阴。

卒心疼不可忍，吐冷酸水：灸足大趾次趾内纹中，各一壮，炷如小麦大，立愈。

心痹悲恐：神门、大陵、鱼际。

思虑过多，无心力，忘前失后：灸百会。

心风：心俞（灸）、中脘。（《针灸大成·卷八·心脾胃门》）

按：该部分是从书的各卷中选取有关治疗心系疾病的段落，论述了心痛、心烦、心闷等不同治法。"心者，君主之官，神明出焉。"对人体生命活动起主要调节作用。随着人类生活节奏越来越快，压力也越来越大，心系疾病的发病率也随之增加。从针灸方面来治疗心系疾病，绿色又安全。《灵枢·经脉》云："心手少阴之脉，起于心中，出属心系，下膈，络小肠。其支者，从心系，上挟咽，系目系。其直者，复从心系，却上肺，下出腋下，下循臑内后廉，行太阴、心主之后，下肘内，循臂内后廉，抵掌后锐骨之端，入掌内后廉，循小指之内，出其端。"治疗心系疾病，主要用本经的穴位，经脉所过，主治所及。心经的穴位极泉、少海、神门等均可治疗心悸、心痛、心烦、胸痛等。如"心疼手颤针少海，少泽应除心下寒。"除此之外，也用到心之背俞穴心俞，心之募穴巨阙，同时也要根据病情进行辨证用穴。如"心痛，治用神门。"即为手少阴经输穴，又为心经原穴，主治心病、心烦、惊悸、怔仲、健忘、失眠、癫狂痫、胸胁痛。配内关、心俞治心痛；配内关、三阴交治健忘、失眠。研究结果显示，针刺神门穴有明显的降压作用。此外神门穴也是一个保健穴，每天早晚按摩其穴 2～3 分钟，可补心气，养心血，预防胸痛、心悸、失眠、焦躁等。手少阴心经的九个穴位在治疗心系疾病中发挥重要作用。

**（2）《标幽赋》（节选）**

拯救之法，妙用者针。察岁时于天道，定形气于予心，春夏瘦而刺浅，秋冬肥而刺深。不穷经络阴阳，多逢刺禁；既论脏腑虚实，须向经寻。原夫起自中焦，水初下漏，太阴为始，至厥阴而方终，穴出云门，抵期门而最后。正经十二，别络走三百余支；正侧仰伏，气血有六百余候。手足三阳，手走头而头走足；手足三阴，足走腹而胸走手。要识迎随，须明逆顺。况夫阴阳，气血多少为最。厥阴、太阳，少气多血；太阴、少阴，少血多气；而又气多血少者，少阳之分；气盛血多者，阳明之位。先详多少之宜，次察应至之气。轻滑慢而未来，沉涩紧而已至。既至也，量寒热而留疾；未至也，据虚实而候气。气之至也，如鱼吞钩饵之浮沉；气未至也，如闲处幽堂之深邃。气速至而速效，气迟至而不治。（《针灸大成·卷二·标幽赋》）

按：该部分为《标幽赋》的部分内容，囊括针灸之经络、腧穴、针法灸法及针灸治疗理论。标是标明，幽是幽微、深奥隐秘之义，赋是一种韵文体，题目示意为以赋的形式把深奥晦涩的针灸理论标明供后世医者学习。杨氏也首推针灸，在书中写到"截病之功，莫捷于针灸"，"其义盖一针中穴，病者应手而起，诚医家之所先也"，强调用针的重要性。顺应天时，人与自然相适应，根据"岁时"与"天道"，遵循春暖、夏热、秋凉、冬寒之自然规律，分清病人的形体和体质。春夏阳气浮于浅表，故宜浅刺；秋冬阳气藏于深层，故宜深刺。形瘦体虚者浅刺，形肥体实者深刺。要重视经络学习，否则会违反针刺禁忌，有道是："学医不知经络，开口动手便错。"

十二经脉之气起于中焦，从手太阳肺经之脉起，依次流注，到达足厥阴肝经而止。起于肺之募穴云门，到肝之募穴期门而终。继而介绍经脉循行规律和气血多少理论，如此逼真形象的针刺候气和针刺得气的描述方法，至今仍指导着临床。

### （3）针灸药各施所宜

人之一身，犹之天地，天地之气，不能以恒顺，而必待于范围之功，人身之气，不能以恒平，而必待于调摄之技。故其致病也，既有不同，而其治之，亦不容一律，故药与针灸不可缺一者也。

然而吾人同得天地之理以为理，同得天地之气以为气，则其元气流行于一身之间，无异于一元之气流行于天地间也。夫何喜怒哀乐心思嗜欲之汩于中，寒暑风雨温凉燥湿之侵于外，于是有疾在腠理者焉，有疾在血脉者焉，有疾在肠胃者焉。然而疾在肠胃，非药饵不能以济；在血脉，非针刺不能以及；在腠理，非熨焫不能以达。是针灸药者，医家之不可缺一也。夫何诸家之术惟以药，而于针灸则并而弃之，斯何以保其元气，以收圣人寿民之仁心哉？然是针与灸也，亦未易言也。（《针灸大成·卷三·策·诸家得失策》）

按：本论主要强调针灸药并施，在临床上，不仅要用药，也要充分发挥针和灸的治疗作用。人的整个身体，如同天地一样。天地间的气不能永久和顺正常，从而要顺应四时变化规律；人身的气，也不能永久平和，从而要依靠调理摄养。人体得病的原因不同，它们的治疗方法也就不一样，根据病情选择服药、针和艾灸这些不同的治疗方法。"大哉乾元，万物资始；至哉坤元，万物资生。"天地人三者息息相关，自然界是人赖以生存的基础，要顺应天地的法则。人体之疾不仅因外界自然六淫之邪，尚与自身七情有关，"伤于阳者，得之风雨寒暑；伤于阴者，得之饮食居处。"伤于阴，伤于阳，各不同也。病有千变万化，医者应当全面通晓医理，辨证施治，切不可千篇一律，应据病情所需，当针而针，当灸而灸，当药而药，当补而补，当泻而泻，或并而举之。正如唐代医家孙思邈所提倡的"若针而不灸，灸而不针，非良医也；针灸而不药，药而不针灸，亦非良医也"。此外，先儒曰："吾之心正，则天地之心亦正，吾之气顺，则天地之气亦顺。"警醒后人要心存浩然之气，坦坦荡荡，与天地同在，感受大自然之美。"

### （4）善用针法

必欲治病，莫如用针。

注：夫治病之法，有针灸，有药饵，然药饵或出于幽远之方，有时缺少，而又有新陈之不等，真伪之不同，其何以奏肤功，起沉疴也？惟精于针，可以随身带用，以备缓急。

巧运神机之妙，

注：巧者，功之善也；运者，变之理也。神者，望而知之。机者，事之微也。妙者，治之应也。

工开圣理之深。

注：工者，治病之休。圣者，妙用之端。故《难经》云：问而知之谓之工，闻而知之谓之圣。夫医者意也，默识心通，贯融神会，外感内伤，自然觉悟，岂不谓圣理之深也。

外取砭针，能蠲邪而扶正；

注：砭针者，砭石是也。此针出东海，中有一山，名曰高峰，其山有石，形如玉簪，生自圆长，磨之有锋尖，可以为针，治病疗邪无不愈。

中含水火，善回阳而倒阴。

注：水火者，寒热也。惟针之中，有寒邪补泻之法，是进退水火之功也。回阳者，谓阳盛则极热，故泻其邪气，其病自得清凉矣。倒阴者，谓阴盛则极寒，故补其虚寒，其病自得温和矣。此回阳倒阴之理，补泻盛衰之功。（《针灸大成·卷三·通玄指要赋》）

按：本段选取《通玄指要赋》少许段落，从赋名看，作者寓意后世医家要精通玄奥的针刺要领，且赋文开门见山便强调了用针的必要性。此段为何只强调了用针，而与金元以前重灸轻针的现象截然相反呢？盖与当时所处历史时期和时代背景相关。宋元之际，国家动荡不安，战火连绵，兵荒马乱，民不聊生，百姓疾病丛生，在当时的历史条件下，医药十分匮乏。因此，一些医家便选取简便廉效之针刺方法，于是这一时期针法大力发展，与其独特的使用背景有关。

"巧运神机之妙，工开圣理之深"，就是指针灸运用巧妙的技术调节人体的机能状态。"外取砭针，能蠲邪而扶正；中含水火，善回阳而倒阴。"说明针灸能够祛邪扶正，平衡人体阴阳寒热，使正气复，邪气去，治病神奇。对于阳盛之热证，能泻其邪气；对于阴盛阳虚之寒证，能补阳祛寒，恢复机体正常功能。正如《标幽赋》所言："有蠲邪扶正之道，有决疑开滞之机。""可平五脏之寒热，能调六腑之虚实。"正确实施针刺补泻方法，可散寒清热，调整虚实，使机体达到阴阳平衡的状态。

**（5）情志致病**

予曰：天地之气，常则安，变则病，况人禀天地之气，五运迭侵于外，七情交战于中，是以圣人啬气，如持至宝，庸人妄为，而伤太和，此轩岐所以论诸痛皆生于气，百病皆生于气，遂有九气不同之论也。而子和公亦尝论之详矣。然气本一也，因所触而为九，怒、喜、悲、恐、寒、热、惊、思、劳也。

王会泉公亚夫人，患危异之疾，半月不饮食，目闭不开久矣。六脉似有如无，此疾非针不苏。……针内关二穴，目即开，而即能食米饮。

如丹溪治女人许婚后，夫经商三年不归，因不食，困卧如痴，他无所病，但向里床坐，此思气结也。药难独治，得喜可解。不然令其怒，俾激之大怒，而哭之三时，令人解之，举药一帖，即求食矣。……又同寅谢公，治妇人丧妹甚悲，而不饮食，令以亲家之女陪欢，仍用解郁之药，即能饮食。

怒气所致……为煎厥，为薄厥，为阳厥；喜气所致，为笑不休……甚则为狂也；悲气所致……为目昏，为少气不能息，为泣；恐气所致……为阴痿，为惧；惊气所致……为疑痫，为不省人事，僵仆；劳气所致……为瞑目，为耳闭；思气所致，为不眠，为嗜卧，为昏瞀。(《针灸大成·卷九·医案》)

按：人有七情六欲，情志失调是内伤杂病中一重要病因，《针灸大成》卷八中"心邪癫狂门"，以及医案中记载了历代医家使用针灸治疗神志疾病的经验。人的精神活动乃由神、魂、魄、意、志所构成，外界因素诱使人之精神不调，气机不畅，则脏腑发为疾病，"人有五脏化五气，以生喜怒忧思悲恐惊"，"怒则气上，喜则气缓，悲则气消，恐则气下，思则气结，惊则气乱"。七情致病甚则更为严重，"王会泉公亚夫人"的"危异之疾"，属于情志失调引起的食欲减退，因内关穴属于手厥阴心包经的络穴，又属于八脉交会穴，通于阴维脉，具有益心安神、和胃降逆、宽胸理气、和气止痛之功。故杨氏选用内关穴，既可宁心安神，又能调和脾胃。后两则医案皆运用情志疗法治疗情绪疾病，根据情志的五行归属、五行相克理论，《针灸大成》提出"悲可以治怒也，以怆恻苦楚之言感之；喜可以治悲也，以谑浪亵狎之言娱之"。前妇人思则气结，脾在志为思，属土；使其怒，肝在志为怒，属木；故木克土，则哭泣让情绪得到释放而进食。后妇人亦是运用情绪疗法，火克金使然。

**(6) 术、法与奇、正穴**

尝谓针灸之疗疾也，有数有法，而惟精于数法之原者，斯足以窥先圣之心。圣人之定穴也，有奇有正，而惟通于奇正之外者，斯足以神济世之术，何也？法者，针灸所立之规，而数也者，所以纪其法，以运用于不穷者也。穴者，针灸所定之方，而奇也者，所以翊夫正以旁通于不测者也。数法肇于圣人，固精蕴之所寓，而定穴兼夫奇正，尤智巧之所存。善业医者，果能因法以详其数，缘正以通其奇，而于圣神心学之要，所以默蕴于数法奇正之中者，又皆神而明之焉，尚何术之有不精，而

不足以康济斯民也哉？（《针灸大成·卷三·策·穴有奇正策》）

按：治疗疾病要"法于阴阳，和于术数"，术不同，法亦不同，但万变不离其宗，最终目的是提高疗效，救助患者。遵经守法常规治疗尚可，医者更要探寻疾病发病机理，根据病情变化而辨证施治，莫要墨守成规。不仅要灵活运用正经穴位，也要运用奇穴来辅助正穴提高疗效。"奇穴者，则又旁通于正穴之外以随时疗症者也。"杨氏在长期的临床实践中，对不少经穴和经外奇穴积累了丰富的经验。《针灸大成》中收载的经外奇穴也是新增的。在其配穴处方中有如下论述："发背痛疽：肩井、委中、天应、骑竹马"，"迎风流泪：攒竹、大骨空、小骨空、泪孔上、中指半指尖"。并提出了"定穴兼乎奇正，尤知巧之所在"的思想。在熟悉经穴主治的基础上，要精准灵活取穴，做到用穴必验，这就需要医者参透数法，莫被有限之法则所局限，才能在变化万千的临床面前触类旁通。"圣人之情，因数以示，而非数之所能拘，因法以显，而非法之所能泥，用定穴以垂教，而非奇正之所能尽。"

**（7）灸法**

《千金方》云：凡灸法，坐点穴，则坐灸；卧点穴，则卧灸；立点穴，则立灸。须四体平直，毋令倾侧。若倾侧穴不正，徒破好肉耳。（《针灸大成·卷九·灸法》）

凡灸当先阳后阴，言从头向左而渐下，次从头向右而渐下，先上后下。《明堂》云：先灸上，后灸下，先灸少，后灸多，皆宜审之。王节斋曰：灸火须自上而下，不可先灸下，后灸上。（《针灸大成·卷九·炷火先后》）

黄帝曰：灸不三分，是谓徒冤，炷务大也，小弱乃小作之。又曰：小儿七日以上，周年以还，炷如雀粪。（《针灸大成·卷九·艾炷大小》）

《千金》云：凡言壮数者，若丁壮病根深笃，可倍于方数，老少羸弱可减半。扁鹊灸法，有至三五百壮、千壮，此亦太过。曹氏灸法，有百壮，有五十壮。（《针灸大成·卷九·壮数多少》）

以火补者，毋吹其火，须得自灭，即按其穴。以火泻者，速吹其火，开其穴也。（《针灸大成·卷九·艾灸补泻》）

按：灸法作为一种古老而又疗效极高的治疗方法，有温经散寒、扶阳固脱、消瘀散结、防病保健之功，一直受到世人的推崇。《医学入门》言："凡病药之不及，针之不到，必须灸之。"杨氏在汇集前人经验的基础上又结合自己的临床实践，对艾灸的体位、顺序、艾炷大小、壮数多少以及补泻方式等问题进行了系统的整理，形成了一套清晰的操作流程，可供后世参考。施灸前应先确定穴位所在部位，选择适宜舒适的体位，确保在施灸过程中要保持体位不变，防止灼伤皮肤。灸法也有顺序，要先灸背腰部等属阳部位，后灸胸腹部属阴部位，先灸上部，后灸下部，施灸的刺激量由小到大，依次增加，但也要结合病情灵活运用，不能拘执不变。对于艾炷的大小和壮数的多少也有之较为严格的要求，艾炷大小的不同，其燃烧的温度和对机体的刺激是不同的。壮数的多少和人体的耐受度也密切相关，壮数越多，灸之不当，可导致机体发生热性变化，如出现上火、口干等症状。对于艾灸的补泻也要重视，虚证用补法，实证用泻法。所记载的灸法资料丰富，对后世灸疗操作技术规范有重要意义。

## 三、临床运用

### 1. 针刺手法

针灸为我国传统医学中独具特色的疗法之一，是中医学的重要组成部分。

杨氏尤为重视针刺手法，结合临床实践，总结各家针刺手法，建立了一套比较规范和实用的针刺手法体系。针刺手法是针灸医学极为重要的部分，直接影响针刺疗效。

#### （1）十二字分次第手法

杨氏在窦汉卿《针经指南》动、退、搓、进、盘、摇、弹、捻、循、扪、摄、按、爪、切针刺十四法的基础上，将针刺手法归纳为爪切、指持、口温、进针、指循、爪摄、针退、指搓、指捻、留指、针摇及指拔等十二法，创立了"十二字分次第手法"，并用歌诀体裁总结为《十二歌》："针法玄机口诀多，手法虽多亦不过，切穴持针温口内，进针循摄退针搓，指捻泻气针留豆，摇令穴大拔如梭，医师穴法叮咛说，记此便为十二歌。"此歌诀简洁凝练地概括了各式手法的要点及作用，源溯《内经》《难经》理论，涵盖进针、行针、留针、出针的针刺操作流程，是指导临床操作的准则。

#### （2）下手八法

杨继洲临床经验丰富，且善于总结，在十二法的基础上，他将针刺手法精简为揣、爪、搓、弹、摇、扪、循、捻等下手八法，并详细说明其操作方法及其注意事项。如揣："揣而寻之。凡点穴，以手揣摸其处。在阳部筋骨之侧，陷者为真。在阴部郄腘之间，动脉相应。其肉厚薄，或伸或屈，或平或直，以法取之，按而正之，以大指爪切掐其穴，于中庶得进退，方有准也。《难经》曰："刺荣毋伤卫，刺卫毋伤荣。"又曰："刺荣无伤卫者，乃掐按其穴，令气散，以针而刺，是不伤其卫气也。刺卫无伤荣者，乃撮起其穴，以针卧而刺之，是不伤其荣血也。此乃阴阳补泻之大法也。"

**（3）二十四式复式手法**

《针灸大成·三衢杨继洲补泻》详细阐述了二十四种复式手法，包括其操作方法、作用和注意事项。其中有九种手法出自《针灸大全·金针赋》的"治病八法"和"飞经走气四法"，如烧山火、透天凉、龙虎交战、苍龙摆尾、赤凤迎源、子午捣臼、阳中隐阴、阴中隐阳、留气法等；有九种手法是杨继洲的独创手法，如运气法、中气法、子午倾针法、五脏交经法、关节交经法、通关交经法、隔角交经法、进火补法、进水泻法等；有两种手法源于《针灸问对》《针灸聚英》，如提气法，"凡用针之时，先从阴数，以觉气至，微捻轻提其针，使针下经络气聚，可治冷麻之症"；剩余四种手法乃是阐述一般补泻原则和方法。杨继洲总结选用手法的三个要素，即"一则诊其脉之动静"，"二则随其病之寒热"，"三则随其诊之虚实"，为后世医者学习针刺手法提供了准则。

**（4）针刺补泻**

1）补针

进退针法：补法切十字缝纹，随咳进针，将穴位分为天、地、人三部，徐入徐出。

呼吸法：补法长呼气一口，刺入皮三分，吸之乃去。

捻撅补泻法：撅为提插法，紧按慢提为补，左捻为补，捻九撅九为补。

九六数和生成数：补法用九阳数或生数。

担截法：补法再推进一豆，谓之按，为截、为随也。

针向法：补法退针至人部，又待气沉紧时，转针头向病所。

针下感觉：补法自觉针下热，虚羸痒麻。

开阖法：补法出针后其穴急扪之。

2）泻针

进退针法：泻法重切十字纵纹三次，随咳进针，亦将穴位分为天、地、人三部，疾入徐出。

呼吸法：泻法随呼气进针，呼之乃去。

捻撅补泻法：紧提慢按为泻，右捻为泻，捻六撅六为泻。

九六数和生成数：泻法用六阴数或成数。

担截法：泻法退针一豆，谓之提，为担、为迎也。

针向法：泻法待针沉紧气至，转针头向病所。

针下感觉：泻法自觉针下冷，寒热痛痒。

开阖法：泻法出针后其穴不闭也。

**（5）透穴法**

《针灸大成·玉龙经》云："偏正头风痛难以医，丝竹金针亦可施，更要沿皮透率谷，一针两穴世间稀。"这是现有文献记载的最早的透穴针法。杨继洲在此基础上对透穴针法不断进行完善，对一针两穴的透穴法颇有研究。杨继洲对透穴法的发挥对完善针法理论做出了较大贡献。以下选取透穴法的一部分举例：

"口眼歪斜最可嗟，地仓妙穴可堪攻。"对于口眼歪斜者，可用地仓透颊车，颊车透地仓的治法。

"眉间疼痛苦难当，攒竹沿皮刺不妨，若是眼昏皆可治，更针头维即安康。"对于头痛眩晕者，可用头维沿皮透两额角治法。

"两睛红肿痛难熬，怕日羞明心自焦，只刺睛明鱼尾穴，太阳出血自然消。"对于两眼红肿者，可用瞳子髎透鱼腰治法。

"髋骨能医两腿疼，膝头红肿不能行，必针膝眼膝关穴，功效须臾病不生。"对于两腿痛、膝关红肿者，可用膝关透膝眼的治法。

"肿红腿足草鞋风，须把昆仑二穴攻，申脉太溪如再刺，神医妙诀起疲癃。"对于腿足红肿者，可用昆仑透太溪的治法。

"膝盖红肿鹤膝风，阳陵二穴亦堪攻，阴陵针透尤收效，红肿全消见异功。"对于鹤膝风，可用阳陵泉透阴陵泉的治法。

**2. 取穴精准**

**（1）开创对穴**

《针灸大成》云："四关穴，即两合谷、两太冲穴是也。"即四关穴为合谷、太冲的总称。合谷穴在手背第一、二掌骨间，太冲穴在足背第一、二趾骨间，一上一下，一升一降，相互为用；合谷偏于调气，太冲偏于调血，两穴配合，一阳一阴，一气一血；两穴相互为用来调节人体的气血阴阳，使人身气血趋于平衡。《针灸大成》对四关穴也有专门的论述，如"六脏有十二原，出于四关"。"四关"意为人体生命的紧要关口，开四关即调理人体阻塞之气机。"开四关"的功效并非单独针刺合谷、太冲二穴效用的简单相加，而是用适当的手法激发穴位，具有通畅气机、疏通气血、调和营卫、平衡阴阳的功效。

**（2）穴少效显，循经取穴**

杨氏在治疗疾病上，辨证准确，取穴精简，主张医不惟施，施必疗疾，主张取穴少并要求疗效显著，所以，杨氏凭借扎实的基本功和丰富的实践经验，取穴一般在十六以内，甚至有些仅取一个。《策论》云："执简可以驭繁，观会可以得要，而按经治疾之余，尚何疾之不愈。"又云："不得其要，虽取穴之多，亦无以济人，苟得其要，则虽会通之简，亦足以成功。"取穴精准一则要求医者的医术高超，二则为病人减少痛感，杨氏选穴精简的治疗方法，实是大有必要。同时，他还重视"要穴"，即特定穴、交会穴，还包括经外奇穴。这些穴位的应用，更助力于精准选穴。赵文炳在《针灸大成》序言中道："痿痹之疾，磨人接踵，日试丸剂，莫能奏功，乃于都门延名针杨继洲者，至则三针而愈。"可见杨继洲疗疾穴精效宏，疗效极佳，深受好评。

杨继洲在取穴法上遵循按经取穴的原则，有近部选穴、远部选穴和辨证选穴等。在"头不多灸策"中道："阴阳之运有经络，循其经而按之，则气有连属，而穴无不正，症无不除。"这与其"宁失其穴，勿失其经"的取穴思想相合。

### 3. 常用穴

#### （1）内关

《针灸大成》记载内关穴可治疗心胸、腹部、胁部及肢体疼痛。心包经"起于胸中，出属心包络"。"经脉所过，主治所及"，故心胸部疼痛时多以内关穴配合本经取穴为主。内关穴为心系疾病的常用穴，有学者将内关穴用于心绞痛急救中，发现其可有效缓解心绞痛及减少硝酸甘油的用量。

关于内关的定位，《针灸大成·手厥阴心包经考正穴法》曰："内关，掌后去腕二寸两筋间，与外关相抵。手心主之络，别走少阴。"《针灸大成·穴法图》云："内关，在掌后横纹上二寸，两筋间。"其腧穴定位基本与《经络腧穴学》所述相同，即在前臂掌侧，腕横纹上 2 寸，掌长肌腱与桡侧腕屈肌腱之间。

关于内关的主治，内关穴属手厥阴心包经，具有宁心安神、宽胸理气之效。《针灸大成·手厥阴心包经考正穴法》曰："内关，主手中风热，失志，心痛，目赤，支满肘挛。实则心暴痛泻之，虚则头强补之。"《针灸大成·治病要穴》曰："内关，主气块，及胁痛，劳热，疟疾，心胸痛。"又因心包经为八脉交会穴之一，通于阴维脉，故可治疗胃心胸部疾患。《针灸大成·八法交会八穴歌》曰："公孙冲脉胃心胸，内关阴维下总同"。《针灸大成·八脉图并治症穴》补充云："中满心胸痞胀，肠鸣泄泻脱肛，食难下膈酒来伤，积块坚横胁抢。妇女胁疼心痛，结胸里急难当，伤寒不解结胸膛，疟疾内关独当。"可见，内关可治心胸痛、中风、腹痛、疟疾、胁痛、积聚、疟疾、呕吐、食不下、脱肛、痔疮、痫证、狂证等，对多种内科、外科、妇科及五官科等疾患治疗有效。

#### （2）神门

神门穴是手少阴心经的原穴，《灵枢》云："少阴无俞，心不病乎，其外经病而脏不病，故独取其经于掌后锐骨之端。"现代定位是腕掌侧横纹尺侧端，尺侧腕屈肌腱的桡侧凹陷处。

神门既为心经的输穴，又为原穴。关于神门穴的功效，《内经》云："五脏有六腑，六腑有十二原，十二原出于四关，四关主治五脏。五脏有疾，当取之十二原。"故心系有疾当首取其原穴神门。现代临床研究更充分证实了神门穴在治疗心系疾病上优势。主治心烦，《针灸大成·卷八·疟疾门》曰："主虐心烦，神门。"主治心悸怔忡，《针灸大成·卷八·心脾胃门》曰："心搏悲恐，神门、大陵、鱼际。"主治心痹，《针灸大成·卷八·心脾胃门》曰："心痹悲恐，神门、大陵、鱼际"。主治心痛，《针灸集成·卷二·黄疸》曰："酒疸身目俱黄，心痛面赤斑，小便不利，公孙、胆俞、至阳、委中、腕骨、中脘、神门、小肠俞。"

神门穴在与心相关的其他疾病的治疗上，也颇具优势。与心相关的情志病，《普济方·卷十二·针灸门心忧悲》云："穴心俞、神门、解溪、大陵，主善悲。"《普济方·卷十二·针灸门心喜笑》云："穴神门、阳谷，主喜笑不止。"《针灸资生经·心喜笑（怒）》云："神门、阳谷，主笑若狂。"神门还可治疗痴呆、失智、健忘等神经系统疾病，《针灸大成》云："神门穴主心性痴呆，健忘。"《针灸集成·卷二·神》云："健忘，取列缺、心俞、神门、中脘、三里、少海，又灸百会。"

在现代针刺研究发现，针刺神门穴可抑制冠心病患者的血小板活性，防止血栓形成及易栓倾向，改善冠脉血流，减轻心肌缺血。有实验报道，针刺神门穴可使冠状动脉供血不足患者心冲击图复合波波幅增大。亦有研究提示，针刺神门具有减慢心率、增加心率变异性和调整心律的作用。

**（3）合谷**

关于合谷的定位，《针灸大成·手阳明经穴主治考正穴法》曰："合谷，一名虎口，手大指次指歧骨间陷中，手阳明大肠脉所过为原。"现代针灸学定位合谷，在手背，第一、二掌骨间，当第二掌骨桡侧的中点处。

合谷为大肠的原穴，《针灸大成·手阳明经穴主治考正穴法》曰："合谷：主伤寒大渴，脉浮在表，发热恶寒，头痛脊强，无汗，寒热疟，鼻衄不止，热病汗不出，目视不明，生白翳，下齿龋，耳聋，喉痹，面肿，唇吻不收，喑不能言，口噤不开，偏风，风疹，痂疥，偏正头痛，腰脊内引痛，小儿单乳鹅。"《针灸大成·治病要穴》"手部"中还有补充："合谷：主中风，破伤风，痹风，筋急疼痛，诸般头痛，水肿，难产，小儿急惊风。"合谷穴可以治疗多种疾病，在内、外、妇、儿及五官科疾病的应用上范围广泛。

尤为注意的是，合谷穴的针刺禁忌，《针灸大成·通玄指要赋》指出，合谷穴的针刺禁忌是孕妇："泻足三阴交，补手阳明合谷，其胎应针而落，果如文伯之言。

故今言妊妇不可针此穴。"孕妇要禁用，否则可使胎动不安，有堕胎之险。正如《针灸大成·手阳明经穴主治考正穴法》所言："合谷，妇人妊娠可泻不可补，补即堕胎。"反之，妇人难产、胎衣不下则需补合谷，并配伍其他活血要穴来活血通经，《针灸大成·阴跷脉》云："妇人难产，子掬母心不能下，胎衣不去：巨阙、合谷、三阴交、至阴（灸效）。"

## 四、后世影响

《针灸大成》是杨继洲在家传《卫生针灸玄机秘要》的基础上，汇集历代诸家学说和实践经验，编撰而成，是继《内经》和《针灸甲乙经》之后对针灸学术的第三次大总结，被针灸学术界认为是明代以前针灸学术发展集大成者。自明代万历年间刊行以来，此书翻刻次数颇多，流传较广。至今已有 47 种以上的版本，并有日、德、法多种译本，甚至被翻译成为国外针灸学教科书。该书不仅丰富了针灸学的内容，推动了针灸学术思想的发展，还对现代针灸产生了深刻的影响，对向世界传播针灸文化起到了积极的推动作用。

## 五、现存主要版本

明万历二十九年辛丑（1601 年）刻本；清康熙五年丙午（1666 年）致和堂刻本；清道光十四年甲午（1834 年）文道堂章廷重修本刊本；清咸丰二年壬子（1852年）宝华顺重刊本；清光绪六年（1880 年）扫叶山房刻本；1936 年大文书局铅印本；1963 年人民卫生出版社铅印本。

## ◎ 参考文献

[1] 杨继洲著，刘从明校. 针灸大成［M］. 北京：中医古籍出版社，1998.

［2］阳伟红，张磊，周桂桐. 杨继洲诊疗思维探析［J］. 天津中医药大学学报，2016，（1）：5 - 7.

［3］于冰，王聪，张永臣.《针灸大成》合谷穴临床应用浅析［J］. 针灸临床杂志，2016，（6）：61 - 64.

［4］卢轩，李梦梦，张智龙.《针灸大成》内关穴临床应用探析［J］. 吉林中药，2018，（2）：236 - 239.

［5］张爱军.《针灸大成》情志病治疗特色探析［J］. 中医药临床杂志，2018，（9）：1600 - 1602.

［6］张晶.《针灸大成》研究现状分析［J］. 山西中医，2012，（2）：38 - 40.

[7] 张曦元，柴铁劬.《针灸大成》证治思想刍议 [J]. 针灸临床杂志，2017，(11)：69-71.

[8] 王浩然，王爱芸，沈庆思，等. 齐鲁医家杨继洲《针灸大成》学术思想浅析 [J]. 辽宁中医杂志，2016，(6)：1176-1178.

[9] 郭新荣，马小卫. 浅析杨继洲及《针灸大成》的学术思想 [J]. 贵阳中医学院学报，2012，(5)：1-2.

[10] 戴铭，林怡，李成文. 杨继洲针灸学术思想述要 [J]. 中华中医药杂志，2011，(10)：2205-2207.

[11] 张永臣.《标幽赋》腧穴运用特点浅析 [J]. 山东中医药大学学报，2009，(3)：237-238.

[12] 任路，杨武.《标幽赋》新议 [J]. 辽宁中医杂志，2000，(4)：158-159.

[13] 任秀梅. 中医针灸哲学思想源起与辨思 [J]. 中国针灸，2017，(12)：1323-1327.

[14] 刘萍，诸毅晖，张元庆，等. 心经原穴的演变及其对临床的指导 [J]. 时珍国医国药，2014，(3)：662-663.

[15] 苏静玫. 手少阴心经神门穴古今应用探讨 [D]. 广州中医药大学，2014.

[16] 张晶. 从文献角度探讨《针灸大成》学术影响 [J]. 山东中医药大学报，2013，(5)：421-422.

# 第九章　食疗养生类

# 《饮膳正要》（忽思慧）

## 一、宫廷渊源

### 1. 提要

《饮膳正要》为元代忽思慧所撰，成书于 1330 年。著者忽思慧长期担任宫廷饮膳太医，负责宫庭中的饮食调理、养生疗病诸事，制作御膳讲究"补养调护之术，饮食百味之宜"，且须将"每日所用标注于历"，详加记录，保存下来，"以验后效"。该书十分重视食疗与食补的研究与实践，注意总结整理历代宫廷食疗及养生经验，对民间经验亦有所涉猎，旁参诸家本草和名医方论，广取性味补益之品，以育婴、妊娠、饮善卫生、食性宜忌等内容为重点而阐释。虽其名为《饮膳正要》，实则包括了医疗卫生、历代名医的验方、秘方，还记载了具有蒙古族饮食特点的各种肉、乳食品等，并附图二十余幅，图文并茂，是我国甚至是世界上最早的饮食卫生与营养学专著，对传播和发展我国卫生保健知识，起到了重要作用。

### 2. 著者传记

忽思慧，生卒年不详，元代蒙古族医学家，兼通蒙、汉两种医学，以饮膳太医之职先后侍奉了元仁宗之母兴圣太后、文宗皇后。其任职期间，感皇帝国事繁重，恐龙体违和，又久受天禄，欲撰书以答洪恩。编著过程中，忽氏继承整理古代医学理论，广泛搜集各民族食疗方法，并结合个人从事食疗法之经验，经多年奋力笔耕，终于元朝天历三年（1330 年）著成《饮膳正要》一书。元文宗皇帝非常重视此书。虞集序文称："命中政院使臣拜住刻梓而广传之。兹举也，盖欲推一人之安而使天下之人举安，推一人之寿而使天下之人皆寿，恩泽之浓，岂有加于此者哉！"该书当时虽是为皇帝延年益寿所著，但对人民百姓亦起了很大作用。传至明代，得到明景泰帝朱祁钰的肯定，景泰帝还为之作序，认为用处甚广，乃下令刻印，"以广惠利于人"。

## 二、内容精要

### 1. 各卷概要

《饮膳正要》全书共三卷。

卷一包括《三皇圣纪》《养生避忌》《妊娠食忌》《乳母食忌》《饮酒避忌》

《聚珍异撰》六个部分。其中《三皇圣纪》部分分别记叙了伏羲、神农、黄帝对人类生存的贡献；《养生避忌》《妊娠食忌》《乳母食忌》《饮酒避忌》分别论述了养生、妊娠、乳母喂养及饮酒的相关注意事项；《聚珍异撰》则记载了食品效用、材料、调味品、烹调技术。

卷二包括《诸般汤煎》《诸水》《神仙服食》《四时所宜》《五味偏走》《食疗诸病》《服药食忌》《食物利害》《食物中毒》《禽兽变异》十个部分。《诸般汤煎》《诸水》《神仙服食》主要记载各种浆汤、诸水、抗衰补益药物的制法及功用；《四时所宜》《五味偏走》指出四时饮食等生活方面的关系，以及五味对五脏的影响；《食疗诸病》则记载了食疗食物组成、制作及功用；《服药食忌》《食物利害》《食物中毒》《禽兽变异》主要记载饮食的诸多禁忌。

卷三包括《米谷品》《兽品》《禽品》《鱼品》《果品》《菜品》《料物性味》七个部分。主要论述各种食品性味、作用、烹调方法，以及过食对机体的危害，并附图二十余幅。

**2. 内容精选**

**（1）养生避忌**

夫安乐之道，在乎保养，保养之道，莫若守中，守中则无过与不及之病。春秋冬夏，四时阴阳，生病起于过与，盖不适其性而强。故养生者，既无过耗之弊，又能保守真元，何患乎外邪所中也。故善服药者，不若善保养，不善保养，不若善服药。世有不善保养，又不能善服药，仓卒病生，而归咎于神天乎！善摄生者，薄滋味，省思虑，节嗜欲，戒喜怒，惜元气，简言语，轻得失，破忧阻，除妄想，远好恶，收视听，勤内固，不劳神，不劳形，神形既安，病患何由而致也。故善养性者，先饥而食，食勿令饱，先渴而饮，饮勿令过。食欲数而少，不欲顿而多。盖饱中饥，饥中饱，饱则伤肺，饥则伤气。若食饱，不得便卧，即生百病。（《饮膳正要·卷第一·养生避忌》）

按：该部分内容主要论述了养生禁忌理论，其言"保养之道，莫若守中，守中则无过与不及之病"，"守中"即遵守中正，"适度""无偏差"之意。善于养生者，秉持"守中"理念，不使身体过度虚耗，又注意保守真元，便无疾病之侵袭，即《内经》所言"正气存内，邪不可干"。不善保养者，不若善服药者，善服药者，不若善保养者，可见保养生命之重要性。世有不善保养亦不善用药者，一旦仓促生病，便将此归咎于上苍，其理何哉？故言擅摄生者，应当力求做到"薄滋味，省思虑，节嗜欲……不劳神，不劳形"，同时应当做到"先饥而食，食勿令饱，先渴而饮，饮勿令过"，经常保持一种饱中饥和饥中饱（即半饥半饱）的状态，朝不可虚，暮不可实。"若食饱，不得便卧，即生百病"，现今认为因食饱即卧，机体大部分组织器官处于缓慢"休整"状态，而胃肠道却被迫"紧张工作"，影响机体夜间休息，长此以往营养过剩，还易致肥胖。

**（2）妊娠食忌**

上古圣人有胎教之法，古者妇人妊子，寝不侧，坐不边，立不跸，不食邪味，割不正不食，席不正不坐，目不视邪色，耳不听淫声，夜则令瞽诵诗，道正事，如此则生子形容端正，才过人矣。故太任生文王，聪明圣哲，闻一而知百，皆胎教之能也。圣人多感生，妊娠故忌见丧孝、破体、残疾、贫穷之人，宜见贤良、喜庆、美丽之事。欲子多智，观看鲤鱼、孔雀；欲子美丽，观看珍珠、美玉；欲子雄壮，观看飞鹰、走犬。如此善恶犹感，况饮食不知避忌乎。（《饮膳正要·卷第一·妊娠食忌》）

按：该部分内容强调了妊娠胎教问题的重要性及方法。胎儿得以生长发育，乃借母体之精血以供养，直至呱呱坠地。经时十月，与母亲生理上密切相关，而孕妇生活环境的优劣，情志的喜怒忧思，对胎儿亦是"善恶相感"，故妇女妊娠尤须重视饮食宜忌，调摄情志。其认为妊娠期间，"寝不侧，坐不边，立不跸，不食邪味，割不正不食，席不正不坐，目不视邪色，耳不听淫声"，指出妊娠妇女须格外安静端正，恬淡少欲；"忌见丧孝、破体、残疾、贫穷之人，宜见贤良、喜庆、美丽之事"，为孕妇创造良好的环境，避免外界各种不良事物影响胎儿；观看"鲤鱼、孔雀""珍珠、美玉""飞鹰、走犬"等美好事物，使孕妇保持稳定良好的情绪，节制喜怒哀乐，有利胎儿健康生长。现今社会人才竞争加剧，提倡优生优育，父母培优之心迫切，对胎教尤为重视，从此书中我们亦可学习到很多孕妇调养身心的方法。

**（3）饮酒避忌**

酒，味苦甘辛，大热，有毒。主行药势，杀百邪，去恶气，通血脉，厚肠胃，润肌肤，消忧愁。少饮尤佳，多饮伤神损寿，易人本性，其毒甚也。醉饮过度，丧生之源。饮酒不欲使多，知其过多，速吐之为佳，不尔成痰疾。醉勿酩酊大醉，即终身百病不除。酒，不可久饮，恐腐烂肠胃，溃髓，蒸筋。

醉不可当风卧，生风疾。……醉不可令人扇，生偏枯。……醉不可走马及跳踯，伤筋骨。醉不可接房事……醉不可忍小便，成癃闭、膝劳、冷痹。空心饮酒，醉必呕吐。醉不可忍大便，生肠澼、痔。……醉不可卧湿地，伤筋骨，生冷痹痛。（《饮膳正要·卷第一·饮酒避忌》）

按：《饮酒避忌》对饮酒的利弊做了专门记述，且着重论述了醉酒的害处。酒性热而味辛，热者能祛寒，辛者能发散，助行药势，故其具有温阳、行气、通络之功效，且能宣畅情志、补益肠胃。此外，酒还有杀虫驱邪、辟恶逐秽的作用。虽酒为百药之长，然饮必适量，"醉饮过度，丧生之源"，有伤身、伤神之虞。况元代最早记载之蒸馏酒，度数较高，醉饮之弊愈加显现。故"饮酒不欲使多，知其过多，速吐之为佳"，否则酿生痰浊；"不可酩酊大醉"，使终生百病缠身；不可久饮，使肠胃受伤，侵蚀骨髓，熏蒸筋脉。

忽氏又说，醉不可当风卧醉、令人扇，不可卧湿地。如酒后身热汗出，当风易受邪，受风则生风疾、生偏枯；受湿则伤筋骨，生冷痹痛。不可走马及跳踯，不可强举力，酒后神志不清，行路不稳，自制力差，易致跌倒损伤。不可接房事，醉以入房，损伤身体，且有害生育；不可忍小便、忍大便，成癃闭、冷痹，或痢疾、痔疮。切忌空心饮酒，饮则伤胃尤甚，醉必呕吐。此番告诫，至今仍具警示作用，饮必适度，尤其值得嗜酒者高度重视。

**（4）羊肉性味功用**

羊肉，味甘，大热，无毒。主暖中，头风，大风汗出，虚劳，寒冷，补中益气……羊心，主治忧恚，膈气。羊肝，性冷，疗肝气虚热，目赤暗……羊五脏，补人五脏。羊肾，补肾虚，益精髓。羊骨，热，治虚劳，寒中，羸瘦。羊髓，味甘，温。主治男女伤中，阴气不足，利血脉，益经气。（《饮膳正要·卷第三·兽品》）

马思荅吉汤　补益，温中，顺气。

羊肉（一脚子，卸成事件）　草果（五个）　官桂（二钱）　回回豆子（半升，捣碎，去皮）

上件，一同熬成汤，滤净，下熟回回豆子二合，香粳米一升，马思荅吉一钱，盐少许，调和匀，下事件肉、芫荽叶。（《饮膳正要·卷第一·聚珍异馔》）

按：本草早期著作，多以植物药阐发，今忽氏采抉附写，增血肉有情之品，补本草有未收者，"以脏补脏"，达"同气相求"之效。"盖血肉有情之品，皆通灵含秀，擅于培植人身之生气，以阳气生发之物壮阳气，至阴聚秀之物补阴精，培补络道，当有其功。"本节选第一段首先介绍羊肉之功效，其味甘性大热，功能温中健脾，暖身驱寒，故能治头风、疬风、虚劳、汗出、身寒等疾，冬季食之更妙，身体虚弱者尤宜。羊五脏，以形补形，故能补五脏之虚。如羊心功能解郁、补心，主治心气郁结，惊悸不安；羊肝，性凉，疗肝气虚热，目赤昏暗；又如羊肾可益精助阳，羊骨强筋壮骨，羊髓利血脉、益经气，三者均可治虚劳羸瘦，腰膝无力，筋骨挛痛等骨弱之疾。其余如羊的头、尾、蹄、皮、血等亦各有其滋补作用。

蒙古饮食嗜好羊肉，其偏爱程度无以复加，几至"无羊不成席"。本节选第二段介绍马思荅吉汤之制法。该药膳中马思荅吉为蒙古族喜食的一种香料（所指不详），似椒而香酷烈，主开胃消食，破积除邪；草果燥湿温中；粳米补中益气；官桂补火助阳，温通经脉；回回豆子（又名胡豆）生津止渴；芫荽消谷、补五脏不足、通利小便。诸品配合，共奏"补益、温中"之功，可谓是对《金匮要略》当归生姜羊肉汤的进一步补充和发展。

### （5）四时所宜

春气温，宜食麦，以凉之，不可一于温也。禁温饮食及热衣服……夏气热，宜食菽，以寒之，不可一于热也。禁温饮食，饱食，湿地，濡衣服……秋气燥，宜食麻，以润其燥。禁寒饮食，寒衣服……冬气寒，宜食黍，以热性治其寒。禁热饮食，温炙衣服。（《饮膳正要·卷第二·四时所宜》）

按：该节选内容认为饮食当合宜，顺四时之变化，调阴阳之平衡。"四时所宜"篇，引《素问·四气调神大论》"春三月……夜卧早起以使志生。夏三月……养长之道也。秋三月……养收之道也。冬三月……养藏之道也"，基于《内经》"天人相应"理论，忽氏认为，春温、夏热、秋燥、冬寒之气候更替，人的饮食亦应随之改变，以适应自然界生、长、化、收、藏的变化规律。正如原文所述，春食麦类夏食豆，因此二者性偏寒凉，可免温热之气复伤其身；而秋食芝麻，以润气燥；冬食黍米，以热治其寒。又四时之禁忌，春夏禁温饮食，防夏热之积聚，难以发散；且夏暑夹湿，碍脾胃之运化，忌饱食、坐卧湿地、着湿衣服；秋气燥而凉，忌寒饮食、寒衣服，使阳气更伤，无以耐冬寒；冬季阳藏于内，禁热饮食、温炙衣服，扰动体内阳气。可见忽氏在论述四季饮食时，提倡饮食亦当遵循"春夏养阳""秋冬养阴""无扰乎阳"的古训。

### （6）五味偏走

酸涩以收，多食则膀胱不利，为癃闭。苦燥以坚，多食则三焦闭塞，为呕吐。辛味熏蒸，多食则上走于肺，荣卫不时而心洞。咸味涌泄，多食则外注于脉，胃竭，咽燥而病渴。甘味弱劣，多食则胃柔缓而虫过，故中满而心闷。

……五谷为食，五果为助，五肉为益，五菜为充，气味合和而食之，则补精益气。虽然五味调和，食饮口嗜，皆不可多也。多者生疾，少者为益。百味珍馔，日有慎节，是为上矣。（《饮膳正要·卷第二·五味偏走》）

按：该部分内容主要论述食物性味对人体的影响。该节选第一段首先论述了五味偏嗜损伤五脏：酸能收能涩，过食则"膀胱不利，为癃闭"；苦能燥能坚，过食则三焦闭塞，气逆为呕吐；辛能散能行，过食则气上走肺，致心气不足；咸能软坚润下，过食则气血津液流注脉外，使胃液枯竭，咽燥似消渴；甘能补能缓，过食则胃肠蠕动柔弱，若缓行之虫，故见心下满闷。

第二部分则论述谷肉果菜对人体的益处。以五谷杂粮为主食，为营养源；禽畜肉食，可补益人体，补五谷之不足；以瓜果、蔬菜为辅助，补充营养，解油腻，助消化。若五味调和，相辅相成，服之可补益精气。"谷肉果菜，食养尽之，无使过之，伤其正也"，故纵有百味珍馐，亦需日有慎节，多食生疾，少则为益。现社会经济发展迅速，饮食多贪婪，肥胖、高血压、糖尿病等富贵病逐一登场，侵害人们健康，而《饮膳正要》该篇早在一千多年前就有劝诫，"食饮口嗜，皆不可多也。"其在"食饮有节"篇中，亦提出"食欲数而少，不欲顿而多"的饮食养生理念。今世之人，当奉守之。

**（7）料物性味**

**茴香** 味甘，温，无毒。主膀胱、肾经冷气，调中止痛，住呕。

**陈皮** 味甘，平，无毒。止消渴，开胃气，下痰，破冷积。

**荜茇** 辛，温，无毒。温中下气，补腰脚痛，消食，除胃冷。

**生姜** 味辛，微温。主伤寒头痛，咳逆上气，止呕，清神。

**咱夫兰** 味甘，平，无毒。主心忧郁积，气闷不散，久食令人心喜。

**哈昔呢** 味辛，温，无毒。主杀诸虫，去臭气，破癥瘕，下恶除邪，解蛊毒。

（《饮膳正要·卷第三·料物性味》）

按：该部分内容论述了香辛料物的性味及功效。我国香料的使用历史悠久，其最初只在宫廷盛行，后流传至民间。宫廷香料来源广泛，多由各地上贡及外邦进贡。《饮膳正要》作为宫廷饮膳食谱，对香料的使用更是多不胜数。其专列"料物性味"一篇，详细陈述各香料之性味功效，可知元代对香料价值的认识，非局限于赋香、提味，更是愈病养生之佳品。

如茴香，因其可"除肉中臭气，使之重新添香"故名，原文载其可清除膀胱经、肾经之冷气，调和脾胃，止呕、止痛；陈皮，气香宣散，可升可降，可理气和中，燥湿化痰，治腹内因寒邪侵袭之冷积病。荜茇、生姜，皆味辛性温，荜茇温中下气，助消食，除胃冷，且治因虚而致的腰脚疼痛；生姜入肺经，解表散寒，可治伤寒头痛，咳逆上气，使精神清爽，入脾胃经，治胃寒呕吐。咱夫兰、哈昔呢均为牧民所偏爱。咱夫兰，即藏红花，主治心中郁闷，久食令人欢喜。哈昔呢，即阿魏，消积，散痞，杀虫，用于肉食积滞，瘀血癥瘕，腹中痞块，虫积腹痛。香料之应用，"聚珍异馔""食疗诸病"篇中多有体现，烹饪爱好者，可阅读原文，尽享元宫廷御膳之精粹。

**3. 药膳食疗**

**（1）汤类**

**大麦汤**（卷一）

【功用】温中下气，壮脾胃，止烦渴，破冷气，去腹胀。

【材料】羊肉（一脚子，卸成事件）　草果（五个）　大麦仁（二升，滚水淘洗净，微煮熟）

【制法】上件，熬成汤，滤净，下大麦仁，熬熟，盐少许，调和令匀，下事件肉。

鲤鱼汤（卷一）

【功用】治黄疸，止渴，安胎。有宿瘕者，不可食之。

【材料】大新鲤鱼（十头，去鳞肚，洗净）　小椒末（五钱）

【制法】上件，用芫荽末五钱，葱二两，切，酒少许，盐，一同腌，拌清汁内，下鱼，次下胡椒末五钱，生姜末三钱，荜茇末三钱，盐、醋调和。

撒速汤（系西天茶饭名）（卷一）

【功用】治元脏虚冷，腹内冷痛，腰脊酸疼。

【材料】羊肉（二脚子，头蹄一副）　草果（四个）　官桂（三两）　生姜（半斤）　哈昔泥（如回回豆子两个大）

【制法】上件，用水一铁络，熬成汤，于石头锅内盛顿，下石榴子一斤，胡椒二两，盐少许，炮石榴子用小油一勺，哈昔泥如豌豆一块，炒鹅黄色微黑，汤末子油去净，澄清，用甲香、甘松、哈昔泥、酥油烧烟熏瓶，封贮任意。

## （2）羹类

鲫鱼羹（卷二）

【功用】治脾胃虚弱，泄痢，久不瘥者，食之立效。

【材料】大鲫鱼（二斤）　大蒜（两块）　胡椒（二钱）　小椒（二钱）　陈皮（二钱）　缩砂（二钱）　荜茇（二钱）

【制法】上件，葱、酱、盐、料物、蒜入鱼肚内，煎熟作羹，五味调和令匀，空心食之。

葛粉羹（卷二）

【功用】治中风，心脾风热，言语謇涩，精神昏愦，手足不遂。

【材料】葛根（半斤，捣，取粉四两）　荆芥穗（一两）　豉（三合）

【制法】上三味，先以水煮荆芥、豉六七沸，去滓，取汁，次将葛粉作索面，于汁中煮熟，空腹食之。

羊肚羹（卷二）

【功用】治诸中风。

【材料】羊肚（一枚，洗净）　粳米（二合）　葱白数茎　豉（半合）　蜀椒（去目、闭口者，炒出汗，三十粒）　生姜（二钱半，细切）

【制法】上六味拌匀，入羊肚内烂煮熟，五味调和，空心食之。

## （3）粥类

马齿菜粥（卷二）

【功用】治脚气，头面水肿，心腹胀满，小便淋涩。

【材料】马齿菜（洗净，取汁）

【制法】上件，和粳米同煮粥，空腹食之。

吴茱萸粥（卷二）

【功用】治心腹冷气冲胁肋痛。

【材料】吴茱萸（半两，水洗去涎，焙干，炒，为末）

【制法】上件，以米三合，一同作粥，空腹食之。

## （4）禽类

生地黄鸡（卷二）

【功用】治腰背疼痛，骨髓虚损，不能久立，身重气乏，盗汗，少食，时复吐利。

【材料】生地黄（半斤）　饴糖（五两）　乌鸡（一枚）

【制法】上三味，先将鸡去毛、肠肚净，细切，地黄与糖相和匀，内鸡腹中，以铜器中放之，复置甑中蒸炊，饭熟成，取食之。不用盐、醋，惟食肉尽却饮汁。

青鸭羹（卷二）

【功用】治十种水病不瘥。

【材料】青头鸭（一只，退净）　草果（五个）

【制法】上件，用赤小豆半升，入鸭腹内煮熟，五味调，空心食。

## （5）饮料类

荔枝膏（卷一）

【功用】生津止渴，去烦。

【材料】乌梅（半斤，取肉）　桂（一十两，去皮，锉）　砂糖（二十六两）麝香（半钱，研）　生姜汁（五两）　熟蜜（一十四两）

【制法】上用水一斗五升，熬至一半，滤去滓，下砂糖、生姜汁，再熬去滓，澄定少时，入麝香搅匀，澄清如常，任意服。

枣姜汤（卷一）

【功用】和脾胃，进饮食。

【材料】生姜（一斤，切作片）　枣（三升，去核，炒）　甘草（二两，炒）盐（二两，炒）

【制法】上件为末，一处拌匀，每日空心白汤点服。

**橘皮醒醒汤（卷一）**

【功用】治酒醉不解，呕哕吞酸。

【材料】香橙皮（一斤，去白）　陈橘皮（一斤，去白）　檀香（四两）　葛花（半斤）　绿豆花（半斤）　人参（二两，去芦）　白豆蔻仁（二两）　盐（六两，炒）

【制法】上件为细末，每日空心白汤点服。

**（6）面类**

**挂面（卷一）**

【功用】补中益气。

【材料】羊肉（一脚子，切细乞马）　挂面（六斤）　蘑菇（半斤，洗净，切）　鸡子（五个，煎作饼）　糟姜（一两，切）　瓜齑（一两，切）

【制法】上件，用清汁，下胡椒一两，盐、醋调和。

## 三、临床运用

"药食同源"一说自古便有，《饮膳正要》序言引药王孙思邈所述，道："医者，先晓病源，知其所犯，先以食疗，不瘥，然后命药。……故善养生者，谨先行之。"忽氏认为，食物不仅供给人体能量，为生之源，且很多食物亦有偏性，具有一定药用价值。平常时候，若能审食物之性味，或温补，或清利，详慎运用，必能致身体平和，收"强身防病"之效。《饮膳正要》一书将"食药结合"发挥得淋漓尽致，主要集中于"聚珍异馔""诸般汤煎""食疗诸病"三篇，于本草内选无毒、无相反、可久食之品，制成药膳日进之，疗诸般疾病。本篇拟将《饮膳正要》分食疗养心、食治先后天、防治杂病、茶饮养生四方面，浅述其要，盼为临床"未病先防、病后调养"以指导。

**1. 食疗养心**

《饮膳正要》论述养心之药膳，笔墨较少，盖病入心者，多重且急，非药石不能缓解，故食疗养心部分，则是从心烦、心悸、心痛病势较轻者论治，此类病或因情志不遂，或因体质偏虚而致，寻医问药，非长久计，故以药膳调理，最为适合。

**（1）心烦**

《饮膳正要》记载治疗心烦药膳，主要包括酸枣粥、生地黄粥和驴肉汤，总的病机不外乎心神失养与受扰。酸枣粥制法，"酸枣仁一碗，上用水，绞取汁，下米三合煮粥，空腹食之"，主治因肝血不足，虚热内扰，而致的"虚劳、心烦、不得睡卧"等症。方中酸枣仁,入心、肝经,功能养心补肝,宁心安神,敛汗生津,被誉为东方睡果,适宜虚烦不眠、神经衰弱人群。

生地黄粥制法,"生地黄汁一合,酸枣仁水绞,取汁二盏,水煮同熬数沸,次下米三合煮粥",主治"虚弱骨蒸,四肢无力,渐渐羸瘦,心烦不得睡卧"。多因大病之后,余邪未清,阴液耗伤,虚火内灼而致。虽病家虚火内盛,然因正气极虚,若图速清其热,恐药气过而伤身,须得米粥滋养,故取生地黄清热凉血、养阴生津,益以酸枣仁宁心安神,配合米粥补益人体,一则补人体之虚,一则滋阴以清虚热,久服取效。

驴肉汤制法,"乌驴肉不以多少,切,于豆豉中烂煮熟,入五味,空心食之",主治"风狂,忧愁不乐,安心气"。风狂,又名风眩,多因血气亏损,风邪上乘所致。今病家忧愁不乐,心气不安,以驴肉食之,其味甘寒,安心气,解心烦,且能补益气血;配合豆豉,其体轻气寒,功能解表除烦,宣郁和胃。诸品配合,气血充足,心安神定,则忧愁散而心烦止。

### (2) 心悸

《饮膳正要》治心悸之药膳,主要包括炙羊心和莲子粥。炙羊心制法,"羊心一个,带系桶,咱夫兰三钱,上件,用玫瑰水一盏,浸取汁,入盐少许,签子签羊心,于火上炙,将咱夫兰汁徐徐涂之,汁尽为度",食之令人多喜,心气安宁。方用羊心治心悸,乃是取中医以脏补脏之意,羊心,味甘,性温,归心经,功可养心、解郁、安神。以玫瑰水涂之,增强疏肝解郁之功。诸品配合,适用于心血亏虚所致惊悸失眠、郁结不乐、膈中气逆等症。

莲子粥制法,"莲子一升,去心,煮熟,研如泥,与粳米三合,作粥,空腹食之","治心志不宁,补中强志,聪明耳目"。"心志不宁",即是指心悸不宁,莲子补益心、脾、肾,补心可安神定悸,补脾可补中益气,益肾则强于记忆,耳目聪明,一药三用,主治脾肾亏虚于下,心之气血亦亏所致之心悸、失眠等症。且擅用粳米,味甘性平,食之益脾胃,除烦渴,若论养人之粥品,粳米粥最宜,仲景《伤寒论》中,便有白虎汤、竹叶石膏汤等为用,有"天下第一补"之美称。

### (3) 心痛

《饮膳正要》以粥品疗心痛,主要有荜茇粥、良姜粥、桃仁粥。其中,荜茇粥、良姜粥用治心腹冷痛,原是偏于胃寒所致,然验之临床,取其辛温之性,治寒凝心脉之胸痹,亦有良效。荜茇粥制用法,"荜茇一两,胡椒一两,桂五钱。上三味为末,每用三钱,水三大碗,入豉半合,同煮令熟,去滓,下米三合作粥,空腹食之"。方中荜茇、胡椒,温中下气,除胃冷;桂皮补元阳,暖脾胃,除积冷,通脉止痛。三药同用，辛行温通之功尤甚，治心腹诸痛之力强。良姜粥，以"高良姜半两，为末，粳米三合"煮粥，取良姜散寒止痛，健脾和胃之功，治脾胃虚寒型之胃脘隐痛、亦治证属寒邪所致之心痛病。

桃仁粥制法，"桃仁三两，汤煮熟，去尖、皮，研，上件取汁，和粳米同煮粥"，桃仁润肠通便，利肺气而平喘，故可治"上气咳嗽，胸膈妨满，喘急"之症。临床胸痹心痛之病，因血脉瘀阻，心脉不通所致者，治予血府逐瘀汤，便是以桃仁、红花共为君药而治，今取桃仁破血行滞之功，增大用量至三两，虽是作粥服用，防治心绞痛发作，疗效亦佳。

**2. 食治先后天**

中医理论认为，"肾为先天之本"，主藏精，为阴阳之根本，而"脾为后天之本"，气血生化之源，可见脾肾对人体生命之重要性，然先天与后天，在食疗养生上，孰重孰轻，前贤各执一端，未有明断。《饮膳正要》一书，"聚珍异馔""食疗诸病"篇中以补中益气及补肾益精药膳载述最多，调补脾胃药膳选用更广，可见忽氏在食疗养生方面，重视调治脾肾，且重在补脾。该书载方之多，自不必说，现将偏补脾胃、偏补下元及脾肾同调之药膳方举隅，探讨宫廷御膳养生秘诀。

**（1）偏补脾胃方**

《饮膳正要》记载调补脾胃之方，如马思荅吉汤、大麦汤、八儿不汤、沙乞某儿汤、秒汤、大麦算子粉、大麦片粉、春盘面、皂羹面、山药面、经带面、细水滑、乞马粥等，材料多选用羊肉、白面制成，同时配以草果、回回豆子、良姜、胡椒等温中健脾、行气开胃之品，既作药用，又可调味，相得益彰。

沙乞某儿汤制法，"羊肉一脚子，卸成事件，草果五个，回回豆子半升，捣碎，去皮，沙乞某儿五个"，"上件，一同熬成汤，滤净，下熟回回豆子二合，香粳米一升，熟沙乞某儿切如色数大，下事件肉，盐少许，调和令匀"，功能"补中下气、和脾胃"。和脾胃，即指对脾胃具有调和作用，脾胃功能失调，临床以食欲减退、食后腹胀为主要表现，常见于西医的慢性胃炎、胃及十二指肠溃疡、慢性肝炎等疾。

山药面制法，"白面六斤，鸡子十个，取白，生姜汁二合，豆粉四两"，"上件，用山药三斤，煮熟研泥，同和面，羊肉三脚子，切丁头乞马，用好肉汤下炒，葱、盐调和"。方中山药味甘，性平，食药并用，功可补脾、养肺、益肾、固精，不论阳亏或阴虚，皆可使用，大凡肾亏遗精、带下、尿频者，均可服之。且白面、蛋清、豆粉、羊肉均为日常主食，以生姜汁、葱、盐调和，美味营养。功能"补虚羸，益元气"，适宜于糖尿病患者、腹胀者、病后虚弱者、慢性肾炎患者、长期腹泻者。

### （2）偏补下元方

《饮膳正要》记载补肾强腰膝之方，如枸杞羊肾粥、牛髓膏子、生地黄鸡、羊蜜膏、羊藏羹、羊骨粥、羊脊骨粥、白羊肾羹、猪肾粥、羊肉羹等，其选材多用羊肾、羊骨、牛髓或羊髓，治下元虚冷，腰膝不利之疾。

枸杞羊肾粥制法，"枸杞叶一斤，羊肾二对，细切，葱白一茎，羊肉半斤，炒。上四味拌匀，入五味，煮成汁，下米熬成粥"。枸杞叶，味甘苦、性凉，入肝、脾、肾经，具补虚益精、清热止渴、祛风明目之功；羊肾，补肾气，益精髓；葱白通达阳气；羊肉温中健脾。诸品配合，治阳气不足，症见疲乏无力，少气懒言，肢冷自汗，腰脚疼痛，劳伤甚重者。

牛髓膏子，"诸般汤煎"篇载："黄精膏五两，地黄膏三两，天门冬膏一两，牛骨头内取油二两"，"和匀成膏，每日空心温酒调一匙头"。"神仙服食"篇中记载，单味药黄精、地黄、天冬久服，便可致延年不老，可见，古代养生医家对此三味之推崇，三者均入肾经，功可滋补肺肾，生津润燥，益以牛髓，填精益髓，四药合用，共奏"补精髓，壮筋骨，和血气，延年益寿"之功。主治肾精不足，虚劳羸瘦，骨痿无力等；肺肾阴虚，口渴多饮，皮肤干燥，手足皲裂等。

### （3）脾肾同调方

《饮膳正要》膳方，或补脾兼顾补肾，或补肾不忘补脾，盖"后天赖先天为之主，先天赖后天为之资"，故脾肾同调，互生互用，成效更著，兹举苦豆汤述之，可见一斑。

苦豆汤，原文载其制法："羊肉一脚子，卸成事件，草果五个，苦豆一两，上件，一同熬成汤，滤净，下河西兀麻食或米心棋子，哈昔泥半钱，盐少许，调和。"苦豆，又名胡芦巴，"味苦，温，主元藏虚冷，腹胁胀满，治膀胱疾"，草果燥湿温中，与羊肉一同熬汤，过滤出汤汁，下面食（兀麻食即手撇面，米心棋子即棋子面），补益脾胃，以阿魏半钱、盐少许调味。诸品配合，功能"补下元，理腰膝，温中，顺气"，为脾肾同调的代表药膳。

食疗养生，补肾、补脾，两学说各有道理，然其适用范围，当有所区分。若论脾胃虚弱，生化乏源，致肾虚失藏，则"补肾不若补脾"；而就肾阳亏虚，无以温上，致脾运失司而言，则"补脾不若补肾"。因此，临证当详审其因，辨证论治，不可偏执一方，否则投药罔效，戕害性命矣。

### 3. 食疗杂病

《饮膳正要》药膳方，不单单限于虚性疾病，更有如治消渴、中风、黄疸、癃闭、水肿、肠风等杂病。其虽不若汤药之神速，如能辅用之，则于疾病康复，大有裨益。况饮食调摄，本为临证施治之基础。忽氏针对此类疾病，已探明有效膳方，对后世以指导。下述仅以消渴、中风、水湿病为例，略论其治，实则不胜枚举矣。

### （1）消渴

《饮膳正要》记载治消渴之药膳方，包括有瓠子汤、萝卜粥、野鸡羹、鹁鸽羹、小麦粥等。消渴之病机，总以阴虚为本，燥热为标，据病位之不同，又分为上、中、下三消。

瓠子汤"性寒，主消渴，利水道"，且有清热除烦之效，治消渴之燥热，切中病机。萝卜粥治"消渴，舌焦，口干，小便数"，当属肺胃热盛之消渴，取萝卜性凉，入肺、胃、大肠经，功可除燥生津，治消渴之口舌干燥。且其下气、利尿、通便，虽曰利尿，实则利湿热，防热与湿邪兼夹为患，使病情缠绵难治。又使胃肠之燥热得润，水从大便去，则小便复常矣。野鸡羹治"消渴，口干，小便频数"。野鸡性微寒，补中益气，止泄痢，使脾得健运，水液运化有常，则口干、小便频症自消矣，且消渴之人多肥胖，而其久食令人瘦，岂不妙哉。鹁鸽羹治"消渴，饮水无度"，其属下消，故以鹁鸽味咸入肾，填精益气，解热毒。小麦粥治"消渴，口干"。病及上焦，当有肺燥，故以味甘微寒之小麦，取其润肺健脾、益肾养心、除热止渴之功，治疗消渴之一切口干症。

### （2）中风

《饮膳正要》记载治中风之药膳达十余种，包括有驴头羹、羊肚羹、葛粉羹、荆芥粥、麻子粥、恶实菜、羊头脍、白羊头方等。中风病，病机为本虚标实，其症多见言语謇涩、手足不遂、口眼㖞斜等，故其治辨兼症之不同，而有区分。

如治心脾风热之中风，以葛粉羹治之，方中葛粉味甘，大寒，能生津止渴，清热除烦，荆芥穗解表散风，豆豉亦取其解表除烦之功，三品配合，共除心脾之风热。荆芥粥治中风，症见"精神昏愦，口面㖞斜"，故以荆芥、薄荷等清香气浓之品，上达头面，疏风散热，辟秽醒神。麻子粥治"五脏风热，语言謇涩，手足不遂，大肠滞涩"之中风，以麻子仁润肠道，而肺与大肠相表里，故以薄荷、荆芥使肺卫之热外解，表里同治，疗效甚佳。恶实菜即牛蒡的全草，治中风症见"燥热，口干，手足不遂及皮肤热疮"等，方以牛蒡子单用，《药性论》言其"主面目烦闷，四肢不健，通十二经脉，治五脏恶气"，适合此证。羊肚羹"治诸中风"。中风病机以虚为本，而羊肚专主"补益，健脾胃，治虚劳羸瘦"，原是因虚致风，而中风复令其虚，因果相加，恐病家虚不受补，故以粳米配之，以复胃气，葱白、蜀椒、生姜通达阳气，故可治诸般中风。

### （3）治水湿病

水湿病，即是因水、湿为患的一类病证，包括黄疸、水肿、泄泻、癃闭、淋病等。《素问·汤液醪醴论》提出其三大治则，"去菀陈莝""开鬼门""洁净府"，即是指去除水瘀、湿瘀，发汗，利小便。而又有"治湿不利小便非其治"之说，故《饮膳正要》论治水湿病证多选利小便之品，如治水肿之肉羹、治癃闭之葵菜羹、治淋病之马齿苋粥、治黄疸之鲤鱼汤、治泄痢之鲫鱼羹。

肉羹，治"水肿，浮气，腹胀，小便涩少"，以肉为主，补充营养，草果燥湿温中，葱健脾开胃，入粳米补虚益气，故其所治之水肿当属脾虚湿盛之水肿。葵菜羹，"治小便癃闭不通"，《灵枢·五味》所举"五菜"，即葵、藿、薤、葱、韭，以葵居首，故曰葵为五菜之主，功可利小便，解毒消炎，治疮肿，其治癃闭之病，效果尤佳。马齿苋粥治"脚气，头面水肿，心腹胀满，小便淋涩"。马齿苋，功能清热解毒，利水祛湿，散瘀消肿，凉血止血等，擅治湿热引起的脚气、瘀毒水肿、胃痛、腹痛、淋证等，范围广泛。鲤鱼汤，"治黄疸，止渴，安胎"。鲤鱼可补脾健胃，利水消肿，对各种水肿、黄疸、少尿等水湿病证皆有益处。且其具安胎、通乳之功，对孕产妇胎动不安、妊娠水肿、乳汁不下有很好的食疗效果。鲫鱼汤，"治脾胃虚弱，泄痢，久不瘥者"。久泻者，脾胃必虚，取鲫鱼益气健脾、利水除湿之功，治疗脾虚泄泻，标本兼顾，食之立效。

### 4. 茶饮养生

我国是茶的故乡，"古人夏则饮水，冬则饮汤，恒以温汤生水解渴"，可知茶饮之用，一改古人饮生水之陋习。而自唐朝始，茶叶遍传各地，广泛流行，传入蒙古族居处地，亦是后来之事。以茶为饮，众所爱之，而以为养生用者，更是不乏其人，可谓"一日无茶则滞，三日无茶则病"。《饮膳正要》一书载录元朝宫廷茶饮十八种，如枸杞茶、玉磨茶、金字茶等，今借此书所载，阐发茶饮养生之道。

### （1）造茶用水

"谈茶"不忘"论水"，"茶有各种茶，水有多种水，只有好茶、好水味才美"，可见杯盏之茶，优劣与否，必关乎水。《饮膳正要》便记载了造茶所用之玉泉水与井华水，可见元宫廷用水之讲究。原文载玉泉水，乃"今西山有玉泉水，甘美味胜诸泉"，"治消渴，反胃，热痢"。泉水，本味甘，性凉、平，功可生津止渴，养阴利尿，可治消渴；取其清肺胃之功，可治热邪所致反胃、痢疾；且有平补五脏之效。以此泉水泡茶清甜甘冽，如清泉之淌于周身，澄神怡心。井华水，"平旦汲者是也"，指清晨第一次所取井水，中医认为此水有安神、镇静、清热、助阴等作用，"主人九窍大惊出血，以水噀面即住。及洗人目翳"。书中所指，乃"今内府御用之水，常于邹店取之"，以此井华水造茶，味颇清甘，澈莹如一。

### （2）元廷茶饮特色

《饮膳正要》云茶十八，多从制法论。一曰各地进贡者，如江南湖州金字茶进末茶，江浙庆元路范殿帅茶进茶芽，紫笋雀舌茶进蒸过新嫩芽，出直北地面之女须儿，出四川之川茶、藤茶、夸茶，出江浙、江西之燕尾茶，出广南之孩儿茶，出黑峪之温桑茶。清茶未名出处，"下茶芽，少时煎成"。一曰蒙古族特制者，如枸杞茶、兰膏、炒茶、酥签均以酥油调配，统称酥油茶。玉磨茶，紫笋、苏门炒米等分搅匀，入玉磨内，磨之成茶而得名。而建汤即是以玉磨末茶一匙，入碗内研匀，百沸汤点之。香茶，以白茶、龙脑、百药煎、麝香为原料，按比例同研细，复用香粳米熬粥和成剂，印作饼。其中以酥油茶最受元朝宫廷青睐，也为各地汉族所欢迎。

### （3）辨体质选茶

茶虽普适，然诸茶因其产地、制作工艺不同，茶性亦有区分。既是如此，而"人之生也，有刚有柔，有阴有阳"，故辨体质选茶，理之当然。《饮膳正要》云："凡诸茶，味甘苦微寒，无毒。去痰热，止渴，利小便，消食下气，清神少睡。"诸茶，以味甘苦、性微寒为主，实则性有温、中、凉之别，其中女须儿茶，即是温甘之味。辨体质选茶，同样遵循中医"寒者热之，热者寒之"的原则。如阳虚畏寒者，予温补助阳；阴虚燥热者，甘凉以生津；气虚者，甘温以益气；湿重者，或淡渗以利湿，或苦温以燥湿，或芳香以化湿，随证治之；气郁者，予玫瑰、郁金类疏解肝气；血瘀者，予红花、三七类活血化瘀；痰浊者，予陈皮、山楂、荷叶类化浊降脂。凡此种种，原文虽未明述，然推求宫廷茶养之意，未不可得。

### （4）药茶之演化发展

迄今为止，历代医家对茶叶评价颇高，唐代医学家陈藏器曰："诸药为各病之药，茶为万病之药。"茶可药用，早为古人所知。药茶之演化，经历茶叶单用、茶药并用、以药代茶三阶段。累世医著，所创药茶，数不胜数，众所周知者，如治风邪头痛之川芎茶调散。元代皇室药茶，种类许多，用简效明，一如前文所述。及至清代，集保健、美容、医疗于一体之代茶饮，流行宫中，如八味、生津、清热、安神、平胃、和脾、利咽代茶饮等，而成为清代宫廷医学特色。颇负盛名者，如降脂减肥之清宫仙药茶。

随时代之进步，药茶之发展方兴未艾，其以诸多特点，为医学界所重视。中药代茶饮，以药与茶配，或以单味或复方草药，代茶冲泡、煎煮而成。因茶方之不同，其治不同，须得经验医师，辨病施用。其组方多轻灵精巧，性味甘淡平和，尤宜于防病保健、病后调理者，长期服用，缓缓图治。亦有不喜汤药气浓者，欲停药恐病复者，疲于煎煮者，以药代茶，颇合心意。

广义药茶不但包含茶叶，还包括由食物、药物等一同制成的代茶饮用品。中国茶饮市场，品牌林立，畅销海内外。其佼佼者，莫若中国凉茶，其传承名老中医之经验，创新拓展制作工艺及种类而成。亦有许多家喻户晓的成品药茶，如午时茶、天中茶、减肥茶、神农茶、乌药茶、甘露茶、润喉茶等，造福万家，深受民众喜爱。

## 四、后世影响

《饮膳正要》自问世以来，多次被翻刻，流芳几百年。原著初刊于元天历三年（1330 年），距今久远，然而在食性理论、食物配伍、宫廷珍馔、妇婴饮食、保健茶酒、汤羹米面、民族医药等诸多方面，对现代临床食疗养生仍具指导意义。

此书选精用悴，内容丰富，质朴无华，具有独到见解和鲜明的民族特色，是记录元代宫廷御膳与民间疗法最为翔实之书，涉及学科门类众多，资料十分丰富，对于探讨中国古代多民族饮食文化及中外文化的交流具有很高的价值。

该书堪称我国第一部营养学专著，处处体现中医、蒙医理论之精华，其独特的营养食疗理论，丰富的饮食保健内容，必将在现代保健食疗发展时期，提供更多的启迪。

## 五、现存主要版本

明景泰年间刻本；1934 年上海涵芬楼据明景泰年间刻本影印本；1985 年中国书店出版社影印本等。

### ◎ 参考文献

[1] 忽思慧. 饮膳正要 [M]. 北京：中国商业出版社，1988.

[2] 高皓彤. 《饮膳正要》研究 [D]. 陕西师范大学，2009.

[3] 靳萱，宋丽. 浅析治未病思想在《饮膳正要》中的体现 [J]. 四川中医，2012，（12）：38-40.

[4] 郭殿彬，吴鸿洲. 《饮膳正要》养生食药特色探析 [J]. 江西中医学院学报，2010，（1）：51-53.

[5] 周新建. 《饮膳正要》的"守中"养生观 [J]. 食品与生活，2005，（4）：38-39.

[6] 彭慧慧，孙建波，杨晶，等. 浅谈《饮膳正要》中"以脏补脏"的食疗思想 [J]. 中国民间疗法，2006，（1）：9-10.

［7］哈斯朝鲁，苏亚拉图．忽思慧《饮膳正要·饮酒避忌》现代读［J］．内蒙古民族大学学报（自然科学版），2008，（3）：338－342．

［8］周贻谋．忽思慧与《饮膳正要》（二）［J］．长寿，2007，（2）：42．

［9］周贻谋．忽思慧与《饮膳正要》（三）［J］．长寿，2007，（3）：46．

［10］朱慈恩．论传统中国胎教观念的近代嬗变［J］．史志学刊，2015，（3）：43－48．

［11］王民生．开创药膳新时代的营养学专著《饮膳正要》（二）——独具一格的食疗配方［J］．中国食品，1997，（11）：9－10．

［12］彭铭泉，赖得辉．养心安神药膳［J］．东方药膳，2009，（2）：23－25．

［13］夏永良，易杰．论补肾不如补脾与补脾不如补肾［J］．辽宁中医杂志，2003，（6）：450－451．

［14］姜德友，刘菲．中风病食疗源流考［J］．中华中医药学刊，2010，（11）：2250－2251．

［15］周秀凤．马齿苋的功效与作用［J］．家庭医学，2015，（2）：55．

［16］杨力强．水湿病的治法要点及其组方配伍规律探讨［J］．江苏中医药，2008，（5）：62－63．

［17］王岳飞．科学饮茶：识茶性辨体质［J］．茶博览，2013，（9）：78－79．

［18］李建东．《饮膳正要》学术价值刍议［J］．中国民族医药杂志，1997，（S1）：89．